健身 享瘦 塑形

瑜伽一本全

美梓　张秀丽/ 编著

天津出版传媒集团
天津科学技术出版社

图书在版编目（CIP）数据

健身享瘦塑形瑜伽一本全 / 美梓，张秀丽编著 . --
天津：天津科学技术出版社，2018.8
ISBN 978-7-5576-5463-4

Ⅰ . ①健… Ⅱ . ①美… ②张… Ⅲ . ①瑜伽—减肥—基本知识 Ⅳ . ① R214

中国版本图书馆 CIP 数据核字（2018）第 142679 号

责任编辑：刘丽燕
责任印制：兰　毅

天津出版传媒集团
天津科学技术出版社 出版

出版人：蔡　颢
天津市西康路 35 号　　邮编：300051
电话：（022）23332490
网址：www.tjkjcbs.com.cn
新华书店经销
北京德富泰印务有限公司印刷

开本 720×1 020　1/16　印张 25　字数 500 000
2018 年 8 月第 1 版第 1 次印刷
定价：48.00 元

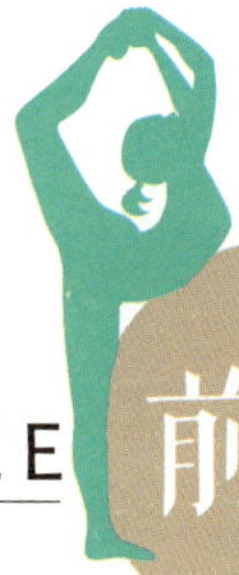

PREFACE 前言

瑜伽，源自印度，饱含东方智慧，是最古老的养生术之一，如今已成为风靡全球的健身方式。瑜伽如此受到人们的追捧，是因为其姿势练习需要配合规律的呼吸和意识的集中，有改善人们生理、心理、情感和精神方面的能力，是一种可以使你达到身体、心灵与精神和谐统一，既修身又养性的锻炼方式。

瑜伽是一项动静结合的很好的健身运动，从身体上讲，它可以帮助我们从身体上、心理上、精神上都达到最佳的状态，从而焕发活力，身心得到愉悦。也可以帮助我们缓解肌肉的疲劳与疼痛、关节的僵硬，有效改善腰椎、颈椎等部位的不适状态，而且还可以提高身体的平衡状态，益智大脑。从内在调理上看，瑜伽可以调节自主神经系统，增强心肺功能，帮助排除积攒在人体内的毒素，清理胃肠，还可以增进生殖器官的机能，提高性能力，调和阴阳。当身体内外健康达到平衡后，内心也将会达到放松平和的最佳状态。

瑜伽瘦身，不仅健康安全，而且瘦身效果精准，让你想瘦哪里就瘦哪里。瘦脸，塑造神奇小脸、精致五官，预防和消除脸部肌肤的松弛和下垂，轻松变成瘦脸俏佳人；瘦腰，打造充满弹性与活力的纤腰，塑造魅惑“小腰精”；瘦手臂，赶走臂上“蝴蝶袖”，举手投足，美臂曼若灵蛇；瘦腹，不做小“腹”婆，速成平滑小腹，变身妖娆美“腹”人……瑜伽瘦身比起痛苦的节食减肥和有损健康的药物减肥更健康有效，而且瑜伽的减肥效果，还得到美国专业人士的论证，他们通过调查得出的结论是：瑜伽练习能十分有效地帮助燃烧身体中多余的热量，消除肥胖症。而且瑜伽是一种能在减肥过程中“雕塑”身体线条的健身术。

如果你并未被体重问题困扰，瑜伽也可以帮你打造完美身型，让你轻松拥有傲人的S形曲线。平胸？罗圈腿？驼背？这些恼人的问题瑜伽都能帮你一一解决。塑颈招式，赶走颈间赘肉，去除颈部细纹，恢复脊椎正常曲度，练出完美天鹅颈；提臀招式，帮你提升臀线，使臀部挺翘圆润，展现俏丽身姿；丰胸招式，紧实胸部肌肉，增加胸部弹性，拯救下垂乳房，塑造完美胸型……而且有些瑜伽招式对练习环境要求不高，公交车上、等电梯时、做家务时、办公时，都可随时练习。

本书全面收录了最具代表性的经典瑜伽体位，并将这些体位按照练习效果分为健身、瘦身、塑形几个部分，每一种体位都配有清晰精美、动作准确的真人图片，每个动作都有详细的文字说明，并对每种体式的练习技巧、练习功效以及易犯错误等都有专门版块进行指导说明，是一本对练习瑜伽非常有指导意义的实用书籍。即使完全没有瑜伽练习经验的读者也能根据本书的指导进行的练习。

舒筋解压、祛痛疗疾、怡情精神、纤腰美胸、翘臀平腹、祛皱紧肤……简单的招式，惊人的效果，练习瑜伽不仅能瘦身、塑形，还会让你收获健康。让瑜伽爱好者尽快唤醒生命的正面能量，使身心获得提升和超越，做一个健康快乐的瑜伽达人。

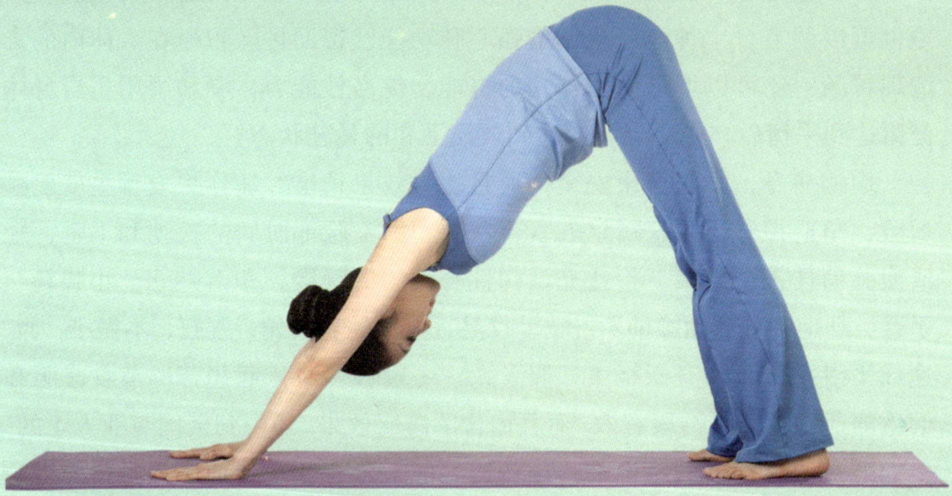

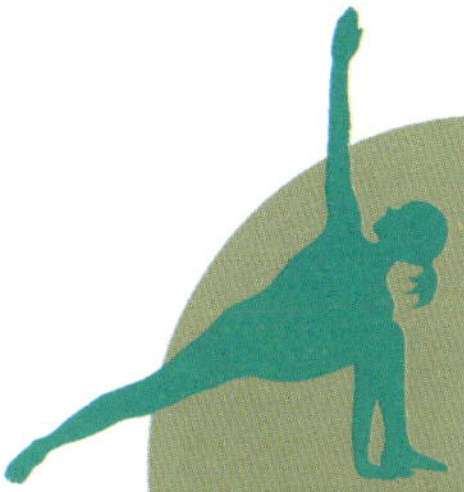

目录
CONTENTS

绪篇 瑜伽，最好的运动和健身

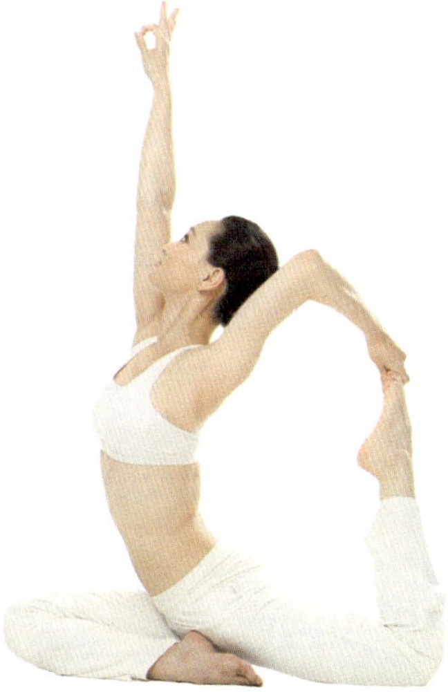

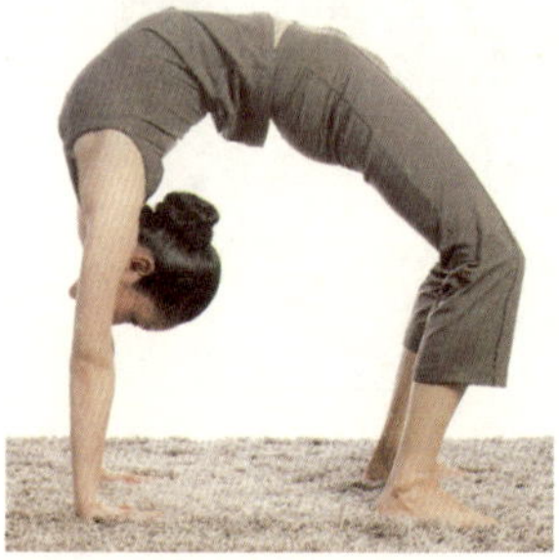

上篇 健身篇:一招瑜伽，10分钟调理身体回到最佳状态

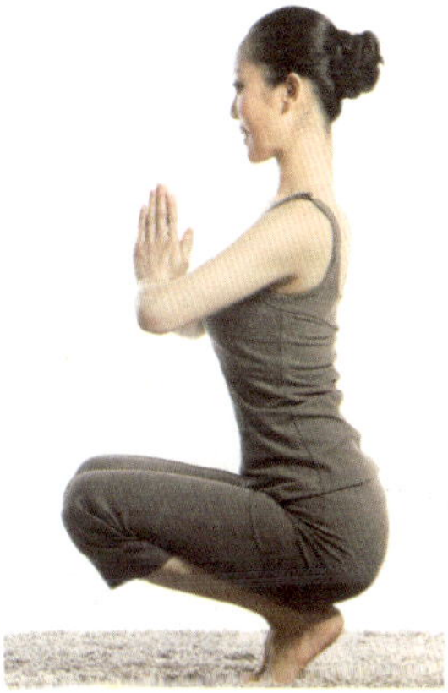

中篇 享“瘦”篇：一招瑜伽，10分钟与肉肉说“拜拜”

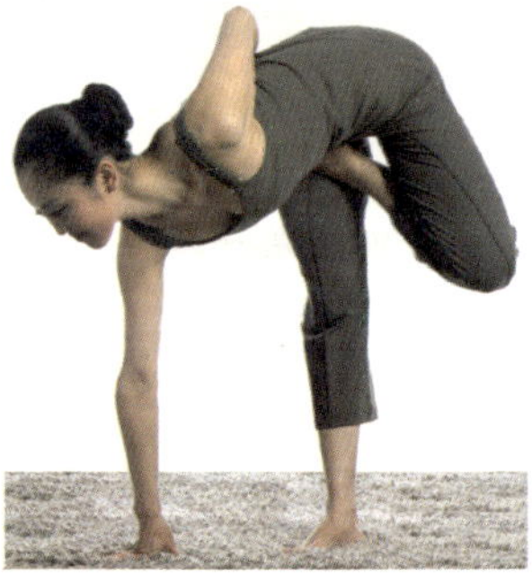

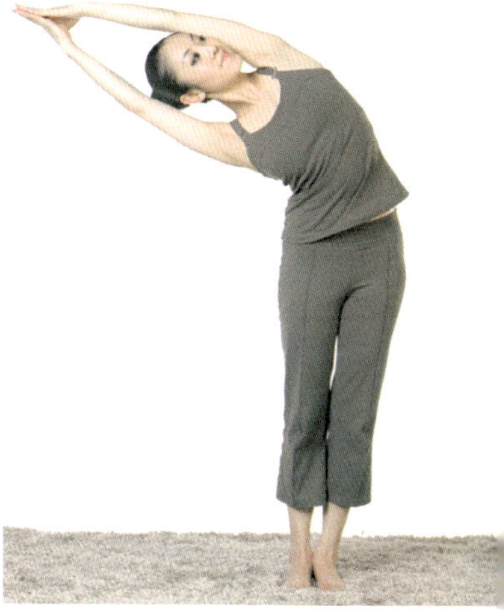

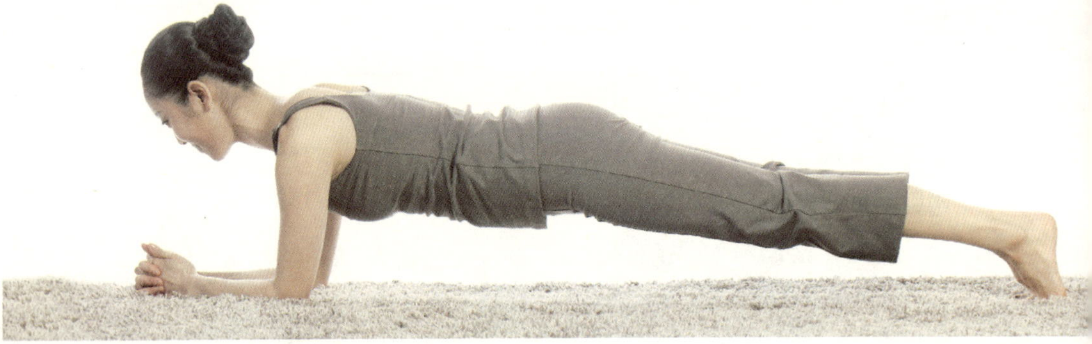

下篇 塑形篇：一招瑜伽，10分钟打造"S"形身材

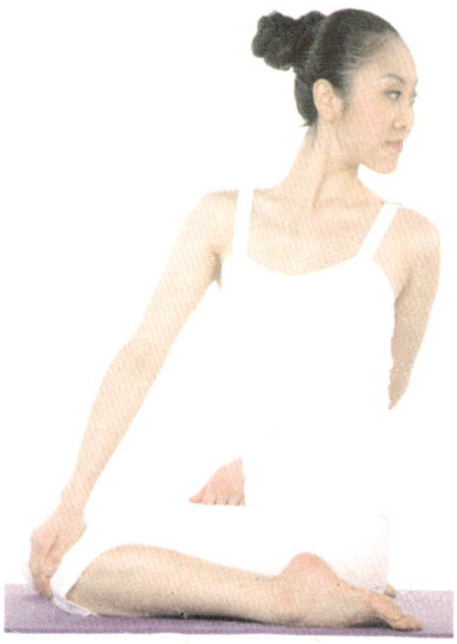

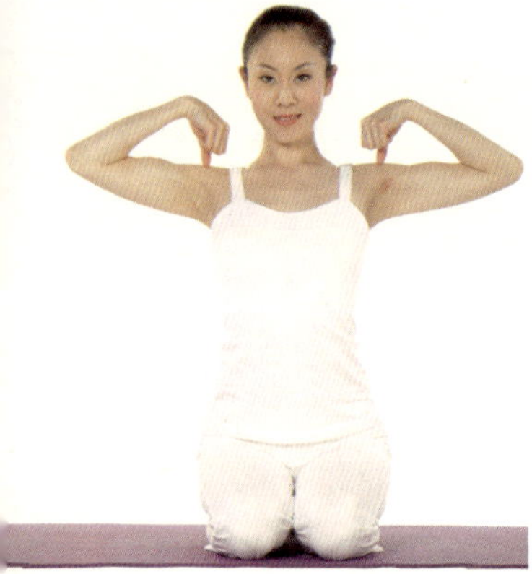

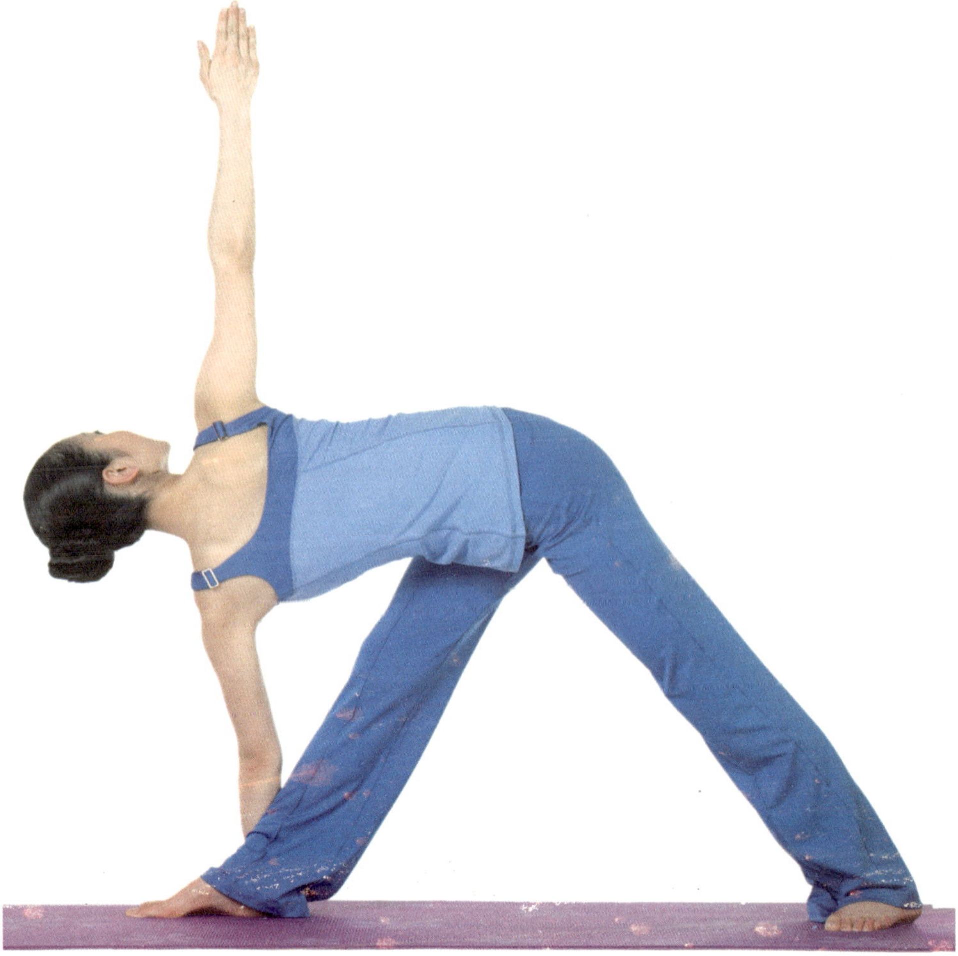

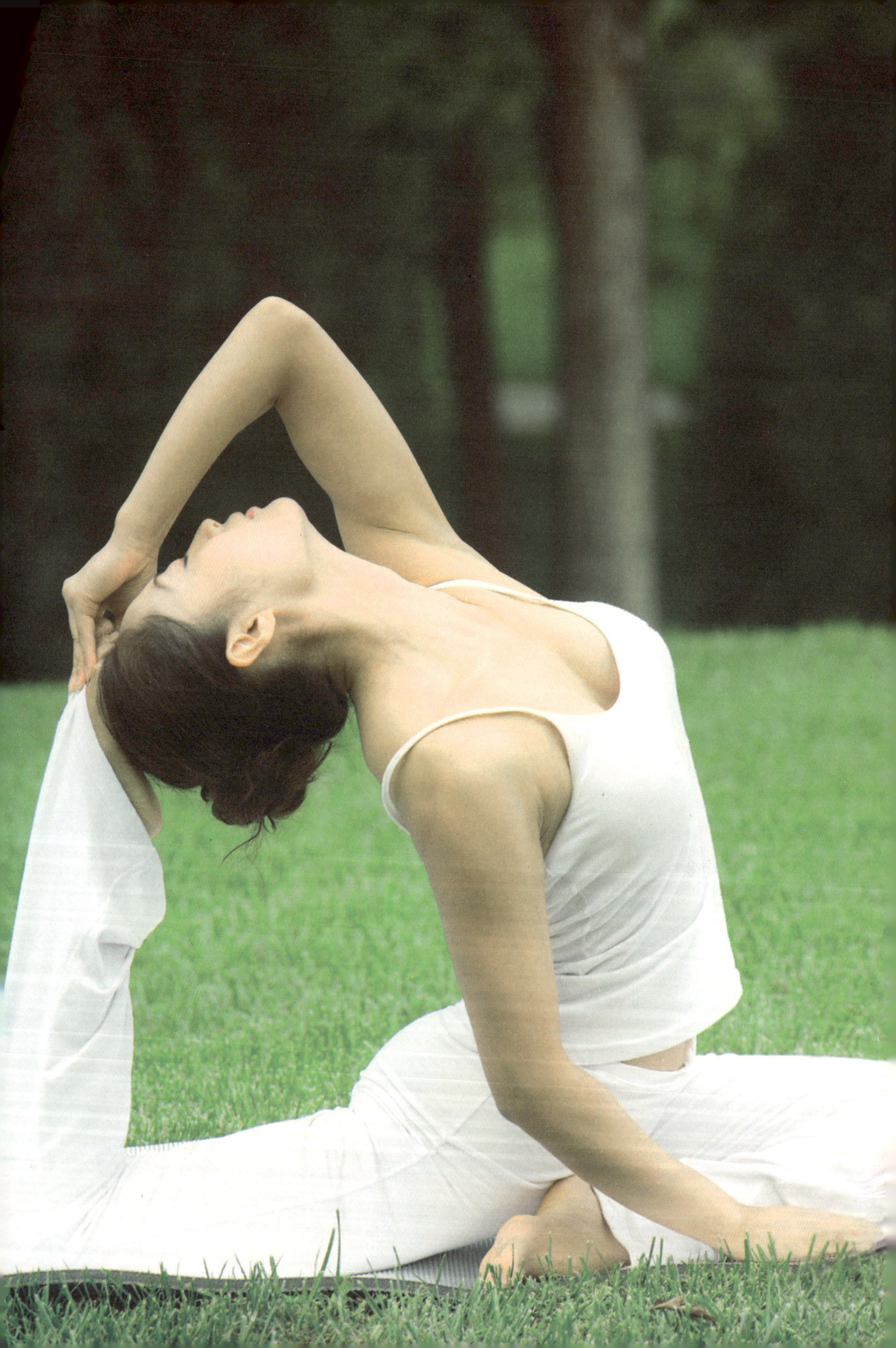

绪篇

瑜伽，最好的运动和健身

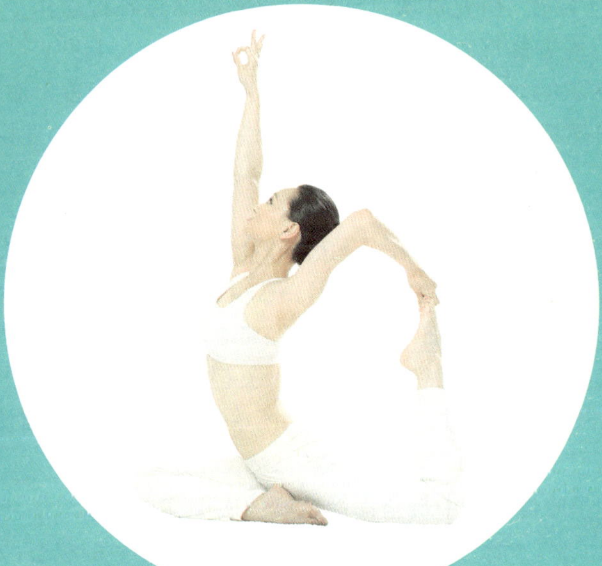

瑜伽的起源与发展

对于现代的人们来说，瑜伽已经不再是一个新鲜的名词。全国各地的大中小城市，都能见到形形色色、不同档次的瑜伽会馆。许多健身房也将瑜伽作为主要授课内容。那么，瑜伽的真正含义是什么？相信许多瑜伽修习者，或者是瑜伽初学者都未曾深究过。作为瑜伽修习者，了解瑜伽是入门的基本功，只有掌握了瑜伽的真谛才能令自己更加精进，在学习的过程中才能获得更大的收益。

瑜伽的由来

“瑜伽”一词的英文名字叫“Yoga”，这是从印度梵文中翻译过来的。它起源于印度，距今有5000多年的历史，享有“世界瑰宝”的美称。

据记载，在印度北部喜马拉雅山麓一带，古印度的瑜伽修行者在大自然中修炼身心时，无意中发现各种动物与植物患病时都有自愈的本能，同时能利用各种方法令自己放松、睡眠或保持清醒。瑜伽修行者对此产生了浓厚的兴趣，他们开始认真观察动物及植物们的这种本能。研究发现，动物及植物能通过各种动作令自己处于舒适、健康的状态。于是，瑜伽修行者便创立出了一系列有益于人类身心健康的瑜伽动作，也就是我们现在所熟识的瑜伽体位法。经过几千年的实验及完善，瑜伽终于以一种完美的运动在人类面前亮相。人们通过代代相传，将这一健康的运动发扬光大。

瑜伽的流派

瑜伽具有十分悠久的历史，早在公元前3000年前古印度河流域就已经有了瑜伽，但当时瑜伽还没有成为一套体系和流派，直到《薄伽梵歌》这部著作出现后，瑜伽形成了系统，并分为四个阶段：VEDIC瑜伽；前经典瑜伽；经典瑜伽；后经典瑜伽。之后瑜伽不断发展，并逐渐形成了自己的派系。作为初学者来说，除了要彻底了解自己外，还需要选择一套适合自己的瑜伽流派，进行练习。在这里我们简单介绍以下五大瑜伽流派。

八支分法瑜伽（Raja Yoga）

八支分法瑜伽是瑜伽派系中最全面而经典的瑜伽，它是帕坦伽利大师在《瑜伽经》中提出的八个瑜伽步骤。此派瑜伽的最终目的是达到身心合一的状态，八个分支相互联系，练习者按照顺序进行练习，从而达到回归自我、培养自信和热爱生活的目的。八支分法瑜伽具体表现在以下八个分支：

第一分支：持戒，即“社会行为规范”，主要包括不偷盗、不暴力、不杀生、不贪婪、诚实等行为。

第二分支：精进，即“个人行为规范”，是指个人每天应做到的行为规范，主要包括知足、讲纪律、心灵纯净、心怀神圣等。

第三分支：调身，是体位法部分，这个分支能够为身体带来健康，让身体放松，并能够调节身心状态。练习体位法，才能得到心灵和身体的平和，进而完全进入瑜伽的状态。

第四分支：调息，进行身体的调息，主要包括吸气、呼气、吸气和呼气之间的停顿等的练习，这是一种给予生命能量的练习，可以通过洗涤、平静身体来达到身体的和谐并充满活力。

第五分支：摄心，是控制自己的感官，来静心聆听内心的世界，是将瑜伽中细微的感受传递到内心，得到一种全新的体悟。

第六分支：凝神，是指将注意力和意念集中并控制起来。练习者需要在进行冥想之前将所有的事情罗列出来，在安静的状态下将自己的全部身心交给自然和宇宙，更好地释放自己。

第七分支：冥想，是一种入定的状态，让意识长久集中在一起，冥想的状态有助于培养集中力、察觉力。

第八分支：三摩地，是完全放松自我，无拘束地让自己安定下来，仿佛自己处在超时空、超空间、超越时间的领域，仿佛生命和大自然和谐融入一般。此时，身、心、灵已经结合在了一起。

智瑜伽（Jnana Yoga）

智瑜伽提倡培养知识理念，它通过哲学的探讨和思辨，从而领悟和收获神圣的知识。但智瑜伽所说的知识并不是浅显的知识，而是通过外在事物去领略内在，进而领悟和理解“梵”。初学者，如果想要学习瑜伽的一些知识，就需要阅读和理解一些古老的经典瑜伽书籍，如果有条件还可以听一些瑜伽老师的课程，进而得到更好的领悟。

实践瑜伽（Karma Yoga）

实践瑜伽可以归纳为静心之道。此瑜伽类别是生命的第一表现，印度哲学家认为一切的行为和善恶都会有因果，这就是所谓的“业”。因此，实践瑜伽又被称为业瑜伽，它的目的是要达到行为的彻底自由，即无为而无不为的状态，而其中甘地就是最好的践行者。

巴克提瑜伽（Bhakti Yoga）

巴克提瑜伽又称为奉爱瑜伽，是接近宗教的瑜伽，此流派瑜伽讲求培养真善美，让内心充满爱，认为一切修行的最后都是奉爱瑜伽的修炼才能彻底解脱，最终达到与真理的合一。主要分为守意、持戒、打坐、调息、撤回、把持、冥想等控制感官的几大修行方法。

哈他瑜伽（Hatha Yoga）

哈他瑜伽是以调息与体位法为中心的体动瑜伽，讲求强身之道。修炼的主要目的在于开发大脑、心理和肌肉，它将身体置于一种平静、稳定、祥和的状态，精神集中，身体放松，且体位姿势尽量放松而舒适，并非强迫、困难的。

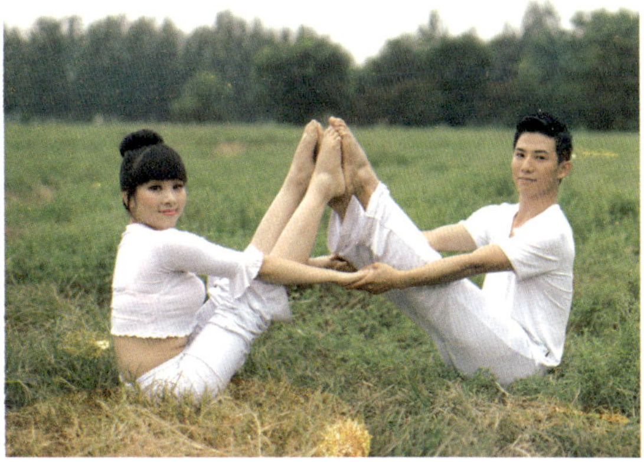

进行哈他瑜伽的练习必须达到三个要素，缺一不可。首先是精神控制，即道德行为的控制；其次是调息控制，

即呼吸和感官的完全控制；最后是瑜伽体位，即保持放松而舒适的姿势。练习者进行三个要素的学习和训练，对保持身体内在的平衡，稳定心神，减轻生活中的压力和不安，塑造完美而自信的自我都有好处。现如今，哈他瑜伽已经被很多人熟知，并广泛学习。

简单介绍了几大派系的经典瑜伽之后，相信初学者已经对瑜伽有所了解，并有了想要学习瑜伽的想法。对于现代健身瑜伽来说，不可能对某一个派系做到精益求精，但能做到的是让修习者快速接受，并见到理想效果。所以，作为初学者的你，也不必拘泥于哪一个瑜伽流派，更不必要求自己在某一个瑜伽流派中精益求精，不妨汲取各流派中的精华为我所用，快速实现修习瑜伽的目的。

千年路上的发展历程

有些人认为，瑜伽不过是近几年才发展起来的有氧运动。其实不然，瑜伽有着非常久远的历史。远到没有文字记载的远古时代以前，古印度的瑜伽先行者就已用言传身教的师徒传授形式传承这一运动。

现代学者将瑜伽划分为 4 个时期，即前古典时期、古典时期、后古典时期、现代瑜伽。

公元前 5000 年直到梨俱吠陀的出现为止，这 3000 多年的时间，是瑜伽的萌芽阶段，被称之为前古典时期。虽然这一时期的瑜伽缺少相关的文字记载，但是却使其由一个原始的哲学思想逐渐发展成为修行的法门。

到了公元前 1500 年，《吠陀经》将瑜伽这一古老的运动大体记录了下来，直到《奥义书》的出现，才明确记载了瑜伽的相关信息，再到《薄伽梵歌》的问世，瑜伽才真正得以完善。约公元前 300 年时，《瑜伽经》问世，它由印度大圣哲帕坦伽利所著，此后，印度瑜伽在其基础上真正成形，瑜伽行法被正式订为完整的八支体系。帕坦伽利被尊为瑜伽之祖。印度瑜伽随即发展到了古典时期。

《瑜伽经》问世以后，许多瑜伽理论相继推出，它们都主张通过苦行的修炼技巧来体会生理转化和精神的改观，以达到身、心、灵合一的境界。因此，节食、禁欲、体位法、七轮等，加上咒语、手印身印尚师之结合，成了后古典时期瑜伽的精华。

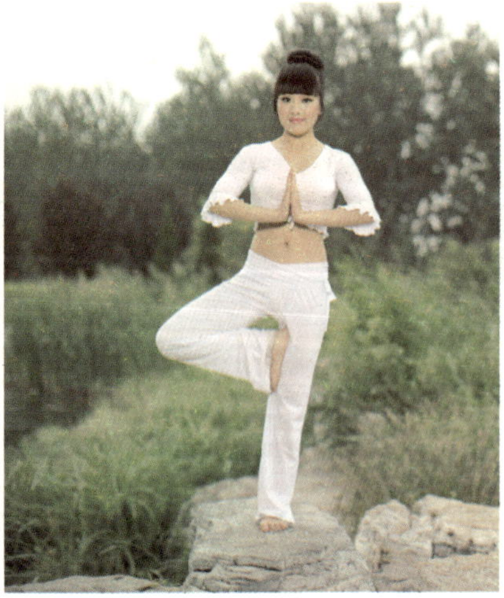

瑜伽发展到了今天，也就是现代瑜伽，已被世界公认为一项身心锻造的修习法。从印度传至欧美、亚太、非洲等地区。在此期间，瑜伽演变出了各种形式的瑜伽分支，如热瑜伽、哈他瑜伽、高温瑜伽、养生瑜伽等，也衍生出许多在全球有着深远影响的瑜伽大师，如室利·阿罗频多、辨喜、艾扬格、斯瓦米·兰德福、张蕙兰等。

瑜伽深受大众欢迎的原因

瑜伽易学有效，令人终身受益，瑜伽之所以能广为人知并大受欢迎，其奥妙即在于身、心的健康安宁方面，都极具系统性、科学性，又经得起时间的考验。瑜伽是一门世界性的身心运动科学，其理论适用于不同种族国籍、性别或者宗教信仰的人，任何人练习瑜伽的技法，都能从中获益。

瑜伽是一个通过提升意识，帮助人类充分发挥潜能的体系。瑜伽姿势运用古老而易于掌握的技巧，改善人们生理、心理、情感和精神方面的能力，是一种达到身体、心灵与精神和谐统一的运动方式，包括调身的体位法、调息的呼吸法、调心的冥想法等，以达至身心的合一。

练习瑜伽给身心带来的好处

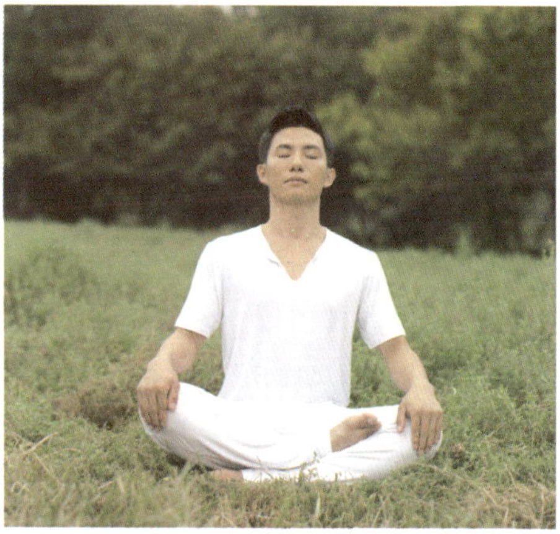

现如今，瑜伽已成一种深受大众青睐的健康运动，究其原因自然是它能给人们的身、心带来无限的益处。让现代忙碌的人们在心灵上得到释放，在身体上获得健康。那么，瑜伽究竟是怎样做到的呢？以下内容会为你揭开真相。

平衡代谢，调理身体

人的身体可以说成是一个复杂的“气场”，人如果按照正确而规律的习惯生活，身体也会按照正常的轨迹运转。但当人因为各种外在原因，如生活、饮食、起居等打乱了这一“气场”的正常运行时，身体便会逐渐发出不良的讯号，甚至出现“故障”，这时就需要休息或者运动，更甚者则需要通过药物进行治疗。而修习瑜伽恰恰是一种调理身体混乱、平衡身体系统的时尚运动。

在日常生活中，坚持练习瑜伽可以调节身体的新陈代谢，促进体内的毒素尽快地排出体外，将对人体的伤害降到最低。此外，瑜伽还可以增加肌肤的弹性，具有延缓衰老的作用。如长期处于坐姿状态的上班族，他们或多或少都会出现肩部、背部、腰部的酸痛，如果得不到运动，久而久之就会积劳成疾，而瑜伽特有的柔韧体位动作对预防和缓解这样的情况是十分有益的。

塑形减肥，成就完美曲线

随着年龄的增长，身体代谢能力的降低，身体变得越来越胖、身材也逐渐开始变形，这些问题都是很多女性朋友的烦恼，那么该怎么办呢？瑜伽是非常好的一种选择，它是一种不需要特殊器材，在家就可以做的运动。而且就减肥而言，它有非常好的效果，主要体现在以下几个方面：

1. 瑜伽呼吸法有助燃烧脂肪

当利用丹田进行腹部深呼吸时，不仅能够为身体提供充足氧气量，增加体内细胞的氧气吸收量，而且还能增强身体的氧化作用，燃烧更多的脂肪细胞。同时，在进行腹部深呼吸时，腹部会呈现一种波浪式的运动，能够按摩到腹腔内的多种脏器，尤其是能增强胃肠蠕动和增强胰脏功能，促进溶解脂肪的消化酶素分泌，有助于减少脂肪的生长、分解，并促进排便，减少宿便在体内的堆积。

2. 调节内分泌，控制体重

在练习瑜伽时，通过身体的挤压、拧转，还能按摩和刺激到松弛的内分泌腺体，帮助人体调节内分泌，尤其是与身体新陈代谢有直接关系的甲状腺，通过一些瑜伽姿势，能够按摩甲状腺，刺激甲状腺素的分泌，增加脂肪代谢，并且能够帮助脂肪转换为肌肉与能量，帮助修饰肌肉线条，从而达到塑形的目的。

3. 加速身体代谢，净化身体

练习瑜伽能够加速身体的新陈代谢，消耗体内的能量，减少脂肪的生成，燃烧脂肪。练习瑜伽还能加速人体的血液循环，净化血液，并能通过出汗，排出体内废水和毒素，通过呼吸法和放屁法能够减少体内的废弃物，净化身体。

4. 消除多余赘肉，修饰全身线条

瑜伽各种不同的姿势，能够消除腰腹部、臀部、后背、腿部等部位多余的脂肪，同时还能通过各种体位，充分伸展身体的肌肉与韧带，脊柱、骨盆及各部位的骨骼，从而帮助修饰人体的肌肉线条，纠正骨骼畸形、变形，让身体挺拔有型。

5. 调节神经，促进代谢，节制食欲

练习瑜伽不仅能训练筋骨的柔软度，而且还能刺激自律神经，促进新陈代谢，帮助燃烧脂肪，尤其是应多做伸展脊椎的动作，会加强此效果。练习瑜伽还能调节大脑皮层上的自主神经，使控制脑部摄食中枢的功能正常化，以防止过度饮食，减少体重。

平静内心，改善不良情绪

社会在进步，人们也需要不断充电以便跟上时代的步伐，因此人们逐渐变得浮躁而匆忙，最明显地体现在情绪上，变得烦躁、不安、紧张。很多人往往通过喝酒、唱歌、旅行等方式进行释放，其实修习瑜伽也是非常不错和值得推崇的调节不良情绪的方式。因为瑜伽具有调节身心的特点，一方面它可以调理身体，增加新陈代谢，来达到身体健康的修复，而另一方面可净化心灵，平静内心世界，达到心

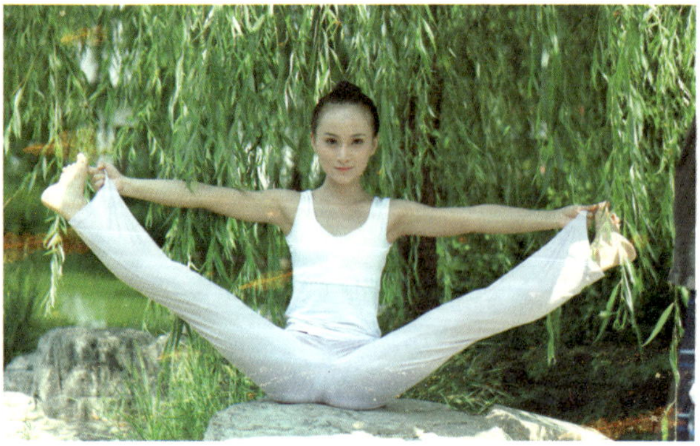

平气和的状态。

所以，都市忙碌的人们，可以利用闲暇的时光，花一些时间修习瑜伽，体会其中的奥妙，进而平静自己的内心，改善久久不能平复的情绪。

修身养性，摒除不良习性

有句俗话说得好："金无足赤，人无完人。"身为凡夫的我们，相信没有人敢夸口说自己毫无不足之处、没有任何不良习惯，比如注意力不够集中、害羞、自卑；习惯熬夜、抽烟、喝酒；暴饮暴食或过度节食，等等。这些缺点和不良的习性影响我们的生活和身体，如果长时间不加处理，很可能引发重大问题，因此我们需要找到一种切实可行的解决办法，来改变我们身上的不良习惯。大量的理论资料及实例证实，瑜伽便是我们苦苦追寻的最佳方法，它可以由内而外逐渐地改变人们身上所携带的不良习性，不过效果可能会因人而异，这完全取决于个人的毅力以及修习瑜伽的态度。

为什么说瑜伽对摒除不良习性有帮助呢？这是因为它是一种非常柔和而亲近自然的运动，要求内心清净，尤其是修炼静坐时更是要求全身心投入，而且人们进入瑜伽静坐的状态时就会逐渐给自己一个意识，即放松自己，全身心投入，保证一个健康的身心，久而久之这个意识就会潜移默化到自己的生活中，比如有规律的睡眠、健康饮食等，而且练习一段时间的瑜伽后，你还会发现自己有了自信，不再那么害羞和自卑。

其实，这些都是练习瑜伽时身体和心灵的调整，十分有益。

正确练习瑜伽才会有益身体

瑜伽是一种古老且易于掌握的运动方式，它不仅能修炼身心，还有瘦身、塑体、养颜等功效。因为感受到瑜伽的神奇功效，以及瑜伽的安全性高，所以越来越多的人开始热衷于这项运动，瑜伽练习逐渐成为一种时尚。

如何避免练习中带来伤害

因为瑜伽具有减肥、消压、塑身、调节内分泌等功效，以及它所具有的低伤害率和柔和的运动形式，使得这个有着"时尚运动"之称的锻炼方法迅速风靡全球，成为都市年轻女性所推崇的至爱运动。

但随着练习人数的增加，因不当练习受伤的案例也逐年增加，其中受伤者很大一部分就是瑜伽老师。这些伤害多是由于动作错误或者肌肉和关节的伸展方向不对所造成的。最常见的"瑜伽病"主要集中在韧带拉伤、软骨撕裂、关节炎症、神经痛等方面。

澳大利亚的一项调查研究显示，1/4 的瑜伽练习者都受过伤，因此在开始练习瑜伽前，初学者一定要建立正确的瑜伽修炼观念，坚持正确科学的方法进行练习，方能让你的身体对伤害说"NO！"

呼吸、定点、位置正确、伸展，自我检视身体是否端正

身体姿势出现错误时，应立刻恢复到开始的动作，重新开始练习。要保证动作的正确进行，就需要练习者学会自我检视，仔细聆听自己身体的呼吸、定点、正位、伸展的进行情况，确认身体姿势的端正，使身体与肌肉在正位之下完成练习。

不同的人在进行瑜伽练习时，应按照自身肌肉和骨骼的柔韧度、技巧层次，选择合适的练习体式，并对其正位概念技巧进行深入的了解。不论是练习基础的简易坐，还是高阶的拱桥式，身体都应保持端正、平稳，心中时时有正位概念，时时有身体的中心线，时时有肢体部位正位……只有内心加强对体位的精确和准确的认识，身体才能时时保持端正，避免错误动作与运动伤害，瑜伽练习也才能产生治疗、纠正、矫正的功效。

先做热身瑜伽，打开全身关节

作为一种有氧运动——瑜伽是时下越来越风靡的一种安静的运动，它对美体瘦身以及美容养颜都有着十分显著的作用。和其他一般体育锻炼一样，做瑜伽前也必须进行一些简单的热身运动。这样可以对我们身体起到基本的保护作用，避免因突然运动而导致的肌肉拉伤、软组织受损等不必要的伤害。

下面，让我们来学习几个简单的瑜伽热身运动，为瑜伽锻炼做好准备工作吧。

瑜伽呼吸法

首先，介绍一种单纯用呼吸来起到热身作用的方法。具体动作如下：

躺着练习时

两腿自然分开约 30 厘米，双手顺势放在臀部两边，掌心向上自然打开，放松呼吸。

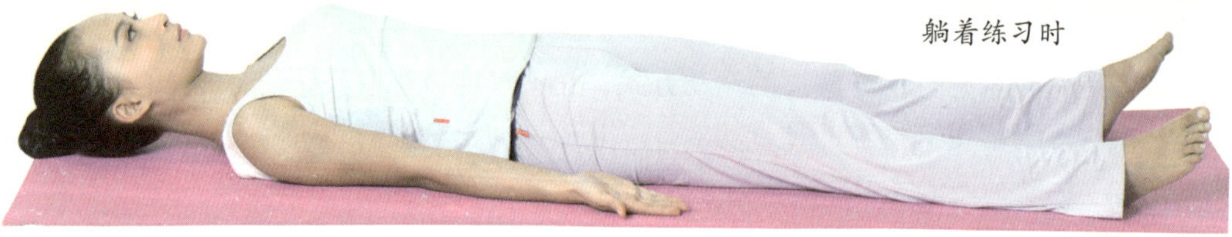

躺着练习时

坐着练习时

首先，用自己感觉最舒服的方式盘腿坐好；挺直腰部和背部肌肉；拇指和食指接触，形成圈状，其他三个手指自然伸直，垂落在膝盖上。

接下来介绍四个主要环节：

第一，吸气。由鼻子吸气，感觉气息经过鼻腔、咽喉、气管、肺部，最后从胸腔直达丹田。（丹田位于腹部肚脐下大约三根手指宽的地方。）吸气对交感神经系统有刺激作用，并对血管以及腺体的收缩都有好处。

第二，吐气。与吸气正好相反，吐气是倒过来将丹田中的气息用力往上运送，使气息经过胸腔，到肺部，到气管，到咽喉，最后由鼻腔出去。（吸气时一定要慢慢地将气

息吸入，吐气时同样也要慢慢地将气息吐出。吸气时间较短，吐气应尽量保持较长时间。）这一步会使你从头到脚都感到十分轻松，同样能起到刺激交感神经系统的作用，并有助于血管与腺体的放松舒张。

第三，止息。止息也就是屏住呼吸。主要用于当气息全部吸至丹田或由丹田到鼻腔完全吐尽时，这时要保持腹部收缩，还要收肛、夹臀，女性训练时还应该闭阴。这一步有助于稳定心情，同时还可以强健体力。

第四，调息。也就做一次吸气，做一次吐气，如此往复，可起到调节呼吸规律的作用。

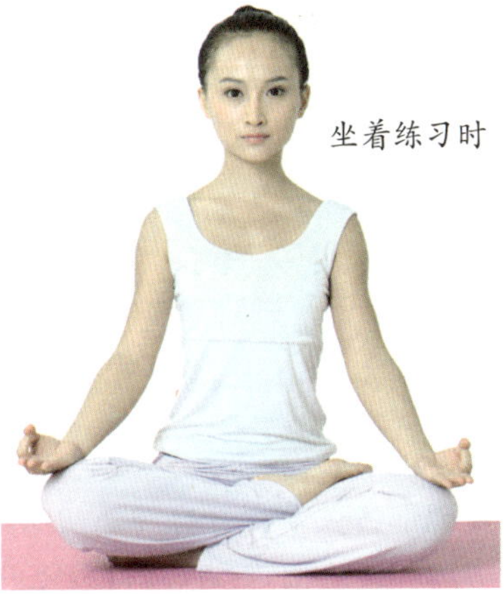
坐着练习时

瑜伽冥想法

冥想能够使锻炼者集中注意力，有助于在正式锻炼前调节身心，使人在一种心情平

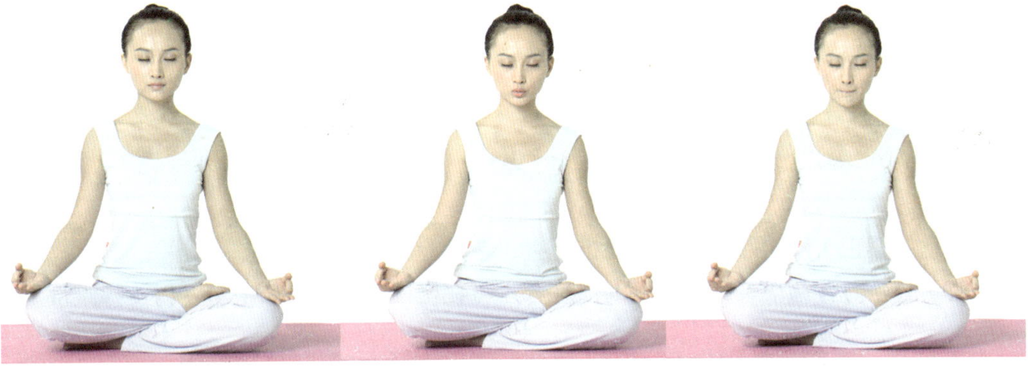

静的状态下进入锻炼。

1. 简易坐冥想

动作要领：两腿交叉平坐，左脚掌压在右腿内侧，右脚掌放在左腿根内侧，尽量使双腿平贴在地面上，同时，挺直脊背，下颌内收，向上拉伸脖子；两手呈莲花指状或者“OK”状，手心向上，轻轻闭住双眼，放松全身，用鼻子做深呼吸。

注意：头部，背部要在一条直线上，保持挺直。

2. 半莲花坐冥想

动作要领：平坐，左腿自然弯曲贴在地板上，右脚置于左腿大腿上，身体其他部分动作与简易坐相同。

注意：可轻轻下压右腿膝关节，以免膝部过分紧张。

3. 莲花坐冥想

动作要领：平坐，使左腿置于右大腿上，右腿置于左大腿上，整体呈“X”形交叉，身体其他部分动作同简易坐。

注意：与其他姿势相比，莲花坐相对较难，因此在锻炼前要先做一些其他热身运动，

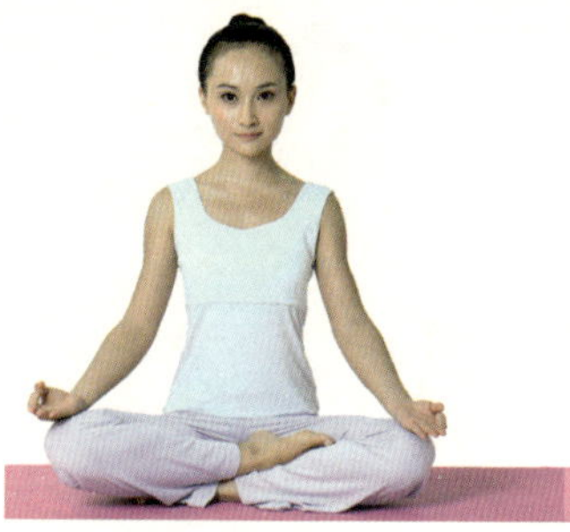

1. 简易坐冥想

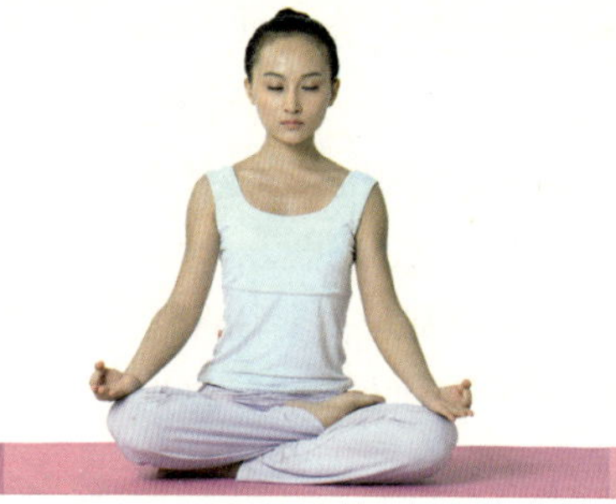

2. 半莲花坐冥想

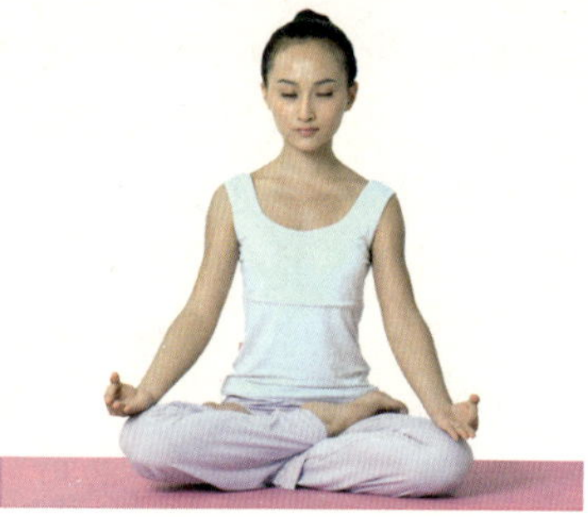

3. 莲花坐冥想

使腿部各关节充分打开，初学者应谨慎练习。如果盘坐感觉有难度的话，可以在臀部下方放一块瑜伽砖，这样可以降低难度。

4. 仰卧式冥想

动作要领：平躺，两腿微微张开，双臂伸直自然垂放在身体左右两侧，使掌心向上，同时轻轻闭住双眼。

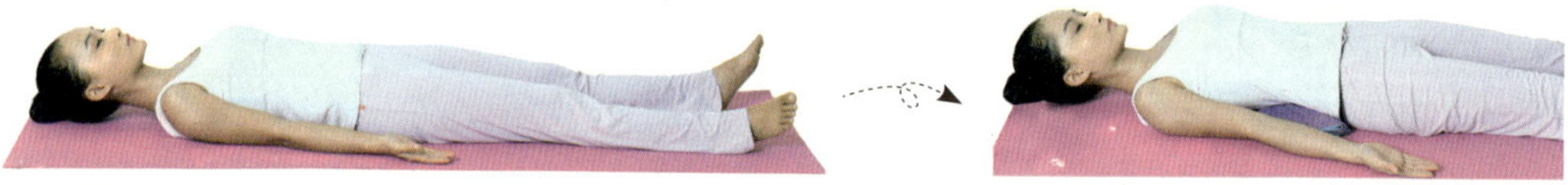

注意：摆正头部，保持颈椎、脊椎挺直，精神专注，不要睡觉。

对于打坐时背部很难保持平直的锻炼者，可在尾椎骨处垫一块毛巾，以支撑腰部。

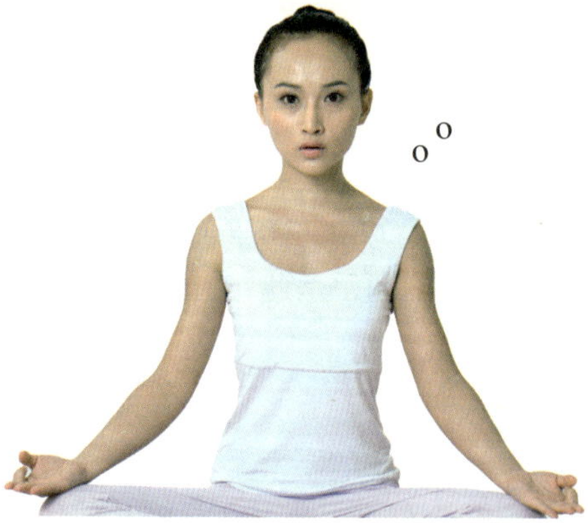

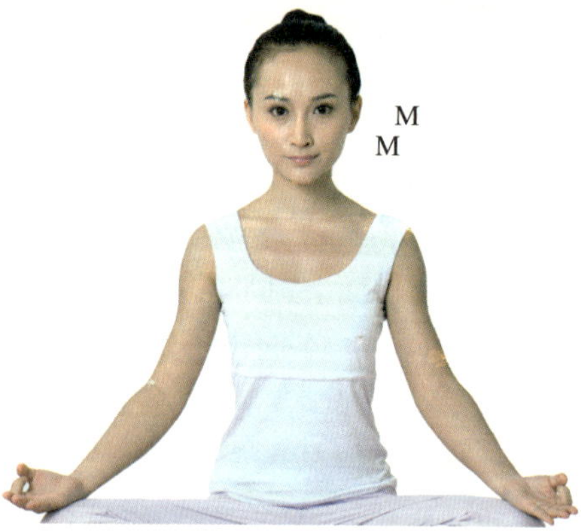

对于短时间不能进入冥想状态的初学者，可先进行语音冥想，具体操作如下：身体以冥想姿势莲花坐，集中注意力呼吸，呼气的时候发出“O”的声音，吸气的时候保持“M”的声音，反复进行锻炼。

开胯式

开胯，即打开盆骨、胯骨。它是活动大腿内侧肌肉的一种十分简单、方便而且有效的运动，对于锻炼腿部肌肉以及强化其柔韧性都有一定的作用，还可以起到活血化瘀、预防静脉曲张的作用。

动作要领如下：

第一步，平躺，两腿并拢，向上举起，呈 90° ，两臂顺势垂放在身体左右两侧。收紧腹部肌肉，同时使脸部和颈部肌肉处于自然放松状态。

第二步，两手分别放在两脚跟上，双腿自然分开，保持脚尖绷直，目视上方，坚持 10 秒。训练过程中要尽力使你的腰部、腹部以及胯部下沉。

第三步，脚尖朝下，努力使其接近地面，同时使头部向上抬起，保持这个动作 10~20 秒。

第四步，放下双手和双腿，弯曲膝盖，两手环抱双膝，使膝关节紧贴于胸前。抬头，两脚尖同时回勾，保持腹部和背部肌肉放松。

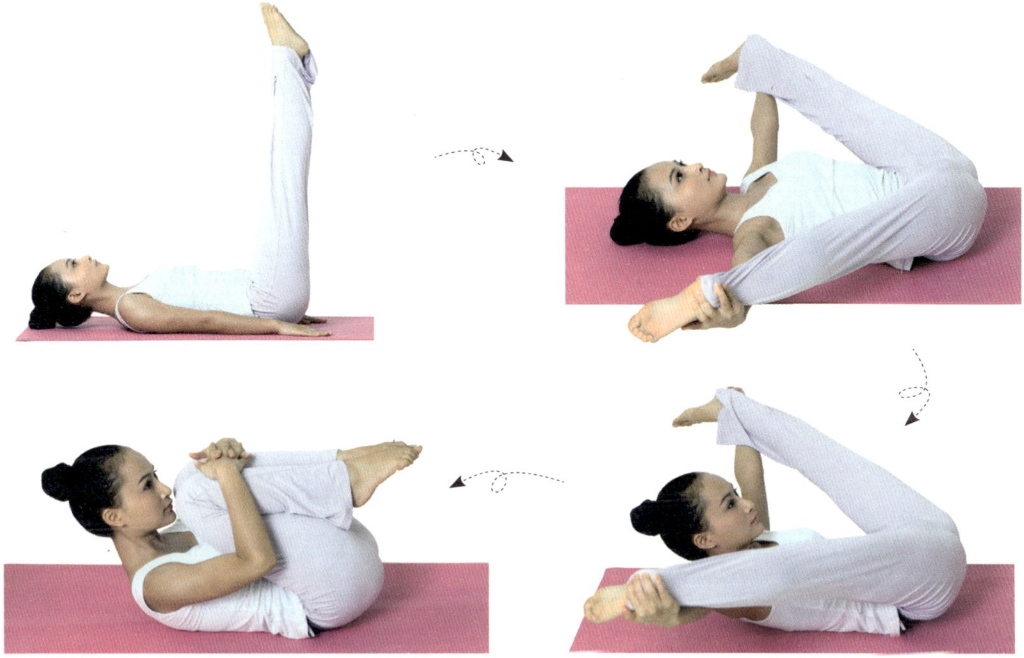

以上动作可能对初学者有一定的难度，大家不要担心，也不要勉强身体过分锻炼，先从简单的动作开始，循序渐进。下面我们就来介绍一种适合初学者的锻炼：

对于部分柔韧性较差的人，可以尝试首先屈膝，两腿自然向外打开。

然后，两手分别握住两脚踝，抬头，保持目光直视前方。

最后，利用两手的力量，使大腿尽量拉向地面，同时收紧腹部肌肉。

为瑜伽初学者答疑解惑

如今的都市中瑜伽已经相当普遍了，尽管如此，还有不少人感到那是一项神秘而具有高难度的运动，因此敬而远之。特别是对于初练者来说，可能会有很多疑问，没关系，下面将为你解答这些疑问。

疑问一：身体柔韧性不好的人可以练瑜伽吗?

答：是可以的。其一，通过瑜伽练习可以改善身体的柔韧性；其二，不要被瑜伽的高难度动作吓到，刚开始接触瑜伽时可能会有些吃力，但只要用正确的方法尽力去做，就会100%受益。

疑问二：瑜伽与健美操是一回事吗?

答：不是一回事。普通的健美操主要锻炼的是心肺功能，运动强度比较大，容易造成局部肌肉发达和运动的伤害；而瑜伽是一种优雅、安全又内外兼修的运动，它没有年龄、身体条件和场地的限制，练习时间也相对灵活。

疑问三：瑜伽要练习多久才能见到效果呢?

答：这要视个人练习的时间而定，比如一星期只练一次或三次，当然与每天都练习的效果是不一样的。只要能固定的、规律的、持续地练习，一般一个月左右就会感觉到明显的效果。

疑问四：练习瑜伽后，肌肉常会酸痛，该如何消除?

答：泡一泡热水澡，充分放松（平静地做深层放松或补充睡眠亦可），再加上按摩，即可消除疲劳与酸痛。

疑问五：一星期要练习几次瑜伽效果才会好?

答：这要因人而异。有人体力较好，一天练两三堂课都不会觉得疲劳；有人体力较差，即使只练一堂课，也觉得很吃力。运动当然是天天练习的效果较好，但若时间和体力无法负荷，也不必勉强。每星期至少练习三天是较合宜的。

疑问六：妇女在特殊日子可练习瑜伽吗?注意事项有哪些?

答：妇女在经期、怀孕3个月后和产后两个月后都是可以练习瑜伽的。瑜伽练习本身就能够治疗各种妇科疾病，增进妇女健康。例如，月经失调、内分泌失调等通过瑜伽练习，可以慢慢地治愈；孕妇适当地进行瑜伽练习，不仅可以增进胎儿的体质，甚至可以有助于无痛分娩。

疑问七：感冒时可以练瑜伽吗?

答：感冒时尽量减少运动量，如果你是去瑜伽馆，建议你与教练沟通一下，听一下教练的建议。

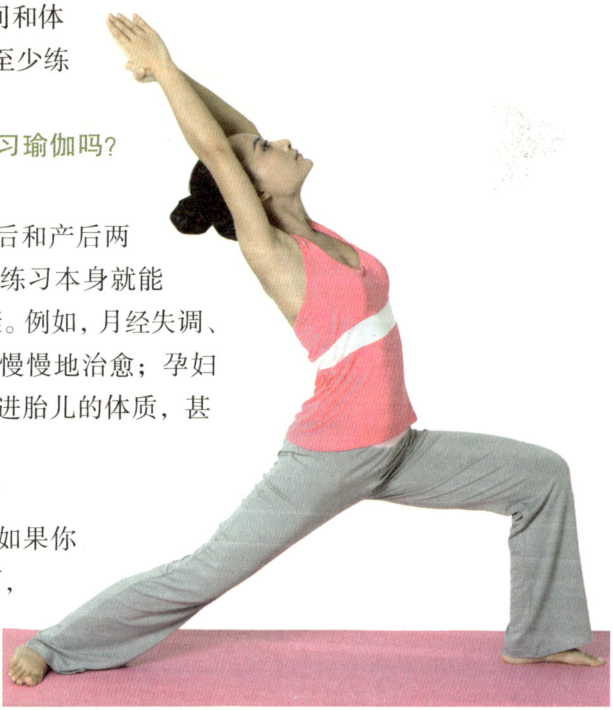

疑问八：瑜伽练习多长时间后可以洗浴?

答：与其他运动一样，练习瑜伽动作时会使毛细血管扩张，不宜马上沐浴，应该休息一下，至少要30分钟以后，而且沐浴不宜时间过长，以免引起身体不适。

练习瑜伽的准备工作

在瑜伽练习开始前，一些准备工作是必不可少的，它可以帮助你更好地完成瑜伽练习。

服饰准备

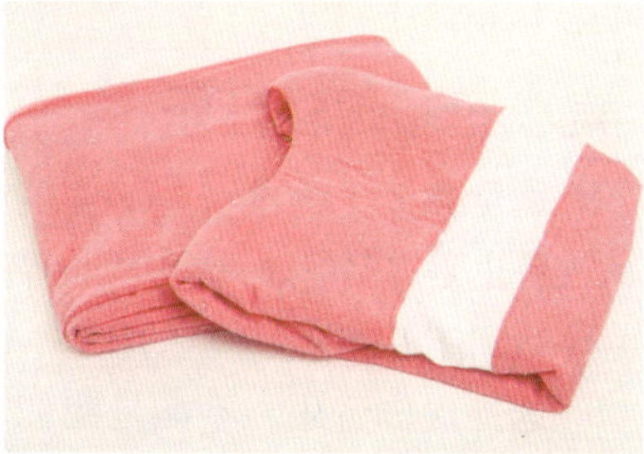

练习瑜伽前，准备一套适合自己的瑜伽服对于瑜伽练习者来说是非常重要和必需的。因为一套舒适、合身、柔软、透气性好的瑜伽服才能让身体在进行体位练习时尽量伸展和放松。

但严格地来说，选择和准备瑜伽服并没有固定的要求，只要自身感觉宽松舒适、柔软透气就可以了，但最好是轻薄、不肥大、不烦琐和累赘的休闲服饰，如运动服和T恤、短裤都是不错的选择。

此外，如果练习瑜伽的居室温度适当，练习瑜伽前最好脱掉袜子，赤脚练习，这样才能方便而不累赘。

初学者练习瑜伽前选择瑜伽服饰的时候，可以参照上面所讲的要求选择适合自己的衣服，如果你羞于自己身体形态的不完美，那么可以选择T恤和长裤；如果你的身材很完美，就可以选择上身吊带，下身短裤；如果有条件者还可以到专门的瑜伽服饰专卖店，购买时尚而漂亮的瑜伽服。

准备瑜伽垫

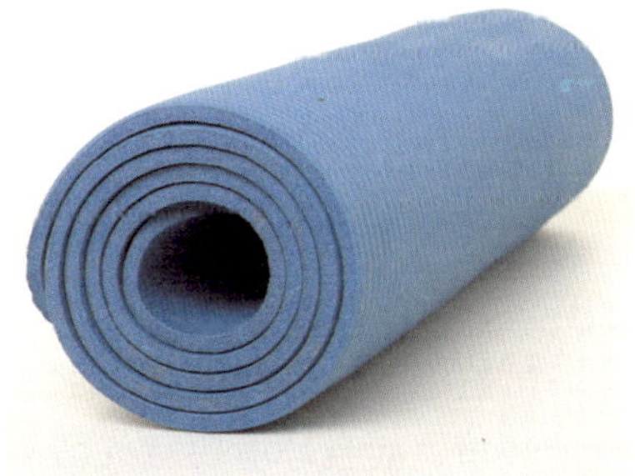

练习瑜伽，除了必备的瑜伽服，一张舒服的瑜伽垫也是必不可少的。因为瑜伽动作中有很多动作是需要进行跪坐或坐卧的，如果没有一张舒适的瑜伽垫，而直接在地板上进行瑜伽体位的练习，很容易由于地面较硬或较滑而出现滑倒、伤到膝盖、脚踝等部位，甚至出现肌肉拉伤。所以绝对不能直接在坚硬的地板上练习，否则很容易受伤。

另外，练习瑜伽也不能在较软的地毯或床上练习，因为这些承载物过软容易使体位动作不标准，尤其是练站姿瑜伽时，站在较软的承载物上容易站不稳。所以准备一张瑜伽垫是不可忽视的。

准备温水和毛巾

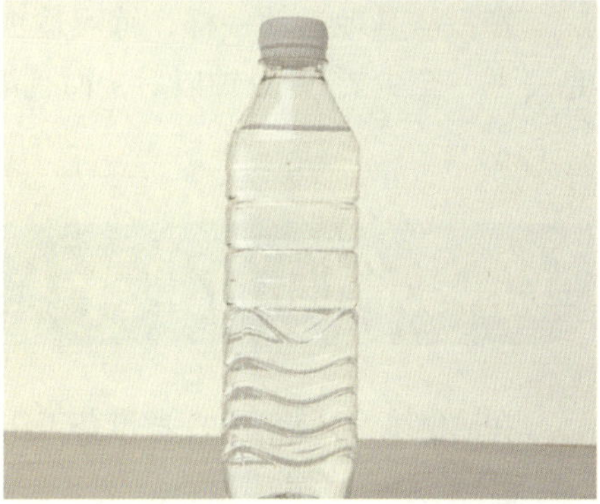

练习瑜伽之前虽然不能吃过多的食物，但是喝一杯温开水还是需要的，因为练习瑜伽时会出很多汗，事先喝一杯温开水，这样可以补充在练习瑜伽过程中消耗的水分。练习瑜伽之后也可以喝一杯温开水。

此外，练习瑜伽的过程中，拉伸、扭转、伸展等动作会造成身体发热和流很多汗，这时手边还需要准备一条毛巾，以便及时擦汗。准备的毛巾柔软、吸汗即可。

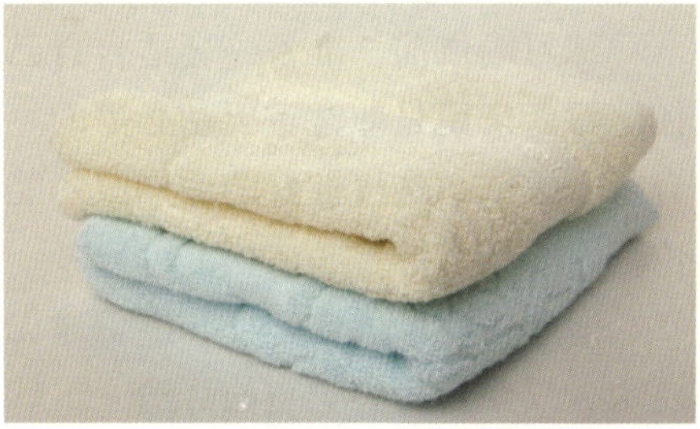

美妙的瑜伽轻音乐

瑜伽物质上的准备是必需的，但是精神层面的准备也是需要的。一段美妙的音乐可以更好地让身体达到放松，进入瑜伽的状态，辅助瑜伽的练习。

选择瑜伽音乐，不能是我们日常生活中用于放松的流行、娱乐歌曲，而应该选择简单、舒缓、安静的轻音乐。

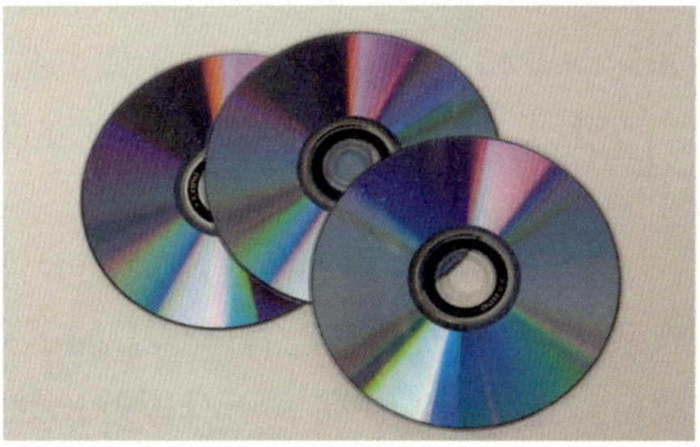

自身身体上的准备

◎练习前两个小时内不宜吃东西或不适宜吃太饱，以免身体和胃有太大的负担。

◎身体没有疾病，状况良好的情况下才适合进行瑜伽练习。

◎练习瑜伽前最好做几个深呼吸和简单的暖身运动，但不宜在洗澡后的半小时内练习瑜伽。

◎练习瑜伽前要先上厕所，以免中途因上厕所造成中断。

时间和地点的准备

练习瑜伽除了物质上的准备、自身身体上的准备，还需要为瑜伽练习准备一个良好的环境，并选择一个方便的练习时间。

虽然练习瑜伽并没有要求一定要特别布置一个瑜伽室，但最好找一个安静而不被打扰的环境，而且环境要空气清新，最好还有简单的花草布置，当置身其中的时候能感到安静、放松即可，如客厅、卧室，也可以在室外公园练习。

有了一个良好的环境后，还需要选一个方便的时间，这段时间虽然不一定是特别空出来，但至少在这段时间内，能够不被打扰和分散注意力。一般最好是选择在清晨起床后，下午午觉后或傍晚。

练习瑜伽的注意事项

瑜伽特别强调动作的准确、正确与正位。它是瑜伽体位练习的基础概念，是练习瑜伽或教学瑜伽的基础与标准。

练习中的注意事项

练习瑜伽时多方留意，才能预防瑜伽练习过程中的意外损伤，让你的瑜伽练习做到零受伤。

坚持练习

任何运动只要持之以恒地练习，就能收到预期的功效。现代人事务繁忙，常因意外事件而中断练习。其实练习的时间不在长而在坚持：每天进行15分钟的练习但很专注，即使时间很短也会比每周一次有效得多。

放慢动作

瑜伽练习最重要的是过程，练习时应按部就班，慢慢地伸展肌肉，切忌贪图效果贸然勉强达成某种姿势，以防止因动作过猛而造成的肌肉拉伤等运动伤害。

缓慢呼吸

所有瑜伽体位法务必要配合缓慢的呼吸，没有教练的特殊要求，不要闭气屏息。最好用鼻腔呼吸，因为鼻黏膜和鼻毛会帮助过滤空气中的尘土及细菌，有效保证吸入体内的空气质量。

神情专注

进行练习时要将注意力集中在主要锻炼的部位上，细细感受身体的伸展。精神集中有助于血液流向所锻炼的部位，从而达到促进血液循环、燃烧脂肪和排除毒素的效果。

练习瑜伽的禁忌事项

瑜伽起源于古老的印度，现正流行于全世界，是东方最古老的强身术之一。众多的练习者的实践证明，瑜伽练习好处多多，但并不是每一个人都适合练习瑜伽。在开始瑜伽练习前，首先要了解瑜伽练习的禁忌事项。

瑜伽练习中的禁忌事项

练习时应谨遵循序渐进、量力而行的练习原则，不可逞强，不可骤然用力，不要刻意追求“标准”，不要一开始就做高难度的动作。练习时不要大笑或说话，要专注地呼吸，大笑与讲话会造成气息散乱、流失。

月经期要谨慎进行练习

女性经期量大的两三天应视个人情况决定练习与否：一般而言，只要自己感觉身体状况良好，瑜伽练习并无太多限制，只要避免做倒立类或相对强度较大的动作即可。

其他禁忌事项

饭前饭后1小时内不要练瑜伽。情绪波动大时不宜练习。上了几节课后，觉得关节和肌肉酸痛，可能不适合练瑜伽，应停止练习。孕期女性练习瑜伽更要小心。

身患疾病的人应避免或慎练瑜伽

瑜伽练习属于伸展运动，有拉伸肌肉、促进血液循环等功效，因此，有血液凝固疾病者应避免练习瑜伽。有些瑜伽动作需要用手支撑身体重量，骨质疏松者练习时要小心，以免发生骨折。瑜伽练习涉及腰部往下弯曲的动作，椎间盘突出者要避免腰部过度弯曲，以免造成下肢神经受压。眼压过高、高度近视者，不宜做头下脚上的倒立动作。癫痫、大脑皮层受损者、身体状况不佳、大病初愈者皆不宜练习瑜伽。高血压、癫痫、心脏病患者必须在瑜伽老师的指导下方可进行练习。

端正瑜伽学习态度

瑜伽要求练习者做到身心完全放松，将自己置身于一个清静、无忧、忘我的状态之中，彻底摒弃现实生活的烦忧，没有功利心、没有钩心斗角、没有……但这对于初学者来说却是一件很难做到的事。初学者往往会因为自己的动作不好看、达不到教练要求、别的学员比自己强等外界因素，而偏离了修习瑜伽应有的态度。所以，在真正开始瑜伽之前，你首先要做的是端正修习瑜伽的态度，注意以下几点要求。

循序渐进，不可急于求成

任何事情如果操之过急都会事倍功半，练习瑜伽体位法最忌讳急于求成，因为心情变得不平静，进而自身也会过度要求自己，身体逐渐感到疲惫，破坏循序渐进练习瑜伽的方式。

初学者，不能操之过急，应该一步一步来，先学好简单的瑜伽体位，然后温故而知新，这样循序渐进坚持一段时间，就会收到不一样的效果。否则会造成身体疲惫，甚至坚持不下去，中断练习。

不必急于配合呼吸

正确的呼吸法是瑜伽练习中必备的一种方法，对调节身心有益。瑜伽中的呼吸方法较多，如腹式呼吸、胸部呼吸等，这些方法都需要耐心和坚持的学习才能融会贯通。

初学者，练习呼吸法时容易掌握不到要领，这就需要在教练的引导和带领下进行，耐心学习和反复练习，经过一段时间才能在瑜伽体位中很好地配合呼吸法。

如我们常用的腹式呼吸，简单来说即吸气时腹部鼓起来，呼气时腹部瘪下去。这样可以让胸腹部尽可能呼吸，进而调节气息、宁心安神、加速新陈代谢。

我们日常生活中也在呼气和吸气，但更多的是自然呼吸，如果初学者没能很好地掌握腹式呼吸法，暂时不必着急，使用自然呼吸也可以。

练习频率适可而止

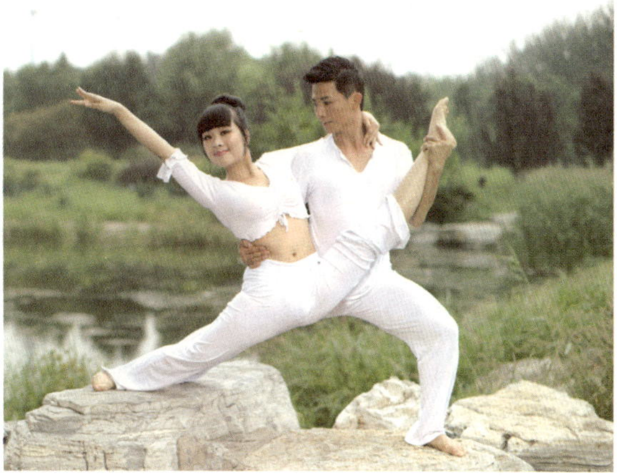

瑜伽动作基本上都是慢而轻柔的动作，因此练习时十分注重节奏和频率，不能过快。如果练习瑜伽动作不注重练习频率，多容易造成身体疲惫，甚至出现肌肉拉伤、骨折等意外事故。初学者更要注意练习频率，不能过度练习。

不宜过分要求完美

正如人的面孔各有不同一样，每个人体形及动作方式也不尽相同。有些人腿部硬硬的，可却有一双非常柔软的手；有些人不善于把脊背往后弯曲，却很善于将身体向前弯曲……总之，每个人都有能做到的动作姿势，也有做不到的动作姿势。在进行瑜伽练习时千万不要勉强自己。

应该认识到瑜伽不是竞技运动。练习瑜伽的过程应该是一个让自己很轻松、很舒服的过程，“享受快乐，并尽力而为”是最好的状态。瑜伽的美感是通过长时间的修炼慢慢达到的，只要身体能协调、舒服地完成动作，就会达到同样的健美效果，因此不要太在乎动作是否完美。

不比较，有自信，肯坚持

练习瑜伽是一个人的喜好，与其他人没有太多的关系，因此不存在互相比较的情况。初学者练习时更不能互相比较，而应该听从自己身体的需要，按照自身的条件进行练习，清楚什么动作能做、什么动作不能，不要勉强自己。

此外，练习者无论动作是否优秀、完美，都要对自己有自信，坚持练习和学习。也许开始练习瑜伽时会遇到诸多困难，但要始终坚信练习一段时间之后一定会收到很好的效果。尤其是初学者遇到困难后不能灰心丧气、半途而废，而应该鼓励自己，继续坚持。

了解自己

练习瑜伽，尤其是对初学者来说一定要事先了解自己的身体状况，判定自身是否可以修习瑜伽，或者必须经过医生同意才可修习，抑或一定要在瑜伽教练的指导下完成。因为并不是任何人、任何身体状态都适合练习瑜伽。

适合修习瑜伽的人群

◎身体状态良好者。

◎脊柱没有严重损伤者可以修习瑜伽，但有椎骨增生、椎间盘突出、椎管狭窄等问题者不宜修习。

◎手术后6个月以上且身体无明显不适感的人群。

◎无急慢性传染病者。

◎无严重性骨质疏松者。

需要遵从医嘱或瑜伽教练指导的人群

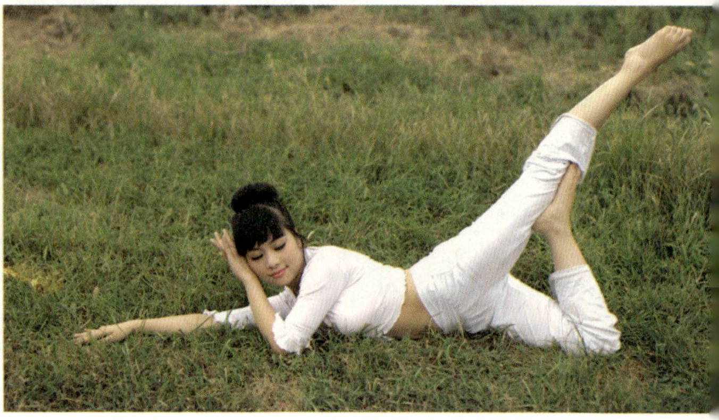

建议初学者在练习瑜伽前先向瑜伽教练咨询一番，对于身体素质较好的人来说，可自行修习。但对于那些特殊人群来说，必须征得医生或瑜伽教练的同意才能练习，例如身体刚刚恢复的人要想练习瑜伽必须征得医生的同意，在被允许的前提下再向瑜伽教练咨询哪些动作可以练习、哪些不可练习。另外，糖尿病、心脏病、动脉粥样硬化，或者有家族病史的人都需要向瑜伽教练咨询，在其允许的前提下进行练习。

此外，如果你在服药期间想练习瑜伽，也需要征求教练的意见，因为瑜伽动作有些具有排毒和助消化的作用，如果药物服用后没有吸收就进行了瑜伽训练，容易影响药效。

练习瑜伽时不可忽视的细节

练习者初步练习瑜伽时了解自己不光是在练习前判断自己是否能够进行瑜伽练习，而开始练习瑜伽时还需要注意一些不可忽视的细节。

首先，练习者要仔细阅读和聆听教练所说的注意事项，瑜伽动作是否具有副作用，是否能够练习。

练习瑜伽时，如果是自行练习瑜伽，就需要购买一些瑜伽教材或光盘，认真阅读和学习，并对照着进行练习。

其次，开始进行练习时，会进行扭转和拉伸，如果身体发出咔咔的声音，就需要注意一下，有可能是增生或软骨损伤。但是如果有轻微的咔咔声，并没有感到不适，则一般属于正常现象，但初步练习者需要量力而行，不能大幅度练习。而且在开始练习瑜伽前要进行简单的热身和暖身运动，这样对于活动身体有好处。

此外，练习瑜伽如果出现剧烈疼痛，一定要及时向教练和医生说明，而且在短时期不宜进行此动作的练习。如果瑜伽练习后出现肌肉酸痛等情况，可以进行按摩和热敷，这样有助于缓解酸痛感。

瑜伽体位练习一般都是左右对称的，所以练习时要两侧都进行，不能只做一侧，否则容易造成身体的不平衡。

最后，练习瑜伽之前还需要安排一个安静而空气通畅的环境，这样对瑜伽的练习有帮助。

关注自己身心的变化

练习瑜伽，尤其是在初步练习的时候需要充分地体会身与心的变化。这样才能更加地了解自己，得到体悟。

练习瑜伽是一种身体和心灵的放松，进行拉伸和扭转的动作时，一定要以感到舒适和协调为主，最好在进行瑜伽运动时进行几次深呼吸。练习时以微微出汗为好，如果感觉到身体疲惫可以稍事休息。但如果感觉自己身体不适，则最好暂停练习。

瑜伽进行的过程中要充分感受身体的协调性，动作的难易度也要把握好，不能太难也不能过于简单，练习速度不能过快或过慢。此外，还要感觉一些心里的感受，是否感到放松和舒适，每一次的拉伸和舒展是否能够满足需求。这些都是初步练习者需要注意的。

领悟瑜伽中的精华——冥想

瑜伽中最为经典的精华即是冥想，这是每个练习瑜伽的人必须要掌握的。初学者练习冥想，需要特别注意练习冥想的目的，掌握练习的技巧和呼吸的方法，这样才能很好地掌握冥想的要领。

下面就根据内容的安排，渐渐进入冥想的状态，调养身心吧。

练习瑜伽冥想的目的

我们为什么要在练习瑜伽体位之前学习练习瑜伽冥想？初学者接触瑜伽时应该也会有这样的疑问，而在《瑜伽经》中，阐述了瑜伽冥想的最高目的，即是“由真我与宇宙联合而产生真理、明辨、喜乐的知觉”，也就是说人们在练习瑜伽时感到幸福和快乐，并且身心都得到放松。

另外，练习瑜伽冥想除了身、心、灵都能得到放松和快乐外，还有益于身体健康，因为人在练习瑜伽冥想的时候能够达到心理平静而自在，这样易怒、烦躁、压力便都被一一解除。心情好了，进而也就减少了患病的概率。

此外，练习冥想，能够摒除人体的不良习惯，渐渐改变不良的生活习惯，如饮酒、吸烟、熬夜等。

总的来说，练习瑜伽冥想既可以达到内心的静修，也可以使身体健康。初学者初学瑜伽就必须练习瑜伽冥想。

冥想前的准备工作

修炼冥想，需要在一个温和的环境下进行，因此练习冥想需要一个舒适而温暖的环境，以静下心来练习。此外，还要调整好自己的心态，保持心态平和，不能急躁，这样更有助于快速进入瑜伽冥想状态。

另外，还可以营造一些冥想氛围，如准备一个小桌子，放上精油灯具、鲜花、蜡烛，还有一些引导人进入正念的象征物品，如佛珠等。

瑜伽冥想常用的姿势

瑜伽中最为经典的精华即是冥想，这是每个练习瑜伽的人必须要掌握的。初学者练习冥想，需要特别注意练习冥想的目的，掌握练习的技巧和呼吸的方法，这样才能很好地掌握冥想的要领。

下面就根据内容的安排，渐渐进入冥想的状态，调养身心吧。

简易坐

简易坐是瑜伽坐姿中最容易掌握的姿势之一，适于初学者练习。简易坐右脚安逸式，是初学者理想的动作姿势，可用于调息和冥想。

①
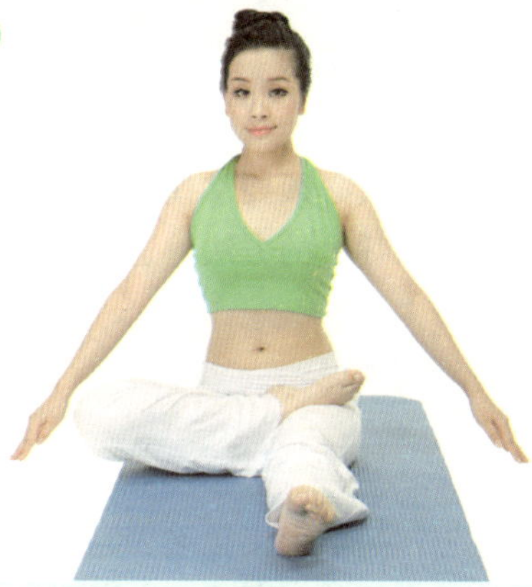

②
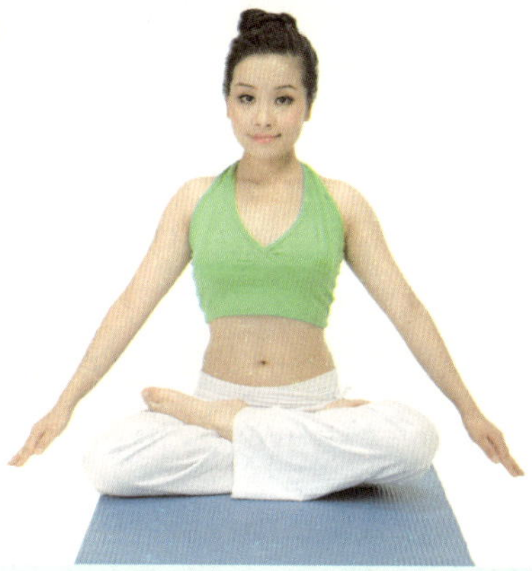

③
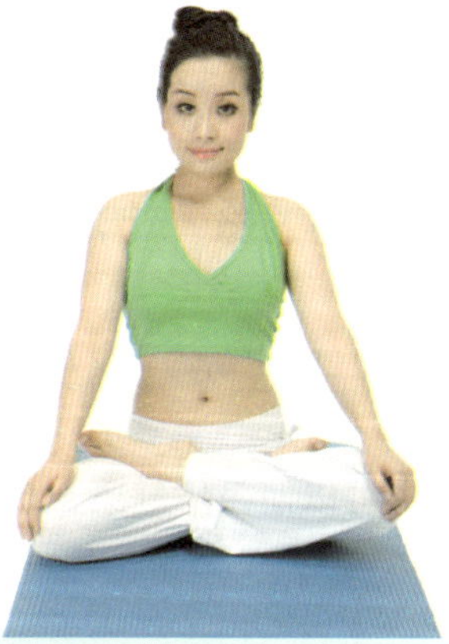

【练习步骤】

1 坐在地上，两腿向前伸直。弯起右小腿，把右脚放在左大腿之下。

2 弯起左小腿，把左脚放在右大腿之上。

3 把双手放在两膝之上，头部、颈部和身体都保持在一条直线上，自然呼吸。

练习功效

○ 有助于加强神经系统，锻炼髋部、腰腹部、腿部肌肉，改善神经衰弱、关节炎等情况。

注意事项

○ 腰背挺直，将内脏器官置于有益于健康的位置，如果感觉身体后倾或驼背，可以在臀部放一个垫子，使臀部与膝关节保持在一条水平线上，这样有利于脊柱保持挺直。

至善坐

此冥想动作被瑜伽练习者认为是一切瑜伽姿势中最为重要的姿势，而且此姿势有助于清理身体、打通经络。

①

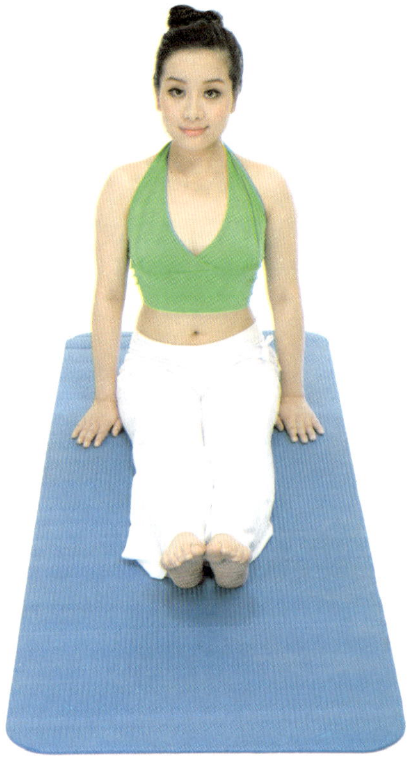

【练习步骤】

1 呈坐姿，双腿并拢，双手放在身体两侧。

2 弯曲左小腿，双手握住左脚，脚跟尽量顶在会阴处，然后弯曲右小腿，将右小腿放在左脚踝上。将右脚跟靠近脚趾骨，脚板底放在左腿的大腿和小腿之间。保持这个姿势数分钟后，换另一侧进行重复练习。

练习功效

○ 此动作具有定心安神的作用，这也是很多初学者经常使用的一种瑜伽冥想姿势，而且此动作还有利于脊柱和腰腹部器官，消除身体疲劳。

注意事项

○ 患有坐骨神经痛的人不宜练习此动作。

②

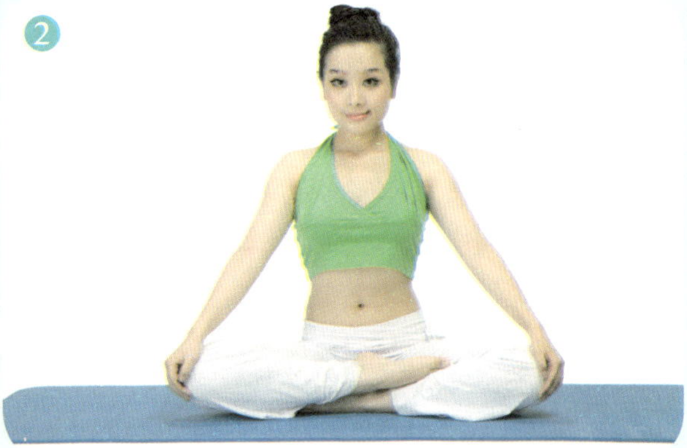

莲花坐

莲花坐是瑜伽坐姿中最受称赞的坐姿之一。梵文中莲花被视为美的象征。从瑜伽的角度来看，这个姿势极适宜做呼吸和冥想练习。

【练习步骤】

1 双腿向前伸直，弯曲右膝，右脚放于左大腿上。

2 双手搬左脚放至右大腿上。

3 两只手的手掌朝上，大拇指和食指指端轻贴一起，成智慧手印，并轻放于双膝上；腰部伸直，胸部自然挺起；下巴稍微抬起。深而慢地呼吸，双腿、双膝尽量贴地，坚持一段时间。

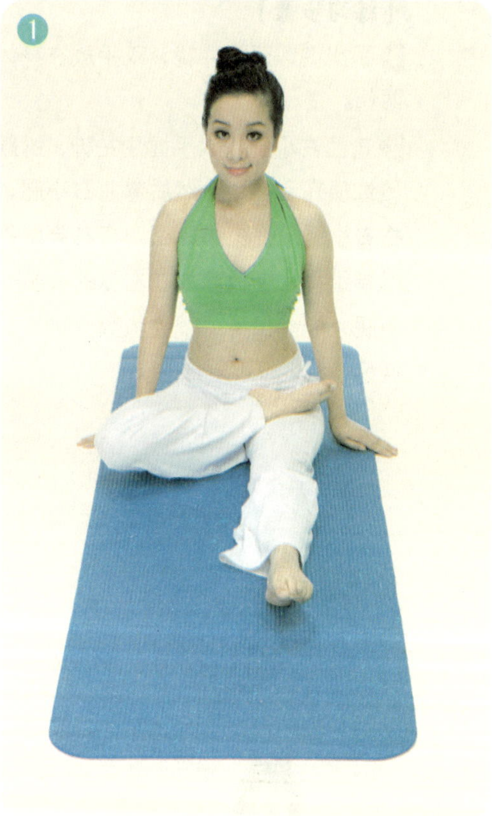

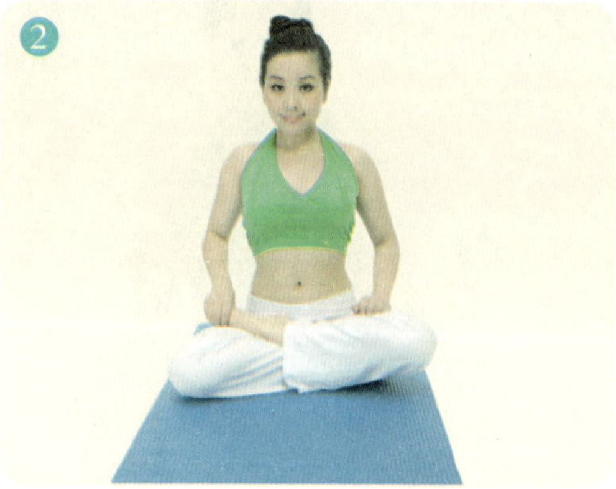

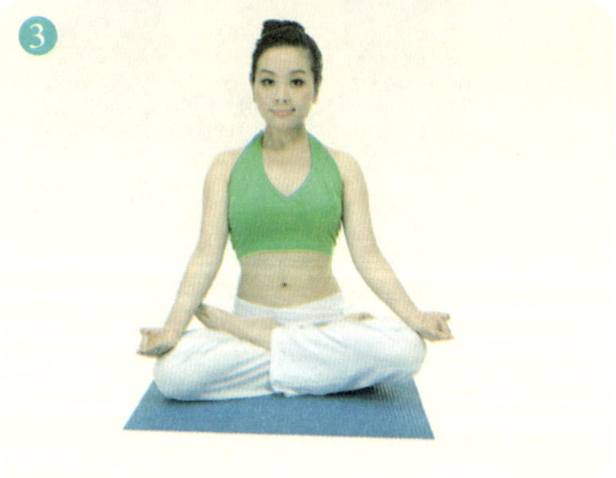

练习功效

○ 此动作有助于调节人的神经系统，对患有神经和情绪问题的人有益，而且还具有强壮脊柱和按摩腹部器官的作用。另外，莲花坐还能兴奋消化系统，改善便秘和消化不良。

注意事项

○ 莲花坐一般对练习者双腿的柔韧性要求较高，对于刚开始练习瑜伽动作的初学者最好先不练习。如果练习时身体感到疼痛则要停止练习，不能急于求成。

半莲花坐

半莲花坐比莲花坐要简单一些，适合初学者练习，它与莲花坐有同样的功效。

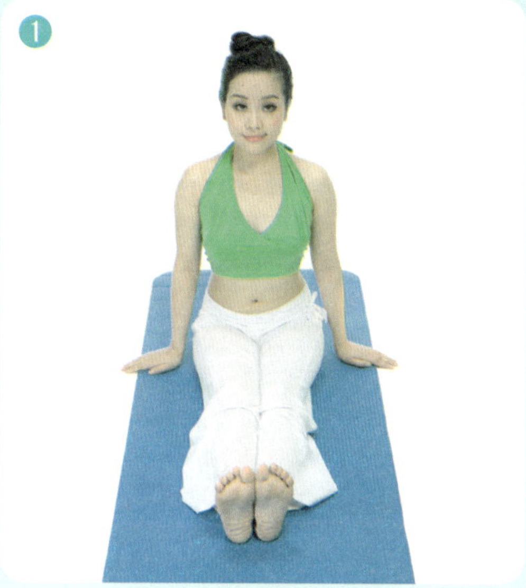

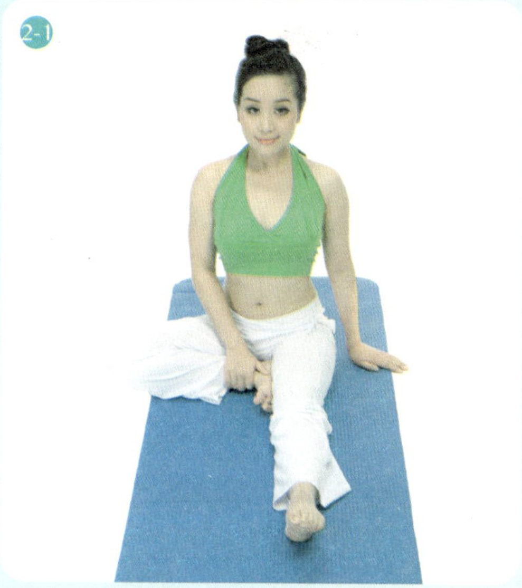

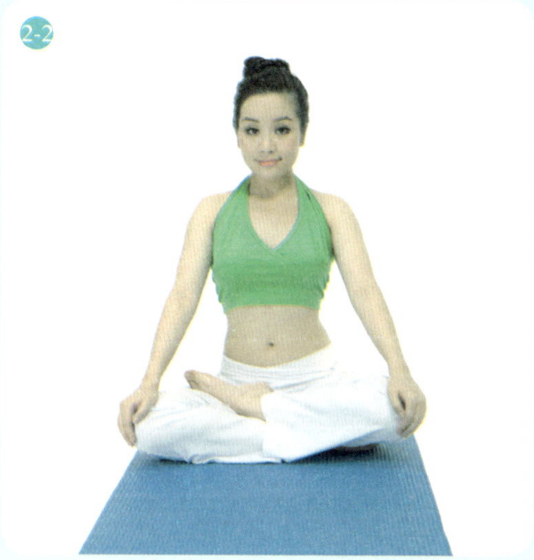

【练习步骤】

1 呈坐姿，双腿并拢，双手自然放在身体两侧。

2 腰背挺直，弯曲右小腿，将右脚脚底板顶在左大腿内侧，左脚放在右大腿根处，脚心向上，收起下颌，眼睛注视前方。双手放在双膝上。

练习功效

○ 半莲花坐具有与莲花坐的相同功效，初学者可以练习此动作。

注意事项

○ 练习此动作需要使头部、颈部和身体保持在一条直线上，臀部必须紧贴地面，但患有坐骨神经痛的人不宜练习。

雷电坐

雷电坐是一个十分优良的瑜伽冥想坐姿，有利于净化心灵，改善坐骨神经痛。

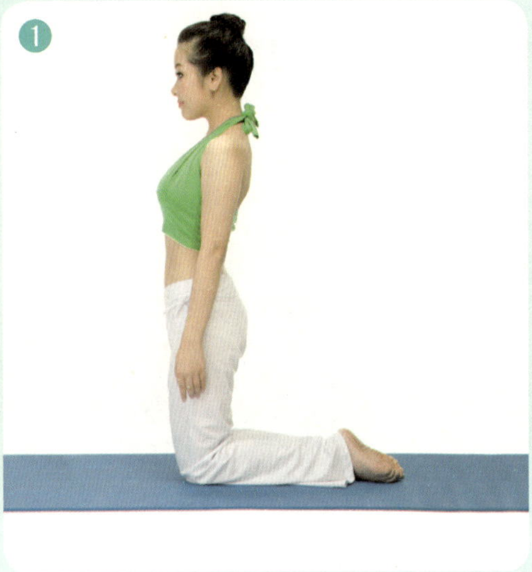

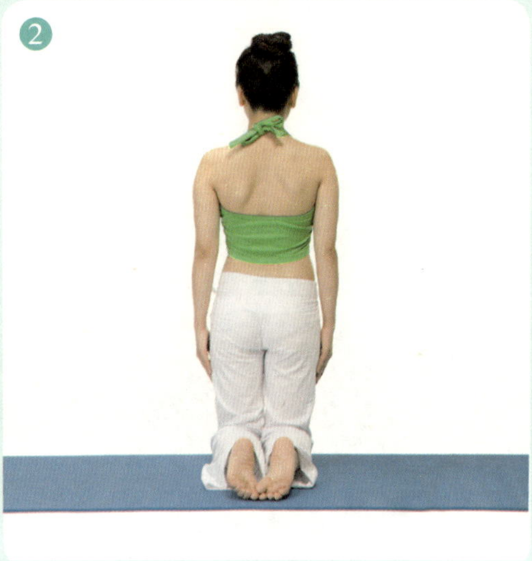

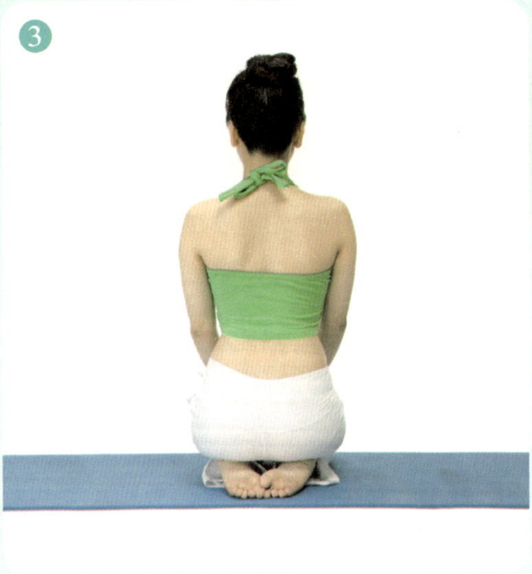

【练习步骤】

1 呈跪姿，两膝跪地，两小腿和双脚脚背平放在地面上。

2 双膝靠拢，两个大脚趾相互交叉，两脚跟向外指。

3 背部伸直，臀部放落在双脚的内侧、双脚的脚跟之间。

练习功效

○ 雷电坐有助于改善消化系统功能，改善便秘状况，对于改善胃部不适也有好处，而且此动作还能有助于生殖系统，适合产妇产前练习。

注意事项

○ 此动作注意双脚大脚趾相互交叉。

上
篇

健身篇:一招瑜伽，10分钟调理身体回到最佳状态

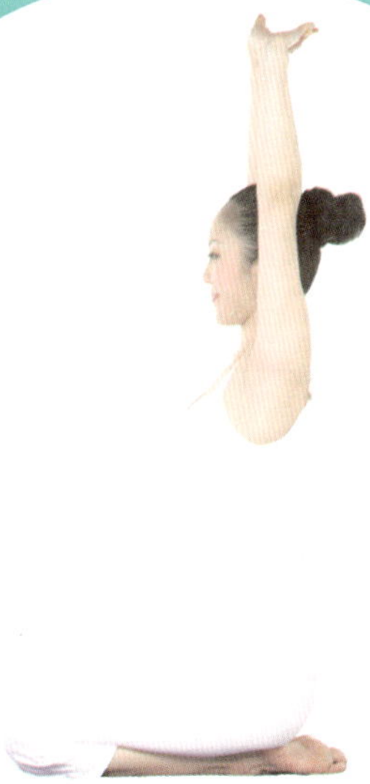

第一章 解压瑜伽，摆脱紧张和疲劳

手杖式

动作图解

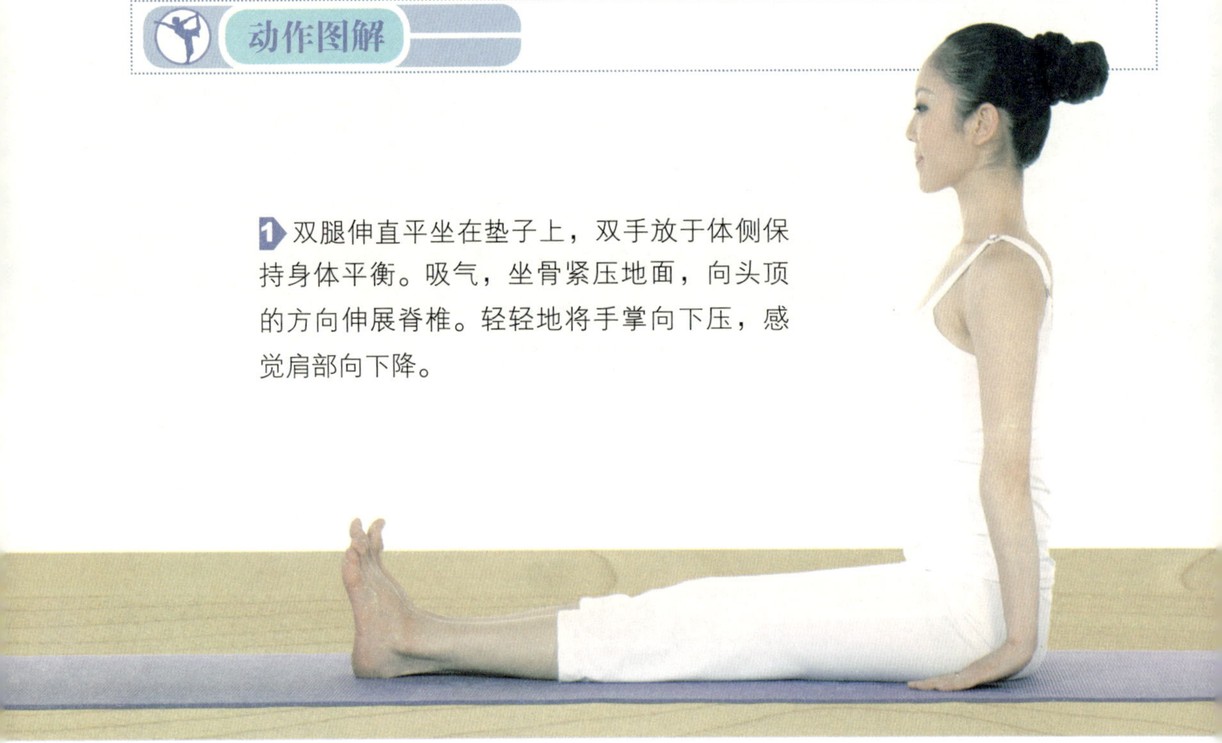

1 双腿伸直平坐在垫子上，双手放于体侧保持身体平衡。吸气，坐骨紧压地面，向头顶的方向伸展脊椎。轻轻地将手掌向下压，感觉肩部向下降。

健身功效

练习手杖式可以缓解身体、精神和情绪上的压力，将封闭的能量释放出来，使身体充满力量，变得柔韧，开启心智；消除身体的紧张感和僵硬状态。

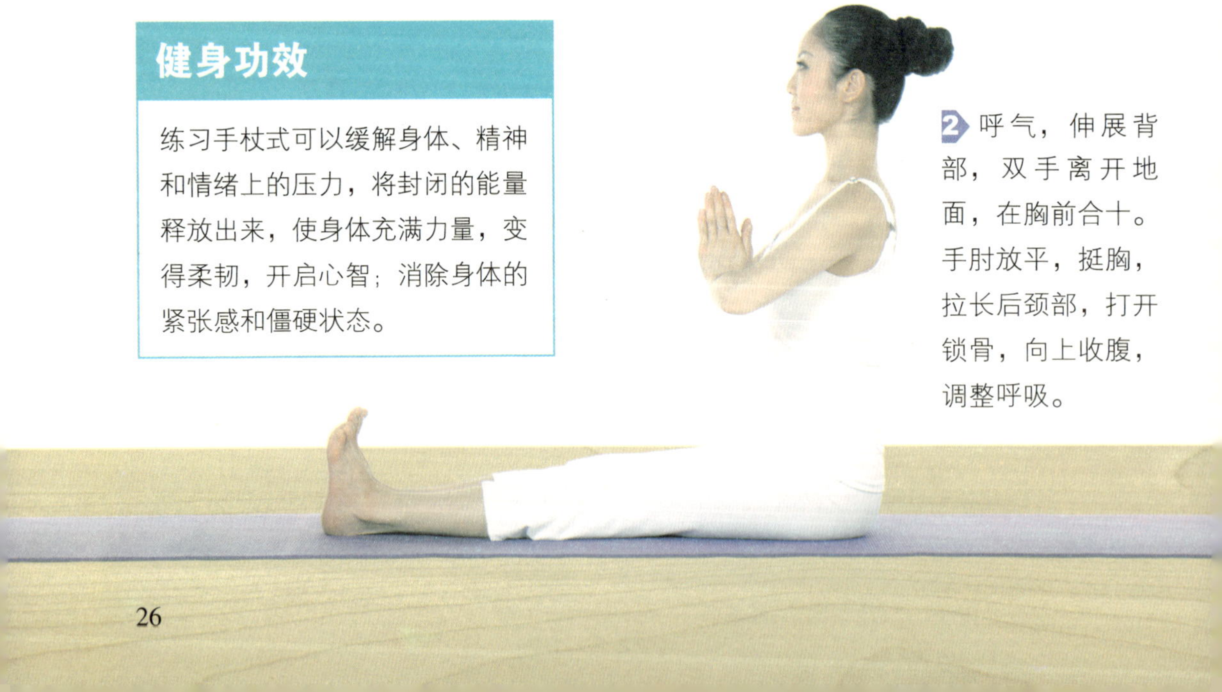

2 呼气，伸展背部，双手离开地面，在胸前合十。手肘放平，挺胸，拉长后颈部，打开锁骨，向上收腹，调整呼吸。

练习技巧

这个姿势是所有其他坐式的基础，它教会我们如何静坐。在练习这个姿势时，细微的呼吸流经四肢，激活、锻炼身体的每一块肌肉，让这个姿势的练习充满活力。练习时，身体在放松中有意识地控制各个部位肌肉的活动，双腿紧压，将大腿前侧肌肉收紧，感觉腿部后侧肌肉被拉长，贴紧地面。向上提起髋关节，通过整个脊椎的拉伸来保持背部的挺直。

简易式 如果感到膝盖窝拉伸得很厉害，或者背部僵硬，相关部位有外伤，可以坐在一块瑜伽砖或者厚实的垫子上来练习这个姿势，通过整个脊椎的拉伸来保持背部的挺直。

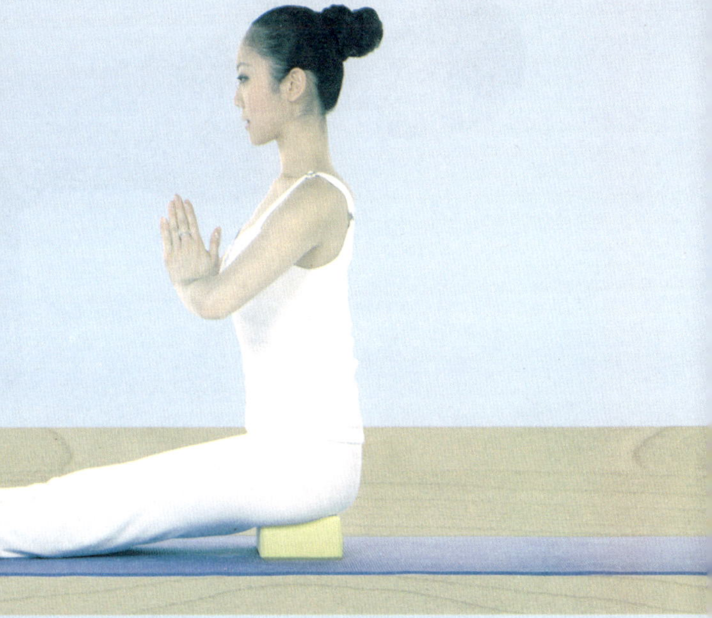

错误体式示例

从侧面看，背部是弯曲、放松的C字形，背部并没有挺直，自然也就谈不上向上延展了。同时，长期保持肩部朝前弯曲，会引起颈部、肩部的肌肉僵硬，使练习者很快感到疲劳。

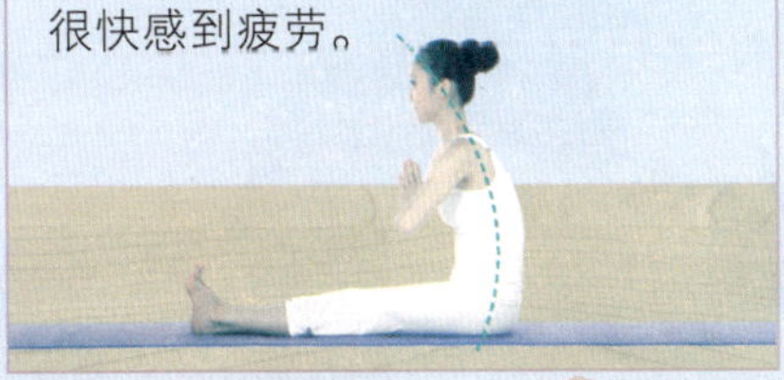

示范图解

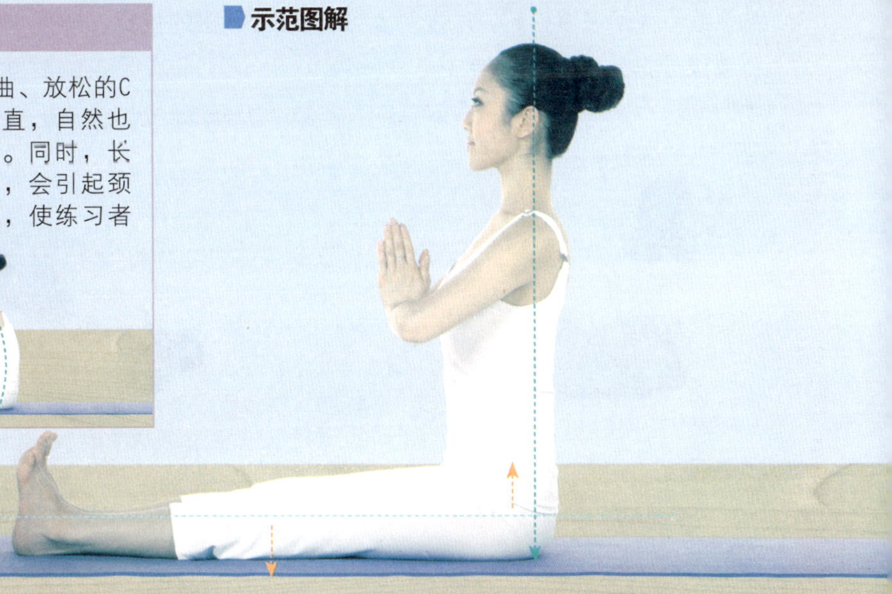

猫式

动作图解

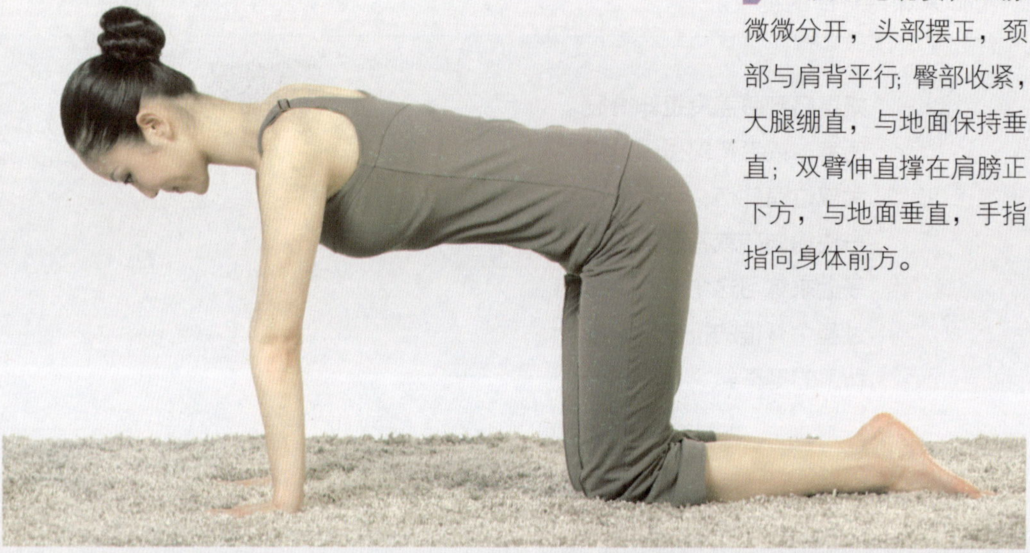

1 四肢着地跪姿，双膝微微分开，头部摆正，颈部与肩背平行；臀部收紧，大腿绷直，与地面保持垂直；双臂伸直撑在肩膀正下方，与地面垂直，手指指向身体前方。

2 吸气，慢慢地将骨盆翘高，腰部向下压，使背部脊椎呈猫一样向下弯曲的弧线；头部慢慢抬起，注视斜上方，不要过分把头抬高，保持3~5次呼吸的时间。

3 呼气，腹部收紧，慢慢将背部向上拱起，带动脸转向下方，注视大腿的位置，感受背部的伸展，保持3~5次呼吸的时间。配合呼吸，重复练习5~8次。

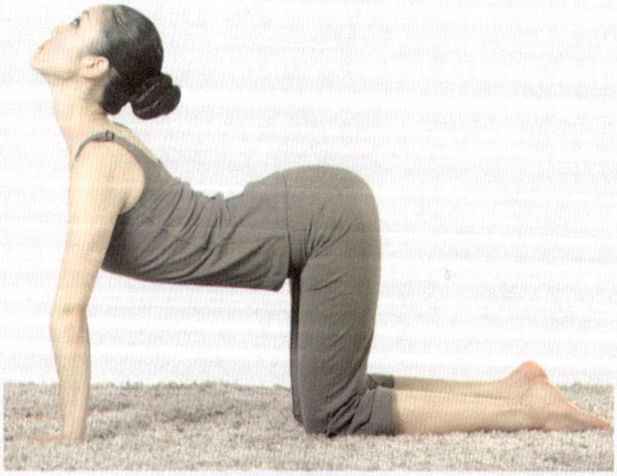

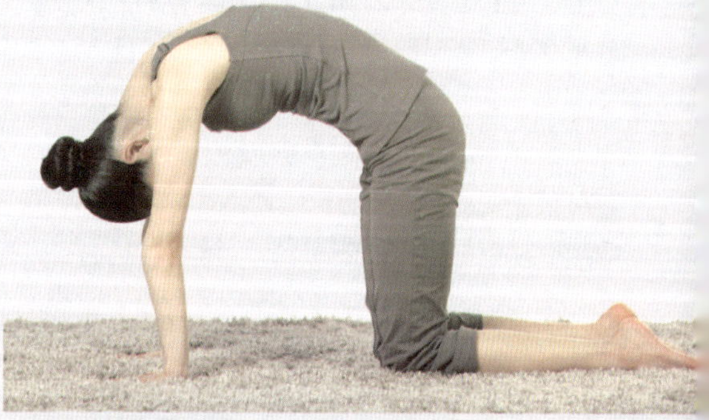

练习技巧

练习这个体式时，一定要注意动作的轻柔与缓慢，并配合正确的呼吸。在保持身体平衡的前提下，内收和外向延伸的动作都应该轻收轻放。身体内收时，要尽量向内收起肩膀，拱起腰背；身体向外延伸时，腿部要尽量向后上方伸展，腰部、颈部和肩膀也尽量打开，使身体得到伸展。

健身功效

练习此式可以充分伸展背部、腿部和肩膀，改善血液循环，消除肩背酸痛和疲劳，对痛经、经期紊乱有很好的调理效果；能够让脊椎得到适当的伸展，增加身体的灵活性；且有一定的瘦腰功效，特别适合久坐不动的职场女性。

错误体式示例

练习此式时，最容易出现肩部耸起，使颈椎、脊椎得不到充分伸展的情况；同时，身体也得不到充分的放松，反而可能增加肩颈压力，造成肩颈疲劳与酸痛。

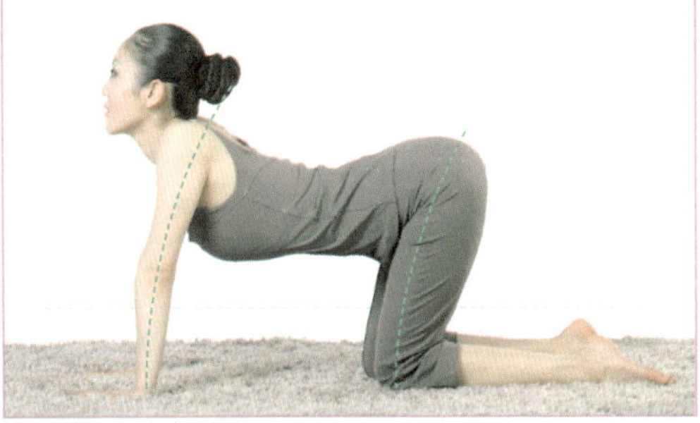

示范图解

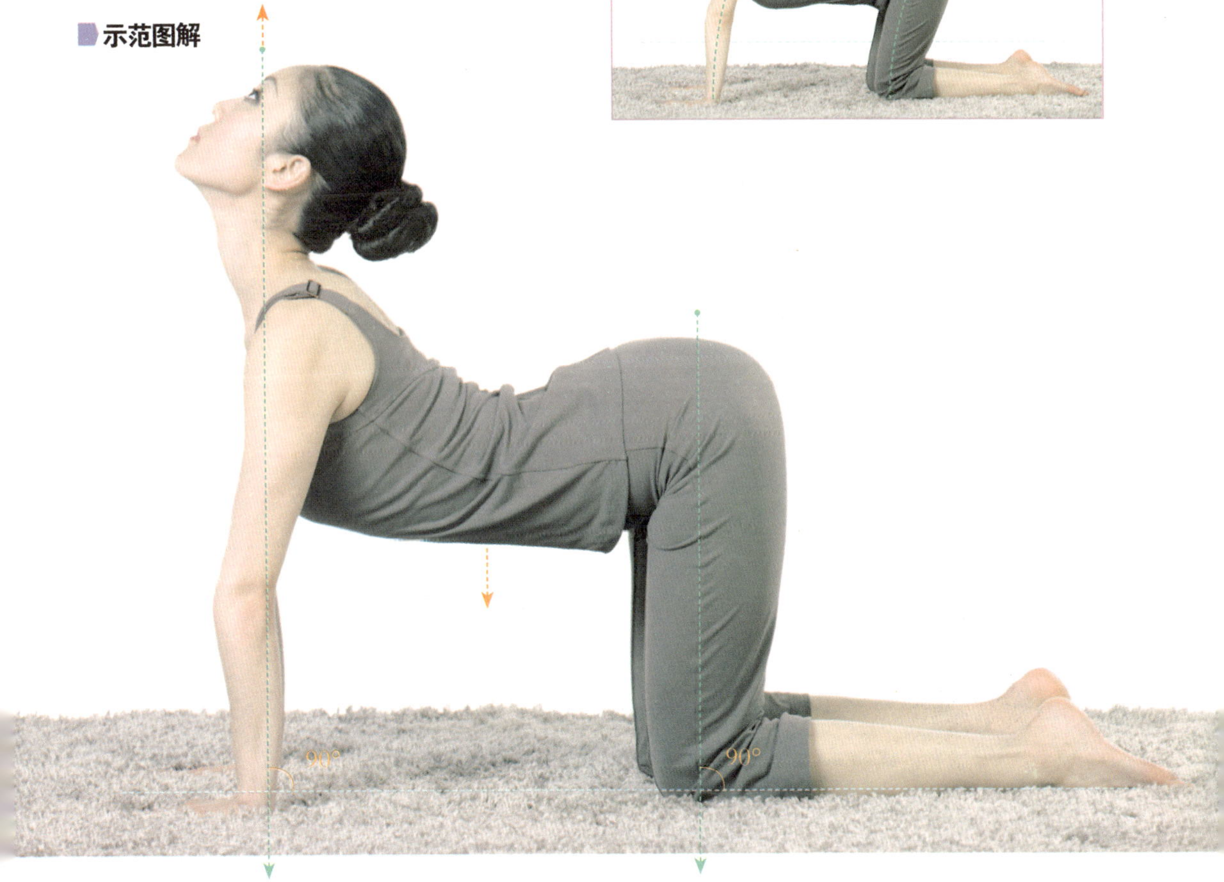

婴儿式

动作图解

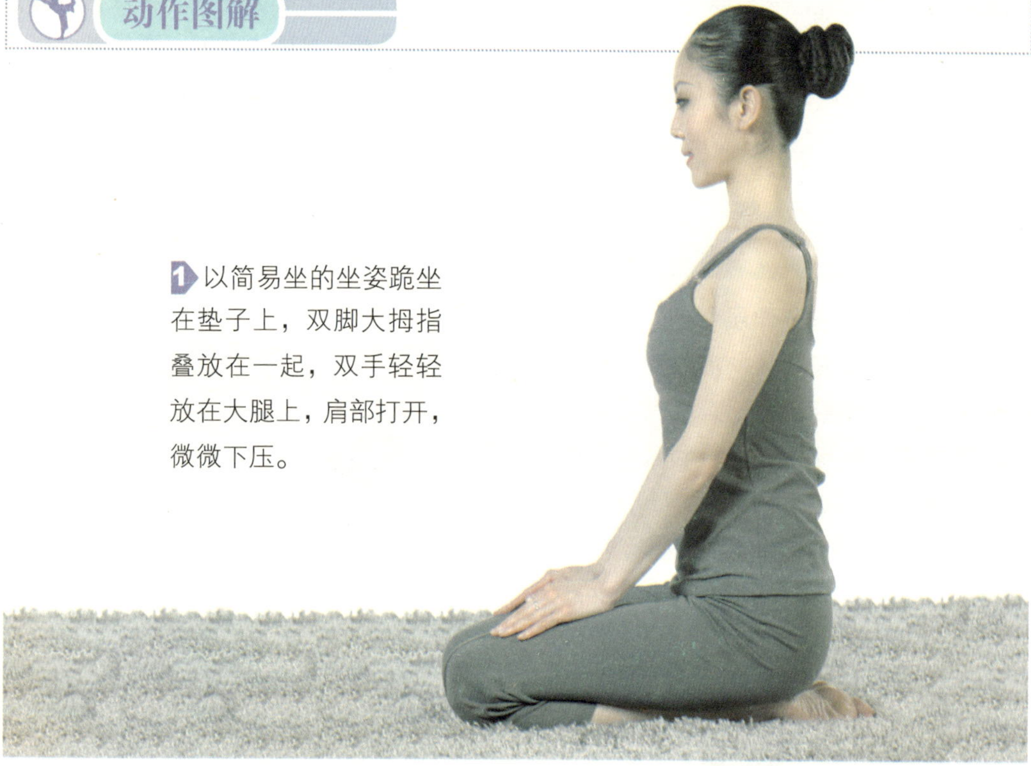

1 以简易坐的坐姿跪坐在垫子上，双脚大拇指叠放在一起，双手轻轻放在大腿上，肩部打开，微微下压。

2 呼气时，双手移至身体两侧，上身自尾椎开始，一节一节往前方放松落下，直至腹部贴近大腿，胸部落在膝盖上，额头贴近地面，闭上双眼放松面部肌肉，放松身体，均匀地呼吸。

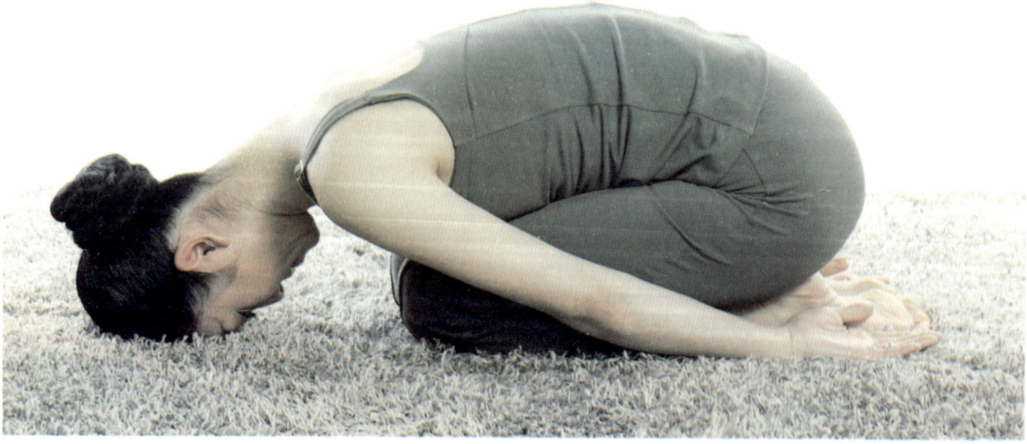

健身功效

缓解头痛、颈痛及胸痛；舒展骨盆、髋部和下背部；伸展髋部、膝部与脚腕；放松全身，缓解身体疲劳，减轻精神压力。

练习技巧

婴儿式体位，模仿胎儿在母体中的姿势，膝盖蜷缩在腹部下面，背部用腿支撑，让人感觉舒适放松。上身准备往前倾时，先吸气保持脊柱的向上伸直，背部平直；上半身下落时，脊柱一节节地落下，由下至上逐步放松，臀部保持坐在双脚脚跟上不要离开。若臀部无法坐在脚跟上，可以在怀里抱个长枕支撑身体。

错误体式示例

图中的错误在于，因臀部离地，让身体前倾，胸部落在垫子上，致使腰背部得不到应有的放松；颈部也随着错误的体式上扬，变得紧张。

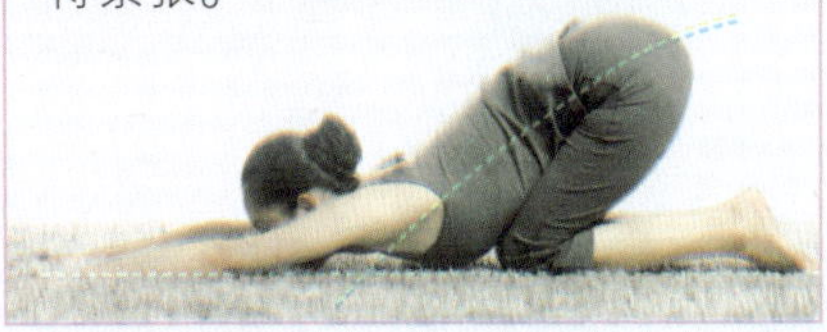

示范图解

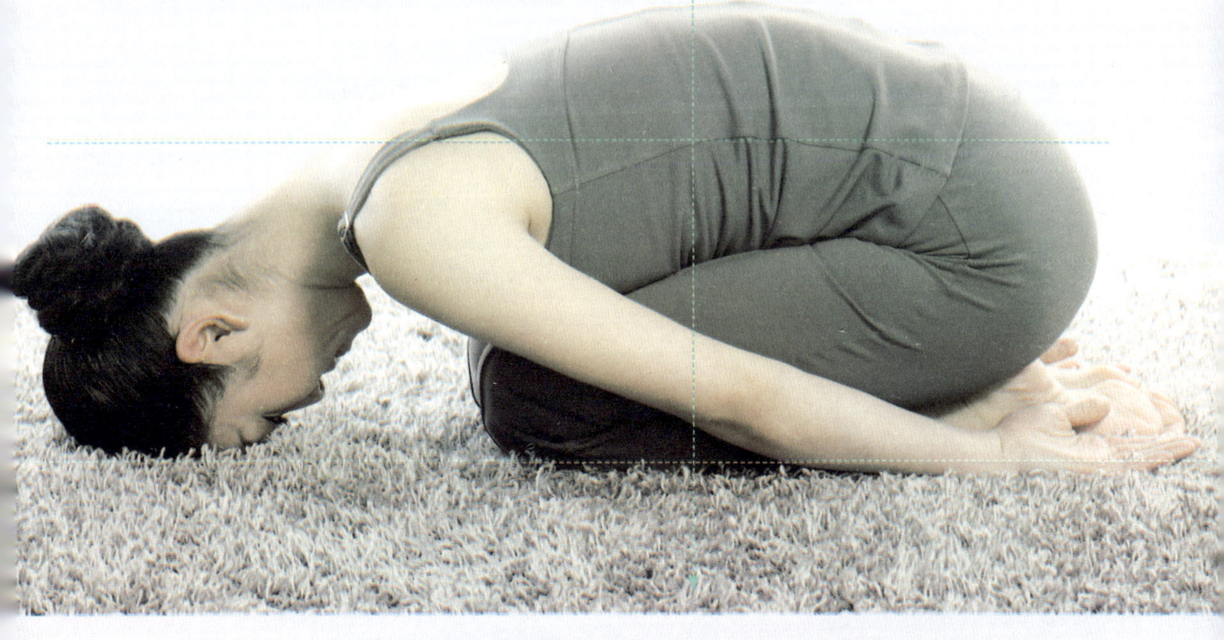

英雄式

动作图解

1 双腿分开与髋部同宽，跪立在垫子上，双手叉腰。脚背和十个脚趾贴地，小腿肌肉绷紧，臀部内收，脊柱保持向上延伸。自然呼吸。

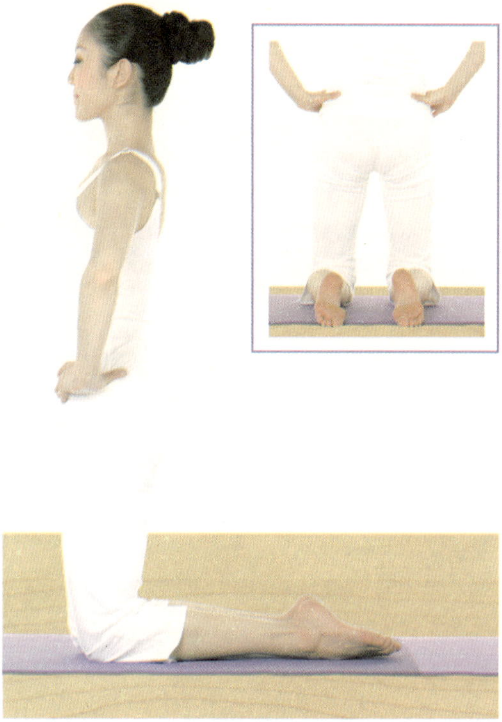

练习技巧

臀部后坐时，双脚放在臀部两侧，脚趾下压地面，脚跟紧贴臀部；背部保持平直，向上延展，颈部与脊椎在同一直线，下颌微收；肩部朝外打开，双肩微微下沉。上身朝前倾时，动作要缓慢，上半身脊椎一节一节地慢慢落下，大腿贴近腹部，按摩挤压腹部器官。

2 呼气，上身有控制地往前落下，头顶触地，手放在膝盖窝后面的小腿肚上，眼睛看向腹部，体会身体血液的不断流动。

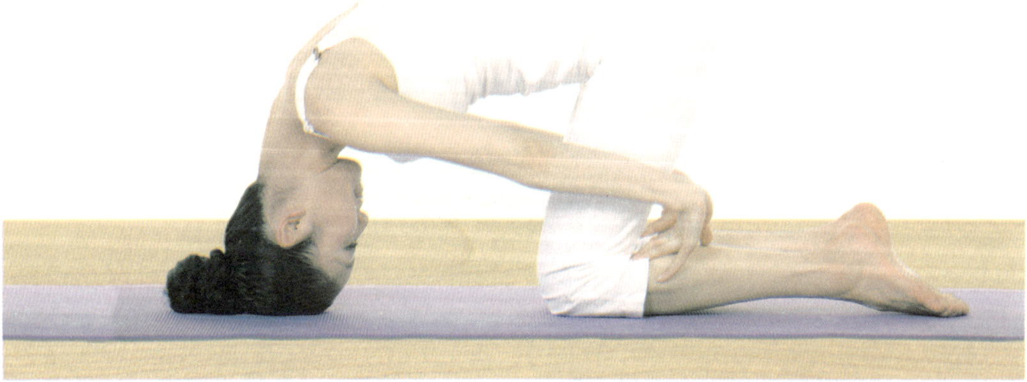

健身功效

舒缓下背部；改善髋关节、膝关节和腕关节的功能；促进甲状腺和甲状旁腺的功能；缓解更年期不适，帮助稳定情绪，减轻压力和焦虑情绪；缓解高血压。

3 吸气，臀部后坐，落于地面，脚跟紧贴臀部，充分伸展上半身。

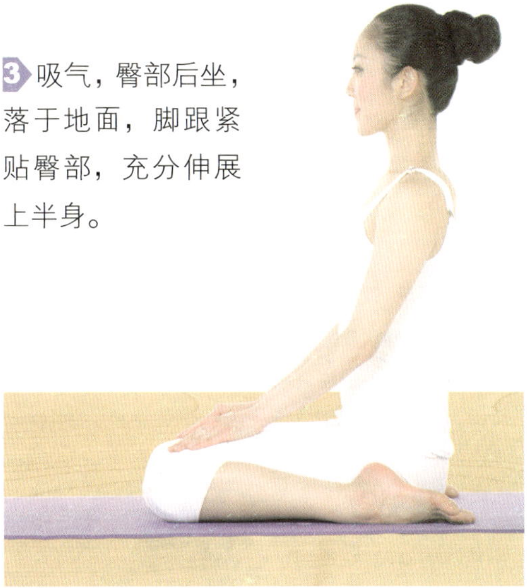

4 呼气，臀部不要离开，上身折叠向下，直到腹部贴近大腿根部，前额触地。双手轻轻抓住双脚脚掌，放松背部，放松全身。

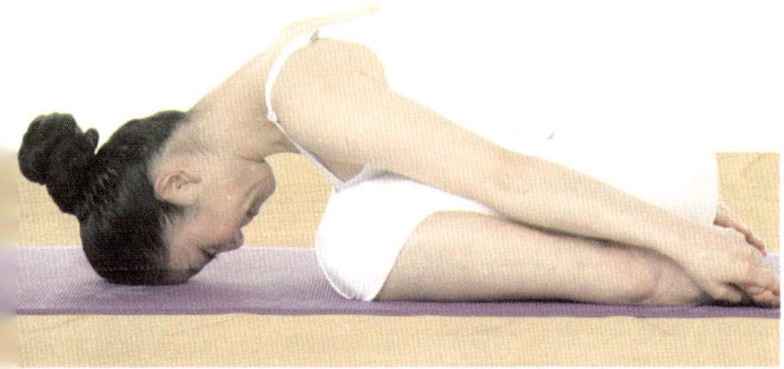

错误体式示例

向前伸展背部的动作，通常易出现的错误姿势都是背部弯曲，不再挺直朝脊柱方向延伸。这一错误之后还连接着肩部内收、下塌等种种不良体态，需要引起练习者的注意。

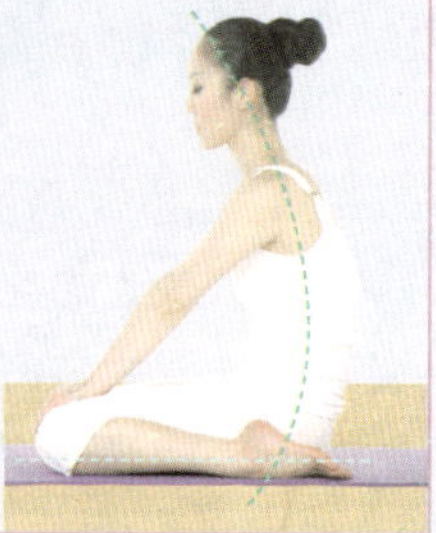

示范图解

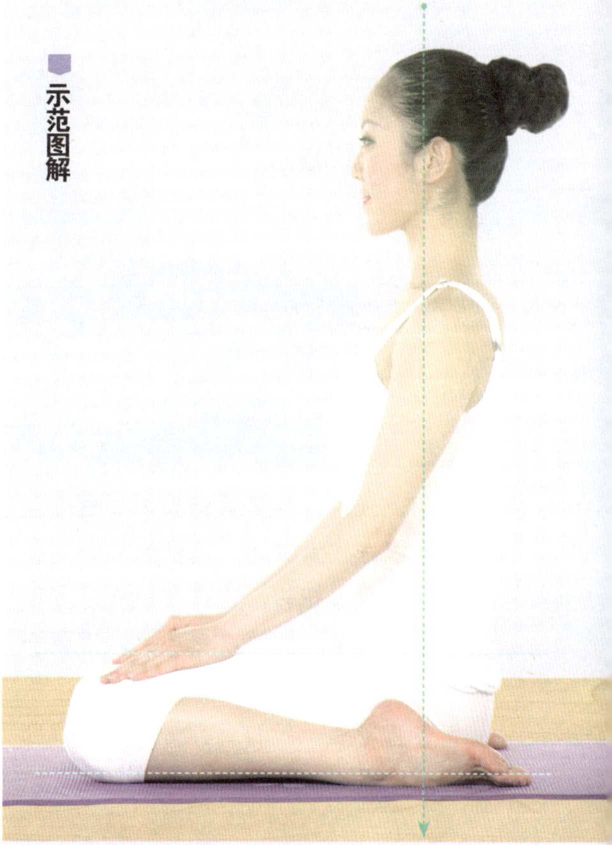

简单坐转体式

动作图解

1 以简易坐的坐姿预备。双手放在大腿上，眼睛看向前方，脊椎向上充分伸展。

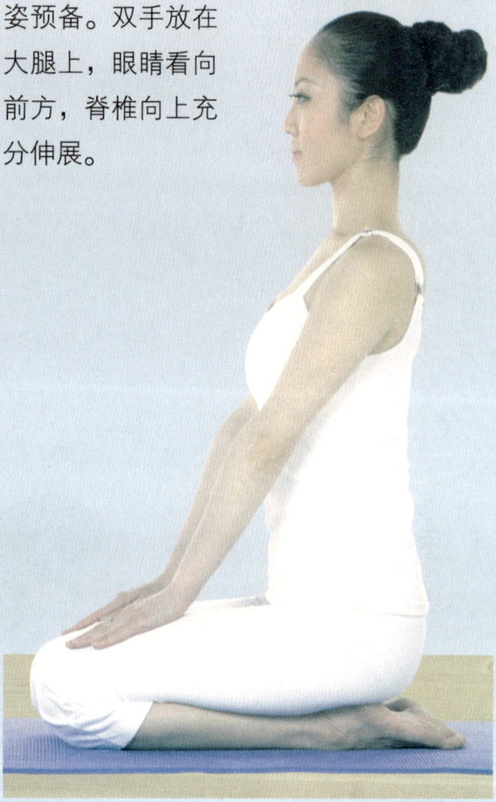

2 吸气，脊柱向上伸延。呼气，臀部坐到双腿右侧的垫子上，双臂带动身体左转，右手落在左膝上方，左手落于身后，颈部保持延伸，下颌微微内收。深长地呼吸。

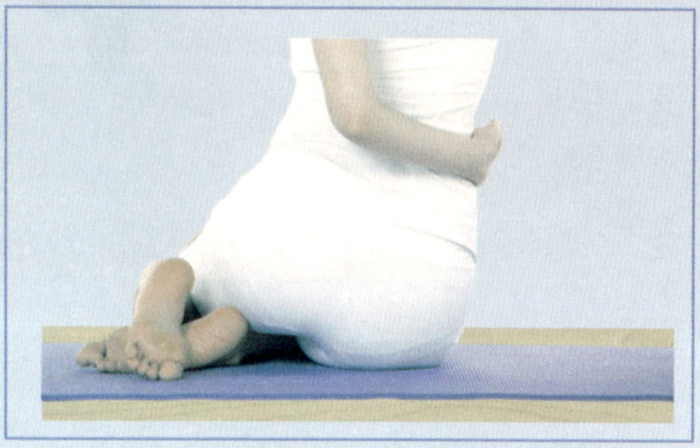

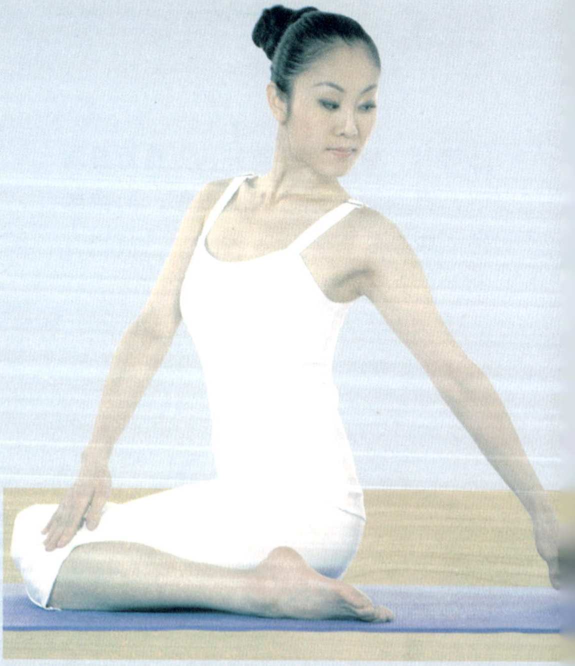

练习技巧

练习此式时，需要保持身体脊柱的伸直，以脊柱为轴线，尾椎为轴心向身体一侧平直扭转，这样在扭转时便不会失去正位。肩部左右放平，不要一高一低或者上耸，影响肩部打开；手臂伸直延展，帮助肩胛骨打开；臀部坐定后不要左右移动。

健身功效

练习这个体式，可以有效锻炼我们的脊椎，矫正高低肩；刺激腰部和背部的肌群，增强背部弹性，缓解腰背酸痛等症状；灵活膝关节，促进腿部血液循环，缓解腿部紧张，对坐骨神经痛有一定辅助治疗作用；能有效放松身心，安定心神。

错误体式示例

练习扭转类的动作时，容易出现脊椎弯曲，不能整个上身保持在一个平面旋转的状况。同时伴随着错误姿势的还有高低肩、手肘受力等多种不正确的体态。

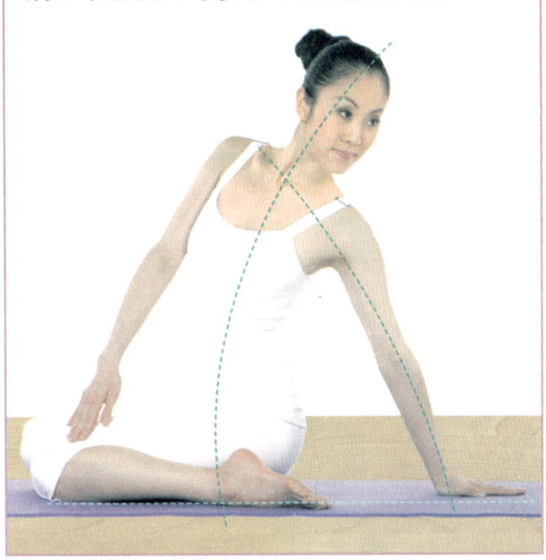

3 每一次吸气时，都将脊椎向上拉伸一点儿；每次呼气时，都以脊椎为轴转动身体，试着把左手手背放在右侧腰处。眼睛看向右后方。保持 3~5 次呼吸的时间，慢慢还原身体，换边练习。

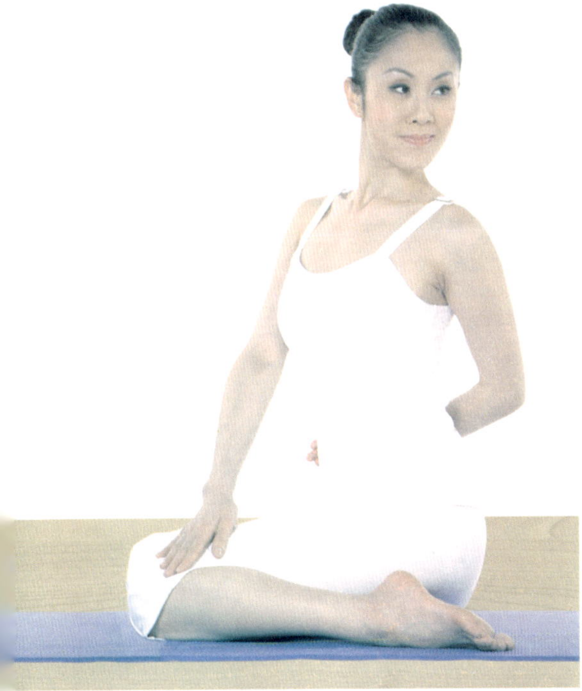

示范图解

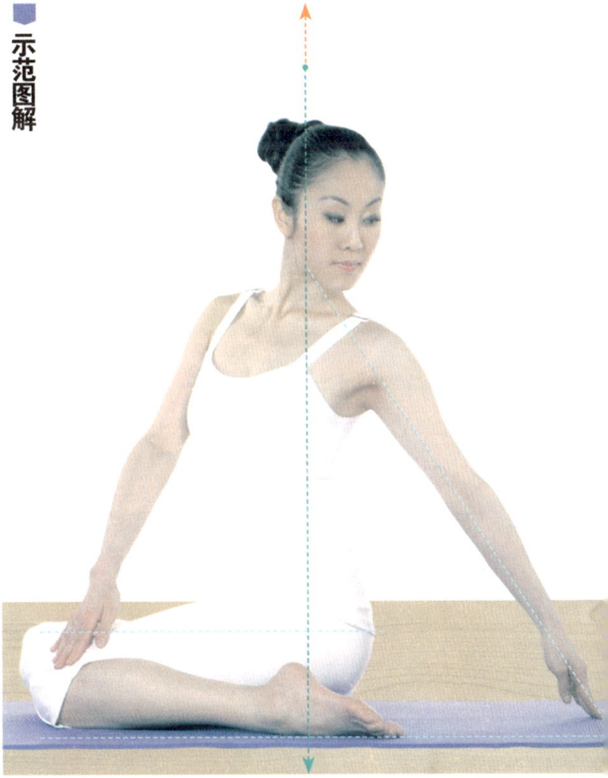

仰卧脊椎腿扭转式

动作图解

1 仰卧在垫子上，双脚并拢伸直，感觉头颈部、腰背部、臀部、腿部依次贴地，完全地放松身体。吸气，双腿屈膝，脚掌踩在垫子上，双手掌心朝下，肩膀微微打开，扩张胸部。

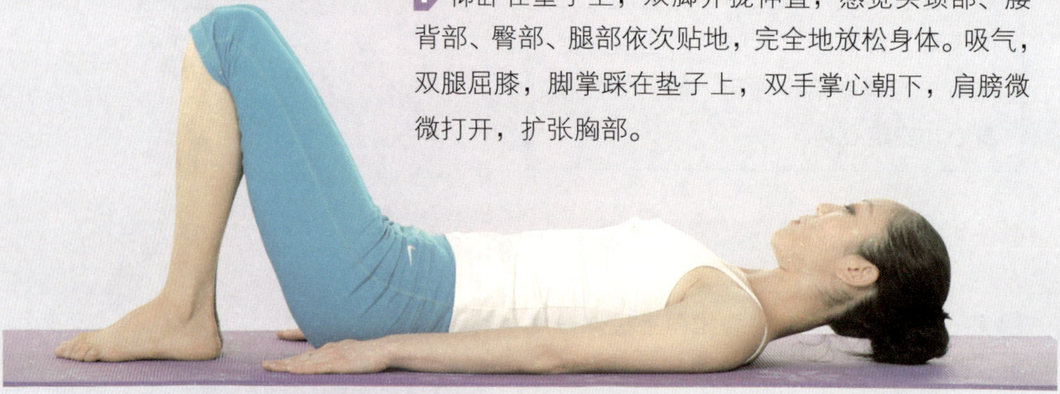

2 呼气，伸直左腿，右腿向身体左侧倒去，左手去抓右腿膝盖外侧，右手臂落在垫子上，右肩不要抬离地面，感受髋部的扭转，骨盆区有微微发热的感觉。保持 3~5 次呼吸的时间，换边重复练习。

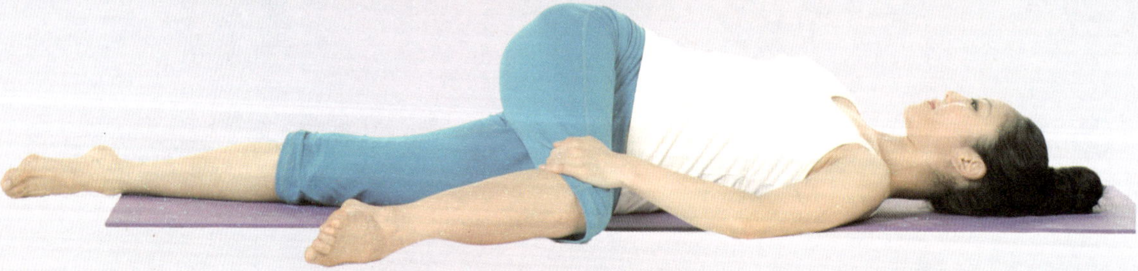

健身功效

伸展脊柱和肩部，强化下背部的力量；能有效减轻下背部疼痛、经痛和坐骨神经痛；舒展胸部及髋部，改善消化系统和循环系统的功能；锻炼颈部，使颈部更加灵活。

练习技巧

腰部保持收紧，脊椎一定要从开始时保持挺直，扭转中也要挺直，不要为达到扭转的强度而将背拱起来，这样不但会减少功效，还会造成脊椎受伤；双肩始终保持贴地不要抬起，肩胛骨收紧，向上扩张胸部。

错误体式示例

图中的错误在于髋部没有向身体一侧完全扭转，这样不能很好地扭转脊椎，还会使腹部和手臂变得紧张，让身体得不到放松。

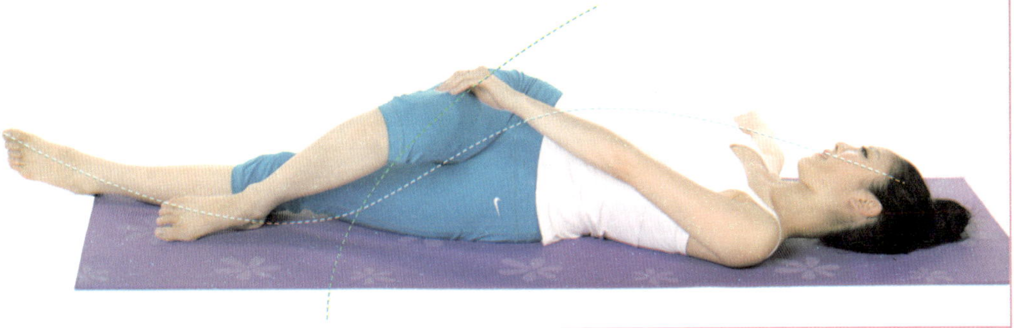

示范图解

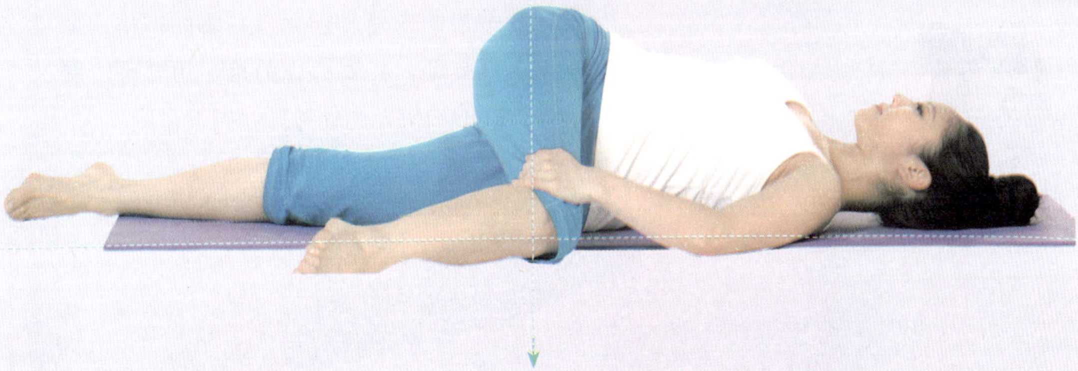

四肢支撑式

动作图解

1 俯卧在垫子上，额头贴地，双手掌落在胸部两侧，手肘向内收，双腿微微分开，伸直落在垫子上。胸部、腹部、髋部、膝部都均匀地落在垫子上。

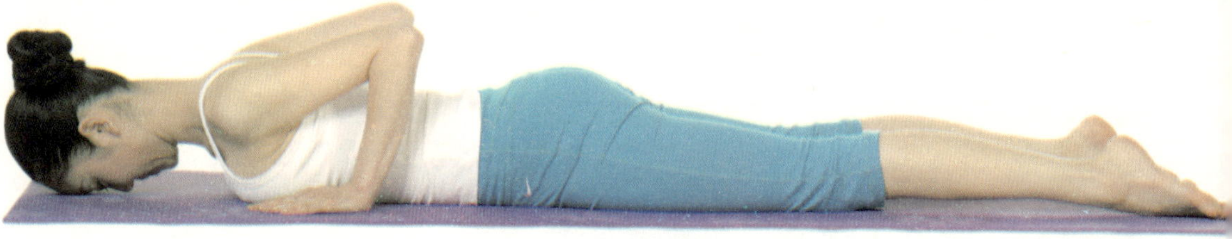

2 吸气，双手用力伸直，脚尖点地，伸直双腿。头部微微上扬，看向前方。收紧腹部和大腿，感觉头颈、腰背和腿部都处在同一平面上。保持 5~8 次呼吸的时间，每一次吸气时，将臀部往上抬，收紧腹部和臀部；每次呼气时，保持臀部不要放松，感觉身体得到延伸。

练习技巧

上臂前侧和后侧的肌肉收紧能使肘关节稳定，让手臂和地面垂直；肩部不要随意移动上耸，手肘窝不要弯曲；背部和腰部用力，协同支撑住背部，感觉身体的中心有一股向上的拉力带动臀部向上，保持身体平直；小腿肌肉帮助弯曲脚踝并且从脚向下推，伸直腿部，将臀部往前推，用臂部、腰部的后推力来保持练习者的稳定。

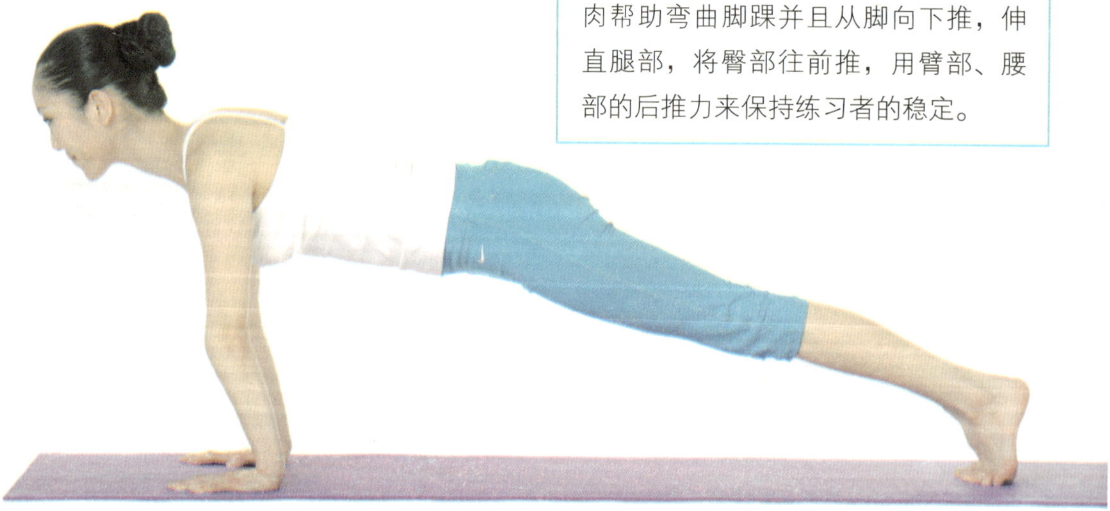

错误体式示例

图中的错误在于身体各个部位没有协调好。臀部松懈、腿部弯曲、肩部上耸、颈部弯曲等各种不正确的姿势都说明身体没有处在正位上。身体各个部位的肌肉没有正确配合，会让练习者感到练习时十分吃力，体会不到体式对身体的好处，心理上也会产生挫败感。

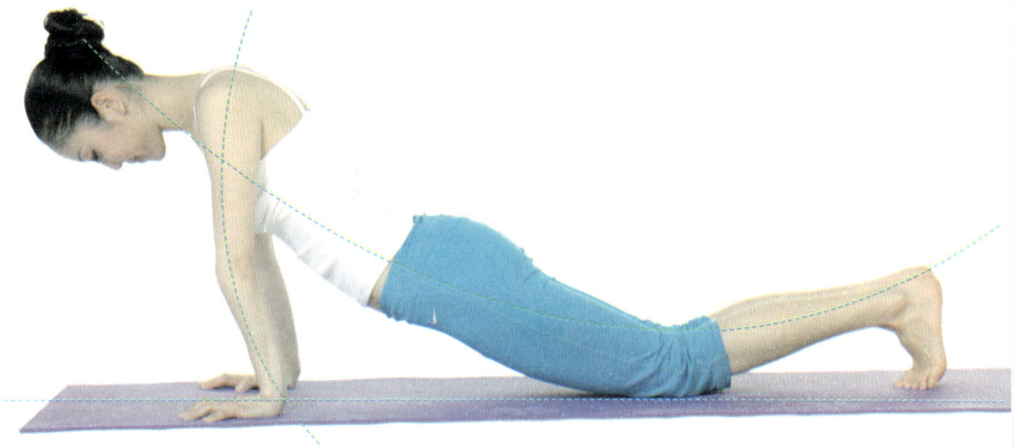

示范图解

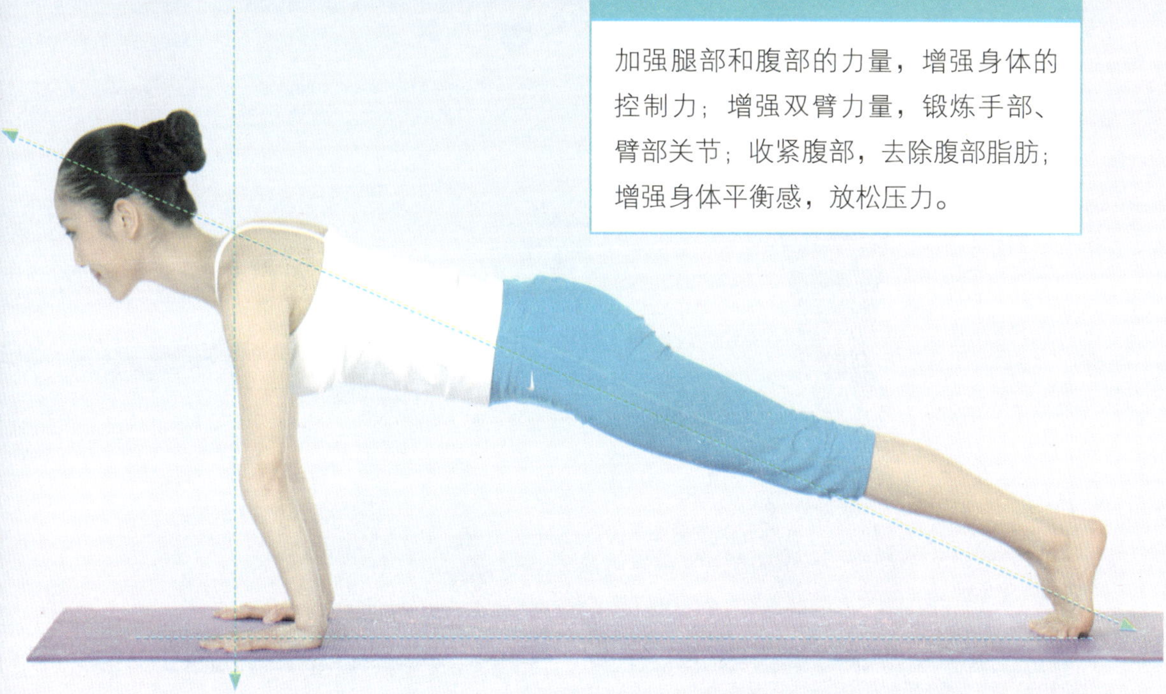

健身功效

加强腿部和腹部的力量，增强身体的控制力；增强双臂力量，锻炼手部、臂部关节；收紧腹部，去除腹部脂肪；增强身体平衡感，放松压力。

扫地式

动作图解

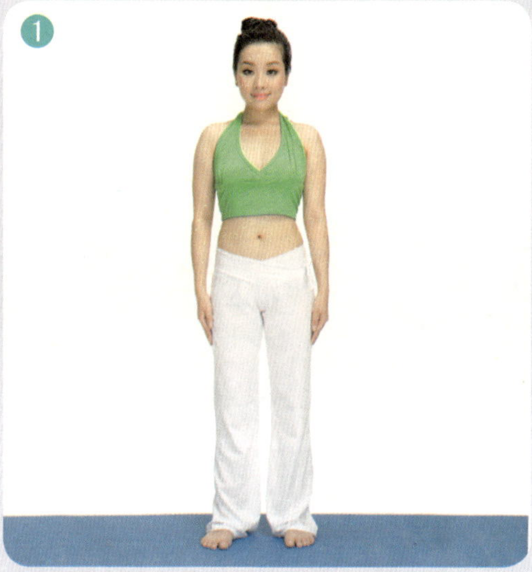
1

1 呈站姿，身体挺直，双腿自然分开，双手放在身体两侧。

2 吸气，双脚分开与肩同宽，同时，双臂慢慢向上伸直。呼气，上半身向左侧腿部方向前倾，约 45° 角。

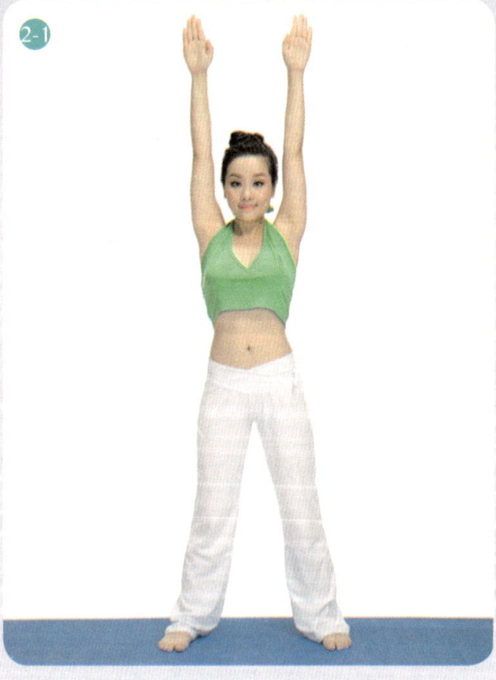
2-1

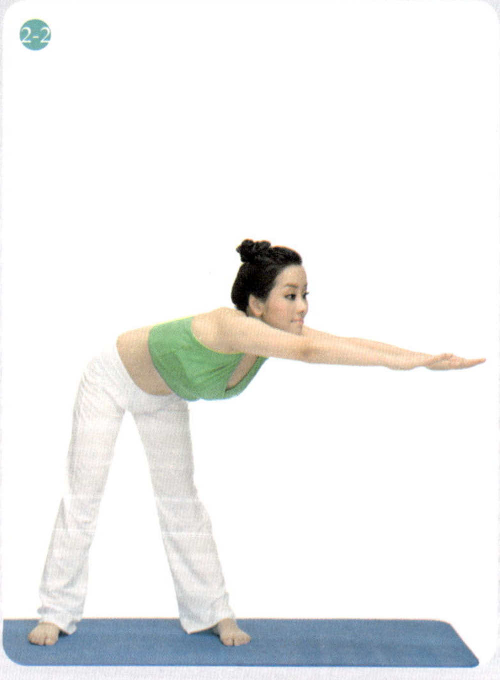
2-2

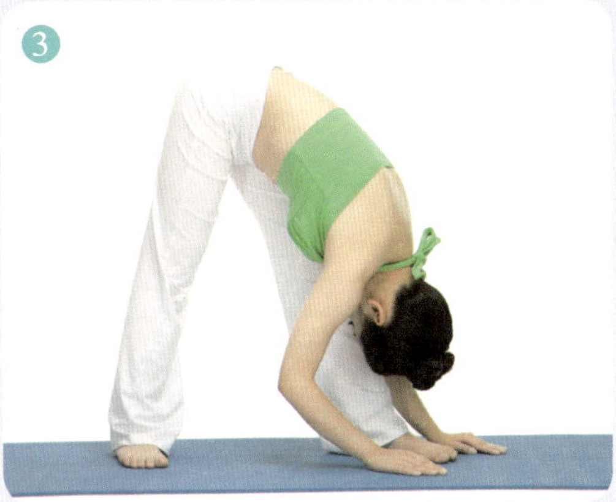

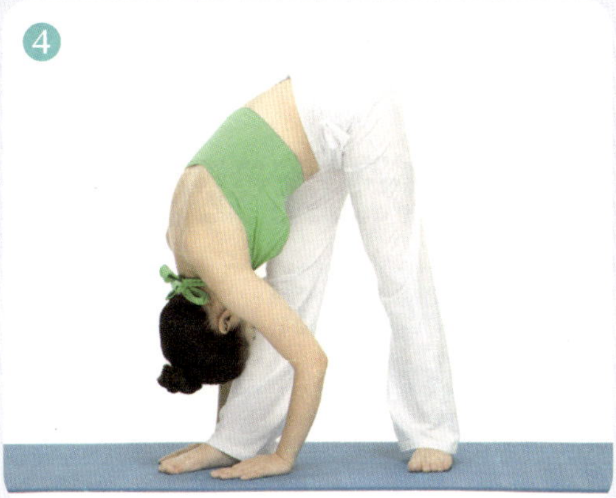

3 吸气，身体继续左前倾下压，直到极限，头部贴于左腿，双手贴于地面。如果双手无法接触地面，保持双臂下垂即可。

4 呼气，上半身和双臂慢慢从左侧转向右侧，直到额头靠近右小腿，双手扶地，掌心贴于地面。

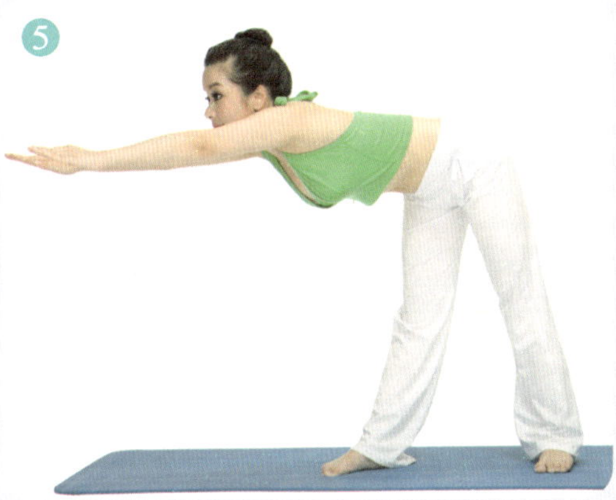

5 吸气，慢慢抬起头部、伸直双臂，上半身慢慢抬起，身体转向正中，呼气，回到初始状态。

6 换另一侧重复上述动作。

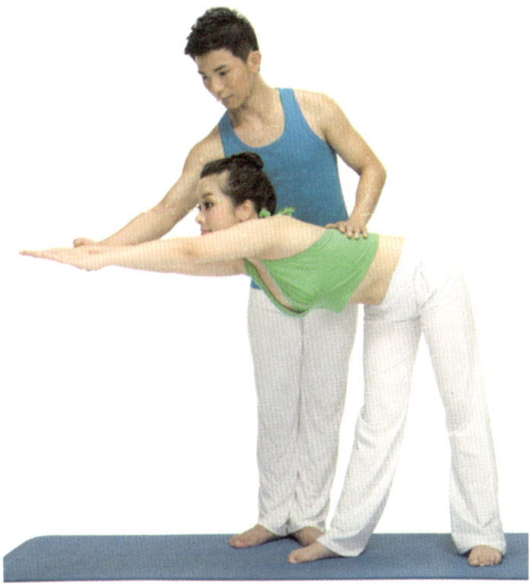

练习技巧

○ 注意动作和呼吸的协调性，自然呼吸，不能屏气，身体有节奏地向左和向右，如果感到晕眩则暂时停止练习。

○ 第五步，注意腿部和臂部都要挺直，不能弯曲，感到全身都在拉伸。

健身功效

○ 练习此动作，有助于灵活腰椎，消除腰腹部多余脂肪，美化腰部线条，而且还能够放松肩臂部，消除疲劳。

第二章 强身瑜伽，恢复身体本元的健身瑜伽

半闭莲变体式

动作图解

1 双腿自然盘坐在垫子上，腰背挺直，目视前方；双手放松，掌心置于双膝上。将左腿抬至右大腿上，成半莲花状。

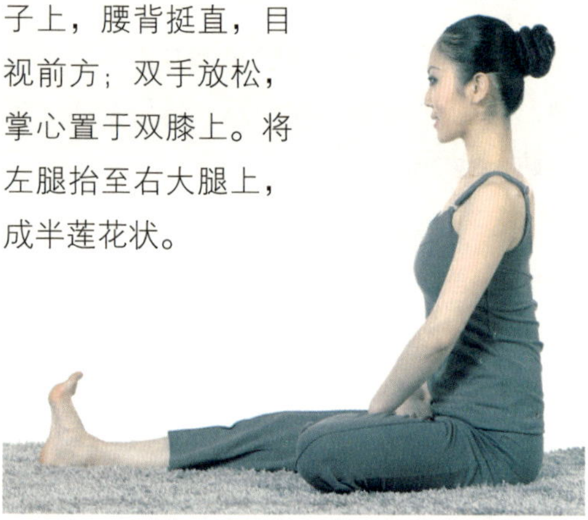

2 弯右膝，双手自然下垂，掌心贴于膝盖上。吸气，肩膀微微下压，尾骨收紧，扩张胸腔，让空气充满肺部，放松整个脊椎。

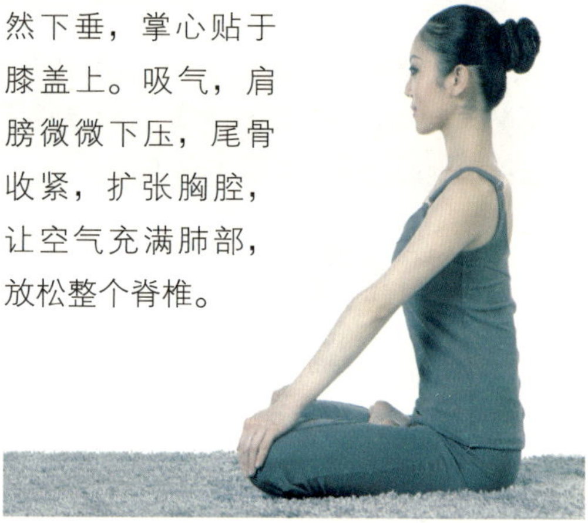

3 呼气时，抬左臂，将右手移至左膝上，眼随手动，在肚脐的带动下使身体向左后方转动，保持腰背始终同地面垂直，臀部贴地，左臂与地面平行，看向指尖所在的方向。

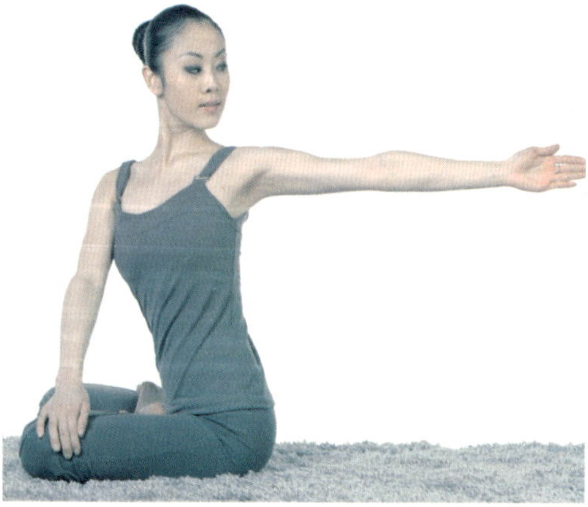

4 吸气时收回左臂，身体向前旋转，回到正中位置。调整呼吸，换手臂练习。

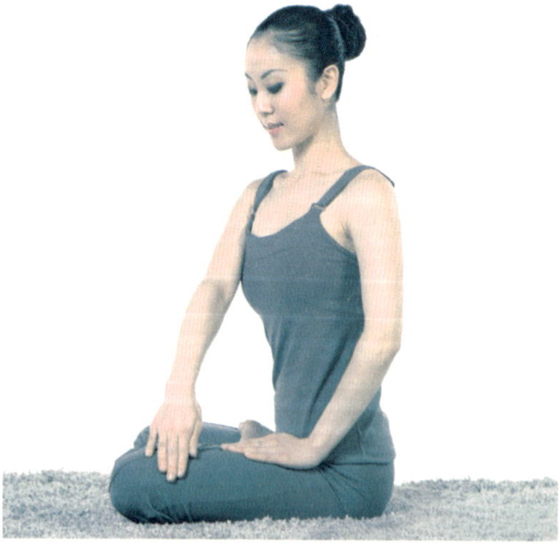

练习技巧

坐式以整条脊椎上拔伸直，两肩应舒张但不挺胸。然后从上而下顺势放松，上半身处于自然松直的状态。练习时臀部不要离地，稳稳贴住地面；脊柱始终与地面垂直，感觉到腰部的转动拉伸便可以起到良好的锻炼效果。

错误体式示例

因为追求腰部的偏转幅度，最容易出现的错误就是脊椎弯曲，肩膀歪塌。这样既使腰部肌肉得不到锻炼，还容易造成脊柱错位，给练习者带来不适的瑜伽体验。

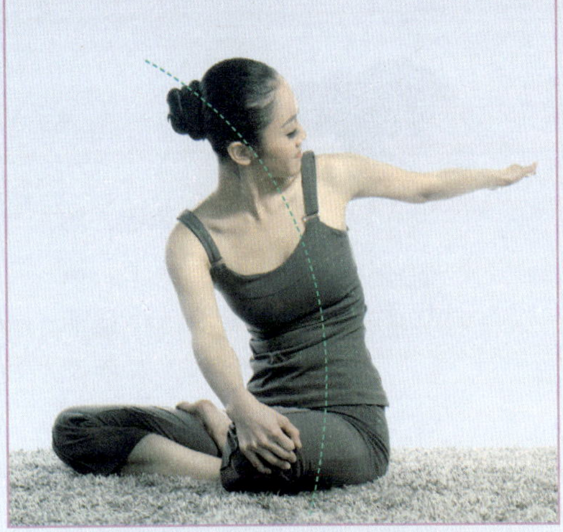

示范图解

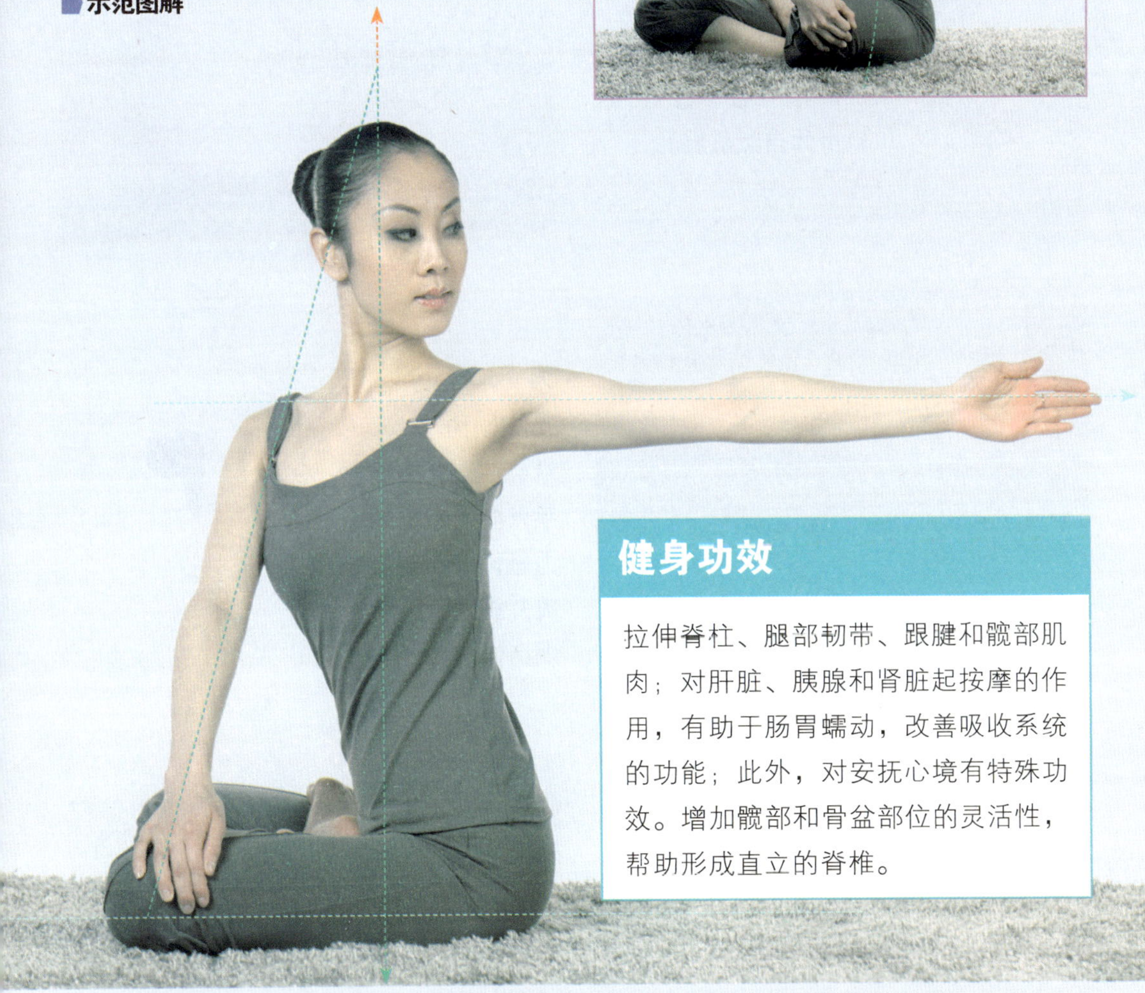

健身功效

拉伸脊柱、腿部韧带、跟腱和髋部肌肉；对肝脏、胰腺和肾脏起按摩的作用，有助于肠胃蠕动，改善吸收系统的功能；此外，对安抚心境有特殊功效。增加髋部和骨盆部位的灵活性，帮助形成直立的脊椎。

跪坐式

动作图解

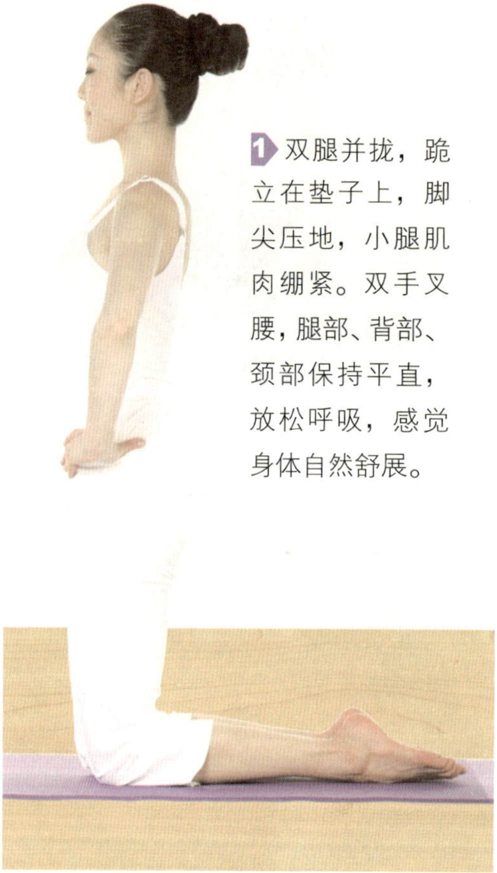

1 双腿并拢，跪立在垫子上，脚尖压地，小腿肌肉绷紧。双手叉腰，腿部、背部、颈部保持平直，放松呼吸，感觉身体自然舒展。

2 吸气，臀部向后坐在双脚脚跟处，身体继续保持平直向上，双肩微微打开，向后收拢肩胛骨。

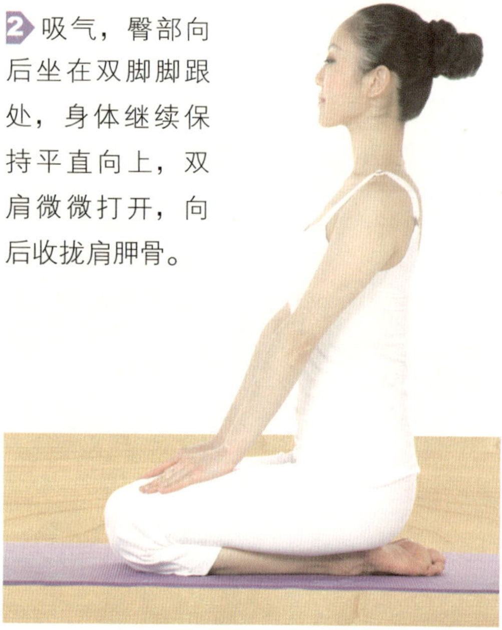

3 呼气，抬高双臂。十指交叉，掌心朝上，感受手臂向上牵拉的力量，臀部不要离开脚跟，腰背保持伸直。

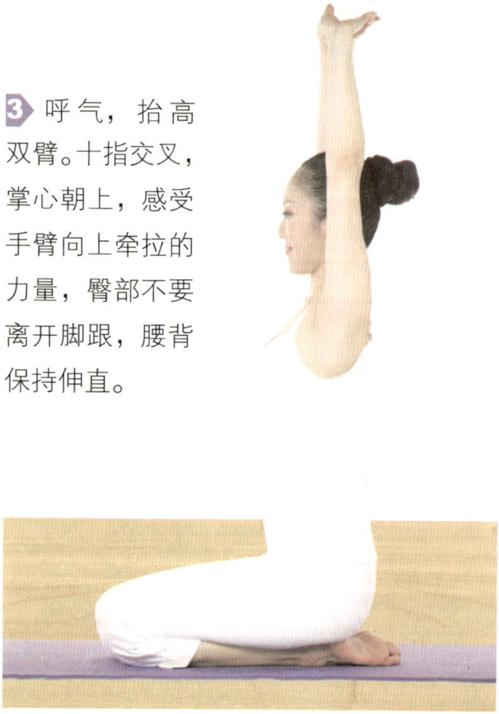

健身功效

练习此体式，可舒展踝关节、膝关节和髋关节；伸展脊柱，增强腰背力量；强化大腿、小腿和脚腕的力量；促进循环系统的功能，有效调节疲惫身心，为身体注入积极的正面能量。

练习技巧

练习这个体式时，要始终记得保持脊背平直，感觉身体中自头顶有一股牵引力将脊柱向天空方向延伸，髋部放平下压，让脊柱充分伸展；手臂和肩部往外打开时，腰背不要外凸或者内凹，胸腔微微打开，肩部保持平直。脚腕或者膝盖有伤病者，最好不要练习这个体式。

示范图解

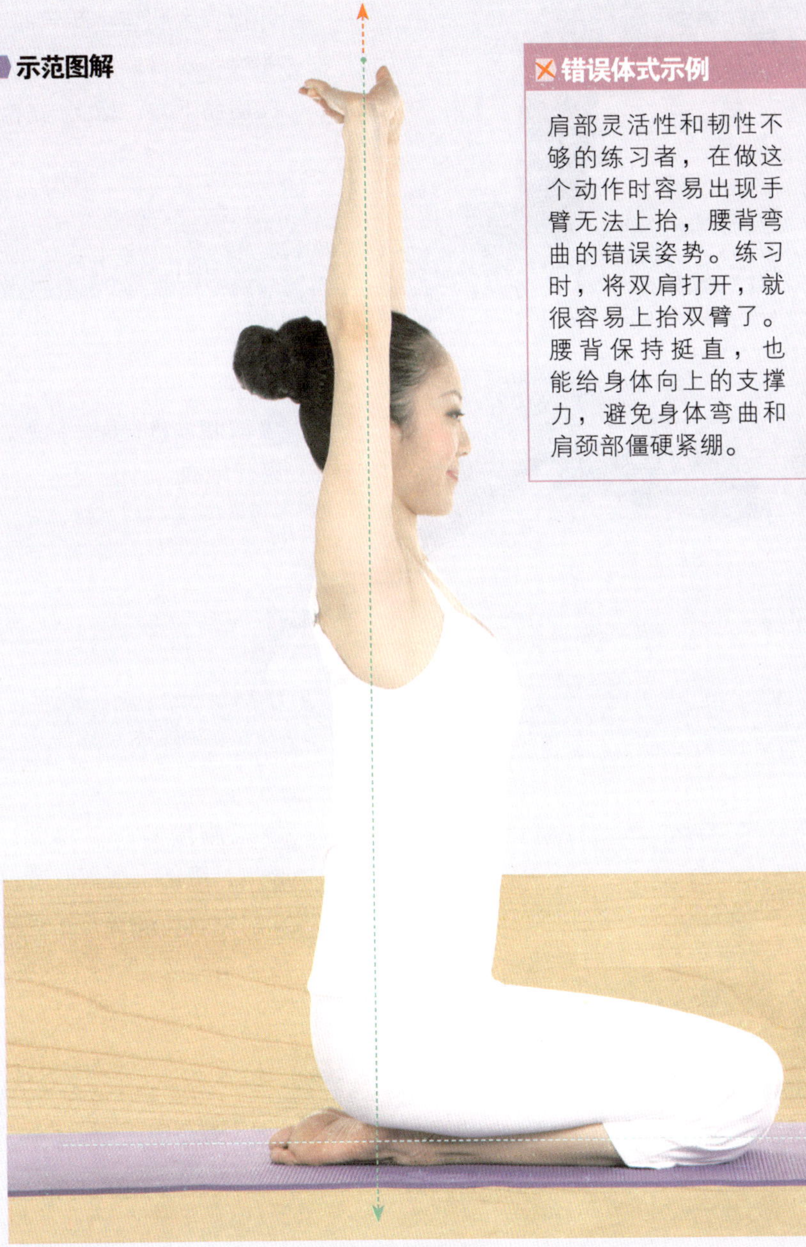

错误体式示例

肩部灵活性和韧性不够的练习者，在做这个动作时容易出现手臂无法上抬，腰背弯曲的错误姿势。练习时，将双肩打开，就很容易上抬双臂了。腰背保持挺直，也能给身体向上的支撑力，避免身体弯曲和肩颈部僵硬紧绷。

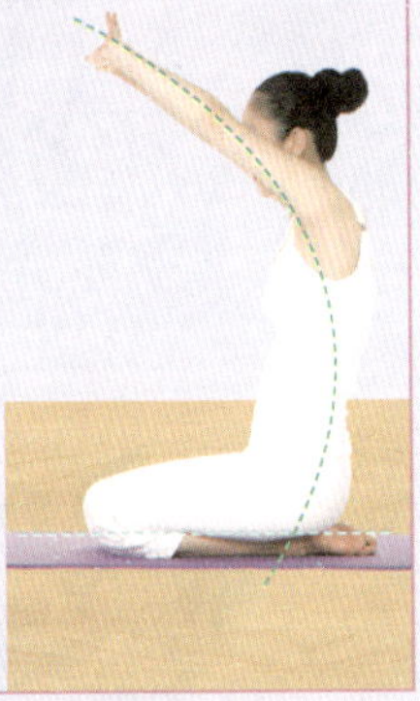

后板式

动作图解

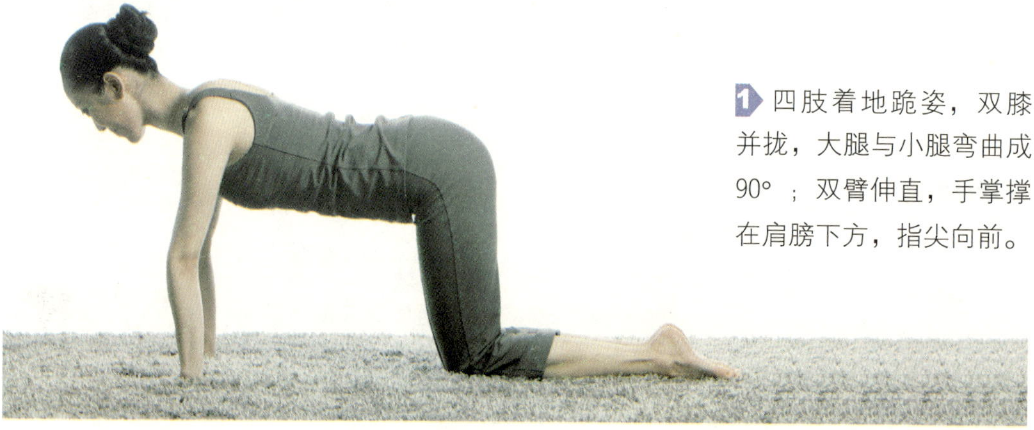

1 四肢着地跪姿，双膝并拢，大腿与小腿弯曲成90°；双臂伸直，手掌撑在肩膀下方，指尖向前。

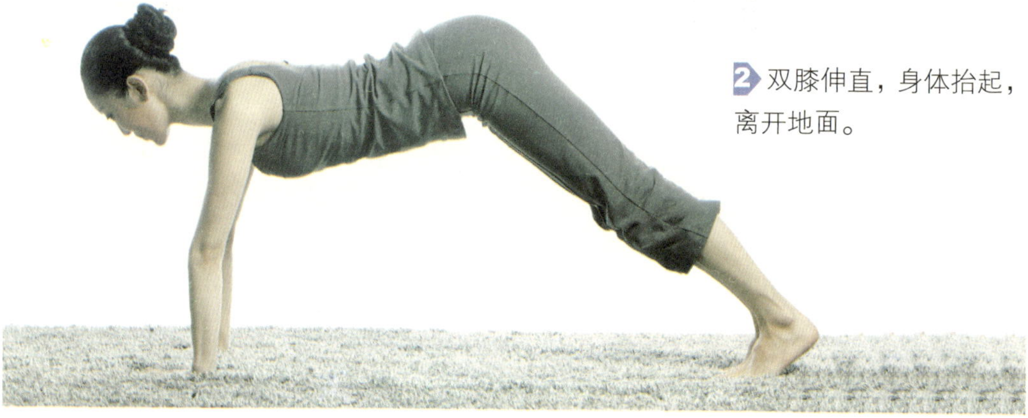

2 双膝伸直，身体抬起，离开地面。

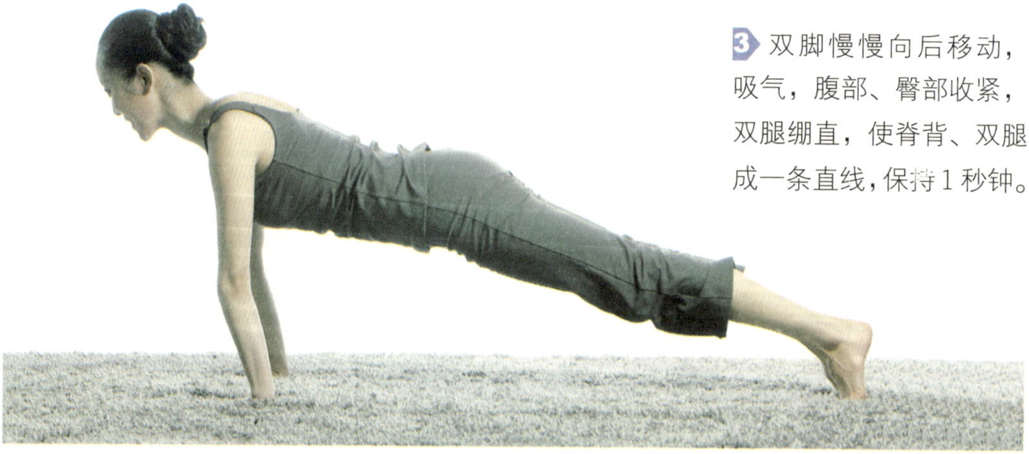

3 双脚慢慢向后移动，吸气，腹部、臀部收紧，双腿绷直，使脊背、双腿成一条直线，保持1秒钟。

练习技巧

双手撑地，手指向前，双手间距与肩同宽，腹部收紧，使肩、背、臀、腿保持在同一直线上。

健身功效

锻炼上肢、腰部、胸部及腹部的肌肉，增强肌肉力量及弹性，提高人体静力性和动力性力量素质；发展人体的平衡性和支撑能力，坚实骨骼，牢固韧带；增大肺活量，加速血液循环，提高运动能力。

4 身体慢慢落回地面，双腿并拢向后伸直，双臂伸展于体侧，放松身心。

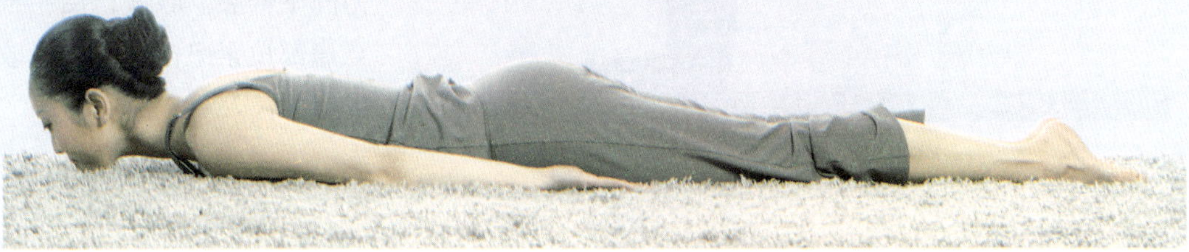

示范图解

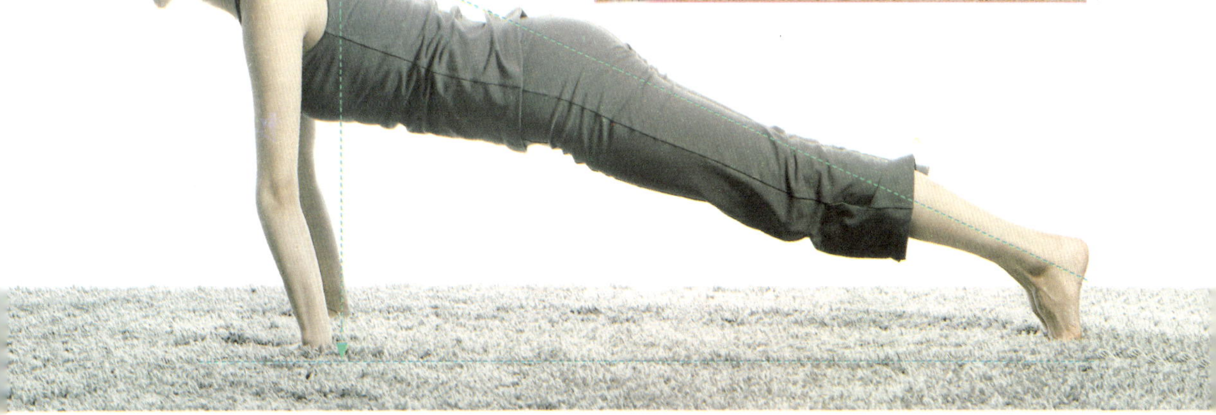

错误体式示例

练习这个动作需要较强的肌肉力量，同时腹部要用力收紧，练习不到位时就容易犯塌腰、弓背等错误，这样就极易造成脊椎受力不均、肌肉发展失调、腰部压力过大等不良影响。

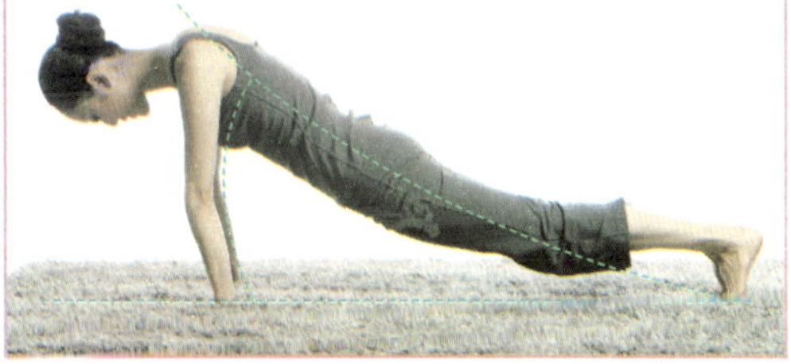

下犬式变体

动作图解

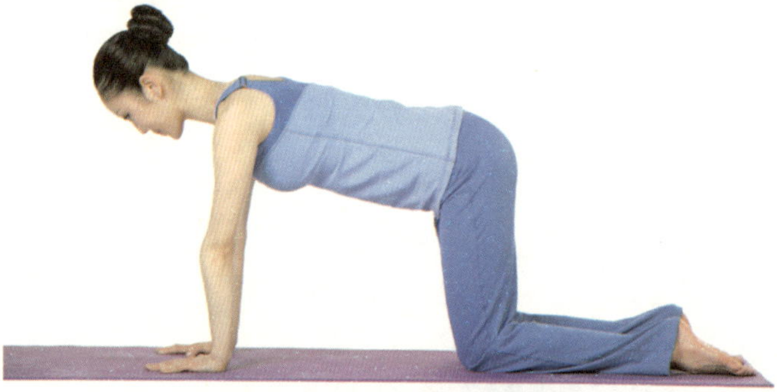

1 双手双脚撑地，跪立在垫子上，把双手置于肩部正下方，均匀张开手指，使手掌面及各个手指紧贴地面，努力向下伸展。吸气，由手部至肩部拉紧肌肉，呼气，收拢肩胛骨。

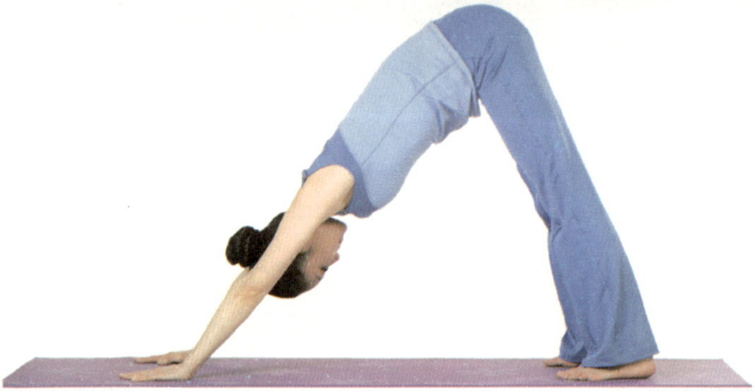

2 保持双臂伸直，由腕部至肩部收紧肌肉，吸气，提臀，伸直双腿，双脚分开约肩宽，脚掌着地。背部保持平直，通过脊柱和臀部拉伸背部。

健身功效

改善消化系统的功能；缓解失眠、生理期和更年期不适及下背部疼痛；增强手臂、腿部、躯干的力量；伸展手掌、胸部、背部、腘绳肌腱、小腿和双脚，使全身充满能量。

3 伸开脚趾，脚后跟紧压地面，双腿拉直，上身挺直。呼气，抬起左腿，使左腿与肩背保持在同一直线上，停留 3~5 次呼吸的时间，还原身体，换边重复练习。

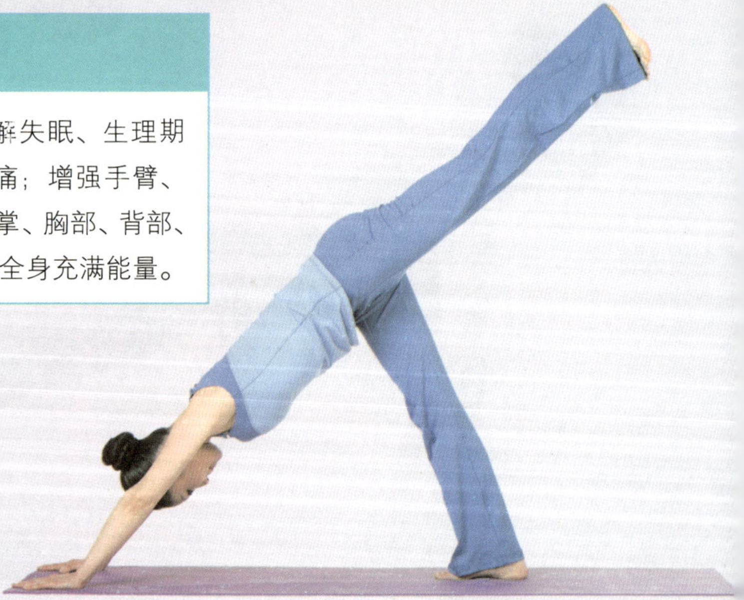

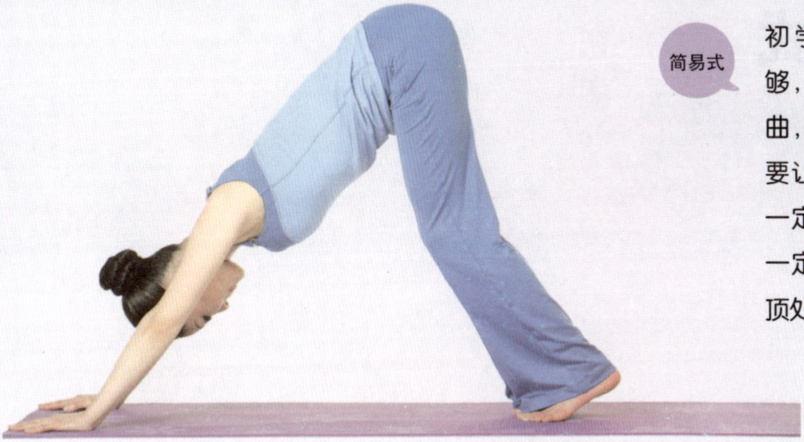

简易式

初学者若腿部韧性不够，可以微微使膝盖弯曲，脚跟离地，但一定要让腿部和背部感受到一定的拉伸感，且背部一定要保持平直并向头顶处延伸的状态。

错误体式示例

练习时的错误在于膝盖弯曲、脚跟踮起、背部拱起没有平直延伸。这样的姿势虽然缓解了背部和腿部的紧张感，但同时也让身体的下背部和腿部没有得到拉伸，给双肩和双手掌带来较大的压力，极易扭伤手腕关节。

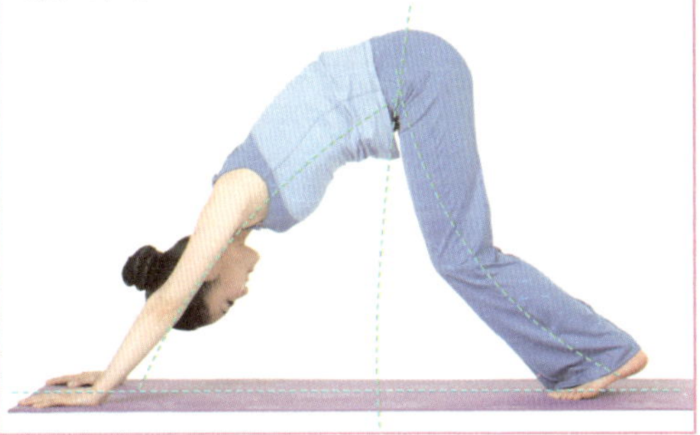

练习技巧

练习这个体式时，注意力集中在双腿后侧的拉伸和背部的平直延伸上。双手臂向前伸直，手掌紧压住地面，不要前后移动，也不要弯曲手肘；腿部伸直，脚后跟尽量踩地，双膝分开，与双脚同宽；臀部上抬时，可以将腰部微微往内压，加大拉伸的力度。

示范图解

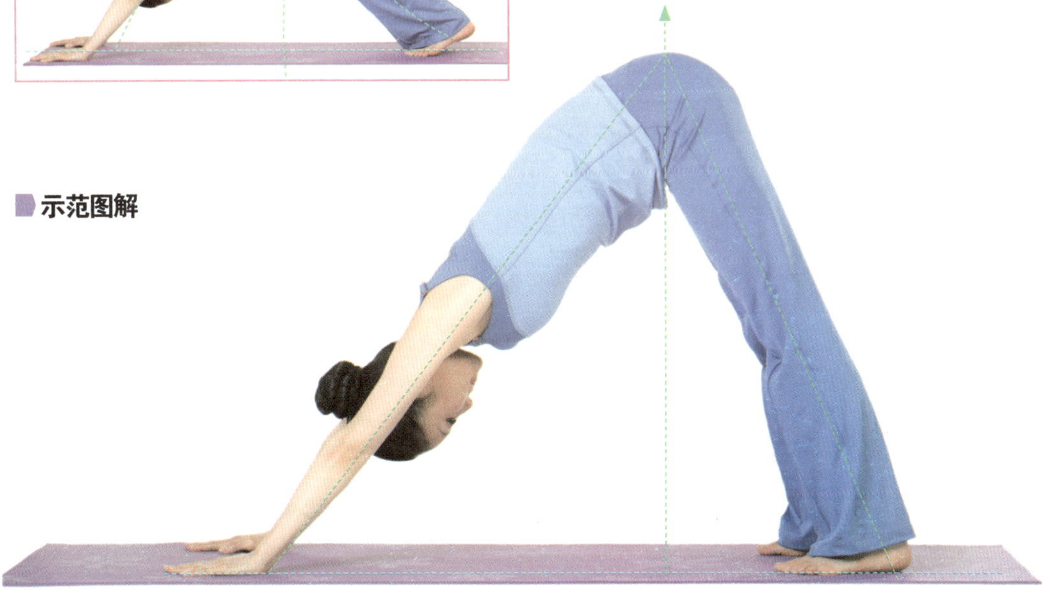

倒箭式

动作图解

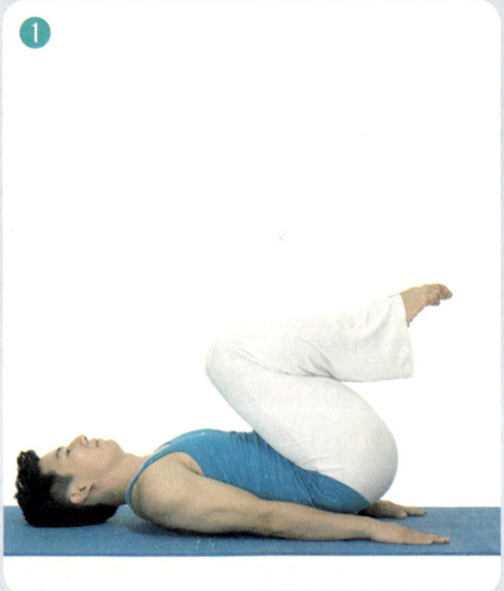

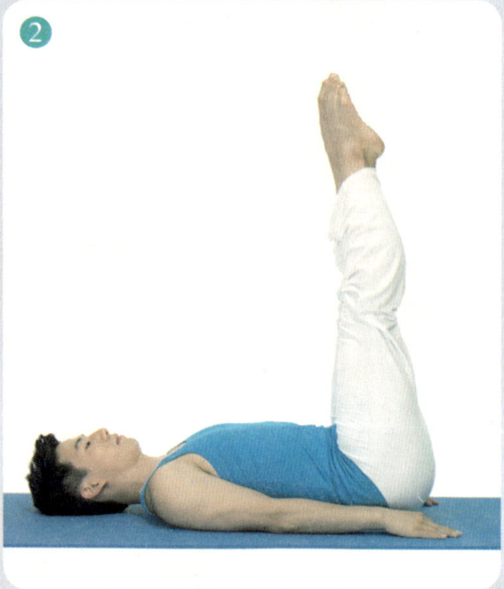

1 身体呈仰卧的姿势，双手自然放在身体两侧，掌心向下，弯曲双腿，让小腿尽量贴近大腿。

2 吸气，慢慢抬起双腿，直到双腿与地面垂直，双腿挺直，双臂保持不变。

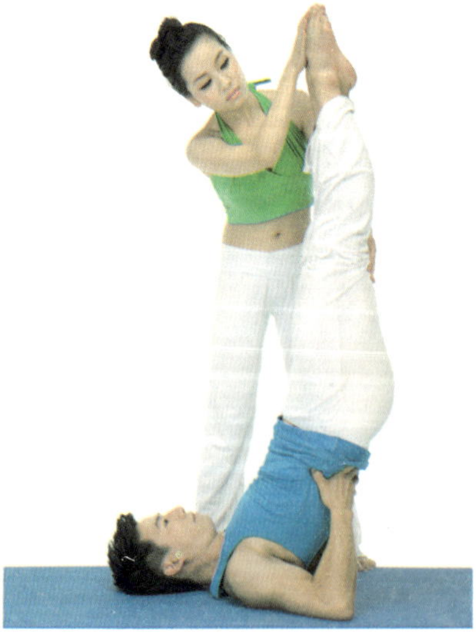

练习技巧

○ 第四步，双臂支撑身体，双腿绷直，上半身尽量抬离地面。

○ 做此动作不能屏住呼吸，吸气时身体抬起，呼吸时身体慢慢放下，身体保持自然呼吸，不能晃动，保持平衡和拉伸的感觉。

健身功效

○ 练习此动作，有助于调节腰背部不适感，消除腿部疲劳和多余的脂肪，刺激内分泌，帮助增强血液循环，细致面部肌肤。还可以调整自律神经；使内脏倒转从而解除紧张感，改善内脏状况。

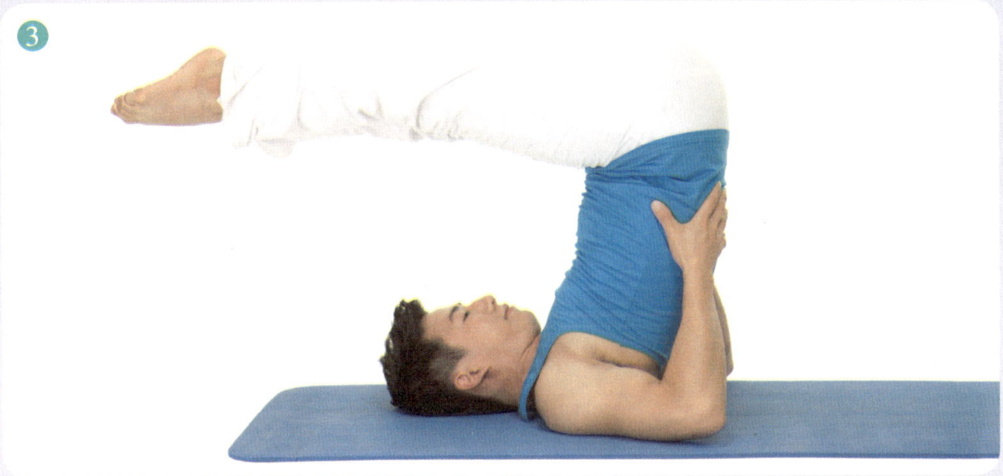

3 呼气，髋部和腰部用力，让臀部和上半身慢慢抬离地面，与地面呈约 45°，并拢的双腿保持伸直，慢慢向地面下压。双脚越过头顶，伸直双腿。保持与地面平行，弯曲双臂，双臂肘部撑地，双手放在两髋处，支撑整个身体，保持此动作数秒钟。

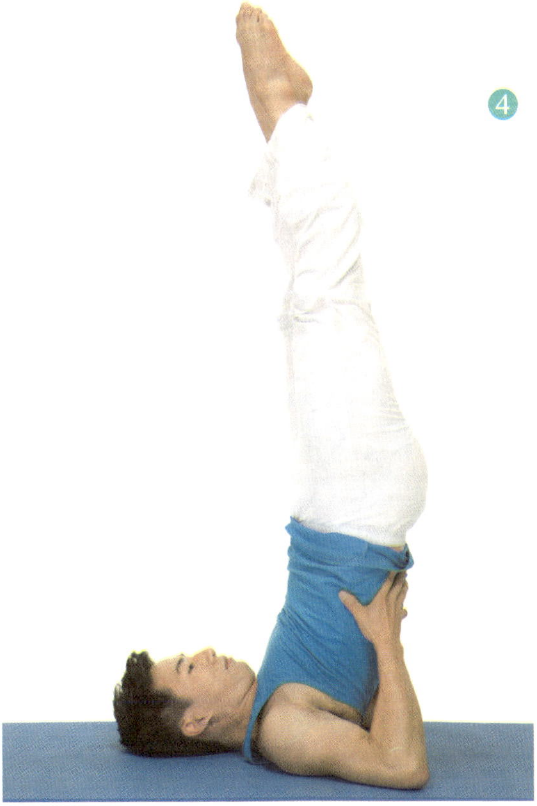

4 自然呼吸，收腹，腰部和髋部直立，双腿向上抬起，直到双腿与地面垂直，脚尖绷直，上半身比上一步更加抬离地面，双臂继续支撑身体，调整呼吸，保持此动作十秒钟。

5 吸气，双腿慢慢回到第三步，调整呼吸，保持一段时间。

6 呼气，腿部和上半身继续保持第五步的动作，双手慢慢放开托扶的髋部，向后伸直，双臂贴于地面，掌心朝下，身体保持不动，调整呼吸，保持此动作数秒钟。

上轮式

动作图解

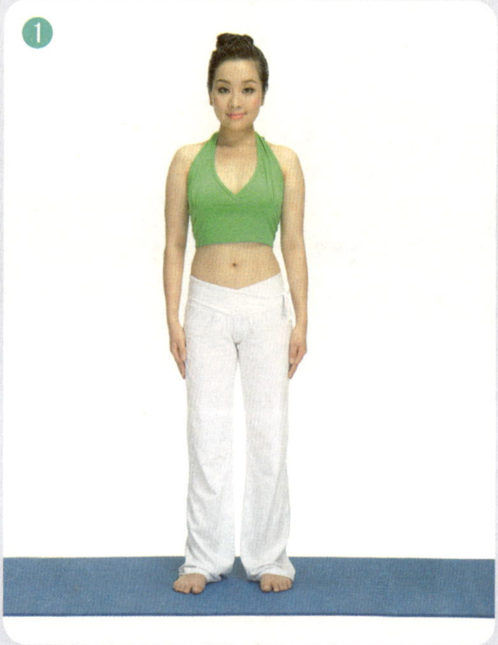

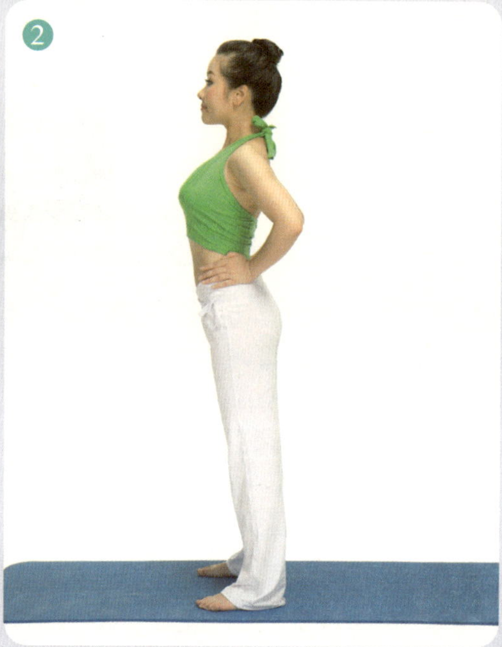

1 呈站立姿势，身体保持挺直，双手自然放在身体两侧。

2 吸气，双腿分开与肩同宽，双手扣住髋部。

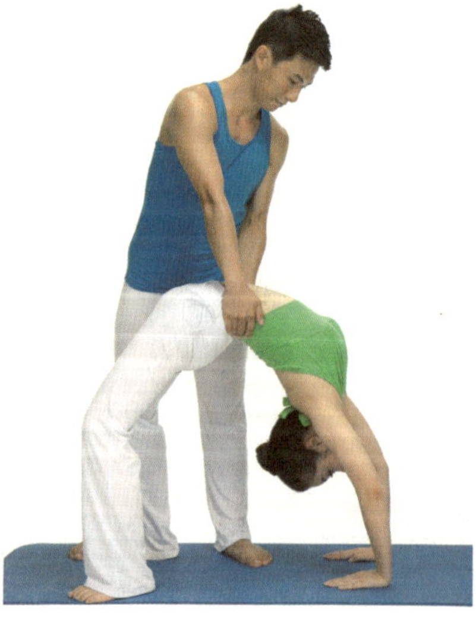

练习技巧

○ 第五步，腰部、臀部和腿部呈弯曲的弧形状态，双腿稍稍弯曲，双臂伸直支撑在地面。

○ 做此动作，注意调整呼吸，不能屏住呼吸，感觉腰部、腿部和臂部都得到了拉伸，但注意腰部，如果感到不适，需暂时停止。

健身功效

○ 练习此动作，有助于调整血液循环，使肩部、臂部、腰腹部、腿部都得到拉伸和放松，消除多余脂肪，而且此动作还有助于滋养身体，令人容光焕发。

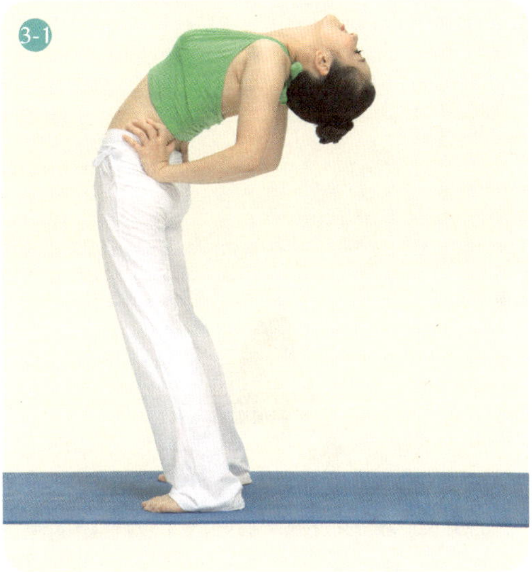

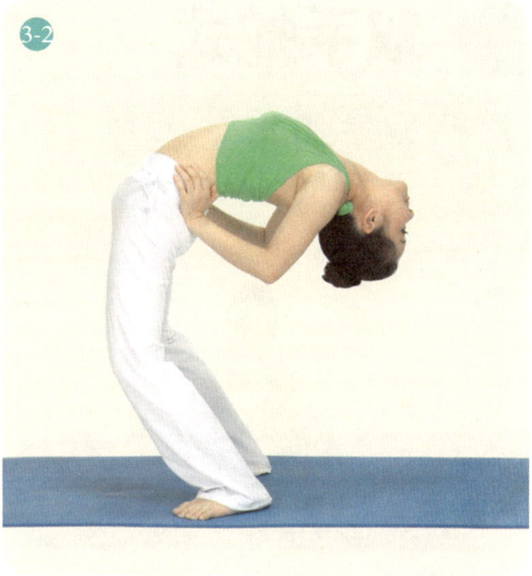

3 呼气，腰部用力将骨盆区域向前推送，上半身向后弯，保持腿部挺直，感觉全身重量放在大腿和双脚上。

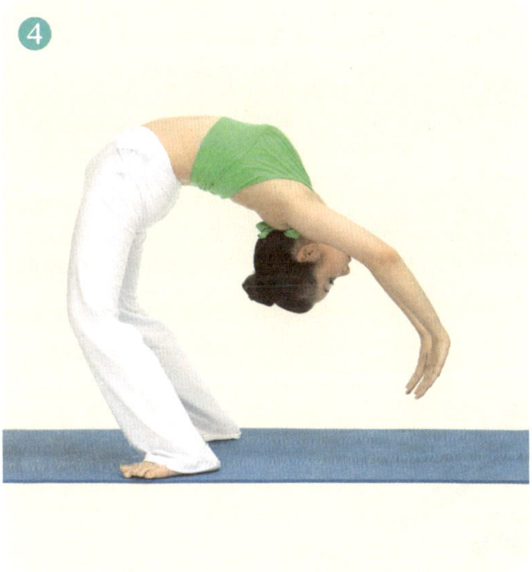

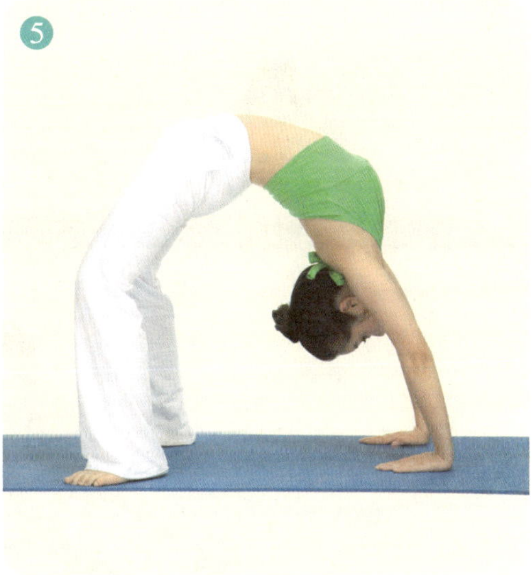

4 吸气，双臂放开，伸直，双手向地面伸展，脚后跟不动，脚趾向两侧分开。

5 呼气，上半身尽可能向下伸展，直到双手可以接触地面，让双手手掌心放在地面上，指尖指向脚跟方向。保持该动作数秒钟，调整呼吸。

6 吸气，将双髋推向前方，双脚向后收，双手离开地面，向上提起，慢慢抬起上半身，回到开始的站立姿势。

双手蛇式

动作图解

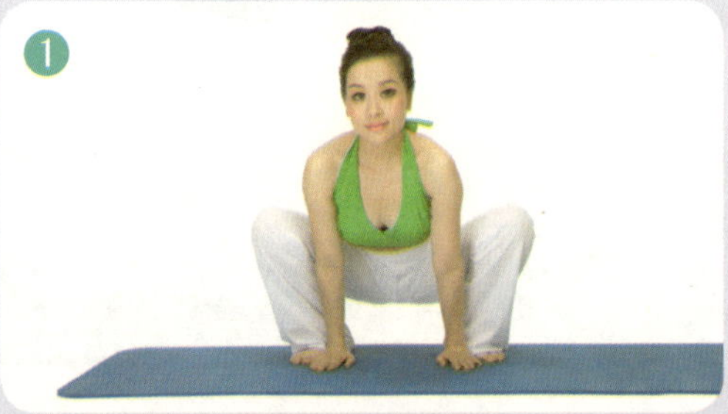

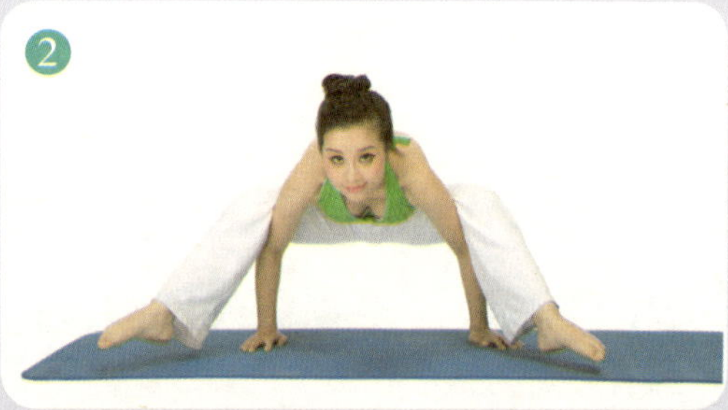

1 蹲坐在瑜伽垫上，双腿分开保持两个肩的距离，臀部抬离地面与地面平行，双手放在两脚跟后的地面上。

2 将左腿放在左臂肘上方外侧，右腿放于右臂肘上方外侧。

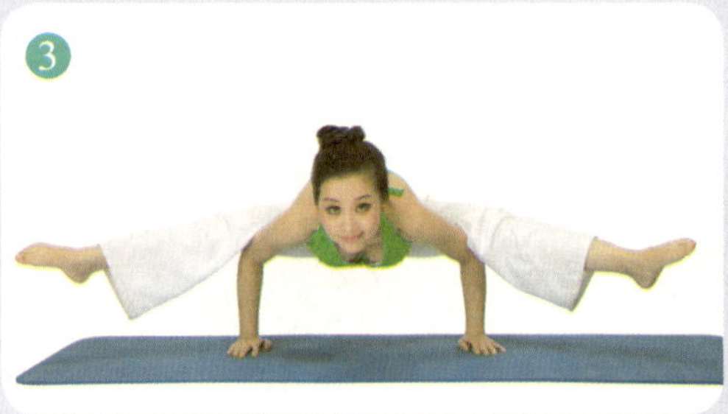

3 吸气，双脚渐渐离开地面，双腿伸直，感觉整个重心在双臂上，保持身体平衡，调整呼吸，保持此动作数秒钟。

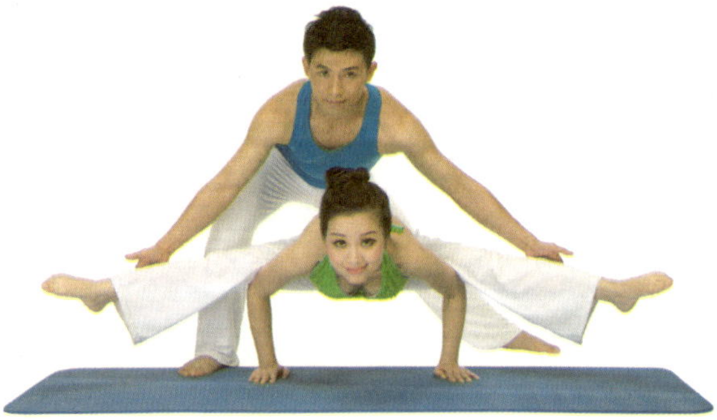

练习技巧

○ 第三步，双臂支撑整个身体，双腿绷直，不能弯曲，头部抬起，眼睛向前看。

○ 做此动作不能屏住呼吸，吸气时身体抬起，呼吸时身体慢慢放下，身体保持自然呼吸，不能晃动，保持平衡和拉伸的感觉。

健身功效

○ 练习此动作，有助于增强臂部力量，消除臂部和腹部多余的脂肪，还能按摩脏腑器官，调节新陈代谢，增加免疫力。

奎师那变形式

动作图解

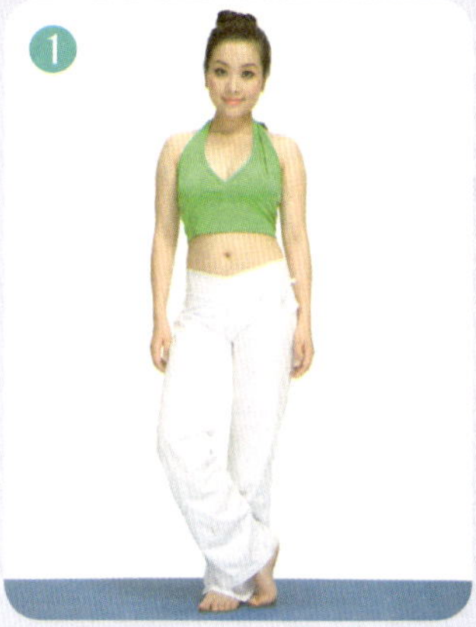

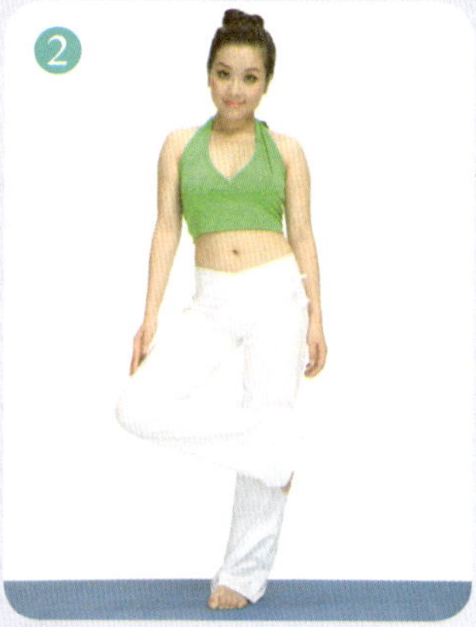

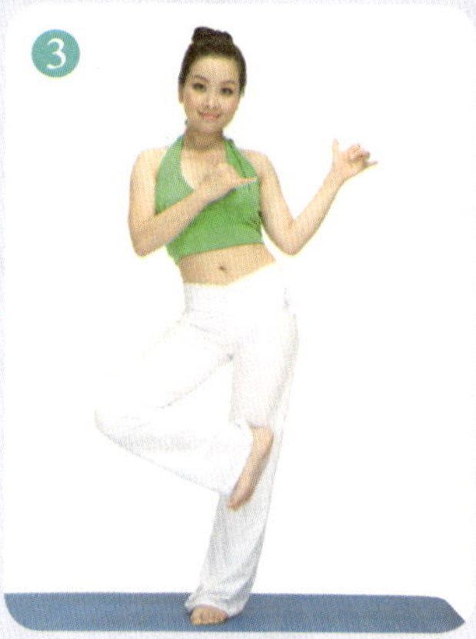

1 呈站姿，身体放松，双腿略分开，弯曲右膝，右脚尖在左脚外侧触地。

2 放松身体，髋部和腰部向左侧推送，但左腿保持挺直，腹部收缩，右脚抬至左膝处，保持不动。

3 吸气，双臂向上抬起，双手摆成“六”字模样，于身体两侧弯曲。左腿不能弯曲，保持挺直，挺胸收腹，眼睛正视前方。胯部向左侧尽量顶，保持此动作数秒钟，换另一侧练习。

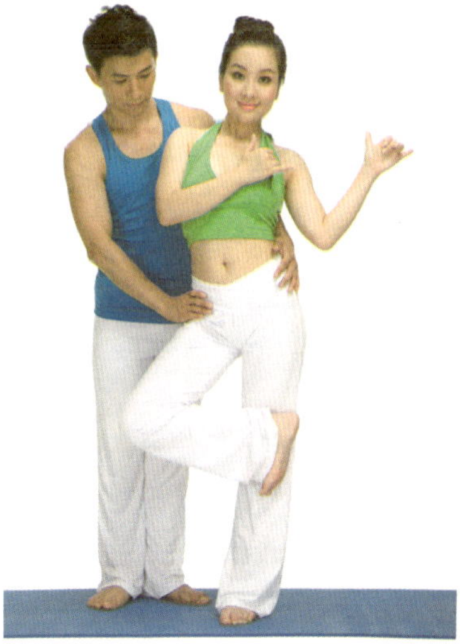

练习技巧

○ 保持自然呼吸，腹部收缩，感觉身体在拉伸和伸展。腰身保持平直，不要驼背或者弯腰；脚部要稳稳地站立在垫子上，控制好身体的平衡。

○ 第三步，左腿伸直膝盖不能弯曲，挺胸收腹，髋部尽量向左侧顶。

健身功效

○ 此动作有助于锻炼腰部肌肉，加快血液循环，调节新陈代谢，此外还能活动髋部、腰部，消除腰部多余脂肪。锻炼整体的平衡性，协调手部和肩部的关节，使手臂更灵活。锻炼双臂的韧性，收紧双臂松弛的肌肉，使手臂线条更美。

第三章 祛除疼痛、疾病的强体瑜伽

山式

动作图解

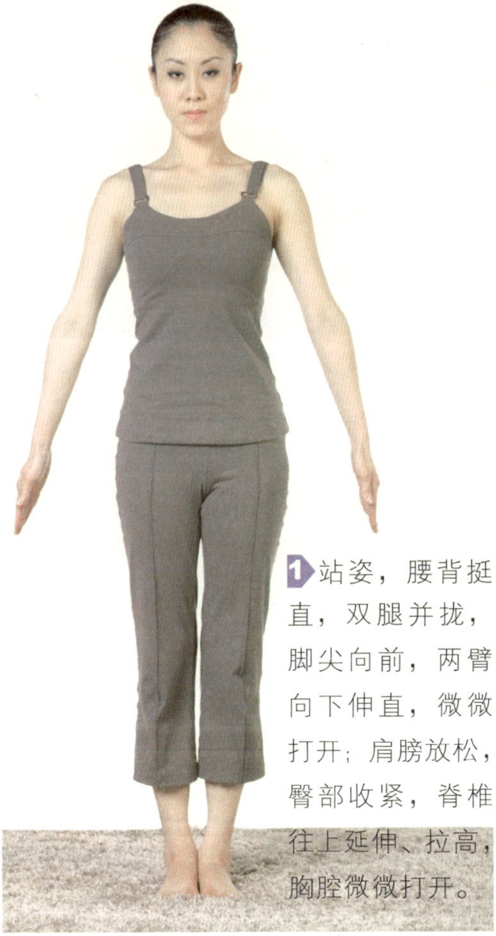

1 站姿，腰背挺直，双腿并拢，脚尖向前，两臂向下伸直，微微打开；肩膀放松，臀部收紧，脊椎往上延伸、拉高，胸腔微微打开。

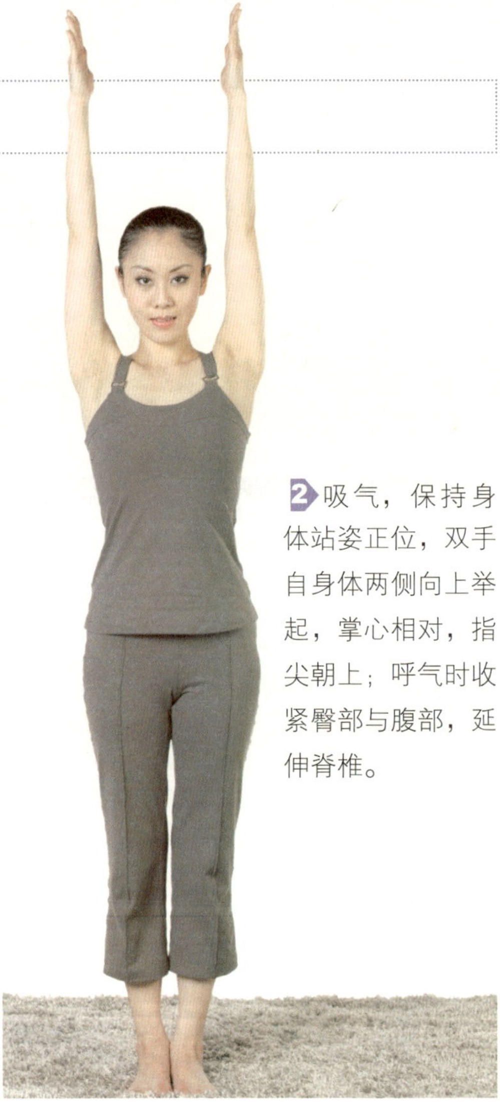

2 吸气，保持身体站姿正位，双手自身体两侧向上举起，掌心相对，指尖朝上；呼气时收紧臀部与腹部，延伸脊椎。

健身功效

紧实身体肌群，强化内脏器官；保护脊椎，提高身体免疫力；锻炼集中注意力和冥想的能力；增加身体中积极向上的情感能量，帮助保持乐观的心态。山式是站姿最基本的姿势，如果能掌握站姿的正位技巧，对预防肢体歪斜，预防因脊椎歪斜带来的病痛都很有效。

练习技巧

练习山式时，身体不要歪斜，站立的腿要伸直，掌心并拢，双脚紧贴地面，不要左右前后摇晃。脚掌均匀承受身体的重量，脚趾撑开，大脚趾与脚踝内侧相贴，双脚后跟微开约一手指的宽度，让身体重心平均落于脚掌上。此体式是许多体式的热身动作，因此注意力应放在身体的放松和延展上，脊椎一定要保持向上延伸的状态。

错误体式示例

站立伸展时，弯腰驼背，长期如此可造成脊椎弯曲，形成耸肩、驼背、脊椎侧弯等不良体态。

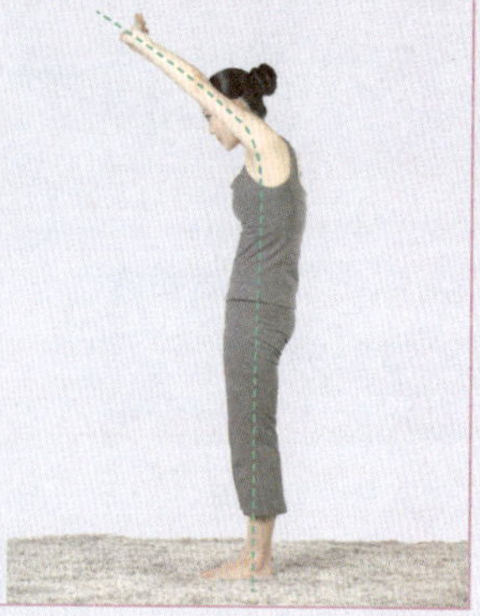

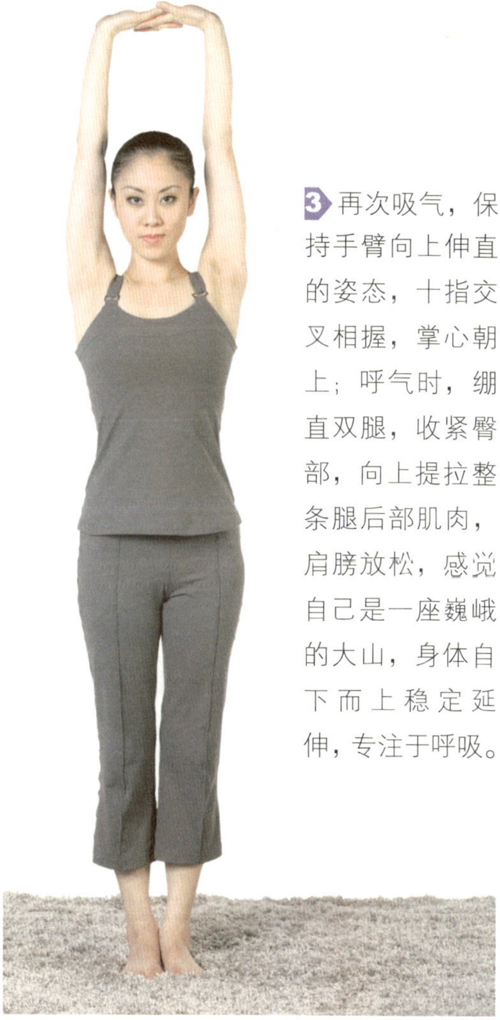

3 再次吸气，保持手臂向上伸直的姿态，十指交叉相握，掌心朝上；呼气时，绷直双腿，收紧臀部，向上提拉整条腿后部肌肉，肩膀放松，感觉自己是一座巍峨的大山，身体自下而上稳定延伸，专注于呼吸。

示范图解

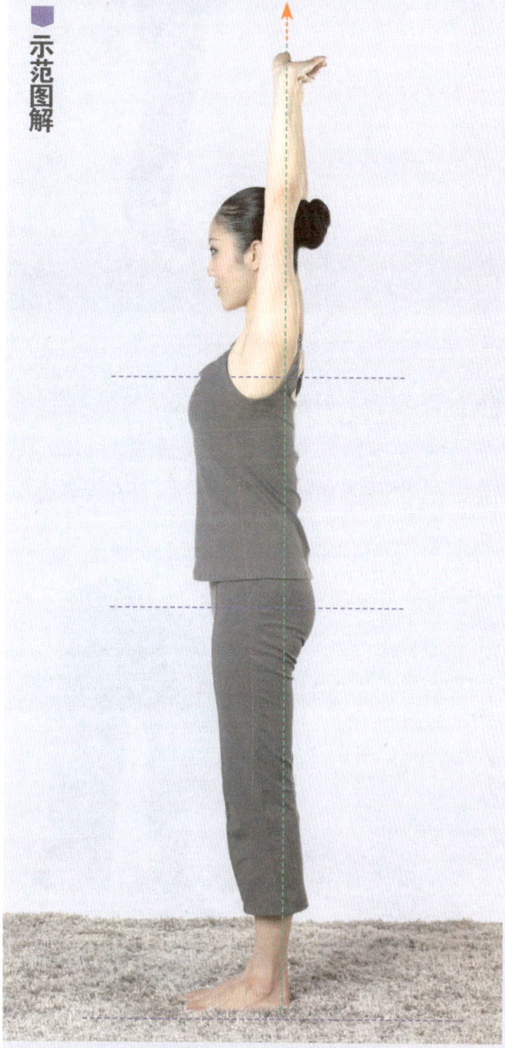

双角式

动作图解

1 以山式的站姿为起始姿势，分开双腿约两个肩宽，脚尖向前。双手背后交叉握紧，微微扩张肩部，打开胸部。

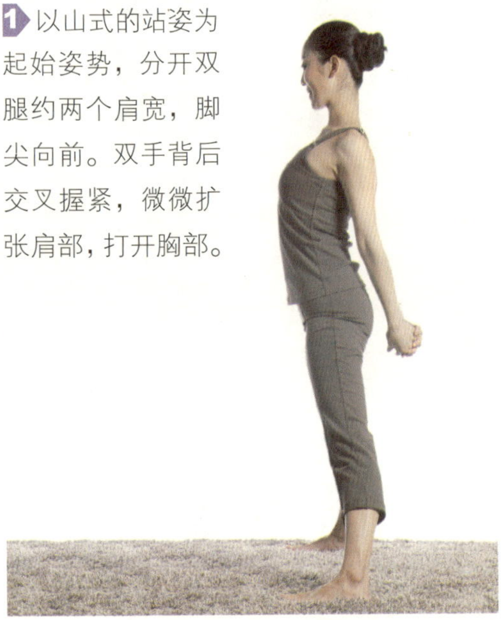

2 吸气，抬头，挺胸，胸口向上伸展打开。呼气，身体缓慢地向前、向下伸展，使背部变得柔软而纤长。手臂在身后伸直，感觉颈椎、腰椎、尾椎在延展中变得轻松。

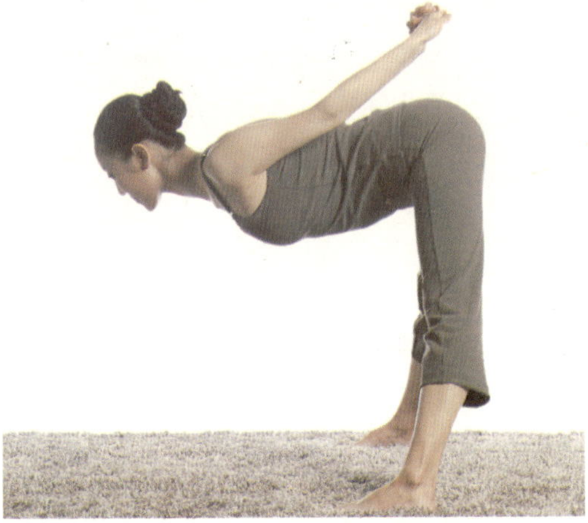

3 继续呼吸。呼气时，手部向前伸展到地面，前额和头顶部分轻轻落在垫子上。保持 5~8 次呼吸的时间，感受腹部的起伏。

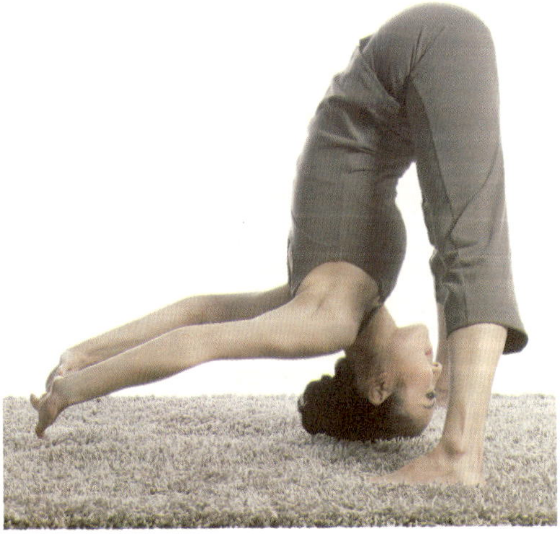

4 吸气，缓慢抬起头部，手部在背后不要松开，脊椎正一节一节地向上伸展还原。

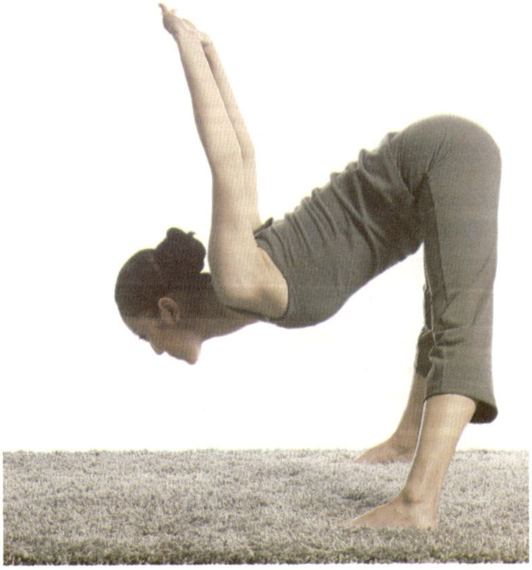

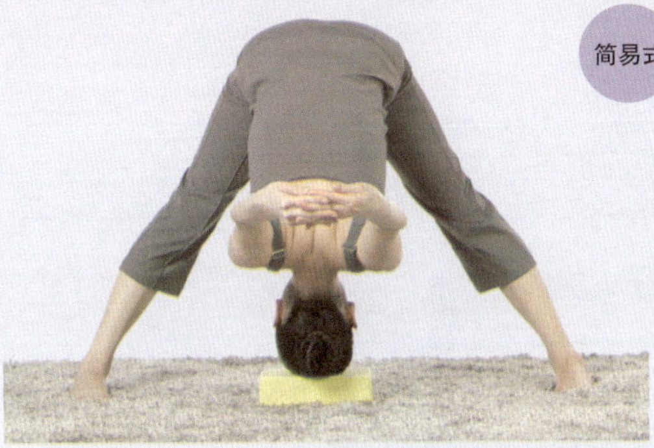

简易式

腰背韧性不足的练习者和初学者在头顶无法着地时，可以在体前双脚中间的位置放置瑜伽砖，以降低难度。练习过程中，在感受到腰背的拉伸到达自身的极限时，便可以停留保持，同样能收到良好的效果。

练习技巧

上身下弯时，需要抬头向前，颈部伸长，背部伸展拉长；结束动作时，要尽量伸展背部，并拉长再返回初始姿势。练习整个体式时，要保持缓慢的呼吸和动作，脚掌稳稳踩住地面。正值生理期的女性，尽量不要练习此体式，练习时，也不要使头部下弯过度，以与髋部在同一平面为宜。

错误体式示例

腰部不是在平直的平面拉伸时，会给腰部、背部带来极大的压力；脚部向上翘起，令身体无法很好地掌握平衡；头部下垂也会令血液集中于头部，长时间保持错误姿势，会令练习者感到缺氧、头晕。

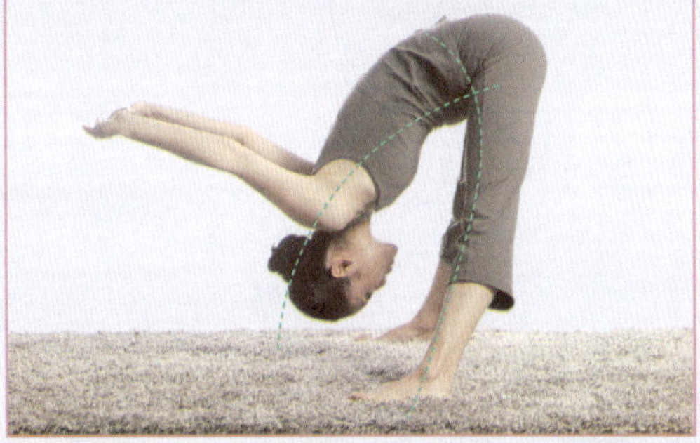

示范图解

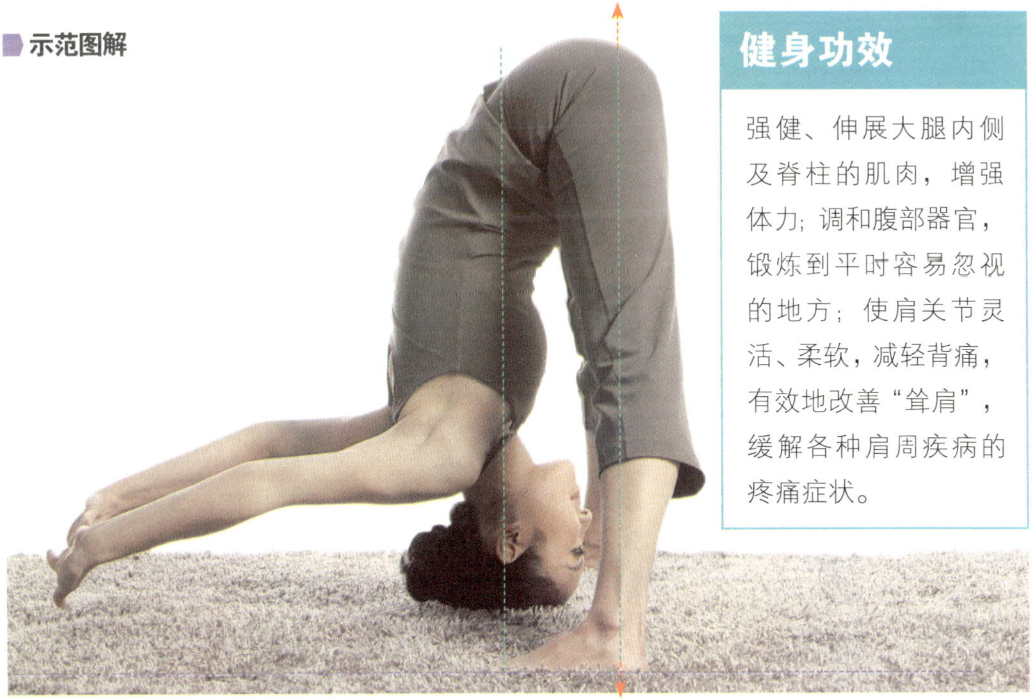

健身功效

强健、伸展大腿内侧及脊柱的肌肉，增强体力；调和腹部器官，锻炼到平时容易忽视的地方；使肩关节灵活、柔软，减轻背痛，有效地改善“耸肩”，缓解各种肩周疾病的疼痛症状。

侧角伸展式

动作图解

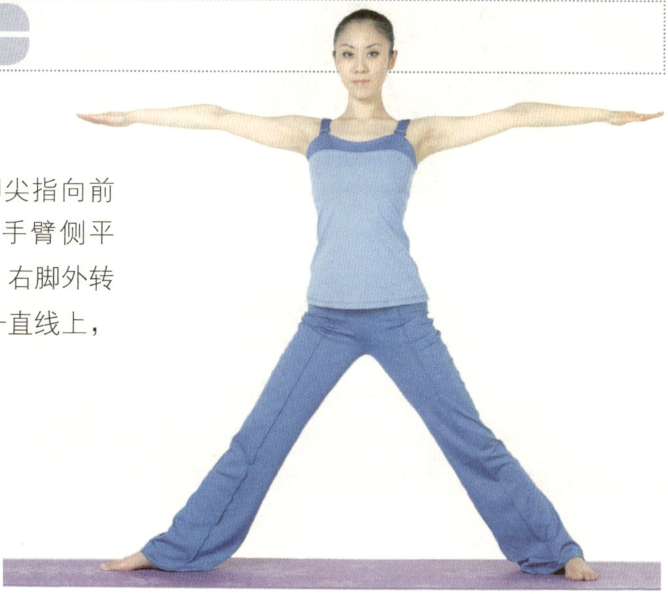

1 站姿，两腿大大地打开，脚尖指向前方。吸气，肩膀放松、放平，手臂侧平举，感觉手臂向身体两方延伸。右脚外转90° ，右脚后跟与左脚弓在同一直线上，双腿充分伸直。

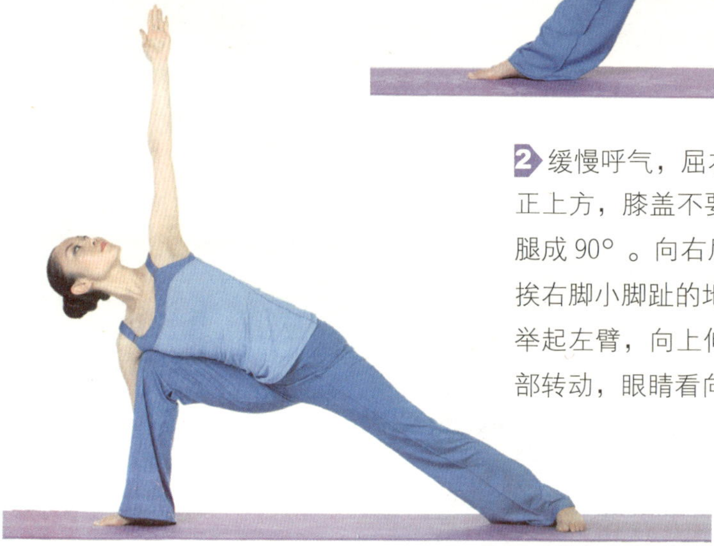

2 缓慢呼气，屈右膝，使右膝位于右脚脚踝正上方，膝盖不要超过脚尖，右大腿与右小腿成 90° 。向右后侧伸展身体，右手放在紧挨右脚小脚趾的地面上，右膝盖顶住右腋窝。举起左臂，向上伸展使其位于肩部上方。头部转动，眼睛看向左手指尖的方向。

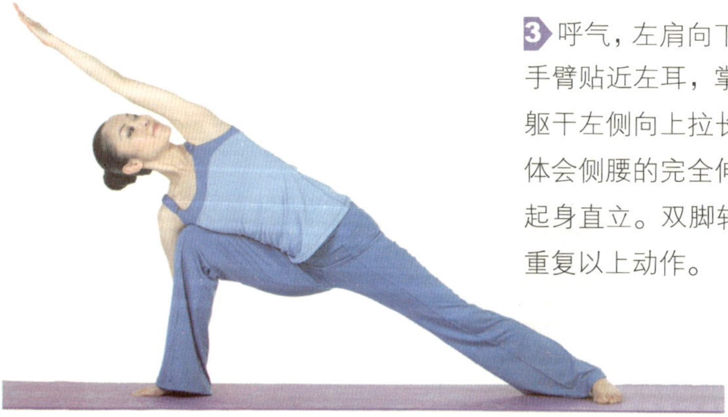

3 呼气，左肩向下放松，左臂向斜后方伸出，手臂贴近左耳，掌心朝下。深呼吸 5~10 次，躯干左侧向上拉长，胸部向天花板方向打开，体会侧腰的完全伸展。缓慢吸气，膝部伸直，起身直立。双脚转成平行，然后在身体左侧重复以上动作。

健身功效

这个姿势可以让身体在三角伸展式的基础上，进一步地在侧面伸展。同时，在腿部的力度和灵活性之间形成一种动态平衡，修饰整个身体的侧面线条。练习这个体式，可以改善消化系统、循环系统的功能；缓解更年期不适，缓解坐骨神经痛症状；舒展脚弓、小腿、腘绳肌腱和腹股沟，增强肌肉的耐力；打开咽喉、胸腔、肩部及髋部。

练习技巧

练习这个体式时，一定要注意保持身体的平衡。双腿分开的距离以个人的最大限度为标准，但弯曲的膝盖一定要在脚踝的正上方，不要超过也不要隔得太远，否则会给腿部带来不正常的压力；身体往侧腰伸展时，肩部打开，胸腔向上翻转，脊椎向头顶方向延伸，手臂和身体成一条直线，侧腰在不断延伸中得到拉伸。

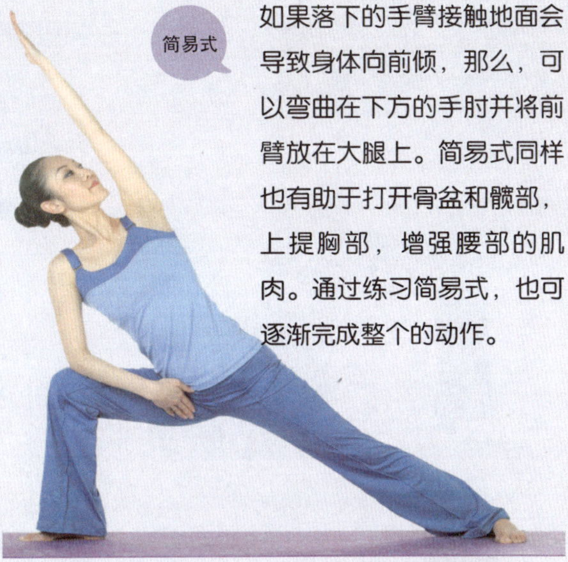

简易式

如果落下的手臂接触地面会导致身体向前倾，那么，可以弯曲在下方的手肘并将前臂放在大腿上。简易式同样也有助于打开骨盆和髋部，上提胸部，增强腰部的肌肉。通过练习简易式，也可逐渐完成整个的动作。

示范图解

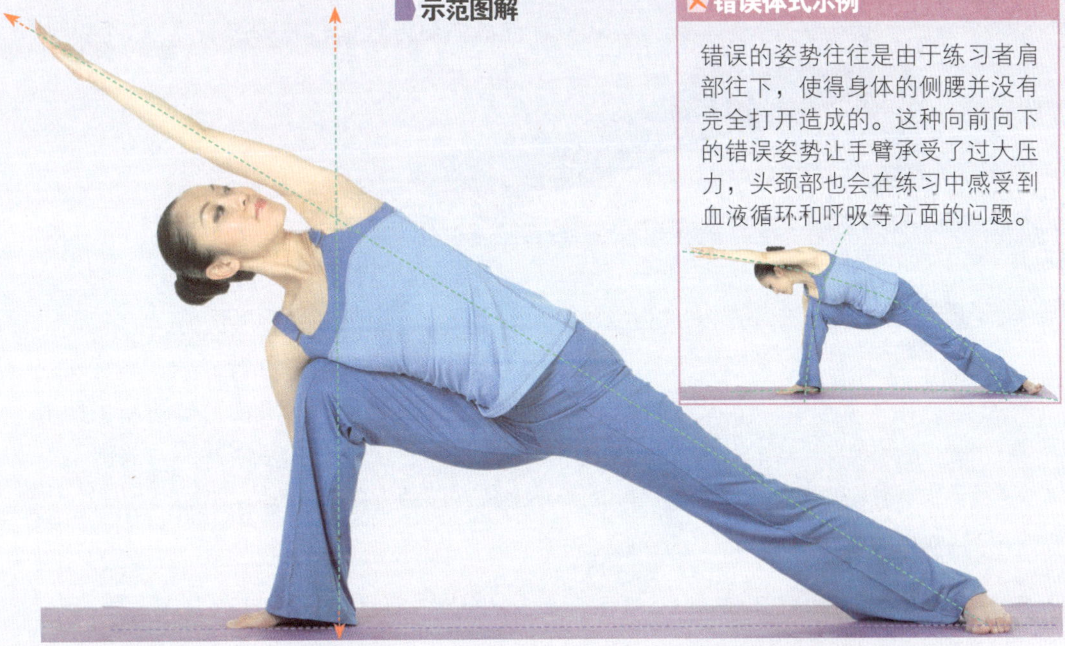

错误体式示例

错误的姿势往往是由于练习者肩部往下，使得身体的侧腰并没有完全打开造成的。这种向前向下的错误姿势让手臂承受了过大压力，头颈部也会在练习中感受到血液循环和呼吸等方面的问题。

劈叉式

动作图解

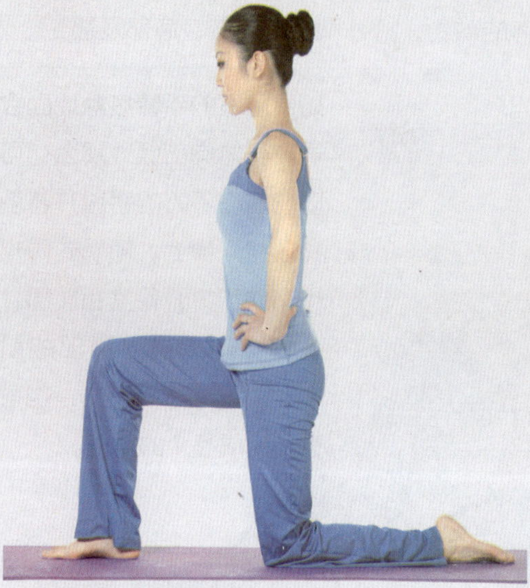

1 跪立在垫子上，吸气，右脚向前跨出一步，右小腿和右大腿成90°。左大腿与脊柱在一条直线上，挺直腰背，感觉头顶上方有一股拉力将脊椎往上拉伸。

健身功效

伸展与锻炼大腿和腘绳肌腱；打开髋部、腹股沟和腰肌；增强循环系统的功能；改善消化系统、淋巴系统和生殖系统的功能；预防静脉曲张；预防与缓解坐骨神经痛、疝气；提高身体的平衡性。

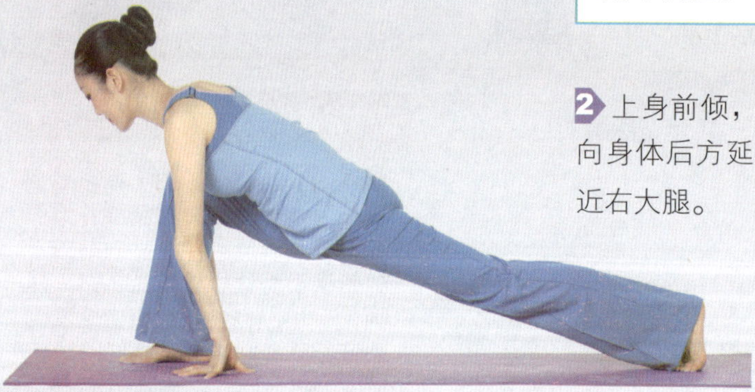

2 上身前倾，双手落在右脚掌两侧，左腿向身体后方延伸，左脚脚尖点地。腹部贴近右大腿。

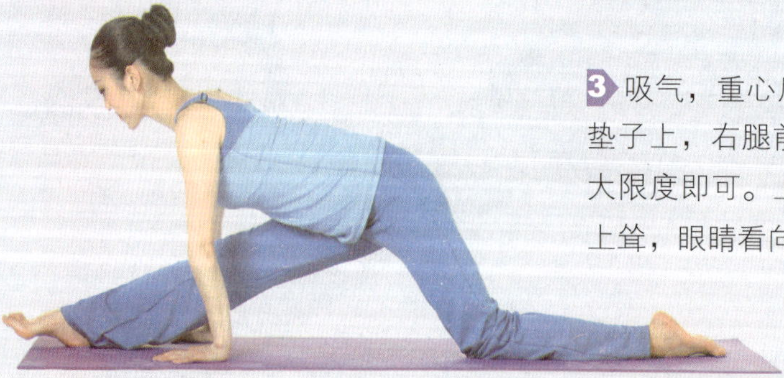

3 吸气，重心后移，左腿膝盖、脚背落在垫子上，右腿前伸，滑动至右腿后侧部最大限度即可。上身向前侧延展，肩部不要上耸，眼睛看向右脚脚尖方向。

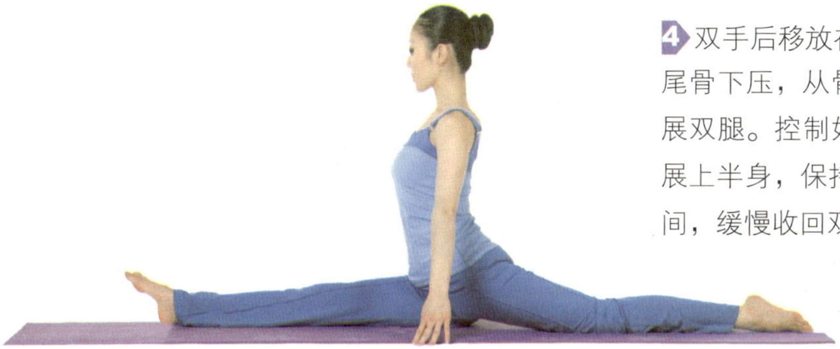

4 双手后移放在髋部两侧，呼气，尾骨下压，从骨盆中心到双脚伸展双腿。控制好身体后，充分伸展上半身，保持5~8次呼吸的时间，缓慢收回双腿，换边练习。

简易式 在前侧大腿的髋部两侧放两块砖，手撑在砖上，后腿前面往地面贴近，不要外翻，以保证脊柱挺直，上半身提起。

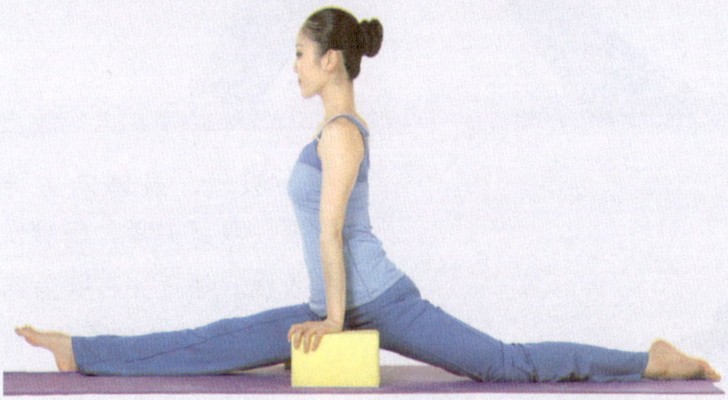

练习技巧

此体式的重点在于腿部的前侧和后侧的拉伸。在上身帮助腿部下压时，一定要注意前腿的膝盖是否伸直拉伸，打开双侧的髋部，尽力使左右髋部处在同一水平线上；双腿在地面放平后，可以松开双手，向身体上方延伸，带动脊柱往上拉伸。

示范图解

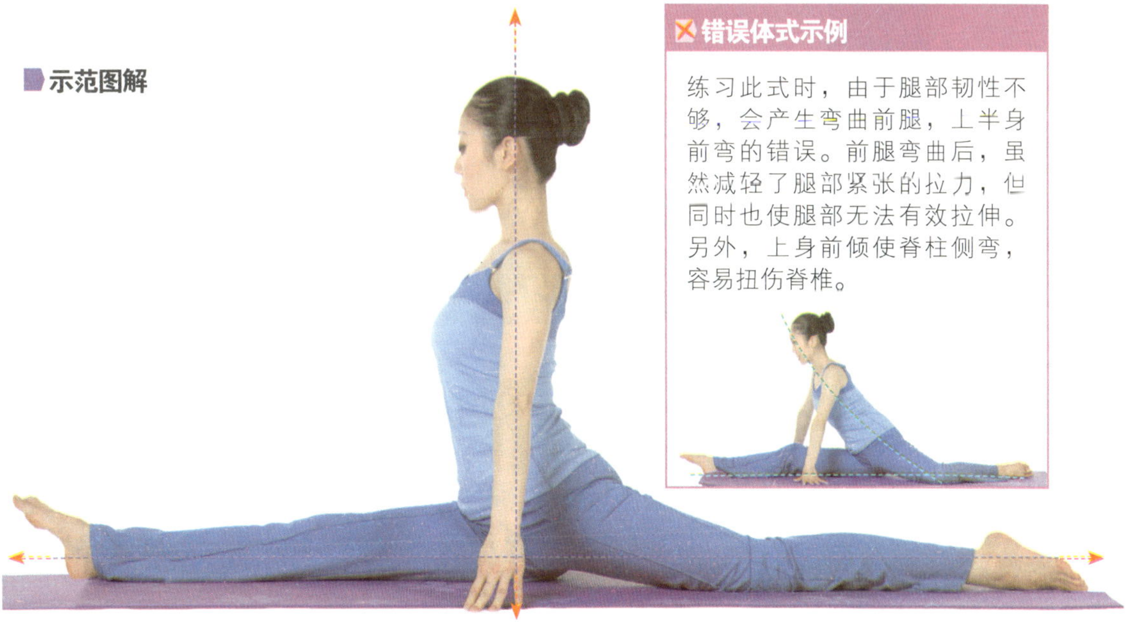

错误体式示例

练习此式时，由于腿部韧性不够，会产生弯曲前腿，上半身前弯的错误。前腿弯曲后，虽然减轻了腿部紧张的拉力，但同时也使腿部无法有效拉伸。另外，上身前倾使脊柱侧弯，容易扭伤脊椎。

谦卑战士式

动作图解

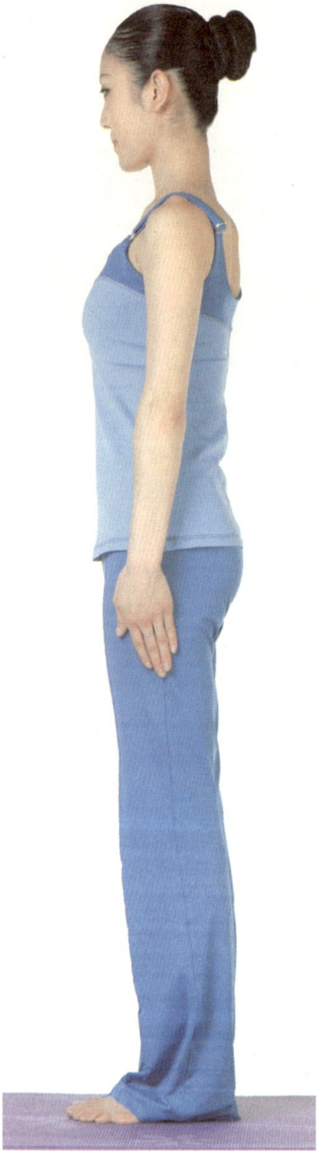

1 山式站立，双脚平行分开与肩同宽。双手自然垂落体侧，自然呼吸，有意识地将脊柱往头顶上方延伸。

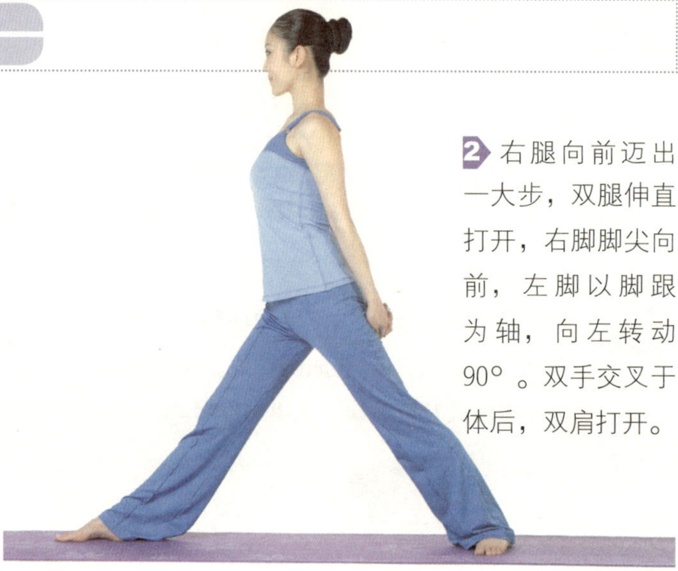

2 右腿向前迈出一大步，双腿伸直打开，右脚脚尖向前，左脚以脚跟为轴，向左转动90°。双手交叉于体后，双肩打开。

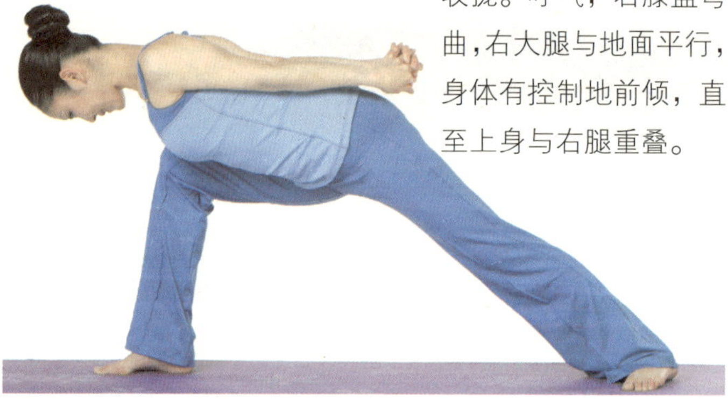

3 吸气，身体向上伸展，双臂夹紧，肩胛骨收拢。呼气，右膝盖弯曲，右大腿与地面平行，身体有控制地前倾，直至上身与右腿重叠。

练习技巧

练习时，一定要注意保持好身体的平衡，做深长的呼吸来配合身体的动作。身体向前下弯时，前腿充分伸直，脚掌贴地，保持身体稳定；后腿脚紧压地面，绷紧后腿肌肉；髋部下压，扩张骨盆区域，让前腿的大腿与地面保持平行；交叉的双臂伸向天空，收紧肩胛骨，向上拉伸身体，扩张双肩。

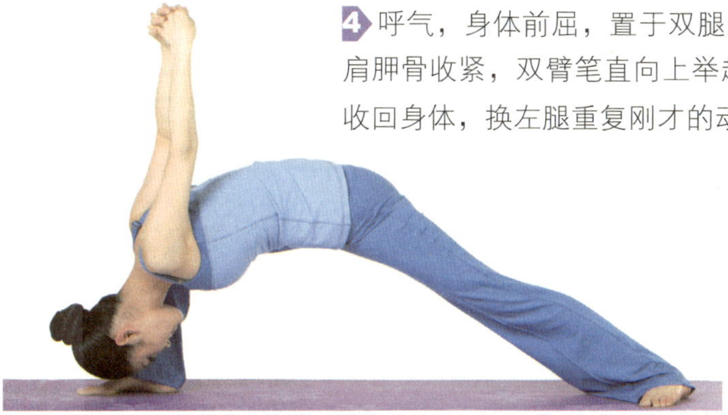

4 呼气，身体前屈，置于双腿之间，头尽量伸向地面。保持肩胛骨收紧，双臂笔直向上举起。保持 5~8 次呼吸的时间，收回身体，换左腿重复刚才的动作练习。

健身功效

伸展体侧和大腿的肌肉，增强身体力量；舒展髋部，强化踝关节、膝关节及髋关节，缓解手腕和前臂的不适，使关节部位灵活；提高平衡性，改善甲状腺、甲状旁腺的功能；按摩腹腔器官，对治疗消化系统疾病有一定辅助效果。

简易式

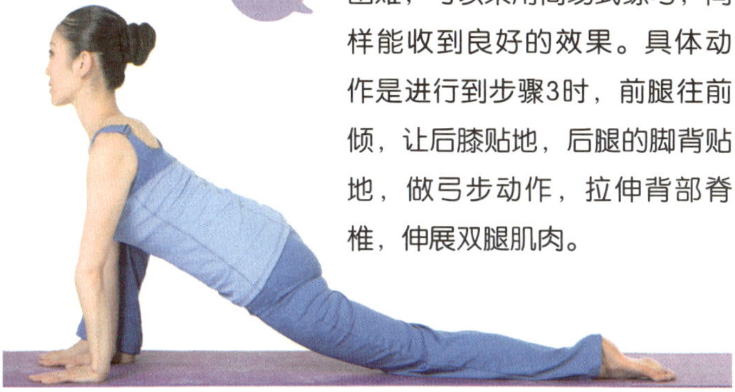

若在练习时感到保持身体平衡有困难，可以采用简易式练习，同样能收到良好的效果。具体动作是进行到步骤3时，前腿往前倾，让后膝贴地，后腿的脚背贴地，做弓步动作，拉伸背部脊椎，伸展双腿肌肉。

错误体式示例

练习此式容易出现的问题是，因双腿力量不够，所以支撑身体较为困难；上身前倾下压时，没有处在正确位置，极易使身体失去平衡；手臂没有向天空伸直延仲，肩胛骨外翻，让颈部血液循环不畅。

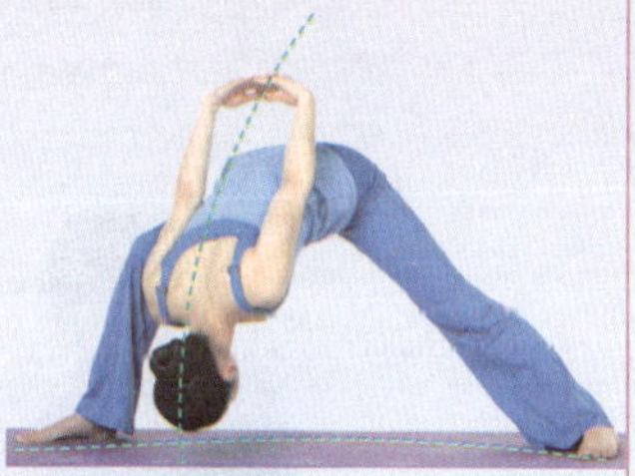

示范图解

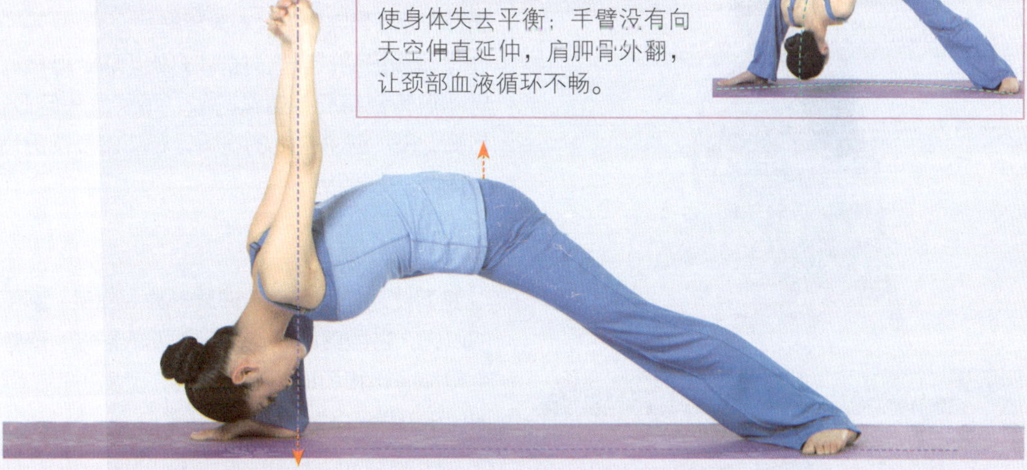

巴拉瓦伽式

动作图解

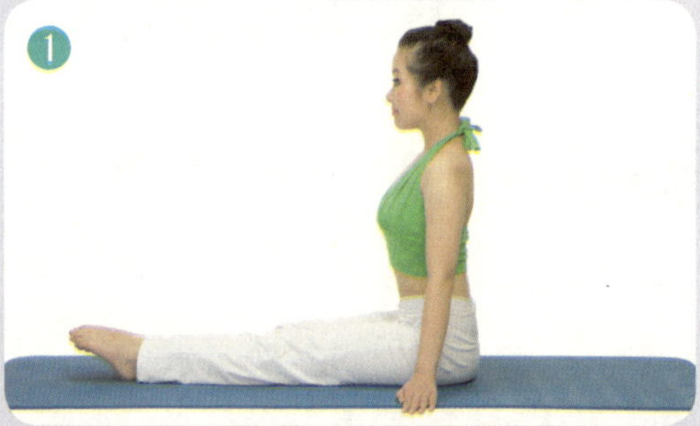

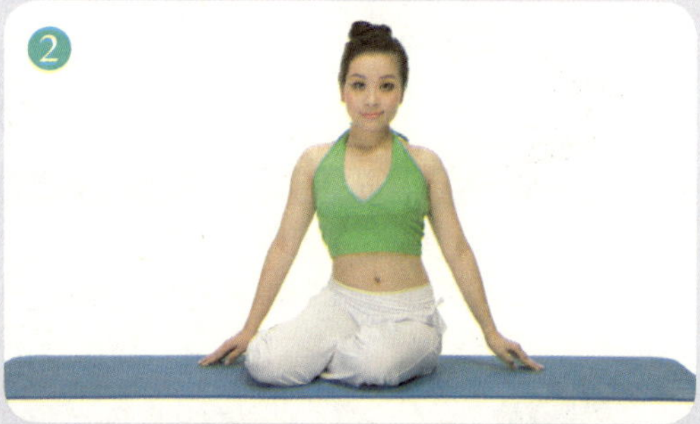

1 坐在地上，身体挺直，双腿伸直，双脚并拢，双手放在身体两侧。

2 屈膝，两小腿向右后方弯曲，双脚并拢，放在臀部右侧，臀部着地。

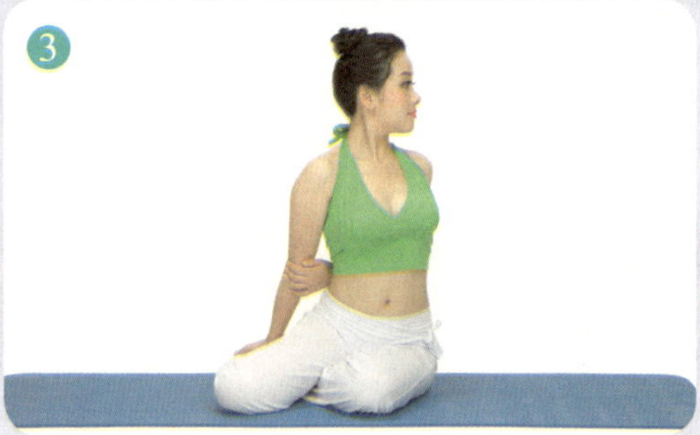

3 吸气，躯干向左转 45°，伸直右臂，把右手放在左大腿膝盖附近，弯曲左臂向背后，左手尽量勾住右侧大腿跟。脖子向左扭转，眼睛看向左肩，保持这一动作，做深长呼吸。换身体另一侧重复上述动作。

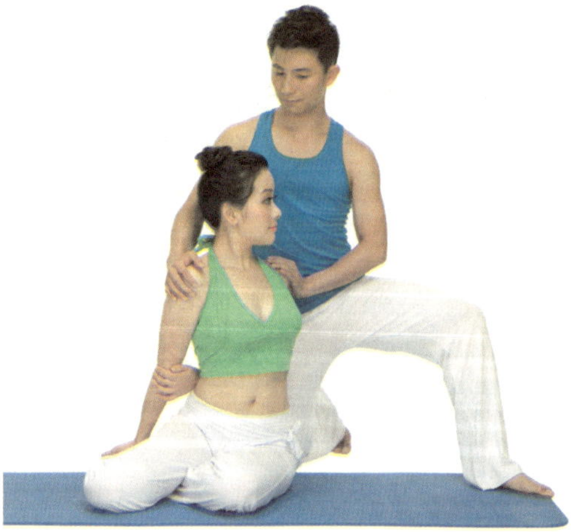

练习技巧

○ 第三步，身体扭转 45°，臀部不要离开地面，左手尽量向后接触右大腿根。

○ 上半身扭动，吸气时身体开始扭转，呼气时臂部扭转到身后，做深呼吸，不能屏住呼吸，感受背部、整个脊柱的扭转，颈部的反向扭转应适当，不要勉强。

健身功效

○ 练习此动作，有助于伸展脊柱、肩部、腰部的肌肉，进而缓解肩背部和颈部的疼痛，改善坐骨神经痛和颈椎不适。此外，上身扭转的同时可以消除多余脂肪，美化线条。

龟式

动作图解

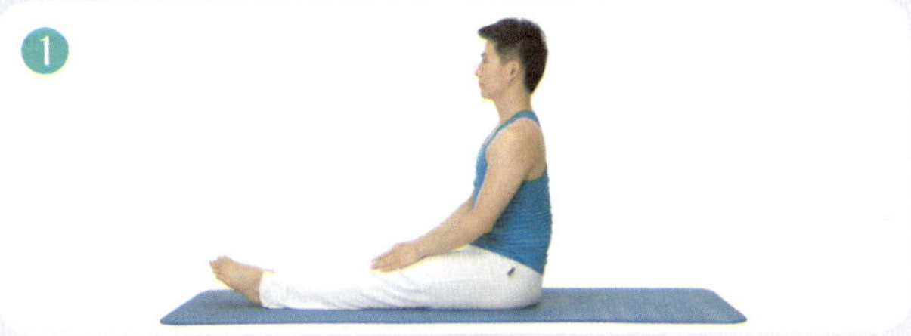

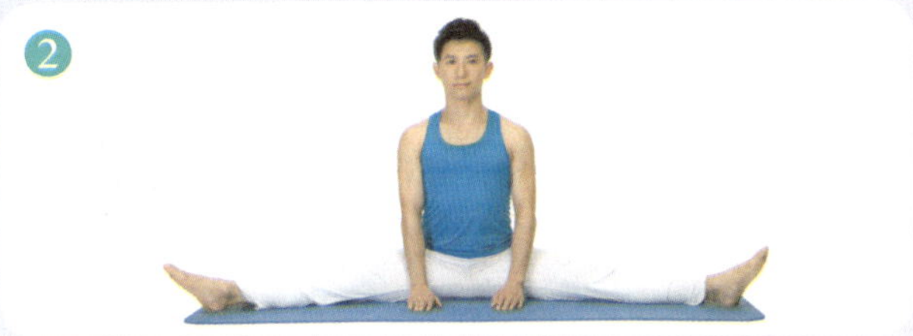

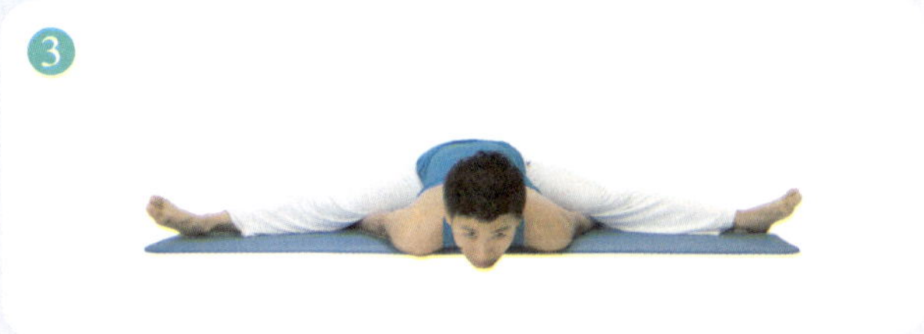

1 坐在地上，双腿伸直，双手放于腿上，指尖向前。

2 坐在地上，双腿向两侧伸展，双腿向两侧尽量分开。

3 弯曲膝盖，把双脚拉向躯干使双膝抬高。呼气，躯干向前弯，将双手插到双膝下，双臂进一步插入到膝下伸出，并向两侧伸展，同时双掌平摊在地上。呼气，伸展躯干和颈部，依次把前额、下巴、胸部朝地面放低，双腿挺直，使膝盖贴近腋窝，腿窝则贴着上臂后部，双腿完全伸展，脚后跟按压地面。逐渐加大伸展的幅度，直到下巴和胸部可以接触地面，保持数秒。

练习技巧

○ 第三步双腿保持伸直，上半身贴近地面，双臂伸直，下巴贴近地面。

○ 做此动作，吸气时上半身前倾，呼气时下巴、胸部贴于地面，保持自然呼吸，不能屏住呼吸，感觉腿部在拉伸。

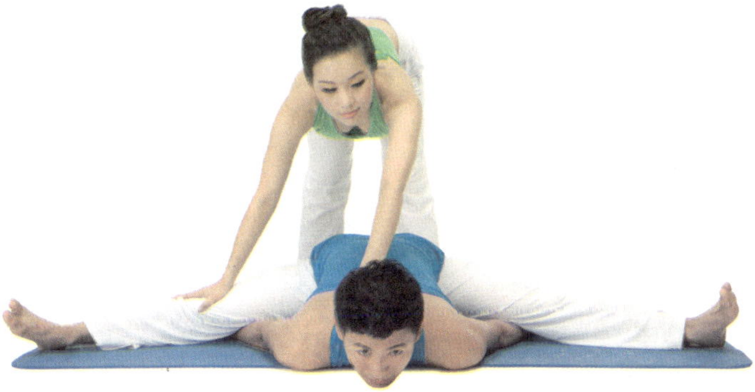

健身功效

○ 练习此动作，有助于调节背部血液循环，锻炼腰背部肌肉，缓解肩颈部酸痛，而且拉伸了双腿和双臂，能够消除多余的脂肪，美化身体线条。

第四章 怡情精神，排解焦虑瑜伽 7 式

膝碰耳犁式

动作图解

1 平躺于垫子上，身体放松。身体重量均匀地落在垫子上，脚尖向前伸直，双臂平直向上抬起，头颈向上抬起，看着手指尖的方向。

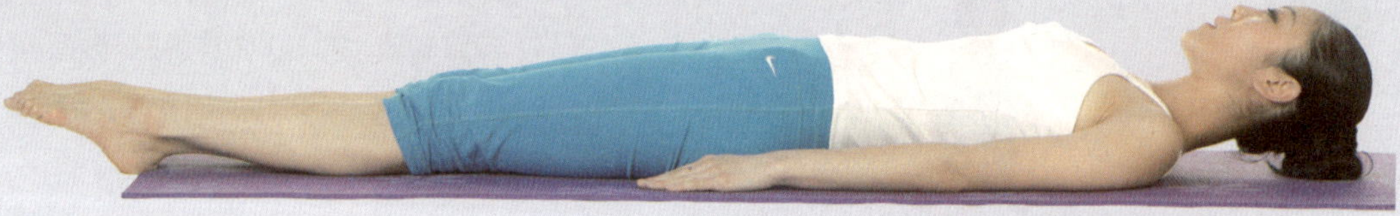

2 双腿并拢，吸气，向上抬腿。呼气，腰腹和背部用力，向上提起身体，尽量让双腿向头后方推送，下巴推送至锁骨或胸骨。脚尖顶住地面，手掌扶住腰背部，保持身体平衡。

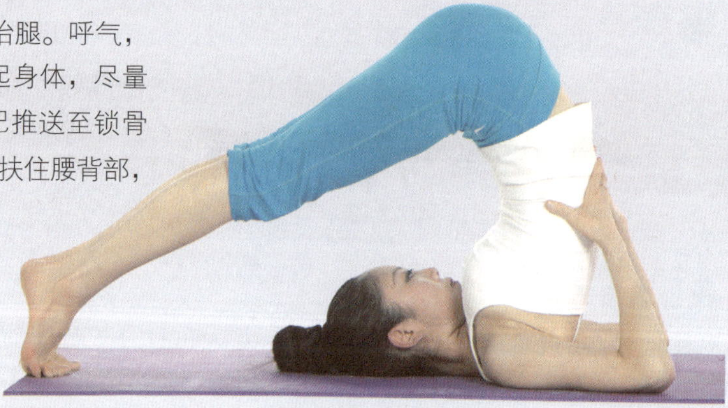

3 呼气，双膝弯曲，分开，使双膝的内侧轻轻压着耳朵，小腿拉伸并压向地面。提起并打开胸部，将胸部向下颌靠拢，双臂向背部后方伸直，贴放在地面。平稳地呼吸 8~10 次。

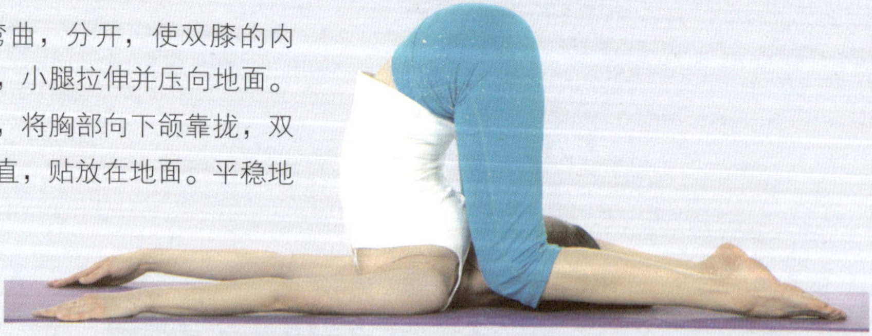

练习技巧

此体式要求练习者对身体有良好的控制力，身体的各个部位有良好的协调性。腰背抬起时，注意将体重均匀地分布到双肩，有利于调整颈椎成一条直线；双肩打开，手臂放松放平，帮助身体控制好节奏；背部最好与地面垂直，身体的重量落在肩颈处，脊椎在伸展挤压中变得更灵活；脚趾不要用力，放松点地，保持身体平衡。

4 以上姿势可以轻松完成后，可以进行更高阶的练习。身体控制好平衡，双手环抱住双腿，以双臂的力量将小腿更好地固定住。平稳地呼吸，感受血液在身体的流动。收回身体时，要注意动作的轻柔缓慢，最好用双手撑住腰背部，有控制地落下双腿，回到仰卧位。

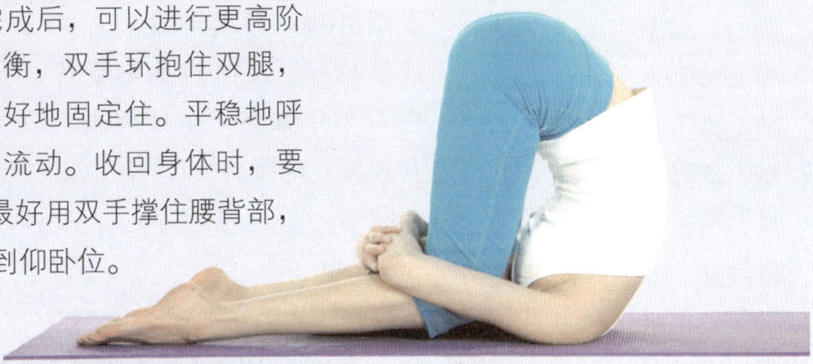

错误体式示例

练习此式时，若身体不能在正位，极易引起脊椎的扭伤。图中的错误在于腰背没有完全向上挺起，造成身体重心不稳，给脊椎和腰背部以强烈的挤压感，让练习者感到头晕和其他不适。

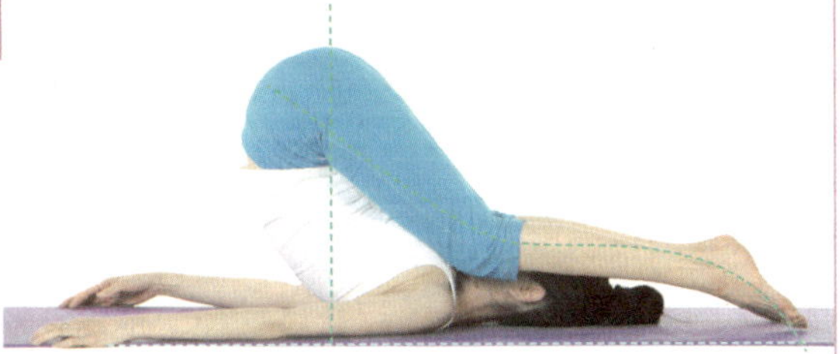

健身功效

练习此体式可以拉长整个脊椎，尤其可以缓解颈部和上背部的压力。将双膝靠近耳朵两侧，可以镇静神经，隔离外界的声音，专注聆听心脏的跳动和呼吸的节奏。此体式还有助于缓解感冒症状。

示范图解

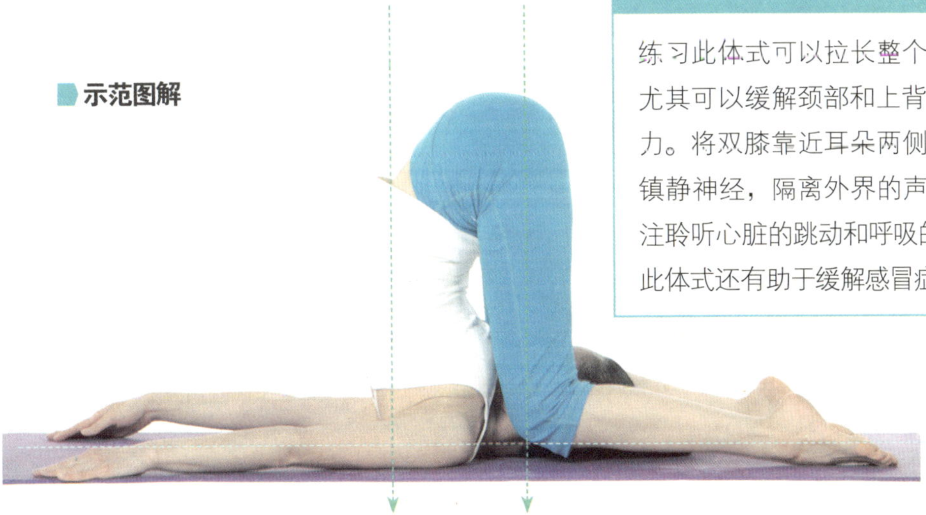

上莲花倒立式

动作图解

健身功效

此姿势充分锻炼了肩部肌肉，刺激甲状腺，改善血液和淋巴循环，保持女性内分泌系统的平衡；增强髋关节的灵活性，促进骨盆区域的能量循环。此体式还可以消除负面情绪和心理障碍，滋养身心。

1 莲花坐姿，盘腿坐在垫子上，吸气，脊椎保持向上伸直，双手落在臀部后侧的垫子上，五指并拢，朝前伸直。上身微微后倾，上半身的重量落在双手手掌上，坐骨内收，双膝靠近地面。

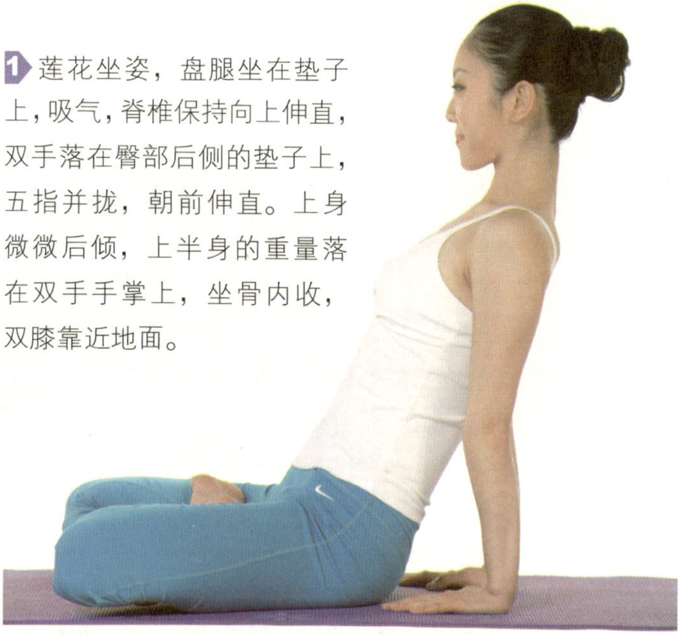

2 呼气，弯曲双肘，上背部一节一节地落在地面上。再次呼气，双肘撑地，双手扶住腰背部，腰腹和背部用力，向上提起身体，尽量地让双腿向头后方推送，下巴推送至锁骨或胸骨。

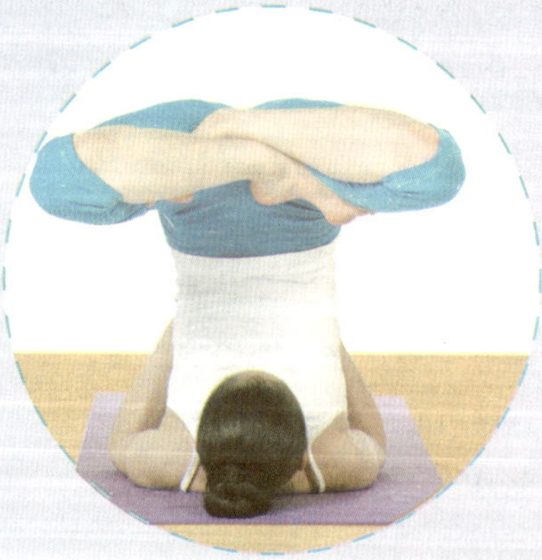

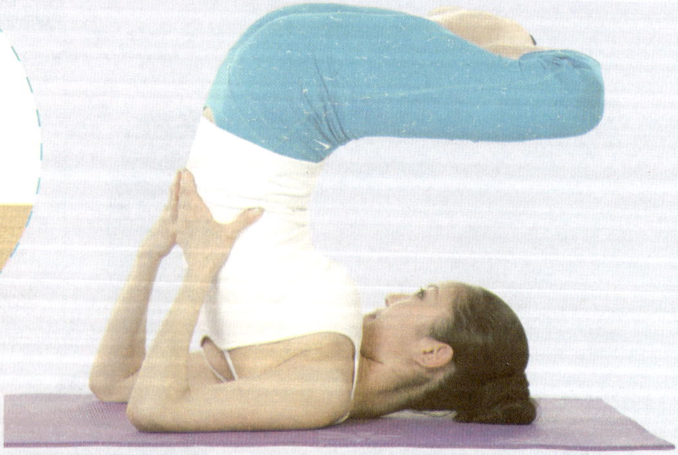

练习技巧

练习这个体式，最重要的支撑点是头部，最容易受伤的部位是颈部，在练习前一定要做好准备活动，以免受伤，也不要勉强练习。上莲花倒立式需要很大的腰腹部力量，练习时，肩部均匀受力，双肘帮助肩颈保持平衡。在整个体式中，尽力保持腰背平直，动作宜缓慢，才能在舒展身体的同时避免受伤。

3 保持呼吸，尽量使呼吸变得缓慢深长。呼气时，双腿弯曲，折叠于体前，放松髋部，进一步拉伸背部。双肩打开，手肘内收，帮助身体保持平衡。停留 5~8 次呼吸时间，缓缓地还原身体。

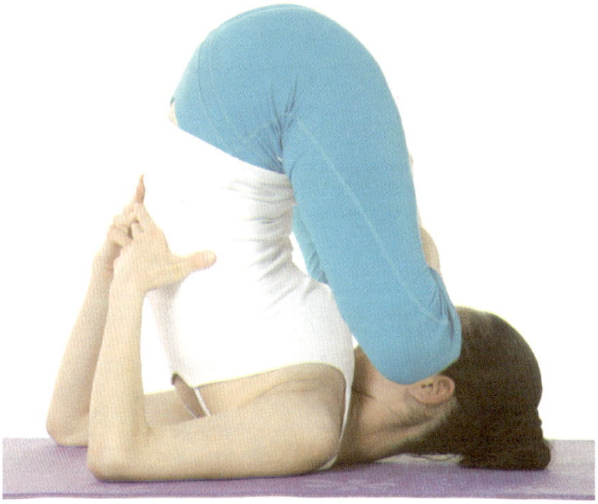

错误体式示例

由于腰腹力量不够，有些练习者在练习中容易出现腰背不能完全直立的错误姿势。图中的错误除了腰背没有直立外，手也放在了错误的位置，给肘部极大的压力，极易引起脊椎受伤。

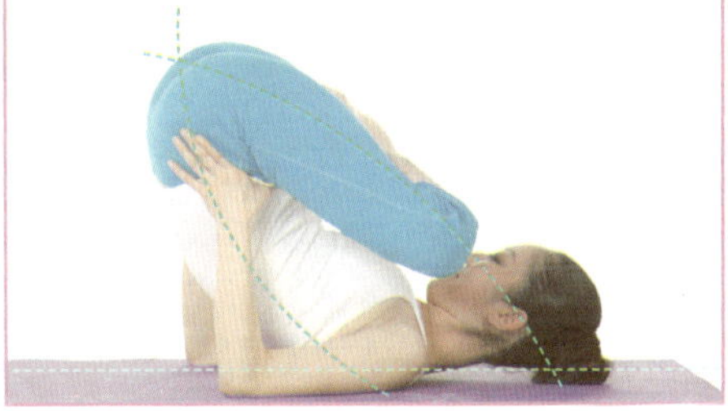

示范图解

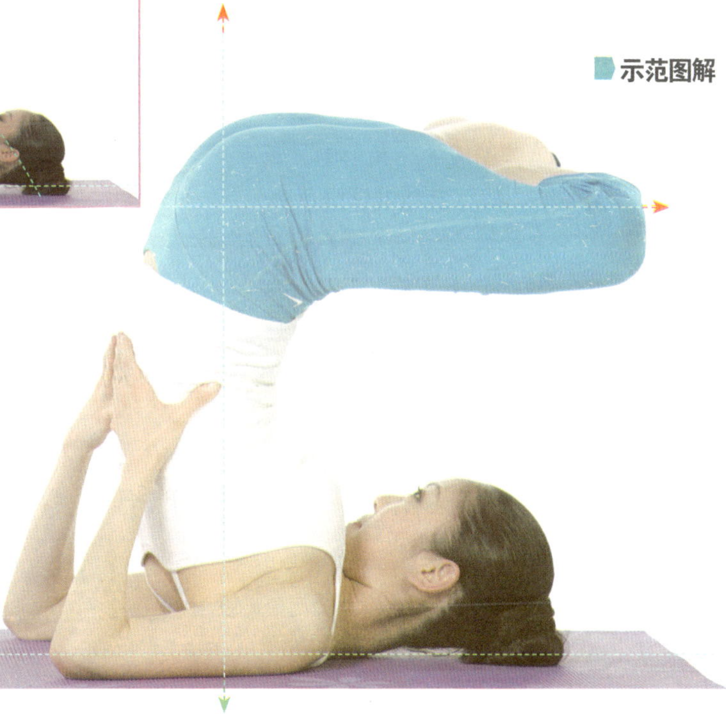

头倒立式

动作图解

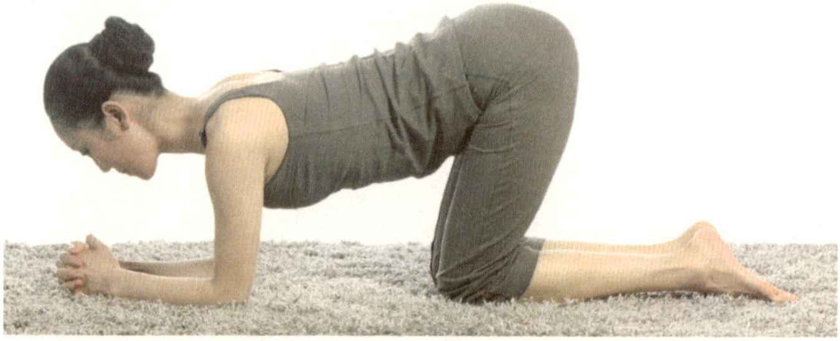

1 以简易坐姿开始，双腿并拢，臀部坐在双脚脚跟上，双手臂上抬，带动身体向上，伸展脊椎。呼气，上身前倾，直至前额贴地。双手十指交叉相握，放在地面上，两手臂成正三角形。将重力移至手肘，抬起臀部，保持背部平直。

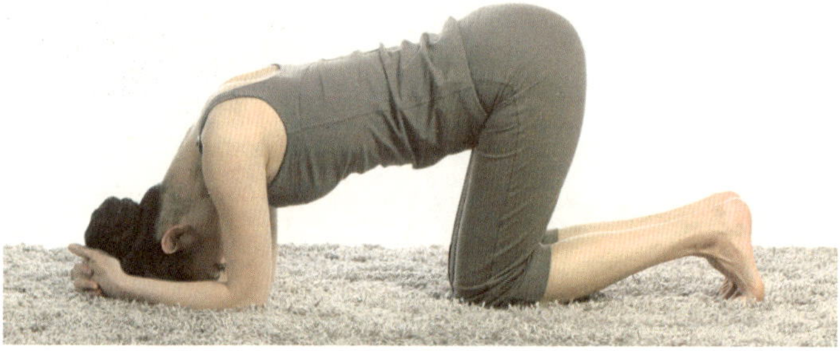

2 头顶部搁在手臂形成的三角形中，双手交叉紧紧合抱住后脑。脚尖点地，保持自然的呼吸。

练习技巧

此体式为高阶体式，初学者最好不要练习。刚刚开始练习这个体式时，需要利用墙壁来帮助身体平衡，旁边最好有专业老师辅导，待练习熟练后，再脱离墙练习。此体式的正位技巧在于，保持肩颈、腰背和腿部的完全平直，垂直于垫子；双肘向内收，抱住头部，将身体重量均匀地分布在头部和手肘上，不要随意移动。

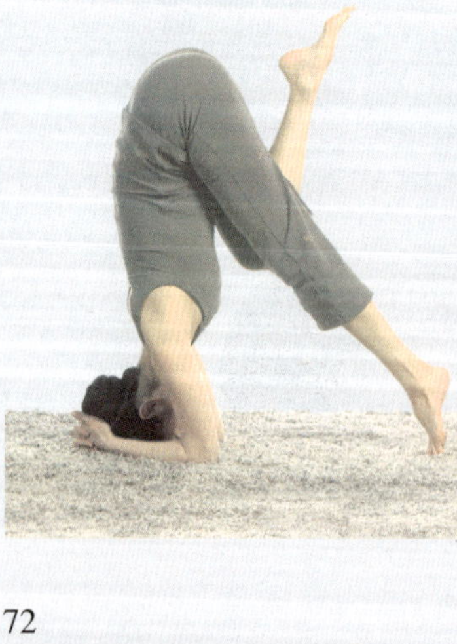

3 双脚伸直，慢慢地像走路一样向前移，臀部抬高，后背慢慢垂直于地面。先弯曲右腿膝盖，再弯曲左腿，保持好身体的平衡。

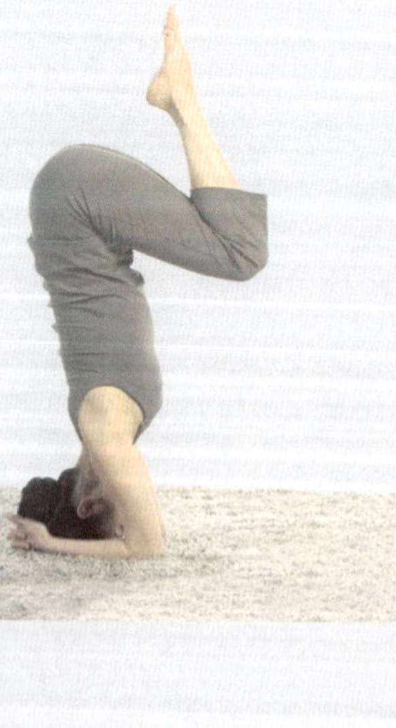

健身功效

头倒立是所有瑜伽体式中最著名、最重要的体式之一。练习这个体式，可以增强人的平衡能力，使精神得到极大的放松，大脑得到充分的血液和养分。倒立时，涌入头部的血液增多，对松果腺和脑垂体有益，能消除失眠和记忆力衰退等症状；能使双眼、头皮、面部组织和肌肉都充满活力；还能保护视力，预防动脉硬化。

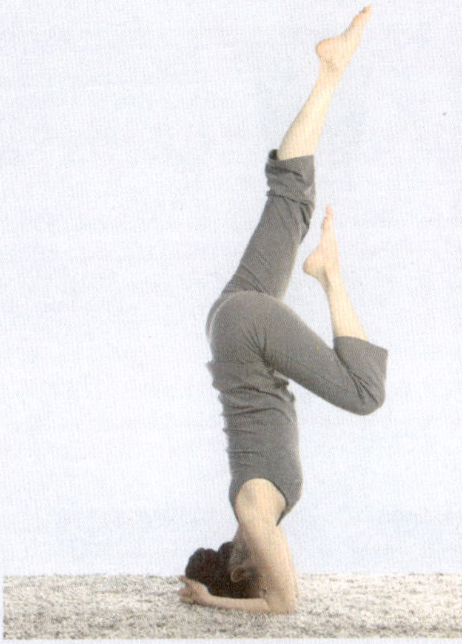

4 双脚离开地面，先向上伸直右腿，再伸直左腿。保持 8~10 次呼吸的时间，感觉血液倒流时收回身体。收回身体时，身体宜缓慢，收回双脚和膝盖后，保持婴儿式呼吸。

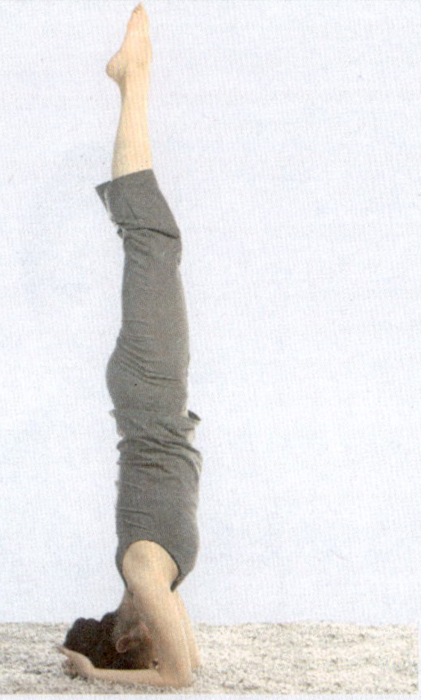

示范图解

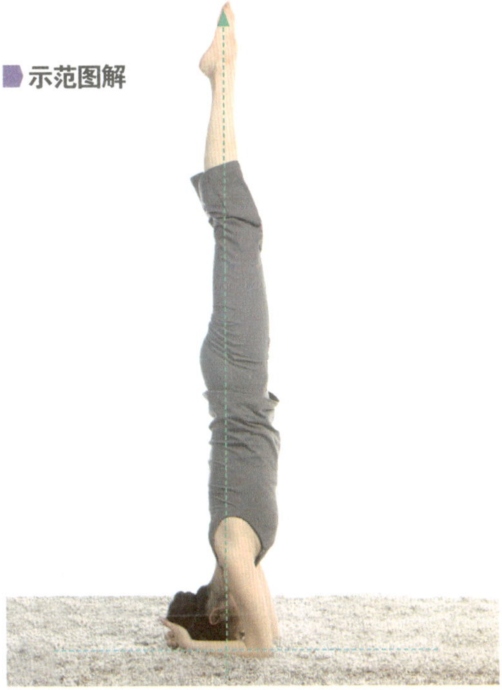

错误体式示例

练习这个体式时，若腿部、背部不能保持在垂直于地面的同一平面，会给头颈部和背部带来十分大的压力，容易扭伤颈椎，因此，必须靠在墙壁上把身体控制好后，再脱离墙壁倒立。

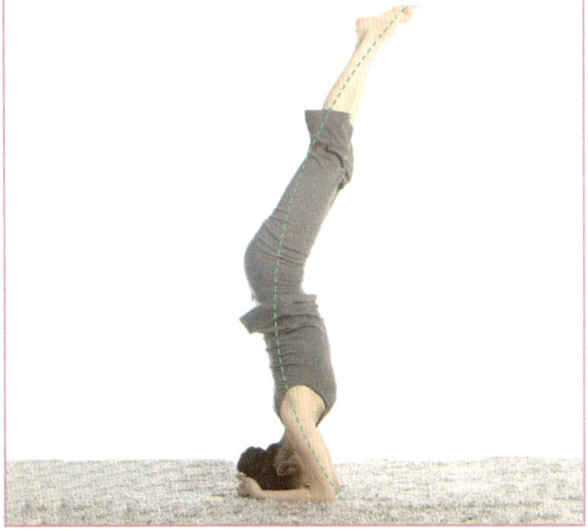

钟摆式

动作图解

1 身体自然站立，双脚微微分开与肩同宽，双臂自然下垂放在身体两侧。

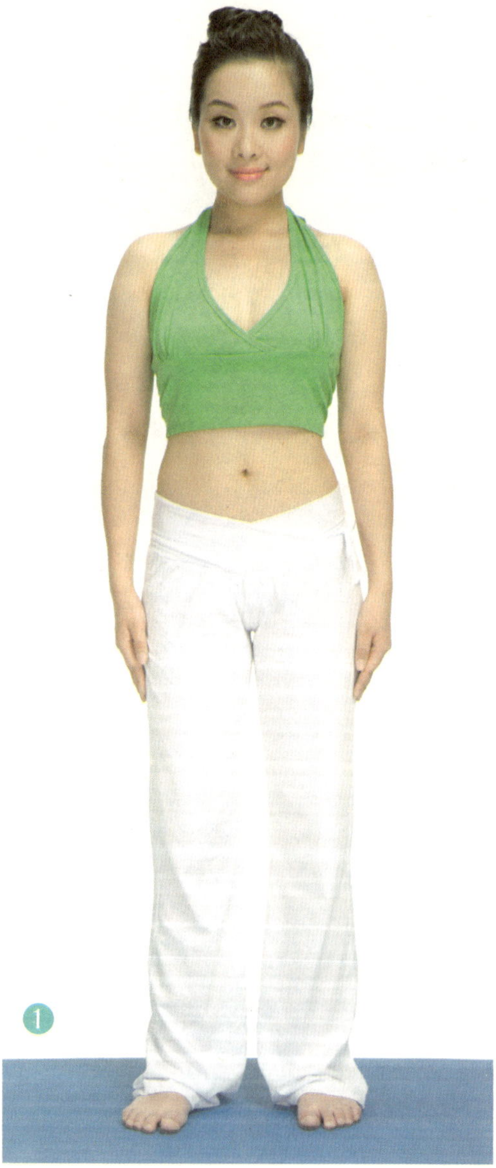

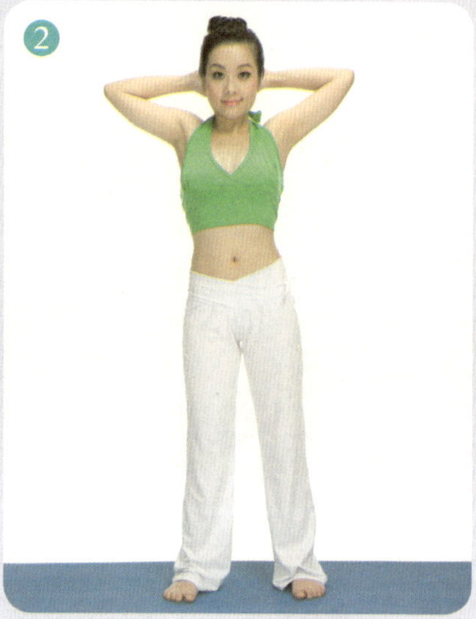

2 吸气，双臂抬起，弯曲，双手十指交叉，掌心扣于脑后，双肘向外伸展，身体挺直，保持不动。

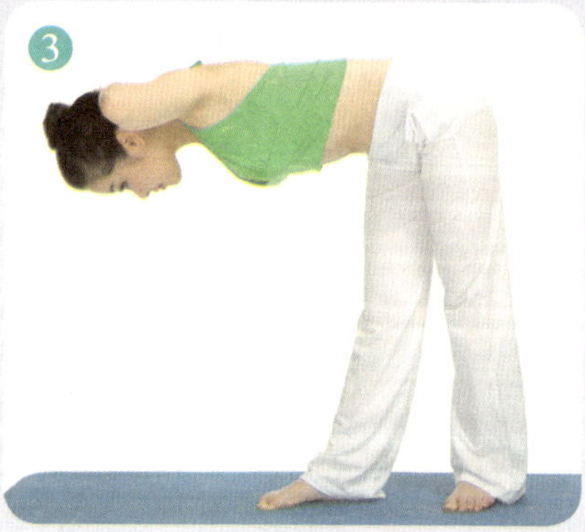

3 呼气，胯部和腰部用力，以其为轴向身体右侧转动，并上身向下弯曲，保持与地面平行，下半身保持不动，调整呼吸。

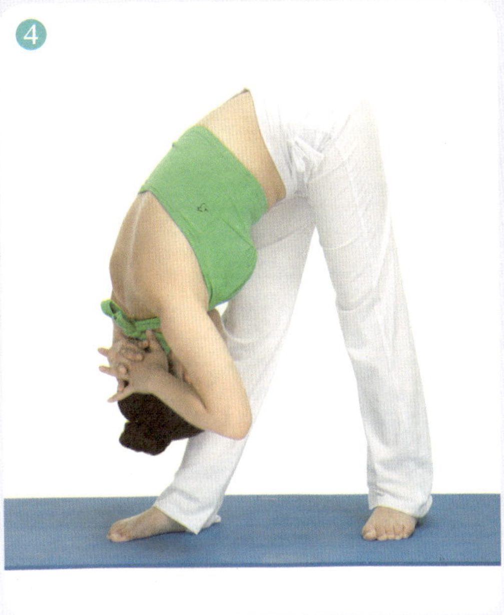

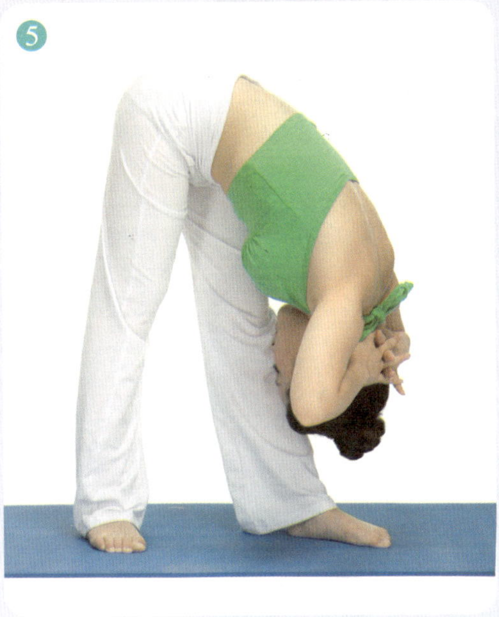

4 吸气，上半身继续向右侧弯曲，额头接近贴于右侧腿部，手部姿势保持不变，腿部保持挺直，调整呼吸保持数秒。

5 吸气，上身从右膝向中部、左膝摆动，动作从右到左。重复此动作 3 次后，身体恢复直立。稍事休息从反方向做此动作3次。

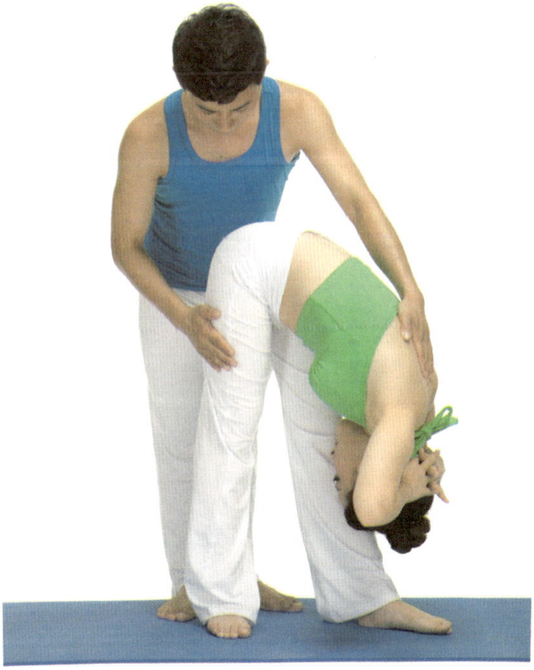

练习技巧

○ 做此动作就如钟摆一样，上身做摇摆的动作，但下半身要保持身体垂直，腿部伸直。

○ 练习此动作，就可以像钟摆一样，感觉身体在自然摆动，放松身体，调整呼吸，注意身体保持平衡。

终身功效

○ 练习此动作，有助于强化肩背部肌肉，加强腰部力量，还有助于促进血液循环，增加脑部运动，消除疲劳感，舒缓神精。

放气式

动作图解

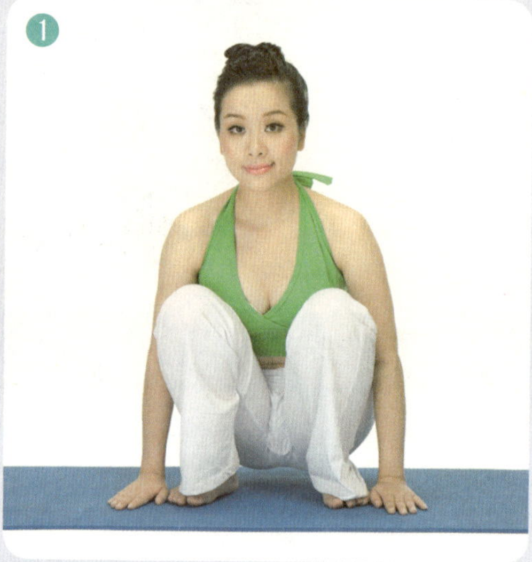

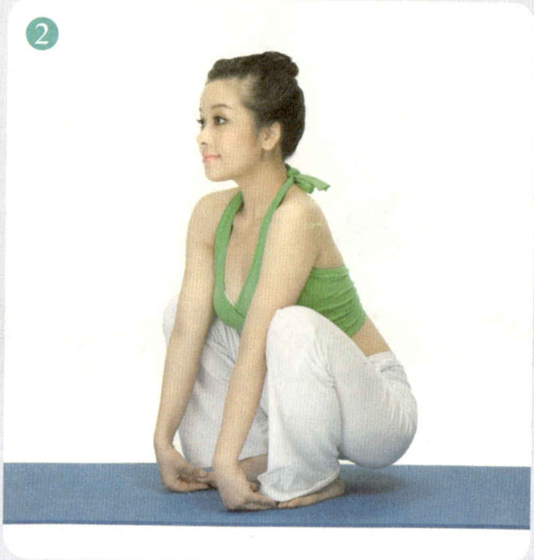

1 蹲在地上，双脚、双膝分开与肩同宽，脚尖指向前方，双手放在两侧，双手手指放在双脚脚掌旁边。

2 两肘顶住两膝盖的内侧，前臂贴近小腿的内侧，双手放在双脚的下面，双手掌心和双脚脚掌贴合。

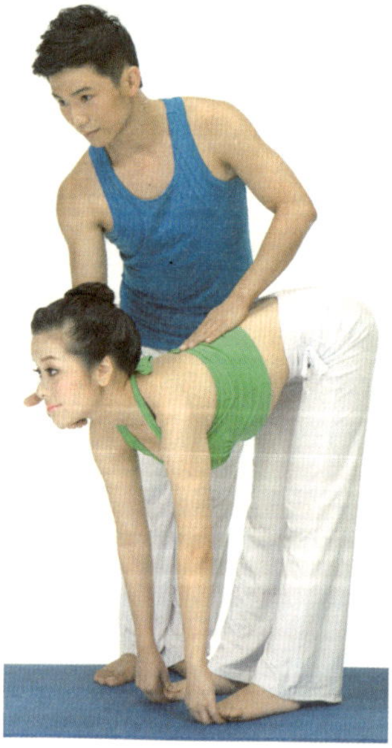

练习技巧

○ 第四步，腿部与地面保持垂直，双手掌心和双脚掌心贴合，上半身前屈。

○ 吸气时，身体开始下压，呼气时身体下压到最大化。保持腿部姿势不变，手臂垂直，不要晃动。身体前倾下压时，双腿保持伸直绷紧，不可因为腿部拉伸过大而弯曲膝盖。上身脊柱往头顶处延展，不要弯腰驼背，手肘打开，感觉身体上半部分的完全伸长。双腿保持与地面垂直，可微微往前推送髋部，增加腿部的拉伸。

健身功效

○ 练习此动作，有助于伸展臂部、腿部和腰部肌肉，促进血液循环，改善肌肉僵硬，还有助于柔美线条，锻炼平衡性。以使脊柱充分伸展，并使腹腔内脏器得到调节。由于低头时流向头部的血液增加，因而可以镇定大脑细胞，缓解脑部压力，消除身心疲劳。

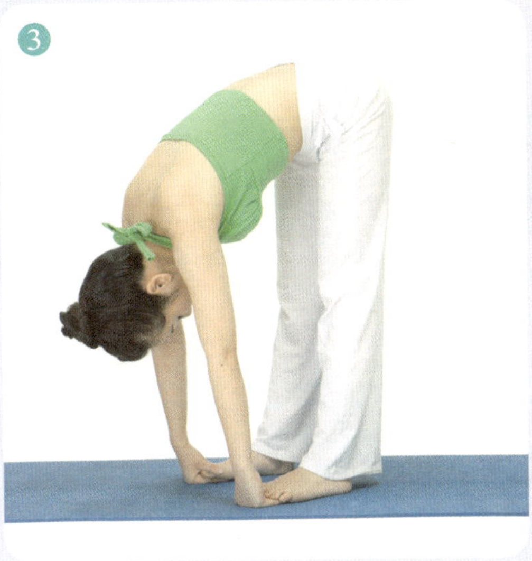

3 吸气，呼气时低头，双腿慢慢伸直，臀部抬起朝上，上半身自然前屈，保持这个姿势数秒钟。

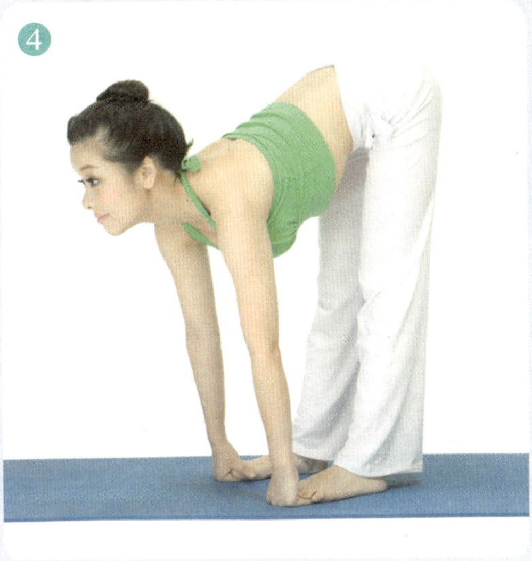

4 吸气，身体和腿部保持不动，慢慢抬起头部和颈部，眼睛看向前方，感觉臂部和颈部在伸展，保持这个动作数秒钟。

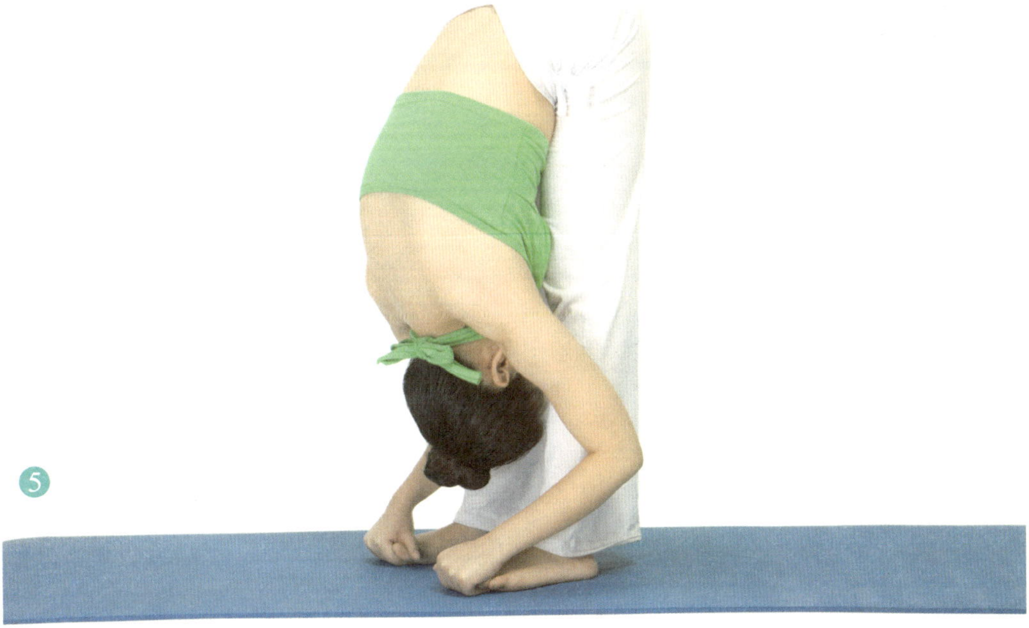

5 调整呼吸，吸气时身体下压，弯曲双肘，头部下垂，整个上半身向双腿靠拢，胸腹部贴近双腿，保持此动作数秒钟。回复蹲姿，重复此动作。

单腿肩倒立式

动作图解

①

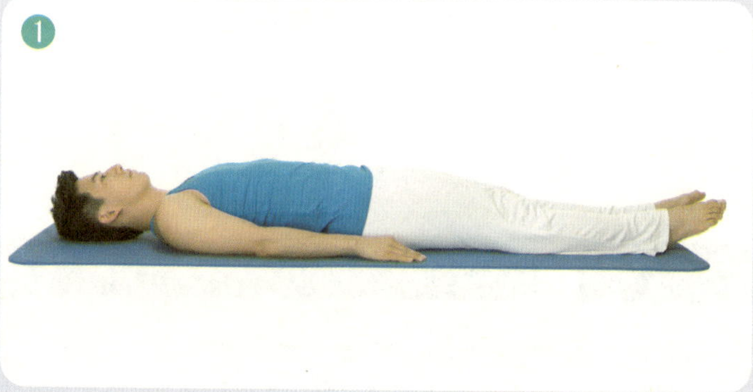

1 呈仰卧姿势，身体放松，双臂伸直自然放在身体两侧，调整呼吸。

②

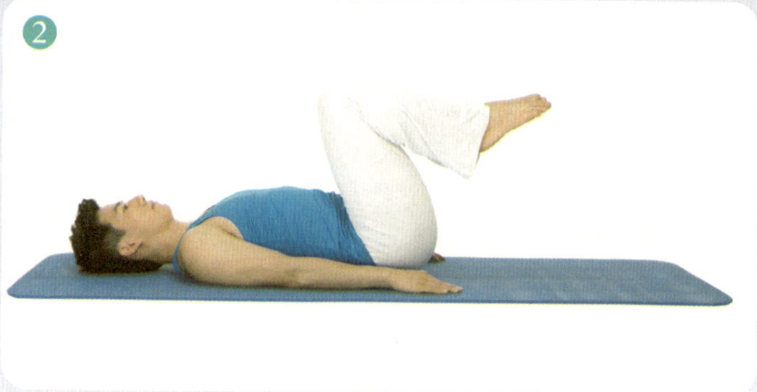

2 吸气，双腿并拢，弯曲双膝慢慢向上抬，直到小腿与地面平行。

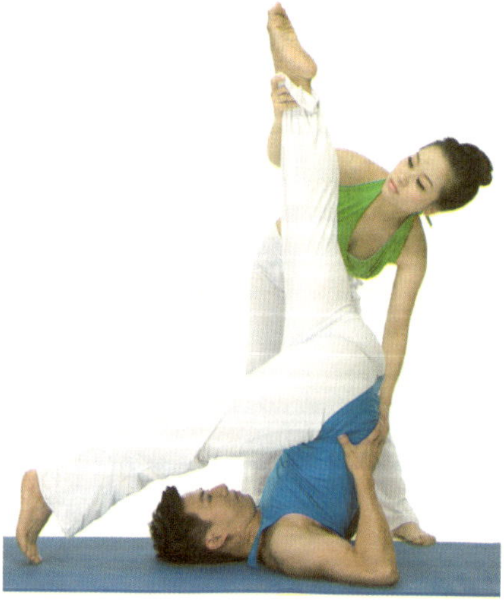

练习技巧

○ 第五步，身体抬起，左腿尽量伸直向上，保持与地面垂直，身体绷直，成一条直线，右腿保持不变。

○ 练习此动作前要做好热身动作，调整呼吸，从一个动作进入另一个动作，动作尽可能缓慢，注意保持身体的平衡。

健身功效

○ 练习此动作能够锻炼全身，刺激身体各部位，而且，练习时头部处于倒立状态，有助于增加血液循环，醒脑提神。还可以促进消化系统的功能，预防脑血管的老化及脑中风、脑血栓等病症；改善焦虑和失眠症状。

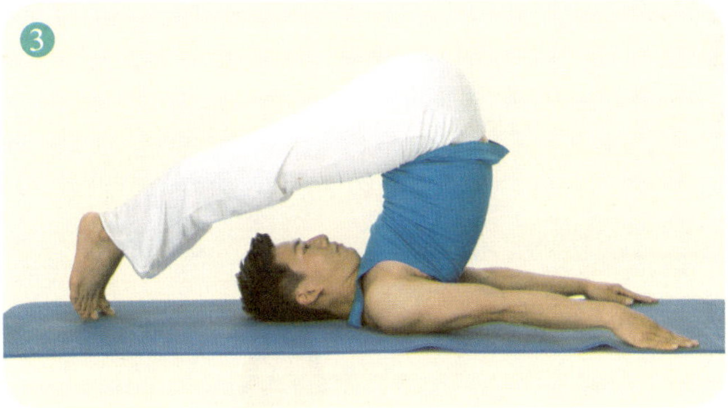

3 呼气，双臂、腰背部、腹部用力，上半身抬起，双腿并拢，伸直慢慢向头顶前方推移，脚尖着地，双臂保持不动，调整呼吸，保持此动作数秒钟。

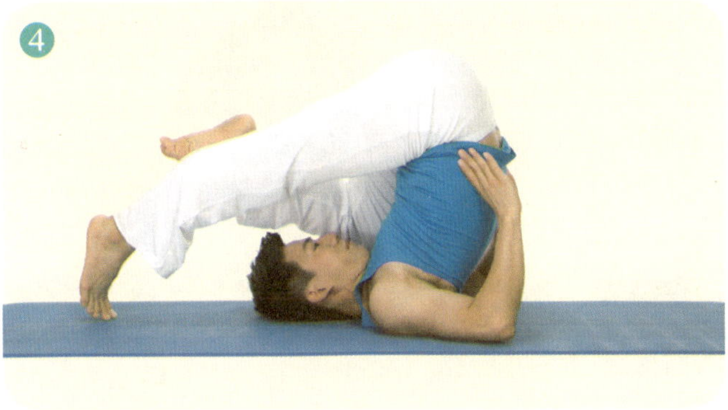

4 均匀呼吸，弯曲双肘，双手扶住腰部来支撑身体，前臂保持贴于地面，吸气，弯曲左腿，慢慢左大腿抬起，脚背绷直，右腿绷直，右脚脚尖触地。

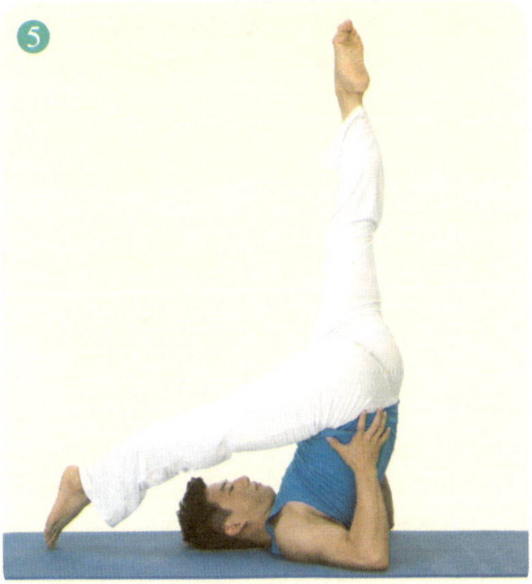

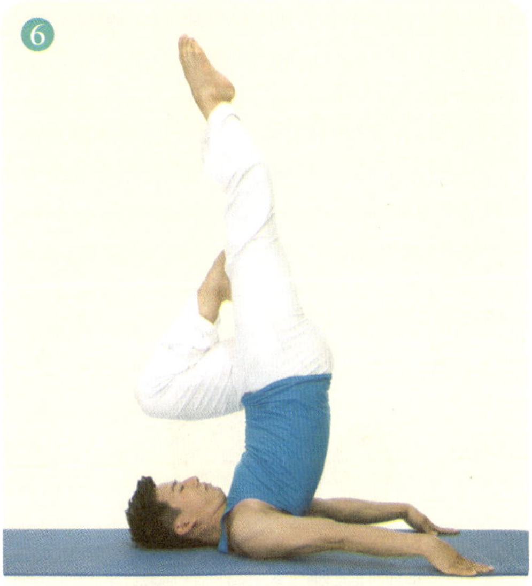

5 呼气，左腿慢慢抬起，向上伸直，保持上半身与地面垂直，双臂和右腿保持不变。身体保持平衡，保持此动作数秒钟。

6 吸气，身体保持平衡，慢慢抬起右腿，弯曲左腿，双臂贴于地面。

圣光调息法

动作图解

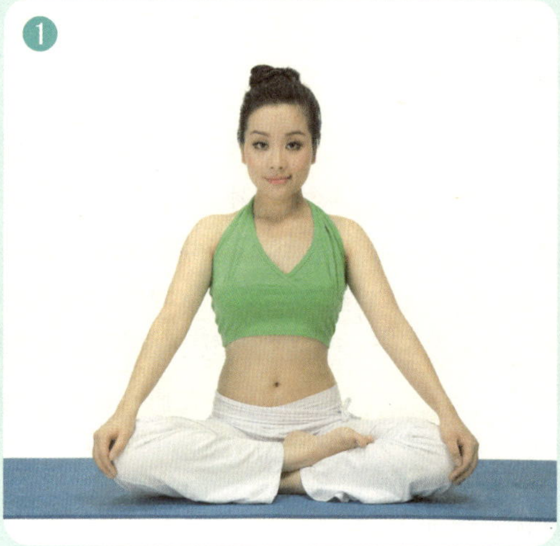

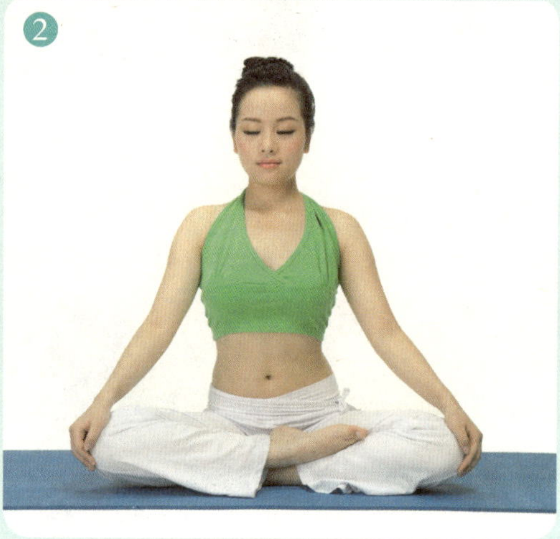

1 呈至善式的坐姿，双手掌心朝下放在双膝上，指尖朝下，身体自然挺直，慢慢闭眼。

2 身体自然放松，做腹式呼吸，慢慢呼气和吸气。吸气，感觉腹部在向脊柱用力地收缩，小腹内收，然后用鼻子呼气，呼气时，彻底呼出肺部气息，呼出气后不再吸气，保持屏息状态，做收束法。

3 解除收束法后，再慢慢吸气，重复上述动作。

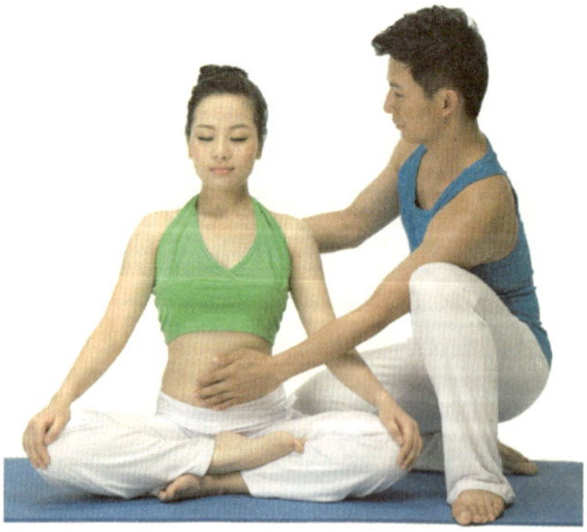

练习技巧

○ 第二步，用鼻子吸气，吸气时腹部涨起，呼气时腹部向上提拉。

○ 做此动作，注意保持自然呼吸，吸气是自然放松的，呼气时腹部向脊柱收缩。练习时感觉到头晕目眩者应停止练习，患有高血压、心脏病的人不宜练习。

健身功效

○ 练习此动作，有助于调整身心状态，在进行调息和冥想时都可以使用此动作，而且此呼吸法能够排除身体废气，调节神经，净化血液，有助于缓解压力。

第五章 刺激消化，增进食欲瑜伽 8 式

犁式

动作图解

1 仰卧姿势准备，双手掌心朝下轻放于身体两侧，感觉脚跟、小腿、大腿、臀部、背部、头部的重量均匀地放在垫子上，放松身体，均匀地呼吸。

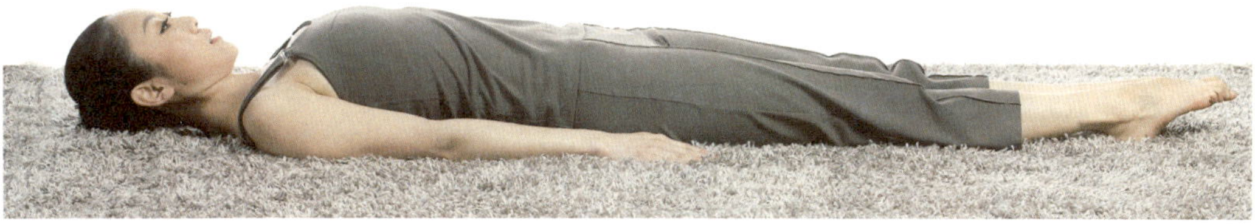

2 双腿并拢，吸气，向上抬腿，至双腿与地面垂直后，停留保持。注意腰背部、臀部紧贴地面，不要挪动。

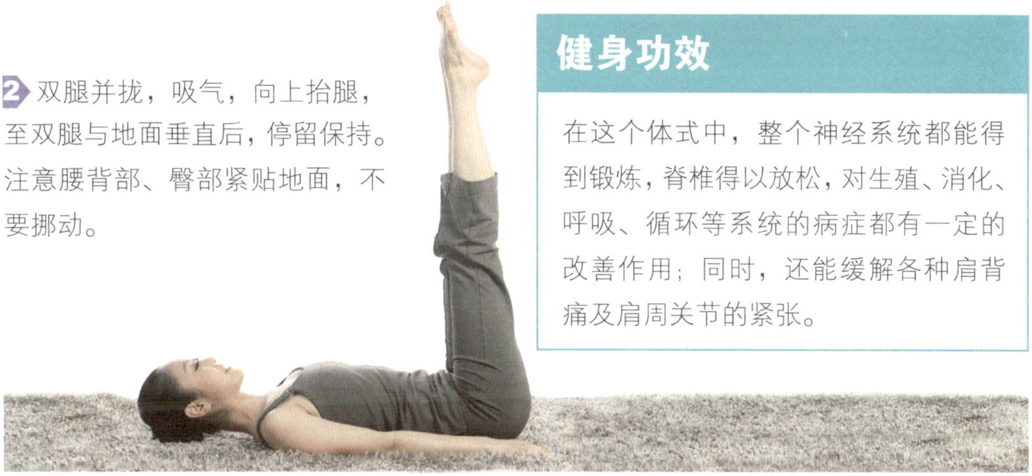

健身功效

在这个体式中，整个神经系统都能得到锻炼，脊椎得以放松，对生殖、消化、呼吸、循环等系统的病症都有一定的改善作用；同时，还能缓解各种肩背痛及肩周关节的紧张。

3 呼气，腰腹和背部用力，向上提起身体，尽量让双腿向头后方推送，下巴推送至锁骨或胸骨。双腿伸直，脚尖绷紧，使腰背部垂直于地面。

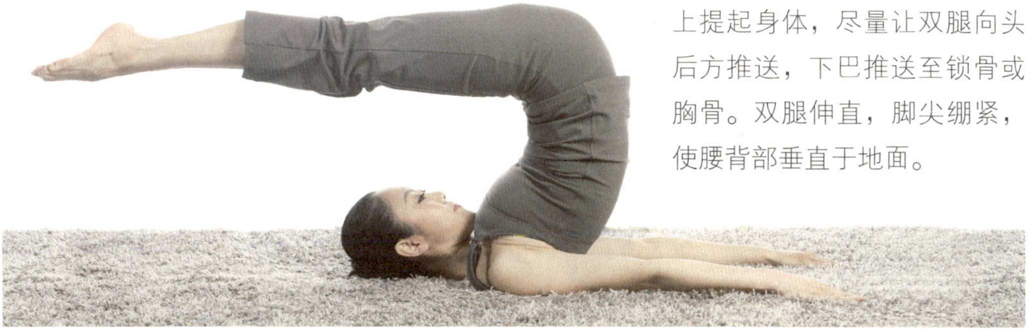

练习技巧

练习此式时，要求练习者有良好的腰背力量和身体控制能力。练习时若感觉腰背力量不足，可以用手扶住腰背，避免受伤。腿部、腰背、肘部应始终保持平直伸展。

■ 不同病因引起的坐骨神经痛患者应在得到医生的指导后再决定是否适宜练习此体式；生理期不适宜做类似的倒立姿势，应避免在生理期练习此式。

4 脚尖接触地面，顶住腿部的后坐力。手掌贴近地面，手肘伸直，保持身体平衡。保持 5~8 次呼吸后，收回身体。

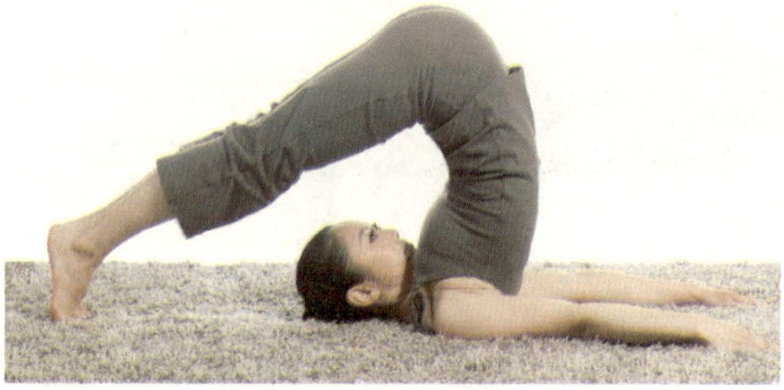

错误体式示例

练习时，若腰背弯曲，不能垂直于地面，很容易造成脊椎的损伤；肩部不能立起对练习者的呼吸也会造成一些阻碍；脚尖触地时膝盖弯曲容易导致身体前后不稳。

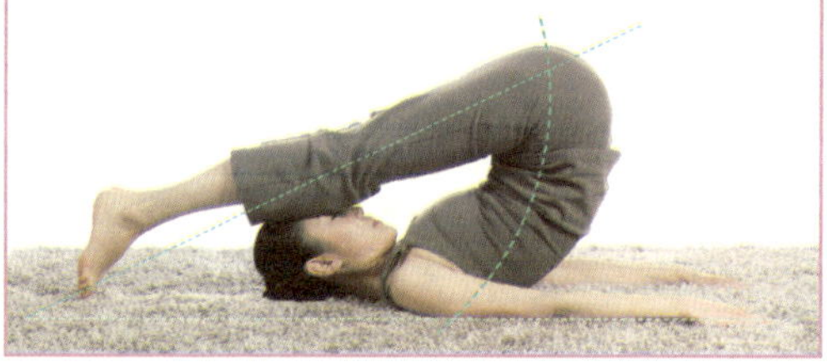

简易式

在练习过程中，应根据身体的情况在任何一个阶段停下来，不可勉强，以免脊椎受伤。初学者和高血压患者可借瑜伽砖或靠垫辅助练习；也可头部朝向墙壁练习，便于双脚借助墙壁稳定姿势；腰腹力量不够的，可用双手撑住腰背，完成练习。

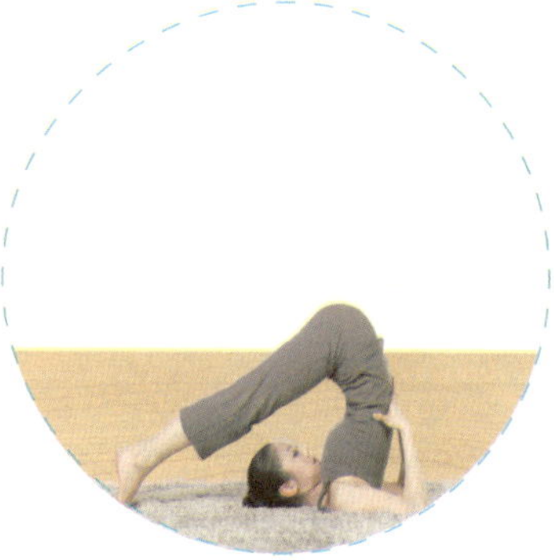

示范图解

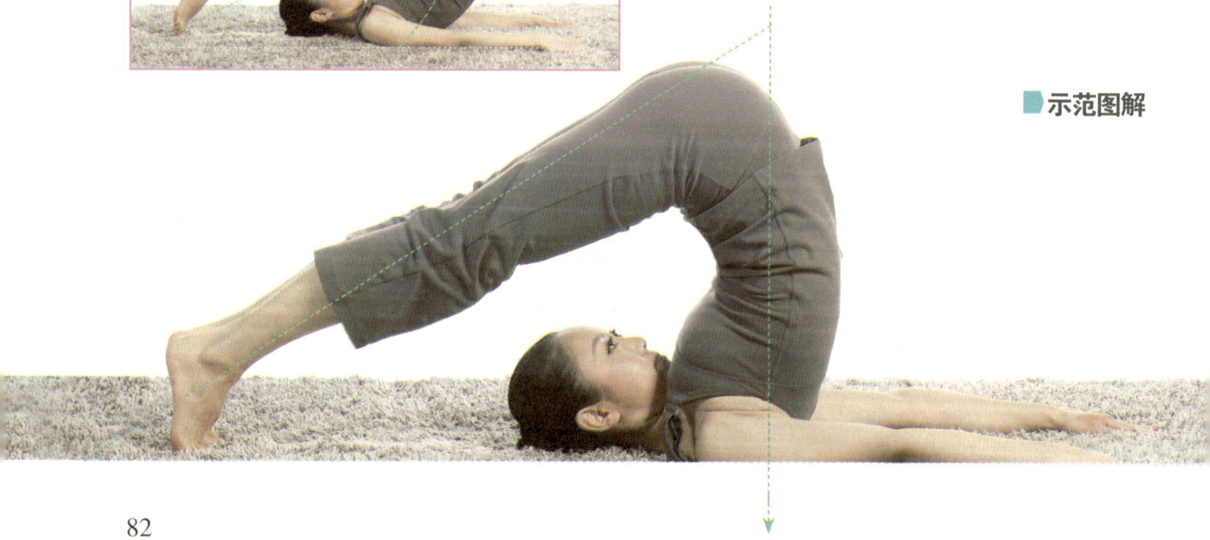

夕阳式

动作图解

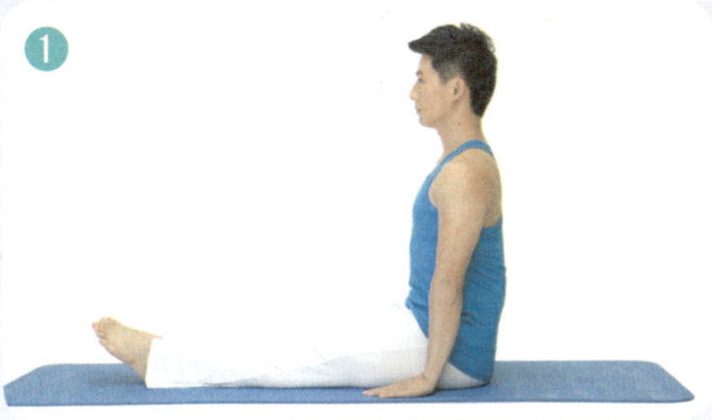

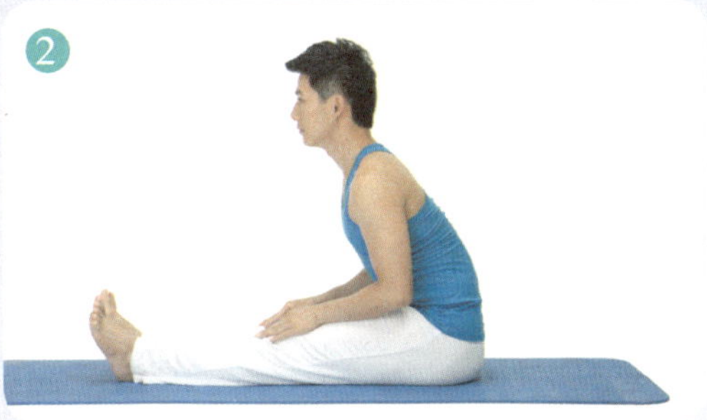

1 呈坐姿，双腿向前伸直，并拢，双臂自然放在身体两侧，腰背部挺直，自然呼吸。

2 吸气时，挺胸，微微弯膝，双臂放在大腿上，掌心贴近膝盖，呼气，上半身慢慢向前倾，腹部靠近大腿，保持腰背部挺直。

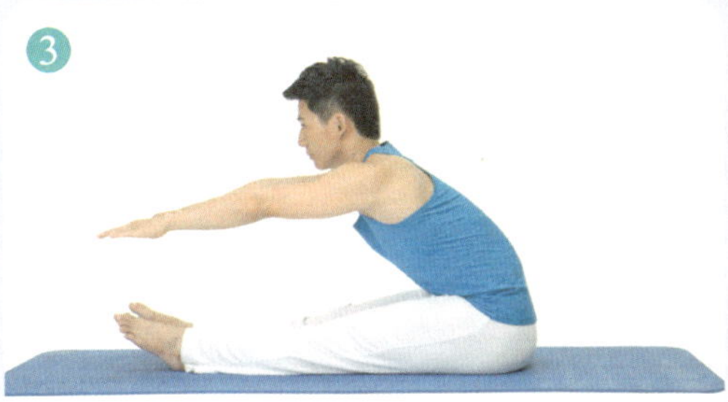

3 吸气，伸直双腿，前倾的身体慢慢抬起，挺直，双手离开双腿，双臂伸直，慢慢自体前抬起，双臂与地面平行。

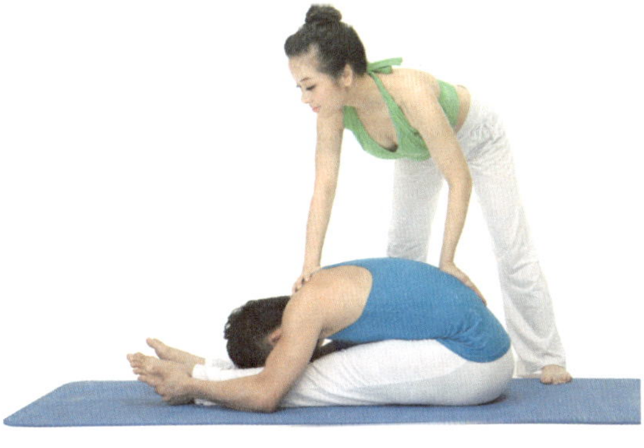

练习技巧

○ 最后一步，上半身身体挺直，胸腹部、头部贴于双腿上，双腿伸直不能弯曲。

○ 注意动作的节奏感和呼吸的协调性，保持身体挺直，腰部不适的人练习此动作时需多加注意，最好避免练习。

健身功效

○ 练习此动作，有助于拉伸腿部和脊柱肌肉，改善身体不适感，还能按摩胸腹部器官，增强消化系统功能，改善便秘、消化不良等情况。

4 呼气，双臂继续向上抬起，直到高举过头顶，双臂贴于耳际，挺胸抬头，脊柱伸直。

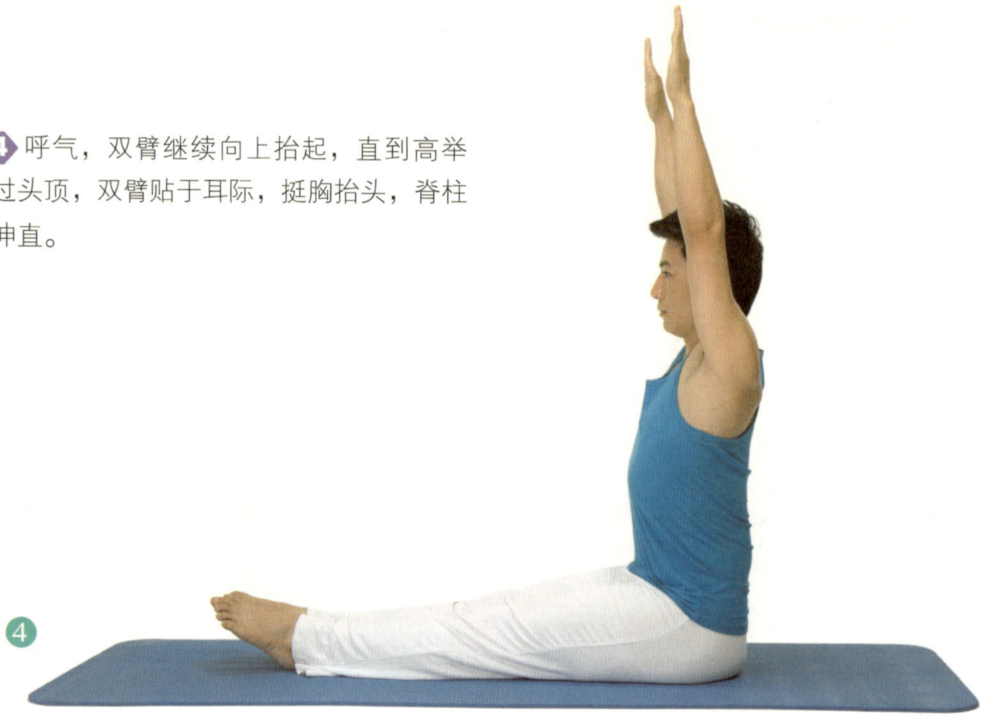

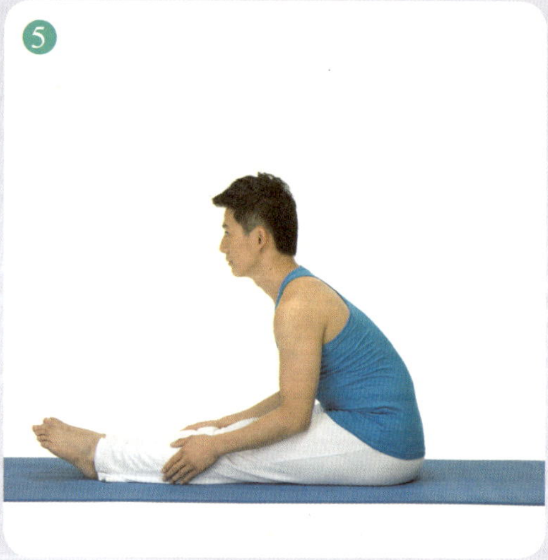

5 吸气，双臂慢慢放下，放在双腿上，上半身慢慢向前向下弯曲，保持腰背部挺直，双腿伸直。

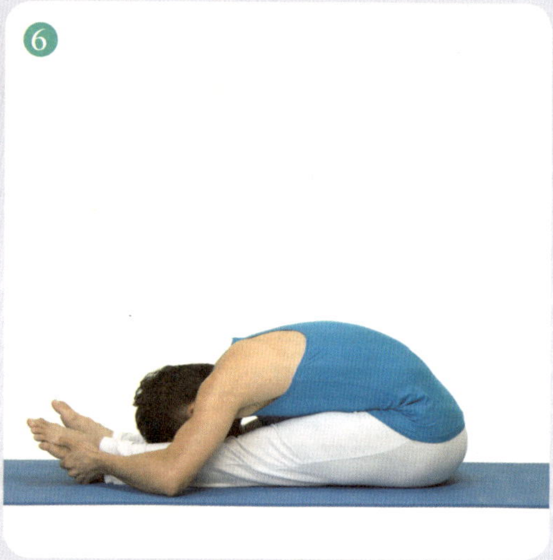

6 呼气，身体继续向前向下压，直到胸部、腹部和头部贴于双腿，双臂放在身体两侧，肘部贴地，双手贴于双脚两侧。保持腿部和腰背部挺直，腿部不能弯曲。调整呼吸，保持此动作数秒钟。

半侧式

动作图解

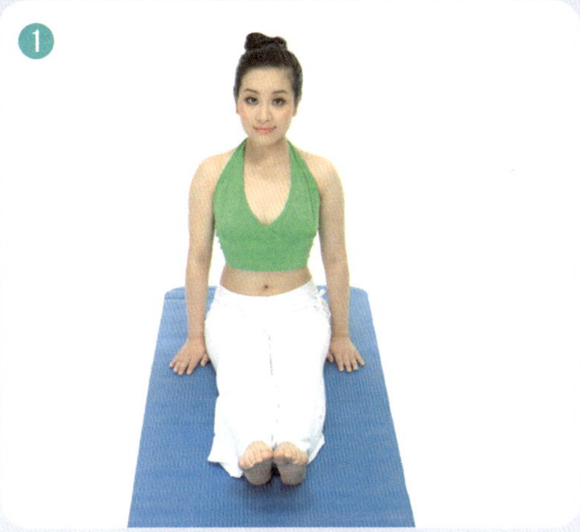

1 坐在瑜伽垫上，双腿向前伸直，双手自然放在身体两侧，腰背部挺直。

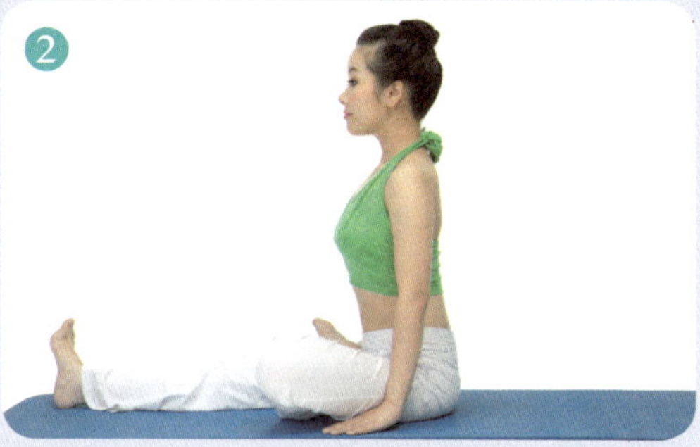

2 吸气，右腿保持伸直，弯曲左膝，把左脚放在右大腿的根部，脚后跟抵住肚脐，脚背贴合右大腿。

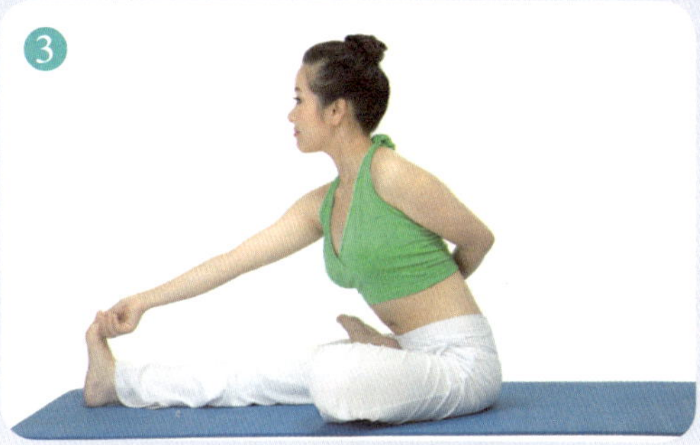

3 呼气，左手弯曲向右侧身后绕去，右手向前，右手拇指、食指和中指抓住右脚大脚趾，右腿始终保持挺直。颈部向右转，双眼注视前方。保持这一姿势数秒钟，换另一侧重复这一动作。

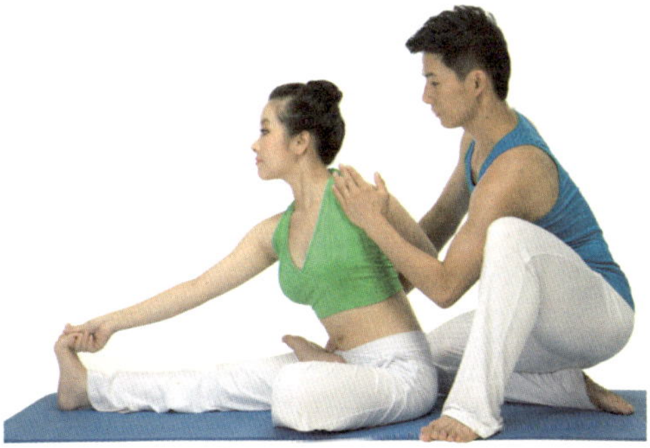

练习技巧

○ 第三步，左手臂尽量绕过腰部，贴近右侧大腿，背部保持伸直，不能弯腰。

○ 吸气时，弯曲一侧腿，呼气时臂部一侧扭转，一侧伸展向前，身体保持挺直。感受肩部的充分伸展及整个脊柱的扭转，背部保持伸展。

健身功效

○ 练习此动作，有助于伸展臂部、腿部和腰部肌肉，改善肌肉僵硬，还有助于柔美线条，而且还能刺激腹部器官，调节内分泌，辅助治疗便秘、消化不良、肩颈疼痛。

向上弓式

动作图解

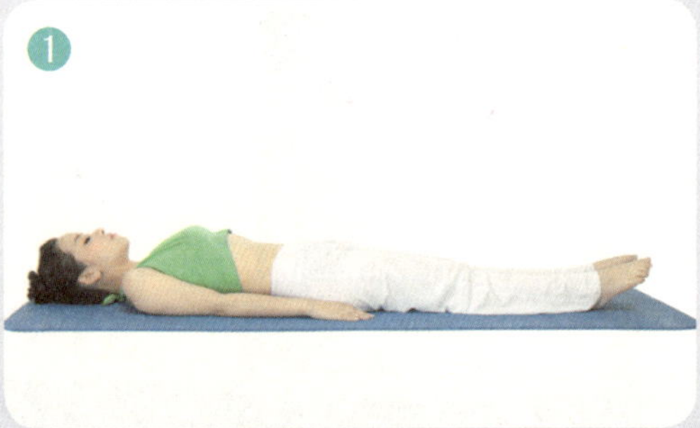

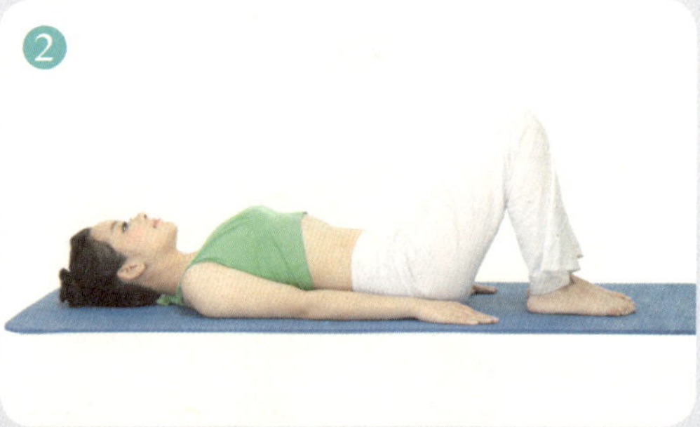

1 呈仰卧的姿势，身体挺直，双腿并拢，双臂自然放在身体两侧。

2 吸气，弯曲弯腿，双脚分开与肩同宽，双手手掌朝下放在臀部两侧。

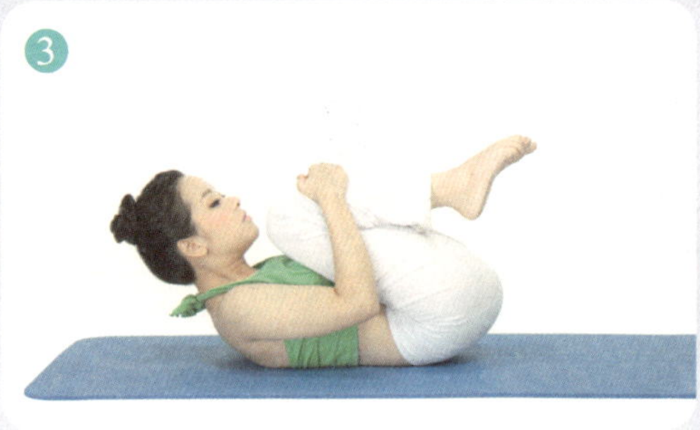

3 腰部和髋部用力，使颈部、背部、腰部、臀部和腿部抬离地面，注意力放在臀部和背部，保持此动作数秒钟。

4 呼气，慢慢依次放下身体，双手抱住弯曲的双膝，身体放松，以腰背部为弧线，进行向前、向后的翻滚动作，注意保持身体平衡。

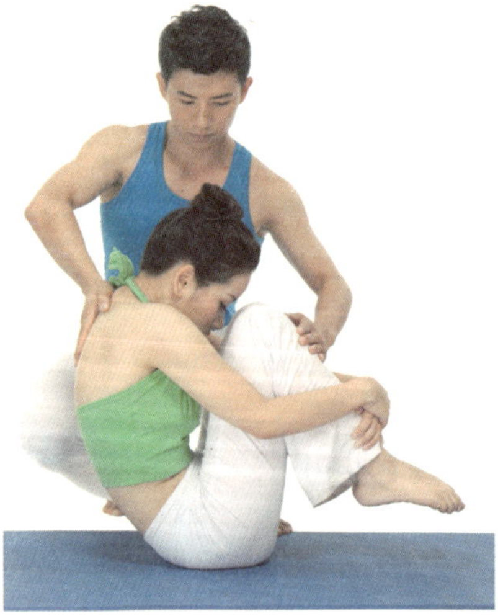

练习技巧

○ 第六步，身体向前向后滚动时，保持身体平衡，不能晃动，背部呈弧线。

○ 吸气时，弯曲双腿，上半身离地，呼气时，腰背部呈弧形，抱住双腿，开始前后滚动，自然呼吸，不能憋气。保持身体平衡。

健身功效

○ 练习此动作，有助于伸展全身肌肉，促进血液循环，改善身体疲劳，放松紧张情绪，而且还能够按摩腹部器官，改善消化不良，还有助于美化线条，还可以减掉多余的脂肪。

腿部卧展式

动作图解

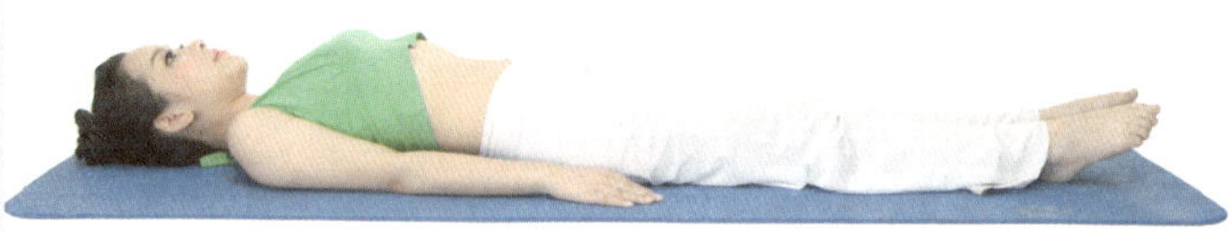

1 仰卧姿势，身体自然放松，身体保持伸直，双臂自然放在身体两侧。

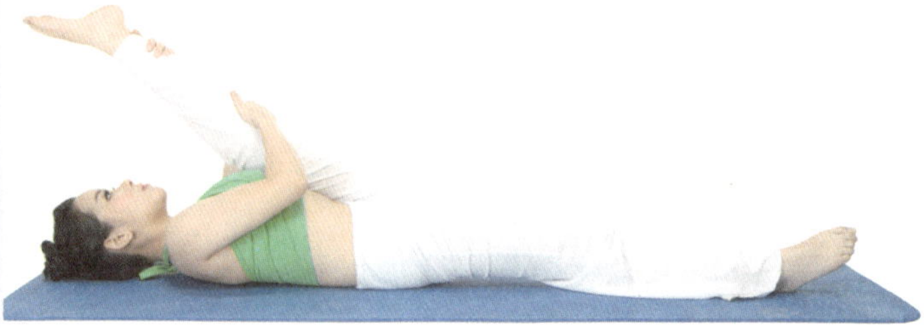

2 吸气，慢慢抬起左腿，尽可能伸直，左手握住左脚踝，右手沿着腿后自大腿按摩至小腿。

练习技巧

○ 第五步，右臂向右伸直，贴于地面，右腿保持伸直，不能弯曲，贴于地面。

○ 做此动作，注意调整呼吸，不能屏住呼吸，充分感觉腿部在无限拉伸，身体放松。

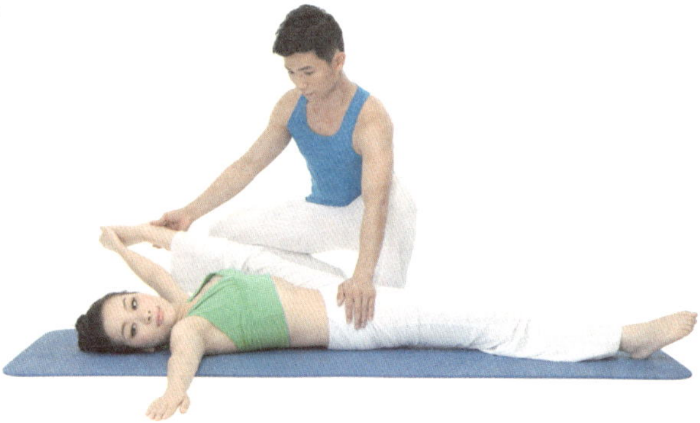

健身功效

○ 练习此动作有助于调整腰背部不适感，对改善坐骨神经痛、腰痛有好处。此外，还能够促进血液循环，锻炼脊柱，刺激胸腹部器官，兴奋消化系统。

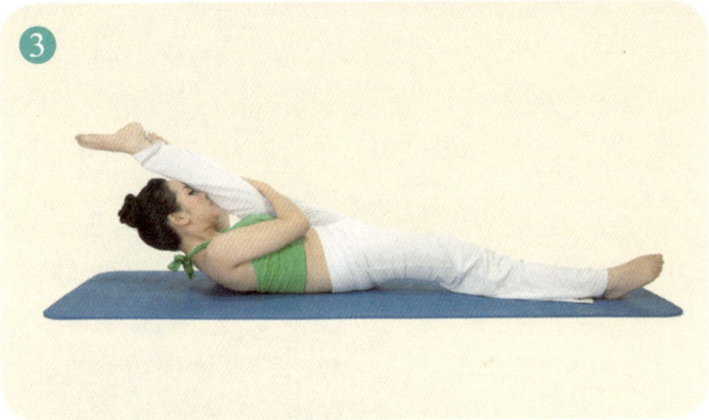

3 双手交叉，握住左脚踝，双腿伸直慢慢向身体方向下压，直至下压到极限，呼气，头部向上抬起，让头部尽量贴近下压的左腿，鼻子和下巴贴近左腿膝盖，腿部继续保持伸直。调整呼吸，保持此动作数秒钟。

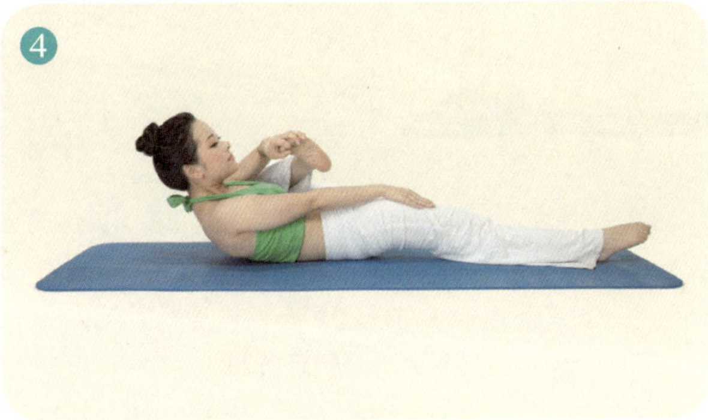

4 呼气，弯曲左膝，弯曲左臂，左手抓住左脚大脚趾，左小腿横放在胸前，右臂伸直放在右腿上，按住右腿，避免右腿弯曲，调整呼吸，保持此动作数秒。

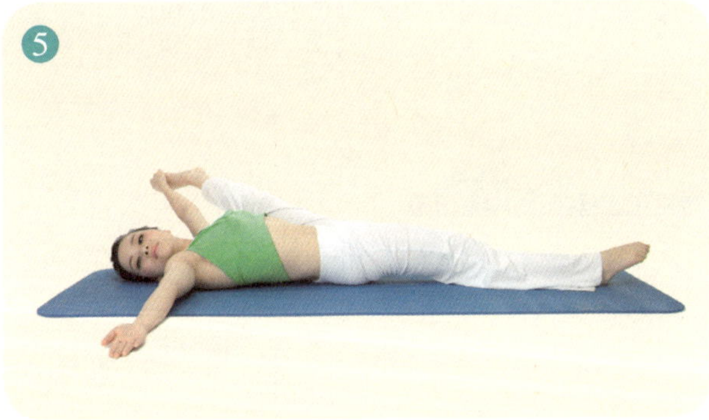

5 吸气，回到第二步，左手拉住左脚大脚趾，带动左腿向左侧伸展，左腿和左臂伸直，右臂向右侧伸展，保持伸直，掌心朝上，头部向右转，眼睛看向右手手指，右腿继续保持伸直，贴于地面，调整呼吸，保持此动作数秒钟。

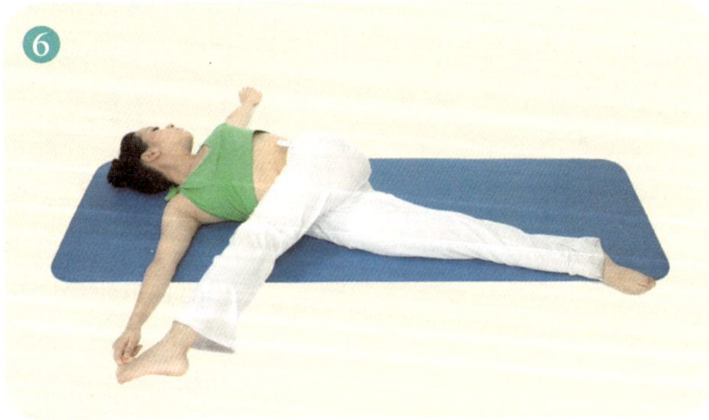

6 吸气，左手继续握住左脚大脚趾，向上抬起左腿，直到与地面垂直，然后抬起右臂，右手向上握住左脚大脚趾，左手放开，左手向下侧平举与左肩同高，贴于地面。呼气，右手带动左腿向右侧地面下拉，头部向左侧转，眼睛注视左侧手指之间，调整呼吸，保持此动作数秒钟。

风箱呼吸法

动作图解

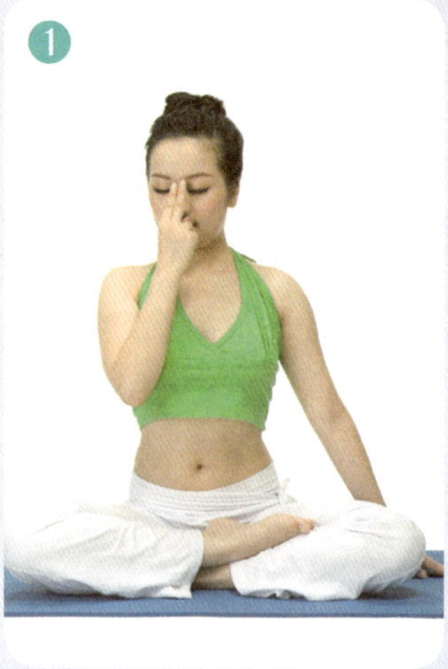

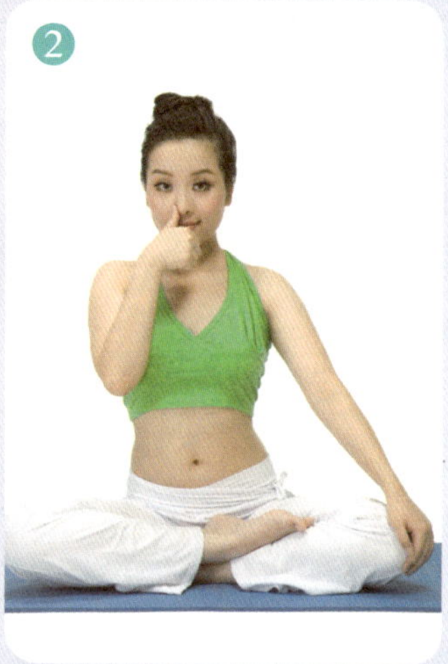

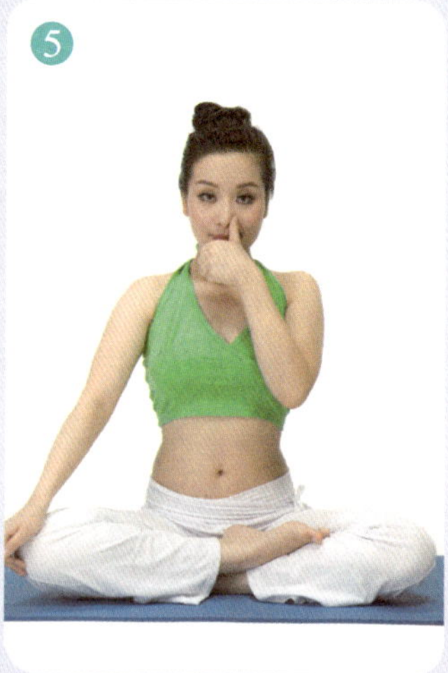

1 呈至善坐的坐姿，慢慢抬起右手，弯曲拇指、无名指、小指，用食指和中指放在前额中央，大拇指放在右侧鼻翼旁，无名指放在左侧鼻翼旁。

2 用大拇指按住右鼻孔，左鼻孔做有节奏的腹式呼吸，速度快一些，连续重复 20 次腹式呼吸。

3 20 次腹式呼吸结束后，第 21 次开始时，左鼻孔用瑜伽呼吸方式吸气，然后屏气，进行内悬息。

4 屏住呼吸 5 秒钟左右后，缓缓解开收束式，用喉部呼吸法，双臂有控制地呼吸。

5 换另一侧鼻孔重复做上述的呼吸动作。

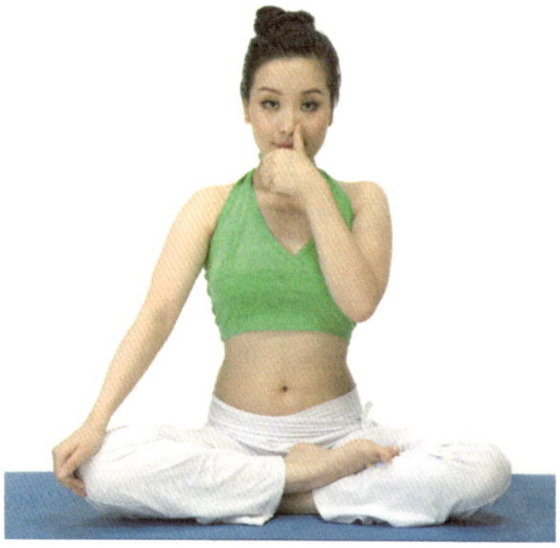

练习技巧

○ 在进行此呼吸动作时，需要充分感受一下鼻子呼吸的状态。

○ 做此动作，注意两鼻孔分别呼吸，注意呼吸和动作要领。

健身功效

○ 练习此动作，有助于调养肝、脾、肺、胰脏器官，增强肺活量和腹部肌肉，调节消化系统，净化身体，排除身体毒素，进而减轻体重，调节神经系统，放松身心。

第六章 活络筋骨，锻炼身体平衡

站立侧拉腿式

动作图解

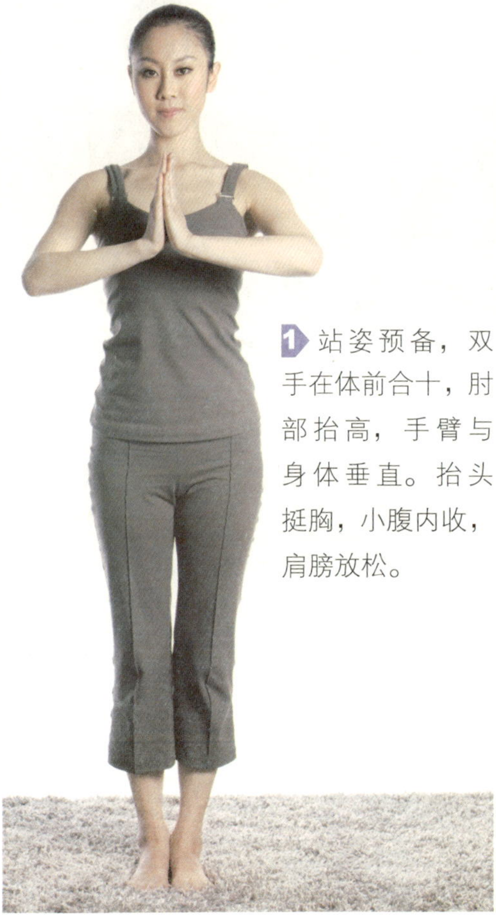

1 站姿预备，双手在体前合十，肘部抬高，手臂与身体垂直。抬头挺胸，小腹内收，肩膀放松。

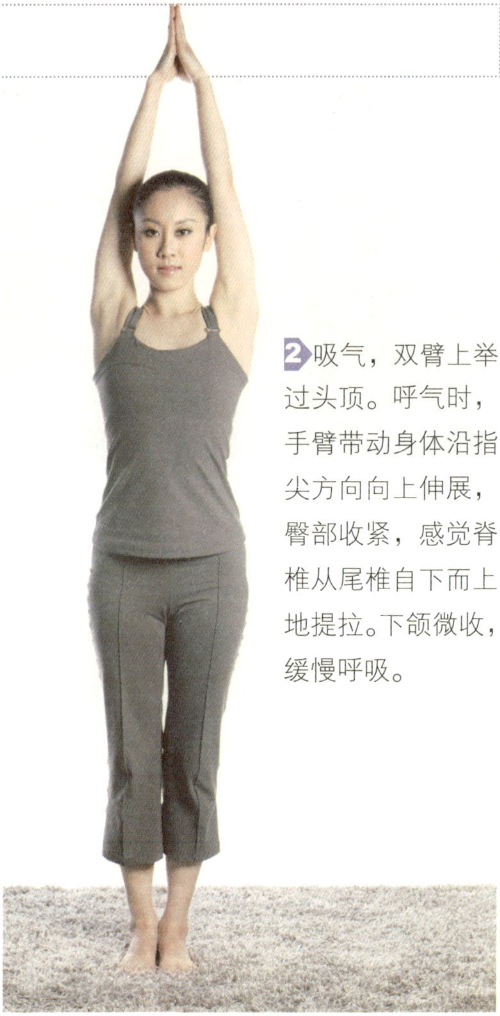

2 吸气，双臂上举过头顶。呼气时，手臂带动身体沿指尖方向向上伸展，臀部收紧，感觉脊椎从尾椎自下而上地提拉。下颌微收，缓慢呼吸。

健身功效

侧拉腿的动作可以同时锻炼大腿内外侧肌群及臀肌，并有助于增加骨盆与大腿关节的灵活性，使其更柔韧、有力，打造笔直的双腿；手臂向上伸直可以促进身体侧面淋巴循环，加快这一部位脂肪的消耗。此体式对身体的稳定性要求较高，长期练习这个体式，可以增强身体的平衡力和控制力，使身体各个部位更均衡地发展。

练习技巧

练习此式时，要注意保持好身体的平衡；肩部放松，手臂带动身体向上延伸，会减轻对膝盖和脚掌的压力；大腿尽量抬高，拉伸至大腿内侧肌肉有微酸感的程度，保持身体稳定；脊椎伸直，不要前倾或者后仰，从侧面看，身体处在一个平面。

3 吸气，重心转移到左脚，向侧面抬高右腿，平衡后，呼气。身体保持正位，肩膀放松，朝前打开，双眼目视前方。

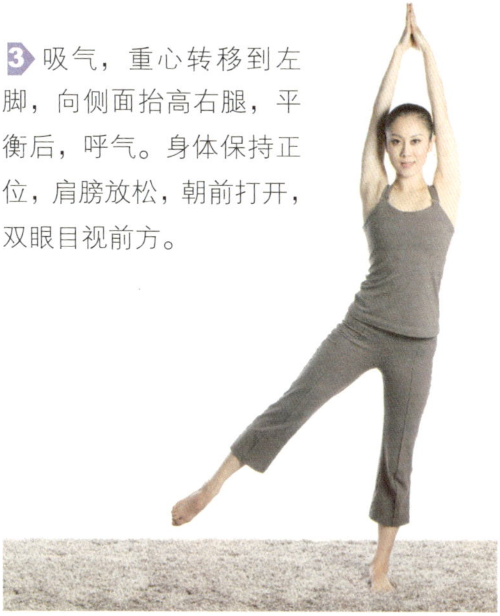

4 吸气，脚尖绷直；吐气，右腿再次往外打开，抬高到极限，膝盖不要弯曲。保持姿势，吸气，体会大腿外侧肌肉的延伸。收回时，先缓慢收回右腿，再自身体两侧放落两臂，换腿练习。

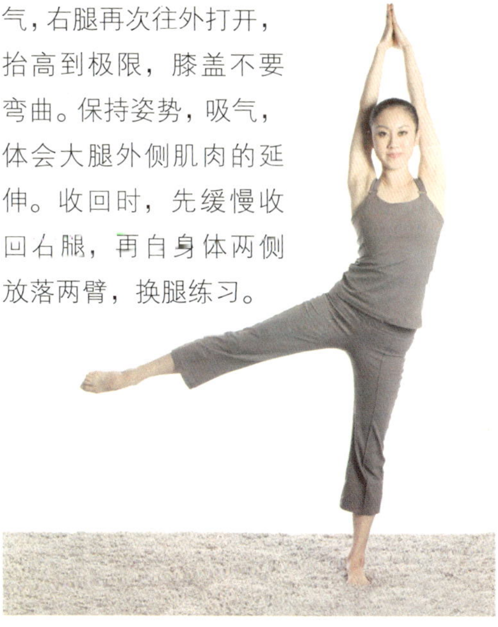

错误体式示例

练习时，脊椎侧弯或者前后倾斜，都会让练习者很容易失去平衡，拉伤两侧侧腰的肌肉，感到肩颈酸痛。

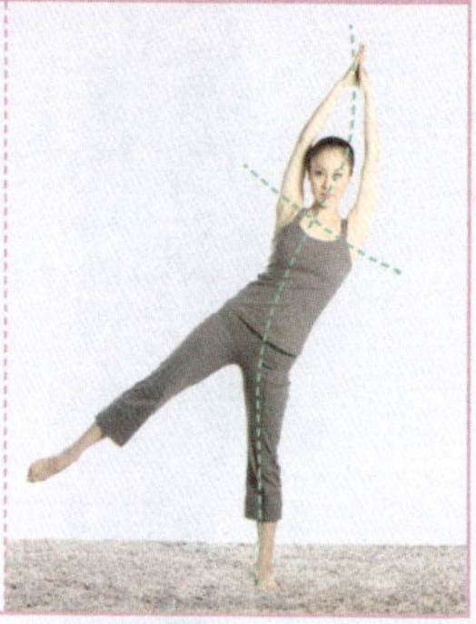

示范图解

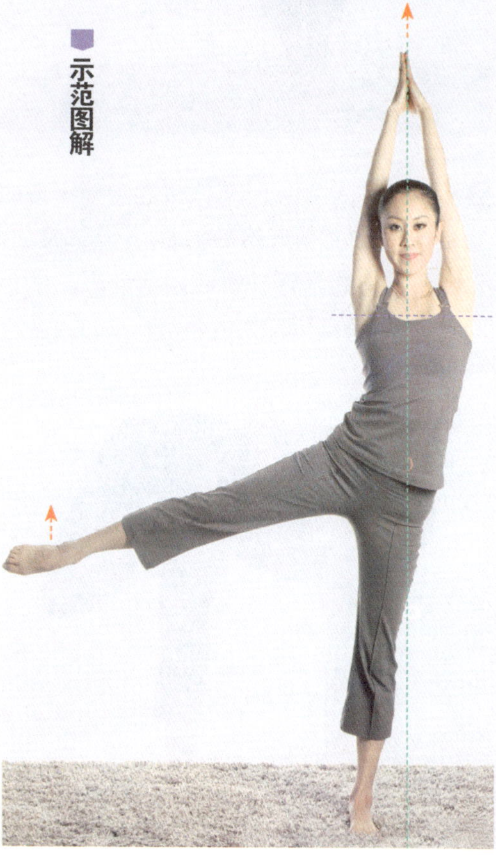

半莲花站立前屈式

动作图解

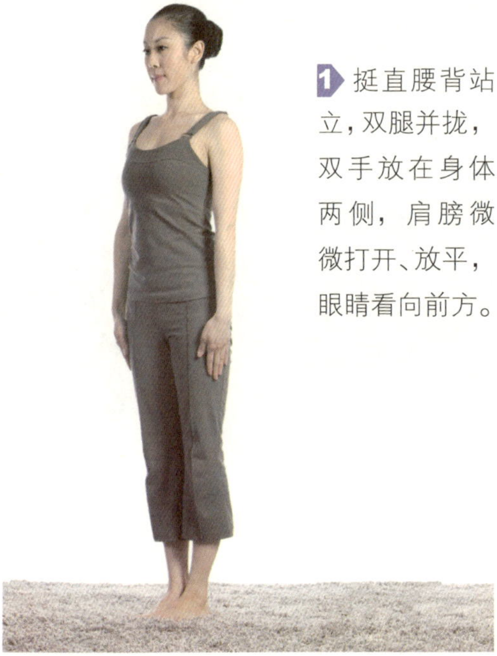

1 挺直腰背站立，双腿并拢，双手放在身体两侧，肩膀微微打开、放平，眼睛看向前方。

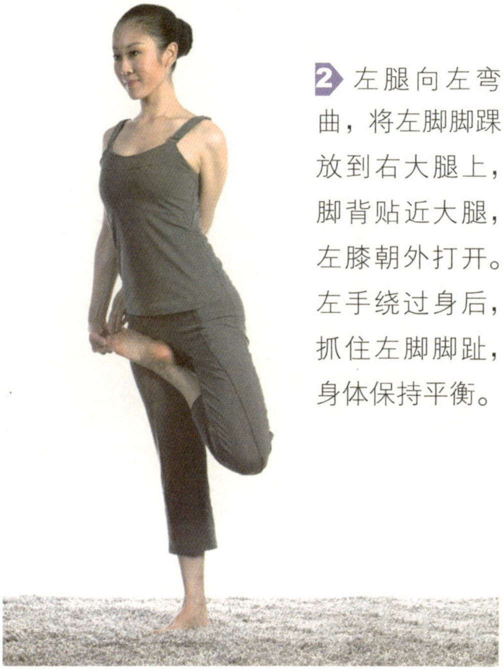

2 左腿向左弯曲，将左脚脚踝放到右大腿上，脚背贴近大腿，左膝朝外打开。左手绕过身后，抓住左脚脚趾，身体保持平衡。

3 深深吸气，呼气时身体有控制地缓慢向前屈，右手碰到前方的垫子后，停留保持住，右腿不要弯曲，脊柱也应向前伸展。保持3~5次呼吸的时间。

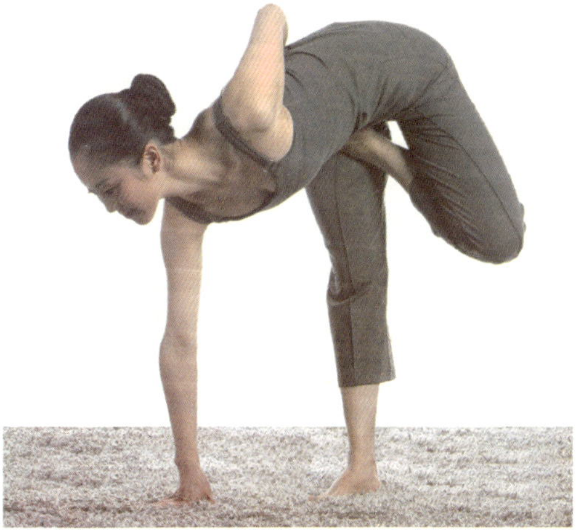

4 再次呼气时，身体进一步向前弯曲，低头，使胸口尽量向大腿靠近，保持两次呼吸的时间。吸气时，上身缓慢抬起，回复到基础站姿，换边重复练习。

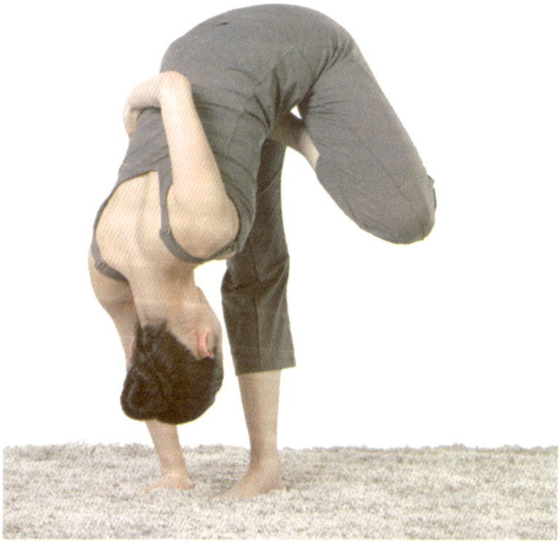

练习技巧

此体式对身体的平衡性要求较高，练习过程中一定要保持动作的协调性，俯身下屈时，右腿支撑着全身的重量，注意不要左右晃动；左腿贴近大腿根部和腹部，膝盖朝外打开，帮助保持平衡的同时，伸展大腿内侧肌肉；头颈部不要下垂，和脊椎在同一直线上，保持身体的控制力。

健身功效

此体式对全身的关节都有很好的伸展效果，尤其是膝关节、踝关节和肩关节，能预防膝关节僵硬；能有效消除膝盖周围的赘肉，拉长腿部的比例；抬起的腿紧贴大腿根部和腹部，在深呼吸时，能有效按摩内脏器官，温暖腹部。

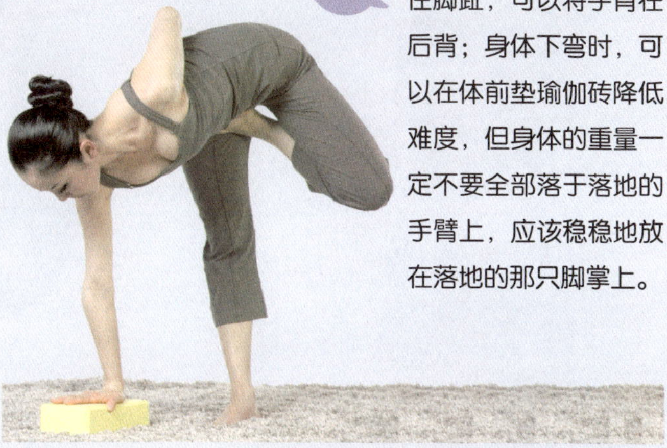

简易式

若手无法从背后绕过抓住脚趾，可以将手背在后背；身体下弯时，可以在体前垫瑜伽砖降低难度，但身体的重量一定不要全部落于落地的手臂上，应该稳稳地放在落地的那只脚掌上。

示范图解

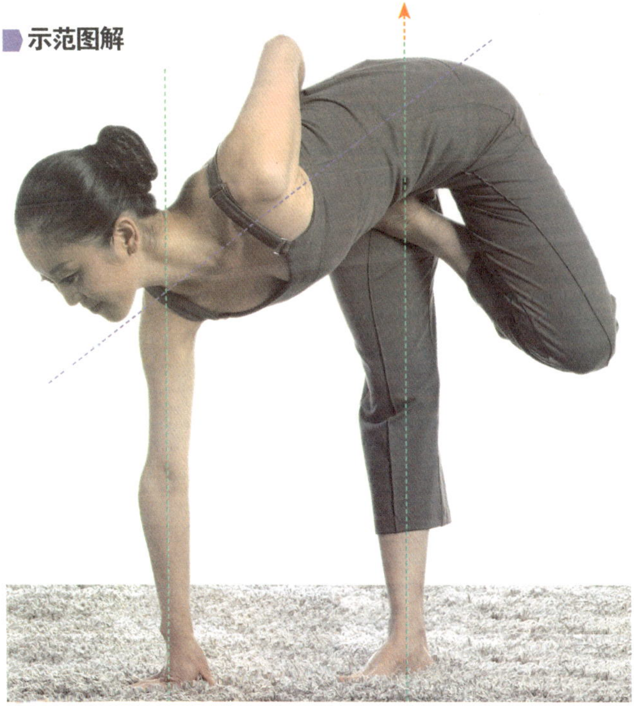

错误体式示例

抬起的那只脚，应该紧贴大腿根部，这样才可以保持身体的平衡，减轻站立的腿所承受的压力。错误的姿势很容易使练习者身体失去平衡，造成腿部、膝盖或背部的伤害。

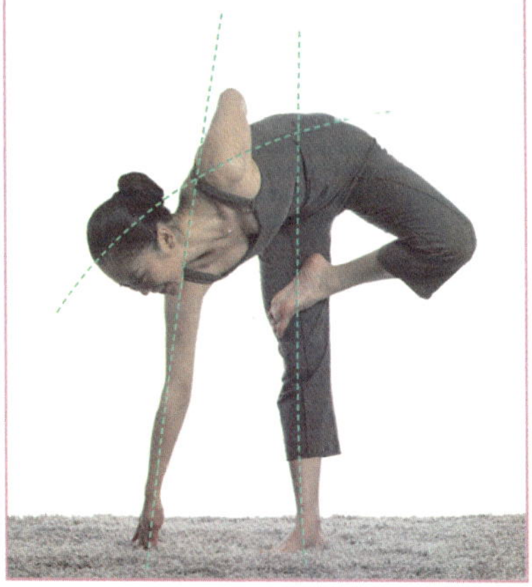

手抓脚单腿站立伸展式

动作图解

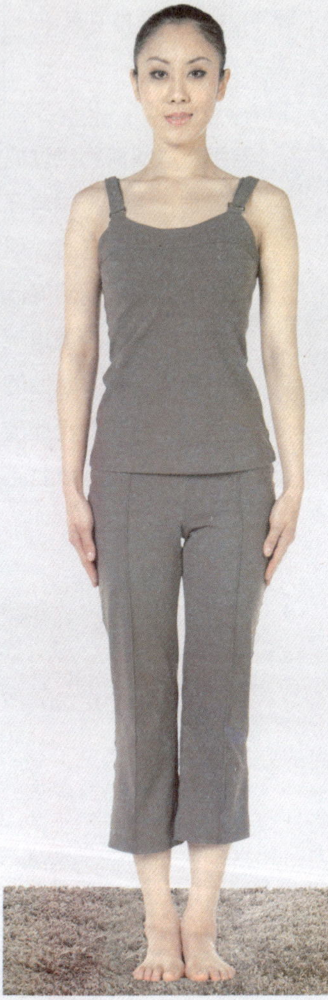

1 站姿，重心均匀分布在双脚上，双手自然垂落在体侧，抬头挺胸，小腹内收，肩膀放松。

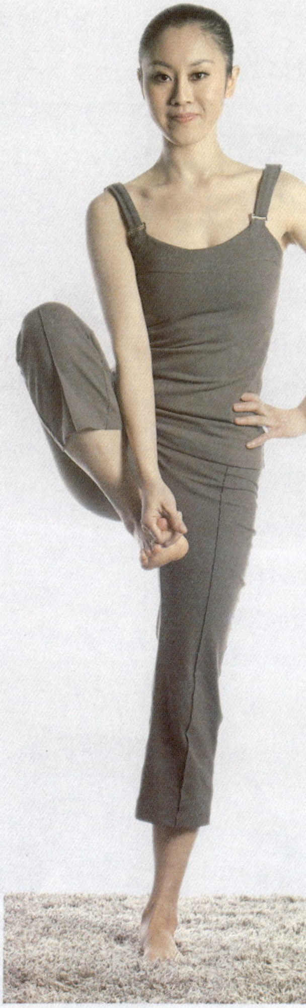

2 吸气，左手叉腰，屈右膝，右手去抓右脚脚趾，抬高右腿。

练习技巧

整个体式中，都要脊椎伸展向上，保持垂直地面；腿向正前方伸展或伸直，脚尖尽量勾起；身体的重心在支撑脚上，不要左右摇摆，否则很容易引起拉伤或扭伤；左右髋关节应摆正，以帮助保持身体平衡；练习时，可以用腹式呼吸，感受内脏器官得到滋养。初学者可以用带子或用背靠墙帮助练习，身体一定要保持正位，待练习熟练后，再尝试做更大的拉伸。

3 呼气，抓住右腿向侧面打开伸直，伸展右腿，脊椎伸展向上，髋关节摆正，保持两次呼吸的时间。练习熟练者可以将右腿再拉高靠近身体。吸气时缓慢放下右腿，恢复到站姿，再换边练习。

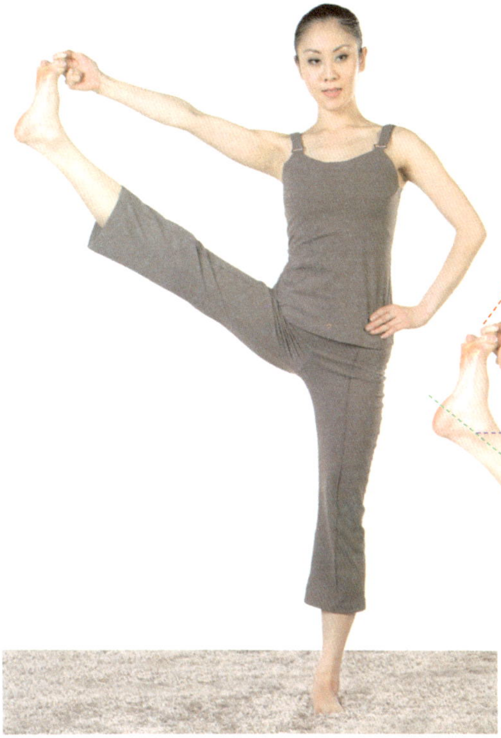

错误体式示例

脊椎弯曲，髋部不平，会让练习者很快感到肩部疲劳、腿部酸痛，失去身体的平衡。长久练习错误的体式，可能引起腹部、腿部肌肉拉伤和肩周、腰椎疾病，同时也会伤害到初学者的信心。

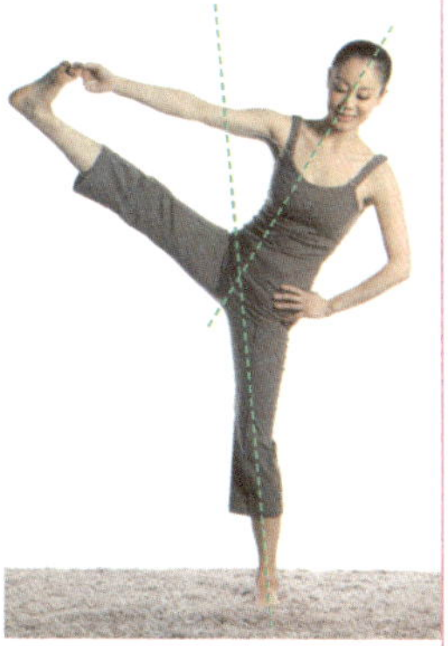

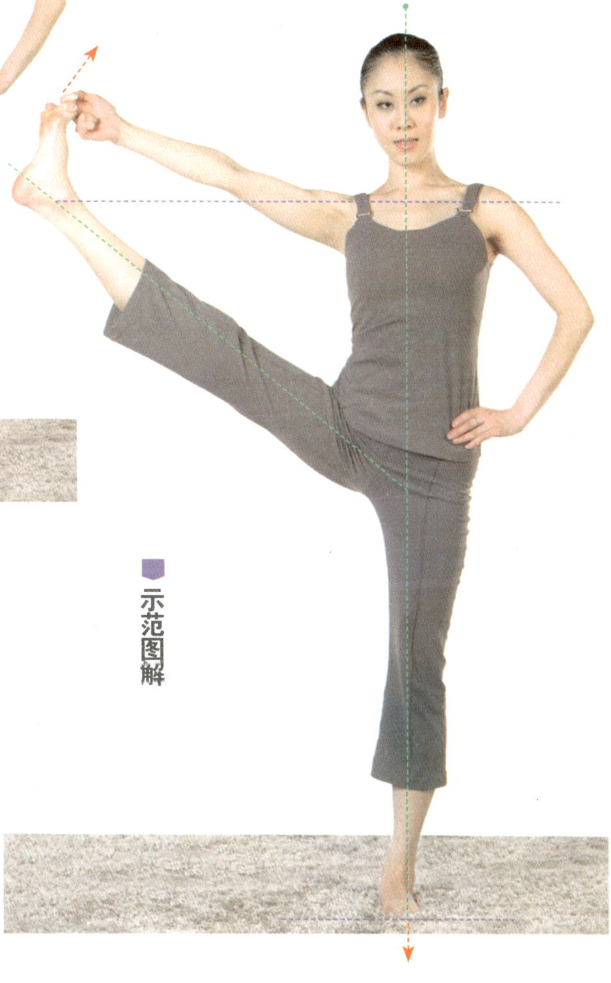

示范图解

健身功效

练习此式，可以增强身体的平衡能力和控制能力；向上拉伸的动作能增强腿部力量和腰腹部力量，帮助拉伸腿部后侧线条，纤细大腿。

半月式

动作图解

1 站姿，两腿分开大约两个肩宽，脚尖指向前方。吸气，肩膀放松、放平，手臂侧平举，感觉手臂向身体两方延伸。

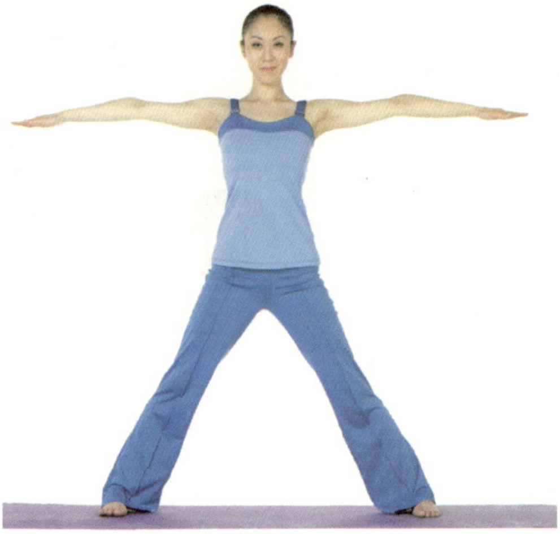

2 右脚外转 90°，左脚微微内转，右脚后跟与左脚弓在同一直线上，双腿充分伸直。呼气，右膝弯曲成 90°，右手放在右脚前方 20 厘米的位置，左手放在髋部，眼睛看向右手指尖，腹部贴近大腿。

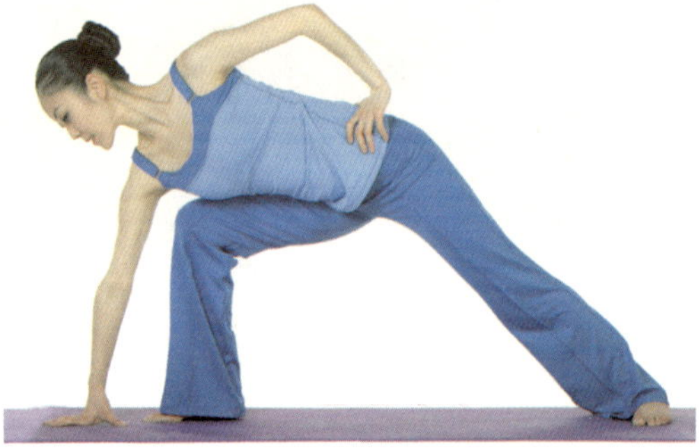

3 吸气，左臂用力向上伸直，左腿向上抬起并伸直，重心移往右脚右手上。保持 3~5 次呼吸的时间。左手放在髋部，呼气，右膝弯曲，左腿慢慢放下，双手放在髋部，收回姿势。调整呼吸后，换边重复练习以上动作。

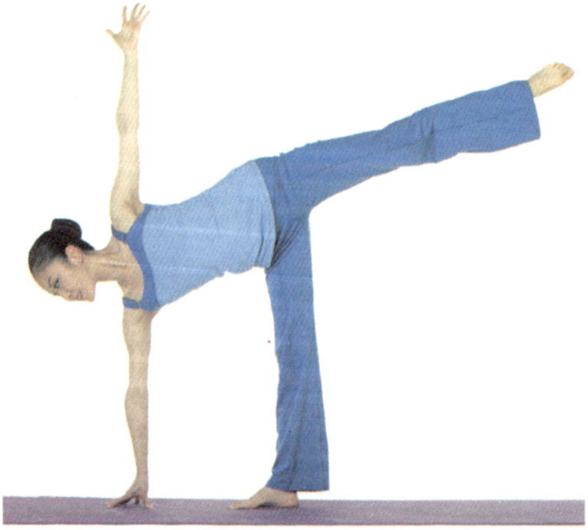

简易式

身体弯曲太过便不能保持平衡的练习者，可以借助瑜伽砖的帮助来完成此体式。在地上放置好瑜伽砖，原本触地的手扶住砖块，另一只手放在髋部，可以有效地让身体处在平衡的状态。

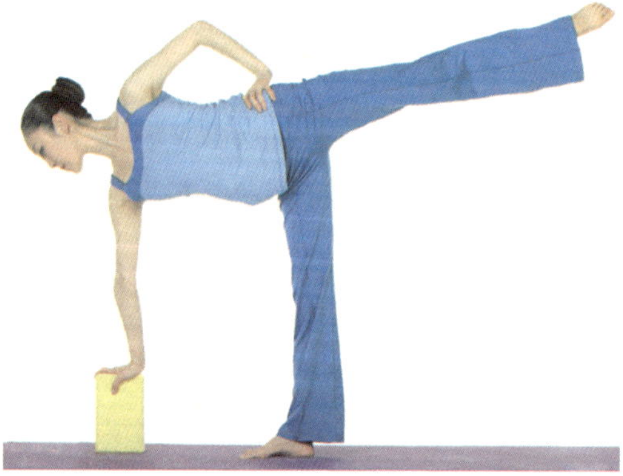

健身功效

拉伸脊柱和下背部；强化足弓、脚腕、膝部和大腿的力量；舒展腘绳肌腱，加强腿部后侧的韧性；舒展胸部与髋部；缓解生理期不适和坐骨神经痛；提高平衡性和协调性，改善循环系统的功能。

错误体式示例

图中的身体由于过于前倾，使双臂失去了正位，不再朝两边延伸，也使肩部没有完全向外扩张，致使头颈部血液循环不畅。错误姿势保持时间过长会让练习者感觉头晕；撑地的腿弯曲，也容易使身体无法保持平衡。

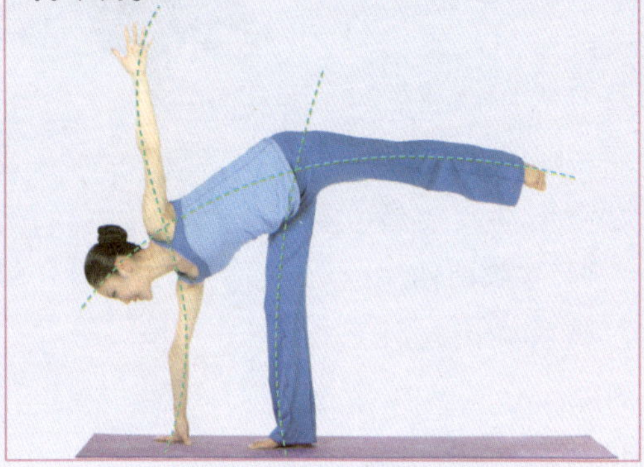

示范图解

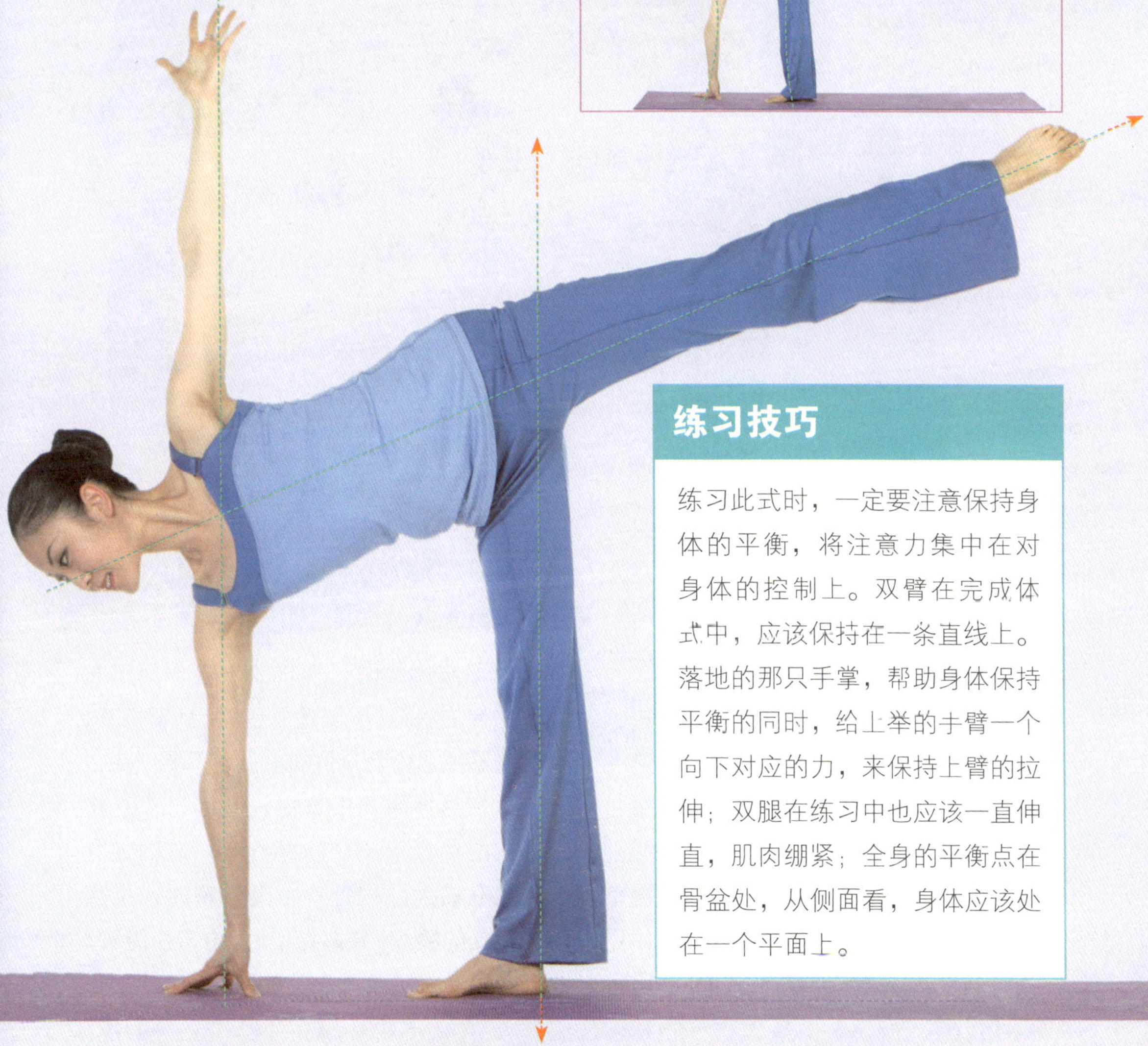

练习技巧

练习此式时，一定要注意保持身体的平衡，将注意力集中在对身体的控制上。双臂在完成体式中，应该保持在一条直线上。落地的那只手掌，帮助身体保持平衡的同时，给上举的手臂一个向下对应的力，来保持上臂的拉伸；双腿在练习中也应该一直伸直，肌肉绷紧；全身的平衡点在骨盆处，从侧面看，身体应该处在一个平面上。

脚尖式

动作图解

1 山式站立准备，吸气，重心移到右脚掌上，用右腿保持平衡，左膝弯曲，抬起左脚，左膝外伸，左脚后跟抬向肚脐处。

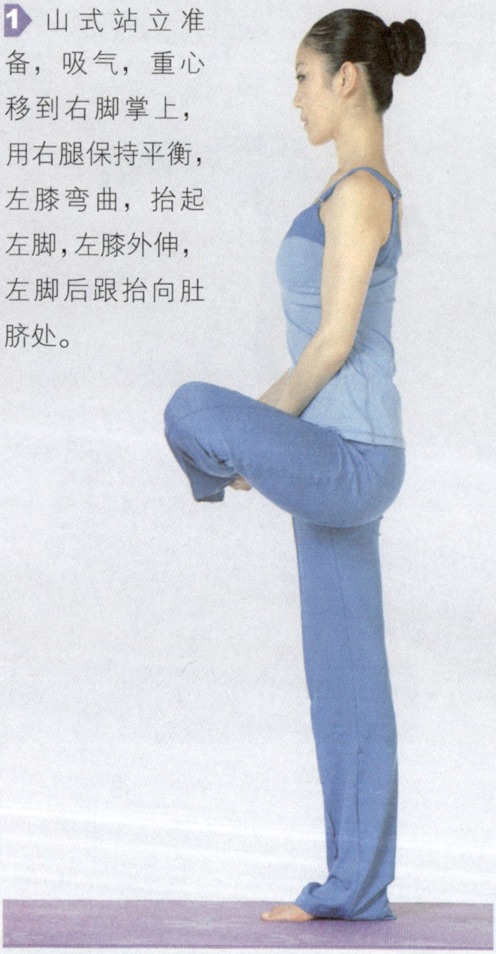

2 将右大腿后挺，左脚放在右大腿上方的腹股沟处，左脚趾紧贴在右大腿上。呼气，右脚掌紧贴地面，弯腰，上身缓缓前倾，双手撑地，保持腿部平直站立。

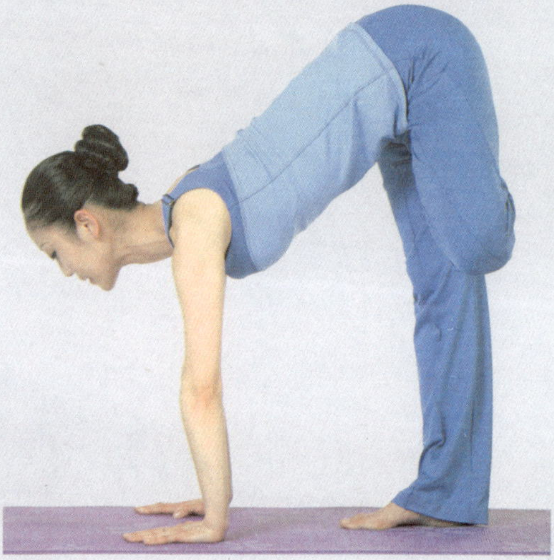

健身功效

强化足弓、脚腕、小腿和大腿的力量，提升身体的平衡能力；舒展胸部、肩部、大腿和髋部，拉伸脊椎，使身体变得更灵活。此外，还能改善消化系统和循环系统的功能；缓解坐骨神经痛症状。

练习技巧

练习此体式时，脊柱要一直保持笔直平伸的状态，不要弯腰驼背；肩部打开，收紧手臂内侧；目视前方，不要低头，保持身体平衡；弯曲左腿时，双手将左腿尽量抬高，髋部打开，左脚脚背贴在右大腿根部；上身前弯时，挺直站立的腿，待身体稳定后，再弯曲踮脚，吸气，保持身体脊柱的延伸。

3 双手保持身体平衡，右腿弯曲，坐在右脚后跟上，右脚后跟抬起靠近会阴处，吸气，腰背挺直朝前延伸。保持 5~8 次呼吸的时间。还原成山式，换腿练习。

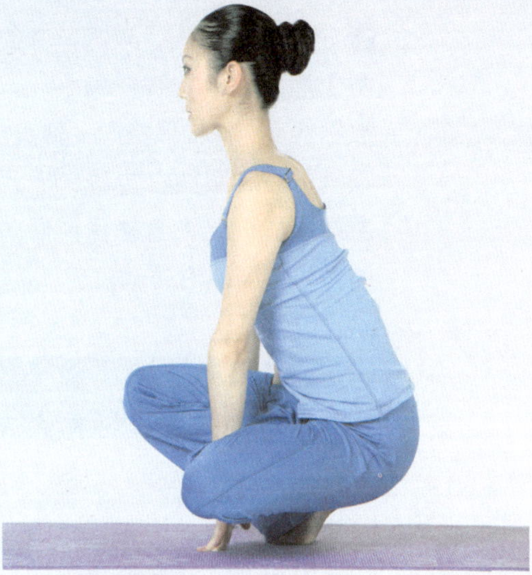

错误体式示例

练习时，由于腿部韧性不够，会容易出现站立的腿部不能伸直，弯曲的腿部无法打开，脊柱不在垂直地面的直线上的状况发生。再加上肩部左右歪斜，驼背弯腰，都容易发生摔倒，使脊椎扭伤的现象。

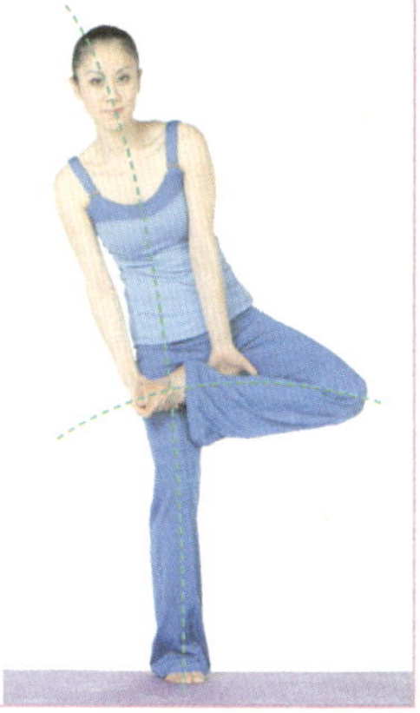

示范图解

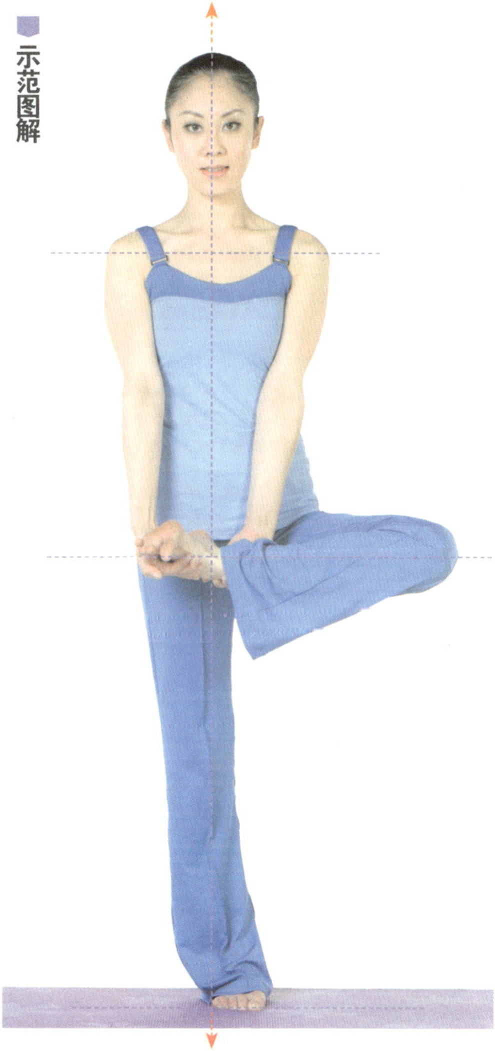

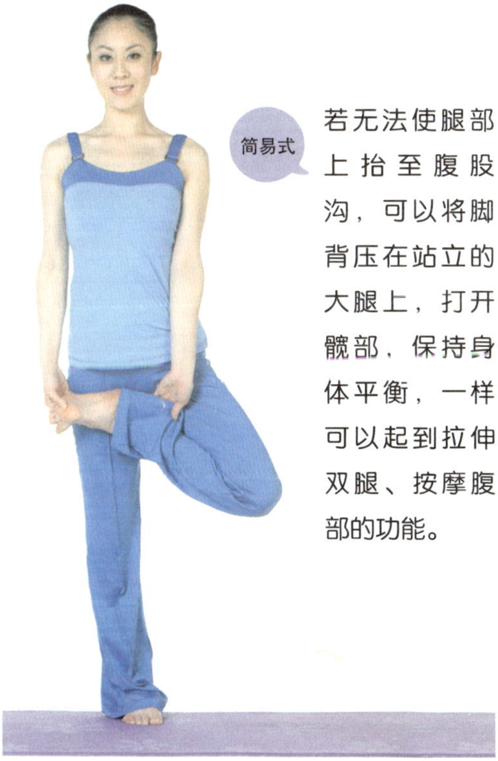

简易式

若无法使腿部上抬至腹股沟，可以将脚背压在站立的大腿上，打开髋部，保持身体平衡，一样可以起到拉伸双腿、按摩腹部的功能。

战士三式

动作图解

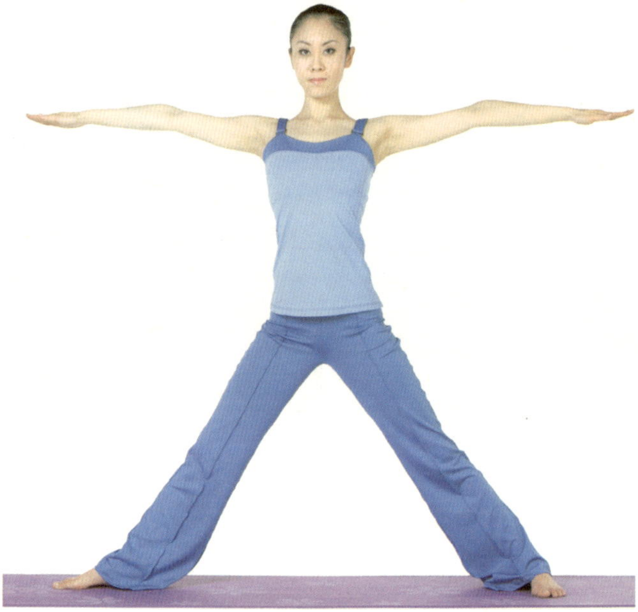

1 正立在垫子上，双脚打开约两个肩宽，双臂在体侧平伸，放平双肩，脊椎保持向上伸直。吸气，右脚跟往右转动 90°，左脚稍向内转，身体保持面向前方，不要左右转动。

健身功效

强化双脚、脚腕、小腿、膝部和大腿的力量，增强肌肉耐力，同时也修饰了身体各个部分的线条，使身体更匀称、更纤长；增强循环系统的功能；提高身体的平衡控制能力；舒展髋部，纠正各种不正确姿势，使身体变得更轻盈。

2 身体转向右侧，双臂向头顶上方延伸，掌心相对。呼气，弯曲右腿，上身在保持伸直的状态下缓慢前倾。左脚脚尖点地，左脚跟微微上抬，让双臂、颈部、背部、腿部都处在一条直线上。保持 2~3 次呼吸的时间。

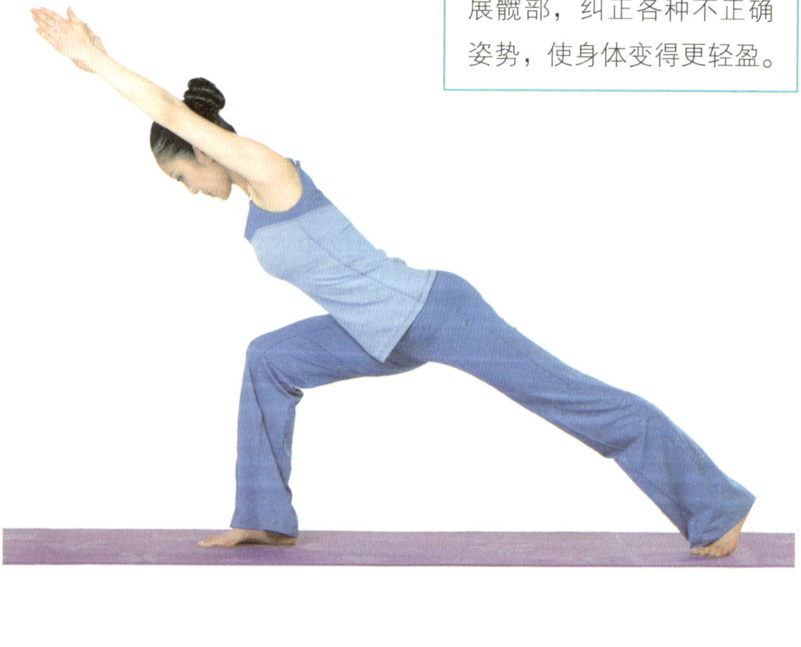

练习技巧

练习此式的重点在充分拉伸腿部肌肉后，控制好身体的平衡，让身体在水平线上得到有效的放松伸展。后腿离地前，腹部紧贴前腿，双臂保持贴耳伸直，腿部肌肉保持伸直；伸直前腿时，动作一定要缓慢稳定，后腿向后伸直不要弯曲，脚尖内勾，有一定紧张感；注意力集中在骨盆中间，臀部两侧也同样处在水平线上，不要一高一低。

3 吸气，将身体重量转移到右脚脚掌上。呼气，伸直右膝，抬高左腿，双臂朝体前延伸，以骨盆为中心，保持身体水平延展，凝视地面。停留5~8次呼吸的时间，缓慢收回身体，换腿重复练习。

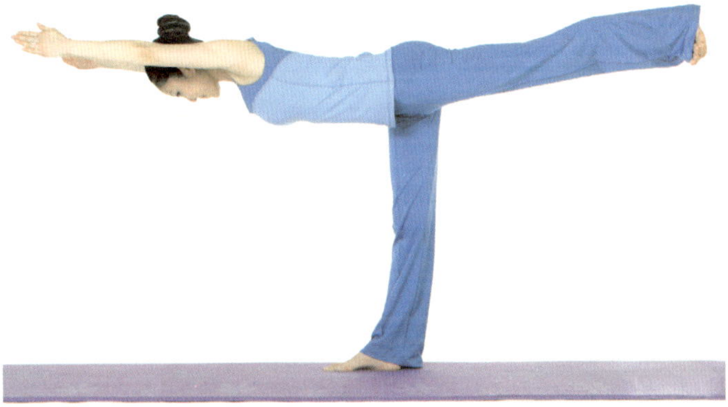

错误体式示例

在错误的示例中，我们可以看到身体的各个部位都失去了正确的位置，没有在水平线上得到舒展延伸。手臂、背部、髋部、腿部都在勉强支撑，前后左右都不稳定，这样的错误姿势很容易让人摔倒。

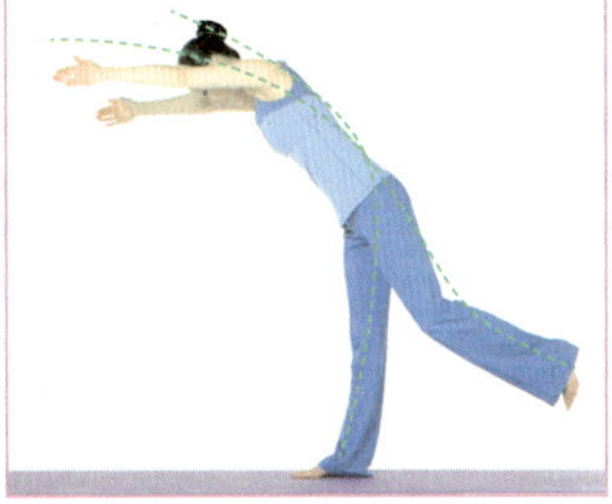

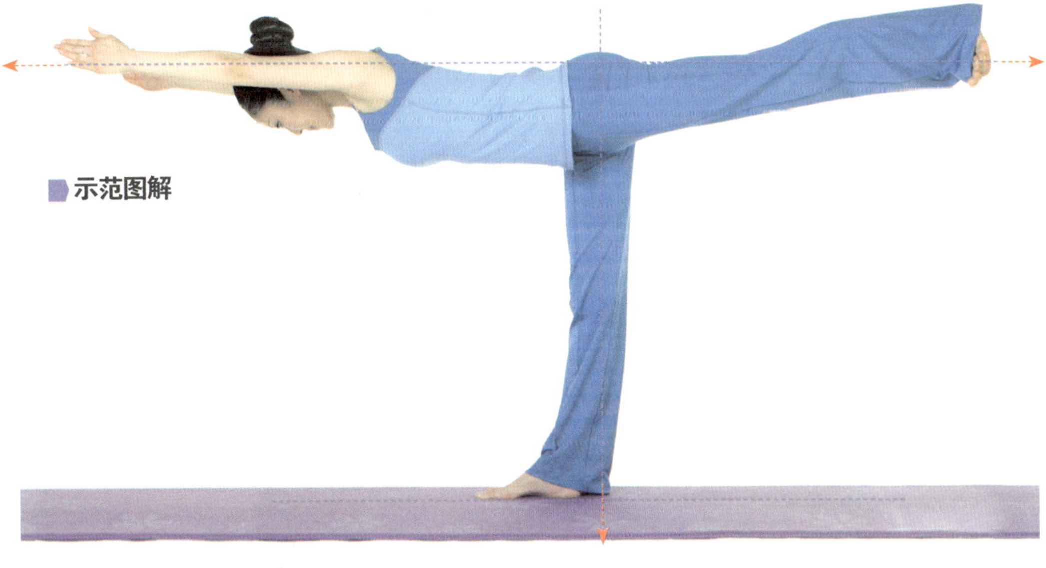

示范图解

简易扭拧式

动作图解

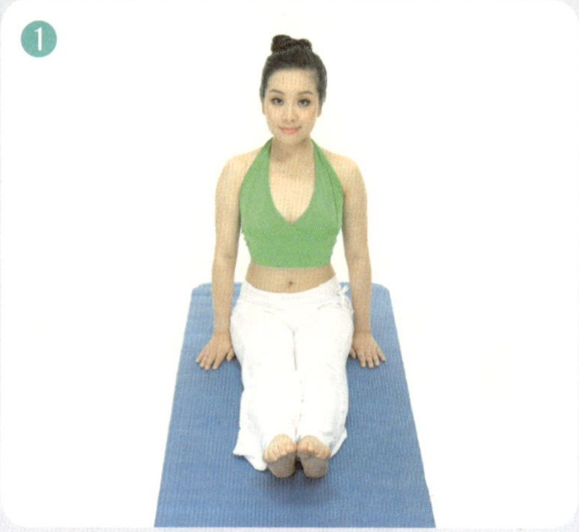

1 呈坐姿，背部挺直，双腿并拢，向前伸直，双手自然伸直放在身体两侧。

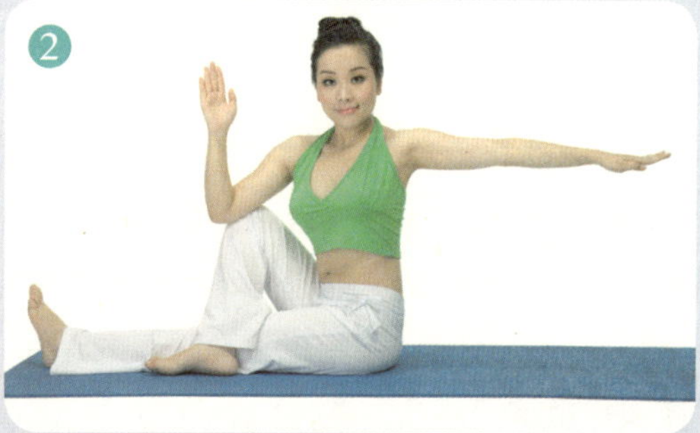

2 吸气，弯曲右腿，右腿跨过左腿，上半身向左转，左臂抬起随着身体向左伸直，眼睛看向前，右臂弯曲，右肘顶在右膝的外侧。

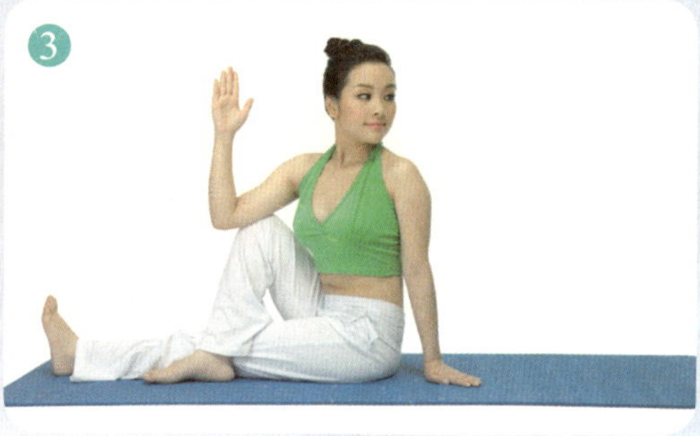

3 呼气，上半身继续向左后方推送至极限，眼睛随着身体动，左手手臂放下伸直，手掌撑地，右臂和双腿姿势不变，身体和地面保持垂直，保持这一动作数秒钟。调整呼吸，换另一侧重复练习此动作。

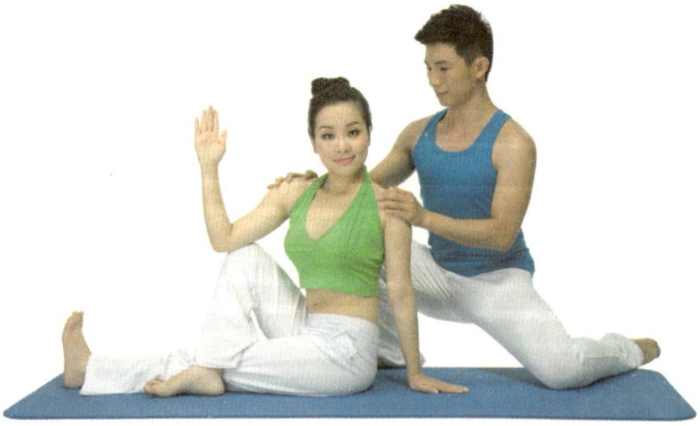

练习技巧

○ 第三步，身体与地面保持垂直，左手手掌支撑在地上，上半身呈扭转姿势。

○ 吸气时，身体开始扭转，呼气时身体扭转到最大程度。保持腿部姿势不变，手臂垂直，不要晃动。

健身功效

○ 练习此动作，有助于伸展臂部、腿部和腰部肌肉，促进血液循环，改善肌肉僵硬，还有助于柔美线条，锻炼平衡性。

动静白鹤式

动作图解

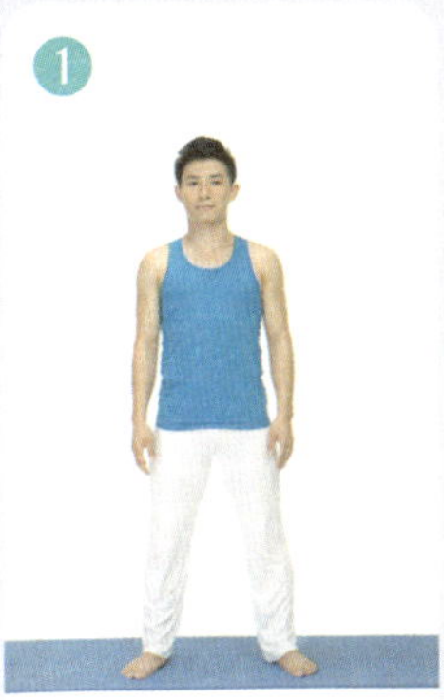

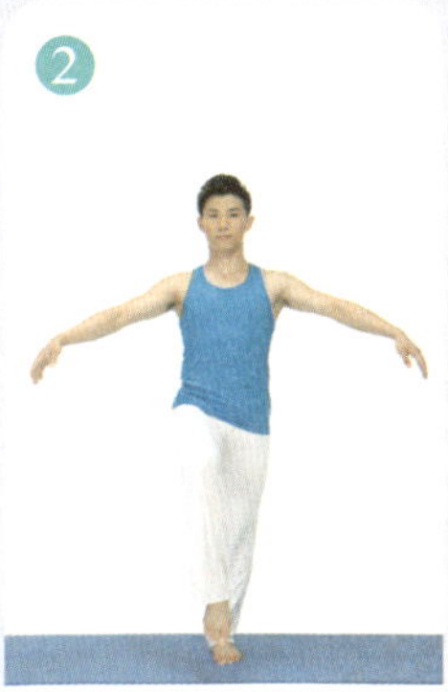

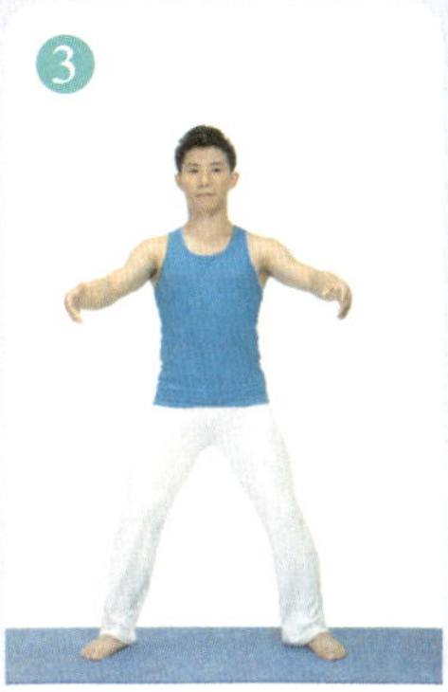

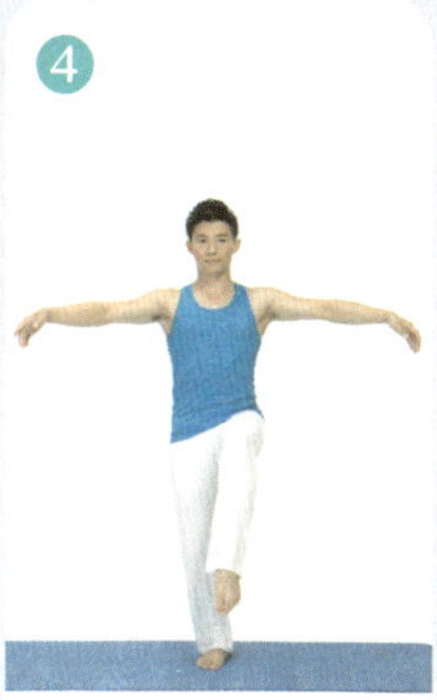

1 呈站立姿势，身体放松，保持身体挺直，双脚分开与肩同宽，双手自然放在身体两侧。

2 吸气，双臂自身体两侧抬起，呈白鹤展翅状，上下浮动，同时抬起右腿，屈膝，保持离地动作，左腿挺直不动，调整呼吸，保持一段时间。

3 呼气，双臂慢慢放下，右腿也一并放下，如练习太极一样，慢慢收式动作，注意动作的优美和柔和。

4 吸气，换另一侧，双臂继续如白鹤展翅状上下浮动，抬起左腿，弯曲左膝，调整呼吸，保持此动作数秒钟。

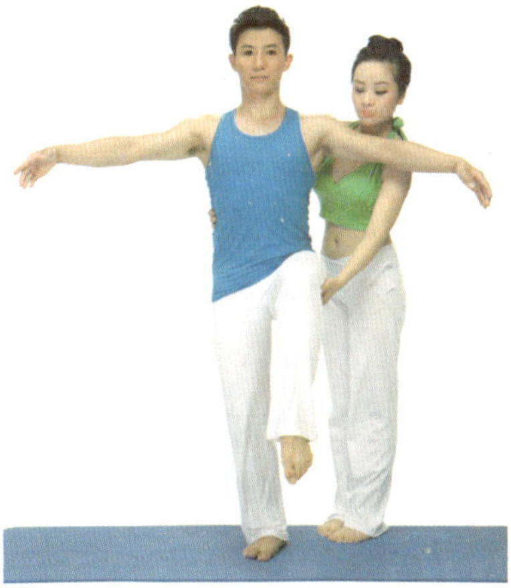

练习技巧

○ 第四步，保持单腿挺直，身体不要晃动，双臂自然起伏，身体保持平衡。

○ 吸气时抬腿，双手呈白鹤展翅上下浮动，呼吸和动作协调，感觉仿佛要飞翔起来一样，动作轻盈而有力，注意保持身体的平衡性。

健身功效

○ 练习此动作，很好地锻炼了双臂和双腿肌肉，有助于消除多余的赘肉，美化身体线条，对久坐形成的不良体态有很好的纠正作用，而且此动作还能锻炼平衡性，增强身体的稳定性。

第七章 促进脑循环，提神醒脑

前伸一式

动作图解

1 山式站立，双脚分开约肩宽，保持双脚内侧平行，脚趾向前，双腿伸直，膝部绷紧。双臂交叉互抱，右手握住左肘，左手握住右肘。吸气，双臂举过头顶，置于耳侧，脊柱向上伸展。

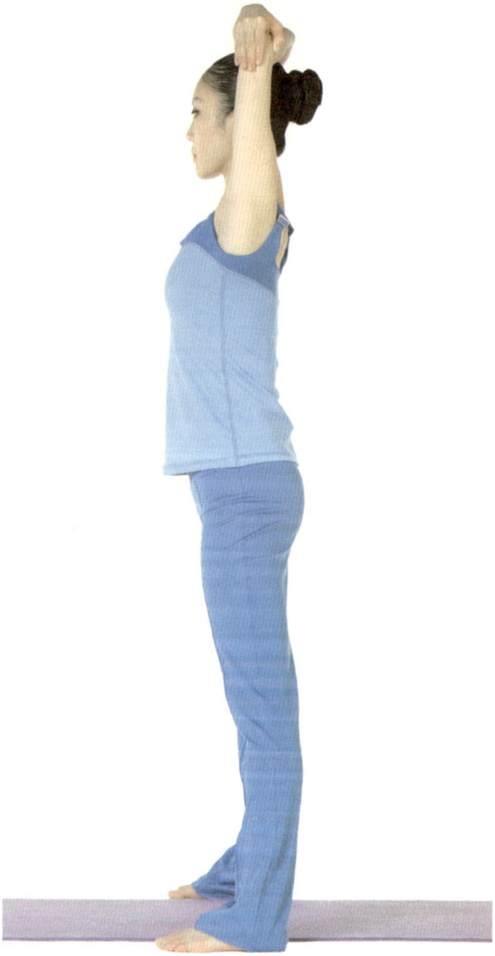

2 呼气，上身保持平直，缓慢前倾。当上身与地面平行时，停留保持 2 次呼吸的时间，稳定控制好自己的身体。

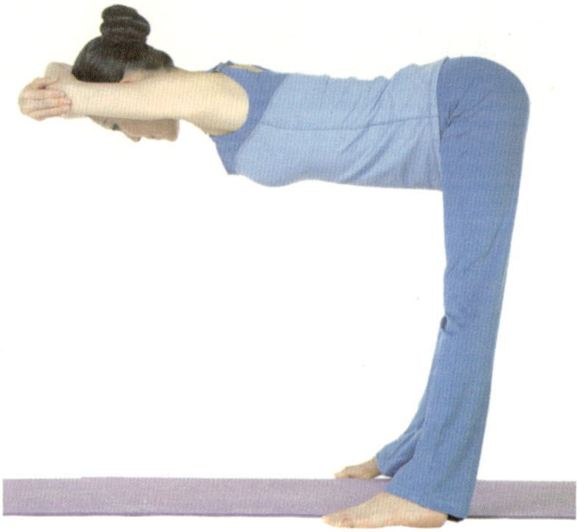

练习技巧

这个前倾的体式可以借助重力作用完成，是比较轻松的前倾体式。身体前倾下压时，双腿保持伸直绷紧，不可因为腿部拉伸过大而弯曲膝盖；上身脊柱往头顶处延展，不要弯腰驼背，手肘打开，感觉身体上半部分的完全伸长；双腿保持与地面垂直，可微微往前推送髋部，增加腿部的拉伸。一定要注意保持身体的平衡，不要往前摔倒。

3 身体下压，双腿伸直，双臂接近地面，感觉脊柱从尾椎开始，一节一节地往下延伸。吸气，起身，双手放开，恢复山式站立。

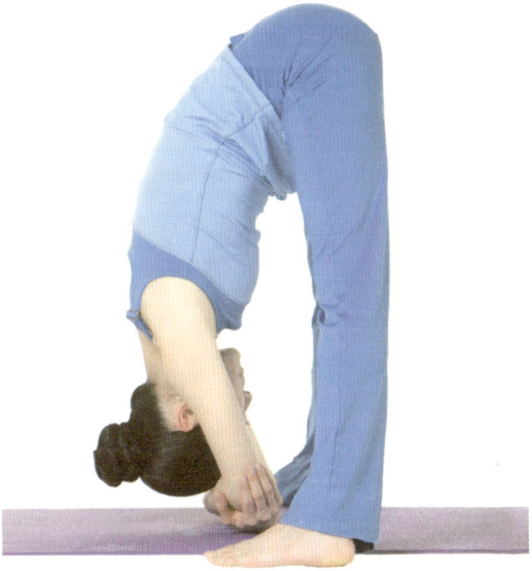

健身功效

这个姿势可以使脊柱充分伸展，并使腹腔内脏器得到调节。由于低头时流向头部的血液增加，因而可以镇定大脑细胞，缓解脑部压力，消除身心疲劳。

错误体式示例

图中的错误在于，上半身前倾时，腰背并未挺直往头顶方向延伸，双肩和双肘也没有在正确的位置打开。这样的错误让练习者的腰背十分吃力，头颈部也会感到疲劳。

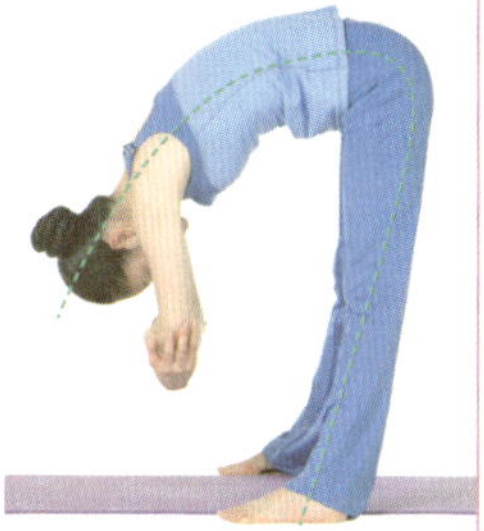

示范图解

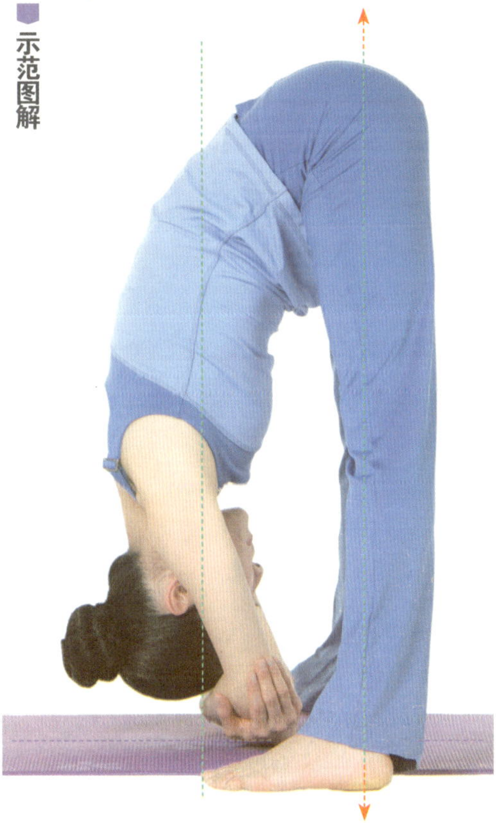

简易式 背部、腿部僵硬疼痛或肌肉紧张的初学者，可将双手放在与腰同高的支撑物上进行练习。如果练习时，感觉背部不适，可以将双脚再分开一些，脚趾略微内转。

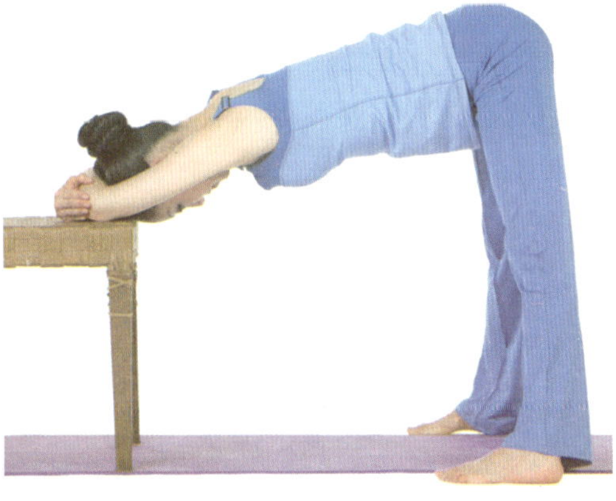

肩立犁式

动作图解

1 仰卧位准备。双腿并拢，吸气，向上抬腿，呼气，腰腹和背部用力，向上提起身体，尽量让双腿向头后方推送，下巴推送至锁骨或胸骨，手掌扶住腰背，保持腰背部垂直于地面。脚尖接触地面，顶住腿部的后坐力。形成犁式的姿势，呼气。

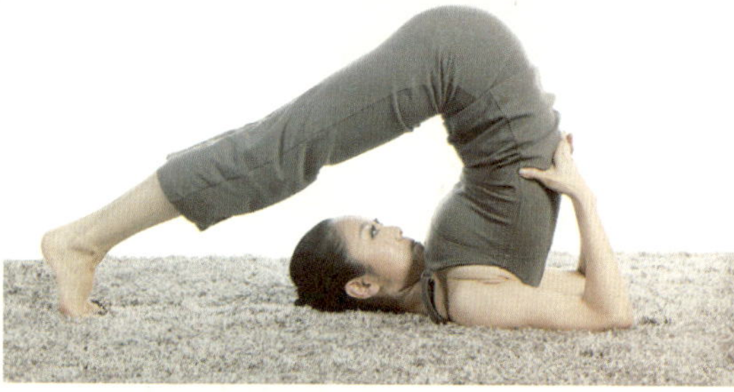

2 吸气，腿部慢慢向上伸展，双手护着腰部和背部，使腿部、腰背部都处在垂直于地面的直线上。呼吸顺畅后，呼气，慢慢将左腿朝头顶方向放下，右腿继续伸直不动，感觉脚尖不断带动脊背向上延伸。

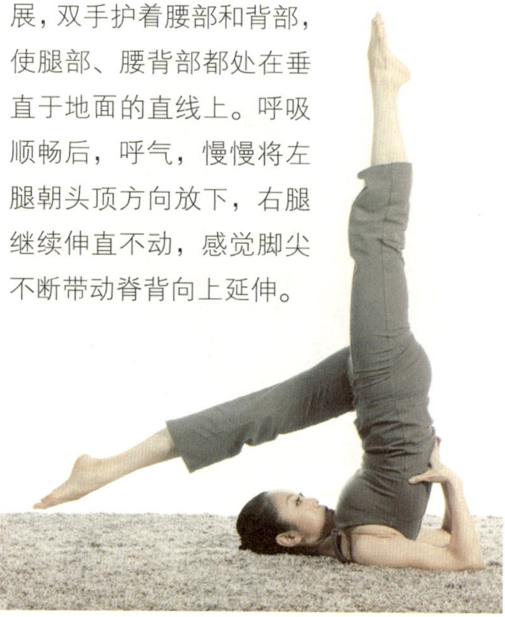

3 呼气，伸直左腿，双腿并拢，感觉脚尖不断向天空延伸，眼睛看向脚尖。腹式呼吸，保持3~5次呼吸的时间。

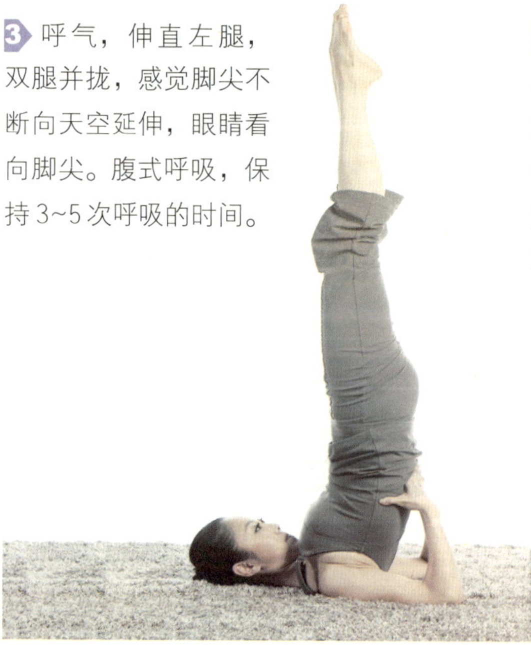

4 呼气时，弯曲右腿，腰背和左腿依然绷直朝天空延伸。手肘支撑背部朝上方延伸，保持3~5次呼吸的时间。

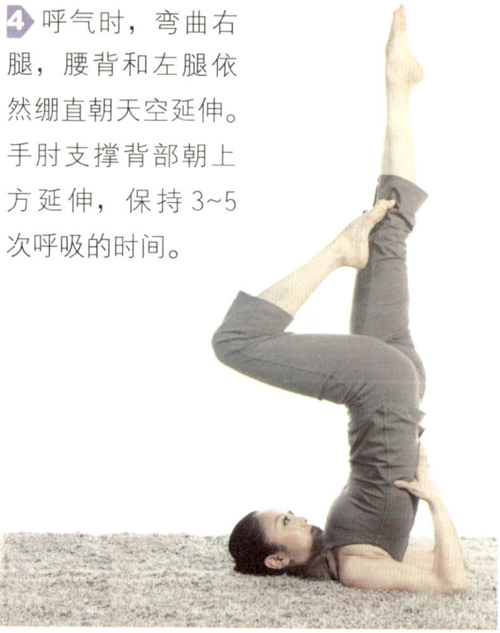

健身功效

此体式能有效刺激甲状腺分泌；促进头、背部的血液循环；调整自律神经，有一定的美容功效；使内脏倒转从而解除紧张感，改善内脏下垂的情况；促进消化系统的功能，预防脑血管的老化及脑中风、脑血栓等病症；改善焦虑和失眠症状。

5 吸气，伸直右腿，呼气，双腿弯曲，膝盖轻触额头，放松身体。收回时，缓慢放下身体，平躺在地板上，调整呼吸。

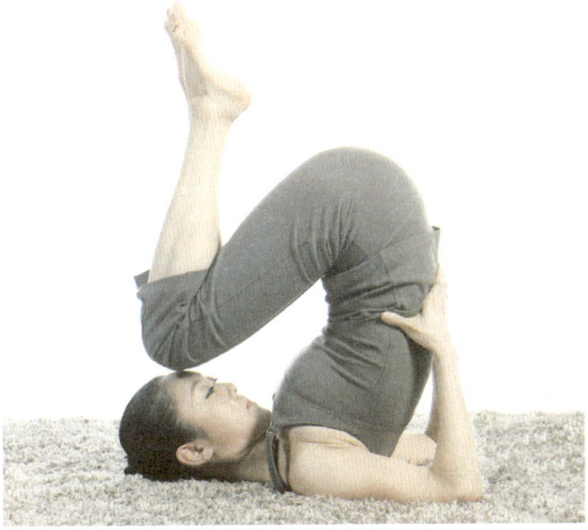

练习技巧

练习此式时，要特别注意颈部的动作，以免伤到颈部；全身的重量首先落于后颈部，其次才是两肩；两脚大拇指并拢，两眼注视脚尖，有助于集中注意力，且有导气的作用。此体式可以和鱼式一起练习，使脊椎得到向前弯曲伸展和向后挤压放松，达到平衡。

错误体式示例

脊椎不能垂直于地面时，肩部也不能得到正确的矫正，非但不能舒缓站立时的压力，还会给头颈、腰背部带来极大压力，身体不平衡时容易扭伤。

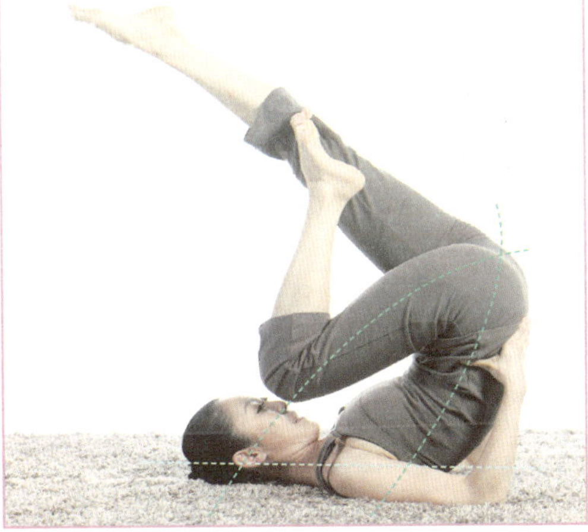

示范图解

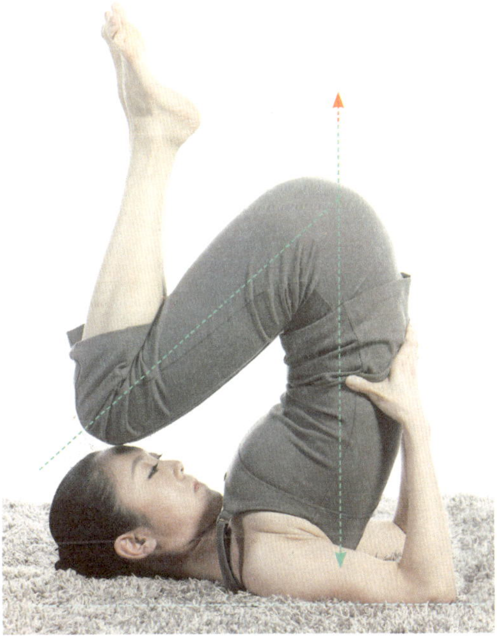

膝贴耳式

动作图解

1 仰卧准备，双手掌心朝下放于身体两侧，放松身体。吸气时，双腿并拢抬高，垂直于地面后停留，保持脚尖伸直不要弯曲，呼气。

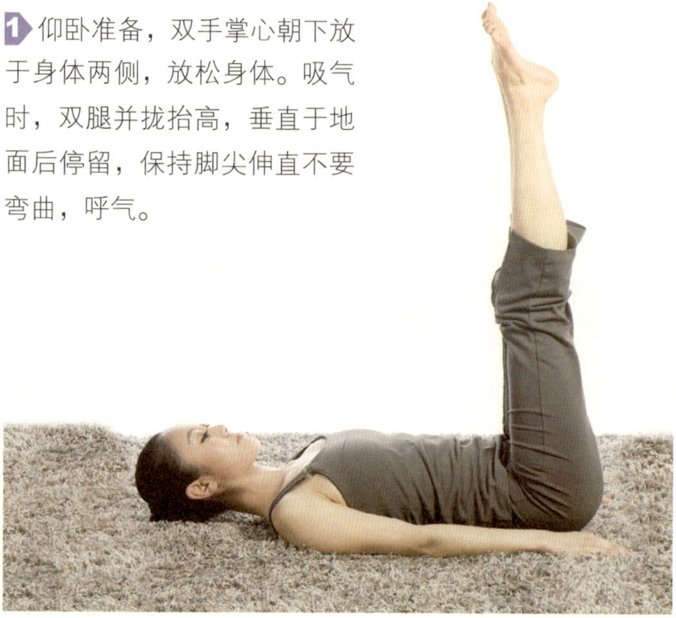

2 吸气，双腿慢慢往头后移动，至脚尖落地后停留住，伸直双腿，腰、背尽量离开地面。稳定好身体后，吐气，眼睛看向腹部，感受腹部的起伏。保持 2~3 次呼吸的时间。

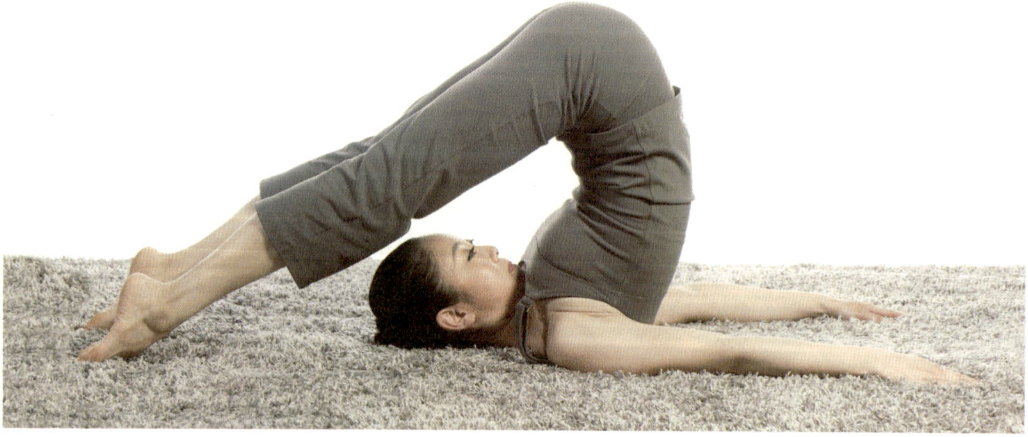

练习技巧

练习此式时，要特别注意颈部的动作，避免伤到颈部；全身的重量首先落于后颈部，其次才是两肩，手肘起的是协助支撑的作用；双腿向后移动时，要注意保持身体的平衡。初学者或腰背、颈部力量不够的练习者，可以用手扶住背部，以帮助身体保持平衡，达到背部与地面垂直的姿势。

健身功效

练习此体式，可以刺激甲状腺，促进头部、背部的血液循环，调整自律神经；使内脏倒转从而解除紧张感，改善内脏状况，消除背部多余脂肪，对美化背部效果显著；增强头面部的血液循环，细致面部肌肤。

3 吐气时，双膝弯曲，腿部放松分开，双膝轻轻接触双耳。双手轻放在身后帮助保持身体平衡，注意力在腹部和背部。保持 5~8 次呼吸的时间。吸气还原时，先将脊椎一节一节放下，再有控制地缓慢落下双腿，平躺休息。

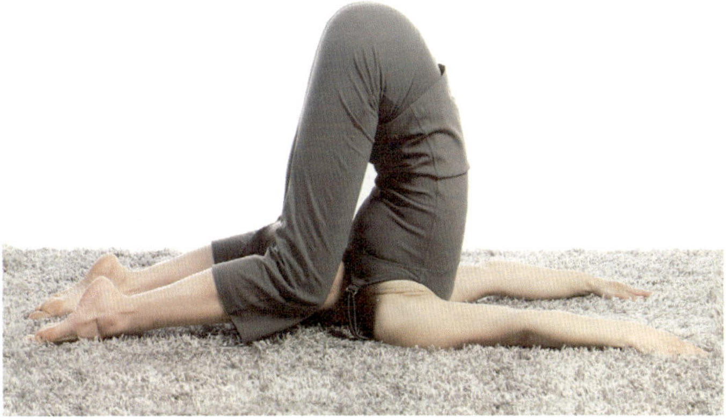

✕ 错误体式示例

背部不能直立时，膝盖也同样没有到达双耳的位置，这样的错误姿势会给背部和颈部带来极大压力，容易让身体向背部跌落，造成脊椎的扭伤；还容易让练习者感到血液循环不畅，觉得头昏眼花。

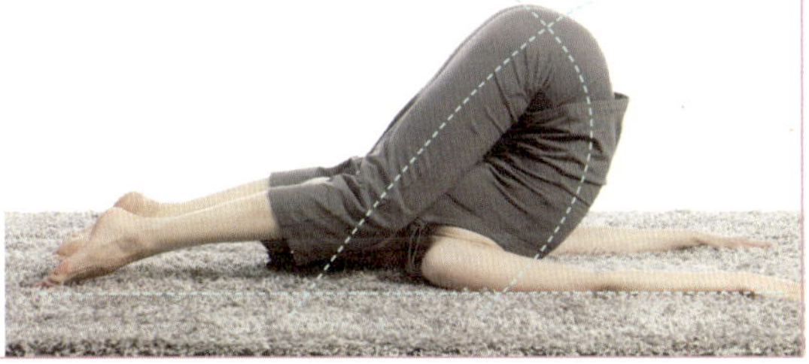

示范图解

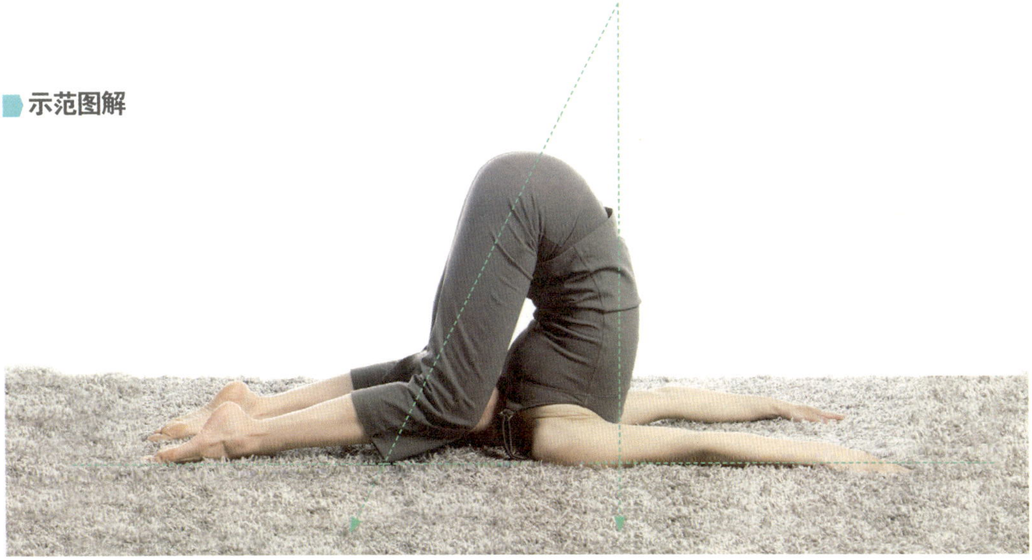

头立三角式

动作图解

1 双腿并拢跪坐在垫子上，臀部坐在双脚脚跟上。吸气，双手臂上抬，带动身体向上，伸展脊椎；呼气，上身前倾，直至前额贴地，臀部不要离开脚跟。手掌朝前伸直，掌心朝下。

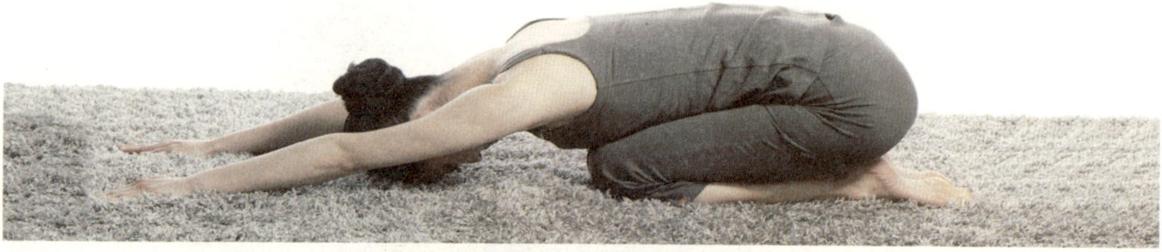

2 双手肘撑地，身体往前侧移动，大腿与地面垂直后停留保持，身体重量逐渐转移到手掌和前臂上，前额放在双手中间的垫子上。脚尖点地，控制住身体，不要过于前倾。

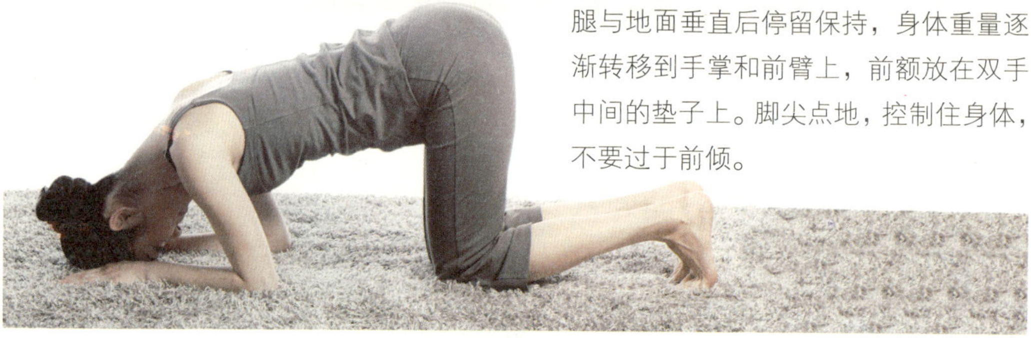

3 吸气，双膝离开垫子，两脚伸直，脚尖踮高，将注意力集中于上抬的臀部上，双臂起支撑作用，但不要承受身体的全部重量。

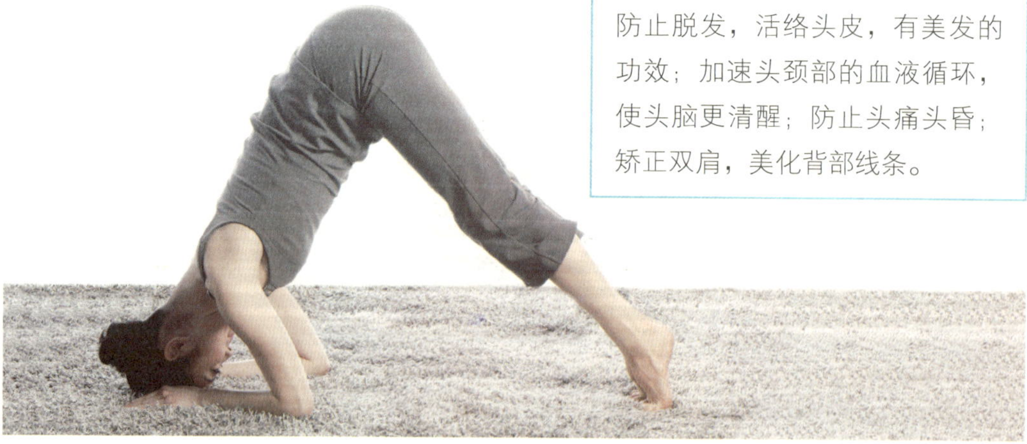

健身功效

按摩头部，促进头部的血液循环，防止脱发，活络头皮，有美发的功效；加速头颈部的血液循环，使头脑更清醒；防止头痛头昏；矫正双肩，美化背部线条。

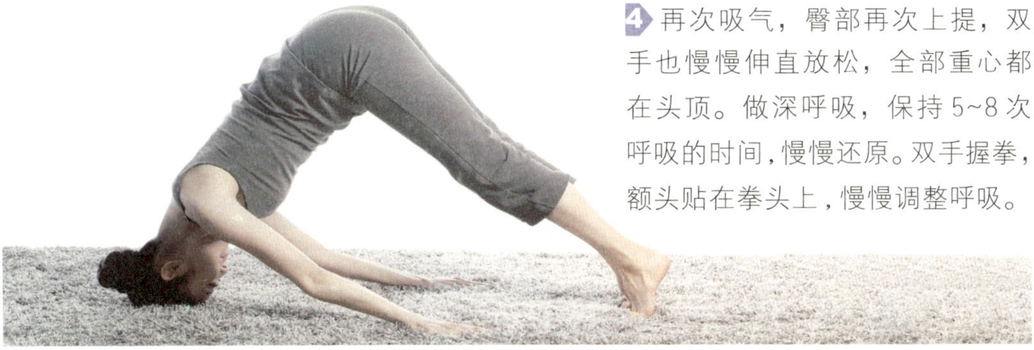

4 再次吸气，臀部再次上提，双手也慢慢伸直放松，全部重心都在头顶。做深呼吸，保持5~8次呼吸的时间，慢慢还原。双手握拳，额头贴在拳头上，慢慢调整呼吸。

练习技巧

练习本体式，一定要注意保持身体的平衡。臀部上抬时，动作一定要轻柔，伸直脊背，避免头部过于前冲扭伤颈部；手肘承担了身体的一部分重量，但不要将身体的重量都放在双手臂和手肘上；背部凹陷，腹部微微向大腿方向压近，减缓腿部和背部给头顶的压力；双腿伸直，脚尖点地，与背部一齐将臀部往上抬升。

错误体式示例

图中的错误在于双腿弯曲没有伸直。这样的姿势会让头部承受更大的压力，身体不能保持平衡时，练习者很容易滑倒，扭伤颈椎。同时，错误的姿势还会让练习者不自觉地憋气，无法放松身心自由畅快地呼吸。

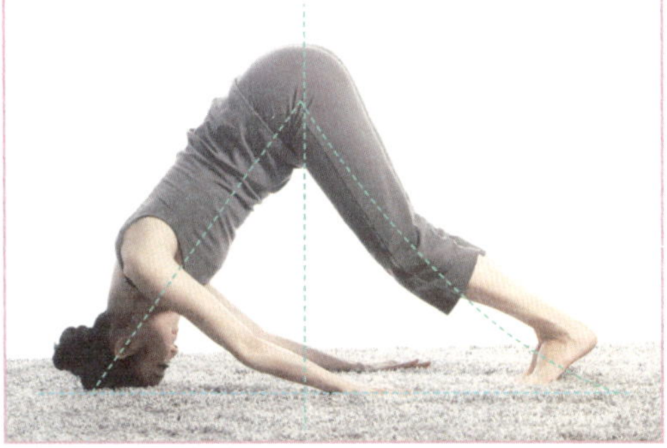

示范图解

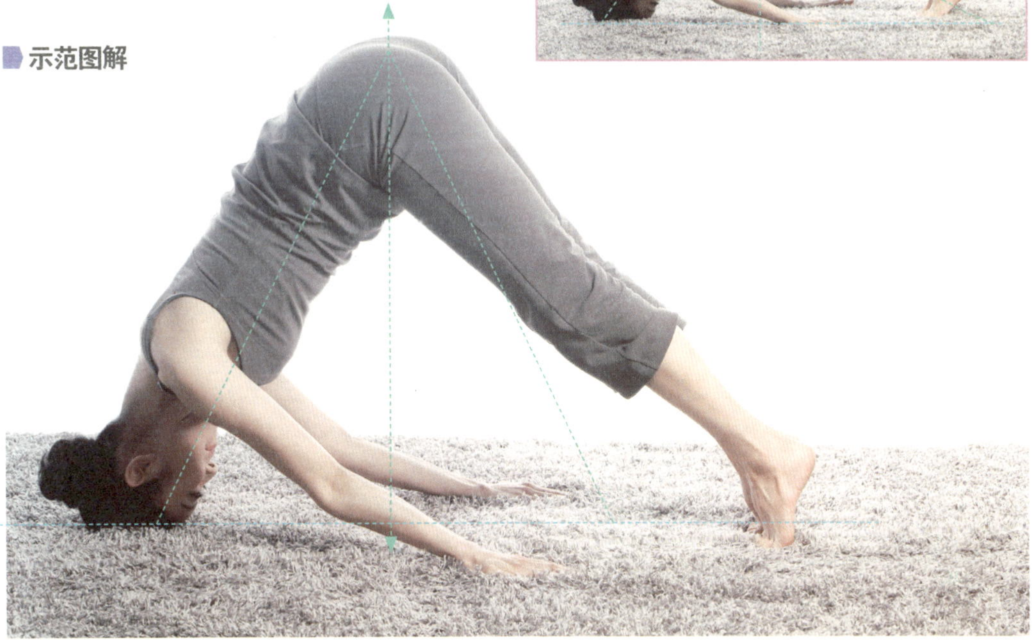

头肘倒立式

动作图解

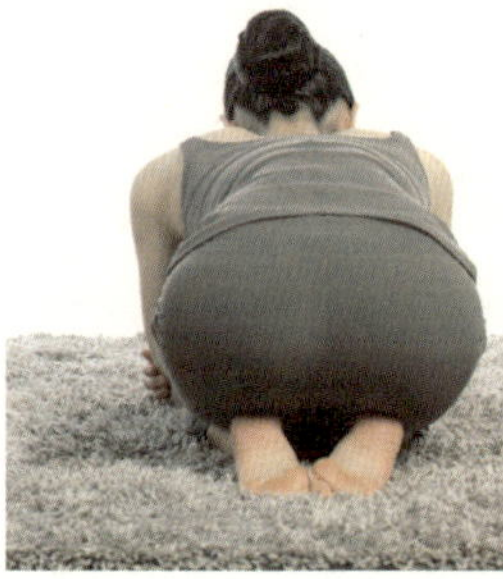

1 以简易坐姿开始，双腿并拢，臀部坐在双脚脚跟上，上身前倾，保持腰背平直，手臂在胸前互相抱住双肘，落在地面上。呼气，松开手肘，双手十指交叉相握，放在地面上，两手臂成正三角形。臀部上抬，脚尖点地，身体慢慢往前移。

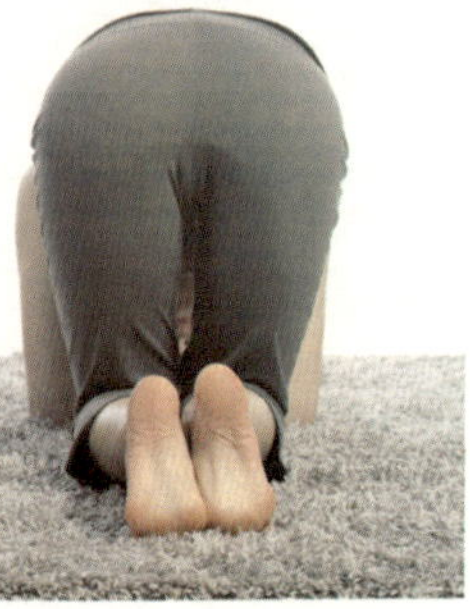

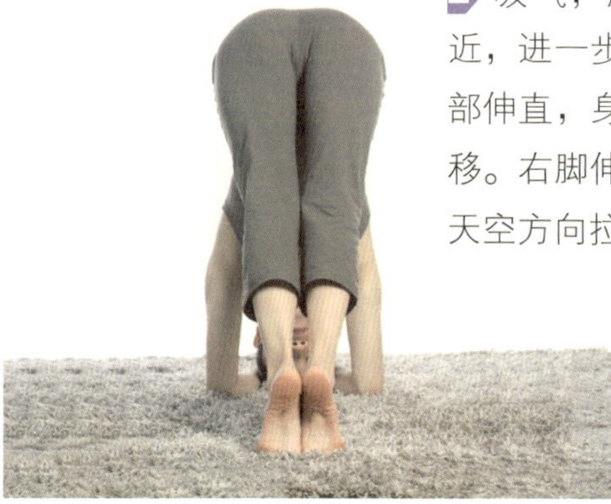

2 吸气，脚向脸的方向靠近，进一步提起臀部，使腿部伸直，身体的重量逐渐前移。右脚伸直点地，左脚朝天空方向拉伸，呼气。

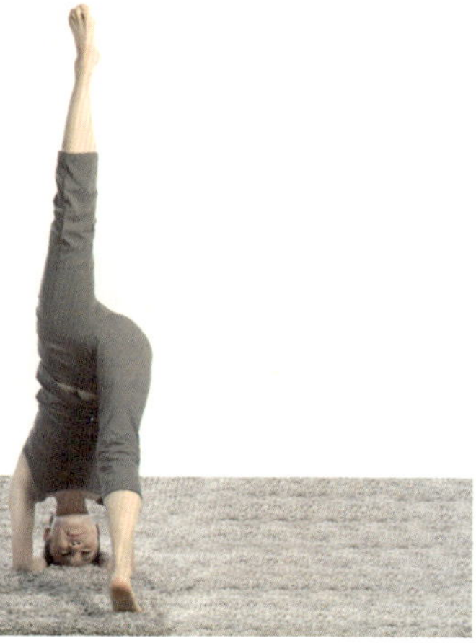

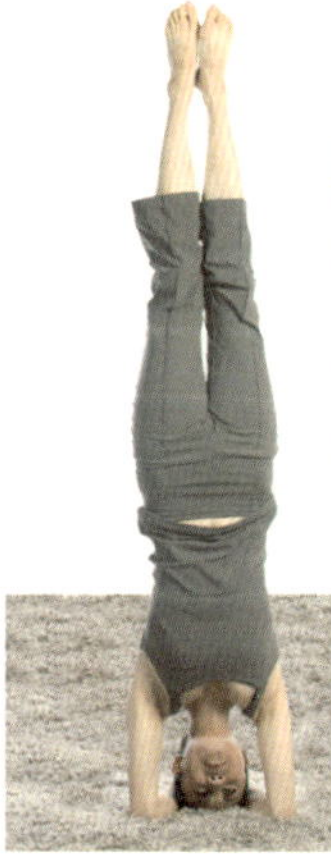

3 进一步吸气，收紧腹部，臀部向内夹紧，双腿并拢离地朝天空方向伸直。前臂和肩部支撑着整个身体，呼气。

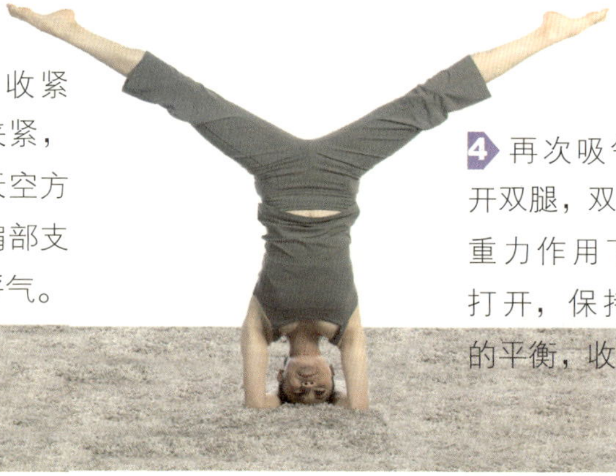

4 再次吸气时，分开双腿，双腿髋部在重力作用下大大地打开，保持好身体的平衡，收紧腹部。

健身功效

这个姿势同肩立犁式一样，可以形成身体与思想的能量平衡。肩立犁式所有的功效，正确地练习本体式也都可以得到，而且，本体式还可以修长双腿，打开髋部，有利于灵活髋关节，刺激会阴处，缓解各种相关疾病。

练习技巧

双腿上抬时，腹部一定要保持收紧状态，通过并拢膝盖及收紧大腿肌肉来给双腿以力量；将双脚抬离地面时，身体所有的重量都应转移到双臂，只留一点儿重量在头部；成功倒立后，继续保持腹部、臀部向内收紧，注意力转移到身体的腹部和臀部，双腿向两侧打开时，保持好身体的平衡。

错误体式示例

双腿向两侧分开时，一前一后并不能保证身体的重心保持稳固不动，这样不规则的姿势极易造成身体失去平衡，扭伤颈椎。同时腿部也不能均匀拉伸，容易导致形成不良腿型。

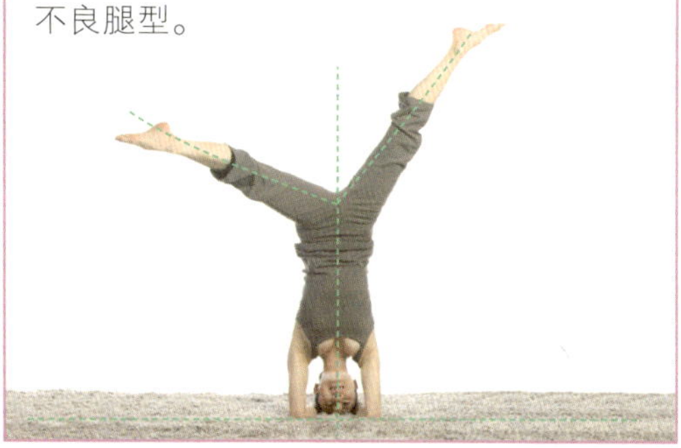

示范图解

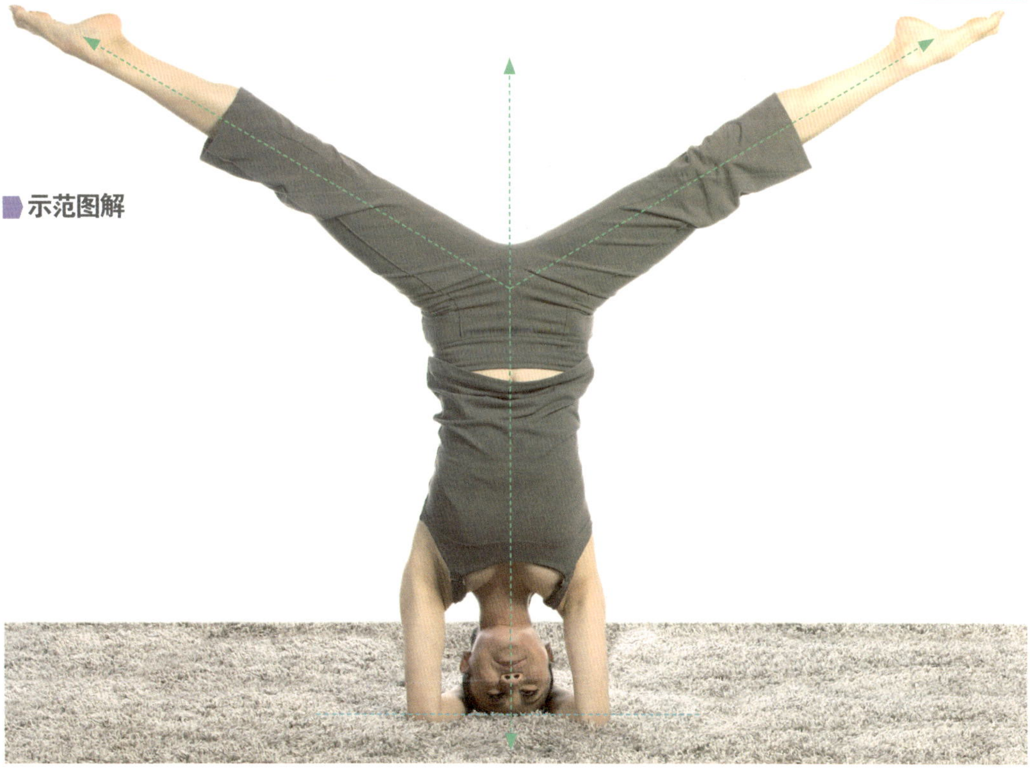

尾骨按摩式

动作图解

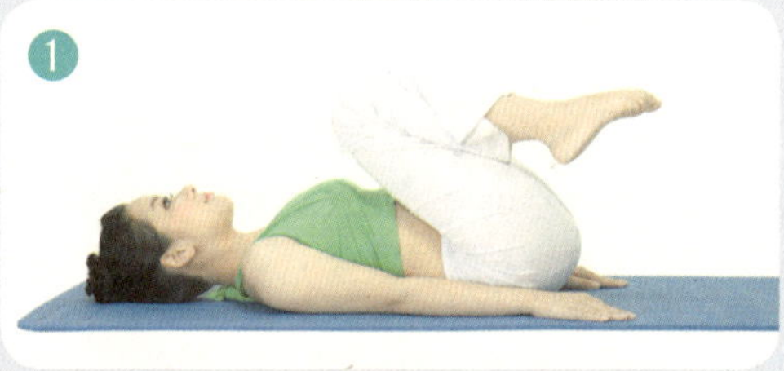

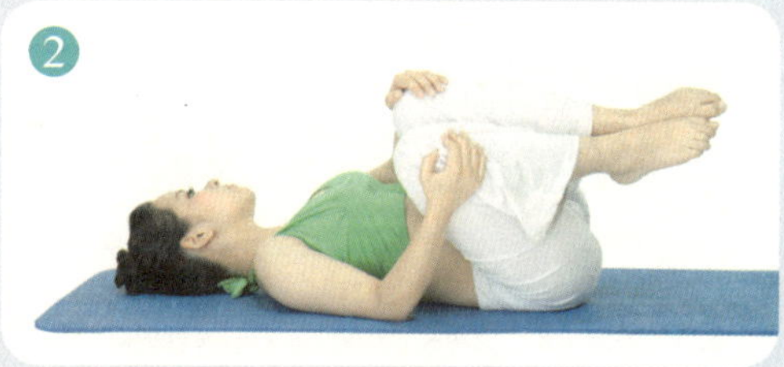

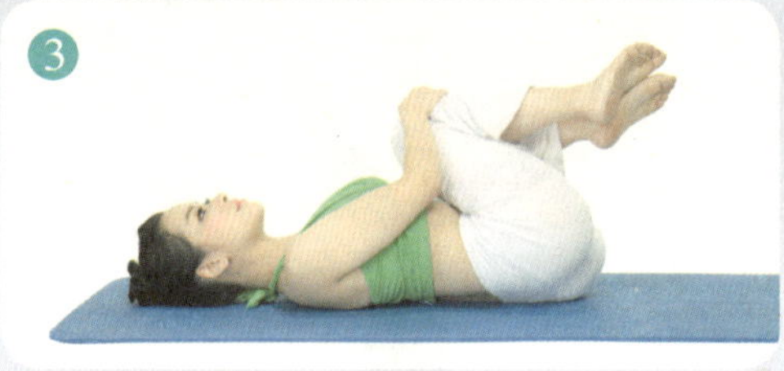

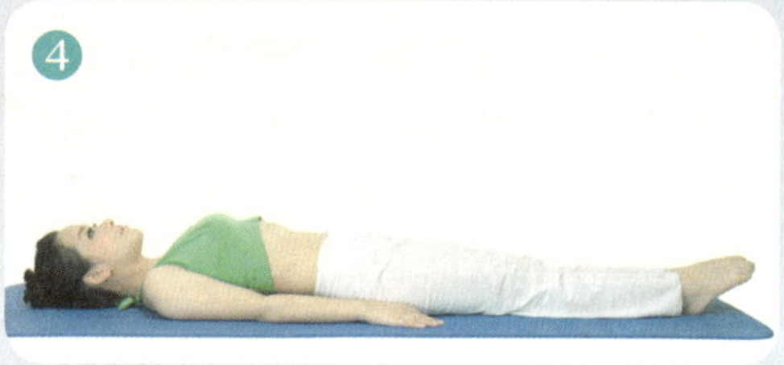

1 仰卧姿势，弯曲双膝，脚掌着地，双臂放在身体两侧，掌心朝下，放松身体。吸气，抬起双腿，保持腿部弯曲，臀部离开地面，双臂保持不变。

2 呼气，双手放在膝部，双腿并拢，髋部为轴，开始带动弯曲的双腿转圈，先向右转，再向左转，每侧反复进行 5~10 次。

3 再次呼气，放下双臂，双腿在髋部的带动下，自己自动向左和向右画圈转动。

4 完成转动后，慢慢放下双腿，伸直，双手放在身体两侧，放松休息。

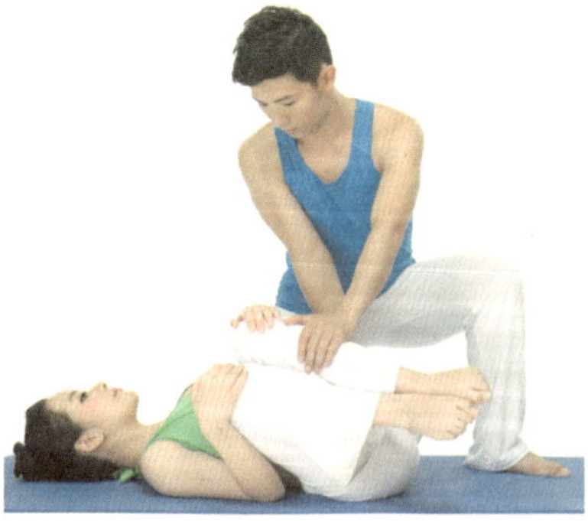

练习技巧

○ 第三步，臀部离开地面，髋部为轴向左右画圈转动，注意平衡。

○ 注意呼吸和动作的协调性，双腿在髋部的带动下有节奏地向左、向右画圈。双肩始终保持打开，肩胛骨内收，向上扩张胸部，双肩紧贴地面，不要抬起。

健身功效

○ 练习此动作，有助于锻炼髋部和腰腹部肌肉，消除久坐带来的僵硬和不适感，还能按摩腹部器官，增强消化系统和胃肠功能。经常练习还可以放松精神，使头脑更清醒。

向太阳致敬

动作图解

1 身体呈站姿，身体挺直，双腿并拢，双臂弯曲，双手在胸前合十。吸气，双臂自胸前慢慢向上抬起，直到伸直为止。感觉身体向上提。

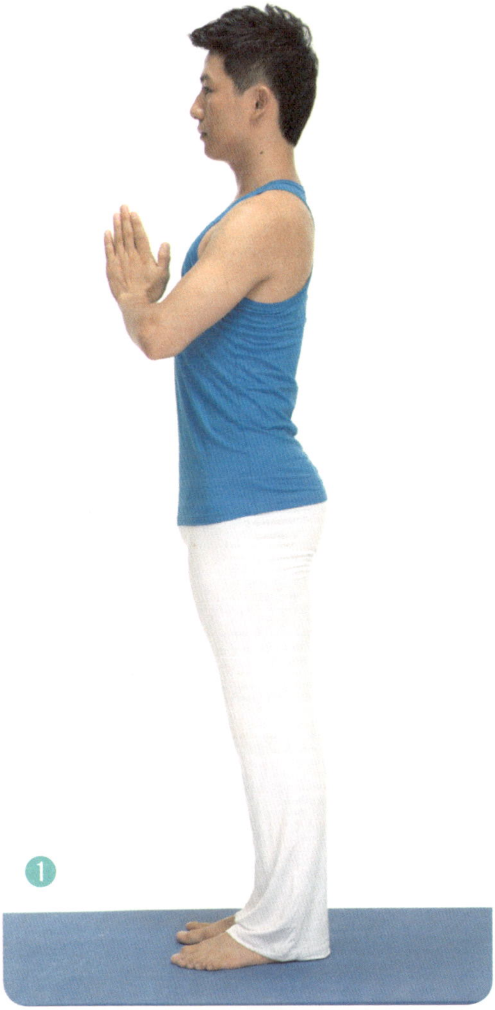

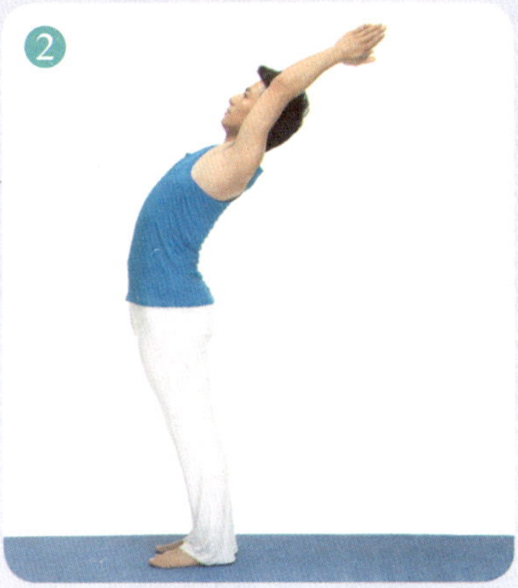

2 再次吸气时，收缩腰腹部，髋部用力，让身体慢慢向后仰，达到极限。调整呼吸。

3 呼气，后仰的身体慢慢向上抬起，双臂弯曲在胸前合十，保持身体挺直。

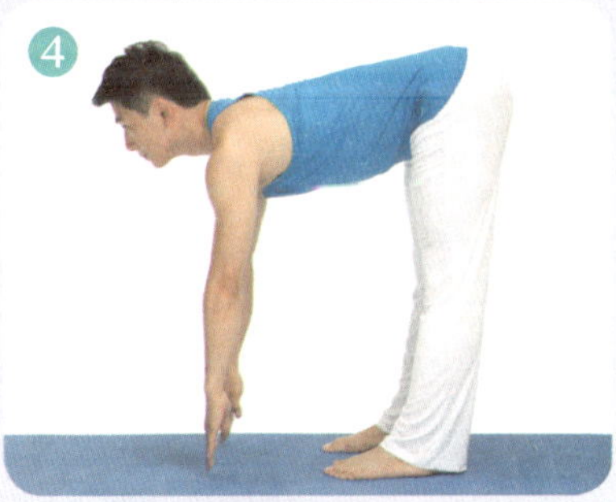

4 呼气时，身体慢慢向前向下，保持背部挺直，双腿伸直与地面垂直，双臂伸直，双手指尖触地，抬起头，眼睛注视前方。

5

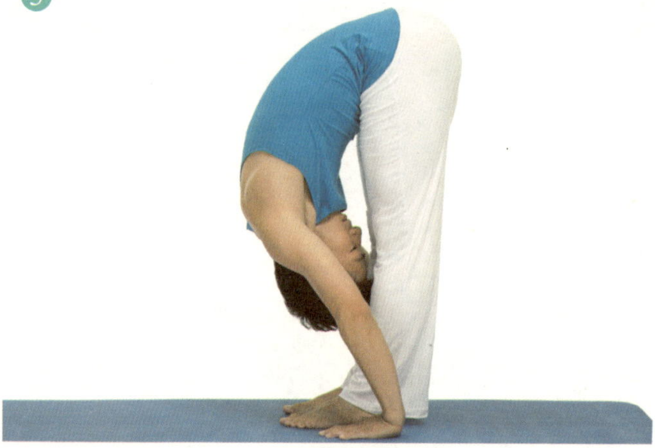

5 再次呼气时，上半身继续向下，直到胸腹部贴于腿部，双手撑地放在双腿两侧，额头尽量贴近小腿。

6

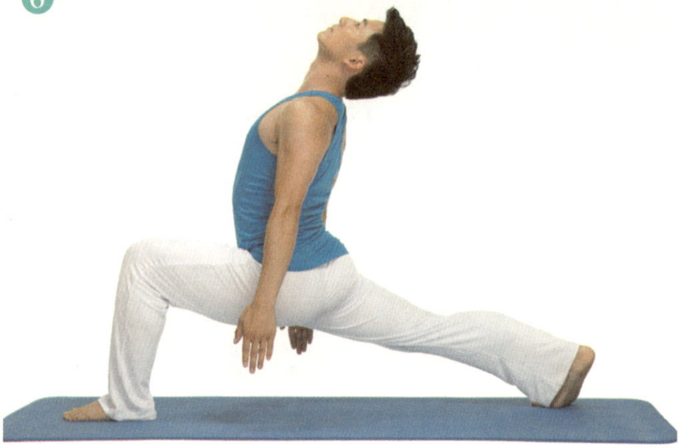

6 吸气，抬起头，挺直腰背部，双手垂直放在身体两侧，左脚向前迈开一大步，呼气，弯曲右腿，重心在后，仰起头部，眼睛注视上空，双肩打开。

7

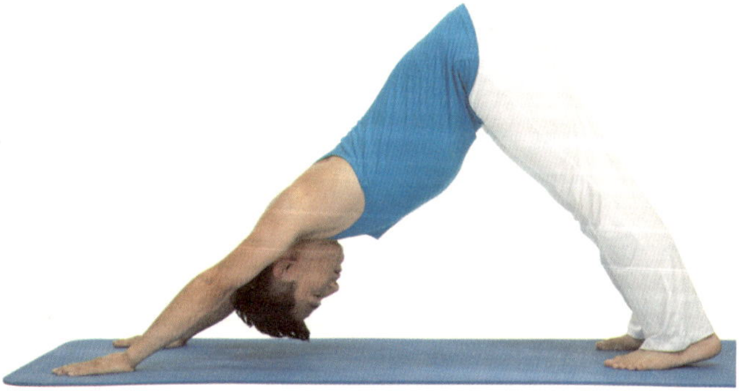

7 呼气，右脚向前，与左脚并拢，双臂和上半身向前向下，整个身体呈顶峰式，倒V字，头尽量贴近锁骨，调整呼吸，保持数秒钟。

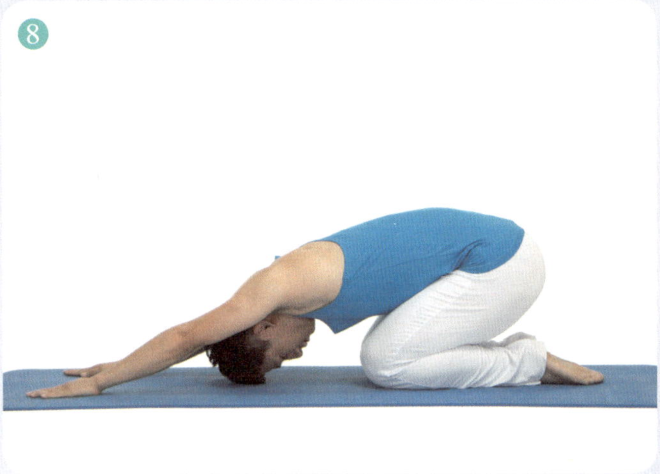

8 吸气，慢慢弯曲双腿，腿部呈跪坐的姿势，臀部坐在并拢的双脚脚跟上，双臂伸直向前，双肩打开，前额贴于地面。

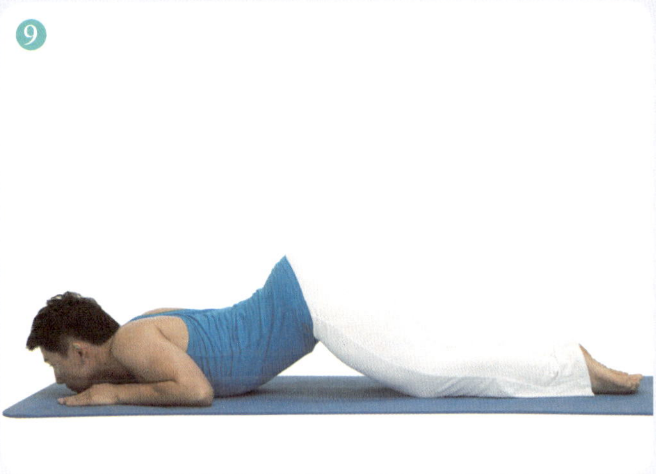

9 吸气，慢慢抬起臀部，双膝着地，身体向前推送，使臀部、大腿和上半身呈倒 V，慢慢抬起头部，下巴和胸部贴于地面。

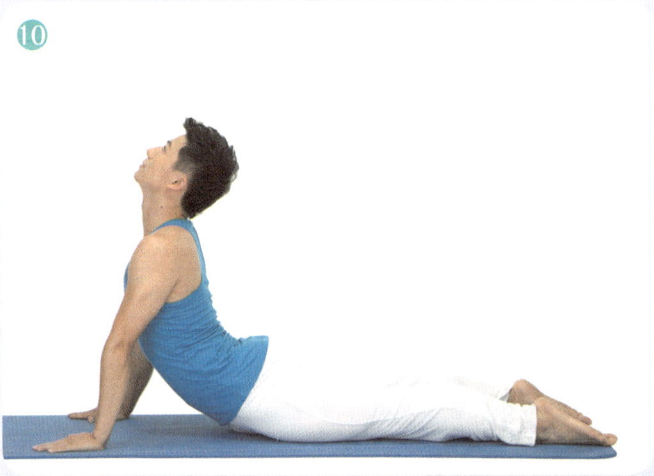

10 呼气，身体继续向前推送，直到腿部伸直，完全贴于地面，抬起上半身，直到胸腹部离地，双臂伸直，双手撑地，双肩打开，头向后仰，不能耸肩。

11

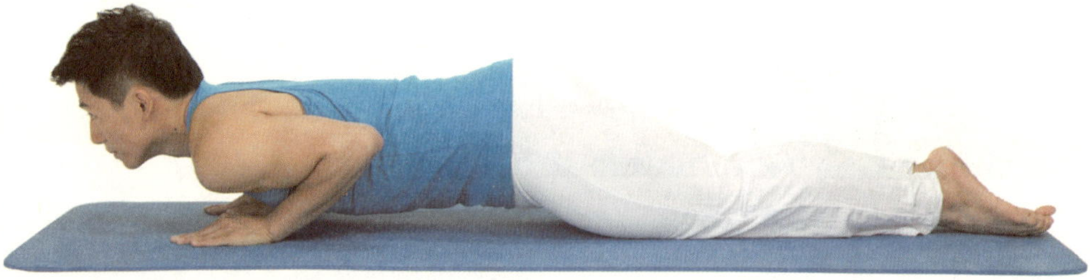

11 吸气，上半身慢慢放下，到贴近地面，但仍与地面有距离，双肘弯曲，小臂与地面垂直，双掌支撑地面，前臂与地面平行，脚尖和膝部着地，臀部和胸腹部离地。

12 呼气，身体回到呈坐姿的状态，调整呼吸，重复顶峰式动作。

13 吸气，重复第六步动作。

14 呼气，重复第五步动作。

15 吸气，重复第二步动作。

16 呼气，身体恢复初始状态。

练习技巧

○ 第九步，注意做此动作时，着力点在臂部、腰部和膝部，臂部和膝部着地，臀部向上顶起，不能落地。

○ 练习此动作难度不是很大，但注意动作的协调性。

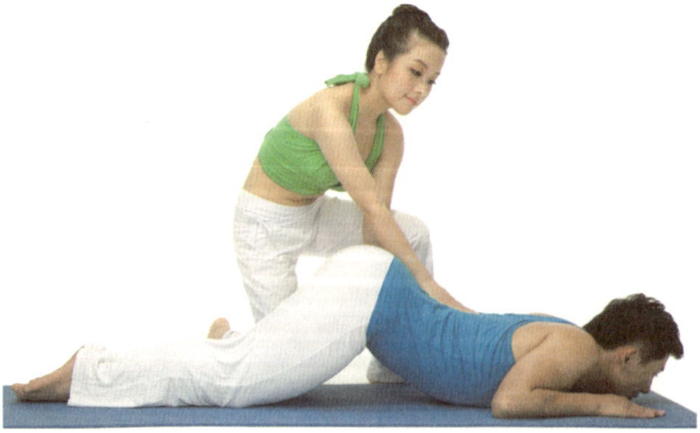

健身功效

○ 此动作能强化背部和脊柱，使背部所有的肌肉群都得到伸展，消除背部的僵硬紧张；矫正椎间盘轻微移位，促进脊椎病快速痊愈；训练腰臀肌肉，完美腰臀衔接处的性感曲线；消除胸部脂肪，紧实胸部，预防胸部下垂；促进血液循环，强化脊椎神经，让人精力充沛。

中篇

享“瘦”篇：一招瑜伽，10分钟与肉肉说“拜拜”

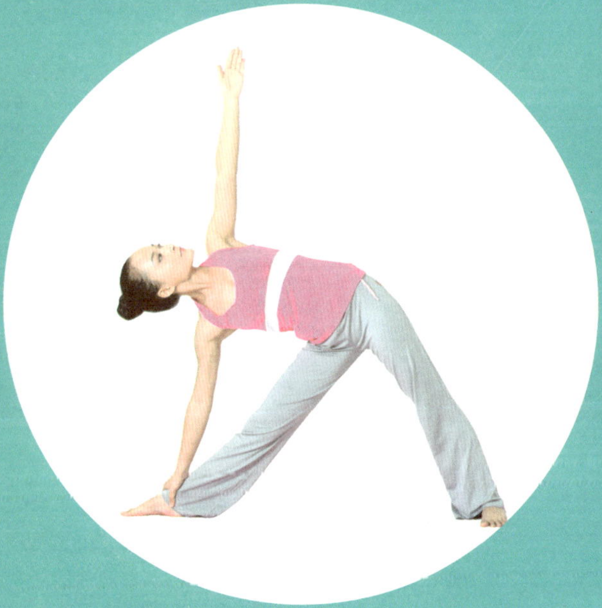

第一章 瘦全身，塑造魔鬼线条

拜日式

动作图解

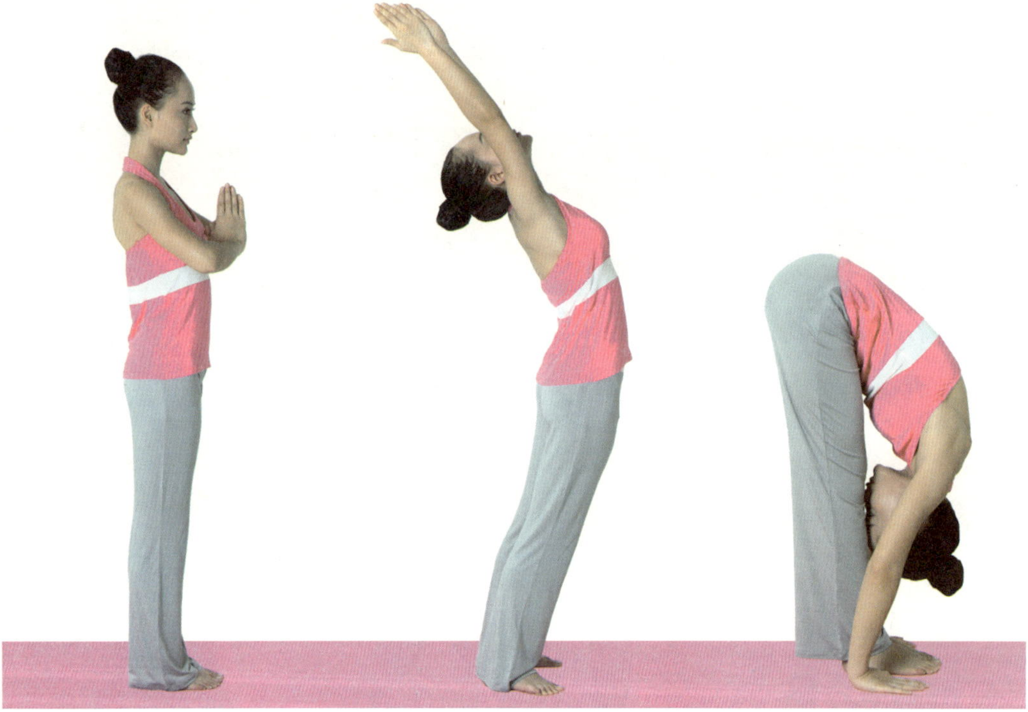

1 祈祷式：站于瑜伽垫一侧，双脚自然并拢，身体直立，肩部放松，两臂自然下垂；将双手在胸前合十，保持全身放松，眼睛向前平视；做几次长长的呼吸，让呼吸均匀平稳。

2 展臂式：吸气，将双臂平稳向上抬起，上臂紧紧贴在耳后，微微向上抬起下颚呼气，将胯部前顶，上身和头部要向后稍仰；保持住这个姿势，做一次深呼吸，再次吸气时，带动身体回正。

3 站立前屈式：慢慢呼气，身体前屈，注意要从髋关节而不要从腰部向前屈体；双手握住脚踝，将额头尽量向小腿靠拢，并触碰到小腿胫骨处。保持住这个姿势不动，吸气时要略微抬起并伸展上身，呼气时要更好地向内屈伸。

4 骑马式：吸气，将头部抬起，双掌注意撑住地面，将双膝慢慢弯曲；呼气，略微重心做一下调整，右脚后跨一大步；使整个右腿尽力贴向地面，吸气，抬头，带动上身直立起来，尽可能地将胯部向下压。呼气，上身向后仰，注意保持好身体的平衡。2个呼吸后，吸气，抬头带动身体回正。

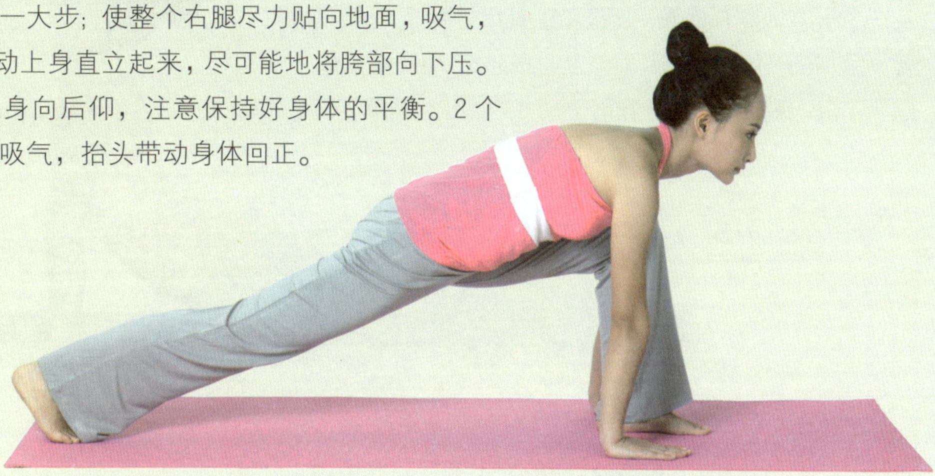

5 顶峰式：呼气，放松背部，双手置于脚的两侧。吸气，双手撑住身体，将左脚向后与右脚并拢，伸直双膝，脚掌撑地，臀部上顶，肩背下压，尾骨转向天空的方向；呼气，放下脚后跟，双脚踩地。双肩下沉，尽量用额头去触碰地板。保持平稳的呼吸，放松颈部。

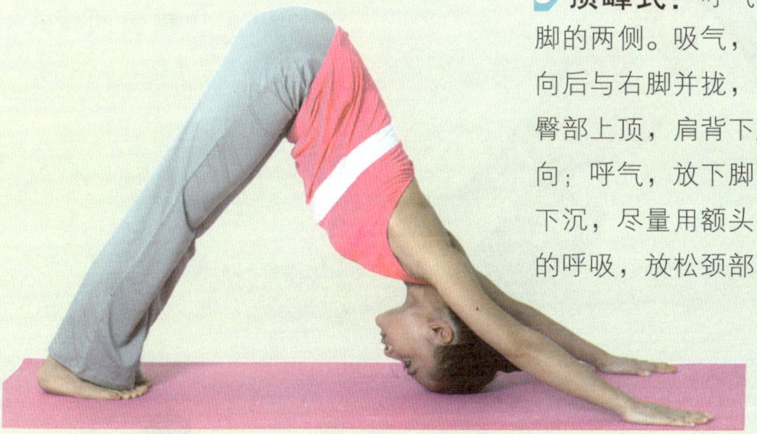

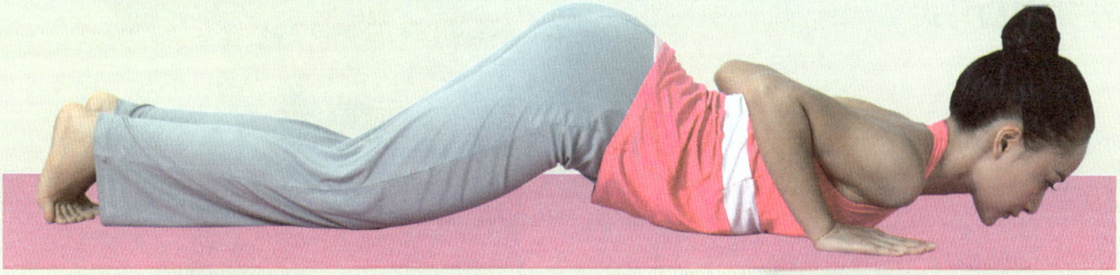

6 八体投地式：保持身体状态，吸气，移动重心向前，呼气，双膝放在地面上；手肘弯曲，胸部下颌贴于地面，胯部和腹部稍微抬离地面，放松全身，保持平稳的呼吸。

7 眼镜蛇式：慢慢吸气，手臂伸直，头部带动身体向前向上，脚背绷直，臀部夹紧，尽量靠后背的力量使上身一节一节地离开地面，大腿和趾骨尽量贴于地面；双臂夹紧，眼睛盯住天花板，颈部上向扬起，带动脊柱后卷，双肩下沉，保持均匀的呼吸。

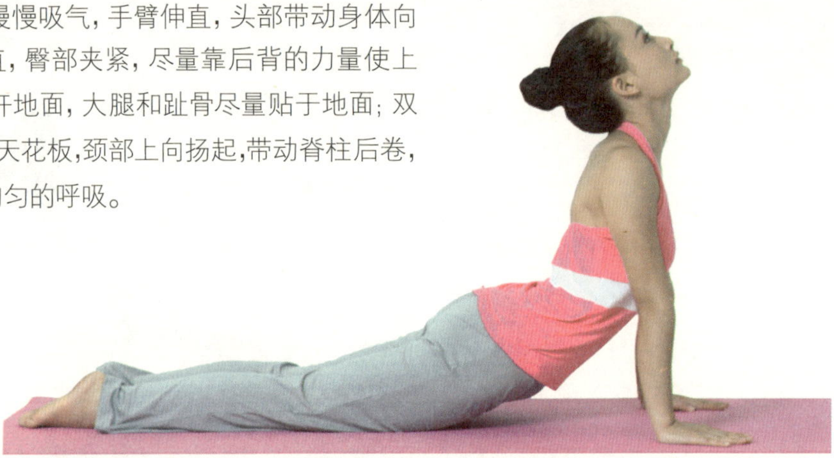

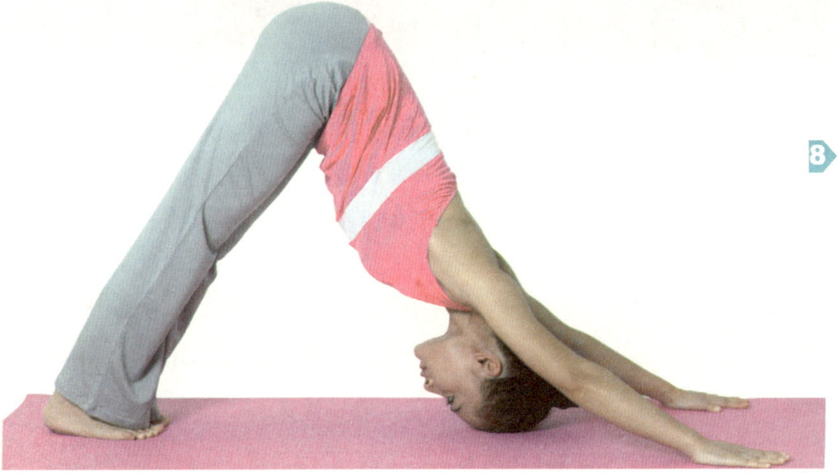

8 重复顶峰式

9 重复骑马式

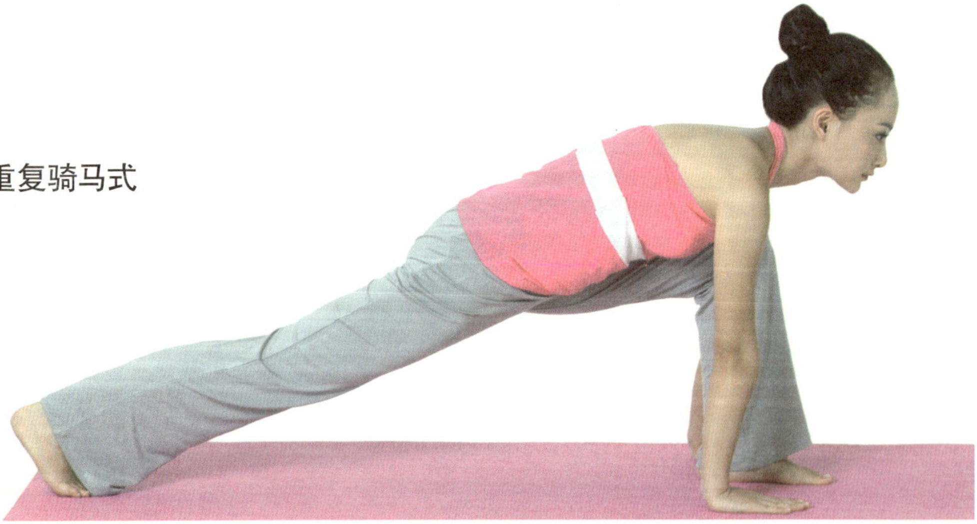

瘦身功效

拜日式是一组身心练习，它包括了体位练习、调息练习和冥想(意念)练习。十二个体位可以使体内产生元气，元气能够激活人们的精神中心，还可以加强脊神经、开阔肺叶、伸展腹部脏器、促进消化、消除多余的脂肪，可以使人更好地保持健康，充满活力。

练习技巧

❶ 练习者不要急于求成，应根据自己身体情况，一个动作一个动作练习，待全部熟练后，再做完整的练习。❷ 每天要多重复做几次，特别是时间紧张不能做其他动作时，更应该加做几次拜日式动作练习。❸ 在练习的过程中，要注意呼气吸气的时机和节奏，不要屏住呼吸。❹ 完整做完拜日式动作，要 10~15 分钟，每天时间再紧，也尽量抽出时间做一次。❺ 在练习的过程中，如果有些动作真的无法做到，也不要勉强，只要伸展你的身体，就可达到练习的效果。

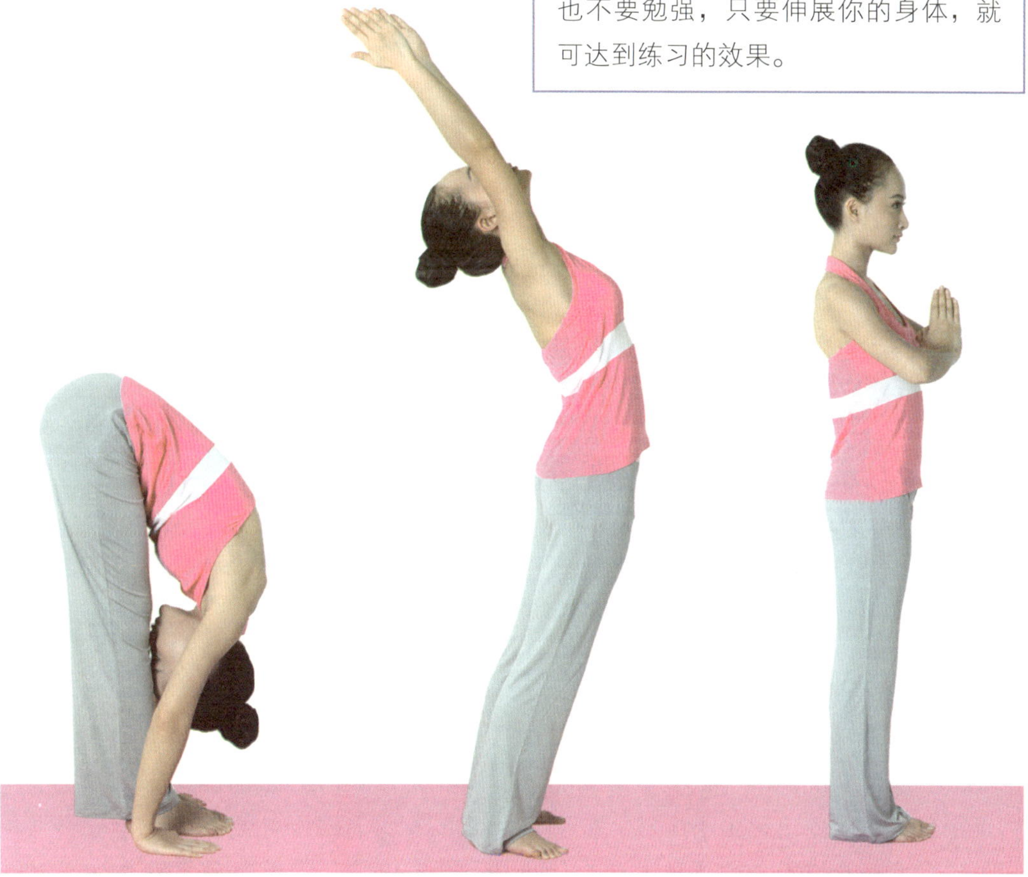

10 重复站立前屈式　11 重复展臂式　12 重复祈祷式

舞王式

动作图解

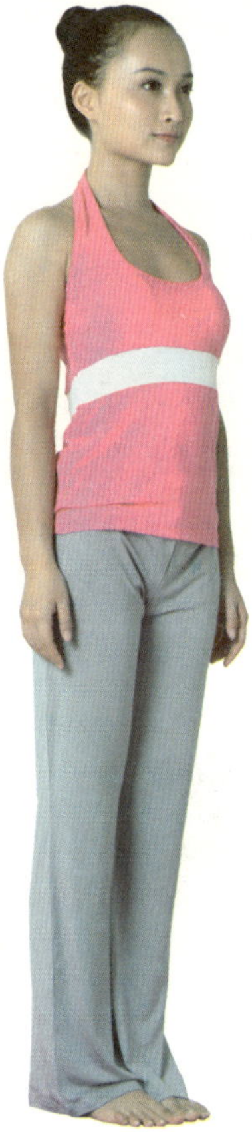

1 站立，双脚并拢，身体挺直，两臂自然垂于体侧，目视前方。

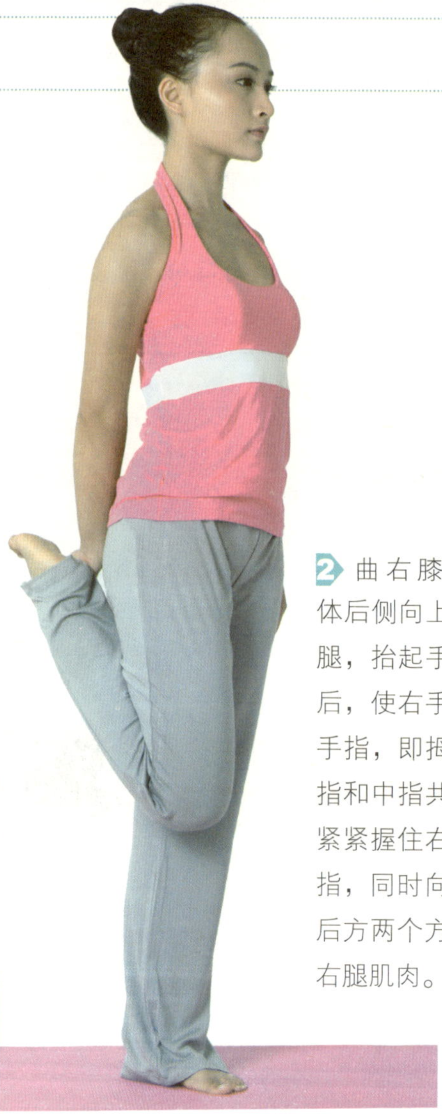

2 曲右膝，从身体后侧向上抬起右腿，抬起手臂，向后，使右手的三根手指，即拇指、食指和中指共同用力紧紧握住右脚大拇指，同时向上方和后方两个方向拉伸右腿肌肉。

练习技巧

❶ 舞王式要求身体多个部位协调配合，并保持整体平衡，属于较高难度的动作；❷ 在练习的过程中，特别是抬腿时，容易膝盖外翻，导致重心不稳。如果一味追求将腿抬高，可能使上身无限向前而失去平衡；❸ 要注意放松肩部肌肉，以免出现由于肩部肌肉过分僵硬而使身体无法得到有效伸展的现象。

瘦身功效

舞王式可以有效拉伸腿部肌肉，并燃烧背部、肩部以及臂部脂肪，使身体多个部位得到锻炼，增强身体的柔韧性，使锻炼者拥有更加优雅的体态。

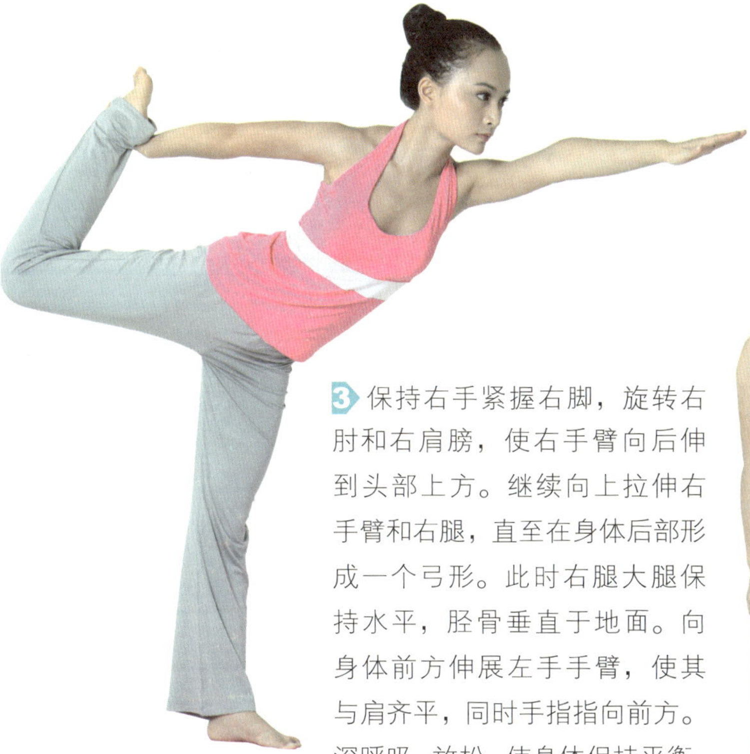

3 保持右手紧握右脚，旋转右肘和右肩膀，使右手臂向后伸到头部上方。继续向上拉伸右手臂和右腿，直至在身体后部形成一个弓形。此时右腿大腿保持水平，胫骨垂直于地面。向身体前方伸展左手手臂，使其与肩齐平，同时手指指向前方。深呼吸，放松，使身体保持平衡，坚持这个姿势 10~15 秒。

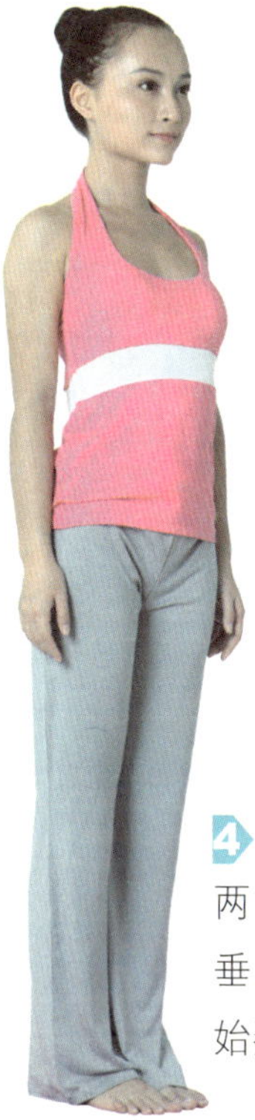

4 放开右脚，两臂自然下垂，回到起始姿势。

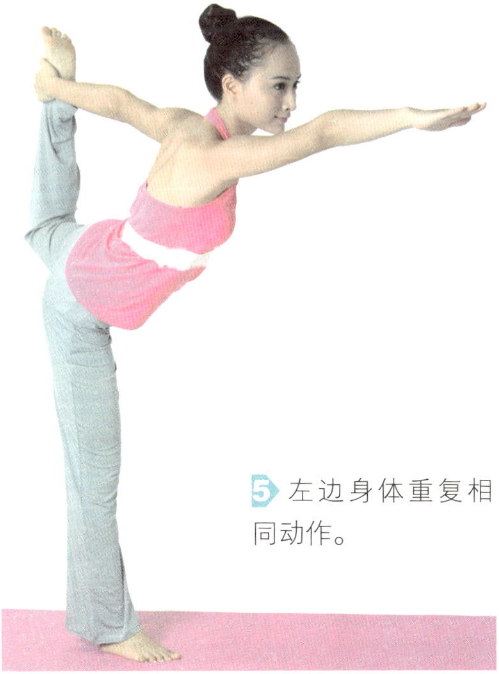

5 左边身体重复相同动作。

错误体式示例

切记直立的那条腿膝盖不要弯曲，上身始终朝向正前方不要朝外，头部不要来回扭动，保持眼睛直视正前方。

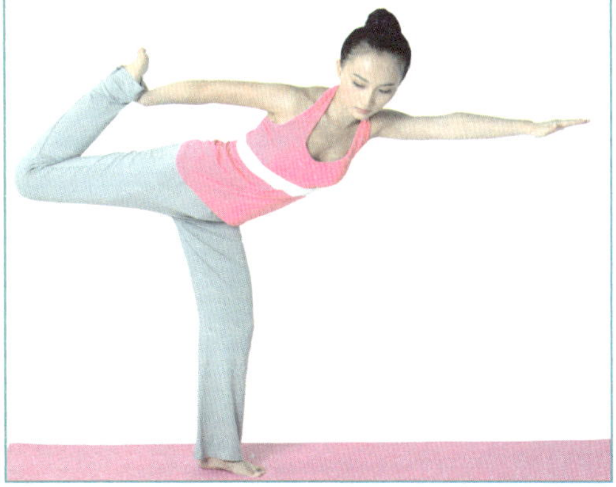

抬腿式

动作图解

1 自然跪坐，臀部坐于脚后跟处，脚背贴地；腰背挺直，目视前方，双手放松，掌心贴于大腿上侧。

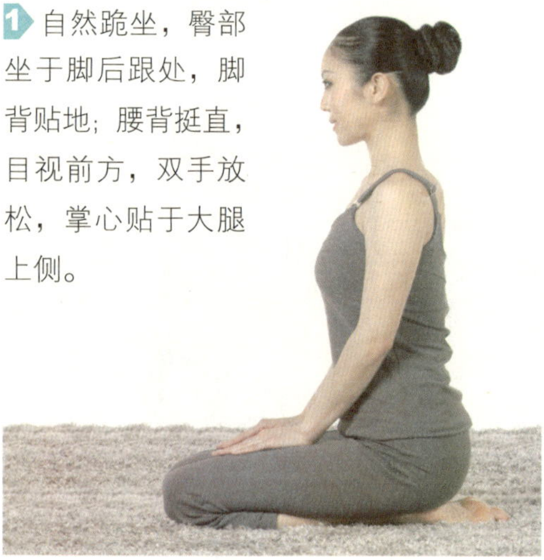

2 吸气，大腿抬起与小腿垂直，双手向前撑于地面，使身体成四肢着地跪姿；注意保持腰背挺直，头部面向地面，使头、腰、背在同一直线上，与地面平行。

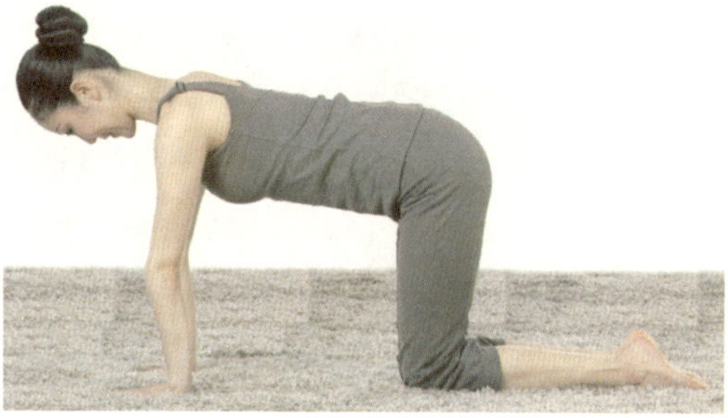

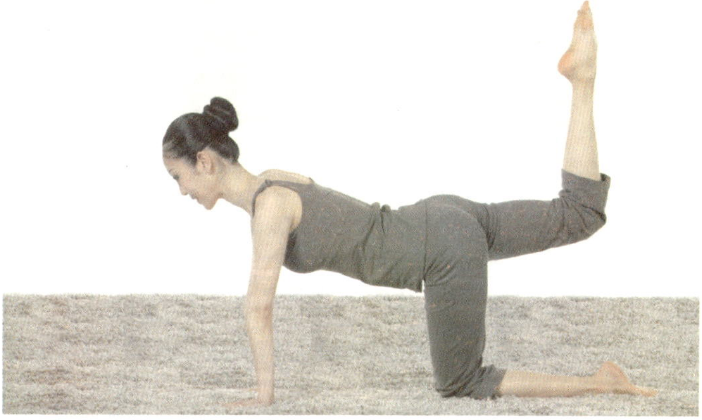

3 呼气，头部抬起，右腿从后方向上抬高，脚尖向天空延伸；注意保持左右骨盆的平稳，腿部抬起时不要使骨盆翻转；保持姿势1次呼吸的时间。

4 再次呼气时，左手抬起向前伸直，右腿进一步向上延伸，保持2次呼吸的时间。吸气时慢慢收回，恢复到开始的姿势，调整呼吸，手臂和腿部换边重复操作。

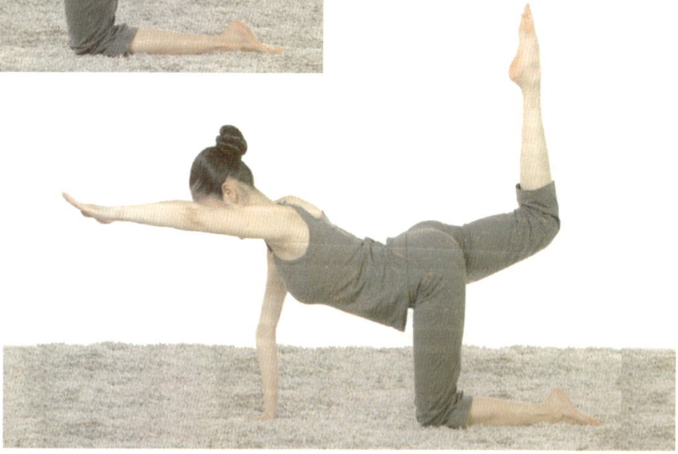

瘦身功效

锻炼臀部肌肉，减少臀部多余脂肪，提臀翘臀；伸展两腿后侧韧带，拉动伸展腹肌、腰肌，塑造纤细的小蛮腰；反方向伸展脊椎，促进背部血液循环，消除脊椎紧张和疲劳；锻炼身体的平衡感，强化注意力。

练习技巧

首先要保持手掌、膝盖和骨盆平稳对称；保持身体的平衡，不要出现一前一后、一高一低等状况；保证身体平衡后，单腿向上伸展，向上伸展的小腿与跪于地的大腿要与地面保持垂直，不要左右偏转，使身体呈现积极向上的姿态。

错误体式示例

腿部和手臂歪斜，极易使身体失去平衡，翻转跌倒；身体歪斜还极易扭伤腰部或脊椎，长期坚持错误的姿势还可能引起脊椎侧弯等严重后果，所以一定要注意。

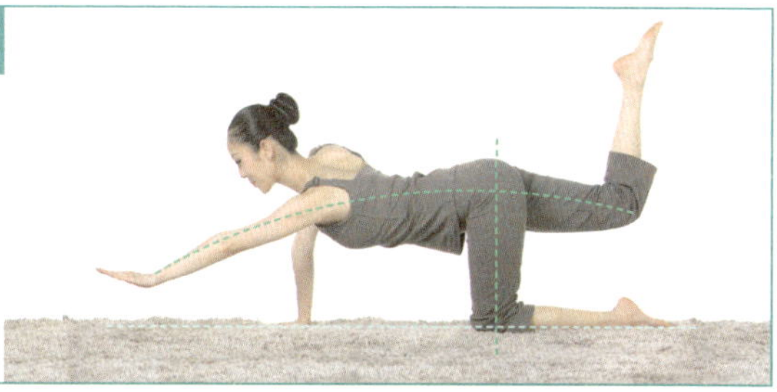

示范图解

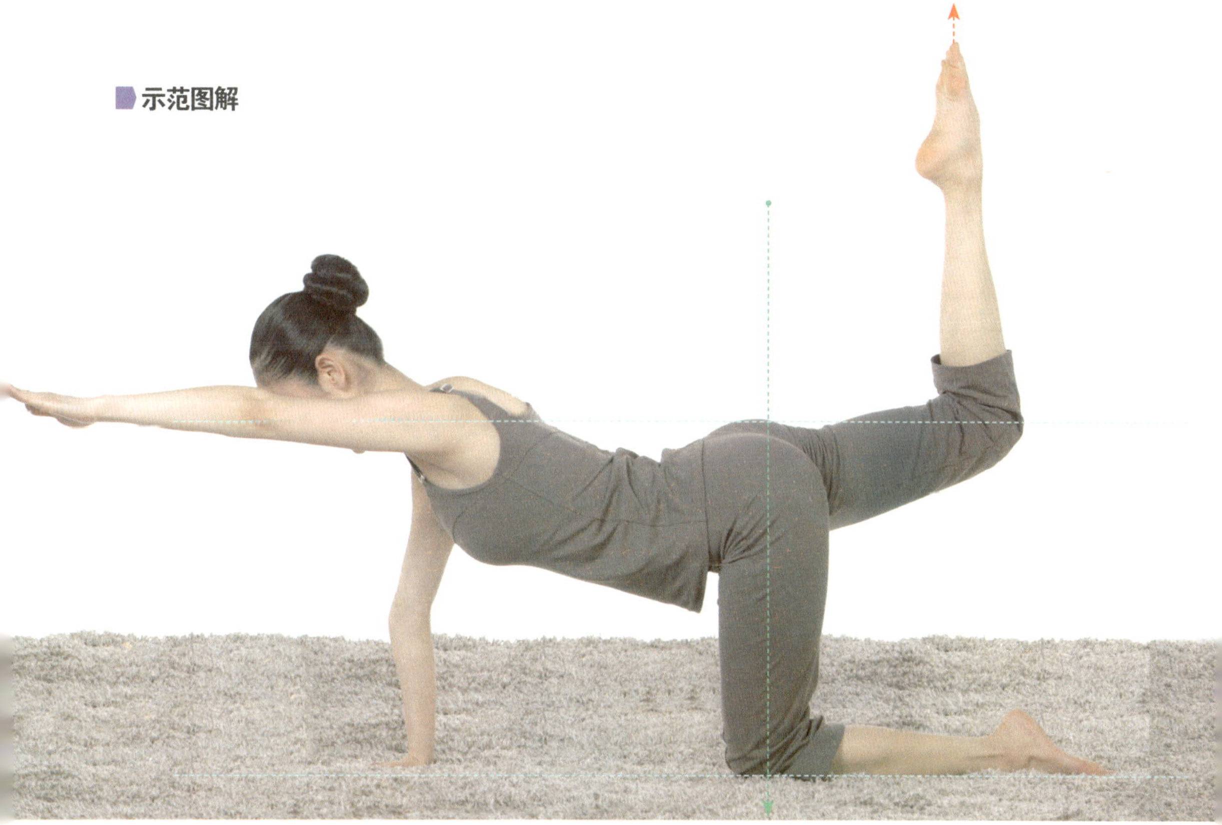

骑马式

动作图解

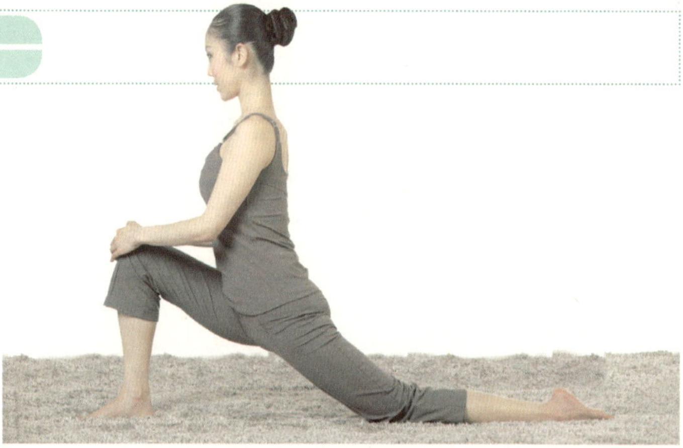

1 跪姿直立，腰背挺直，吸气时右腿弯曲向前迈出一步，脚尖向前，膝盖不要超过脚尖；掌心贴于右膝上。

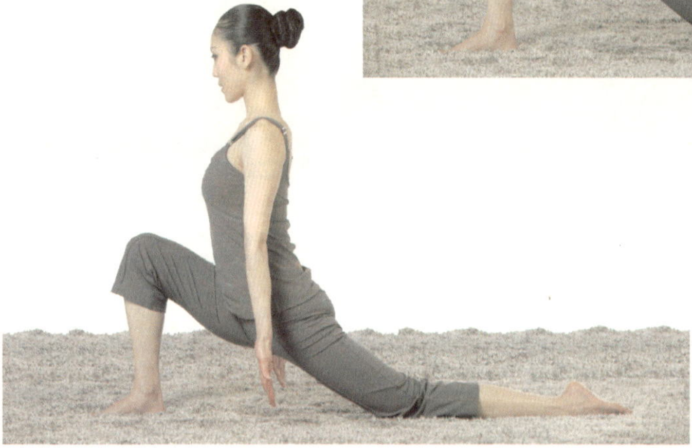

2 保持腰背挺直，手臂伸直，指尖向下；呼气时臀部收紧，身体向下压，让指尖尽量贴近地面，使髋部有拉伸感，保持1次呼吸的时间。

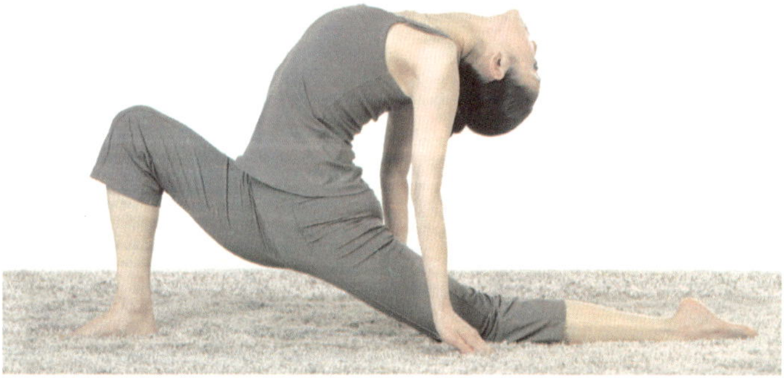

3 再次呼气时，髋部下压，腹部收紧，身体慢慢弯曲向后；头部慢慢往后弯曲，拉伸颈椎；肩部打开向后，指尖尽量贴近地面，打开胸腔；保持姿势3次呼吸的时间。

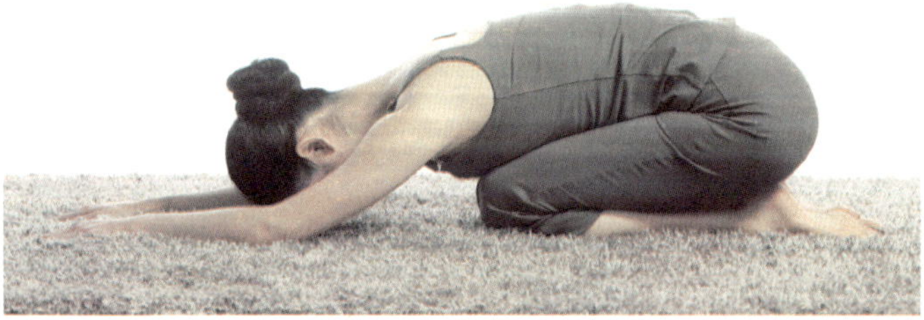

4 吸气，手掌撑腰，身体慢慢回复到开始的姿势，再收回右腿，双腿跪在垫子上。呼气时身体前俯，臀部坐到脚跟上，休息片刻，再换腿进行练习。

瘦身功效

拉伸腿部，收紧腹部，有效消除或减少腹部及腿部多余脂肪，让松弛的身体线条变紧实；强化腿部及腰腹肌肉力量，增强身体的平衡力，此式打开骨盆，刺激舒缓骨盆的压力和紧张感，促进盆腔内血液循环，滋养盆腔内生殖器官并强化其功能。

练习技巧

练习此体式时一定要注意动作不要超过自身的极限，否则很容易给脊柱带来伤害。另外，动作宜缓慢、稳定地进行，脊柱要有控制地后弯和抬起，不能急头急脑，必要时可以用手辅助。要注意保持髋部、膝盖、肩部等部位的正位，要正对身体的前方，分别与地面保持平行，不要左右翻转。

错误体式示例

初学者或者腰椎有病者容易过度挤压脊椎使其受伤，因此必须要量力而行，以不超过自身可承受的力度进行练习。若感到后背受到强烈的挤压，或有头晕、恶心等症状时，表明已经超过自身极限，应立即停止下弯。同时，要注意保持重心和正位，扭头或左右摇摆都容易使颈部与脊柱受伤，让练习者感到头晕。

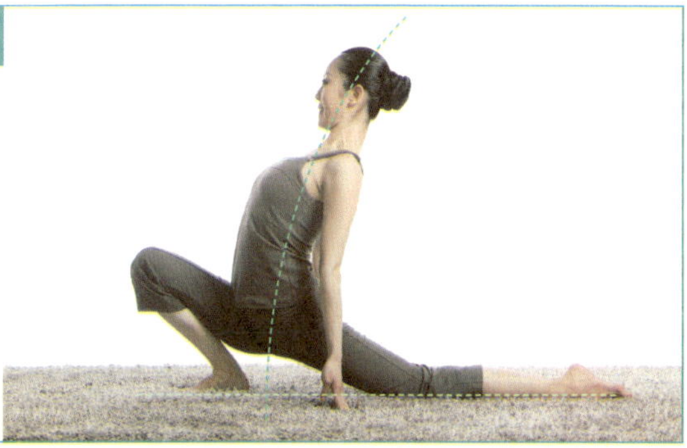

示范图解

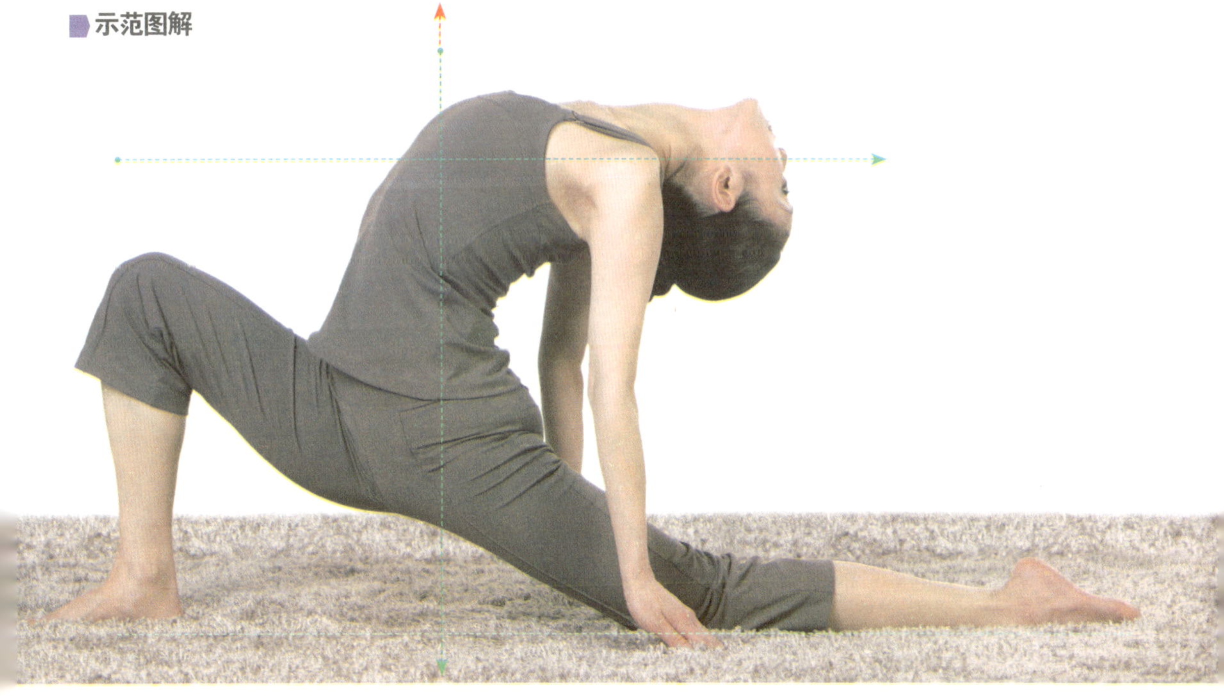

手肘轮式

动作图解

1 仰卧在垫子上，腰背部放平。吸气，双膝弯曲，脚跟分开约一肩宽，力量落在大腿根部，臀部不要离地。双手抬起后弯，掌心落地，指尖朝向肩部的方向，自然呼吸。

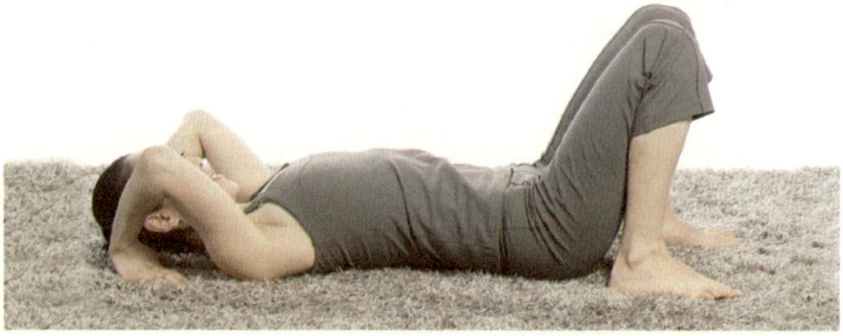

2 吸气，胸腰用力，髋部上抬，手掌和脚掌稳稳地撑住地面，小腿部和小臂相互平行，用肘关节支撑地板。腰部尽力上抬，头顶落在双手双脚的对称的中心线上。控制好身体，做深长的呼吸。

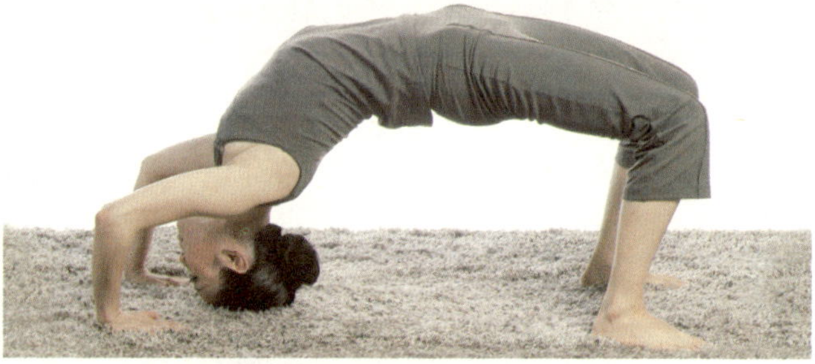

3 呼气，髋部继续上推，臀部向内收紧，头部离地，慢慢移至双手上臂中间，小腿与地面垂直。

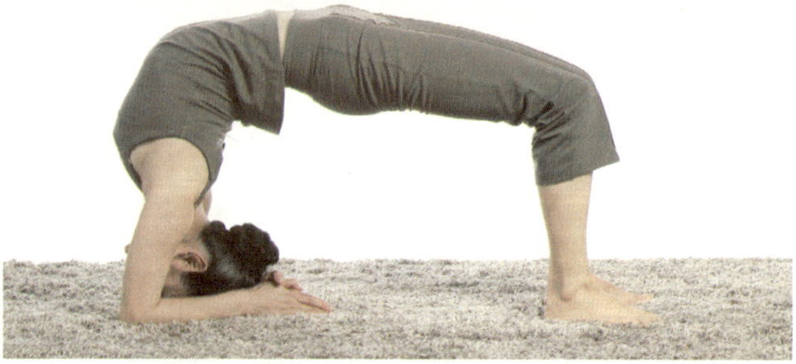

练习技巧

练习此体式时，保持双脚相互平衡，双肘相互平衡，身体重心落在双手双脚的对称线上；额头轻轻顶地板，注意力集中在向上抬起的腰部和髋部，手肘和头部不应承受过多的重量；髋关节保持平行伸展，抬起的单腿尽量与地面垂直；动作完成时，需夹臀、缩肛门，收紧臀部和大腿后侧。

- 注意，初学者不宜练习此体式。

瘦身功效

此式有助于锻炼腰背部肌肉及腿部肌肉，能增强脊椎、肩部的柔韧性，修正和改善体形；预防脂肪堆积形成肥胖；强化手脚力量，协调身体的平衡性；强化内脏机能、按摩内脏，增强免疫力；长期练习此体式，有稳定情绪、解除胸闷、消除忧郁的作用，为身体注入积极的能量。

4 吸气，右腿膝关节尽量伸展，朝身体上方延伸，左脚放平，和头部、肘部一起保持身体的平衡。肩膀打开，胸腰向外扩张。

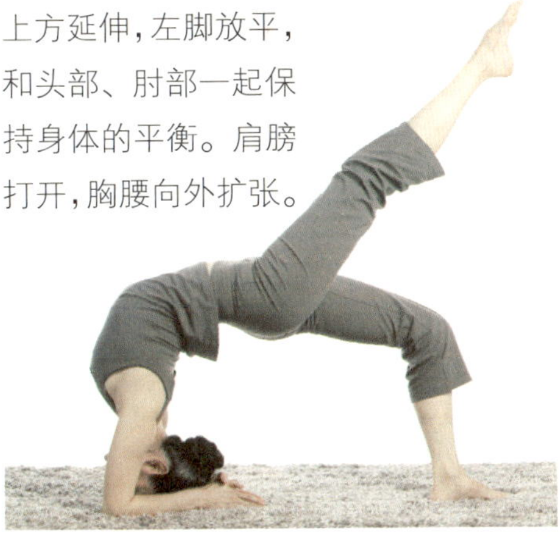

5 右脚垂直于地面，向天空方向伸展，带动腰部、臀部向上。保持 3~5 次呼吸的时间。这一步适合练习比较久的高级学员练习。身体还原时，先缓慢收回腿部，身体平衡后，再弯曲膝盖，缓慢放下身体，移开头顶，平躺在垫子上休息。

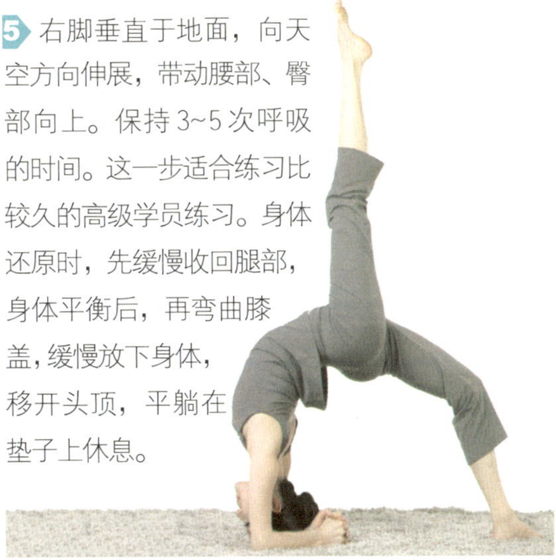

示范图解

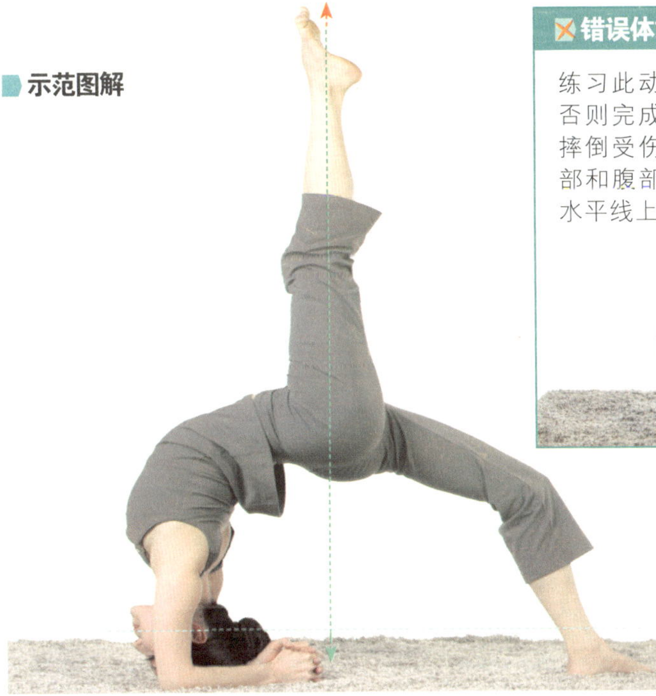

✕ 错误体式示例

练习此动作时，需要将手脚置放正确，否则完成动作时，四肢摇晃不稳，容易摔倒受伤。腿部向上伸展时，靠的是髋部和腹部的力量上抬，保持左右髋部在水平线上。

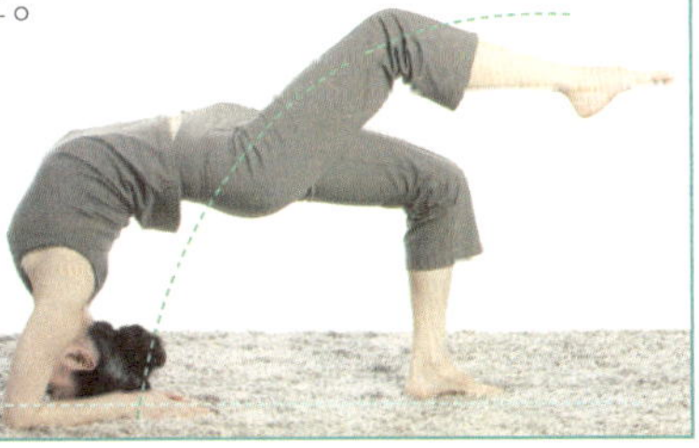

第二章 瘦脸，重塑巴掌小脸

狮子式（狮子吼）

动作图解

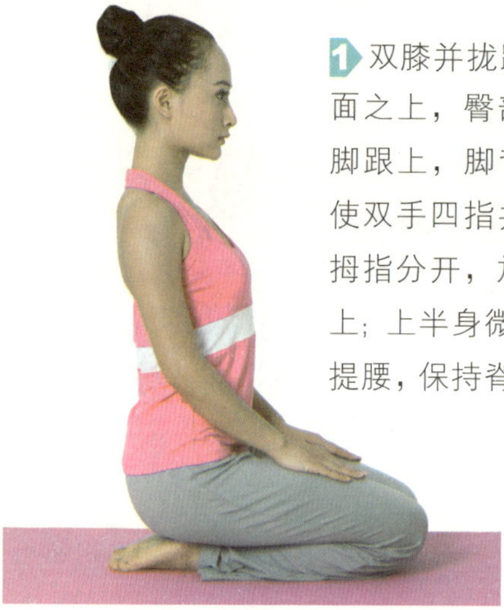

1 双膝并拢跪坐在地面之上，臀部置于后脚跟上，脚背贴地；使双手四指并拢与大拇指分开，放在大腿上；上半身微微前倾，提腰，保持脊背挺直。

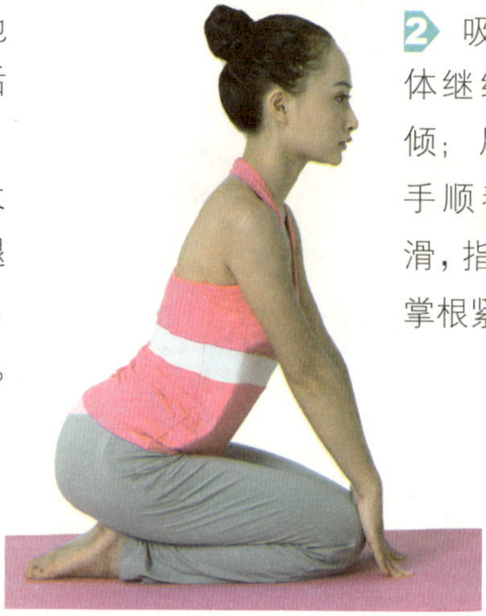

2 吸气，身体继续慢慢前倾；屏气，双手顺着大腿下滑，指尖触地，掌根紧贴两膝。

瘦身功效

狮子吼可以有效地使面部几乎所有肌肉都得到锻炼，可以预防脸部皮肤松弛下垂，并减缓皱纹的出现，对最难减的脸上的肉肉有神奇效果。

练习技巧

❶ 舌头要自舌根部朝下用力伸出。❷ 呼吸均匀缓慢，用鼻子吸气，“哈”时尽量使气息保持较长时间。❸ 尝试调节变换每次吼叫的强度。❹ 不要因害羞或担心表情难看而不敢放开自己大声吼出来，否则达不到练习的效果。

加大难度：取全莲花坐姿，身体前倾，双手掌撑于身体前侧的地面上，抬起臀部，膝盖点地，目视前方。

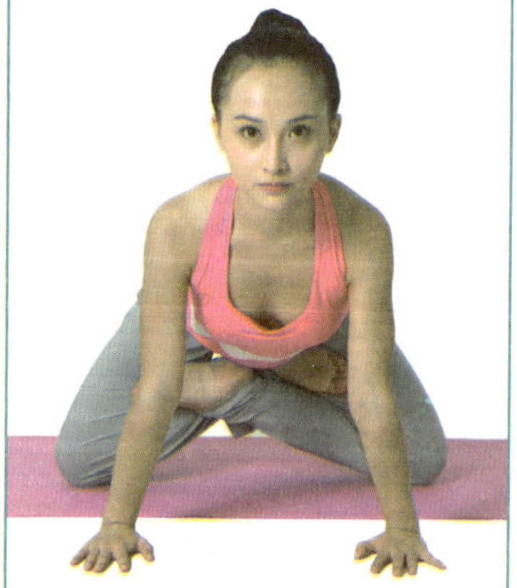

3 臀部离开双脚，身体继续前倾，使手指、手臂、肩部及躯干部肌肉都处于绷紧状态。

4 用力睁大眼睛，张大嘴巴，向下方伸出舌头，手指保持姿势向外伸展。

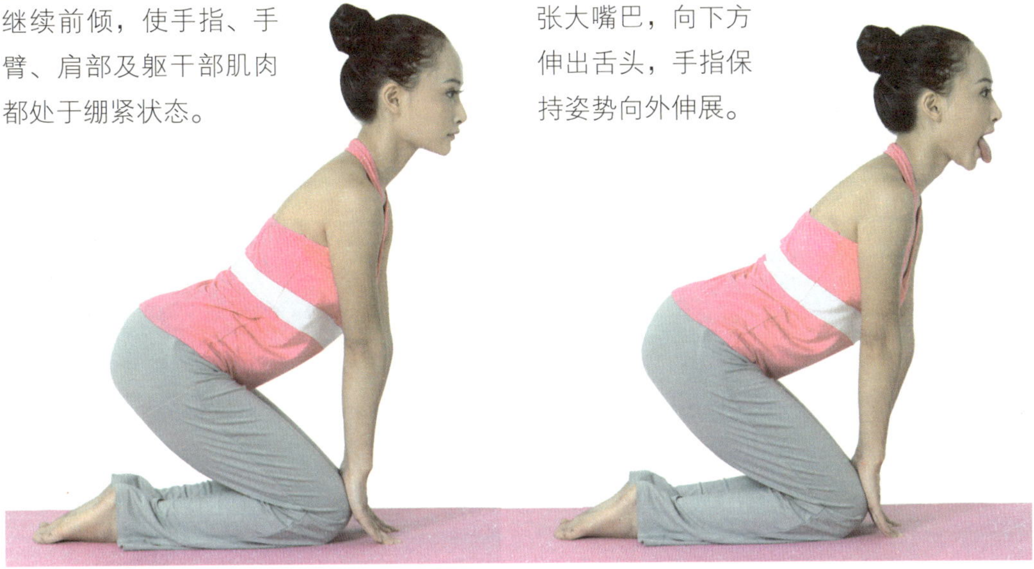

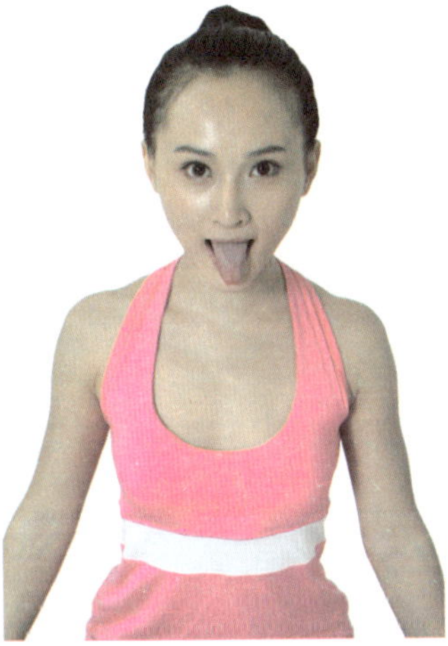

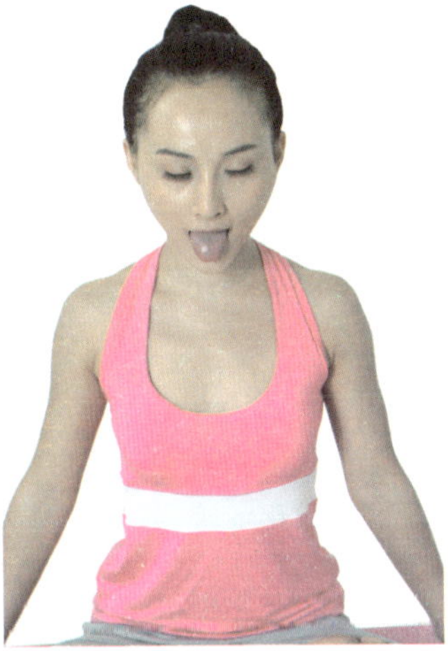

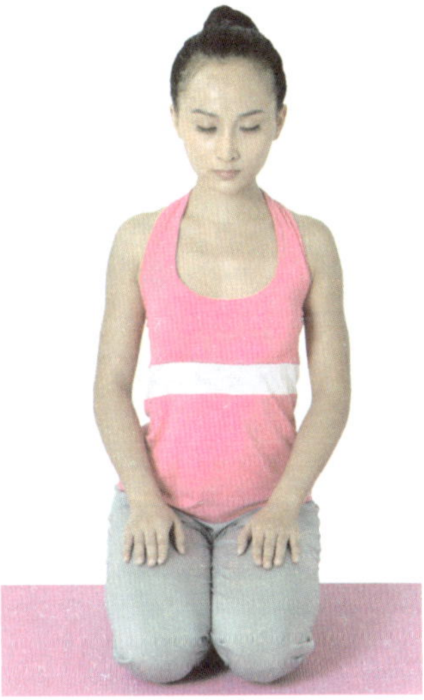

5 慢慢呼气，同时发出狮子般响亮的吼声：“哈”，并使声音一直持续到呼气结束。不要因为害羞或担心表情纠结而不敢放开做动作，勇敢一点儿，像森林之王那样尽情呐喊吧！请记住，认真的女人最美。

6 长长地呼完一口气，使劲儿大幅度地眨眼睛，可眨 2~3 遍，注意眨眼时要看着正前方，感到是抬起下眼睑的感觉。

7 缓慢收回舌头，轻轻闭上嘴巴。用鼻子吸气，使身体慢慢回到起始姿势。

8 重复以上动作 3~5 次。

眼镜蛇式

动作图解

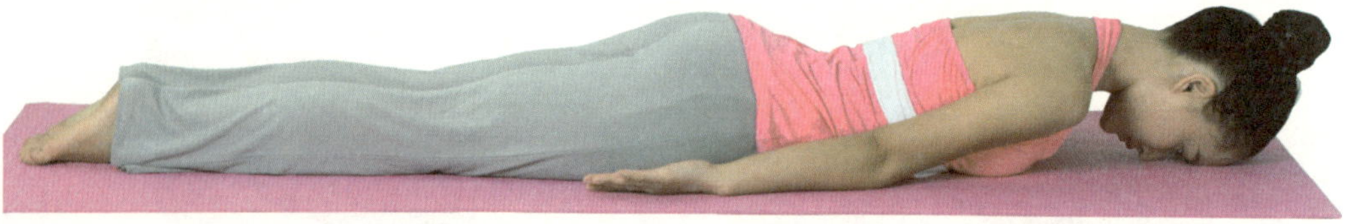

1 面朝下平躺，双腿伸直并拢，前额触地或者侧脸贴地均可，两臂自然垂放在身体两侧，掌心向上。

2 双手移置胸前，平放在地面上，掌心向下，手掌和小臂贴地，注意保持臀部和大腿部肌肉的紧绷感，目视前方的地面。

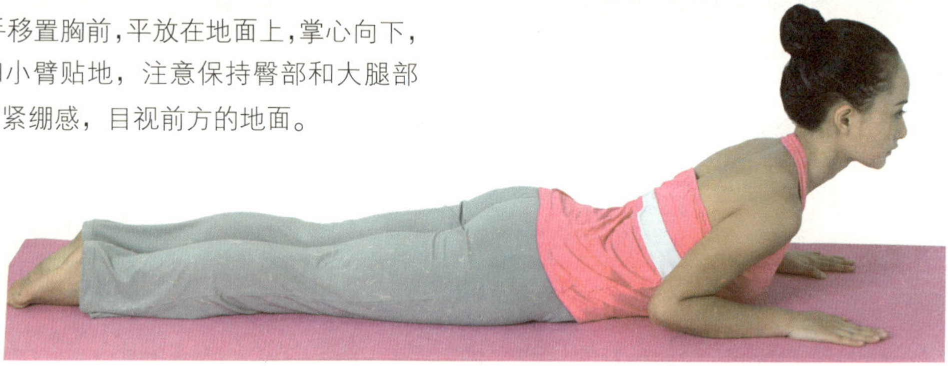

3 吸气，以手撑地，同时依次缓慢抬起头部、胸部、腰部和身体脊柱。注意抬起时应先依靠背部肌肉力量，再用手部支撑力量继续抬高。依据个人身体条件，抬到适当高度，使肚脐尽量接近地面，眼睛注视前方，均匀呼吸，坚持这个动作 10~30 秒。

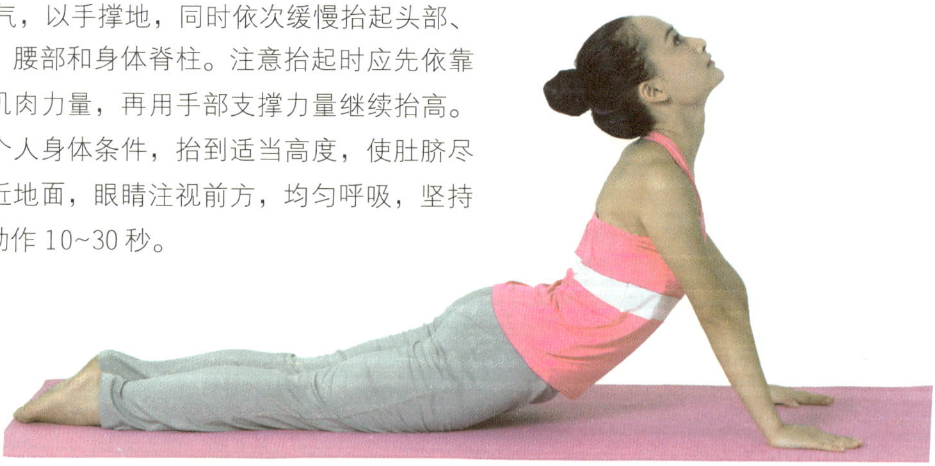

4 呼气，依次缓缓放下腹部、胸部、头部，最后使脊柱一节一节地返回原始姿势。保持前额贴地，身体平直放松，重复这个动作 1~2 次。

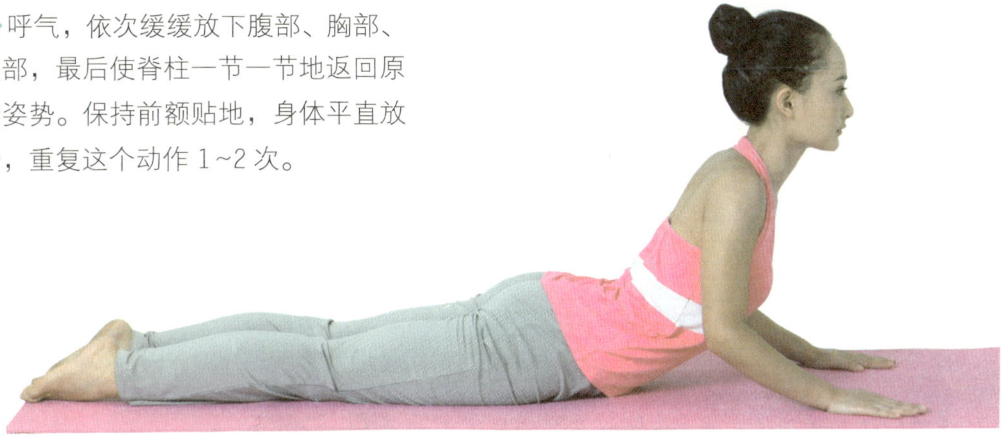

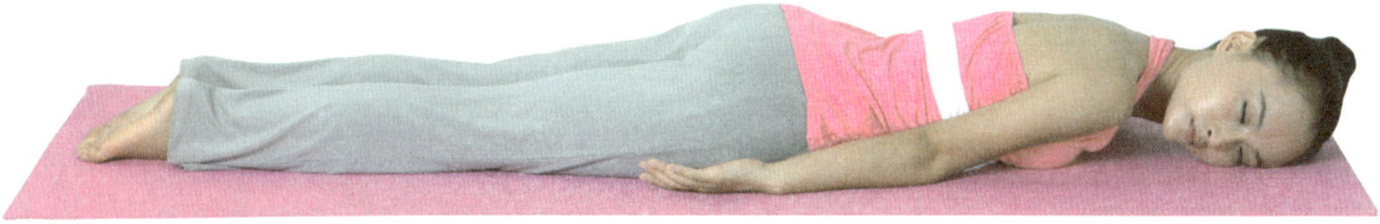

5 两臂放回身体两侧，掌心向上，头部放在地面上，偏转到一侧，保持放松状态。

瘦身功效

眼镜蛇式能够使面部和颈部的肌肉得到有效的伸展，燃烧脸部和下巴的脂肪，促进脸部的血液循环，具有很好的瘦脸效果。

练习技巧

❶ 尽可能依靠背部力量向上抬起上身，而不是肩部和臂部；❷ 依据个人柔韧情况，尽可能高的抬起上身，但也不必强求；❸ 不要完全依靠手部和臂部力量向上举起上半身；❹ 向上抬起身体时，肚脐也向上抬起是不对的，要保持肚脐下压靠近地面。

难度降级：（1）对于初学者，可以做到眼镜蛇式伸展动作即可；抬起上身有困难的练习者可以使双腿微微向两侧分开，脚不并拢，以减少腰部承受的压力；（2）做第三步时，可以不必停留数秒，抬起后直接返回地面。

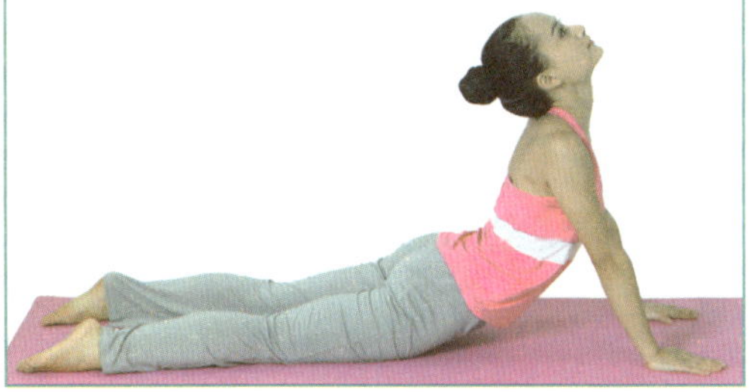

铲斗式

动作图解

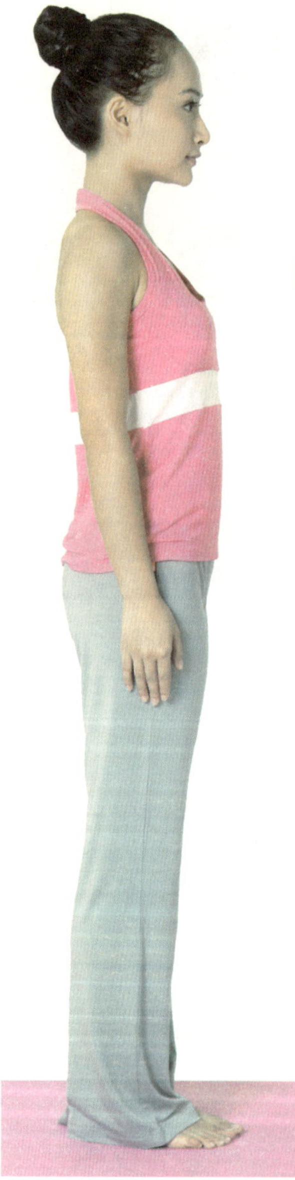

1 站立，双脚并拢，双臂自然下垂于体侧，目视前方。

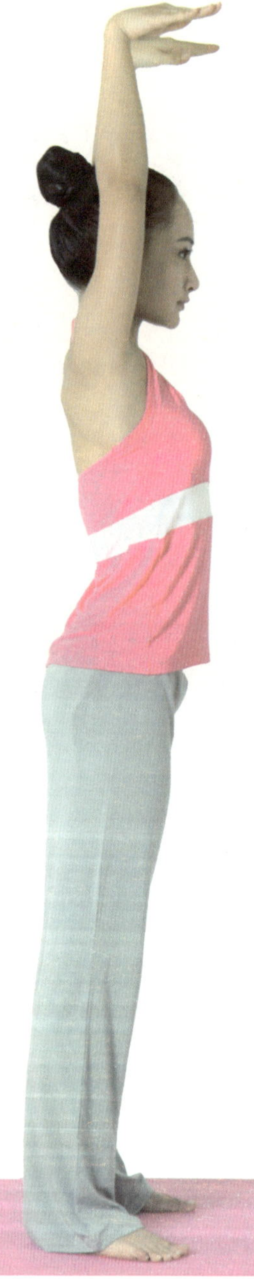

2 双脚分开约一肩半宽，脚尖稍向外；吸气，双臂伸直上举，手腕放松，手指指尖指向前面，使手臂与背部在一条直线上。

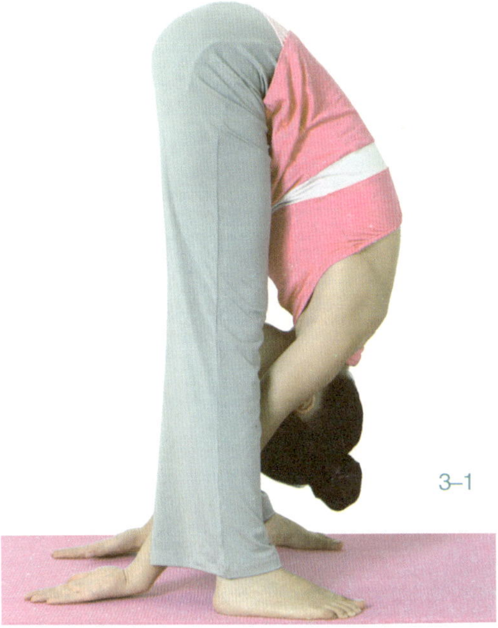
3–1

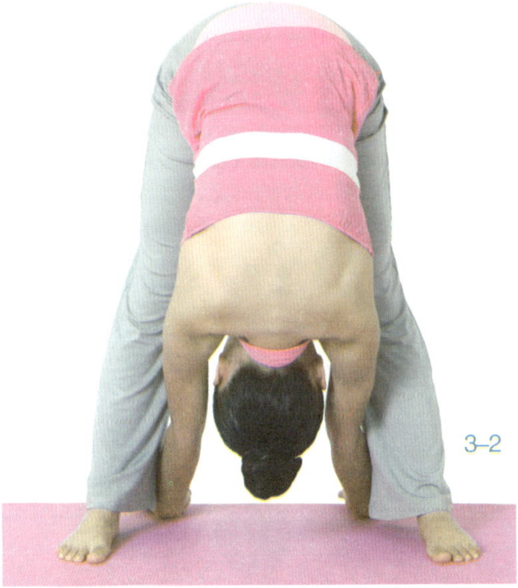
3–2

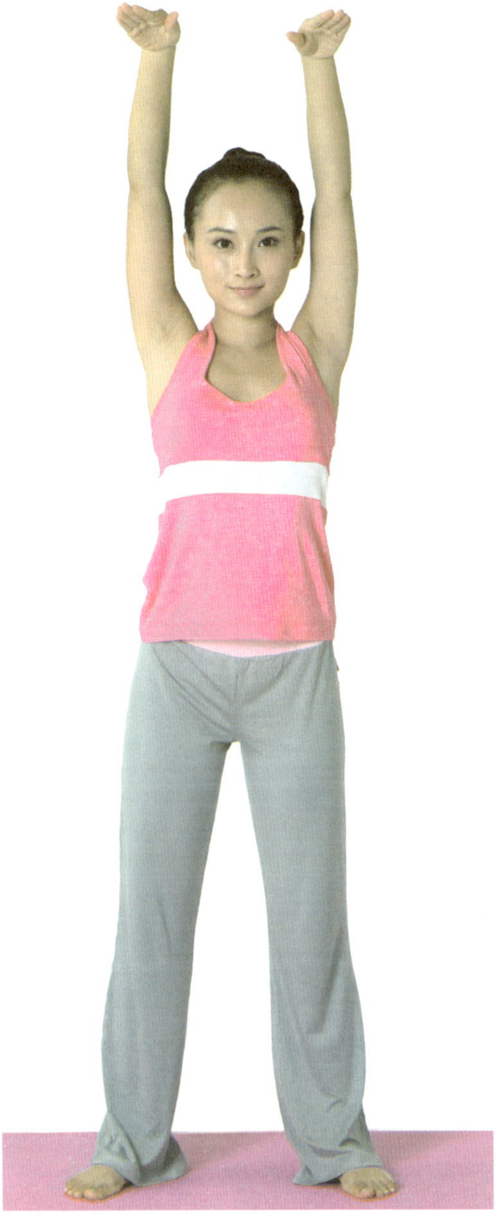

3 呼气，以腰为轴，上身快速垂下，两臂在两腿之间自然摆动。（双腿伸直，膝盖不可弯曲，尽量放松上身躯干，保持松动地摇摆。）

4 再吸气，以腰为轴，缓缓抬起腰部、背部、头部，同时使两臂始终紧贴双耳，逐渐抬起上身使其直立，上抬手臂。

5 再呼气，双臂从身体前部还原，归于身体两侧，脚尖收回指向前方，轻轻闭住双眼调整呼吸，全身放松恢复初始状态。

6 重复此姿势 3 次。

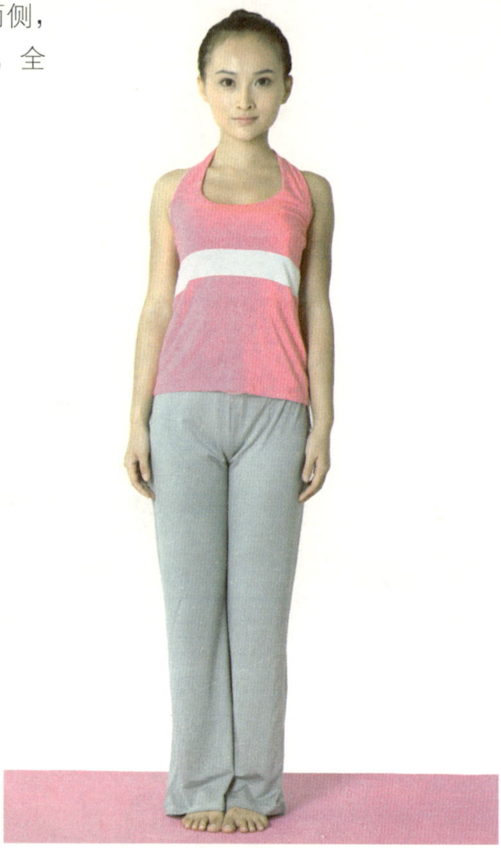

练习技巧

❶ 初学者容易急于求成，刻意摆动两臂及头部; ❷ 完成动作时一定要缓慢，同时按步骤配合深呼吸; ❸ 该组动作不适宜患有高血压和低血压的病人、晕眩病人以及经期妇女，头部受过伤害的人也要谨慎选择，应该在征得医生同意的情况下练习。

难度降级： 初练者可以将两腿分开大一大些，刚开始时也可以靠在墙边练习。如果两腿分大也有难度时，双臂可不用贴地，根据自身的情况压下上身。

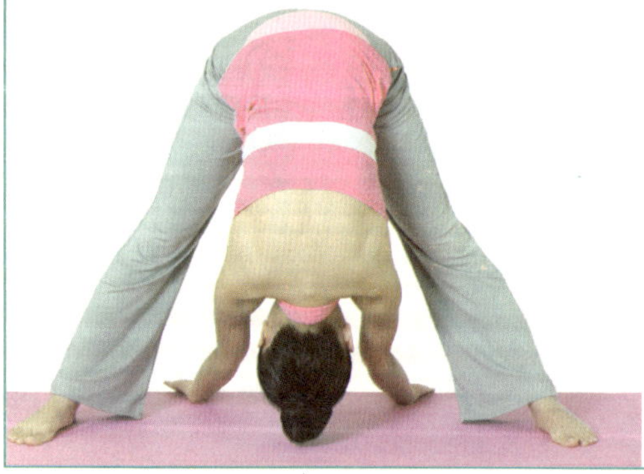

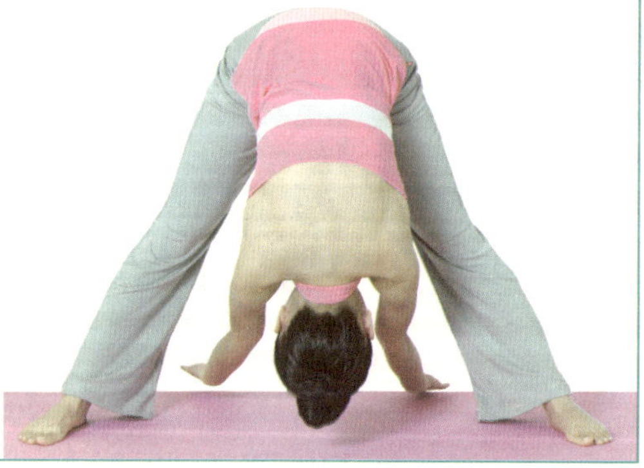

瘦身功效

铲斗式可以使练习者的脸部肌肉得到全面锻炼，改善脸部的血液循环，让脸部的线条更加紧凑。

眼镜蛇变形式

动作图解

1 俯卧，屈臂，双手掌心向下放在胸口两侧，下颌触地；吸气，左腿弯曲，脚心贴住右腿膝盖侧面。

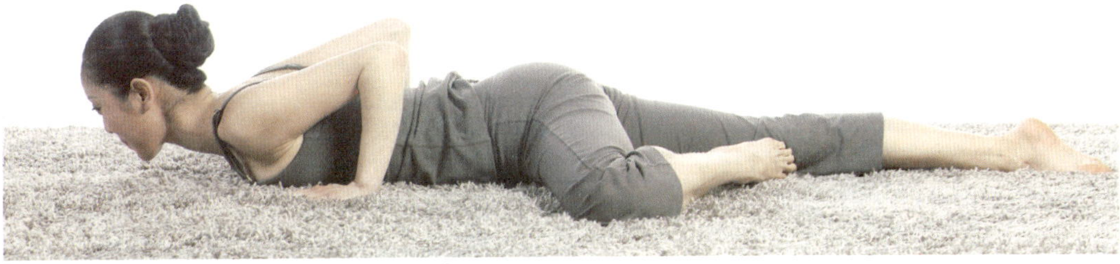

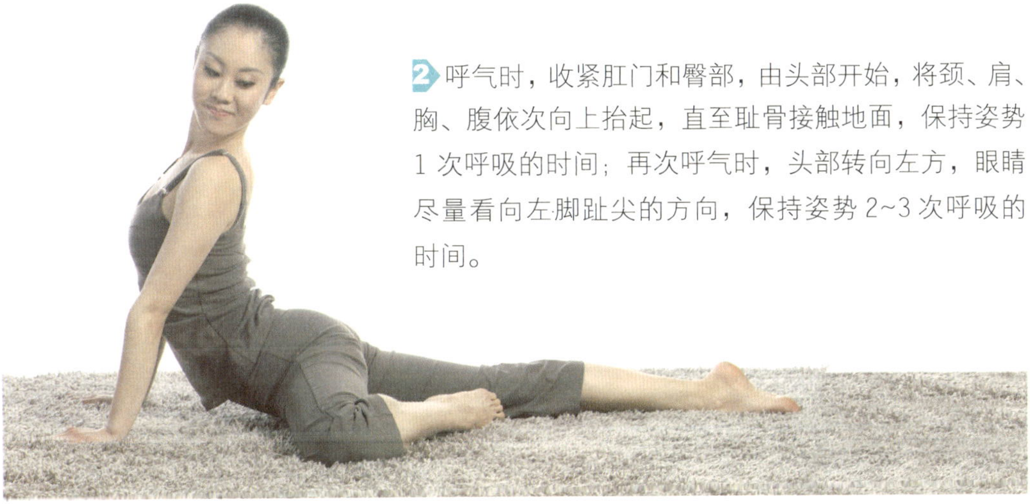

2 呼气时，收紧肛门和臀部，由头部开始，将颈、肩、胸、腹依次向上抬起，直至耻骨接触地面，保持姿势 1 次呼吸的时间；再次呼气时，头部转向左方，眼睛尽量看向左脚趾尖的方向，保持姿势 2~3 次呼吸的时间。

3 吸气时，再将上半身一节一节地放回地面，下颌贴地；手臂向后伸直，掌心朝上，调息。吸气时弯曲双臂，换边重复练习。

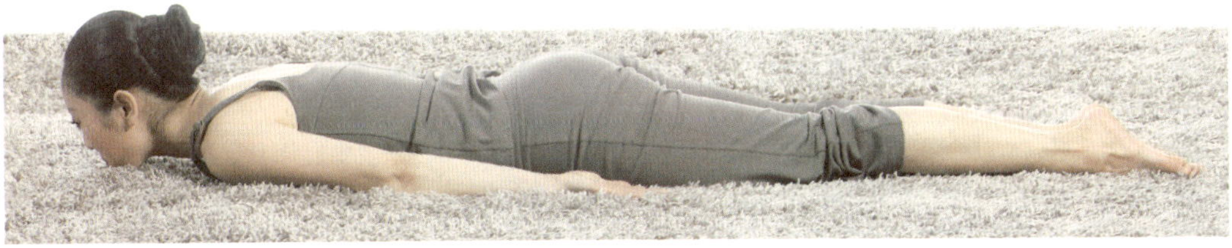

瘦身功效

眼镜蛇变形式能够使面部、颈部和肩部的肌肉得到有效的伸展，有助于燃烧脸部和下巴的多余脂肪，促进脸部的血液循环，使脸部和颈部肌肉紧实，具有很好的瘦脸和美容效果。此外，可强化肩、胸、背、臀等部位的肌肉，具有健胸、收腹、美背、提臀等功效；强健背部肌肉能力，提高脊柱的灵活度，促进血液循环，增强脊柱功能。

练习技巧

练习此式时不可用爆发力，要尽量使身体处于舒适状态，让脊柱一节节地向后舒展；伸展时，左右双肩、手掌、骨盆应保持在同一直线上，让身体处于对称平衡的状态；向后弯曲脊椎时，尾骨应向下收紧，臀部肌肉收紧，大腿绷直；向后伸展的幅度要以个人感觉舒适为限，不要勉强让身体向后弯曲。

示范图解

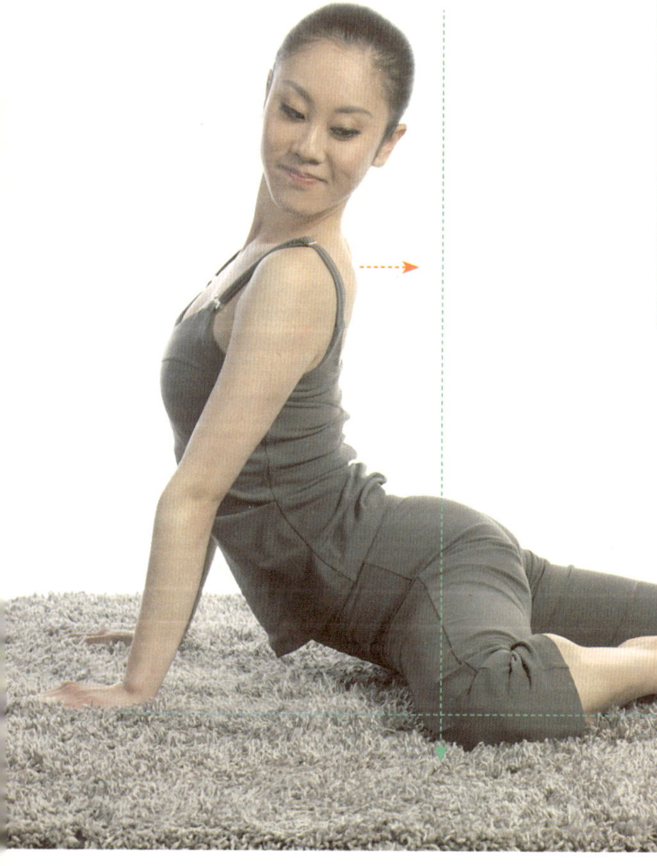

错误体式示例

眼镜蛇式系列是一种被动性的上仰——恢复运动，练习过程中不能低头；伸展时骨盆不要离地，骨盆离地后，身体失去承重点，很可能造成脊椎的扭曲变形。

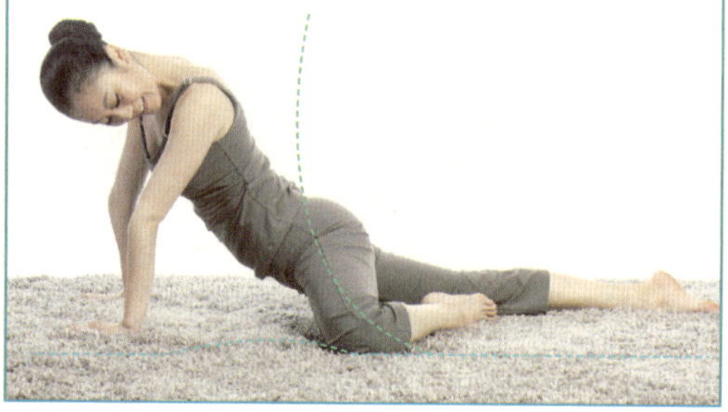

菱形按压式

动作图解

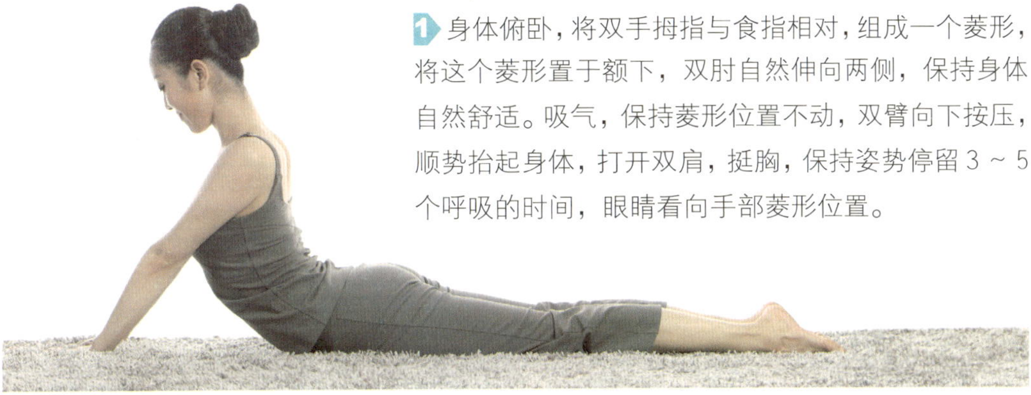

1 身体俯卧，将双手拇指与食指相对，组成一个菱形，将这个菱形置于额下，双肘自然伸向两侧，保持身体自然舒适。吸气，保持菱形位置不动，双臂向下按压，顺势抬起身体，打开双肩，挺胸，保持姿势停留 3 ~ 5 个呼吸的时间，眼睛看向手部菱形位置。

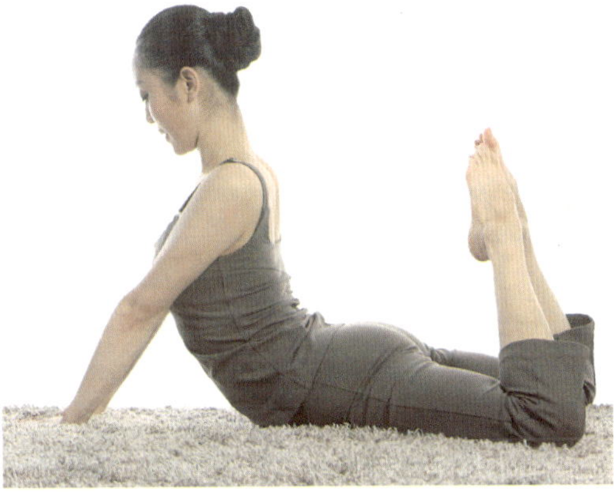

2 双腿微微分开，绷直脚尖，屈双膝，脚尖朝背部靠近。肩膀打开，做胸式呼吸。

练习技巧

感觉腰椎压力大时，可以将双腿分开，减轻背部的不适。练习中，注意力集中在弯曲的脊椎上，手臂伸直，头部后仰延伸，肩部打开，肩膀放平。此体式会给脊椎带来向后的挤压感，对腹部也有一定的拉伸挤压。

- 练习者如果有脊椎方面的疾患，或是有胃肠溃疡等疾病，不可以练习此体式。

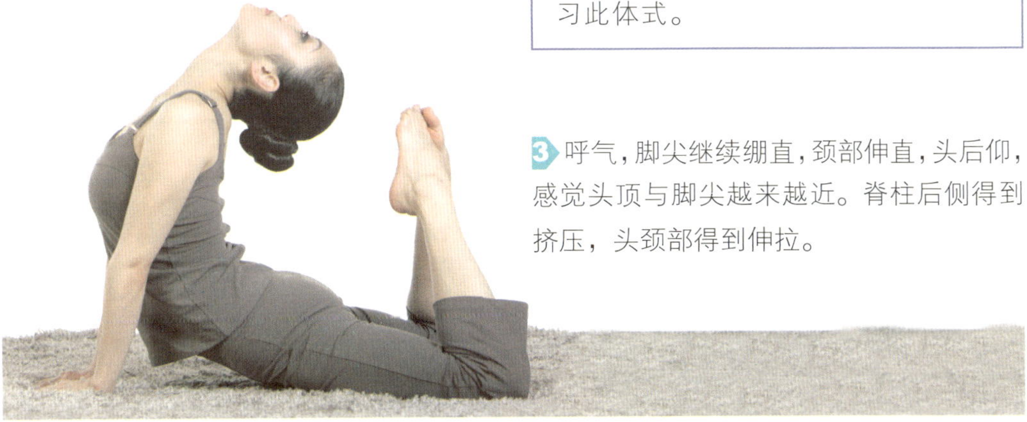

3 呼气，脚尖继续绷直，颈部伸直，头后仰，感觉头顶与脚尖越来越近。脊柱后侧得到挤压，头颈部得到伸拉。

瘦身功效

此式有助于颈部和面部肌肉拉伸锻炼，拉长颈部线条，收紧双下巴，美化面部肌肤；同时还能有效锻炼颈部后侧的肌肉，更显青春活力。

4 吸气时弯曲双肘，将上半身一节一节地放落地面；再放松双腿，双腿前侧贴地；头部慢慢放回地面，侧脸放在垫子上，调整呼吸。

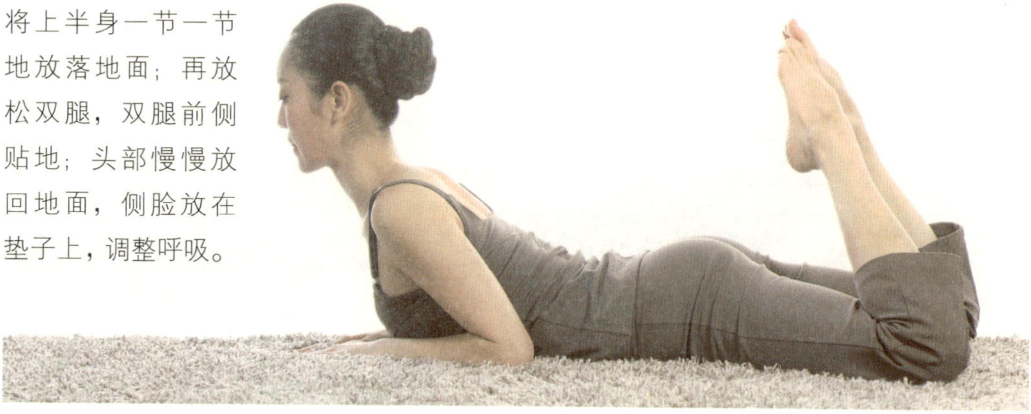

错误体式示例

练习此式时，容易出现将上身的力量落在双手手掌上的错误姿势，这个姿势让肩部向上高耸起，颈部并没有得到伸长。长期练习错误姿势，会让颈部、肩部感到僵硬疲劳，腰部前突，盆骨前倾变形。

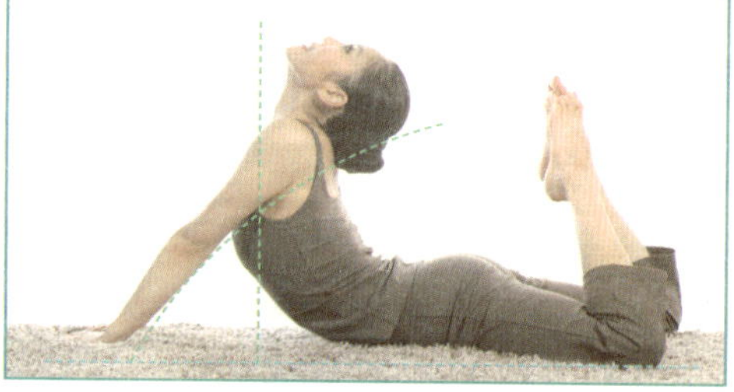

示范图解

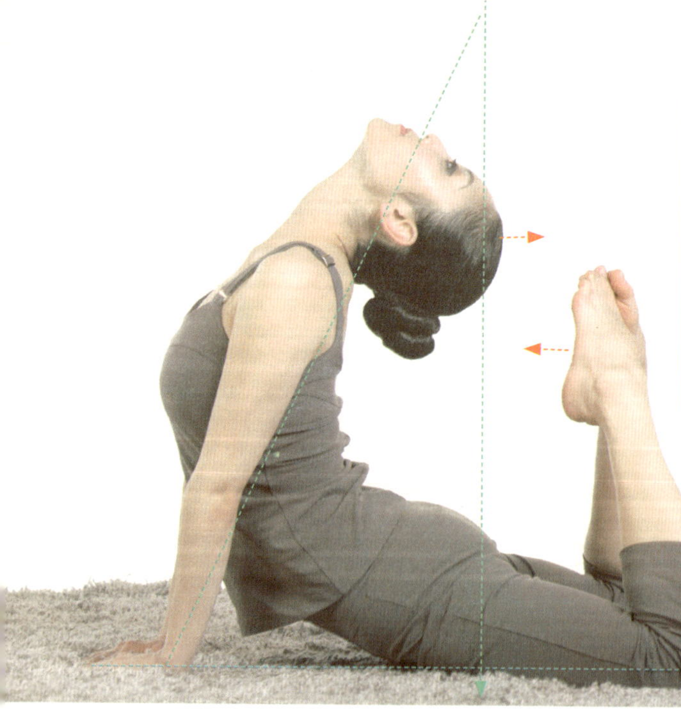

第三章 瘦臂，甩掉蝴蝶臂

细臂式

动作图解

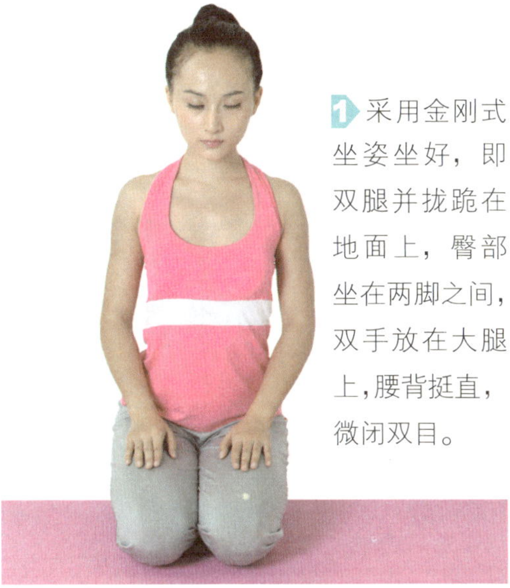

1 采用金刚式坐姿坐好，即双腿并拢跪在地面上，臀部坐在两脚之间，双手放在大腿上，腰背挺直，微闭双目。

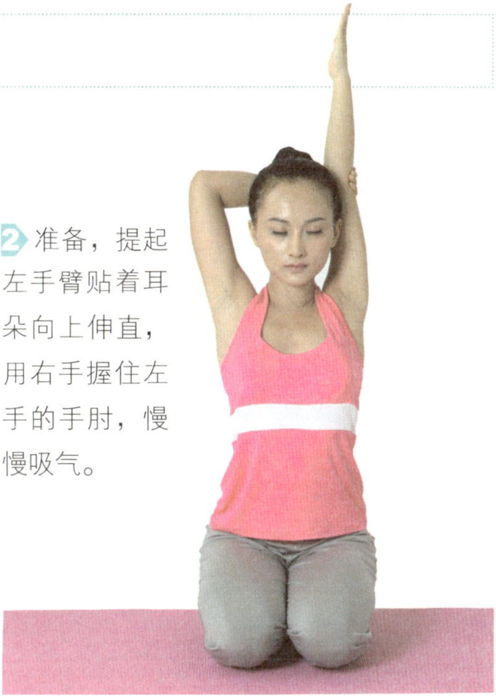

2 准备，提起左手臂贴着耳朵向上伸直，用右手握住左手的手肘，慢慢吸气。

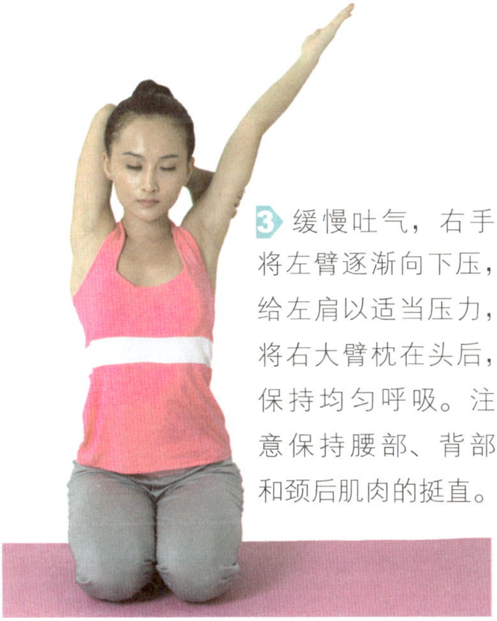

3 缓慢吐气，右手将左臂逐渐向下压，给左肩以适当压力，将右大臂枕在头后，保持均匀呼吸。注意保持腰部、背部和颈后肌肉的挺直。

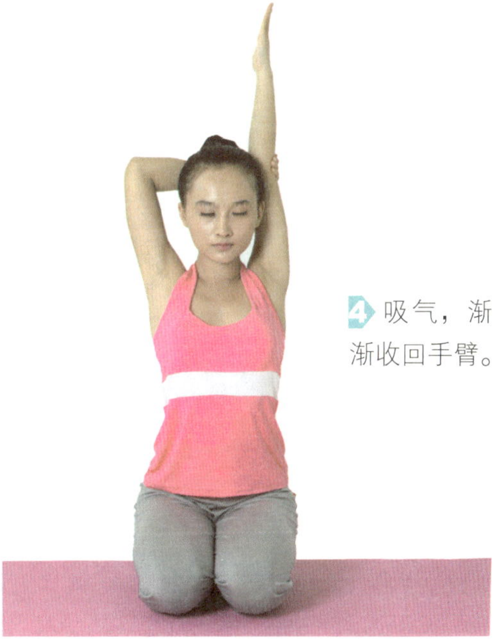

4 吸气，渐渐收回手臂。

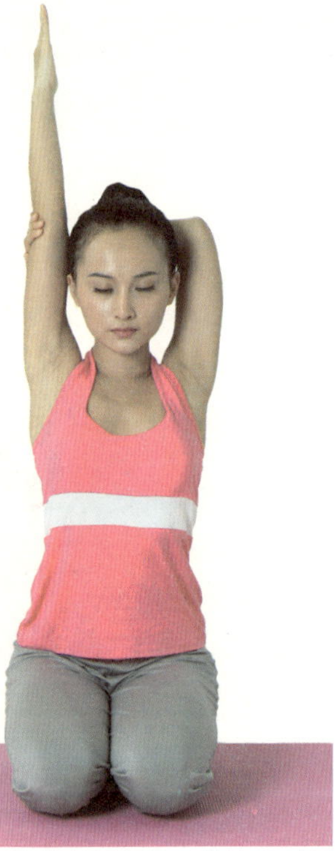

5 换相反方向运动。双臂向上伸展，左手握住右臂的手肘。

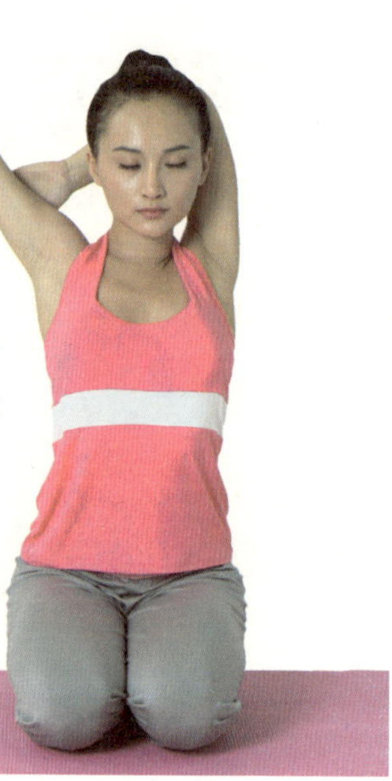

6 慢慢吐气，将右臂向下压，保持均匀的呼吸。

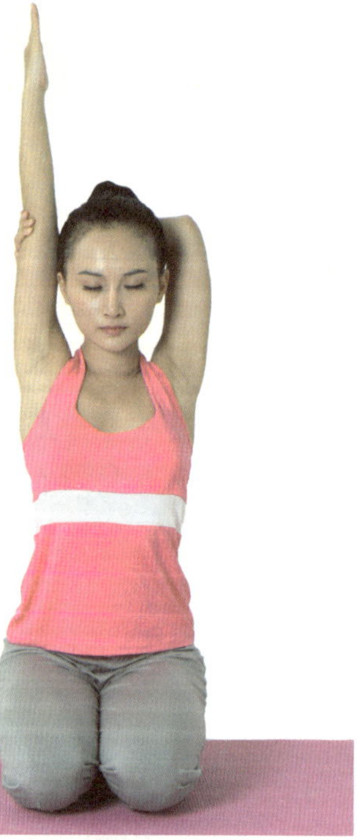

7 吸气，渐渐收回手臂。

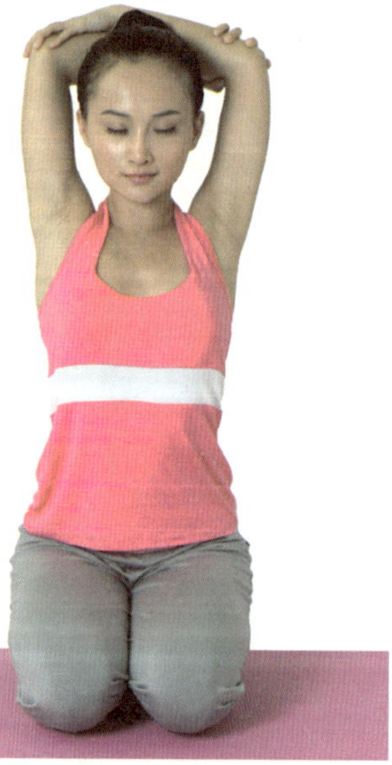

8 双手于头后互握手肘，手肘向后伸展，轻轻地向后仰，保持10分钟，自然地呼吸。

9 吐气，慢慢地还原；将双手打开，放松，调整呼吸；双臂轻轻垂下，放松，回到起始位置。

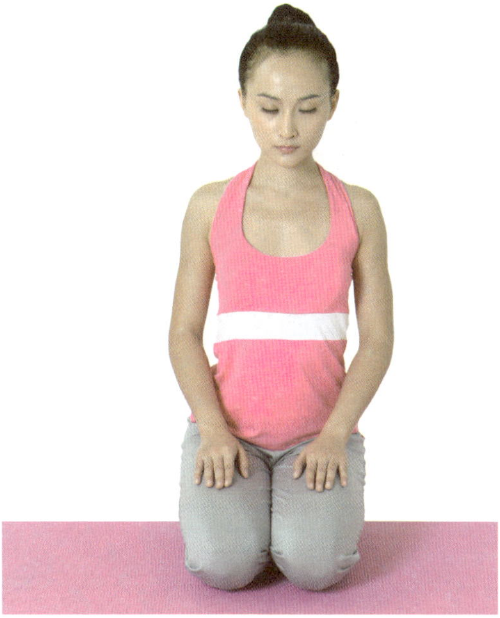

错误体式示例

（1）下压手臂时容易出现手臂不直的情况；（2）也容易出现低头、身体前倾的情况。

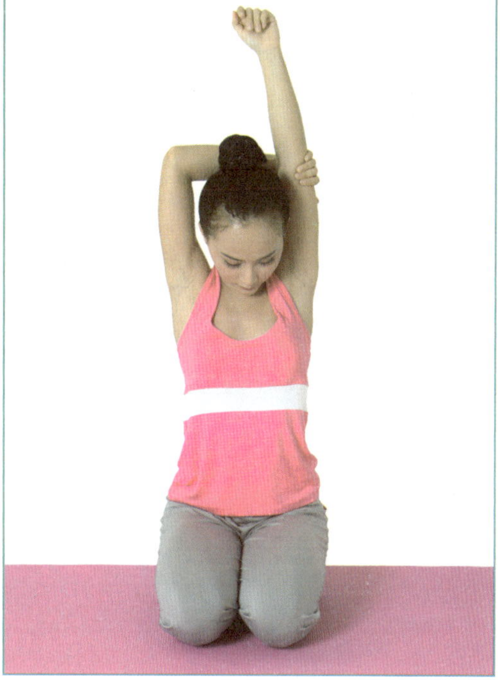

难度降级：（1）如感觉握住手肘有困难，可以先握住手臂进行练习；（2）双手握住手肘，可以先尝试手肘向上伸展，刚开始练习就向后伸展容易重心不稳失去平衡。

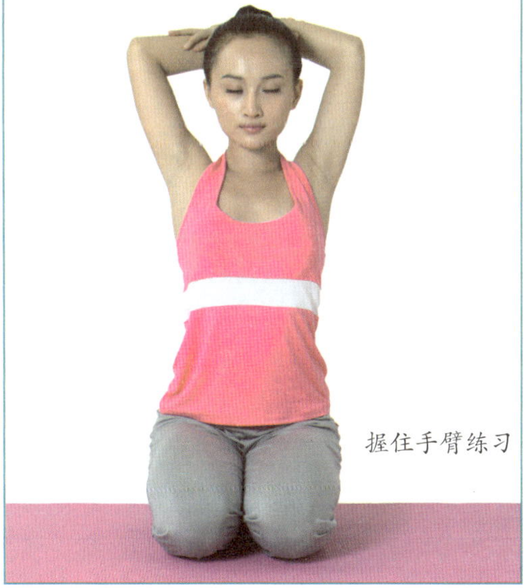

握住手臂练习

瘦身功效

细臂式能够有效地收紧手肘部肌肉，柔软和灵活肩关节，纤细手臂线条，收紧背部肌肉。

练习技巧

❶ 保持呼吸平稳均匀；❷ 双手握住手肘向后扩展时身体不要向左或向右倾斜；❸ 手臂尽量向下压，向后扩展手肘时注意腰部用力。

天线式

动作图解

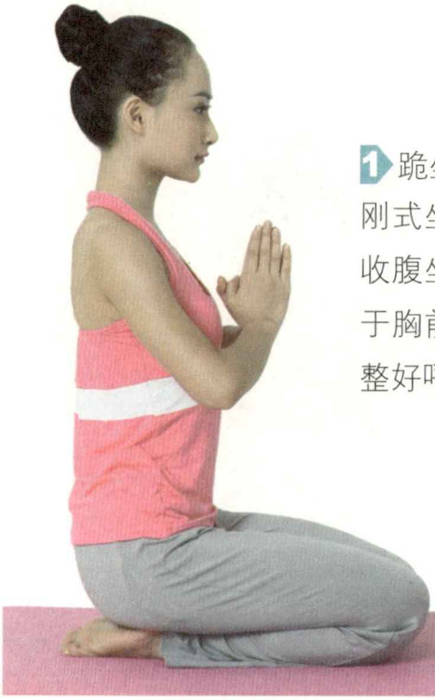

1 跪坐，保持金刚式坐姿，挺胸收腹坐好，双手于胸前合掌，调整好呼吸。

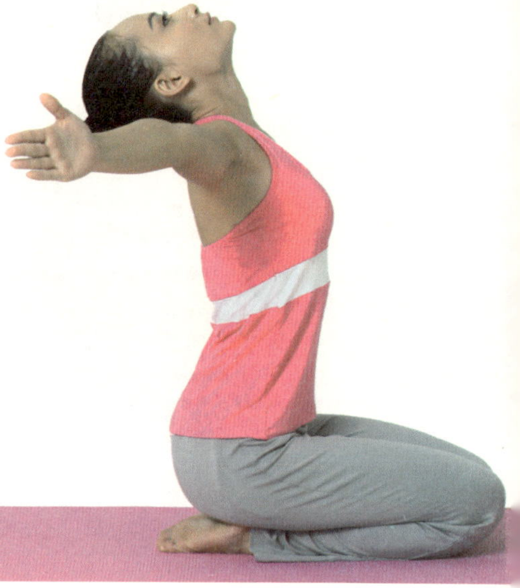

2 吸气，渐渐向上伸展手臂，双手渐渐打开，向身体两侧伸展，掌心向前，同时头部往上仰，身体逐渐向后仰，放松脖子，保持均匀呼吸。

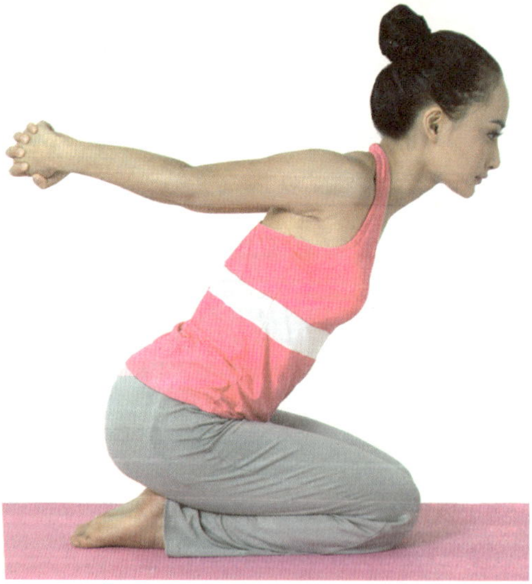

3 渐渐地收回头，而双手在背后反向相握，十指交叉，头部向上，身体摆正。

练习技巧

❶ 保持均匀呼吸；❷ 练习时切不可急于求成，勉强练习，那样容易造成肌肉或软组织拉伤，要一点儿点儿加大难度，循序渐进，最终达到锻炼的效果。

瘦身功效

天线式能够有效地使肩部、手臂得到全方位练习，使肌肉都得到拉伸和锻炼，是瘦手臂的一个十分有效的练习。

4 上身往前倾，慢慢地将额头靠近地面，使手臂在后侧举高，尽量指向天花板，保持均匀的呼吸。坚持几秒。

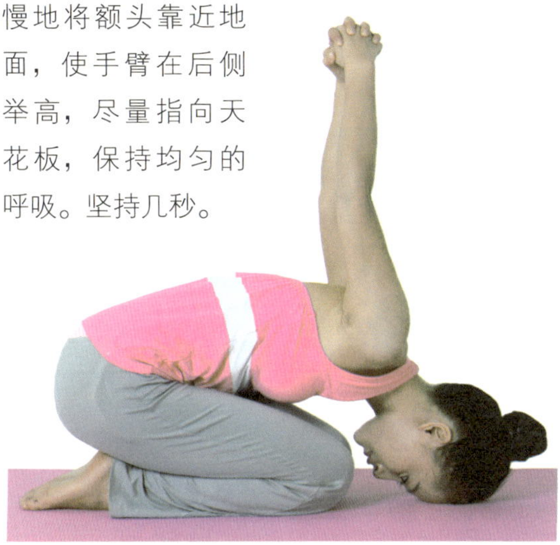

难度降级： 双手在背部反向相握有困难的话，可以先尝试以指尖互相勾住，或者两手靠近即可；在做第五步练习时，可以根据个人自身情况，身体轻轻前倾即可。

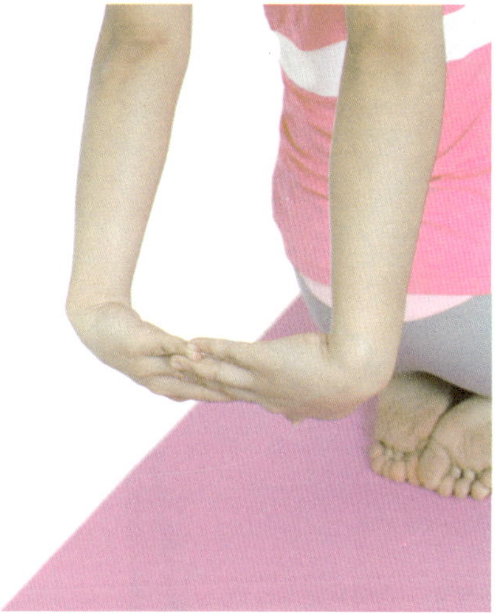

5 再吸气，渐渐收起头，身体还原到最初位置，调整呼吸，放松。

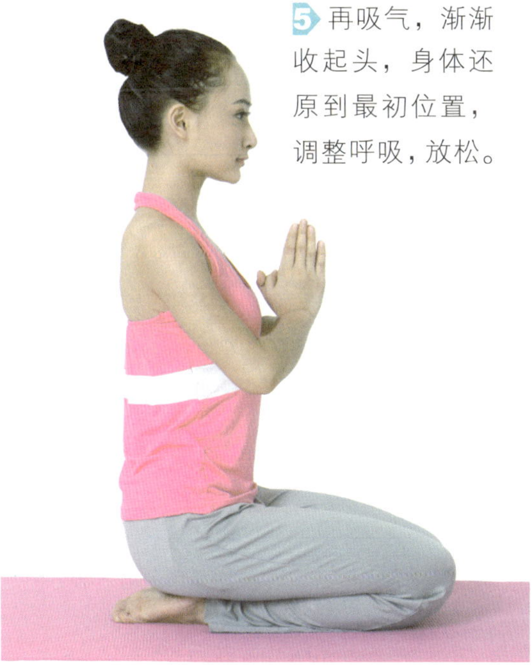

错误体式示例

跪坐时双腿没有并拢；手臂在身体后侧举高时，上半身弯曲。

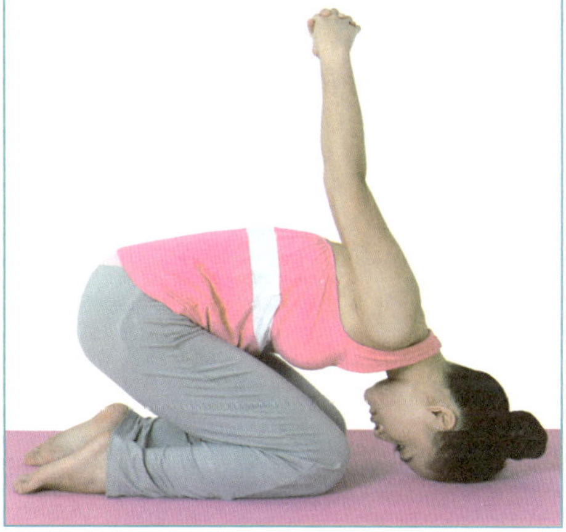

鹰式

动作图解

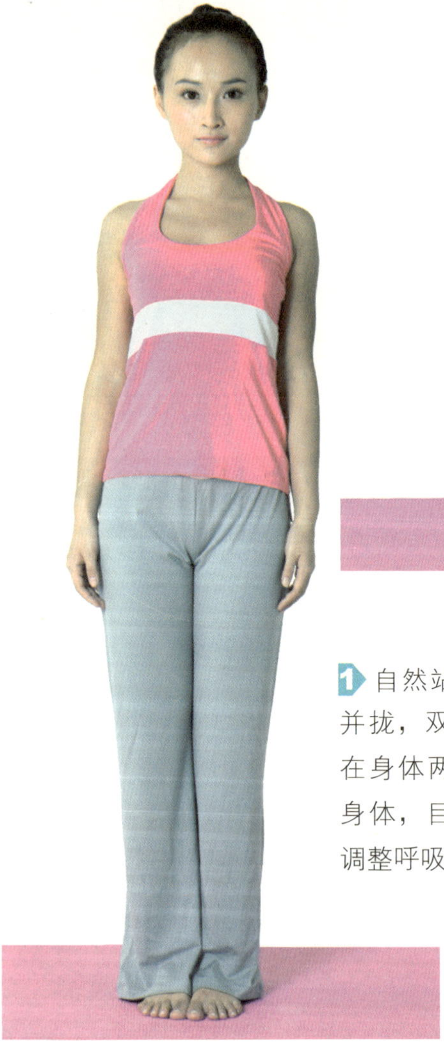

1 自然站立，双脚并拢，双手自然放在身体两侧，挺直身体，目视前方，调整呼吸。

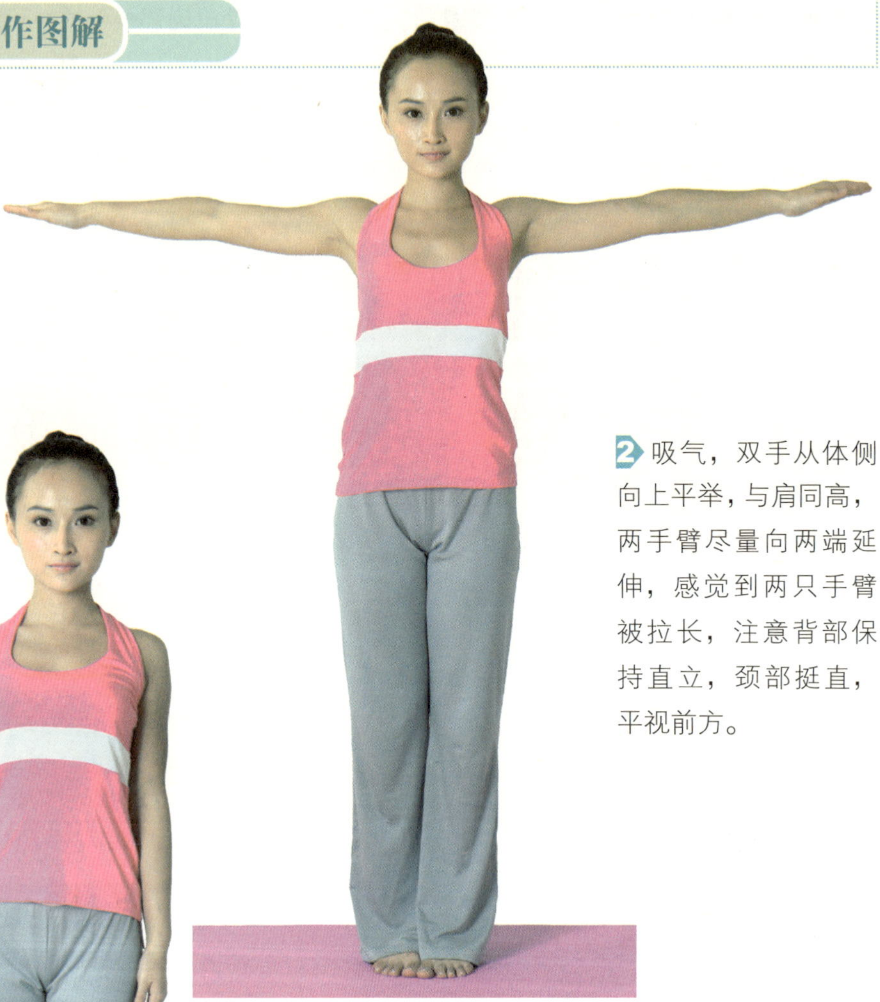

2 吸气，双手从体侧向上平举，与肩同高，两手臂尽量向两端延伸，感觉到两只手臂被拉长，注意背部保持直立，颈部挺直，平视前方。

瘦身功效

鹰式能够有效地拉伸手臂肌肉，消除上臂堆积的脂肪，美化手臂线条。

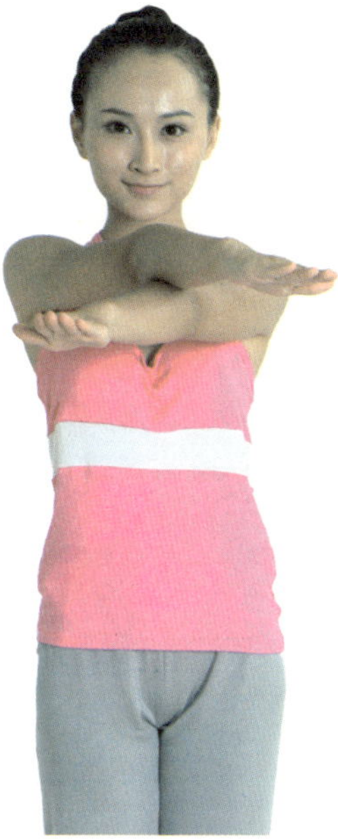

3 呼气，双臂向身体前侧平移至体前交叉，两手肘相叠，左臂在下，右臂在上。

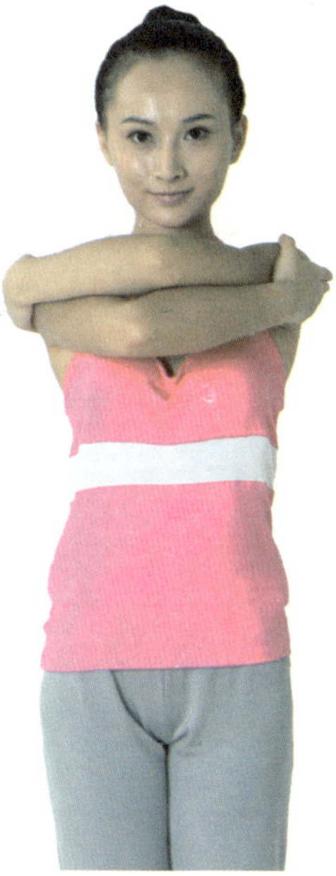

4 双肘向内弯曲，左手环抱住右肩，右手环抱住左肩。

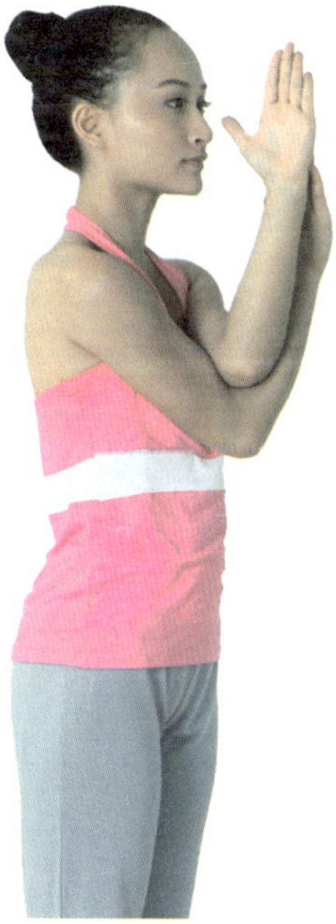

5 松开双手，两小臂向上举起，两手背相对。

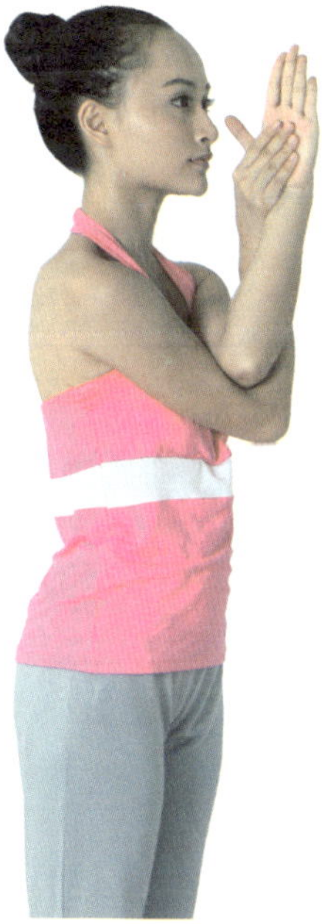

6 两手臂向下交叠姿势不变，翻转手腕，让两掌心相对，肘关节重叠在一起。

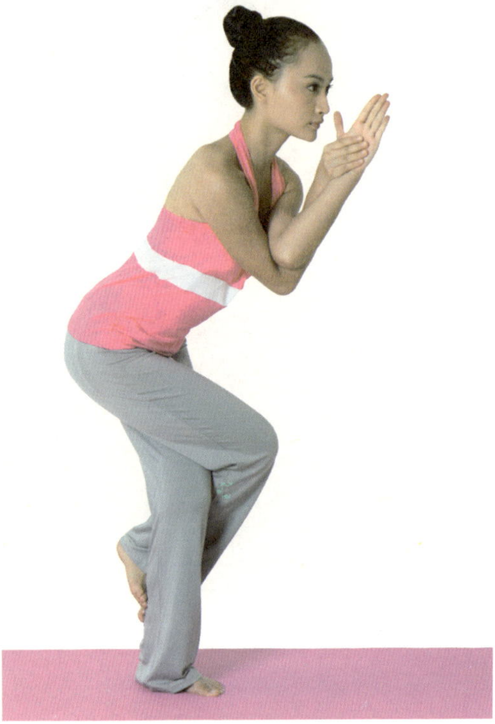

7 手臂姿势不变，右腿跨过左腿，右脚脚趾勾住左脚脚踝内侧的上方部位，双膝弯曲，身体微微下蹲，上半身向前倾，保持姿势 15~20 秒。

难度降级：初练者可以将脚勾腿的姿势改为脚尖点住腿外侧的地面,以增加身体平衡感，其他姿势保持不变。

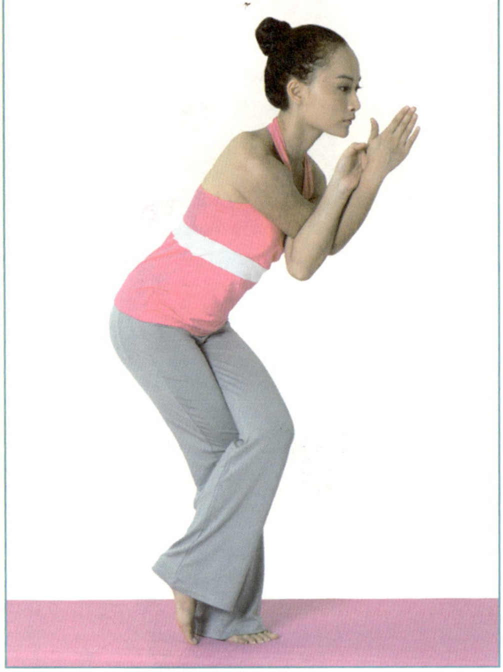

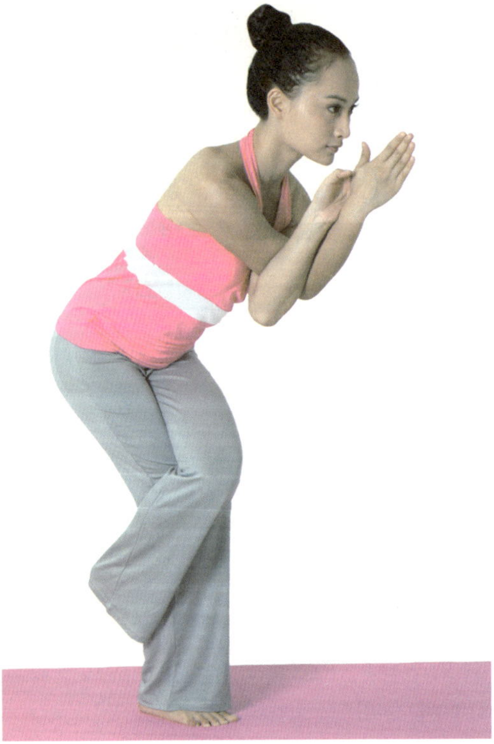

练习技巧

练习时，腹部肌肉要始终收紧，站立的那条腿要保持好身体平衡，不要左右晃动。

8 放下左腿，松开双手，恢复站立姿势，休息片刻后，换另一条腿重复动作。保持 15~20 秒。

坐山式

动作图解

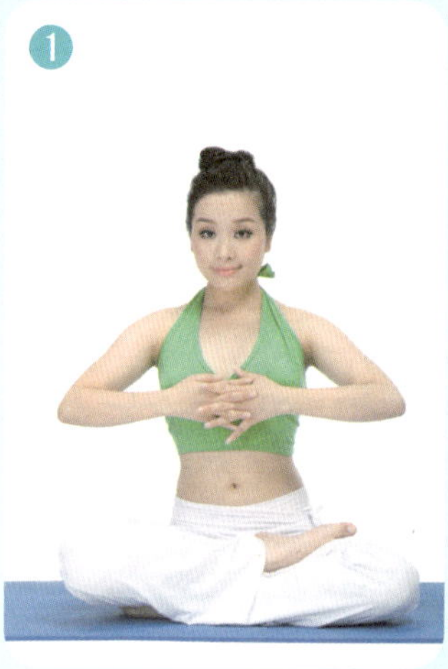

1 呈莲花或半莲花的坐姿，双手十指在体前交叉，掌心向内，吸气，并慢慢向上伸展至胸前。

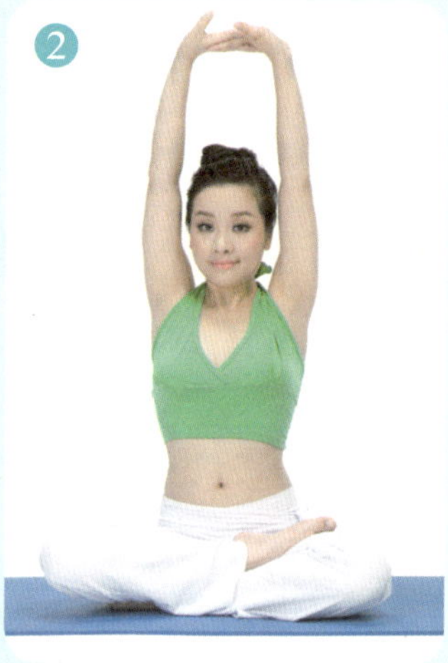

2 呼气，双手保持原动作继续向上伸展越过头顶，变为掌心向上，双臂保持挺直。

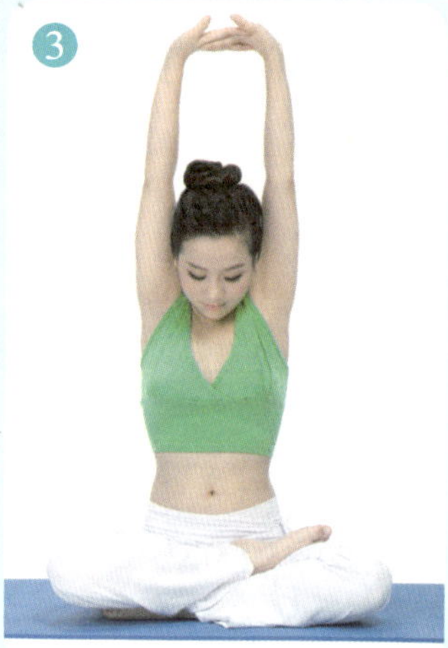

3 吸气，低头，下巴下沉尽量贴近锁骨，保持背部和臂部挺直。此动作交换双腿位置后，重复上述练习。

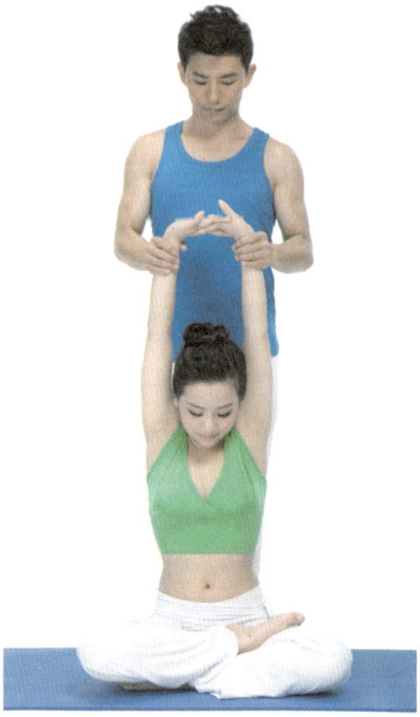

练习技巧

○ 做第二步做到此动作时，要保持双臂挺直。

○ 练习此动作时，初学者如果不能做到莲花坐的姿势，就可以做半莲花坐姿，不宜勉强去做莲花坐，以免拉伤肌肉。这个姿势的练习要注意呼吸的配合和腰背的挺直，保持垂直面上的正确位置。手臂向上伸时，注意肩部不要耸，髋部不要离地，以免失去平衡。

瘦身功效

○ 此体位有助于伸展脊柱、腰背部和臂部，因此具有锻炼肩背部肌肉，消除臂部赘肉，缓解肩背部酸痛的作用。还可以促进侧面脂肪的燃烧，预防“副乳”和“游泳圈”等的形成，训练极少用到的上臂肌肉，防止“蝴蝶袖”，塑造美丽双臂。

幻椅式

动作图解

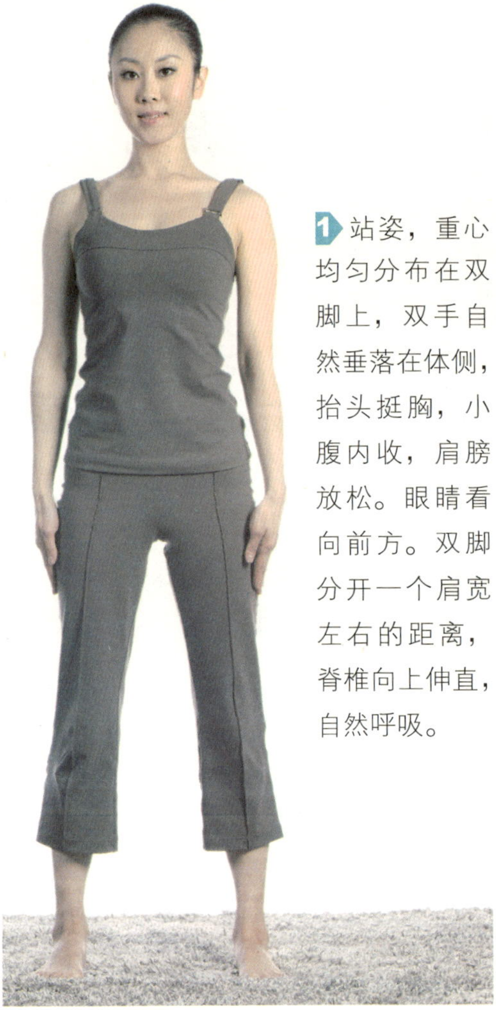

1 站姿，重心均匀分布在双脚上，双手自然垂落在体侧，抬头挺胸，小腹内收，肩膀放松。眼睛看向前方。双脚分开一个肩宽左右的距离，脊椎向上伸直，自然呼吸。

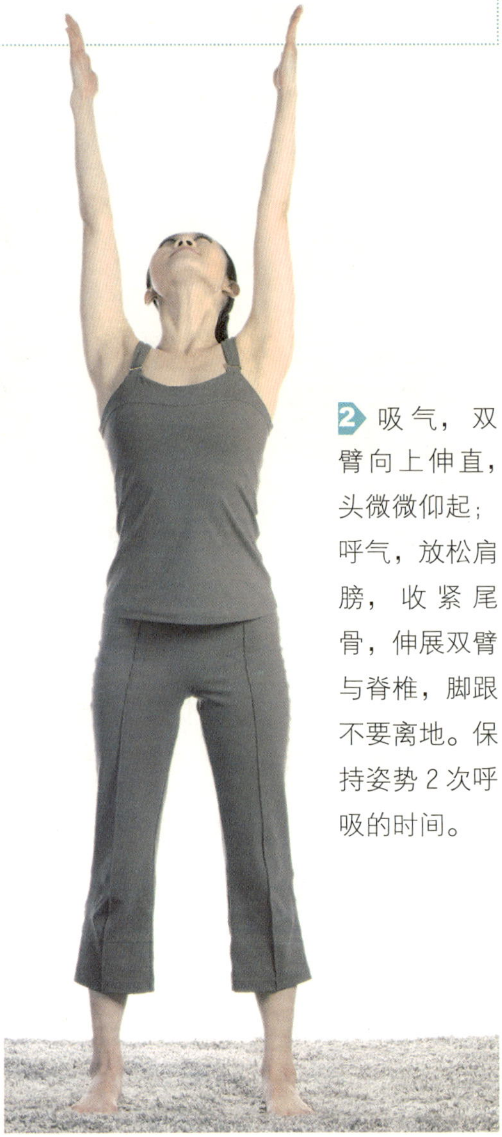

2 吸气，双臂向上伸直，头微微仰起；呼气，放松肩膀，收紧尾骨，伸展双臂与脊椎，脚跟不要离地。保持姿势 2 次呼吸的时间。

练习技巧

练习此式时，要求脊椎、大腿、臀部和背部都有良好的体力。手臂向斜上方伸展，与臀部的后坐力一起，对背部自尾椎到腰椎、颈椎都能起到拉伸的效果；大腿支撑身体的重量，下弯和回复时都应动作缓慢；练习时头部也应沿脊椎方向伸直，不要放松。

瘦身功效

练习此式，可以强健脊椎、大腿、臀部和背部，增强肌力；纤细手臂线条，扩张双肩，纠正肩部、背部的不良体态。多多练习此体式，还可以让骨盆区域的能量得到补充。

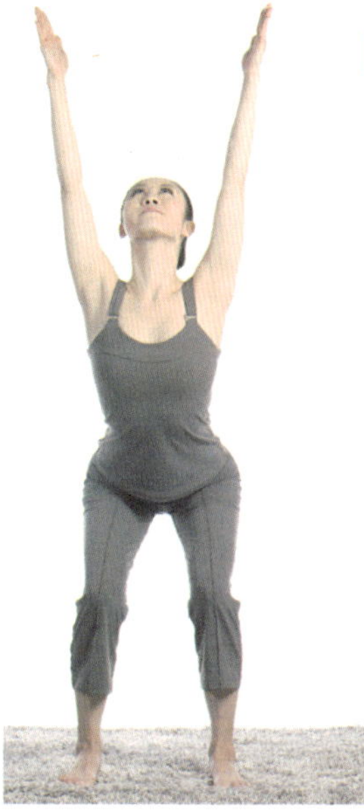

3 再次呼气，收紧腰腹与臀部，膝盖弯曲，臀部后坐，想象自己稳稳地坐在椅子上，注意力集中在向上向前延伸的脊椎上，保持5~8次呼吸的时间。

错误体式示例

错误的姿势通常出现在腰椎和腿脚的部位。练习时，脚掌不稳会带动下半身不稳定；同时，腰椎弯曲会使腰背受到过度的挤压，失去延展的功效。

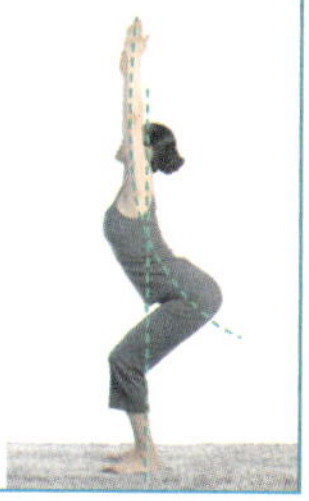

示范图解

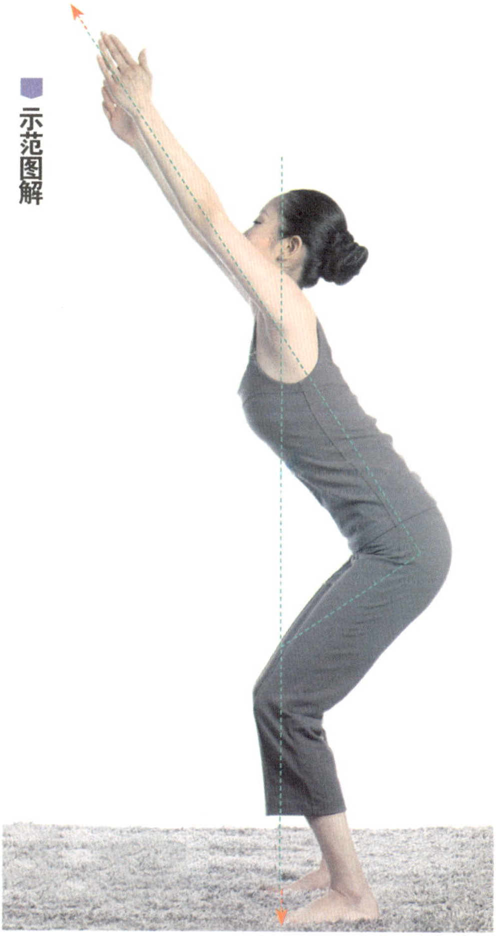

简易式

腰腹力量不够，可在臀部下方放一把椅子，屁股轻轻接触椅面，完成练习。脚跟韧带比较僵硬的练习者或者初学者则可把脚跟垫高（放置铺巾或垫子，或者把双脚再分开点来练习；肩部很僵硬的练习者，则可将双臂打开进行练习）。

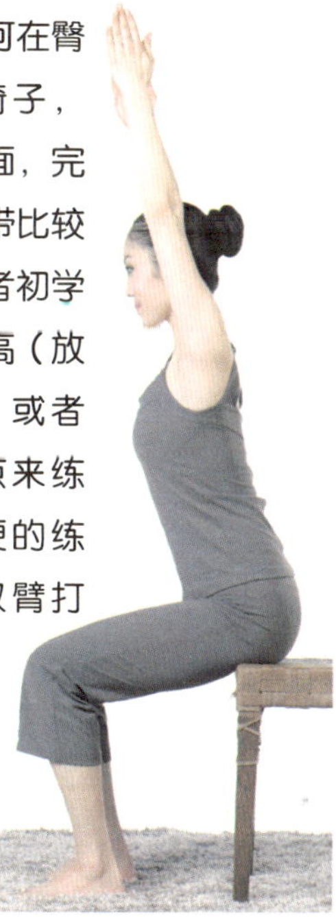

鸟王式

动作图解

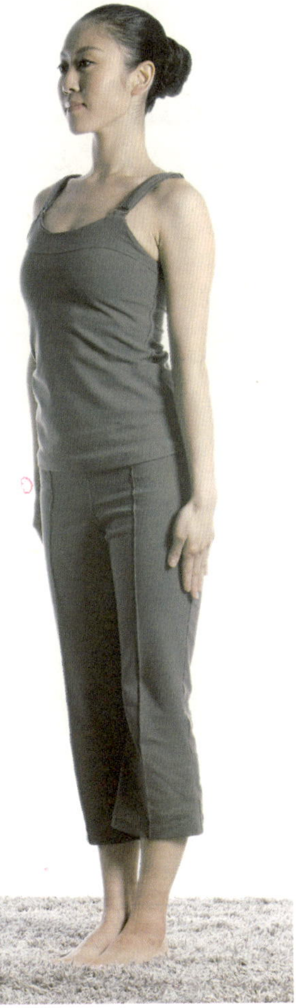

1 挺直腰背站立在垫子上，目视前方。双肩微微朝外打开，手臂自然垂落于体侧，脚掌稳稳站立，紧贴地面。

2 双膝略微弯曲，抬起左小腿，从前面跨过右膝，勾住右小腿，将身体重心放在两腿之间，右脚趾张开，牢牢抓住垫子。腿部力量不够的练习者，可将一条腿跨过另一条腿的膝盖，以脚尖点地，给身体更多支撑力量。

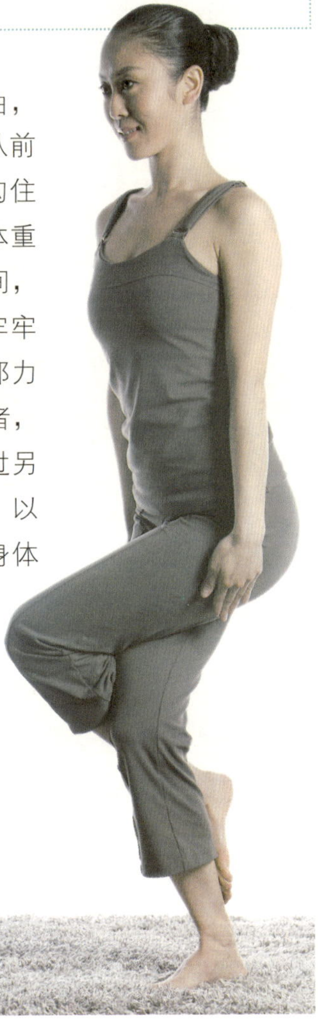

瘦身功效

锻炼整体的平衡性，协调手部和肩部的关节，使手臂更灵活；锻炼双臂的韧性，收紧双臂松弛的肌肉，使手臂线条更美；活动手腕关节，避免“鼠标手”的产生；修饰双腿，塑造笔直的腿部线条。

练习技巧

尽量保持好呼吸，动作宜缓慢，手臂交叠后，尽量上抬，令上臂保持与地面平行的位置，这样手臂拉伸与肩部的活动更加到位；下弯时，腰身保持平直，不要驼背或者弯腰；脚部要稳稳地站立在垫子上，控制好身体的平衡。

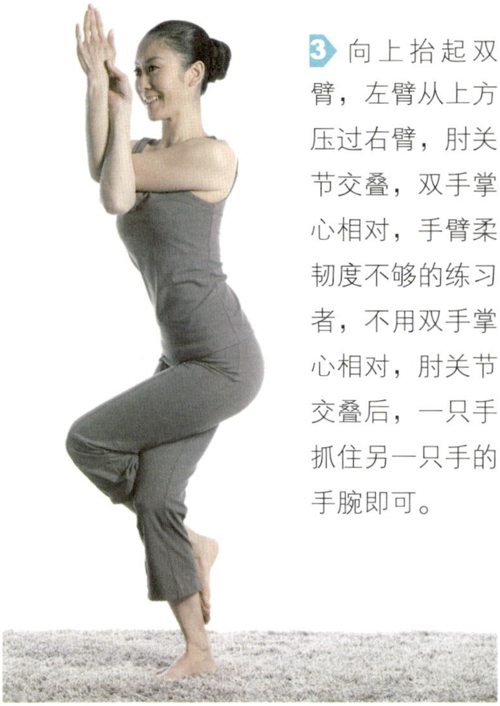

3 向上抬起双臂，左臂从上方压过右臂，肘关节交叠，双手掌心相对，手臂柔韧度不够的练习者，不用双手掌心相对，肘关节交叠后，一只手抓住另一只手的手腕即可。

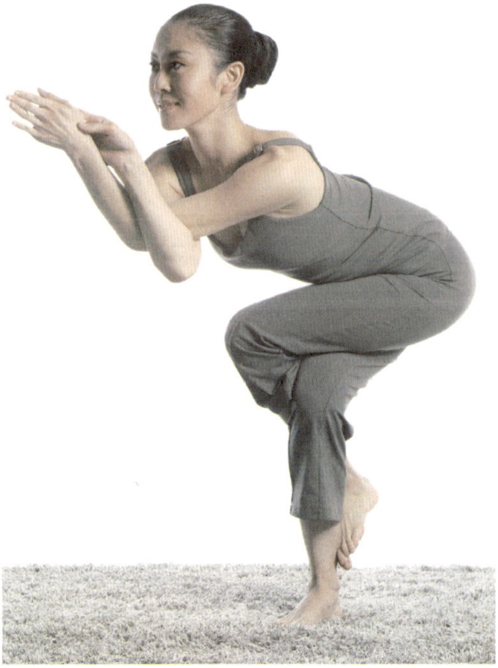

4 吸气，下蹲，上身向前倾，让腹部靠近大腿，保持5~8次呼吸的时间。恢复到起始姿势，反方向练习。

错误体式示例

鸟王式是个极其优美的姿势。但是如图所示的动作，使支撑腿弯曲，双手胡乱缠绕，都令练习者不仅体会不到各个部位的拉伸，而且令其失去身体平衡。错误的姿势在扰乱呼吸的同时，还有可能给身体带来运动伤害。

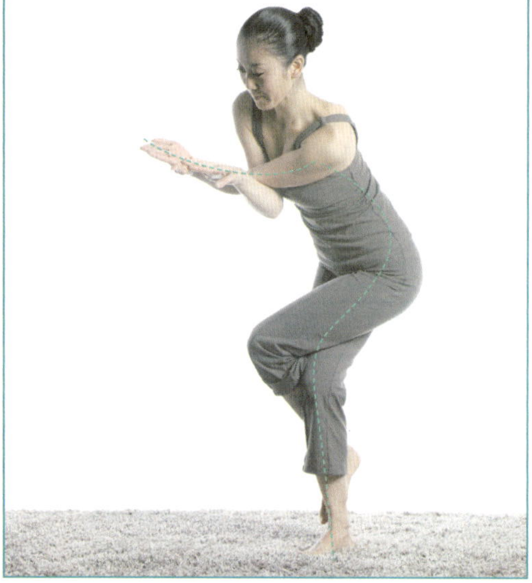

示范图解

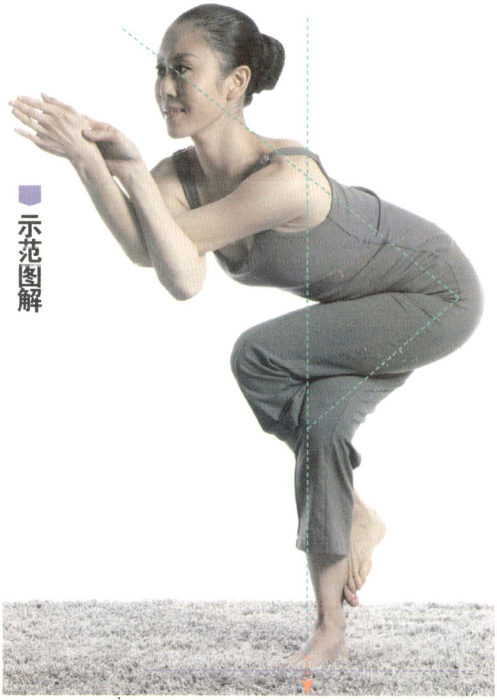

手背交叉式

动作图解

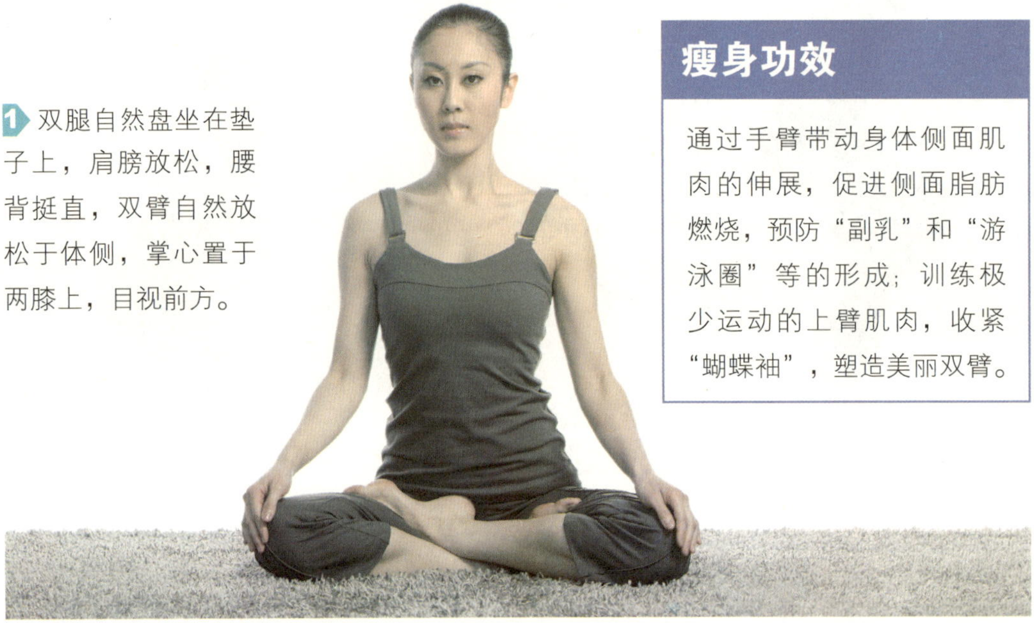

1 双腿自然盘坐在垫子上，肩膀放松，腰背挺直，双臂自然放松于体侧，掌心置于两膝上，目视前方。

瘦身功效

通过手臂带动身体侧面肌肉的伸展，促进侧面脂肪燃烧，预防“副乳”和“游泳圈”等的形成；训练极少运动的上臂肌肉，收紧“蝴蝶袖”，塑造美丽双臂。

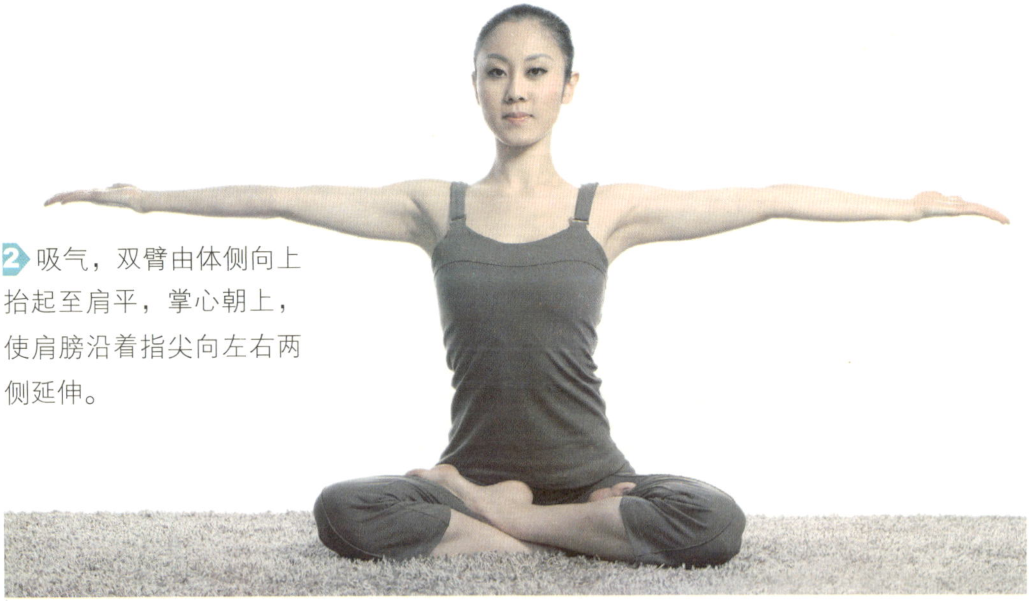

2 吸气，双臂由体侧向上抬起至肩平，掌心朝上，使肩膀沿着指尖向左右两侧延伸。

练习技巧

这个是坐姿的练习体式，同样要注意呼吸的配合和腰背的挺直，保持垂直面上的正位；同时，手臂向上伸展时，注意肩膀不要耸起，髋部不要离地，以免失去身体水平面上的平衡。只有同时把握水平面和垂直面上的正位概念，才能达到预期的练习效果。

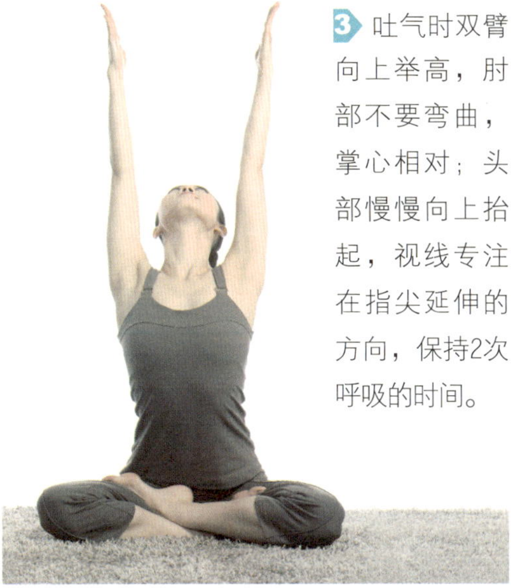

3 吐气时双臂向上举高，肘部不要弯曲，掌心相对；头部慢慢向上抬起，视线专注在指尖延伸的方向，保持2次呼吸的时间。

错误体式示例

当手臂向上伸展时，很多练习者会习惯性地肩膀用力，导致肩膀耸起，肩膀左右高低不平，失去水平面上的平衡。长期保持这种错误的练习方法，很可能造成肩膀压力过大，导致肩膀炎症和疼痛的发生。

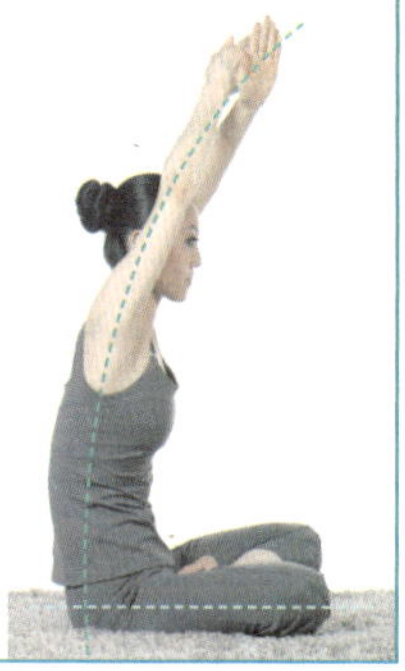

示范图解

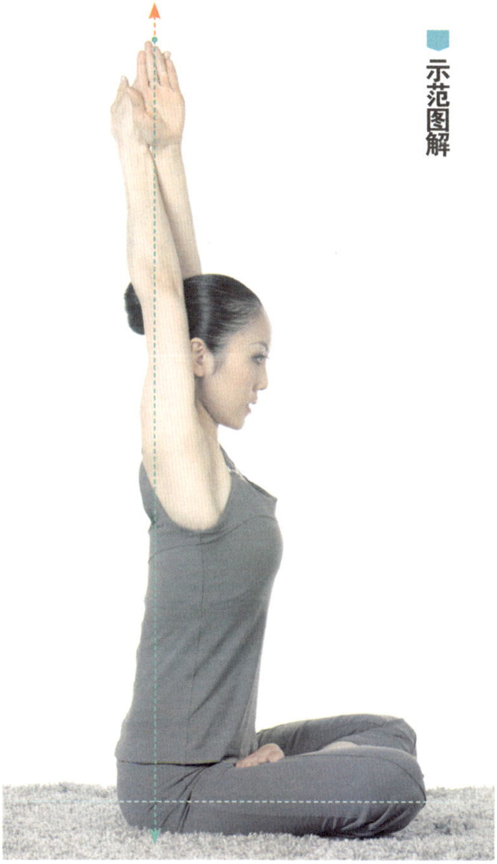

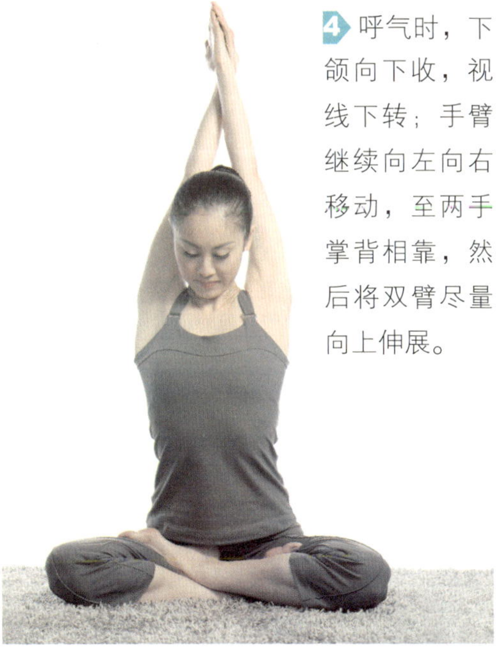

4 呼气时，下颌向下收，视线下转；手臂继续向左向右移动，至两手掌背相靠，然后将双臂尽量向上伸展。

俯卧飞机式

动作图解

1 俯卧，双臂前伸，双腿并拢伸直，额头贴地。吸气，伸直双臂，掌心撑地，头部带动肩部上抬。

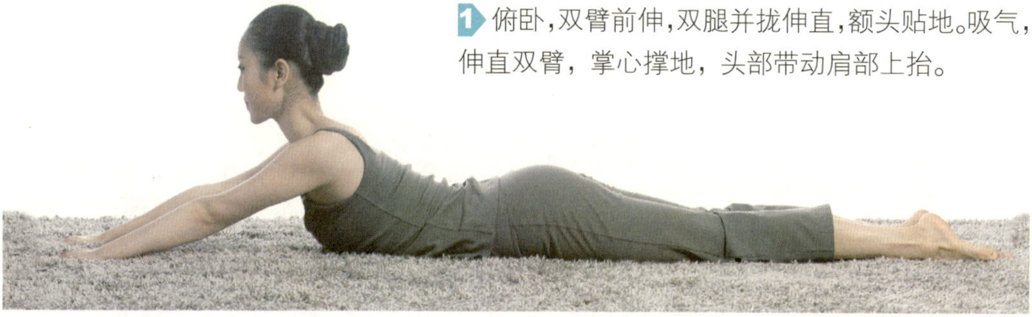

2 再次吸气，左手保持姿势不动，右手上抬，左腿慢慢伸直举起，保持 2~3 次呼吸的时间。

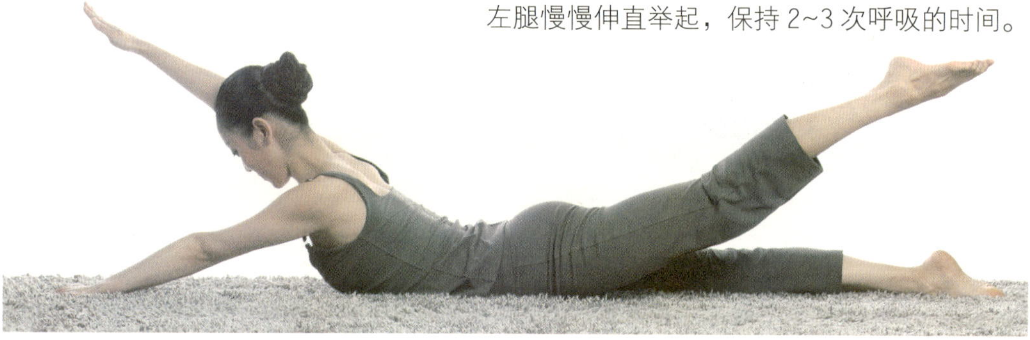

3 吸气，继续抬高右手和左腿，注意肩部放平，左侧髋部压低，不要上抬。眼睛看向右手指尖的方向。呼气，收回右手和左腿；吸气，换边练习。

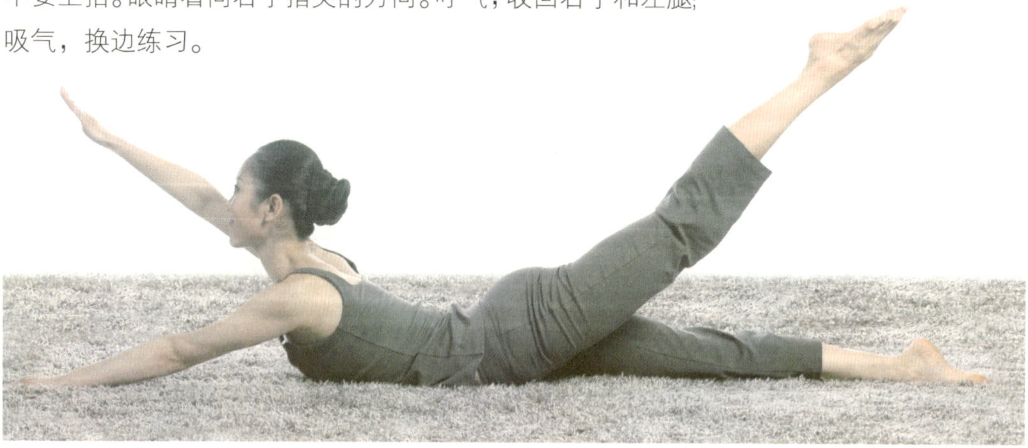

瘦身功效

练习此体式，可以很好地协调身体的平衡能力，增强身体的能量；收紧手臂、腿部，有效消耗身体各个部位的脂肪，塑造完美的身体线条；锻炼腰腹力量，按摩腹部器官，激发身体活力。

练习技巧

练习此式时，要注意身体的平衡，同时，还需要在呼吸上加以控制和保持，呼气时，浅而轻，吸气时，深而有力。练习过程中，也需要练习者有良好的控制力和意志力，将髋部、肩部都保持在左右平衡的状态，不要一高一低，感觉身体向两边伸展。

错误体式示例

图中的错误在于右臂抬起时两肩不平，带动髋部也失去了正位。这样的练习，很明显地让背部、腿部的肌肉失去顺畅平滑的线条，变得紧张。错误姿势容易造成肌肉酸痛，关节部位的活动错位、受伤磨损。

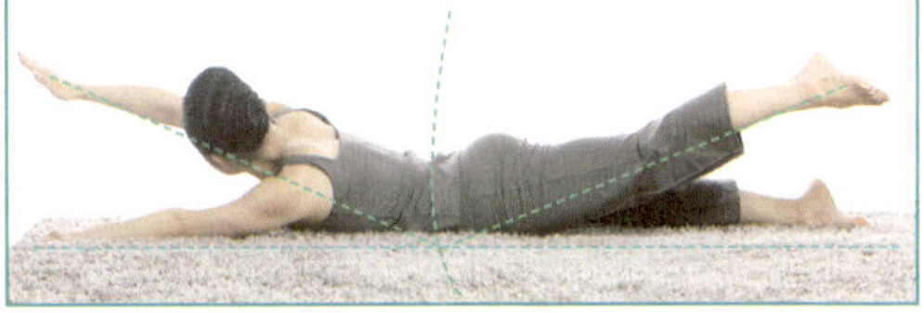

示范图解

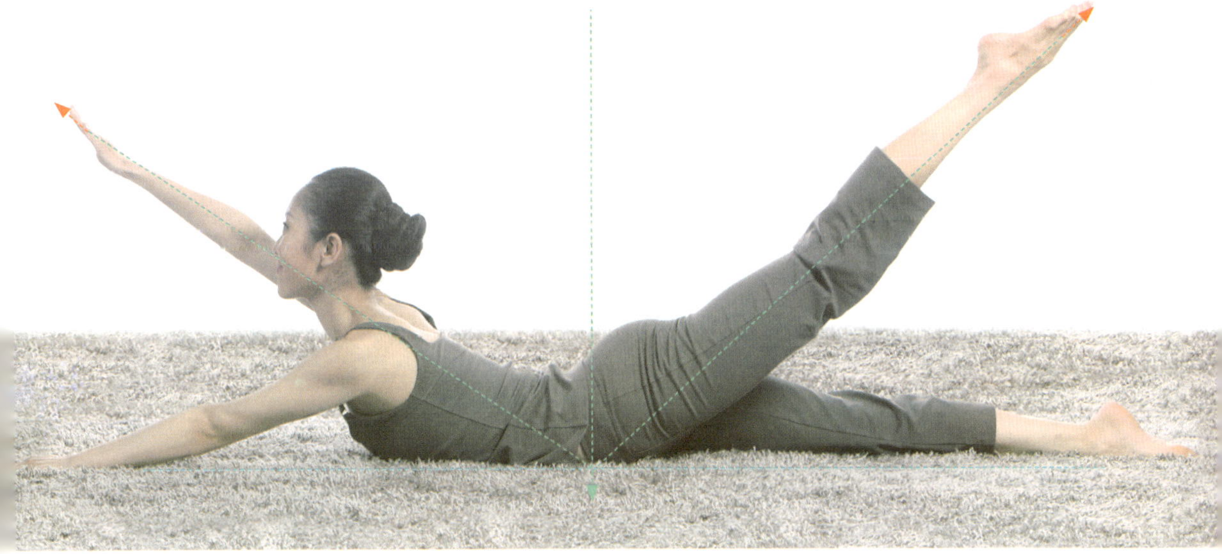

第四章 瘦背，塑造骨感美背

脊柱扭转式

动作图解

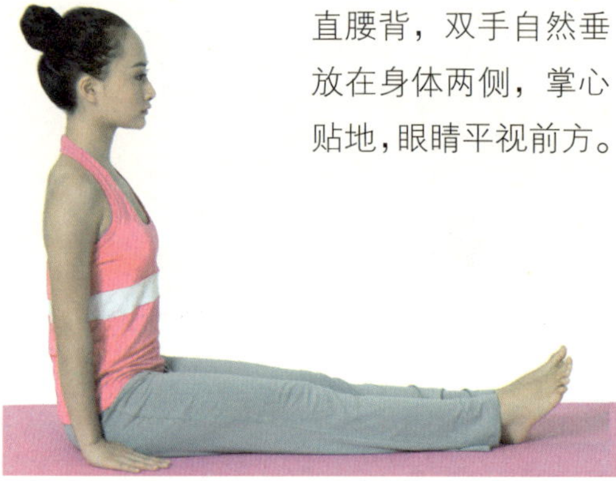

1 坐在地面上，双腿向前并拢伸直，挺直腰背，双手自然垂放在身体两侧，掌心贴地，眼睛平视前方。

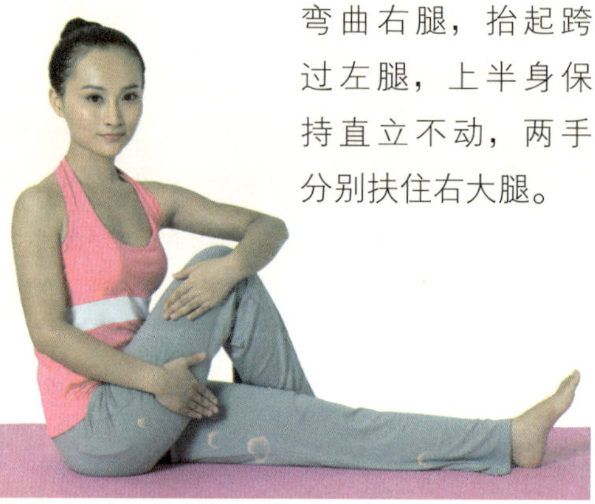

2 左腿伸直不动，弯曲右腿，抬起跨过左腿，上半身保持直立不动，两手分别扶住右大腿。

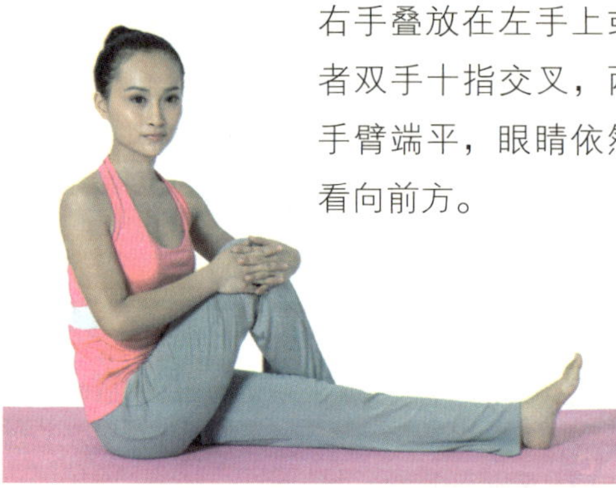

3 吸气，抬起左手臂，右手叠放在左手上或者双手十指交叉，两手臂端平，眼睛依然看向前方。

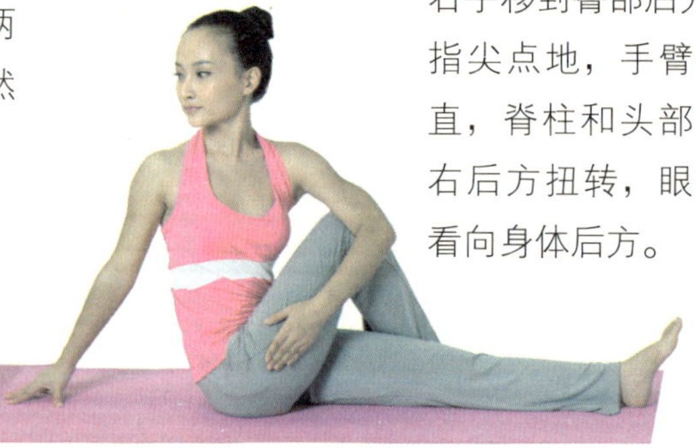

4 呼气，左臂环抱住右大腿和膝盖，右手移到臀部后方，指尖点地，手臂伸直，脊柱和头部向右后方扭转，眼睛看向身体后方。

瘦身功效

脊柱扭转式能够有效地锻炼背部的肌肉，减掉背部多余赘肉，还可减轻背痛，消除疲劳。

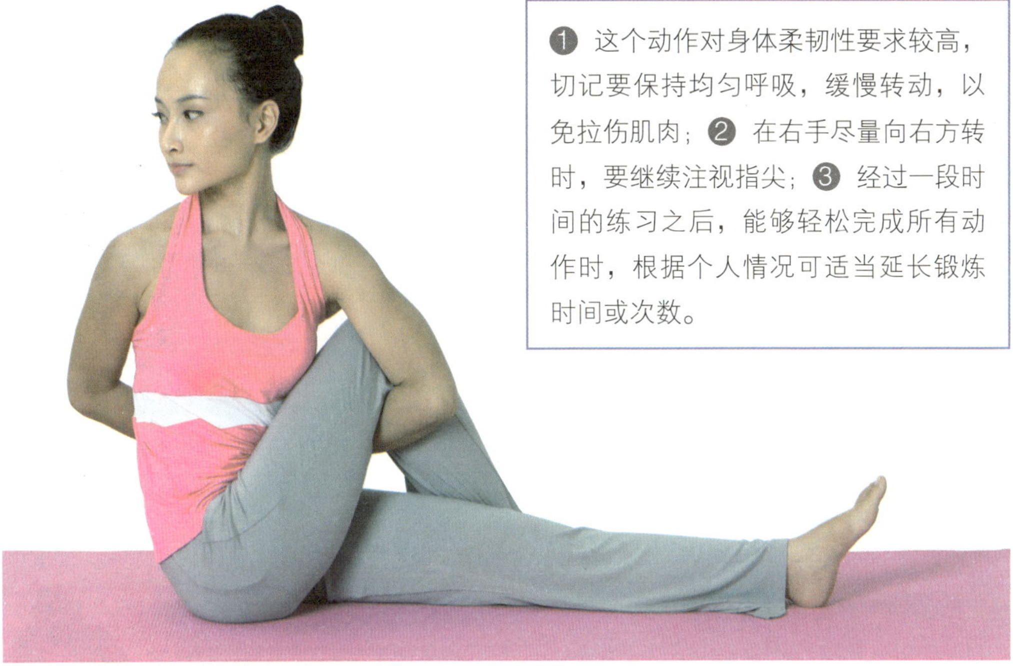

练习技巧

❶ 这个动作对身体柔韧性要求较高，切记要保持均匀呼吸，缓慢转动，以免拉伤肌肉；❷ 在右手尽量向右方转时，要继续注视指尖；❸ 经过一段时间的练习之后，能够轻松完成所有动作时，根据个人情况可适当延长锻炼时间或次数。

5 上身继续向右后方扭转，右手臂弯曲，左手臂穿过右膝盖窝向后，与右手在背后交叉相握，眼睛看向肩后方。也可以左腿屈膝，左脚跟置于右臀下，做完成式，保持此姿势 20 秒。

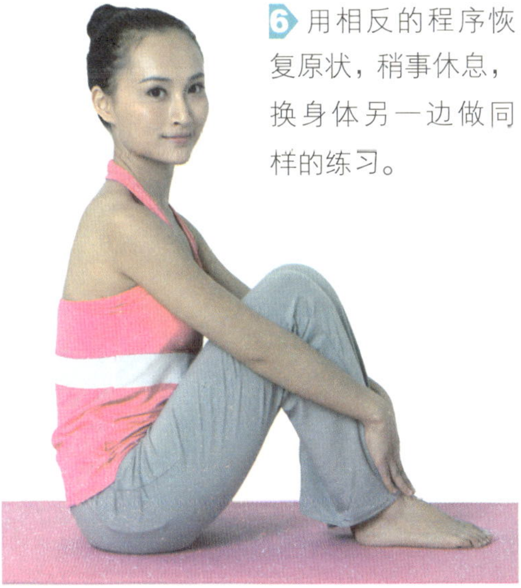

6 用相反的程序恢复原状，稍事休息，换身体另一边做同样的练习。

难度降级：(1) 部分人由于髋和腿后肌群较紧，所以后侧肩膀不能保持水平，这时可以将手外移一点儿。(2) 如果身体无法扭转到双手在背后相握，可以只练习到第 4 步，将伸直的左腿向内弯曲，让左脚跟靠近右侧臀部。

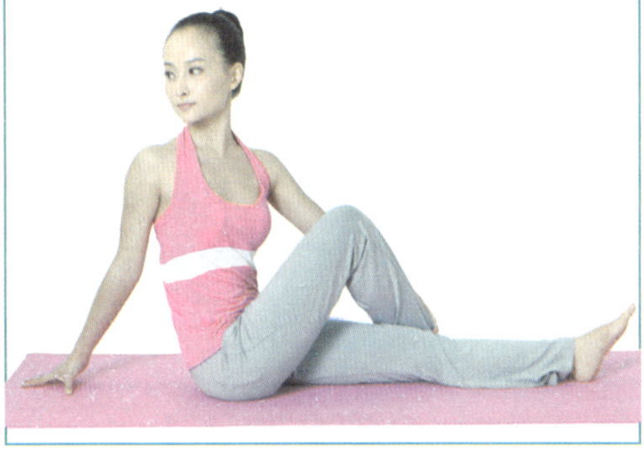

蝗虫式

动作图解

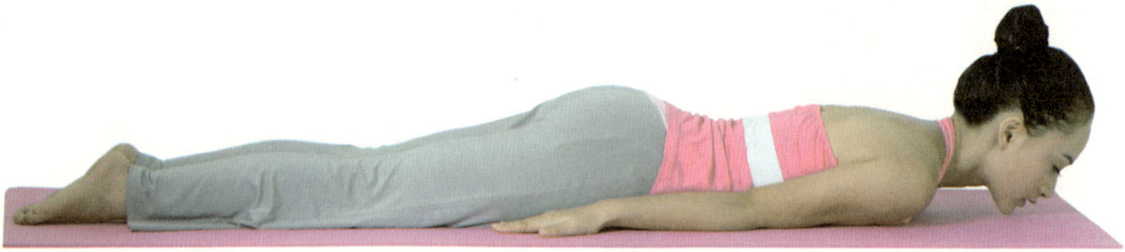

1 身体平趴于地面上，双手掌心向下放在身体两侧。

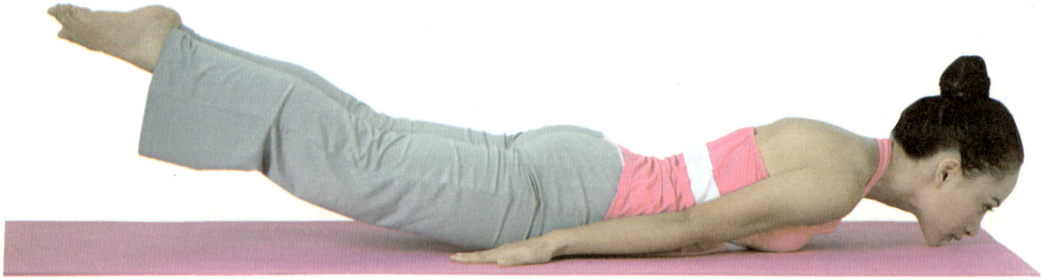

2 两臂两手绷紧，将双腿同时抬离地面，两腿保持并拢与笔直状态；注意力放在臀部肌肉收缩的感觉上，保持这个姿势 5~6 秒。

3 吸气，抬起双腿、头部、颈部、胸部，手臂同时向后向上伸展。

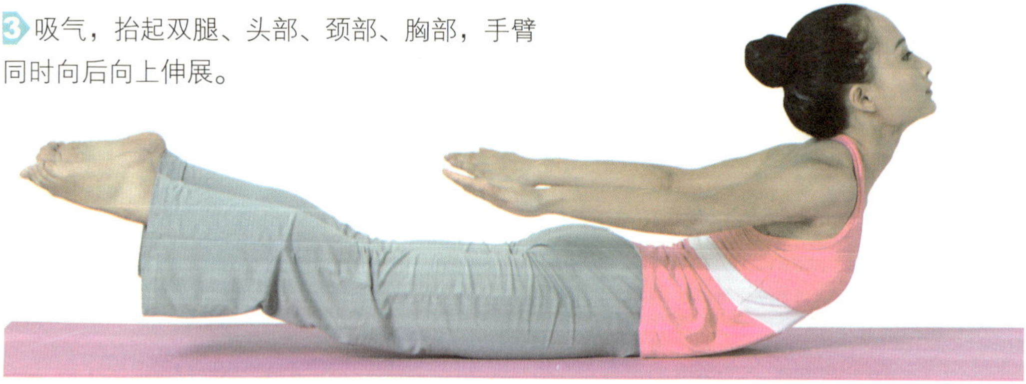

4 呼气，把腿和头部同时回复到预备姿势。

5 休息5~10秒，重复动作。

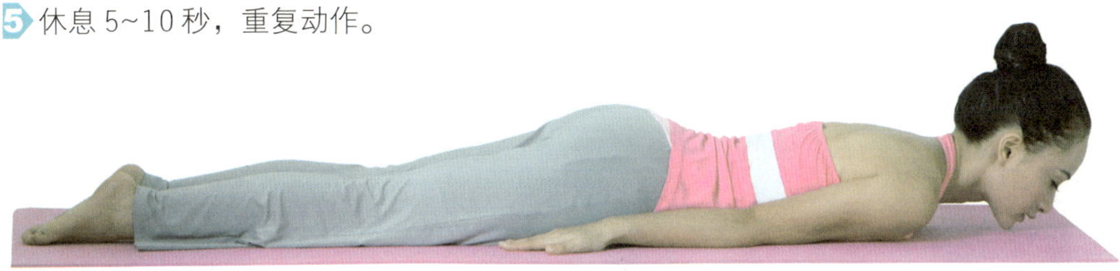

难度降级： 对于初学者来说，可能抬起胸部和背部时感到有点困难，建议可以先利用椅子起辅助作用，这时可以把椅子放在身体前方，双手放在椅子上帮助抬起上身。

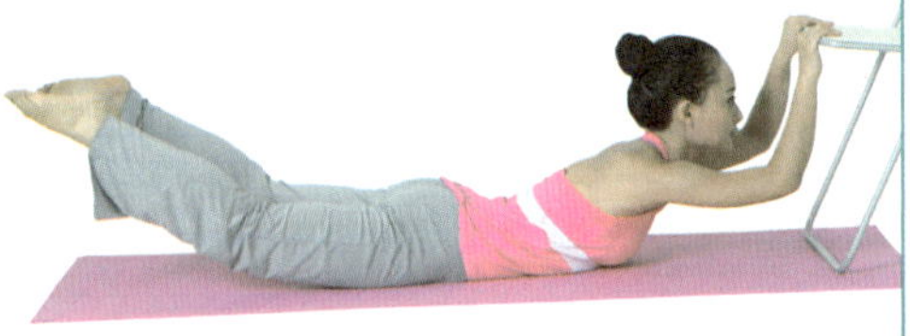

练习技巧

❶ 每日练习不要超过4次，怀孕或背部受伤的练习者不宜做这组运动；

❷ 身体提起时，一定要收紧臀部和大腿肌肉，否则容易令下背部受伤；

❸ 预备姿势时，身体保持一条直线，均匀呼吸。

加大难度： 经过一段时间的练习之后，当你能很轻松地完成以上动作时，就可以适当加大动作难度，在第三步的基础上，双手抓住双脚。

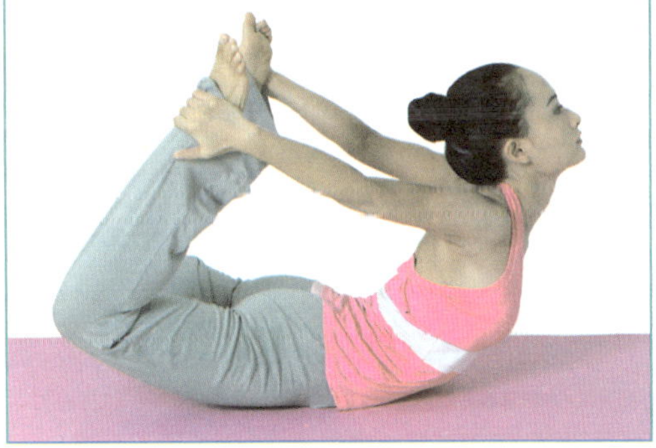

错误体式示例

在做第三步练习时，容易胸部、双手没有一同提起，手臂也容易弯曲；两腿没有并拢，出现向两边分开或者一高一低的现象。

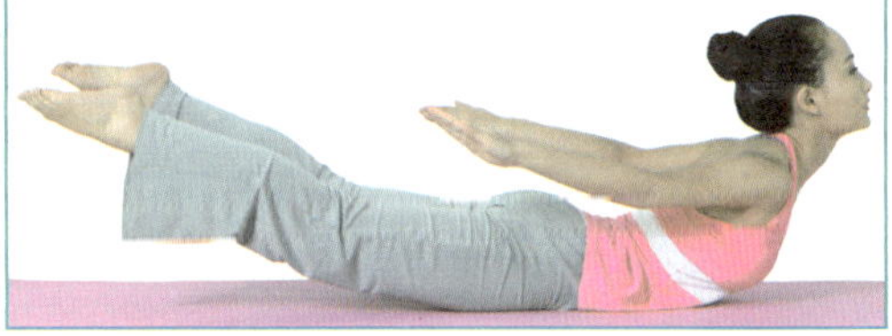

瘦身功效

蝗虫式能够有效地锻炼背部肌肉，促进背部血液循环，改善背部神经元，塑造完美背部线条。

下蹲美背式

动作图解

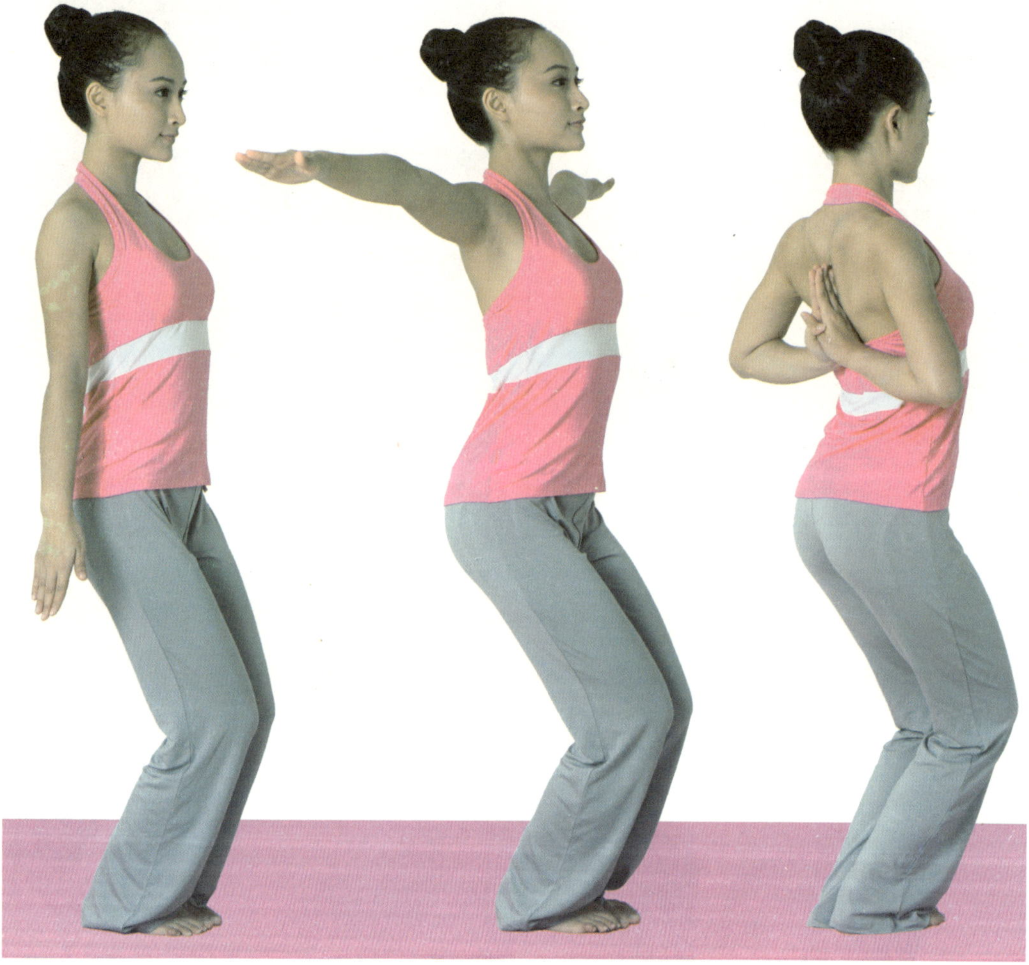

1 站立，屈膝，保持两腿并拢，双手自然垂放于身体两侧，背部缓缓向前倾。

2 双臂上举保持侧平举，与肩同高，掌心向下，挺胸，背部向前推。

3 双臂缓缓下垂，双手在背部合十，指尖向上，背部继续缓缓向前推。

瘦身功效

下蹲美背式能够有效地收紧和锻炼背部，消除令人困扰的背部赘肉，让背部线条更加漂亮。

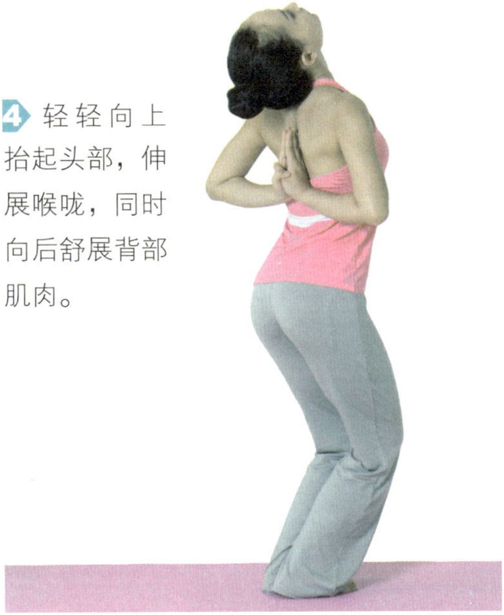

4 轻轻向上抬起头部，伸展喉咙，同时向后舒展背部肌肉。

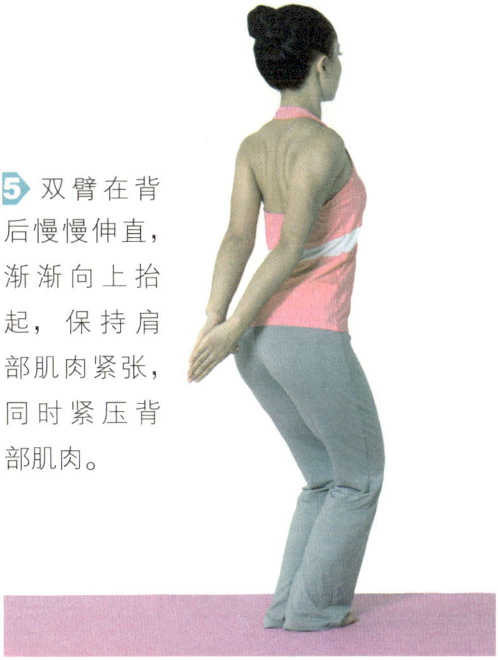

5 双臂在背后慢慢伸直，渐渐向上抬起，保持肩部肌肉紧张，同时紧压背部肌肉。

难度降级： 对于初学者来说，如果在练习中感到些许困难，可以先尝试用毛巾辅助练习，用双手来握住毛巾的两端,慢慢将头部向左肩扭转，感受背脊的伸展；再换相反方向，将头部向右肩扭转，同样感受背部脊椎的伸展，这样也可以实现背部肌肉的锻炼。

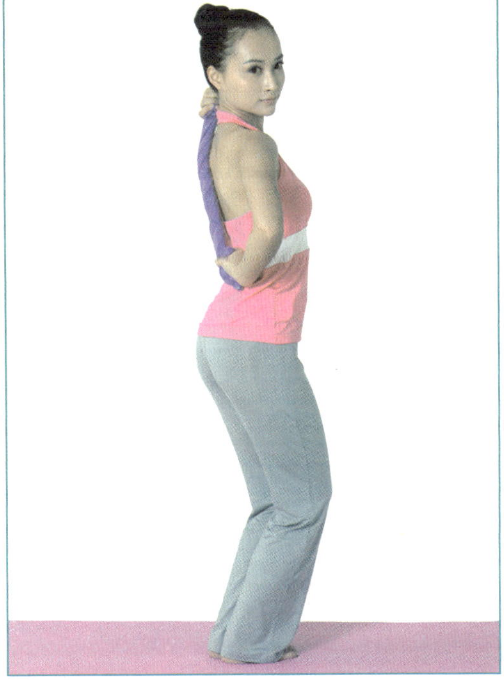

练习技巧

❶ 整个运动过程中保持均匀平稳的呼吸；❷ 做第四步动作时，喉咙一定要完全打开。

错误体式示例

站立屈膝时两腿没有并拢；双臂在背后抬起时两臂没有伸直。

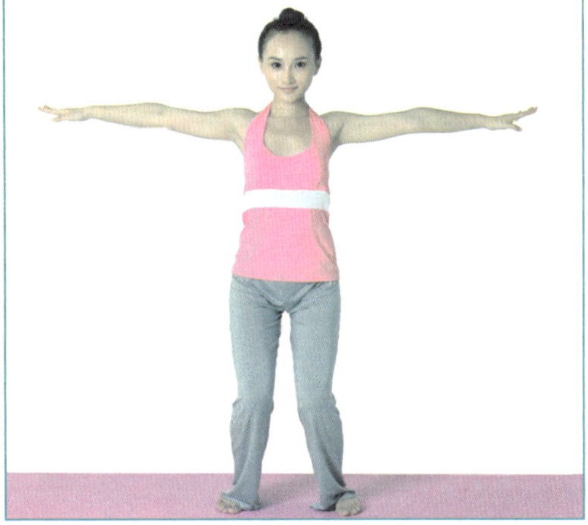

坐姿臂前伸式

动作图解

1 坐姿，右腿弯曲向上，搁在左大腿上，脚心朝上；腰背挺直，下颌略向下收，使鼻头与肚脐处于同一直线上；双手弯曲向上，于胸前合十。

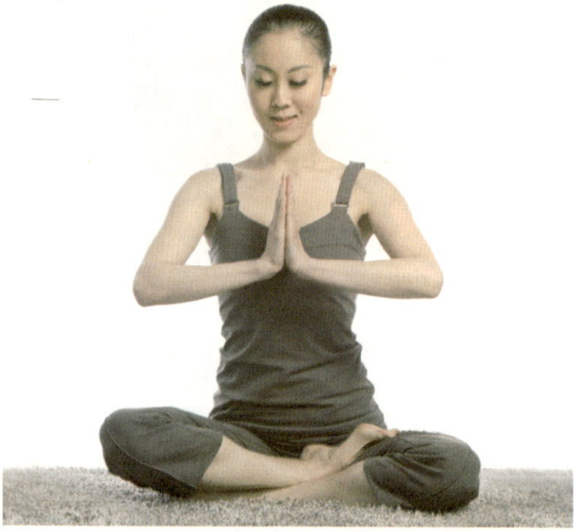

2 呼气，两拇指相扣，指尖朝前，将合十的双手向前推，双臂向前伸直。

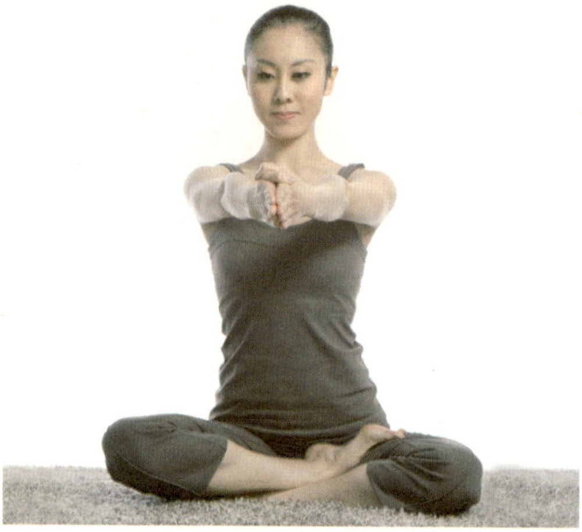

3 继续呼气，保持腰背挺直，肩膀放松，身体向下压，双臂向前推，使肩部、背部与腰部向前延伸。伸展至个人最极限处停下，保持几次呼吸的时间。

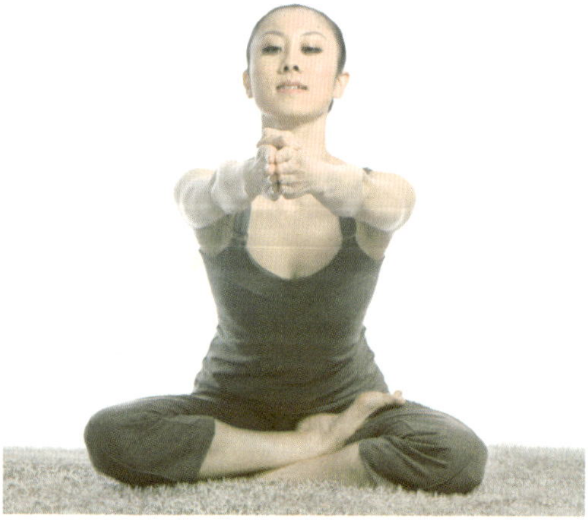

4 动作还原，双手自然放松，伸展于身体两侧，放松。

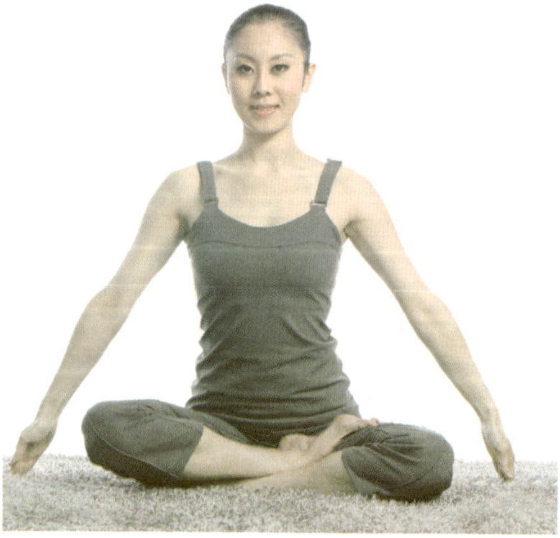

练习技巧

这个是坐姿的练习体式，操作时务必配合呼吸，坚持坐姿正位概念，使上半身保持挺直，髋部保持水平，要在水平及垂直的平衡下完成向前施力的动作，切勿因将身体向前而使身体失去正位。

瘦身功效

伸展双臂和脊背，消除肌肉紧张，防治腰酸背痛等“电脑综合征”；滋养脊柱，增强脊椎的灵活性和延展性；促进双臂和肩背脂肪燃烧，美化手臂和肩背线条。

错误体式示例

当身体向前伸展时，常因骨盆、腿部韧带、脚踝等的弹性不够，使身体无法挺直向前，呈现出驼背弯曲的错误姿态。长期使用错误的练习方法，容易挤压到脊背，导致肩背酸麻疼痛等症状。只有掌握并坚持腰背挺直的正位概念才能达到练习效果。

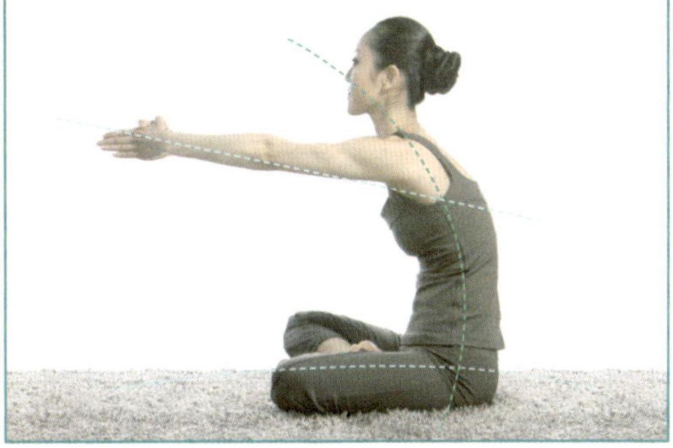

示范图解

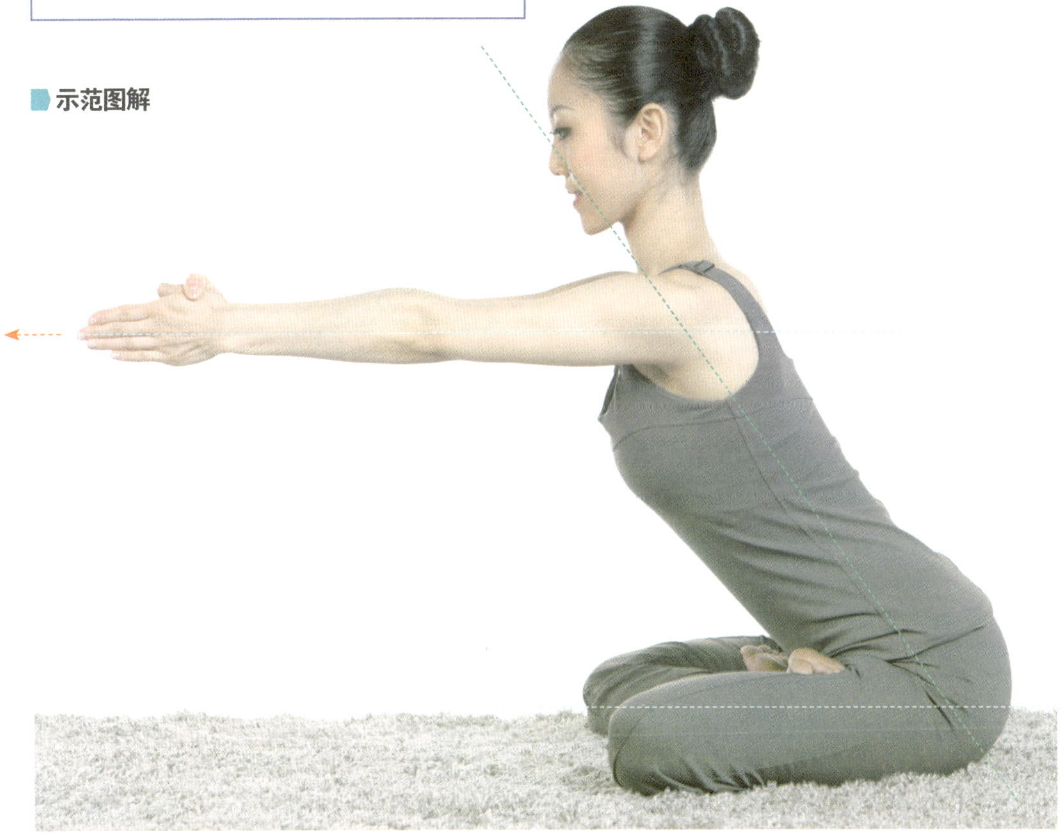

下犬式

动作图解

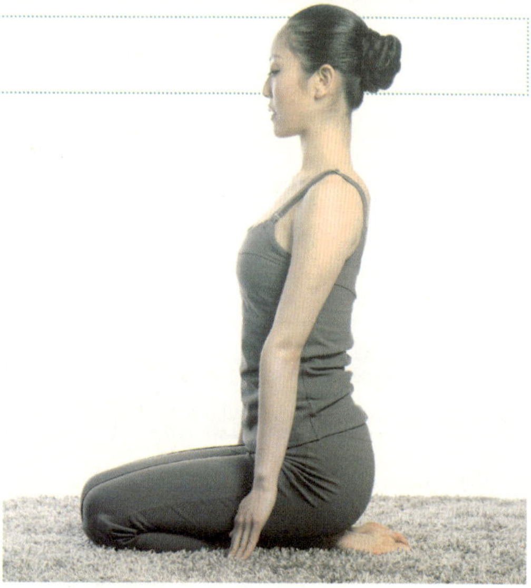

1 假跪立，挺直腰背，臀部坐到脚跟上做深呼吸。吸气，身体向上伸直，头部、肩部、腰部和臀部都处在同一直线上。

2 呼气，手臂向上举起，带动身体前倾，直至额头落地，臀部不要离开脚跟。手掌落在头部前侧的垫子上，上身前移，调整手臂和大腿间的距离，保持手臂和大腿都与地面垂直。

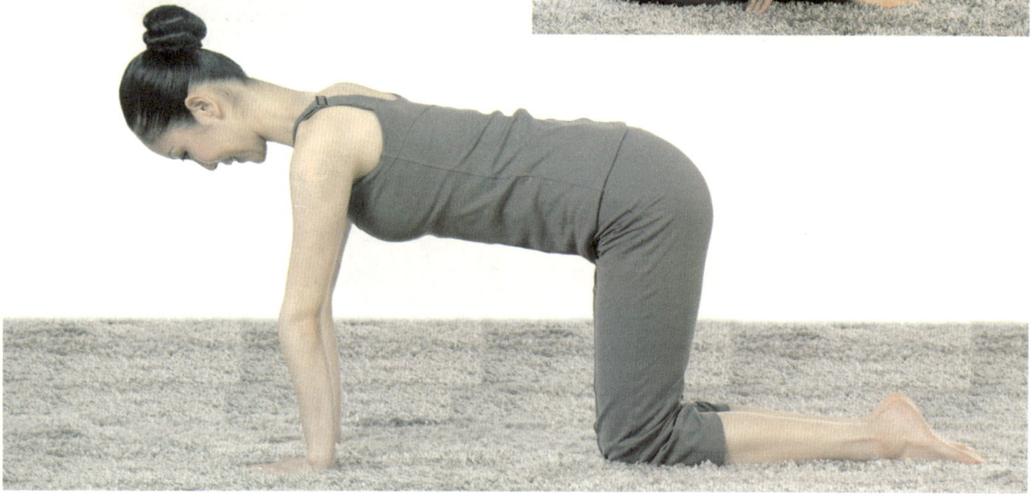

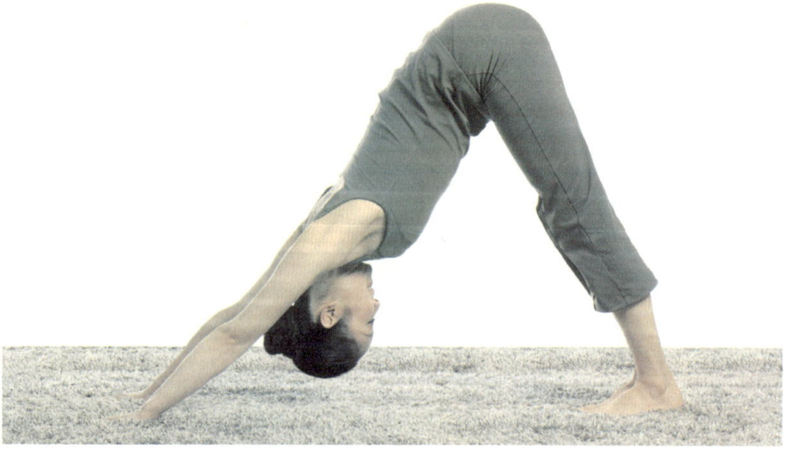

3 吸气，臀部抬起，伸直双腿膝盖，手掌和脚掌紧贴地面。每次吸气时，腰背往下压，臀部向上提拉，保持 2 次呼吸的时间。

练习技巧

练习本体式时，注意腿部、腰背部、手臂都处在一个平直的状态，在平直的状态下延伸，便可使身体得到正确的伸展。双腿伸直，脚跟踩地，感觉膝盖窝和腿部后侧得到拉伸；腰背平直，双手撑地，尽量将腰背部压向大腿的方向；臀部上抬，将注意力集中到上抬的髋部，双臂和背部保持在一个平面上。

✕错误体式示例

图中动作的错误很容易引起练习者的颈椎和背部的扭伤，因为腿部膝盖弯曲减轻了腿部后侧的拉伸，双肩和腰背不在同一平面，也无法使双臂对背部施加压力，腰部得不到应有的锻炼。

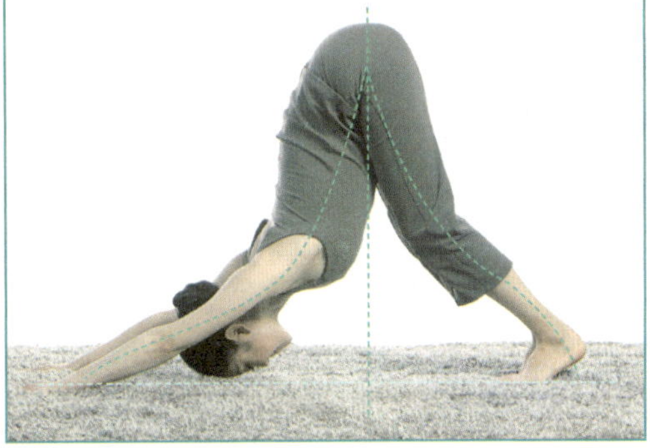

瘦身功效

练习此式，可以锻炼到手臂和腿部的韧带；同时能够锻炼腰背的肌肉，强化背部力量，矫正驼背等不良体态；修饰全身线条，为脊柱注入活力。

示范图解

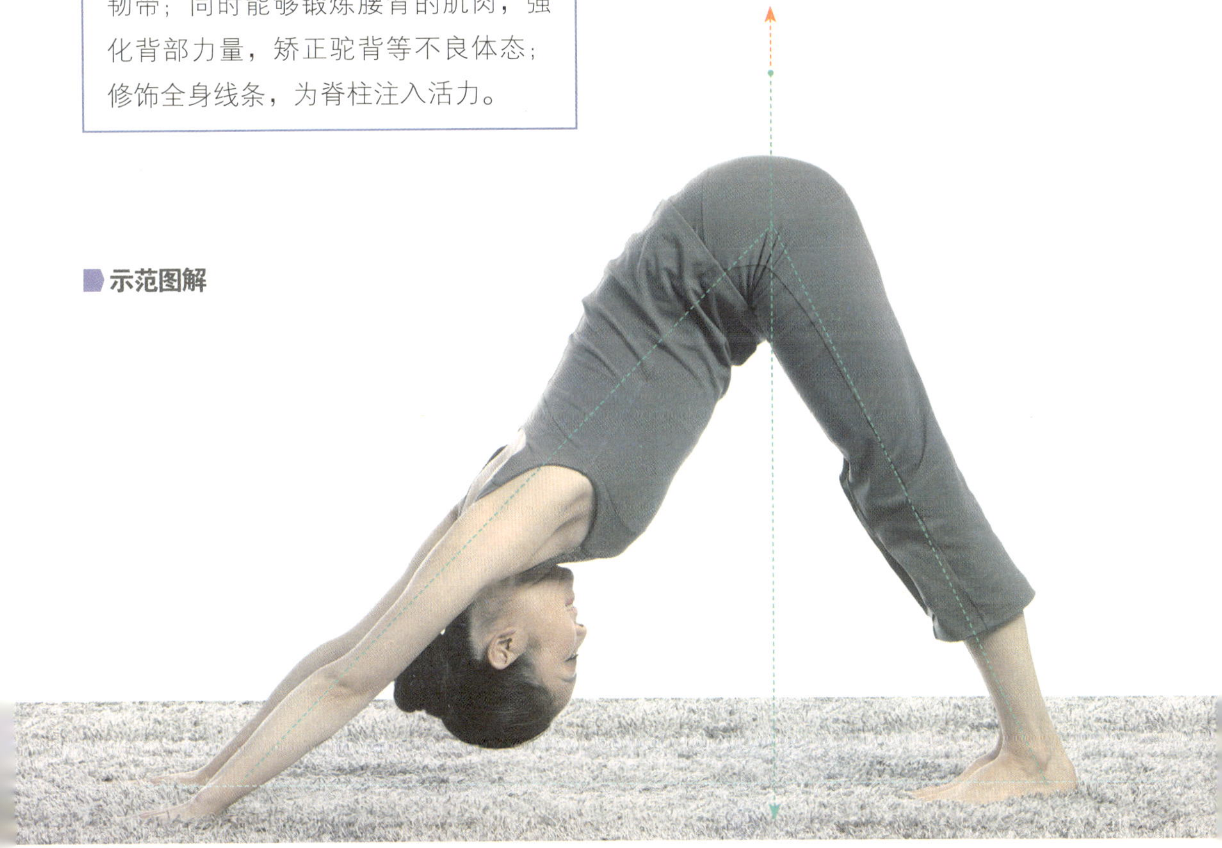

半弓式

动作图解

1 保持基本卧姿，头部摆正，下颌贴地；双腿向后伸直，脚心、手心朝上，身体呈一条直线。

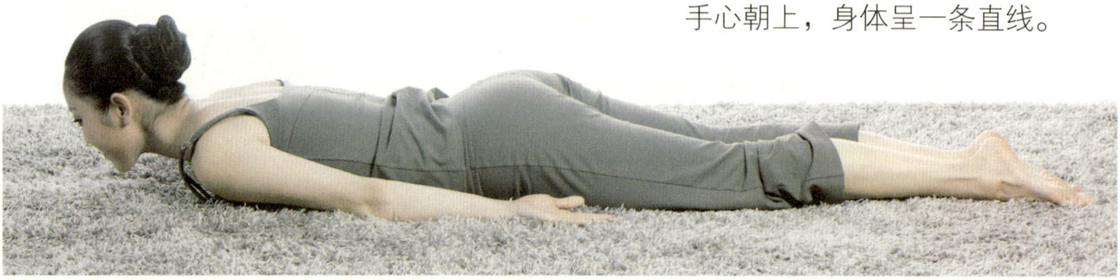

2 吸气，右腿向后抬起，左手向上抬起，抓住右脚脚腕；胸口向上抬起，左腿保持伸直状态，腹部与左右骨盆都不要离地。

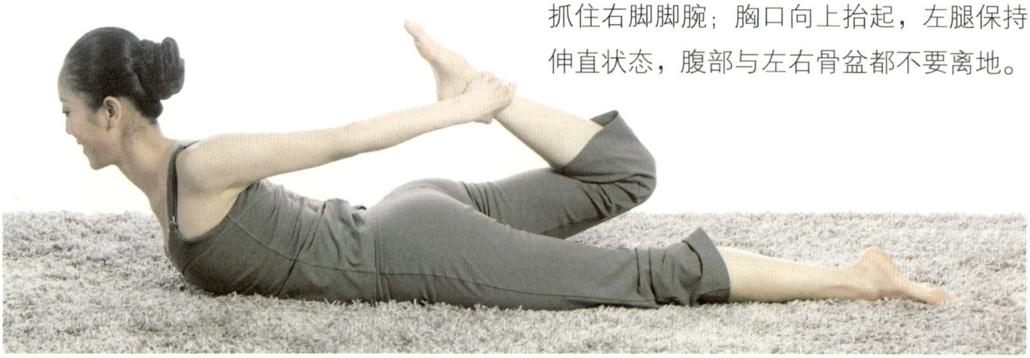

3 呼气，右手弯曲扶地，左手抓住右脚向上延伸，左腿同时向上抬起，使左右骨盆保持在同一水平线上，保持 2 次呼吸的时间。

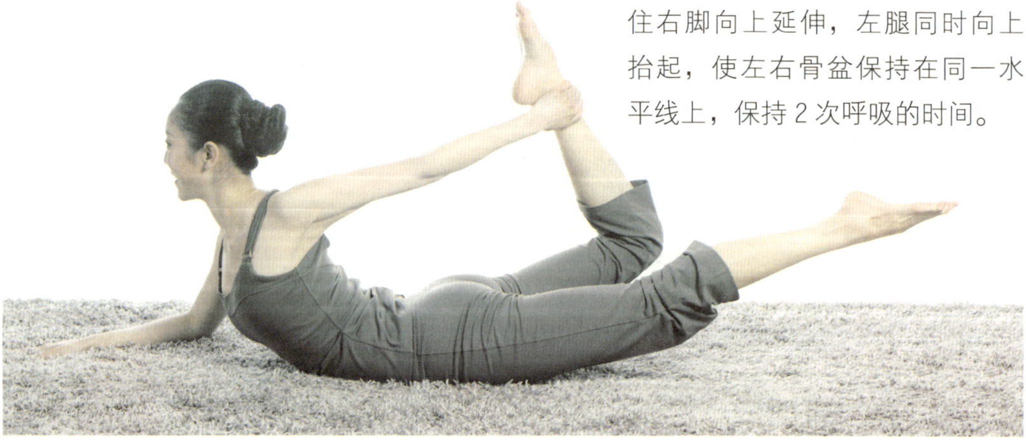

练习技巧

停留伸展时，左右骨盆与腹部应贴近地面，尽量保持好呼吸，利用腰腹的力量保持身体平稳；双肩应尽量向外打开，但要保持左右肩部在同一水平线上，不要耸肩；可慢慢加大头部、双脚向上抬的幅度，使身体呈两侧向上伸展的半弓形。

4 腹部用力保持身体平稳，再次呼气时，右臂向上抬起，手臂伸直，身体两侧同时向上伸展，停留保持姿势 1 次呼吸的时间。吸气时回到开始的姿势，换边进行练习。

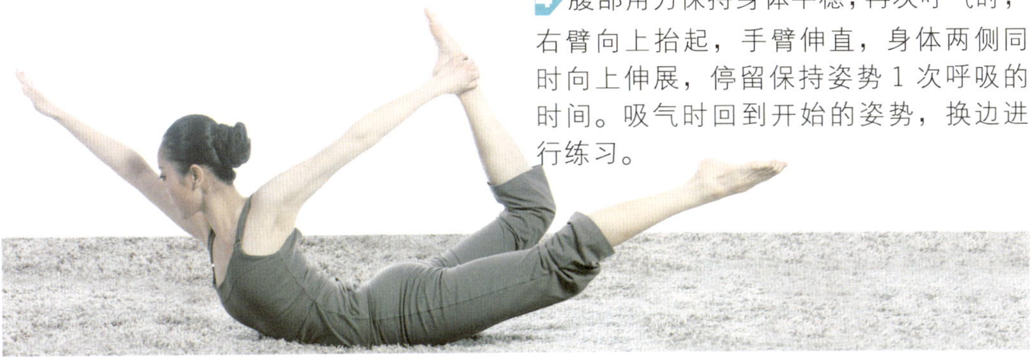

瘦身功效

有效地调整体态，消除背部赘肉，加强脊柱弹性，美化背部线条；强化大腿和腰腹力量，紧缩大腿肌肉，减少腰腹脂肪，纤腰瘦腿；美化臀部线条，预防臀部下垂。

错误体式示例

肩部翻转，身体呈向下的错误姿势，不仅会造成左右肩部肌肉发展不平衡，还可能引起脊椎歪斜，影响到全身的健康。

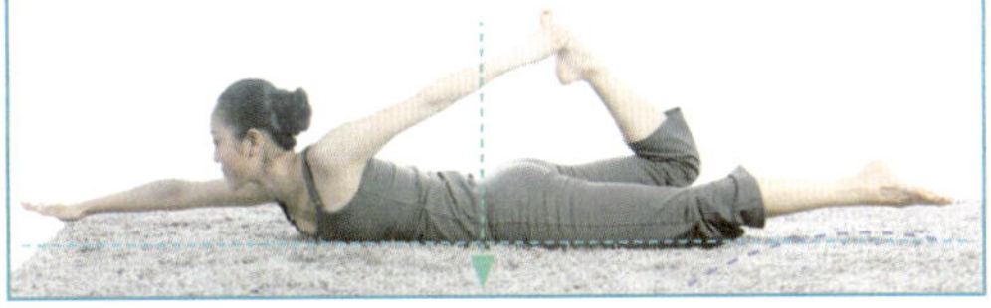

示范图解

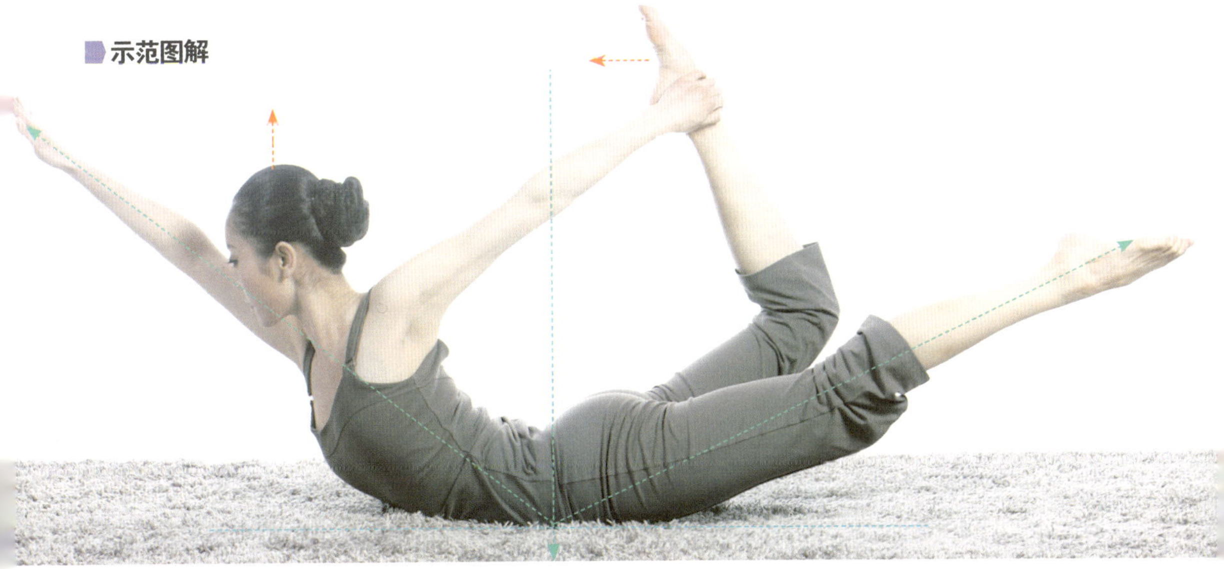

蝗虫变形式

动作图解

1 俯卧在垫子上，掌心朝上放在身体两侧，双腿并拢伸直，脚背贴地。前额放在垫子上，放松身体，自然呼吸。吸气，头部带动肩膀、上身抬离地面。

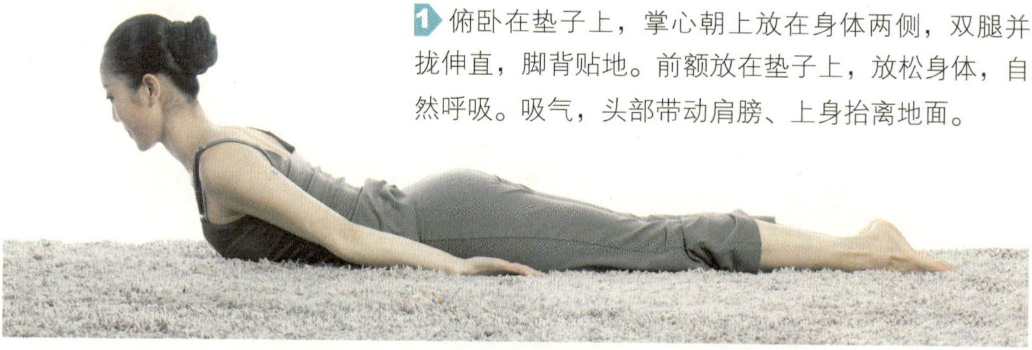

2 吸气，双臂移至体前，手臂向前伸展，上身不要落下，尽力抬高，感受腰部的轻微挤压和腹部的控制力。呼气，保持上身躯干抬起。

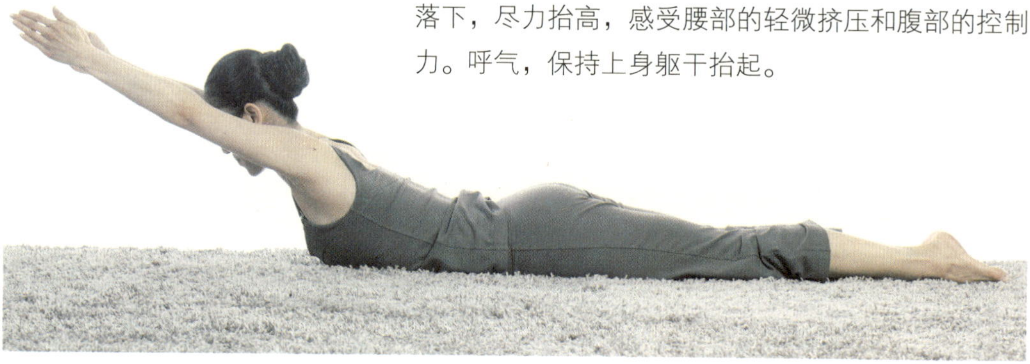

3 再吸气时，髋部撑地，离开地面，收紧臀部，尽力向后延伸大腿，直至双脚脚尖指向身体后上方。双腿可以微微分开，帮助减轻压力，控制平衡。

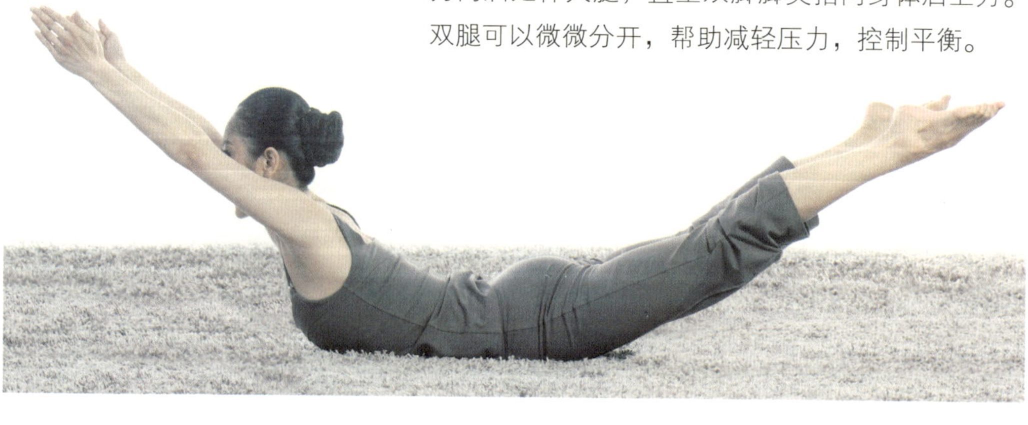

练习技巧

上身抬起时，上身的力量不要落在双手的手臂上。腿部抬离时，也需要髋部很好地平衡住身体。腰背力量不够的练习者，可以先放平上身在垫子上，单腿练习离地抬高的姿势，熟练之后再逐渐加大难度，将上身和腿部一起上抬。

- 患有头痛或者脊椎方面疾病的练习者请不要练习这个体式。

瘦身功效

蝗虫变形式锻炼背部肌肉群，舒缓背部疼痛及不适，美化背部曲线。使胸部、肩部、腹部得到有效伸展。加强臀部、背部肌肉力量；轻微地刺激脊椎，消除背部疼痛和僵硬症状，缓解身体各个部位的压力，对治疗失眠有很好的效果。

✕ 错误体式示例

图中的错误在于上半身和腿部并没有抬离地面，肩、胸、腹和大腿都没有得到伸展。这样的错误姿势并没有起到伸展作用，长期坚持还会造成肩部僵硬、耸起，练习者很快会感到疲劳。

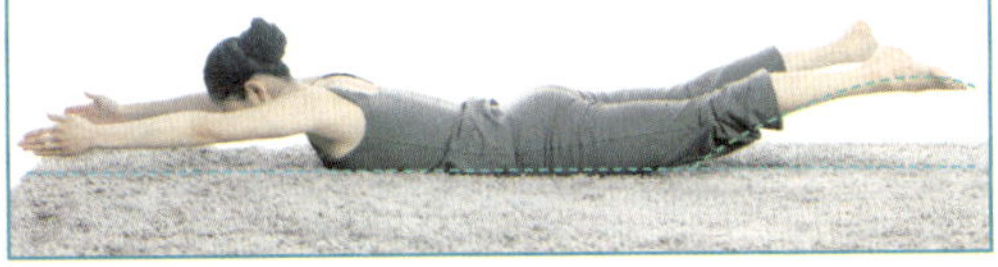

示范图解

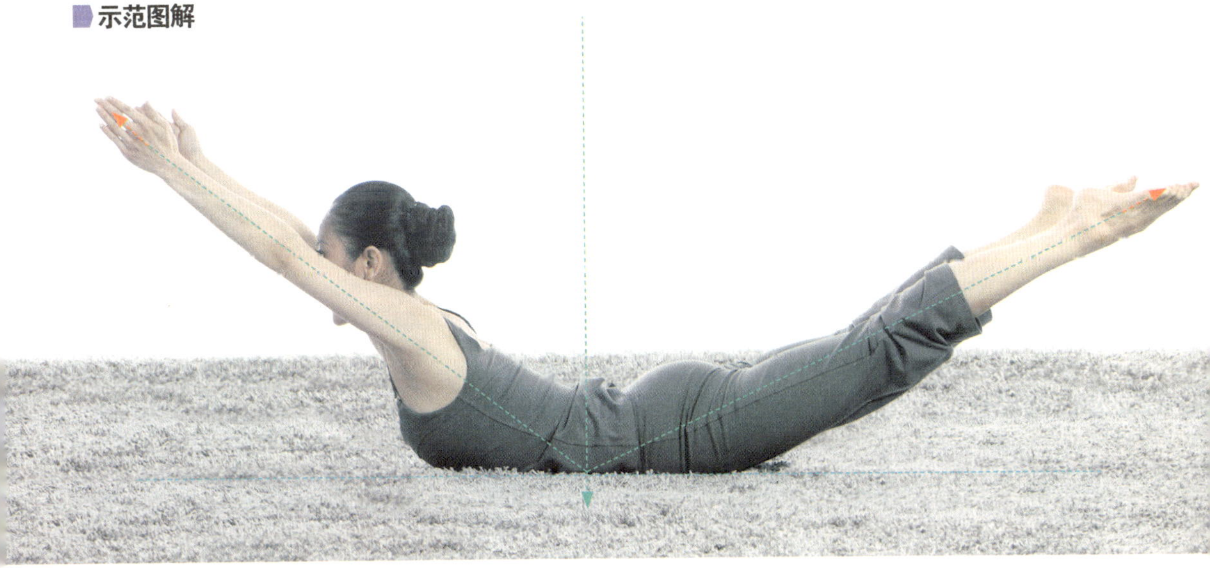

俯卧抬膝式

动作图解

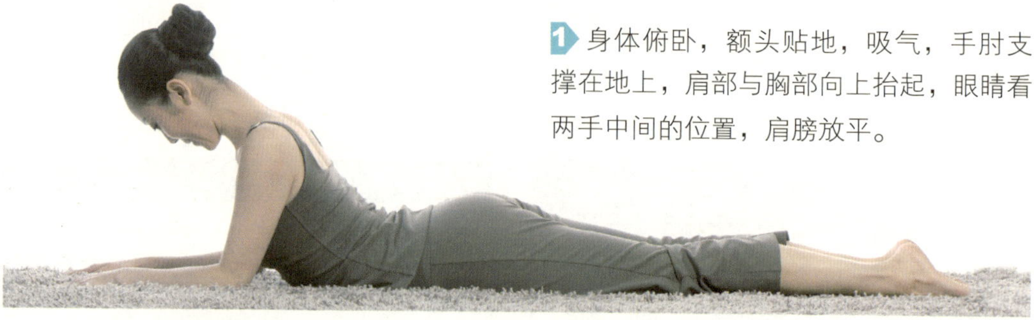

1 身体俯卧，额头贴地，吸气，手肘支撑在地上，肩部与胸部向上抬起，眼睛看两手中间的位置，肩膀放平。

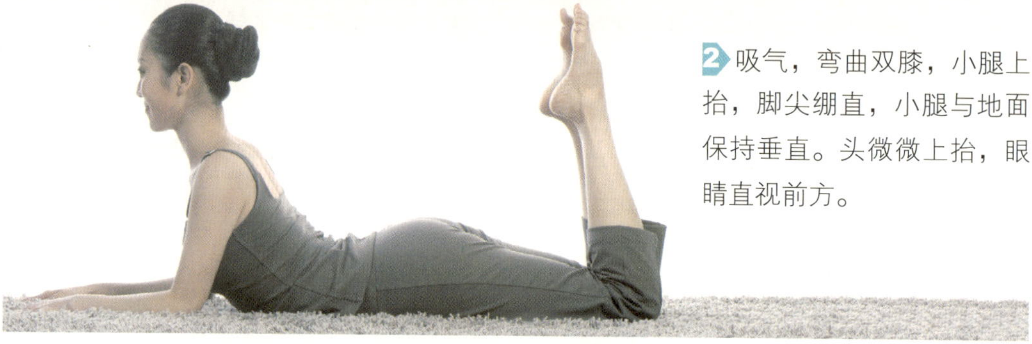

2 吸气，弯曲双膝，小腿上抬，脚尖绷直，小腿与地面保持垂直。头微微上抬，眼睛直视前方。

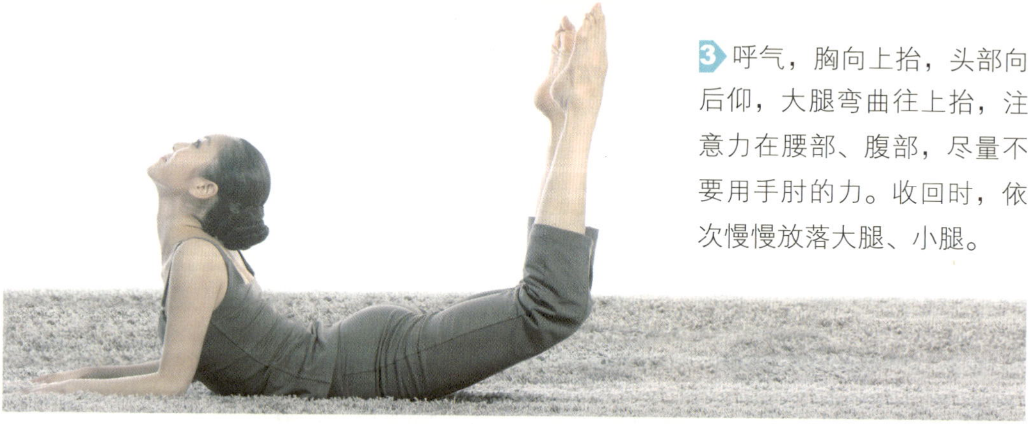

3 呼气，胸向上抬，头部向后仰，大腿弯曲往上抬，注意力在腰部、腹部，尽量不要用手肘的力。收回时，依次慢慢放落大腿、小腿。

瘦身功效

伸展腰部、背部的肌群，增加脊椎柔韧度，消减背部多余赘肉；扩大胸腔、肋骨的空间，加强胸、肺功能；按摩腹部和胸腔，促进消化和排泄，改善血液循环和月经不调或子宫、卵巢疾患；增加身体热能。

练习技巧

刚开始练习时，可以让动作的幅度小一点儿，不要强拉颈部或腿部，把注意力集中在腰椎上，想象自己的头部和脚尖处有一个力量带动身体向上延展；身体的重量不要落在手肘上，髋部放平下压，膝盖带动大腿尽力向上；双腿分开可以减轻腿部的压力，但一定要保持小腿与地面垂直。

错误体式示例

初学者或腰背力量不够的练习者，最常出现的错误是耸肩，上身的重量落于手肘和前臂，膝盖落地，腹部放松，腰部也得不到向后的活动。练习错误的姿势，会造成肩颈肌肉酸痛，呼吸不顺畅，影响练习效果。

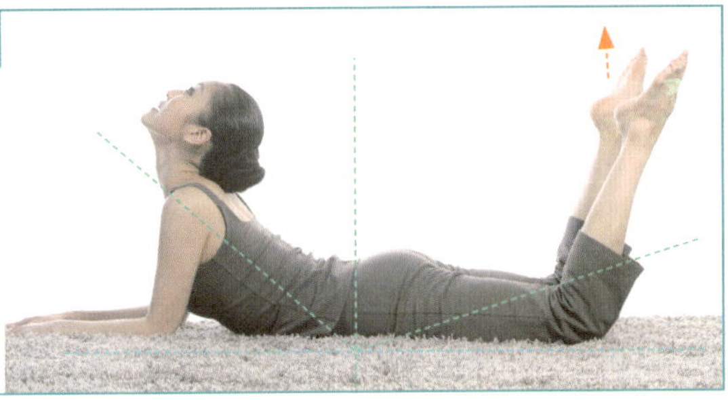

示范图解

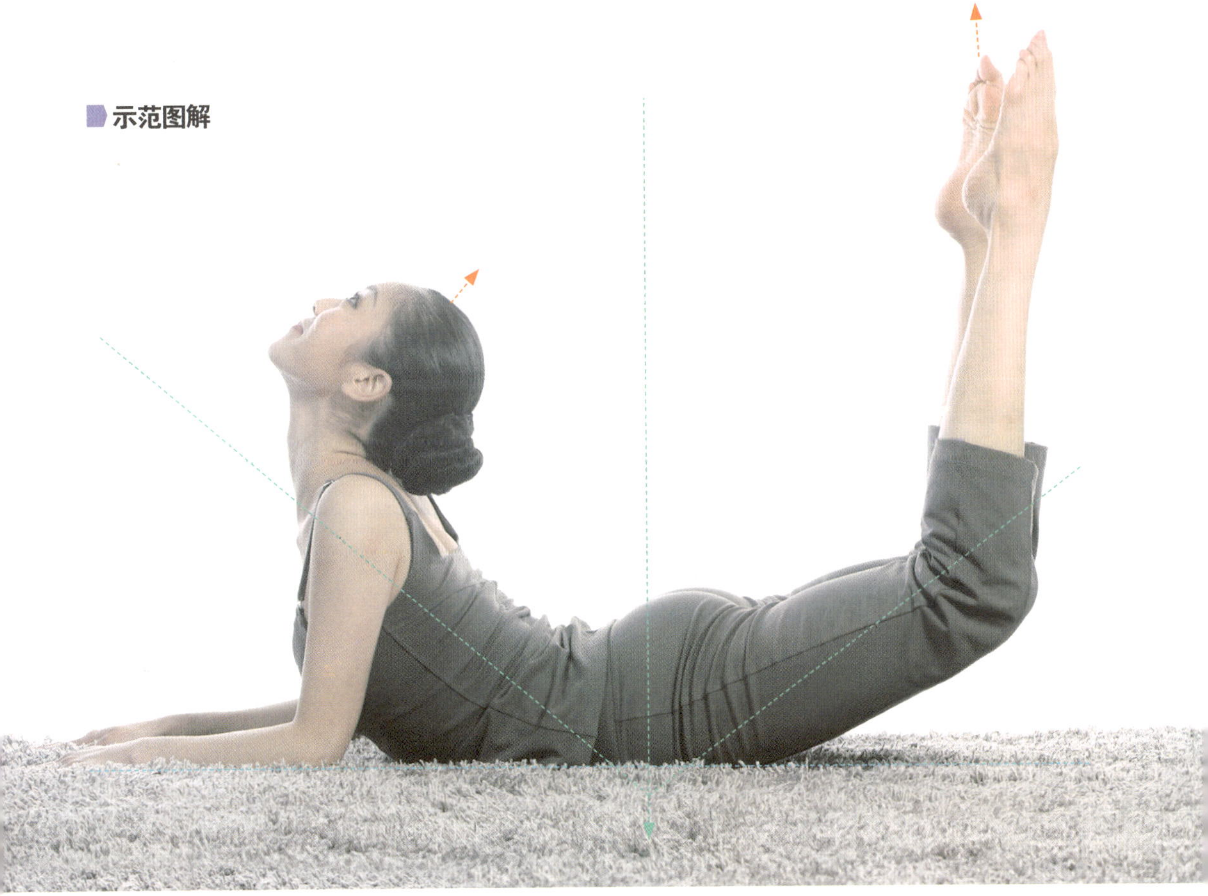

第五章 瘦腰，塑造杨柳小蛮腰

腰转动式

动作图解

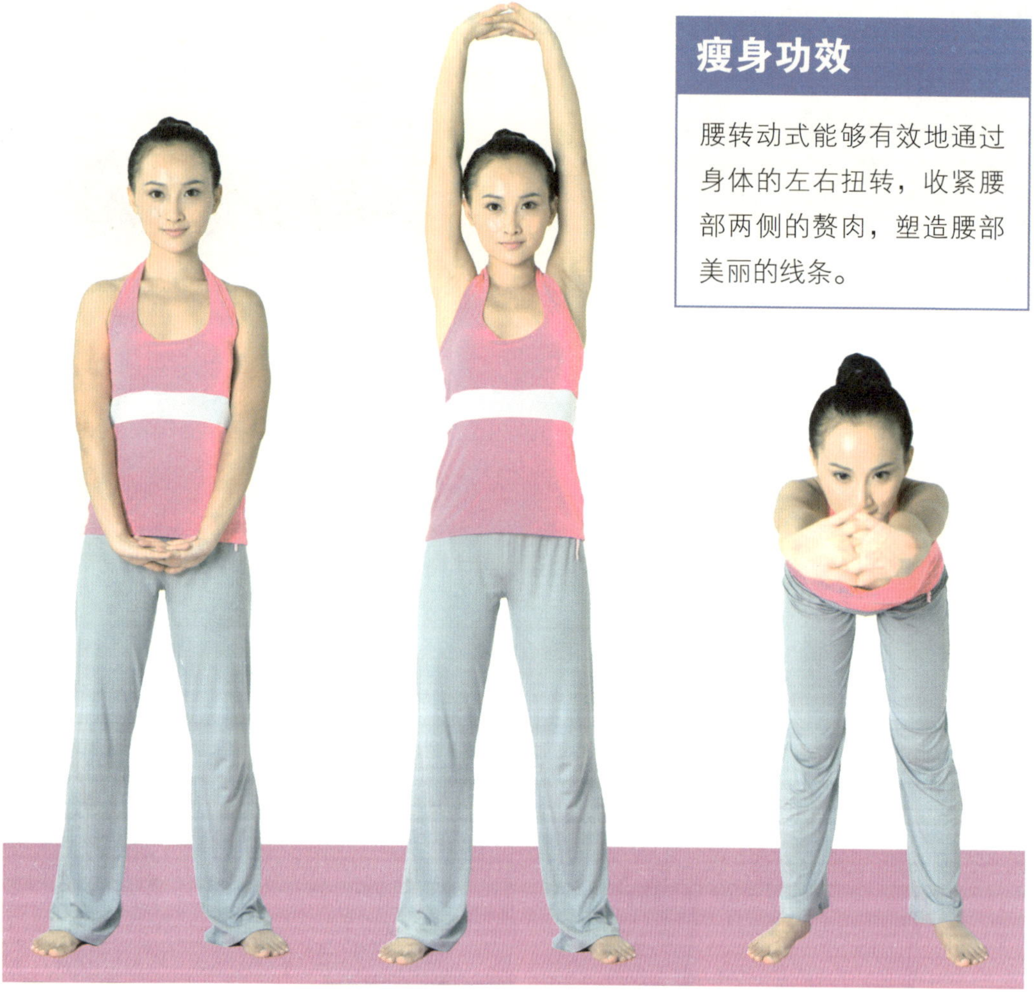

瘦身功效

腰转动式能够有效地通过身体的左右扭转，收紧腰部两侧的赘肉，塑造腰部美丽的线条。

1 保持站立姿势，双脚打开，比肩略宽，十指交叉，双臂向下伸展，掌心向下。

2 吐气，翻转掌心向上，伸直手臂并指向天空，挺直脊背。

3 慢慢地用手臂带动肩部、背部、腰部向前倾，直到与地面平行，与腿部成 90° 直角，眼睛看着手背，注意腰背挺直。

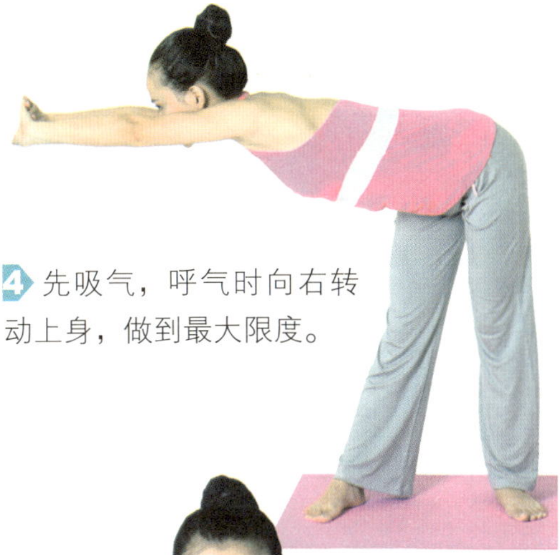

4 先吸气，呼气时向右转动上身，做到最大限度。

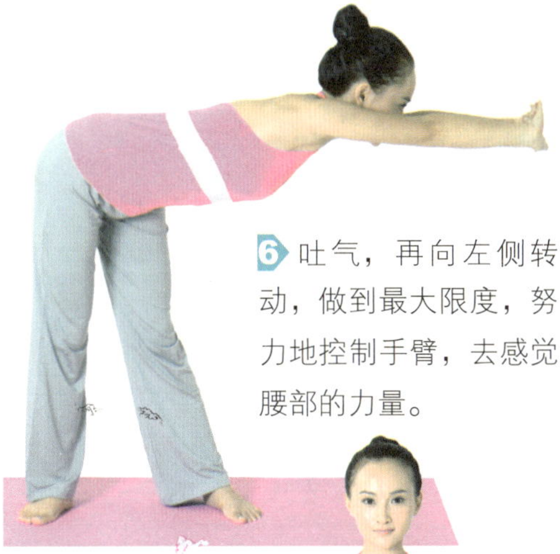

6 吐气，再向左侧转动，做到最大限度，努力地控制手臂，去感觉腰部的力量。

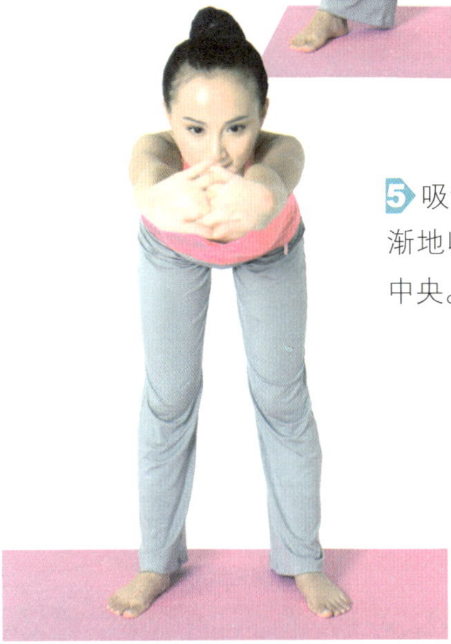

5 吸气，渐渐地收回到中央。

7 再吸气，收回手臂，收起背部，将身体还原，放松，调整呼吸，双脚收回。

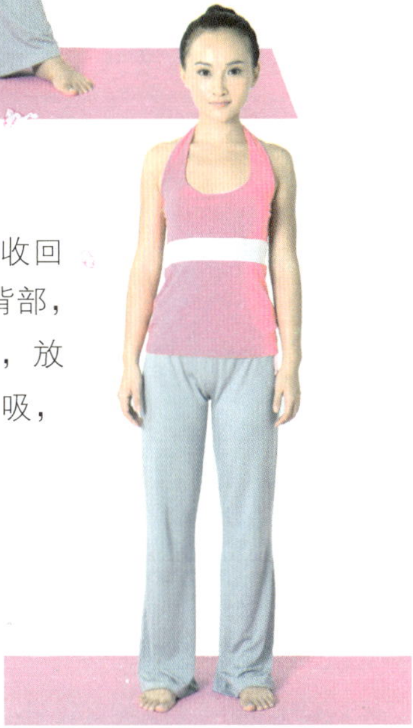

练习技巧

❶ 腿部可分开略大，以免重心不稳；❷ 缓慢运动，并按动作要求配合呼吸，保持呼吸均匀平稳；❸ 注意保持身体重心不要偏斜，逐渐加大动作难度；❹ 刚开始练习时可借助支撑物，弯腰时予以扶住，起到支撑身体的作用；❺ 在弯腰扭转上身躯干时，要注意手臂伸直，腰部和脊柱也要挺直。

错误体式示例

弯腰扭转上身躯干时手臂没有伸直，腰部和脊柱没有挺直。

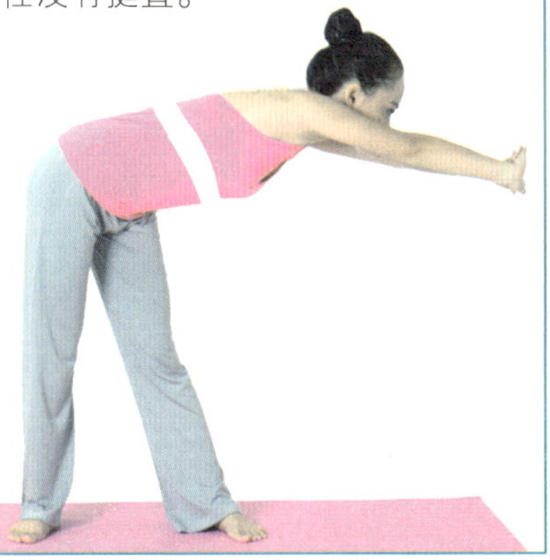

三角伸展式

动作图解

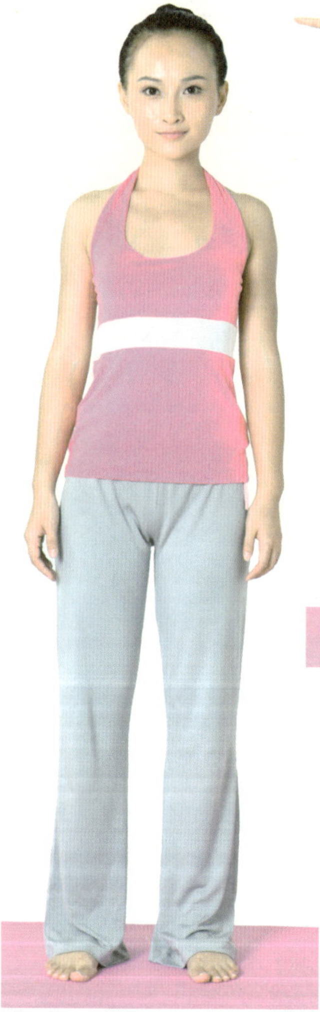

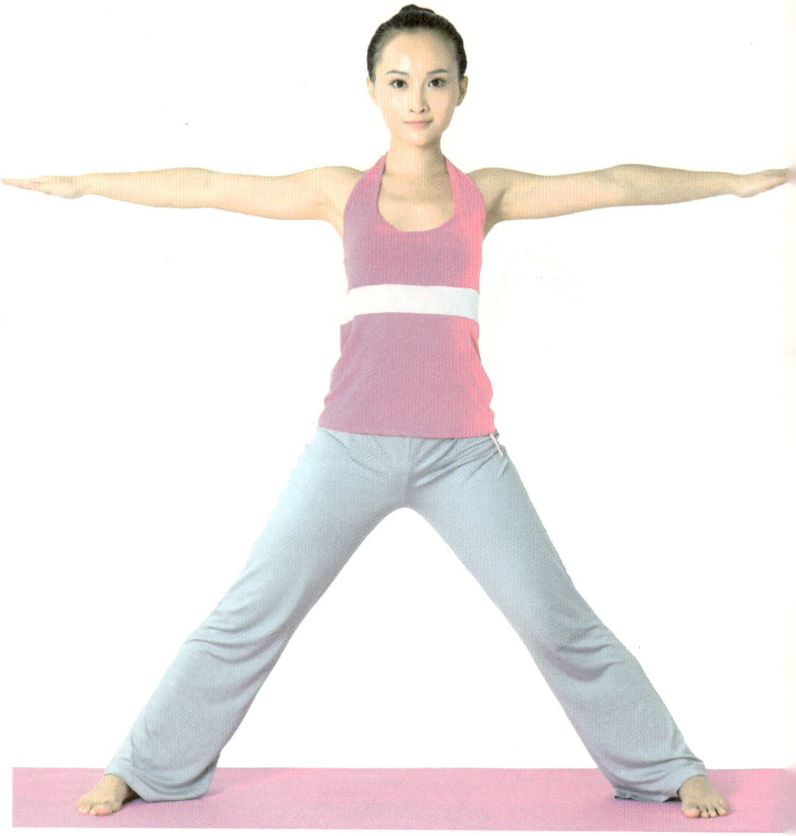

2 将双脚打开，约两个肩宽，两脚跟在同一条直线上，伸长吸气，双手手臂向两侧自然打开与地面平行，保持侧平举，掌心向下。

1 自然站立，双脚略分开，双臂自然下垂，目视前方，调整呼吸，让心态变得平和。

练习技巧

❶ 保持呼吸均匀平稳；❷ 动作要缓慢，身体要端正；❸ 根据个人身体情况，让手找到自己最舒服的位置，小腿、脚踝、脚或地上，完全取决于身体柔韧情况；❹ 注意膝盖要挺直，不要弯曲。

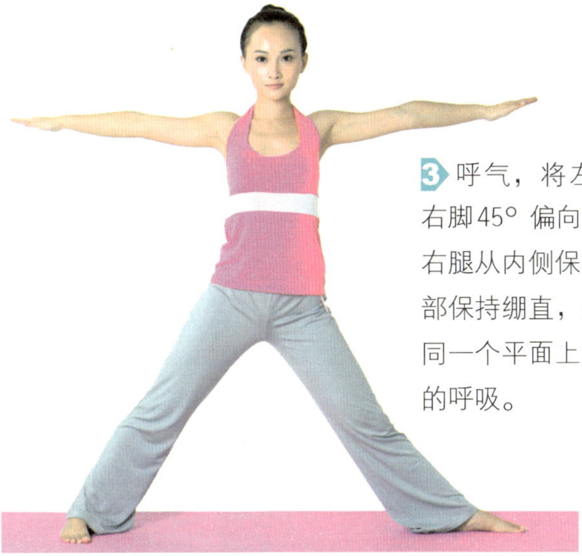

3 呼气，将左脚90°、右脚45°偏向身体右侧，右腿从内侧保持伸展，膝部保持绷直，身体尽量在同一个平面上，保持平稳的呼吸。

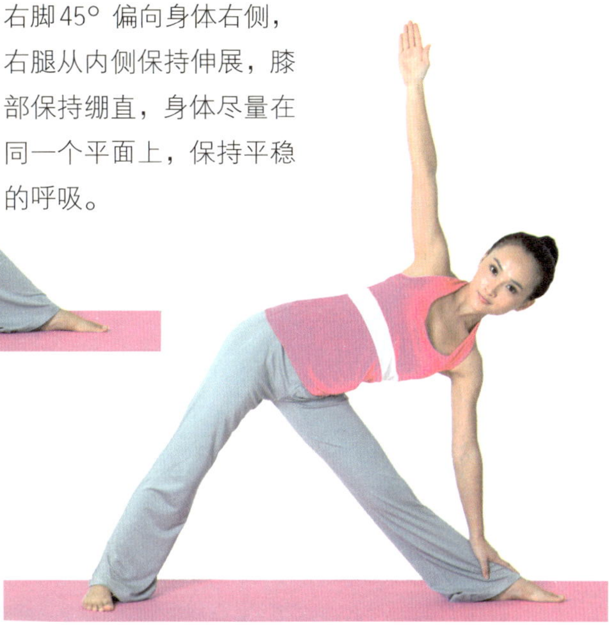

瘦身功效

三角伸展式能够有效地减少腰部多余脂肪，促进腰部血液循环，让腰部更加纤细漂亮，同时还能拉伸臀部和臂部肌肉，纠正腿部畸形。

4 脚掌撑地，伸长吸气，感觉身体渐渐开始伸展开来，呼气，向左侧弯曲身体躯干，直到左手扶住左脚腕。

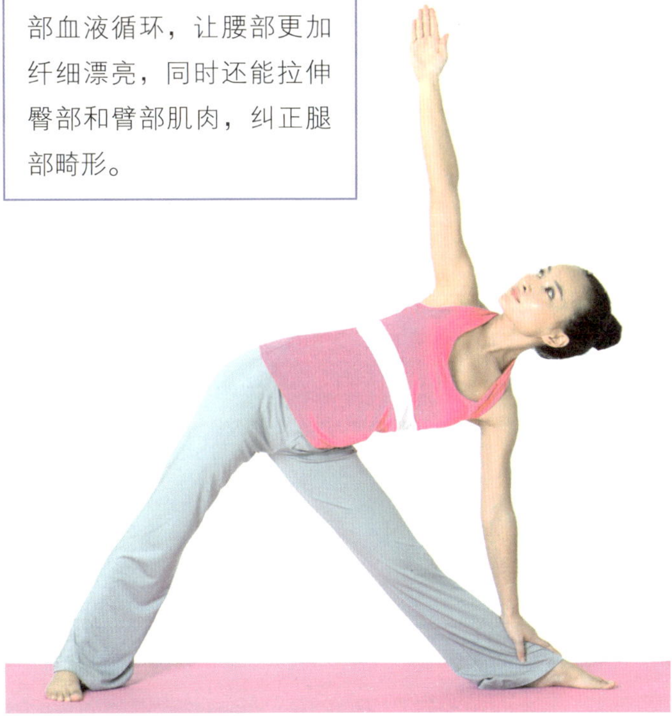

5 眼睛注视手指尖方向，向上伸展右臂，双臂成一条直线，感受侧腰的拉伸，保持平稳的呼吸；伸长吸气，呼气时将右手贴向耳部，掌心向下，眼睛注视脚趾尖方向，放松颈部，上身尽量平行于地面，拉伸侧腰，保持3秒。

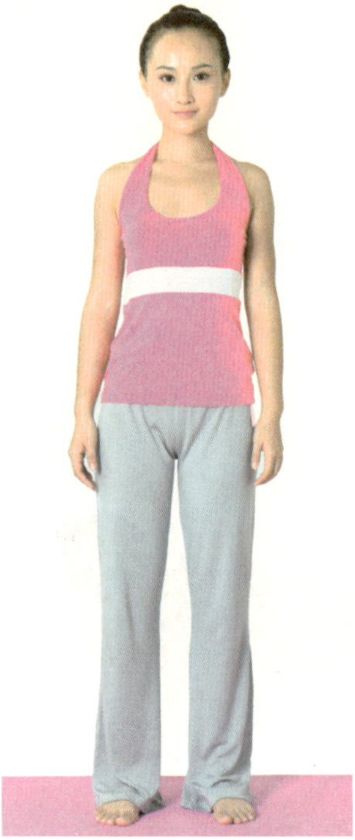

6 伸长吸气，吸气的时候弯曲膝盖，身体缓缓起身，将身体收回，活动一下双肩。

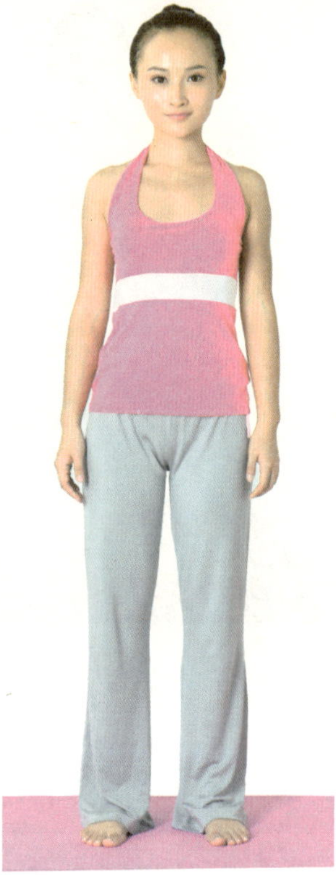

8 呼气，回到站立姿势。

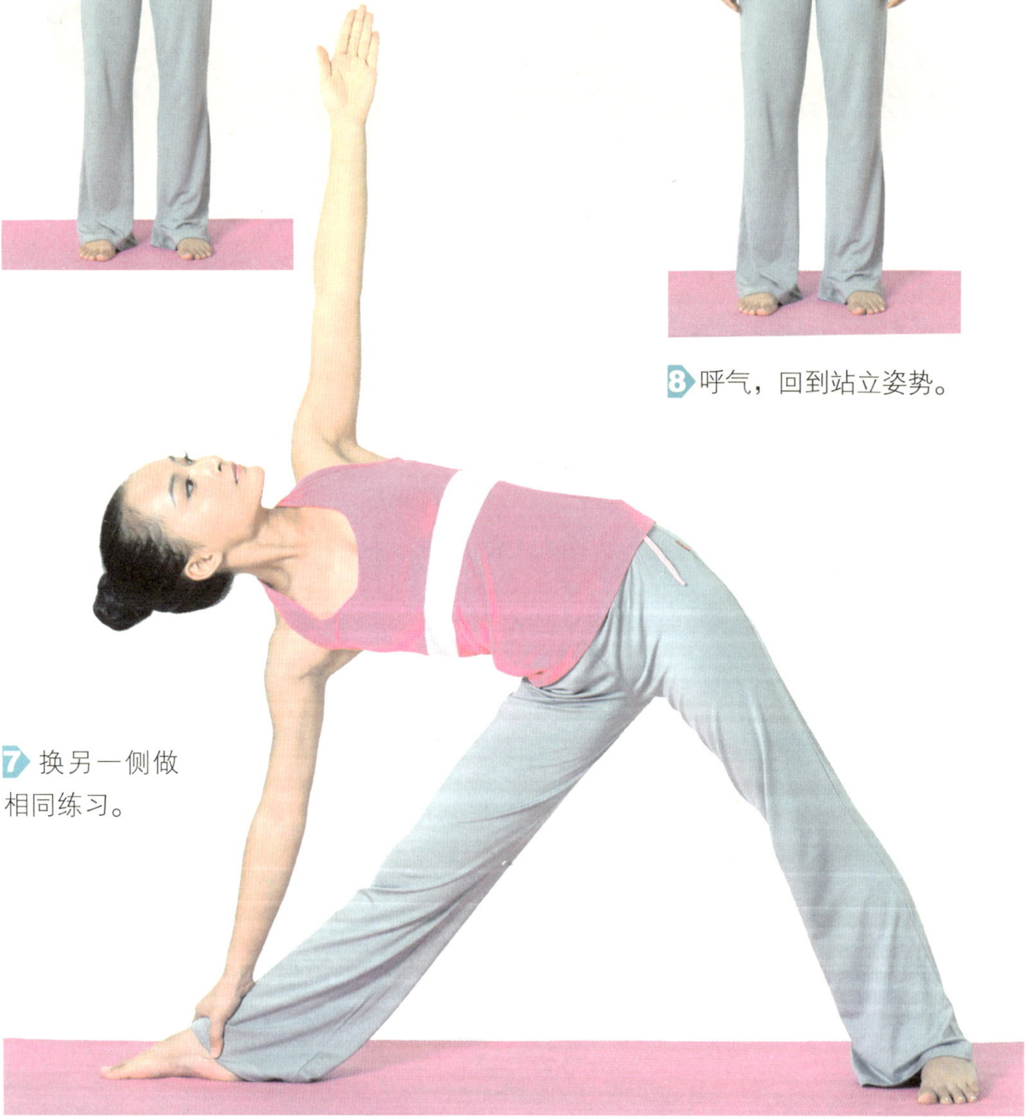

7 换另一侧做相同练习。

难度降级：（1）侧弯时，可先尝试屈膝，手肘置于膝盖上；（2）可以先平视或俯视，不必仰视；（3）恢复姿势时可以先微微弯曲膝盖；（4）侧弯时如果扶住脚腕有困难可以先扶住小腿。

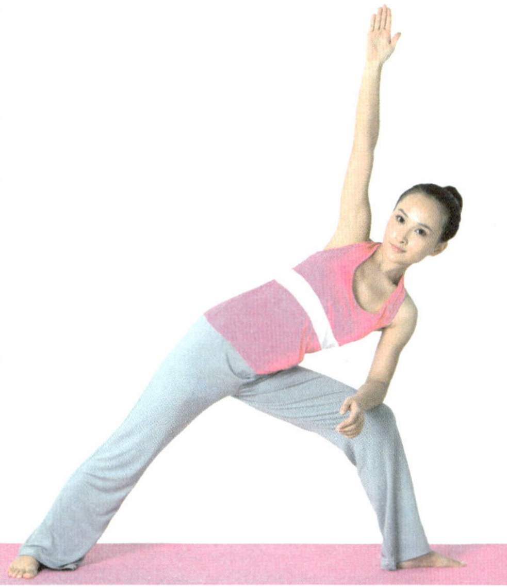

手肘置于膝盖上

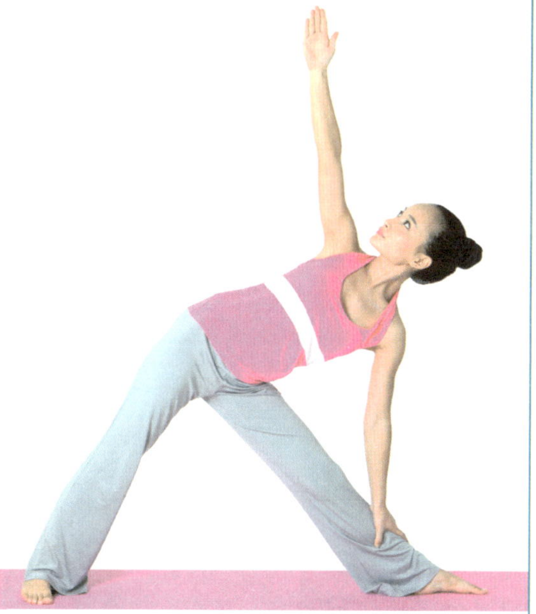

扶住小腿

加大难度：经过一段时间的练习之后，当你能很轻松地完成以上动作时，就可以适当加大动作难度，做第四步练习时，可以将左手掌完全放在地面上、脚前方或者后方。

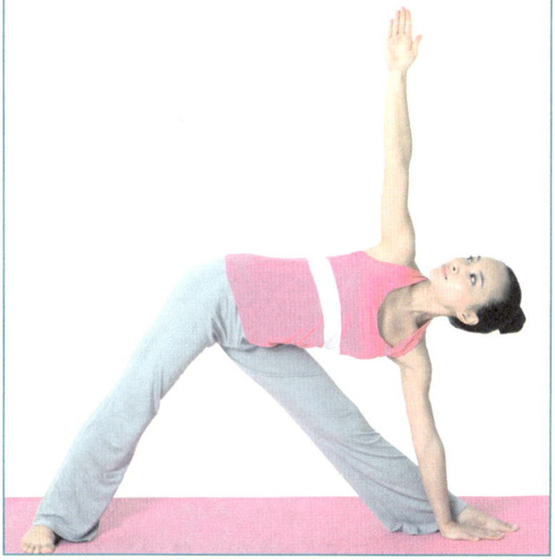

错误体式示例

侧弯上身，手掌撑地时，同侧膝盖容易出现屈膝的情况。

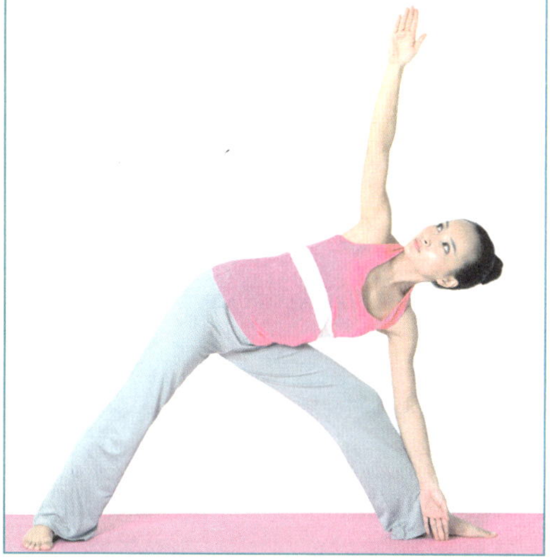

变形风吹树式

动作图解

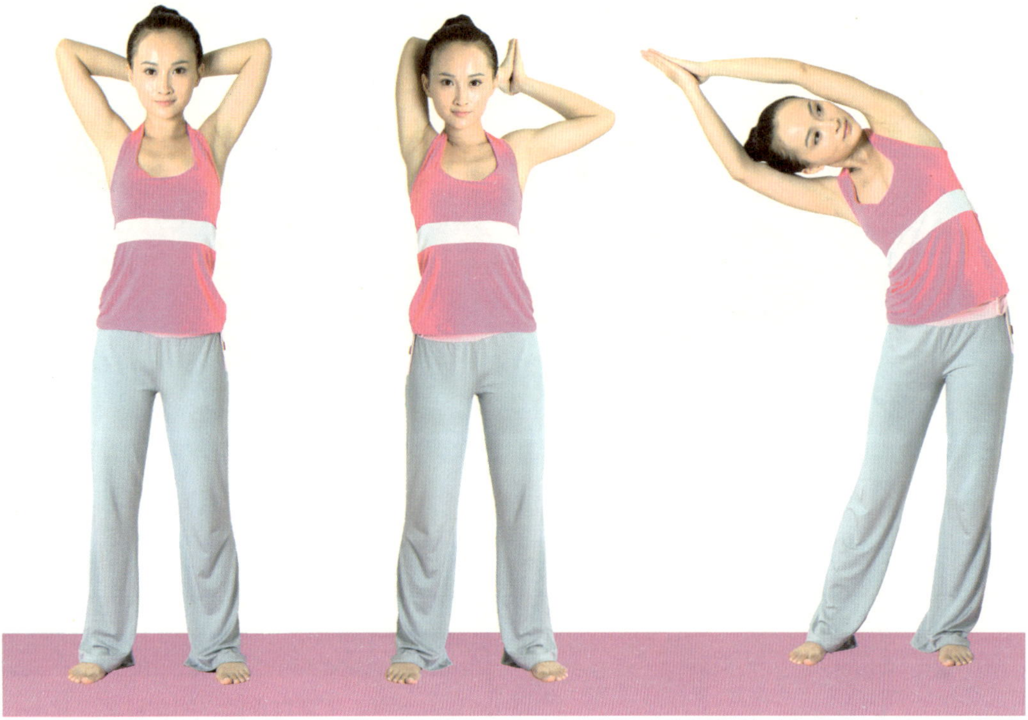

1 自然站立，上身挺直，双脚分开，稍稍内扣，向脊柱方向推动肩胛骨，肘部向后推，双手头后合十，手指朝上。

2 向左侧平行推动手臂，保持手指合十。感觉到胸部及身体左侧强烈拉伸。

3 手臂尽力伸展，腹部收紧，注意腿部绷直，不要弯曲膝盖。保持一段时间，然后换另一侧练习。

练习技巧

❶ 动作一定要缓慢，不要急于求成，达到身体极限就可以，边尝试边运动，以免拉伤肌肉；❷ 身体向一侧弯曲时，注意腿部不要弯曲，腹部要绷紧。

瘦身功效

变形风吹树式能够使腰部肌群得到充分的锻炼，从而有助于腰腹部脂肪的消除，有效减少腰侧脂肪，同时有助于矫正脊柱不正、缓解脊柱压力。

反三角式

动作图解

1 紧接三角式开始练习。

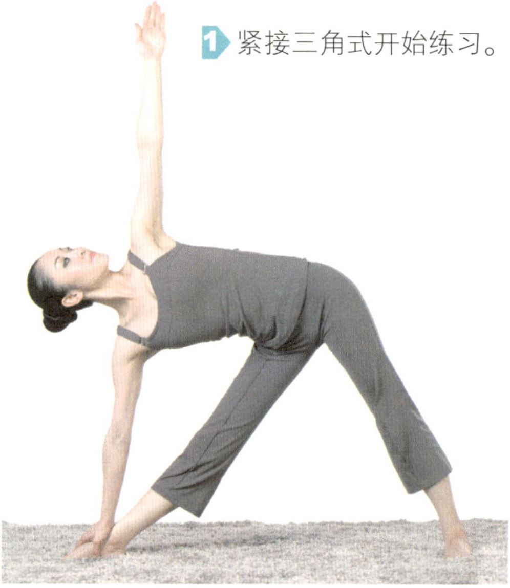

2 吸气时放松，右手撑地，左臂放下，左手撑于右脚外侧。

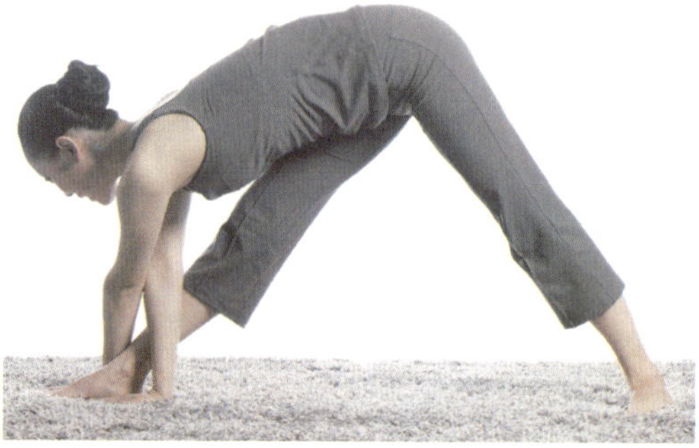

3 呼气，身体转向后侧，右臂抬起举高，与地面垂直，指尖向上延伸；头部右转，眼睛注视右手指尖的方向。注意保持腰背伸直，不要弓背塌腰，保持姿势3~5次呼吸的时间。

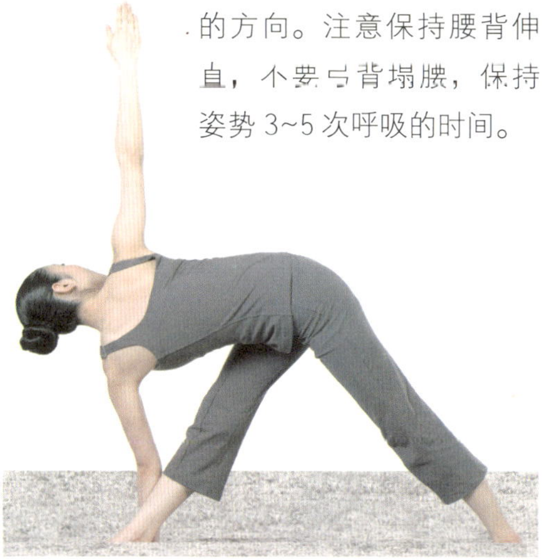

4 稳住身体，吸气时抬起左臂，从侧面开始将身体慢慢抬起，回复到基础站姿，舒缓身体，休息片刻，再换边练习。

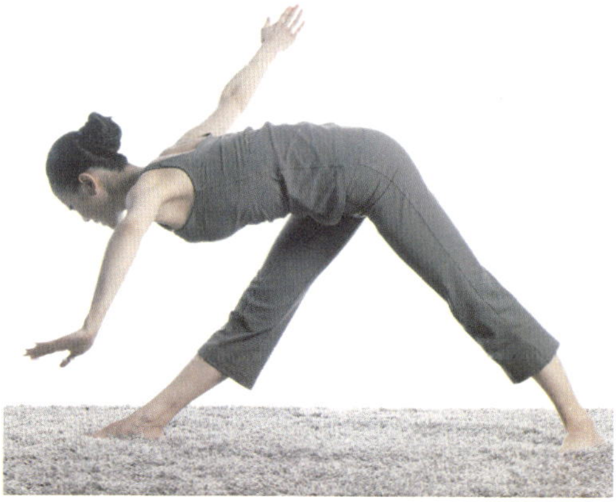

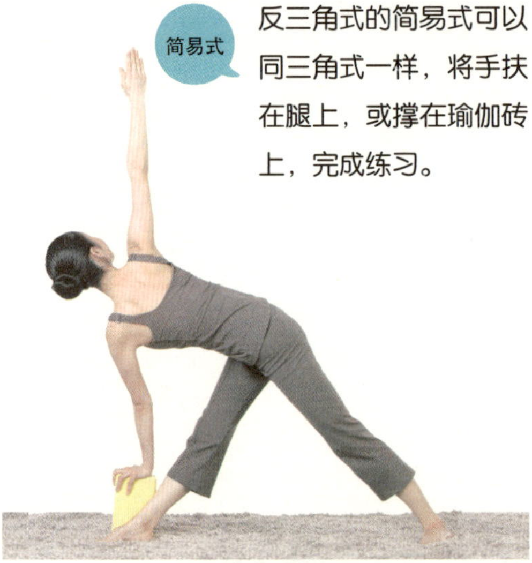

反三角式的简易式可以同三角式一样，将手扶在腿上，或撑在瑜伽砖上，完成练习。

练习技巧

所有三角式都是在一个平面上的侧拉伸姿势，应该膝盖上提，大腿收紧，脚趾贴紧地面，将脚固定住，脚趾不要翘起；眼睛要看向前方，颈部正对前方；手放在脚的外侧；膝盖朝正前，而不是向右45°，髋部适当向前；两脚分开，先拉长要伸手触地一侧的侧面肌肉，再进行拉伸，同时要在做动作的时候配合呼吸。

错误体式示例

从图中可以很明显地看出，背部的肌肉呈现一个弯曲的紧张状态，并没有得到很好的扩张和伸展。身体并不是在一个平面上向右后方转动，而是向下掉，没有处在上身正位的位置上。

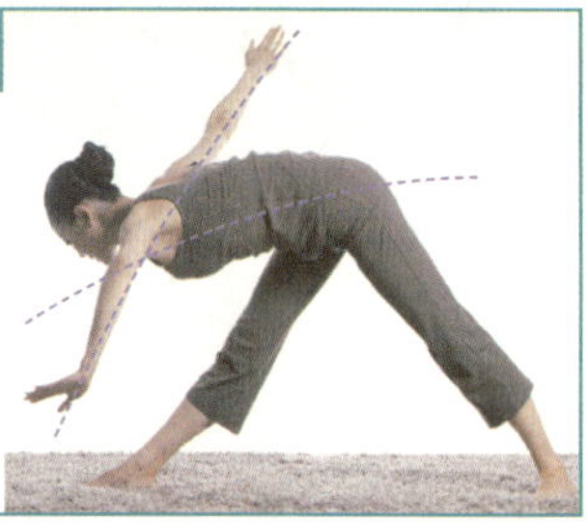

示范图解

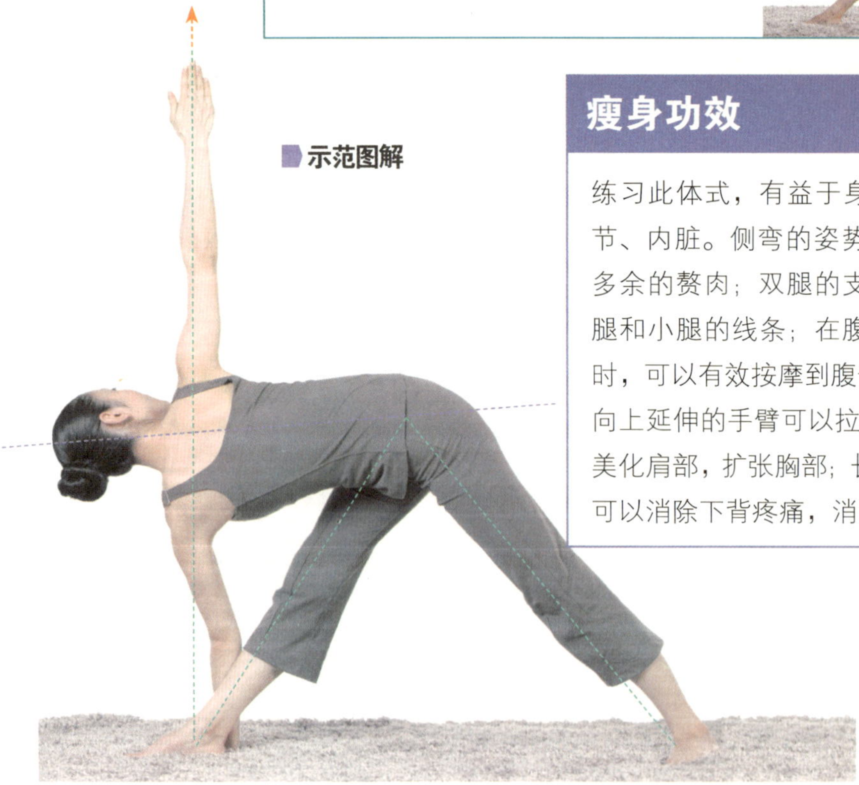

瘦身功效

练习此体式，有益于身体的肌肉、关节、内脏。侧弯的姿势可以减去腰部多余的赘肉；双腿的支撑可以美化大腿和小腿的线条；在腹部与大腿贴近时，可以有效按摩到腹部的内脏器官；向上延伸的手臂可以拉紧上臂的肌肉，美化肩部，扩张胸部；长期练习此式，可以消除下背疼痛，消除便秘。

三角扣手式

动作图解

1 站姿预备，两腿分开两个肩宽，右脚跟向右旋转 90°，吸气，弯曲右腿，髋部下压，手向两旁拉伸，目视右前方。

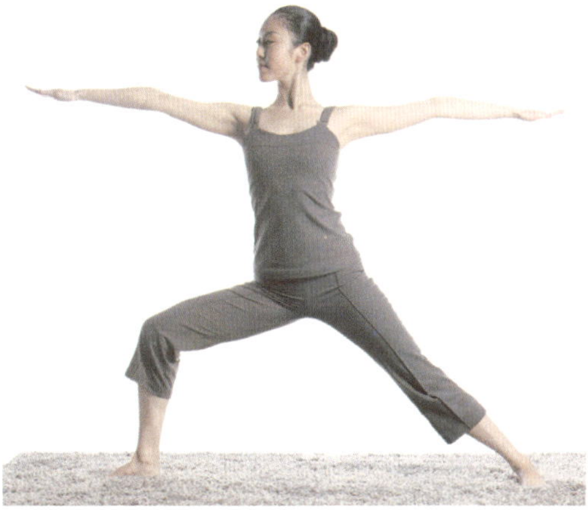

2 呼气，腰向右送，身体向右侧弯曲向下，右腿膝盖前推，右手放置于右腿内侧，手臂抵住膝盖内侧，左手臂向上伸展。

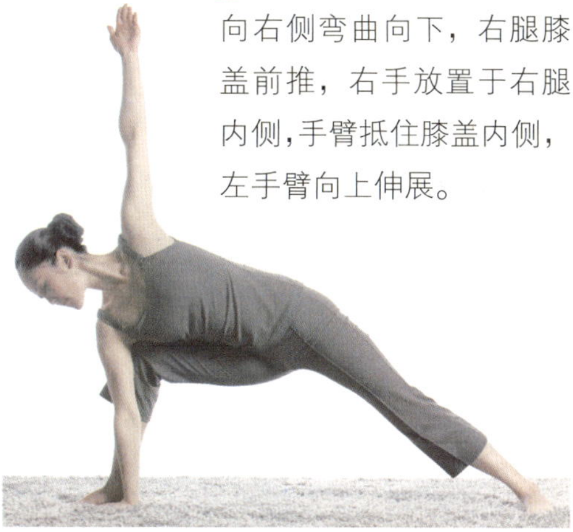

练习技巧

练习此式时，身体的重量要均匀地落在双脚上，两腿的宽度取决于髋部的柔韧性、腿部的力量和膝盖的力量；脊椎的扭转同时也带动肩膀和胸部的向上翻转，肩胛骨的地方适当内收；练习时，颈部不要松弛下垂，应该保持一定的紧张度，与脊椎停留在一条直线上，面部放松，微笑着看向天空。

3 吸气，右手向后，手肘弯曲，穿过右腿，伸向背后，左臂继续向上延伸，眼睛看向左臂指尖所指方向。

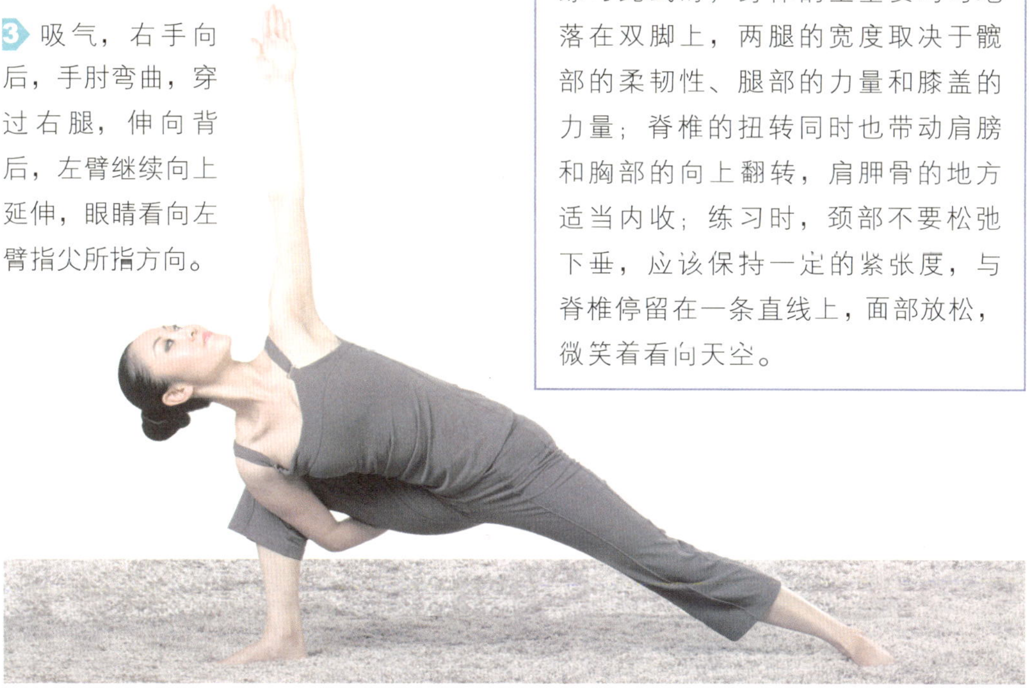

瘦身功效

拉伸大腿内侧，强壮腿部肌肉；消除腰侧和臀部多余的脂肪；通过扭转促进新鲜的血液流向脊柱，使脊柱灵活；缓解并消除腰背部的紧张、疲劳感；缓解坐骨神经痛以及关节的疼痛。

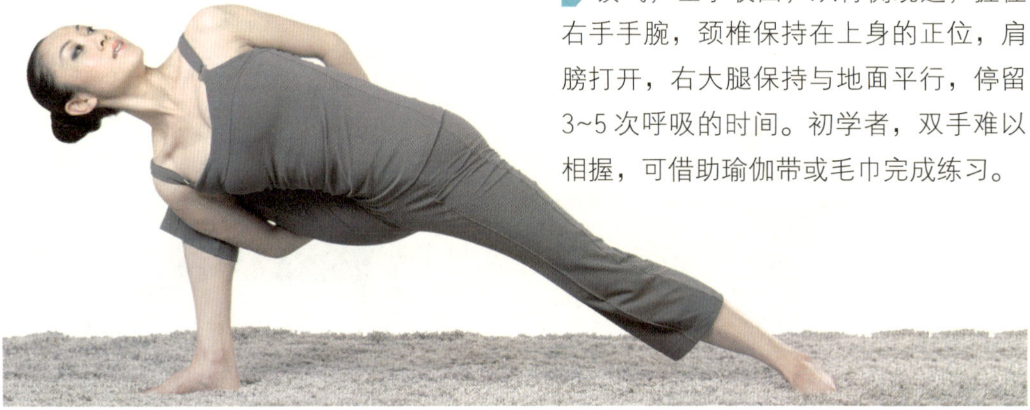

4 吸气，左手收回，从背侧绕过，握住右手手腕，颈椎保持在上身的正位，肩膀打开，右大腿保持与地面平行，停留3~5次呼吸的时间。初学者，双手难以相握，可借助瑜伽带或毛巾完成练习。

错误体式示例

练习此式时，容易出现上身前倾、头部下垂的错误姿势，这是由于脊椎没有得到正确旋转，肩部没有打开而引起的。错误的姿势在练习时，使人感觉呼吸不畅，虽然双手扣住，但身体各个部分没有得到很好的伸展。

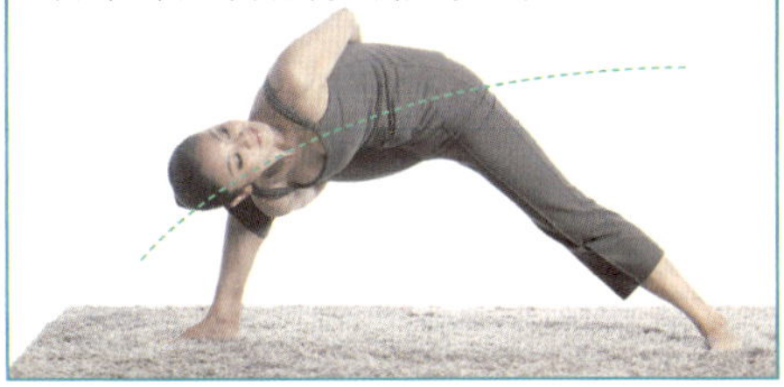

示范图解

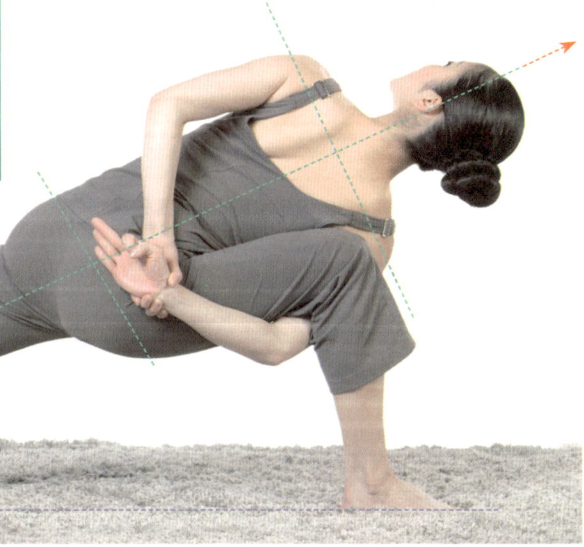

风吹树式

动作图解

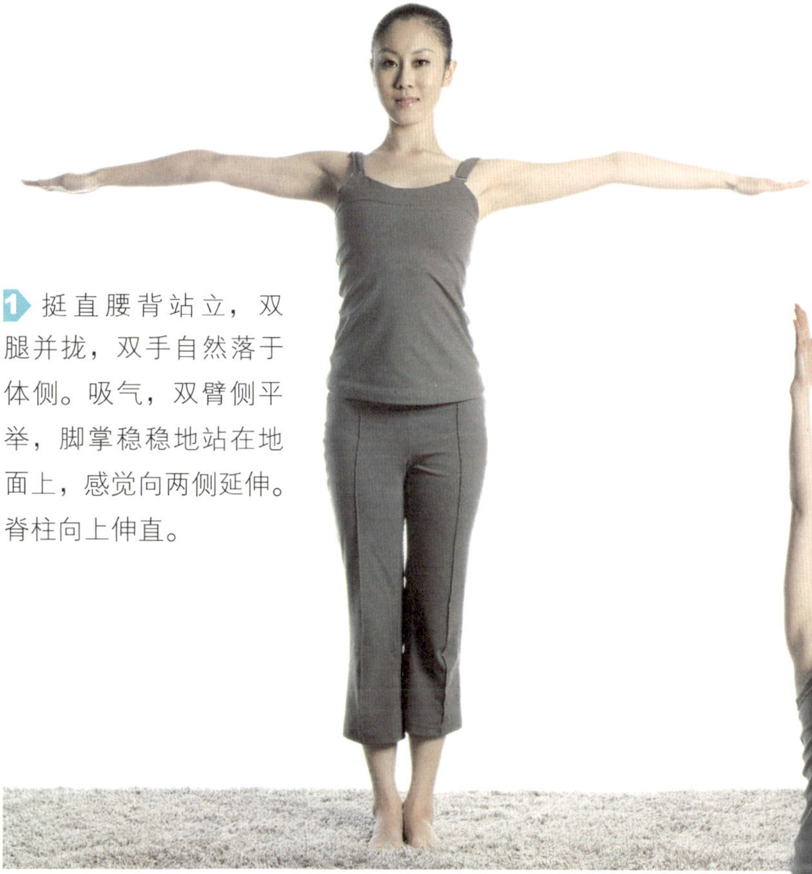

1 挺直腰背站立，双腿并拢，双手自然落于体侧。吸气，双臂侧平举，脚掌稳稳地站在地面上，感觉向两侧延伸。脊柱向上伸直。

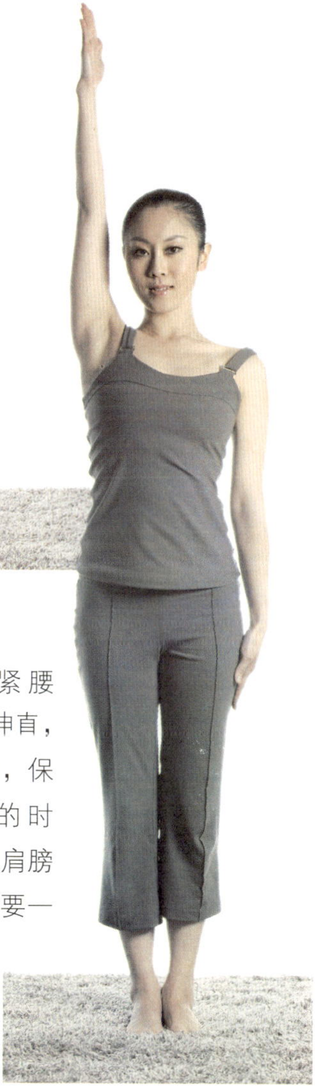

2 呼气，收紧腰腹，右臂上举伸直，左臂落回体侧，保持 1 次呼吸的时间。注意左右肩膀保持平直，不要一高一低。

练习技巧

平衡是瑜伽练习中的一个难点，在这个体式中可以得到很好的锻炼。练习时，目视较远的地方，有助于身体保持平衡；呼吸要缓慢柔和，配合身体的弯曲；向上伸展的手臂有一种向上提拉的感觉，但不能使肩膀失去正位；脚掌稳稳地贴住地面，重心均匀分布在两脚上，注意身体不要前后摆动。

瘦身功效

改善腰部和脊柱的柔韧性，通过伸展，拉伸了两侧腰肌，起到消除腰部多余脂肪的作用；有按摩腹腔内脏，加强消化系统功能的作用。

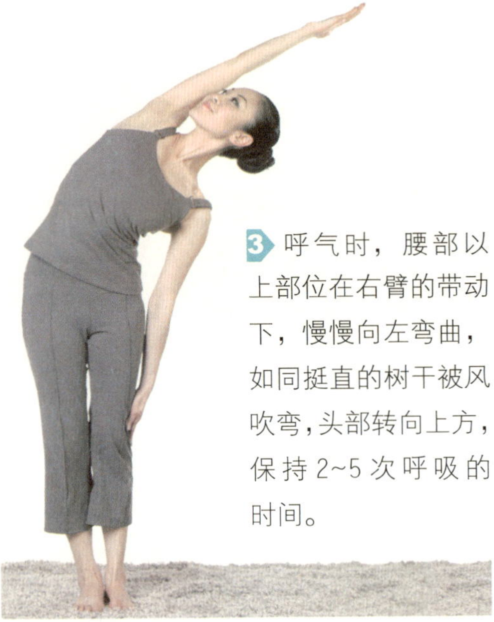

3 呼气时，腰部以上部位在右臂的带动下，慢慢向左弯曲，如同挺直的树干被风吹弯，头部转向上方，保持2~5次呼吸的时间。

错误体式示例

练习风吹树式时，很容易出现脊椎向前弯曲，失去上身正位的错误。错误的姿势不仅让身体得不到伸展，还会给腰椎、肩背部位带来较大压力，长期坚持错误的练习，会造成脊椎变形、肩周不适等后果。

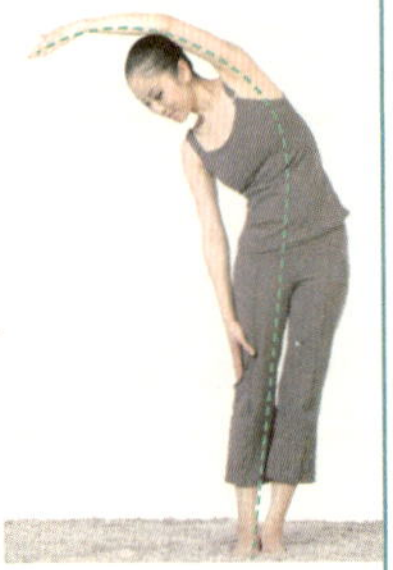

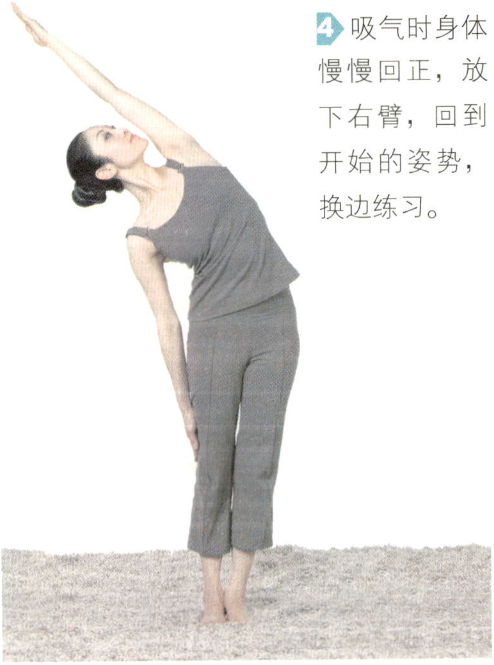

4 吸气时身体慢慢回正，放下右臂，回到开始的姿势，换边练习。

示范图解

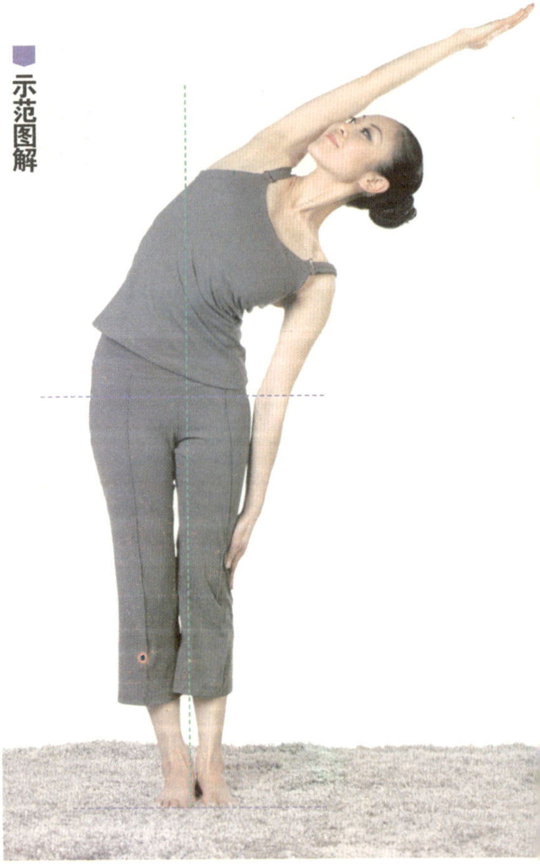

弦月式

动作图解

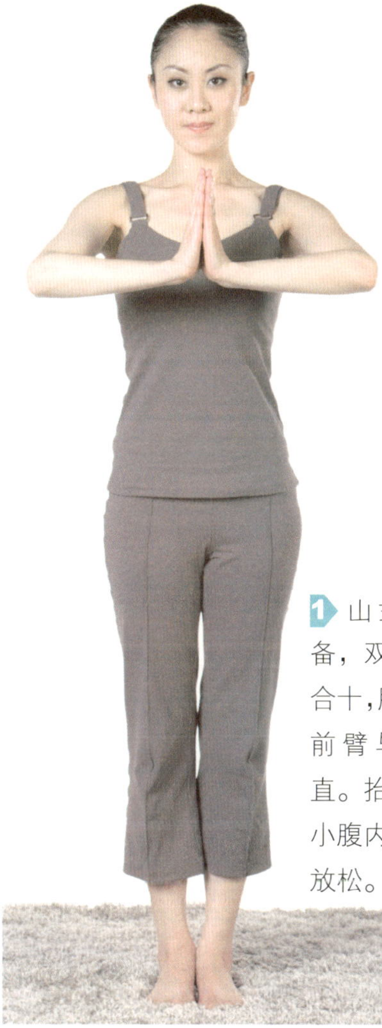

1 山式站姿预备，双手在体前合十，肘部抬高，前臂与身体垂直。抬头挺胸，小腹内收，肩膀放松。

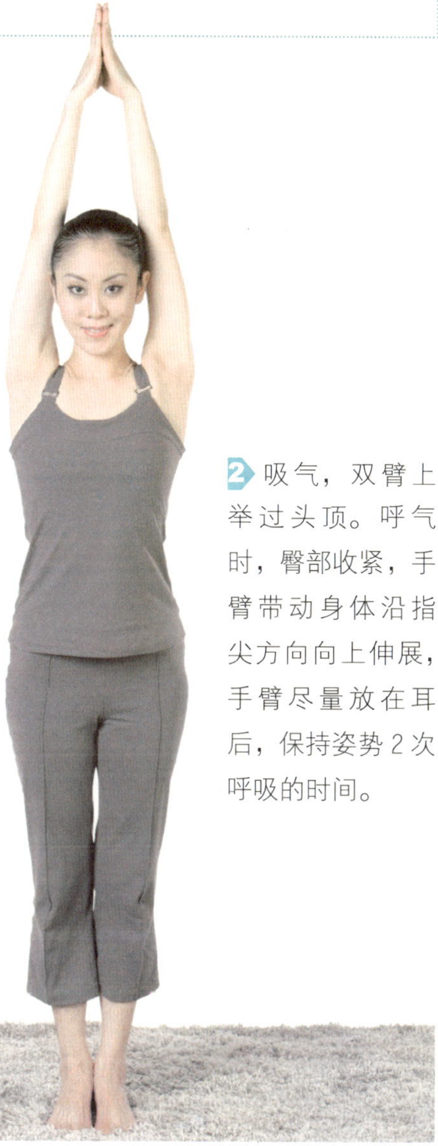

2 吸气，双臂上举过头顶。呼气时，臀部收紧，手臂带动身体沿指尖方向向上伸展，手臂尽量放在耳后，保持姿势 2 次呼吸的时间。

练习技巧

上身侧弯时，注意保持两髋在同一高度上；在练习中，身体的重量平均分布在双脚脚掌上，重心在两脚之间；保持手臂的挺拔与伸展，感觉向上的牵引力；初学者可以背靠墙壁练习，这样可以纠正练习中出现的侧面弯曲的错误姿势。

瘦身功效

提高脊柱弹性及灵活性；消除手臂及腰侧赘肉，使身体更加挺拔、轻灵、优雅；此体式还能增强身体的消化能力；提高对身体的控制能力，有效集中注意力；伸展全身肌肉，有利于减去腰部赘肉。

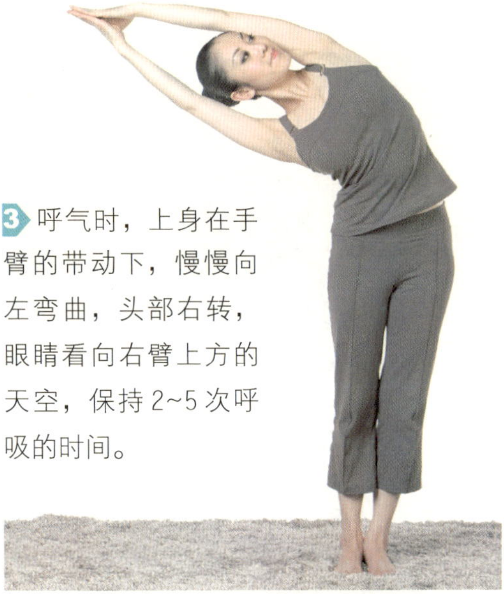

3 呼气时，上身在手臂的带动下，慢慢向左弯曲，头部右转，眼睛看向右臂上方的天空，保持2~5次呼吸的时间。

错误体式示例

身体侧弯时，身体各个部分没有做到正确的拉伸，那么配合起来也会出现肩膀内收、头部下垂、上身前倾、髋部歪斜等许多问题。长时间以错误姿势练习，会让身体肌群变得紧张，练习者感觉血液循环不畅。

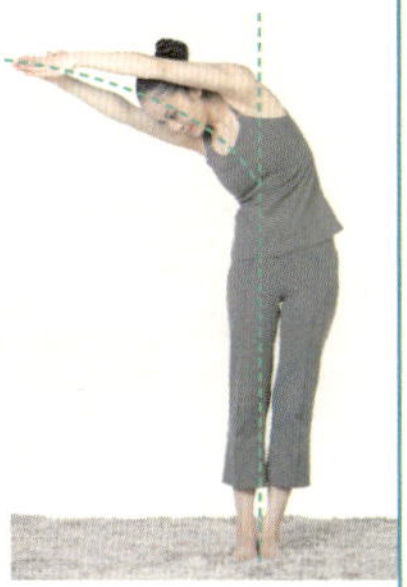

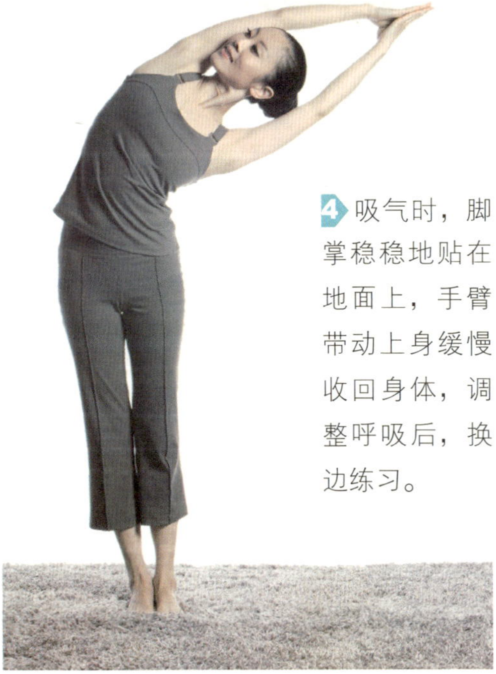

4 吸气时，脚掌稳稳地贴在地面上，手臂带动上身缓慢收回身体，调整呼吸后，换边练习。

示范图解

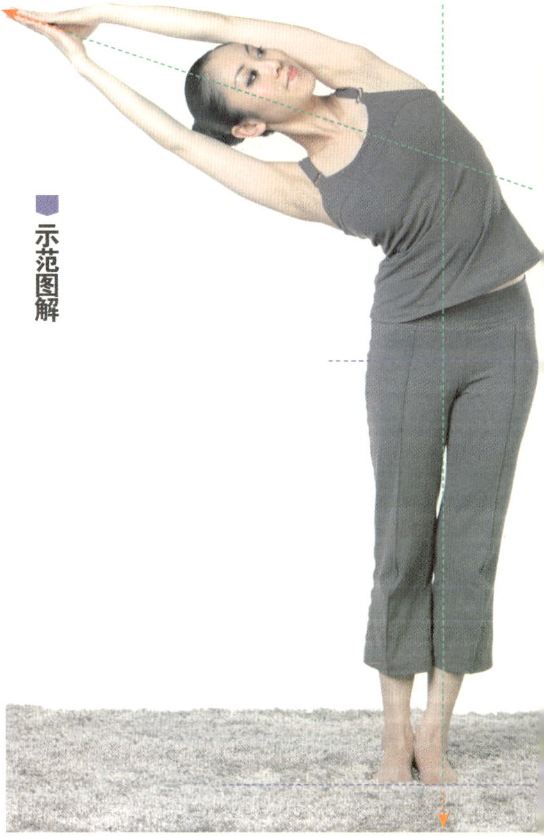

桥式

动作图解

1 仰卧位准备。注意腰背部、臀部紧贴地面，不要挪动。眼睛看向天空，脚尖绷直。

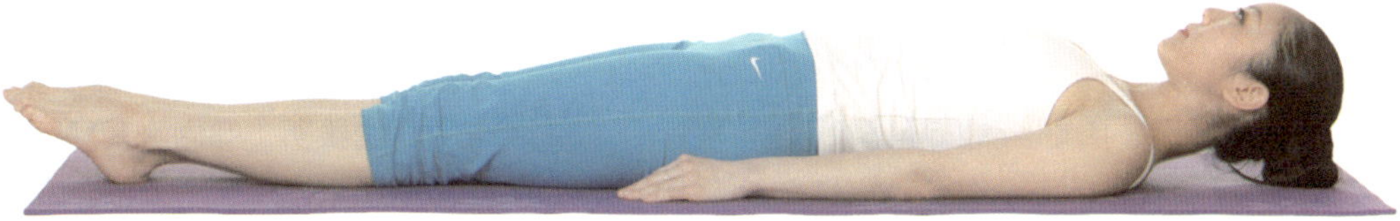

2 双腿屈膝，脚跟放在靠近臀部的位置，双腿打开与肩同宽。

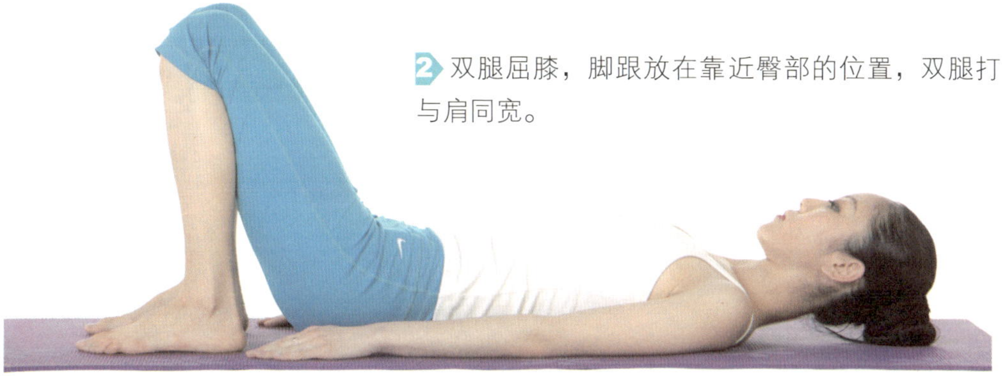

3 吸气，双脚压地，同时抬起臀部。尾骨拉伸，同时伸展大腿。手臂往内微微收拢，肩胛骨内收，挺起胸部。手掌下压地面，帮助臀部内收向上提起。自然呼吸。

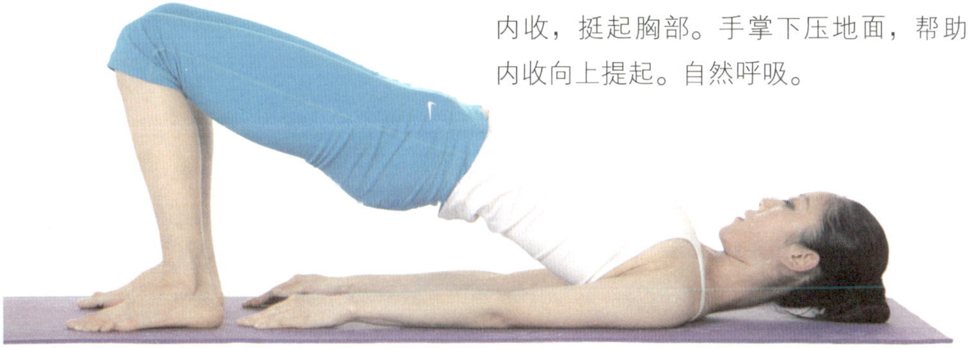

瘦身功效

提高脊椎和肩部的柔韧性；刺激神经系统，增强甲状旁腺的功能；舒展胸部、颈部和肩部，提高肺活量，锻炼背部和腰侧肌肉，美化腰部线条。促进身体的消化功能，缓解高血压、哮喘，减轻身体的疲劳，缓解更年期不适。

练习技巧

练习此式时，要注意将身体各个部位都放在正确的位置上。臀部上抬时，向内收紧尾椎骨，将注意力集中在上抬的髋部和胸腹上；双肩打开，扩张胸腔；头部落地，后脑勺轻压地，头部不动，保持颈椎的自然；双手下压，给腰背部反向的作用力，保持腰背上抬；腿部稳稳地踩住地面，保持大腿与地面平行。

4 呼气时，双手交叉，手臂用力下压，进一步抬高臀部、胸部。双脚朝肩部方向稍稍移动，使臀部进一步抬高。下巴顶住胸锁骨，每次吸气时，胸腹再次往上提起，尽力扩张胸部，抬升臀部。保持5~8次呼吸的时间后，呼气，缓慢放下臀部，放平身体，躺在垫子上休息。

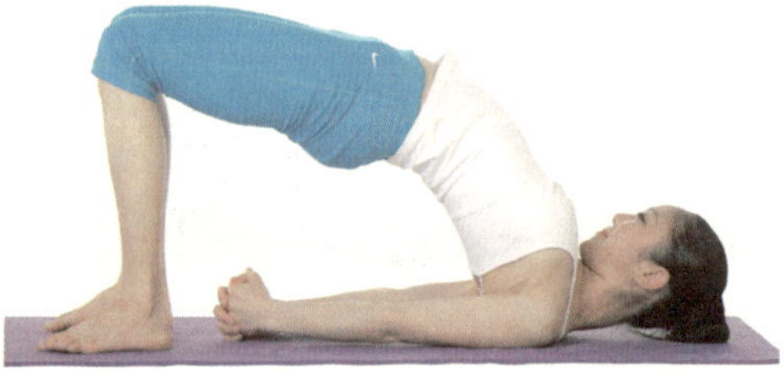

简易式

若感觉腰背力量不足，可以用双手托住腰部，向内收紧肩胛骨和手肘，帮助胸腹向上抬起。但要注意，上身的重量不要落在手肘上，注意力集中于腰背部，大腿尽量与地面平行。

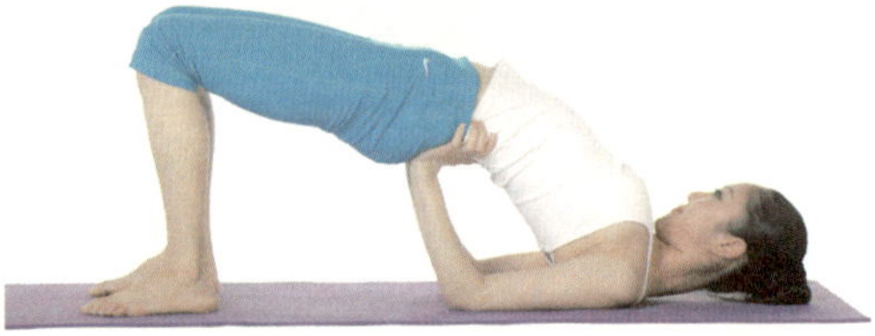

错误体式示例

由于腰背力量不足，初学者往往不能正确抬高臀部，肩膀没有向内收也无法帮助抬高胸腹，造成对脊椎和胸腹腔内器官挤压伤害。

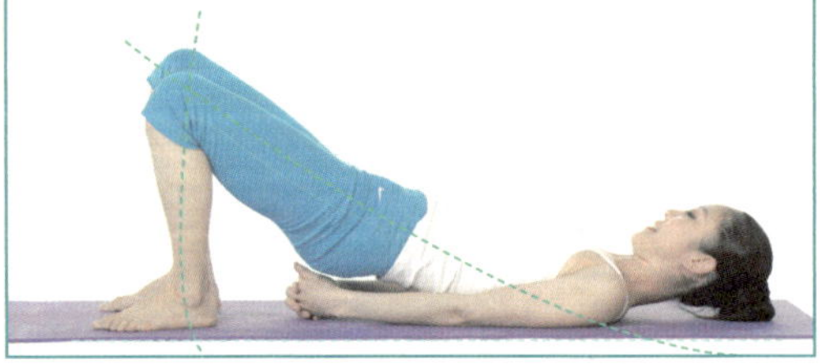

示范图解

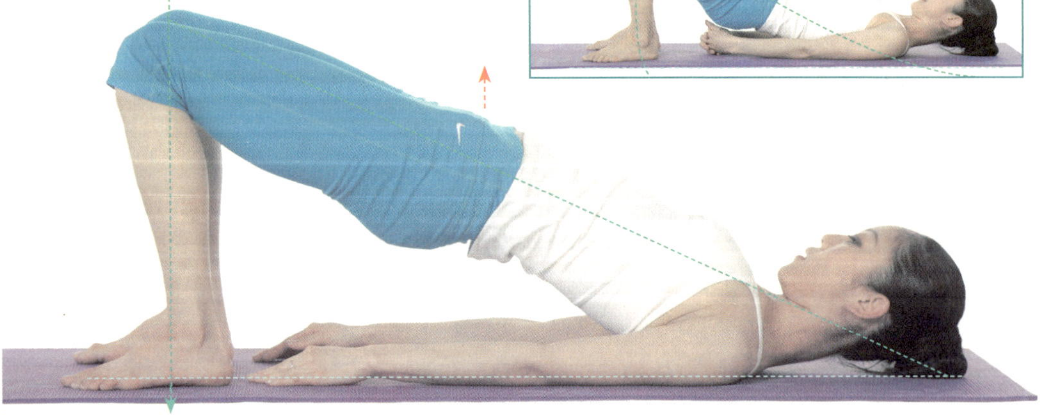

第六章 收腹！瘦腹！打造平坦小腹

海浪式

动作图解

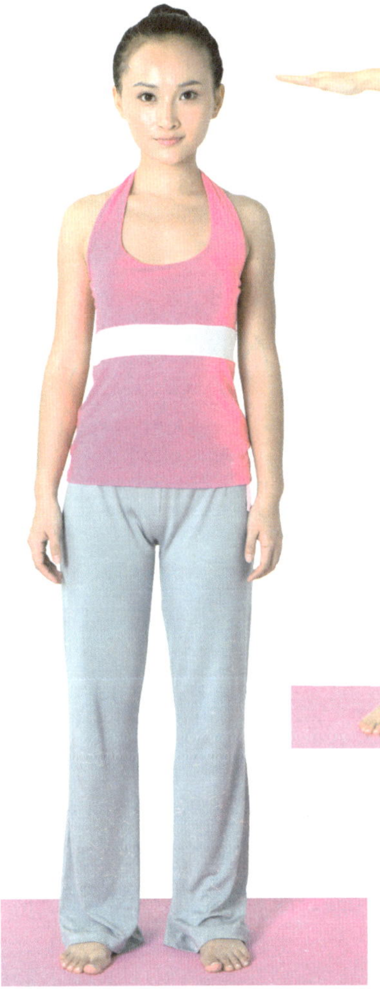

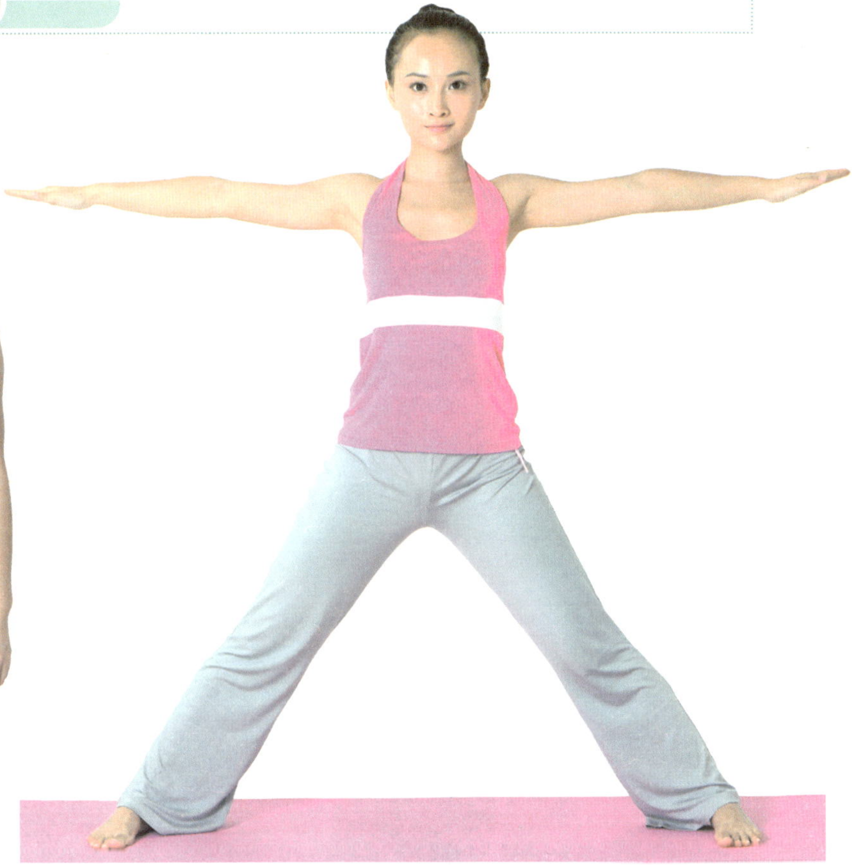

2 双脚打开，两脚之间的距离略比肩宽，脚尖朝向身体的正前方，双手打开与肩平，五指并拢，掌心向下，保持背部直立。

1 自然站立，双手自然下垂于身体两侧，身体垂直站立，保持颈部挺直，目视前方。

3 上身向左侧下沉，左手放到左脚的脚踝处，右手尽量向上延伸，两手臂要在同一直线上，眼睛看右手指指尖方向，胸背直立。

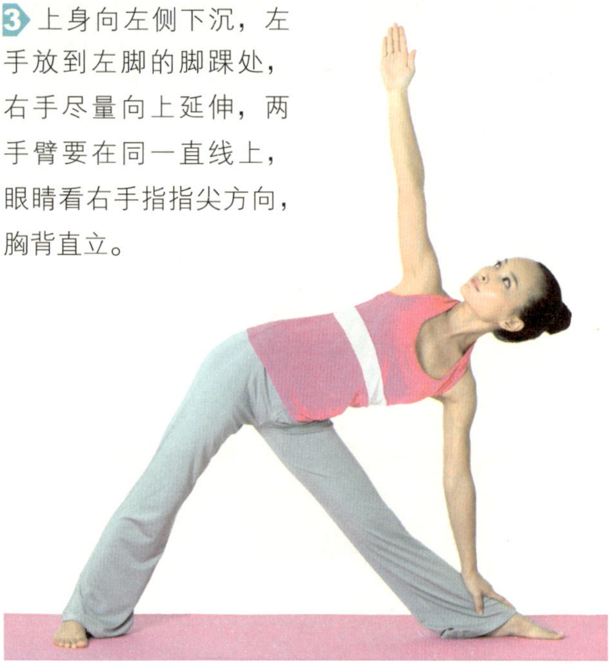

4 吐气，双腿成屈蹲姿势，大腿平行于地面。同时右手指尖点地，左手向上延伸，拉伸侧腹部肌肉，此姿势保持10秒。

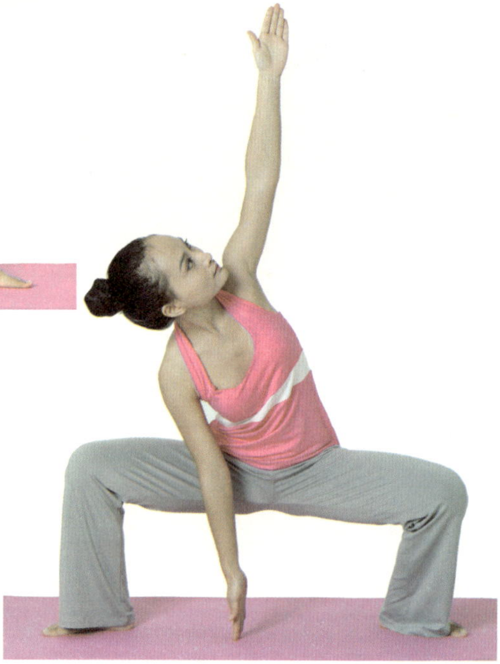

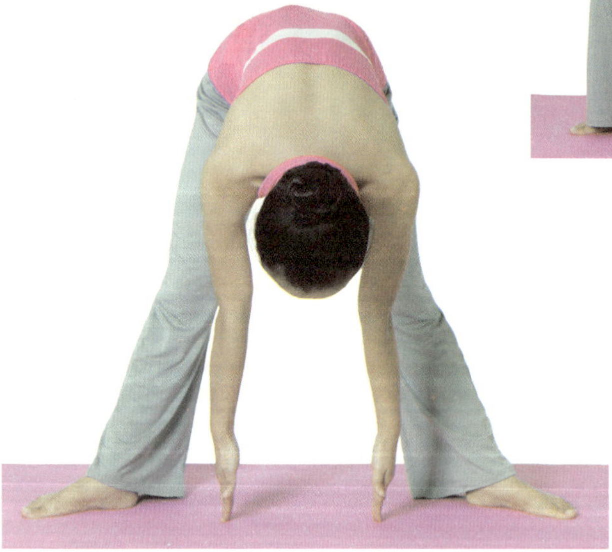

5 双腿慢慢伸直，俯身向下，手臂自然垂直地面，身体放松。

瘦身功效

海浪式能够有效地燃烧腹部的脂肪，减少腹部的赘肉，促进腹部的血液流动，让你的小腹更加平坦光滑；同时，还可以减缓由压力造成的肌肉僵硬与酸痛。

难度降级： 如果你的腰部弯曲有困难，可以双腿打开稍比肩宽，下蹲，手放于膝盖上即可。

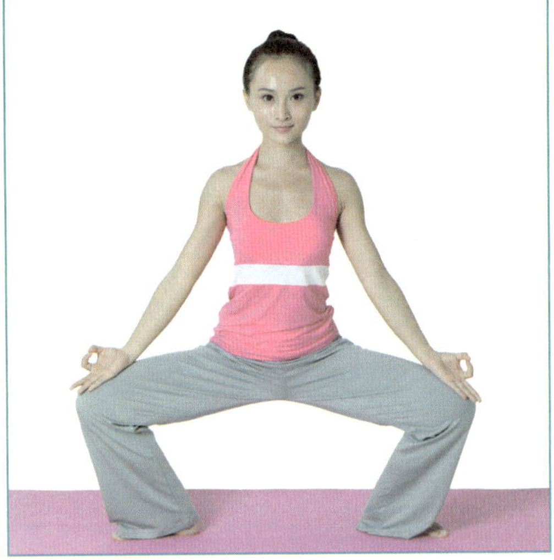

加大难度： 在做第四步时，如果很容易做到，可以加大一些难度，可将指尖触地改为手掌撑地。

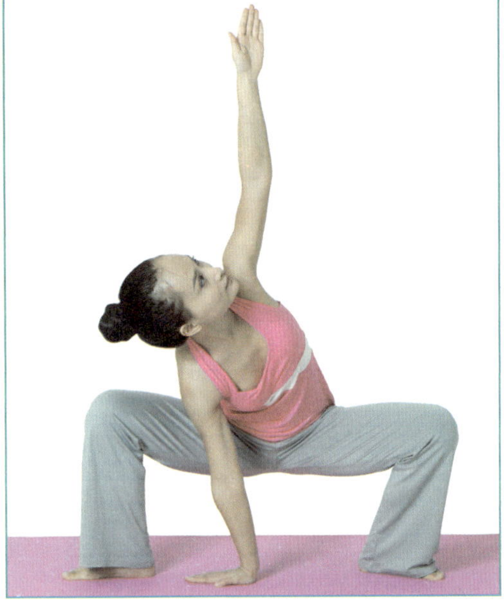

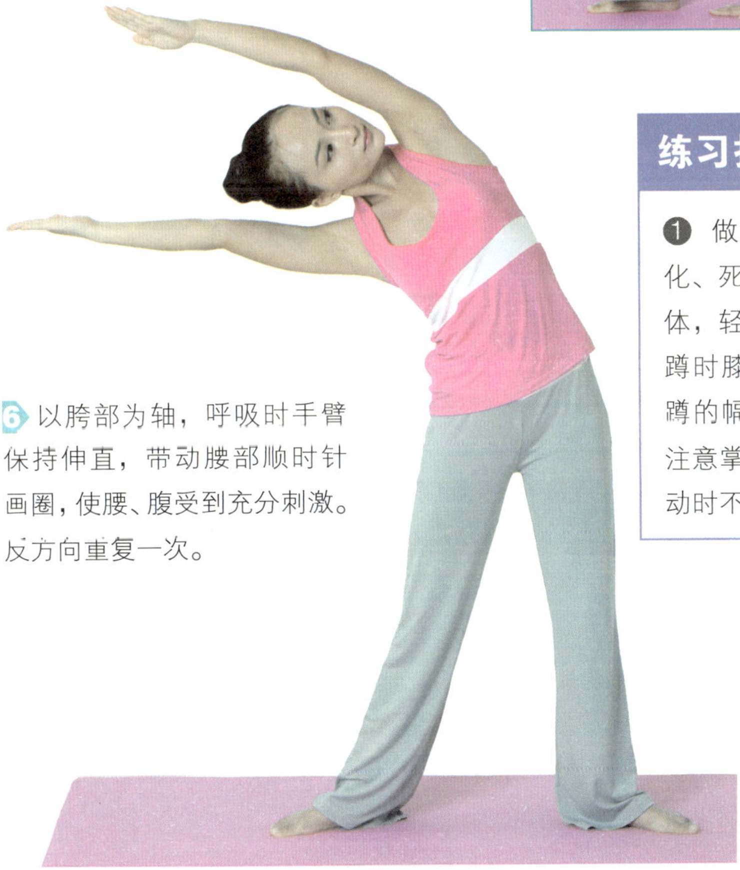

6 以胯部为轴，呼吸时手臂保持伸直，带动腰部顺时针画圈，使腰、腹受到充分刺激。反方向重复一次。

练习技巧

❶ 做动作时，身体不要僵化、死板；❷ 用手来带动身体，轻柔地左右摆动；❸ 屈蹲时膝盖不要超过脚尖，屈蹲的幅度容易过大或过小，注意掌握适宜的幅度；❹ 运动时不要忘记配合呼吸。

磨豆式

动作图解

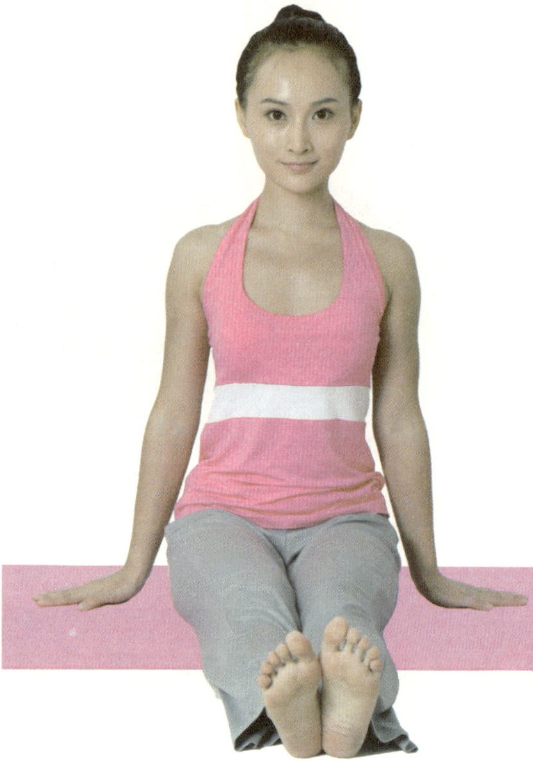

1 坐在地面上，双手撑地，两腿向前伸出并挺直，脚板勾起，保持腰背直立，眼睛看向前方，注意调整呼吸。

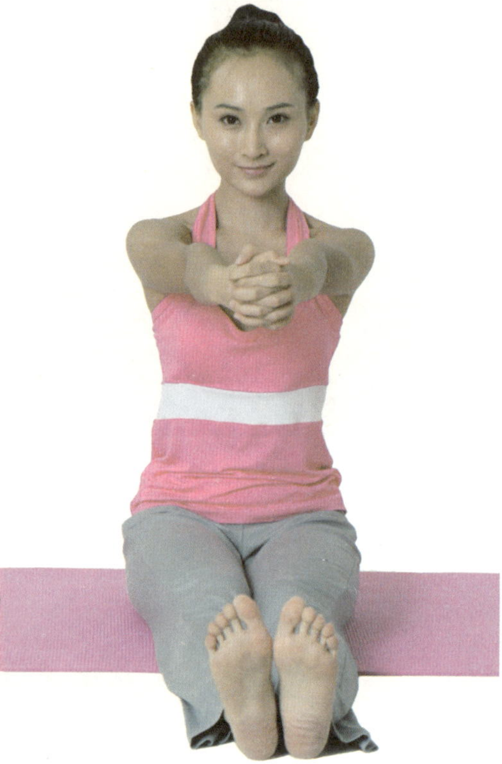

2 将两臂向前平举，在身体前方十指交叉，并向前伸直，眼睛看向前方，注意呼吸的节奏。

练习技巧

做瑜伽动作时，一定要配合以呼吸和意念，并保证呼吸的均匀。注意不要刻意地去呼吸，否则动作做起来会显得不自然。

瘦身功效

磨豆式能够有效地燃烧你的腰围线上的脂肪，让你的腰部更加纤细，腹部更加平坦，同时还可以按摩腹部的内脏器官，有效缓解便秘。

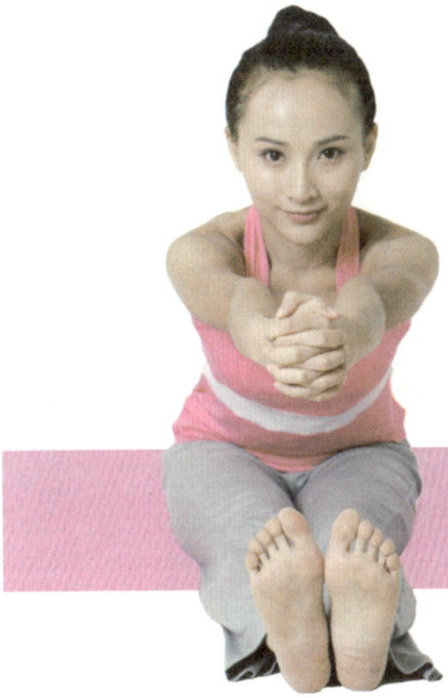

3 吸气，将上身下压，两臂随着上身尽量向前伸直平推，并保持双臂水平。注意不要弯曲膝盖，在极限处停止。

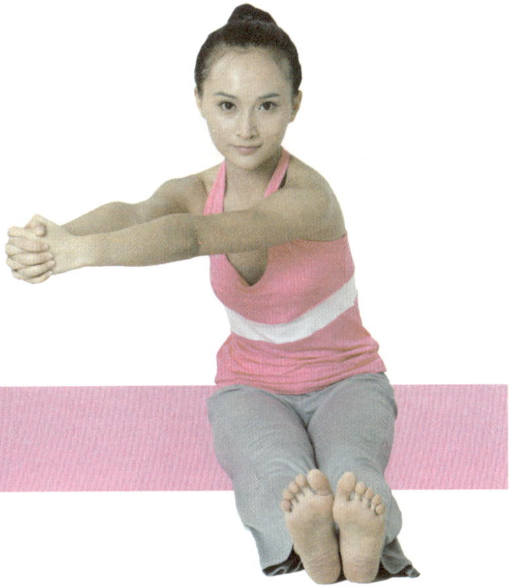

4 呼气，保持两臂平直的状态，向右转动身体，同时带动双手也转向右方。十指依旧紧握，双脚伸直，臀部不要离开地面。

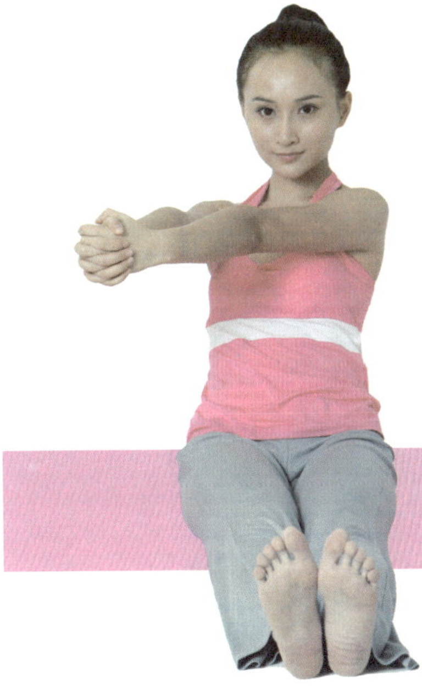

5 慢慢地，将身体向后靠。双脚保持在地面上，不要抬起。双手伸直。

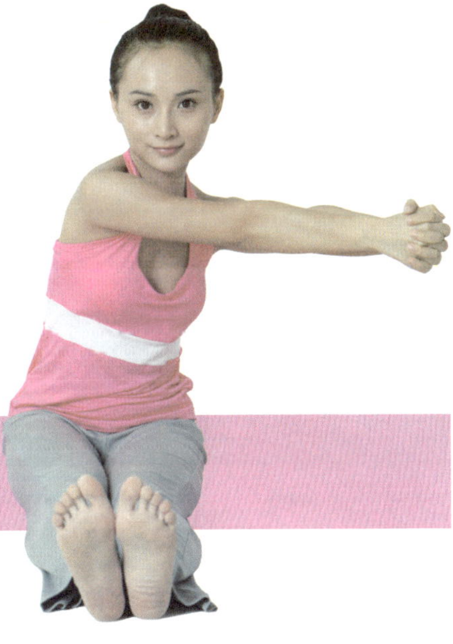

6 双手弯曲，经过胸前向左边伸出。手部动作就像是磨豆子一样做圆周运动。双腿保持伸直。调整呼吸的节奏。

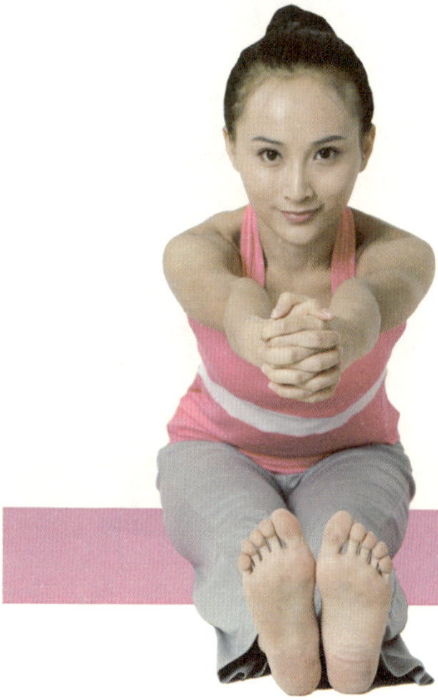

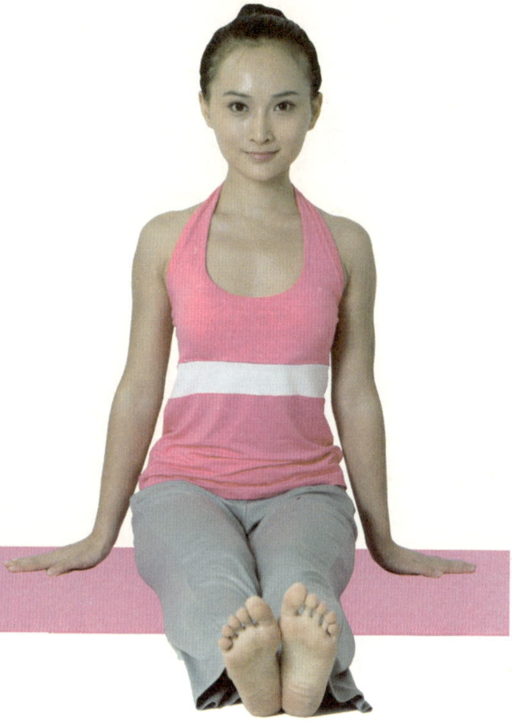

7 身体跟着手部的动作靠向前方。注意身体肌肉的伸展，要注意不要拉伤肌肉。

8 呼气，将身体回至正中，回复至坐姿状态。

加大难度： 练习一段时间后，可以将脚尖尽量向身体一侧压靠，让腿部的筋保持紧绷的状态。

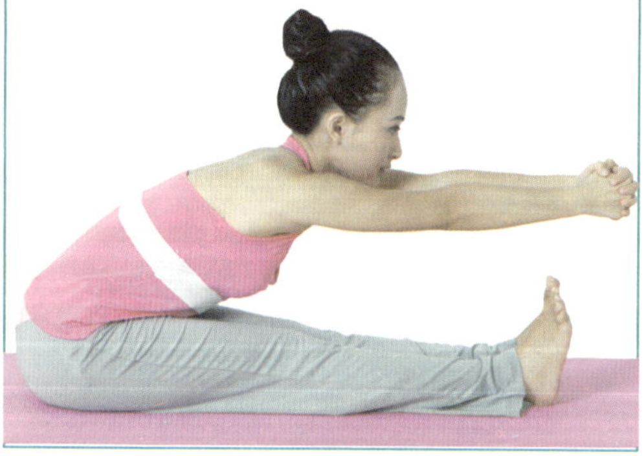

错误体式示例

在做动作时，有些人的腿部可能伸不直，而且并拢不紧，脚面没有直立。

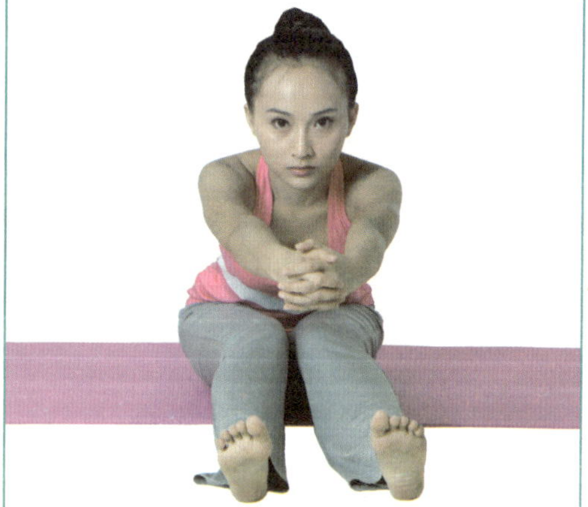

船式

动作图解

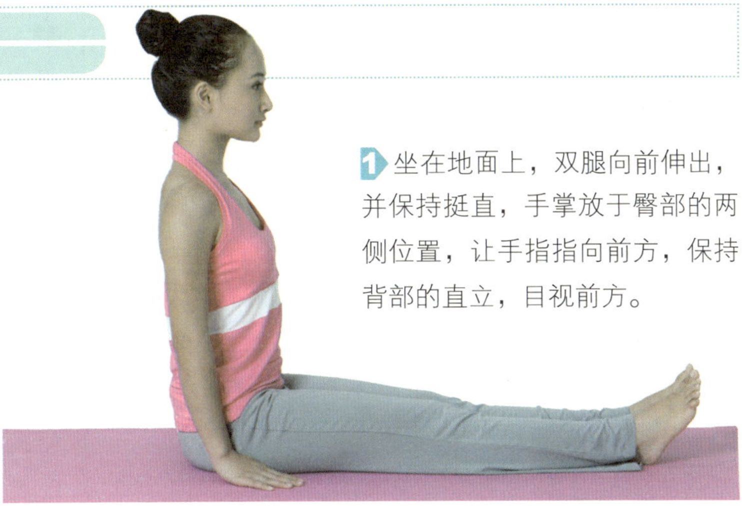

1 坐在地面上，双腿向前伸出，并保持挺直，手掌放于臀部的两侧位置，让手指指向前方，保持背部的直立，目视前方。

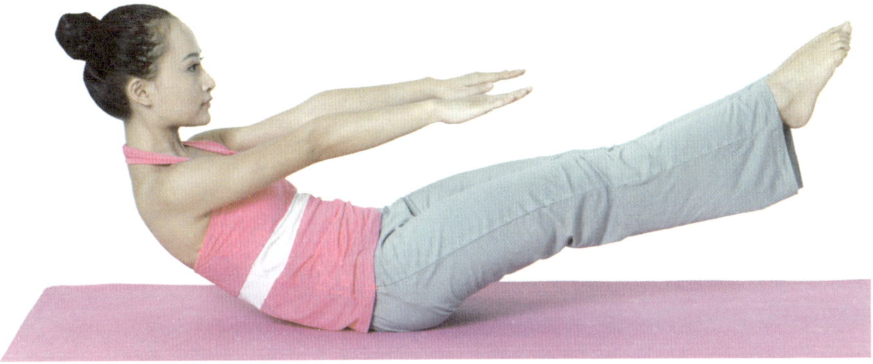

2 呼气，将躯干慢慢向后靠，同时从地面抬起两腿，要保持膝盖紧绷，使腿笔直，脚趾冲向前方，双手离开地面，双臂向前方伸直，并与地面平行，靠近大腿。肩部和手掌应该在同一条水平线上，用臀部来维持自己的身体平衡。保持此姿势 30 秒。

3 身体继续后仰，双手握拳，用整个腰部支撑身体的平衡，保持正常均匀的呼吸，保持此姿势 30 秒左右。

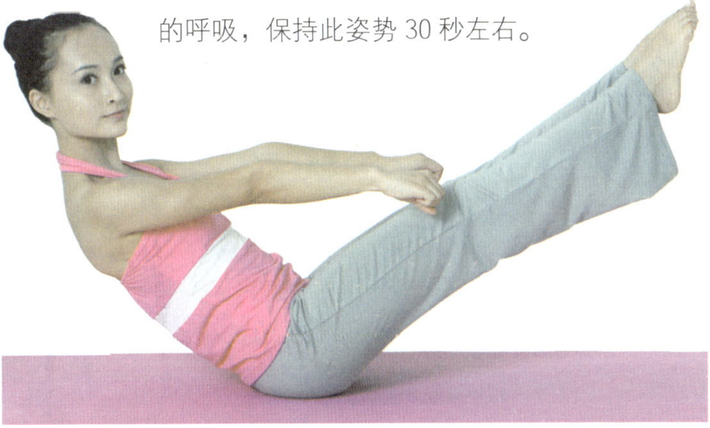

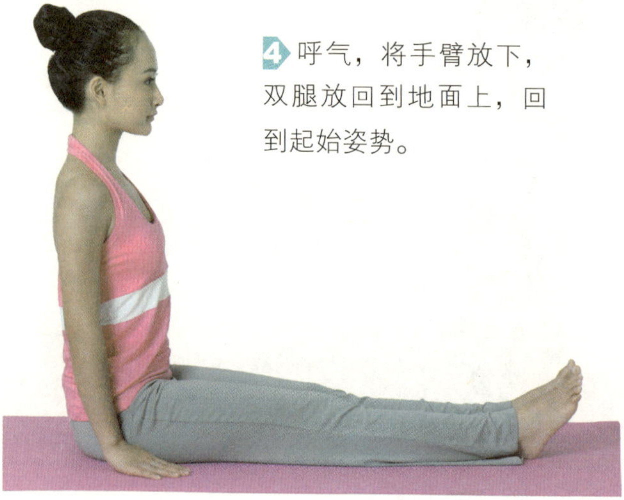

4 呼气，将手臂放下，双腿放回到地面上，回到起始姿势。

练习技巧

❶ 孕妇及患有低血压、心脏病、哮喘、失眠、头痛、腹泻等疾病的人士应避免做这一组动作；❷ 背部尽量挺直，令脊椎往上提，否则尾椎会往下压，导致背痛。

瘦身功效

船式瑜伽能够有效地消除腹部的脂肪，给你一个美丽平坦的腹部。

难度降级： 双脚无法蹬直的话，可维持在屈膝姿势即可，或利用一张椅子置于脚下，支撑双脚。

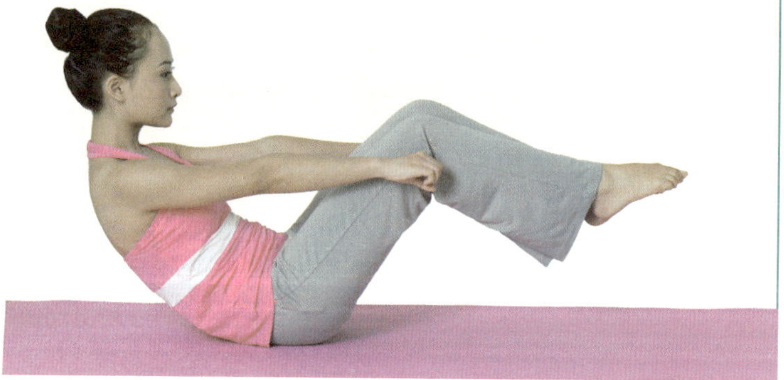

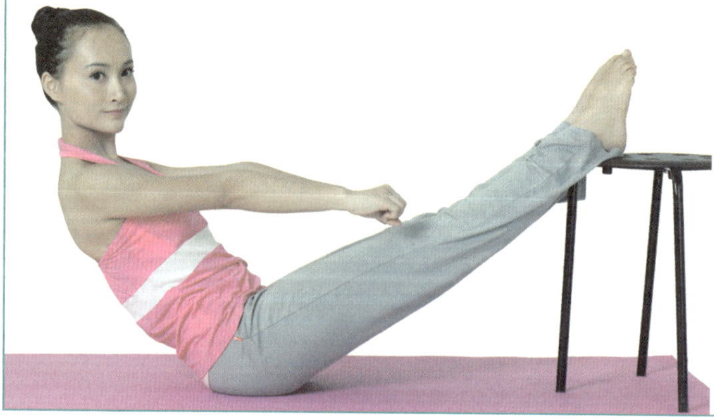

半船式

动作图解

1 采用手杖坐，腰背挺直，双手放在臀部两侧的地面上。双手交叉，在颈部上方抱住头部。双肘微微外扩，使肩部打开，腰部不要内凹。

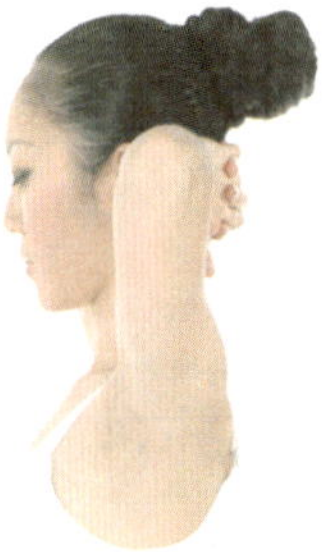

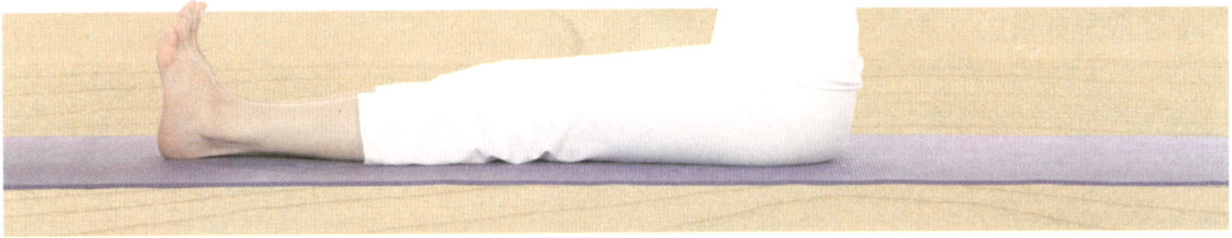

2 呼气的同时，身体微微后仰，双脚保持落在地面不要上抬，上身与地面大约成60° 时，保持住脊柱伸直，不要使背部接触到地面。

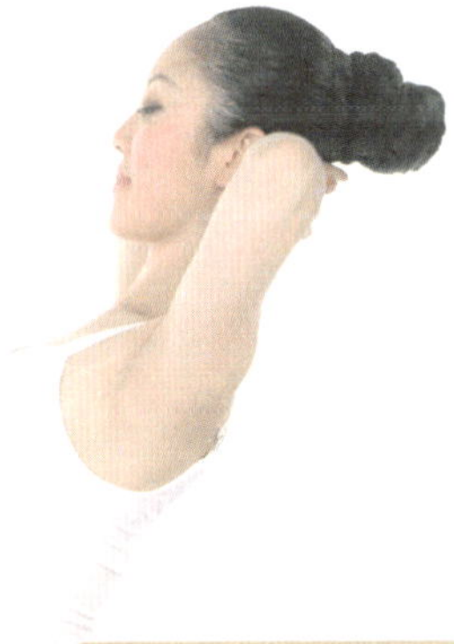

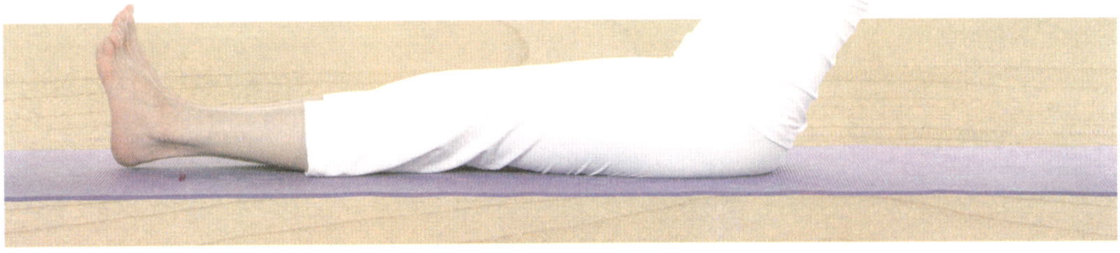

练习技巧

双脚伸直并拢，放在地面，用腹部和背部的力量控制住身体；眼睛看向脚尖或身体前方，帮助稳定住身体；正常呼吸，不要憋气；双手不要向前按压头部，以免造成颈部拉伤，手掌轻轻扶住后脑勺，肩膀打开，感受脊柱向斜上方延伸。

瘦身功效

有效按摩腹腔器官，调节肝脏、胆囊和脾脏的功能，还能锻炼脊柱肌肉。增强身体的平衡能力，增强腹部力量，收紧腹部线条。

✕错误体式示例

练习时，若背部弯曲后仰，容易给脊柱带来不正确的压力，使身体的中心偏移，部分背部可能因此后仰着地，造成脊柱损伤。同时，这种不平衡也容易使臀部受到伤害。

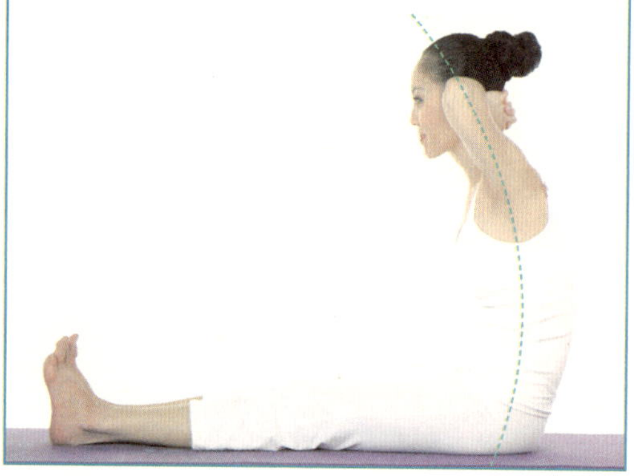

示范图解

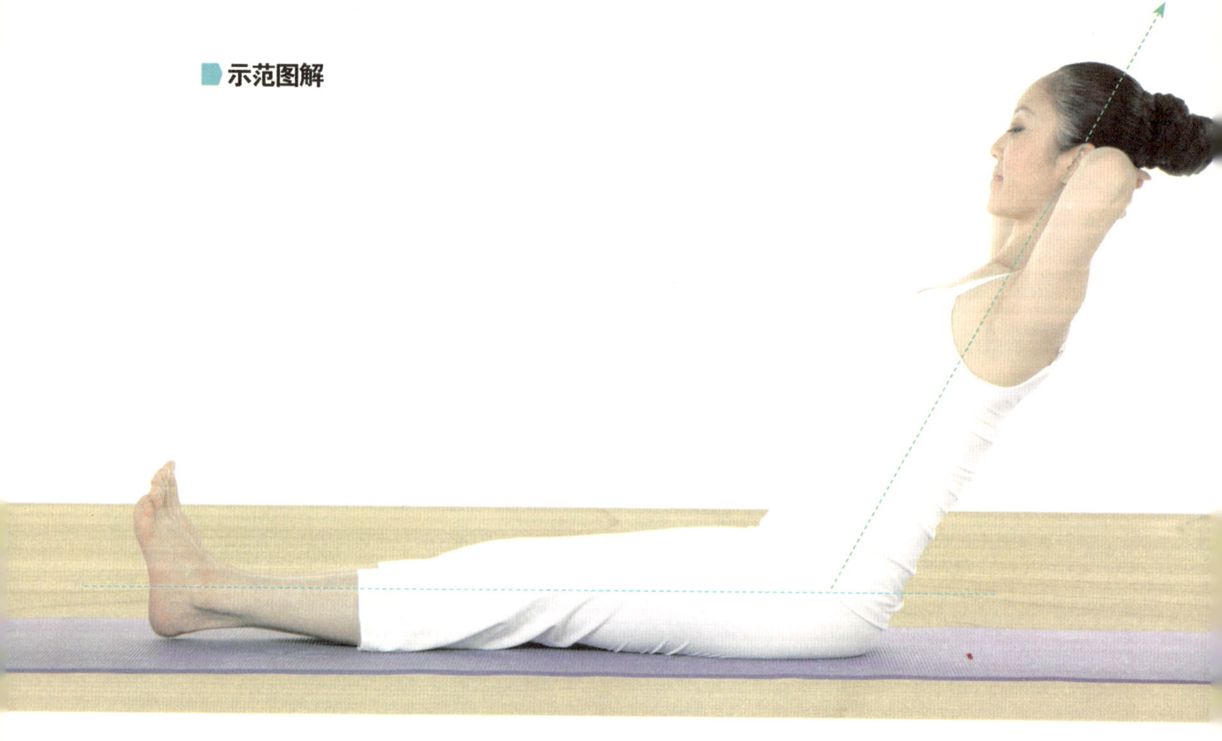

射手式

动作图解

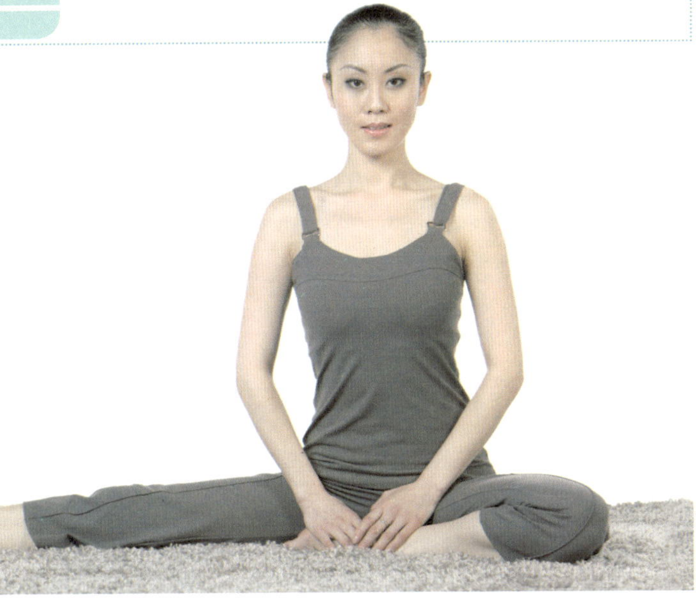

1 坐位，挺直腰背，调整呼吸。左脚弯曲，将脚跟拉近，靠近会阴处。右脚打开往右外侧伸直，两腿尽量打开，臀部紧贴地面不要翘起或移动。

2 吸气，右手扶住左脚脚掌，左手从体侧抬起，贴耳，掌心朝内，向头上方延伸。呼气时，身体向右方侧弯。下弯时，腰背应挺直不前倾，手臂与身体侧线保持平直，从侧面看应在同一平面上。保持姿势2次呼吸的时间。

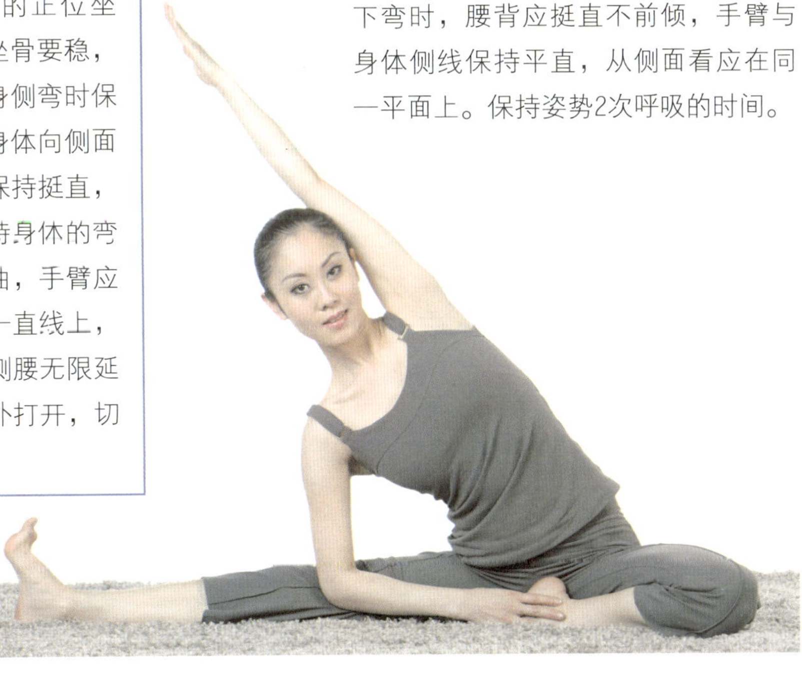

练习技巧

当准备做射手式动作时，就需要注意以正确的正位坐姿开始，骨盆与坐骨要稳，才能在操作上半身侧弯时保持在同一平面。身体向侧面延伸时，腰背要保持挺直，以腰腹的力量维持身体的弯曲；手肘不要弯曲，手臂应与身体侧面在同一直线上，细细感受手臂和侧腰无限延伸；肩膀放松向外打开，切勿含胸驼背。

瘦身功效

多练习此式可以消除胁腹赘肉，美化腰部曲线，对手臂和侧腰有很好的减肥效果；脊柱保持伸直还可以矫正肩部歪斜的形体问题；同时，还有防治坐骨神经痛，促进代谢的作用。

3 呼气时，左手臂带动身体继续右弯，向右腿靠近；右手顺着左腿向前滑动，试着用左手绕过头部上方，去抓右脚的脚掌；打开双肩，细细体会身体向左的拉伸，保持2~3次呼吸的时间。

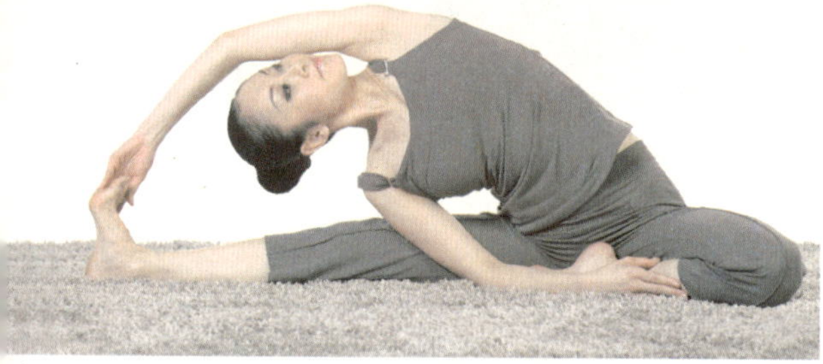

4 吸气时慢慢恢复到开始的姿势，换腿进行练习。

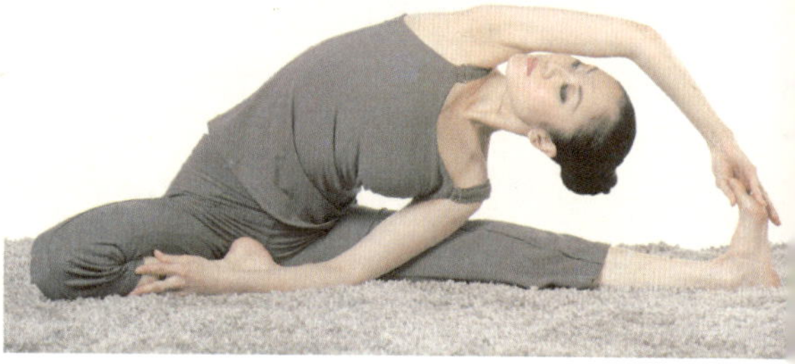

错误体式示例

此体式的侧弯腰是由手臂伸展带动身体侧弯。若刻意追求手抓脚板，会不自觉地使身体前倾，腰背弯曲。练习错误的体式时会感觉胸闷、恶心、颈部疲劳，长此以往还会造成脊柱的错位和变形。

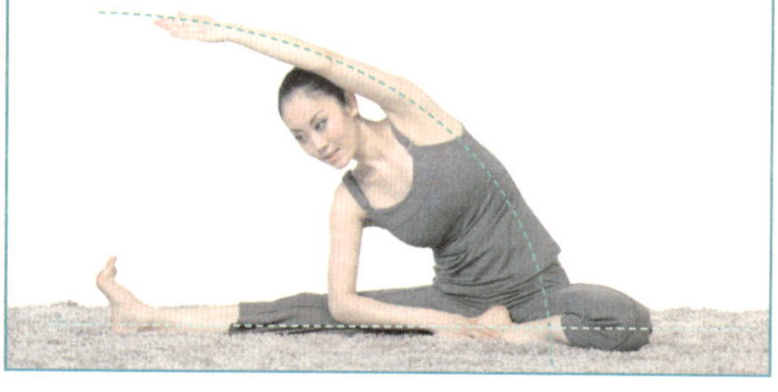

示范图解

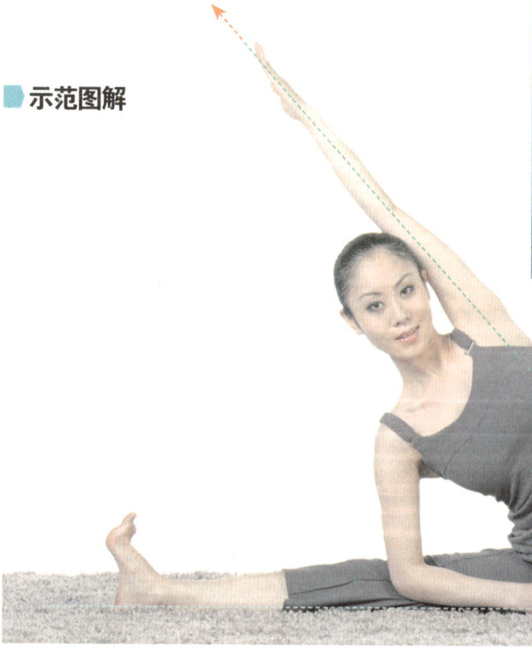

卧束角式

动作图解

1 平躺于垫子上，身体放松。身体重量均匀地落在垫子上，脚尖向前伸直，双臂平放于身体两侧。

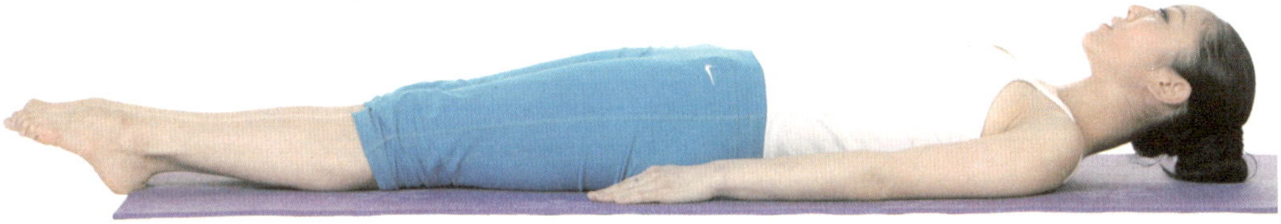

2 双腿并拢，吸气，双手和肩部往地面下压，打开肩部，向上抬起腿部和腰背部，下巴顶住胸锁骨的位置。保持自然的呼吸。

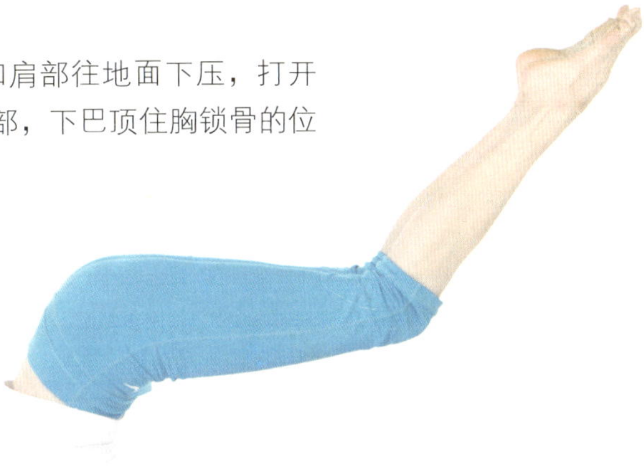

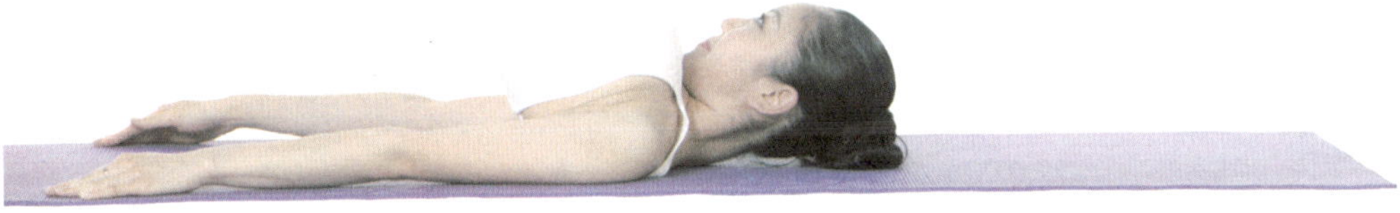

3 再次呼气时，身体继续往身后翻转，背部完全离地。向后伸直双腿，脚落至头部后面的地面上且大幅度分开，防止臀部后坐扭伤颈椎。打开大腿内侧，用双手的指尖去碰双脚脚趾。做深长的呼吸，保持3~5次呼吸的时间，缓慢地收回身体。背部落回地面时，要让脊椎一节一节有控制地落下。

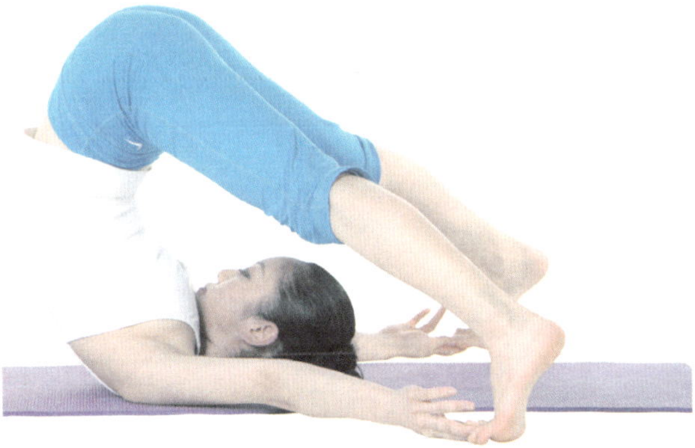

瘦身功效

本体式中以后侧为基点的身体转动可以放松颈椎，拉伸颈部、背部肌肉，锻炼腹部肌肉，消除腹部赘肉缓和肌肉的紧张和僵硬；骨盆的提起可以收缩腹部，按摩腹腔器官，预防腹内器官下垂；促进头面部的血液循环，细致美化面部肌肤。

练习技巧

练习时，尾椎骨和骨盆向上提，拉长脊椎的前侧和后侧；锁骨内收，向下巴靠近；肩部和胸部打开，使背部完全延展；脚跟伸展，脚趾向下收，感觉到腿部后侧的整体拉伸；背部离地后，臀部带动身体往脚部有一股力，腿部伸直，脚尖点地，预防身体向后栽倒。

简易式

如果练习这个姿势使背部紧张，可以稍微屈膝，抓住脚趾。如果在练习的开始很难抓住脚趾，可以在保持双腿伸展的同时用双手抓住脚踝，然后双手逐渐地移动到脚趾。

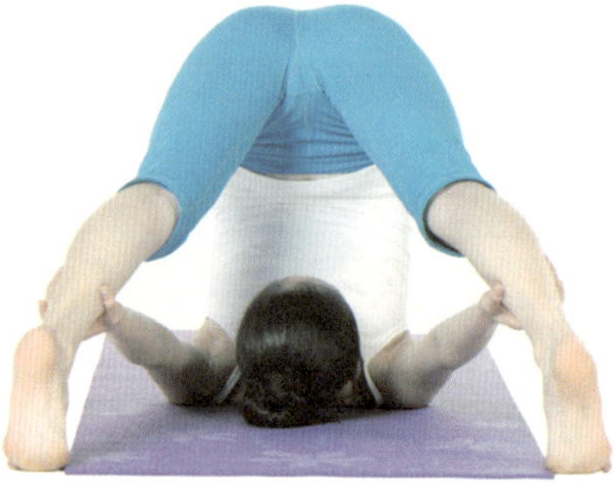

✕错误体式示例

练习此体式时，常犯的错误是后背没有完全离地，双脚高低不平，头颈部上扬抬起。这样的错误姿势会使练习者感到头颈部压力过大，易引起血液循环不畅，呼气困难。

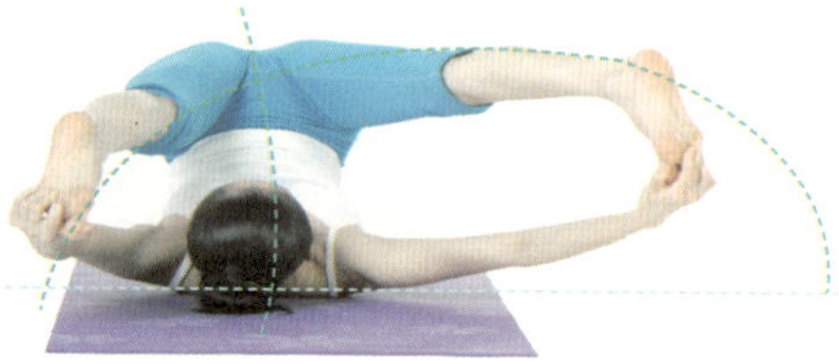

示范图解

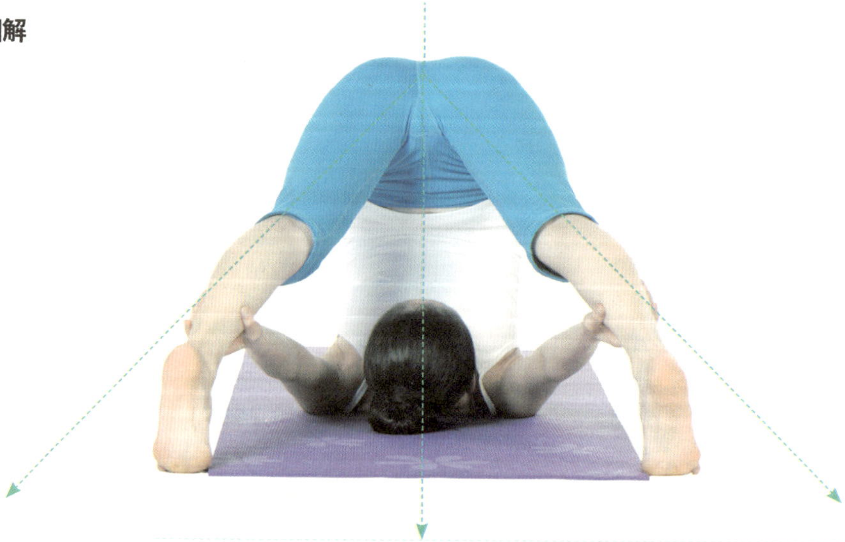

桥平衡式

动作图解

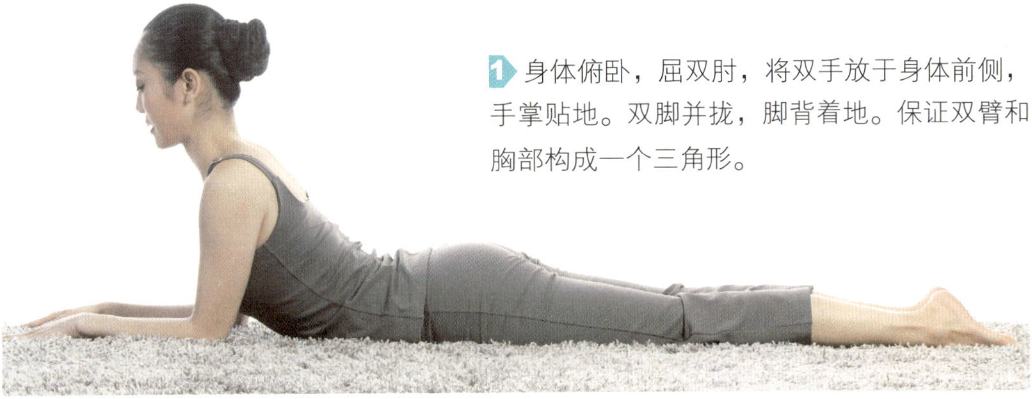

1 身体俯卧，屈双肘，将双手放于身体前侧，手掌贴地。双脚并拢，脚背着地。保证双臂和胸部构成一个三角形。

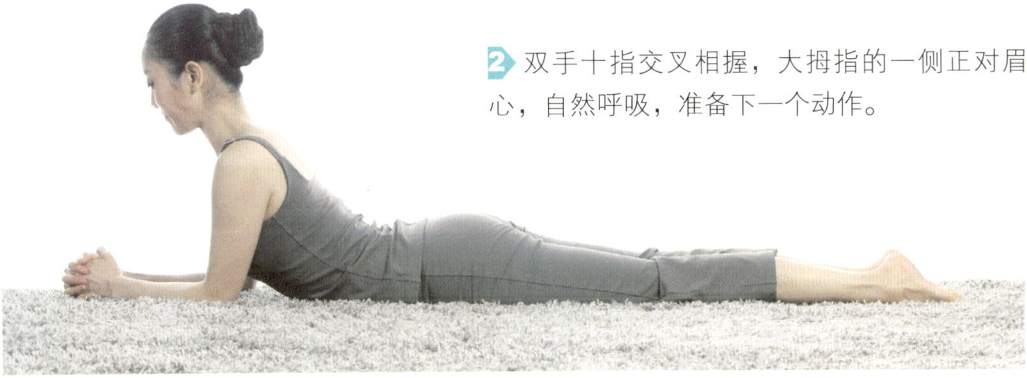

2 双手十指交叉相握，大拇指的一侧正对眉心，自然呼吸，准备下一个动作。

3 脚尖点地，深吸气，呼气时收腹肌，慢慢带动身体离开地面，头部、腰背和臀部保持在一个平面上，每次呼气感觉肚脐向脊柱方向提拉，保持姿势停留 5~8 次呼吸的时间。再次呼气时，放落身体，侧脸躺在垫子上休息。

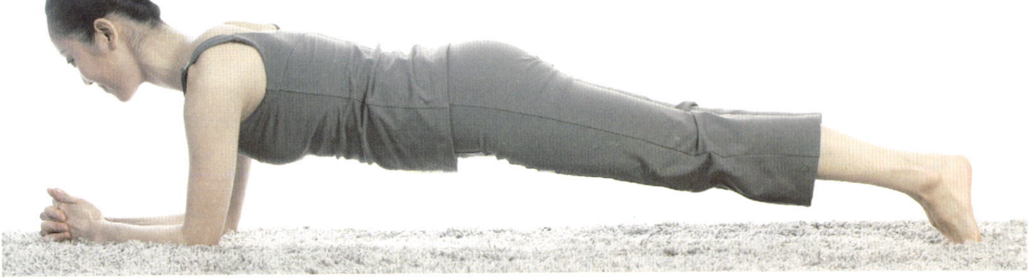

瘦身功效

有效地锻炼腹横肌，使凸起的腹部内收；臀部内收，可以有效调整不良体态，塑造优雅体形；强健腹肌和背肌，避免腰背扭伤或受到其他伤害；帮助集中注意力。

练习技巧

练习时，可以随时自查身体是否处在正确位置上。大拇指一侧正对眉心，双臂和前胸构成等边三角形，整个身体的侧面呈平直的水平面，同地面平行；感觉腰间如同被一根细线提拉，向上抬起，注意臀部不要放松也不要高高耸起；每次呼气时肚脐贴向脊柱，腰背稍向上抬起，双脚和双臂不动。

✕错误体式示例

错误的姿势从侧面看会十分明显，腰部下榻，腹部放松没有收紧，头部无力，身体的重量都落在手肘处，身体从侧面看并不是平直伸展的。这样的错误姿势会让肩部上耸，脊椎、背肌、关节受力不均，练习者会感到头晕、疲劳。

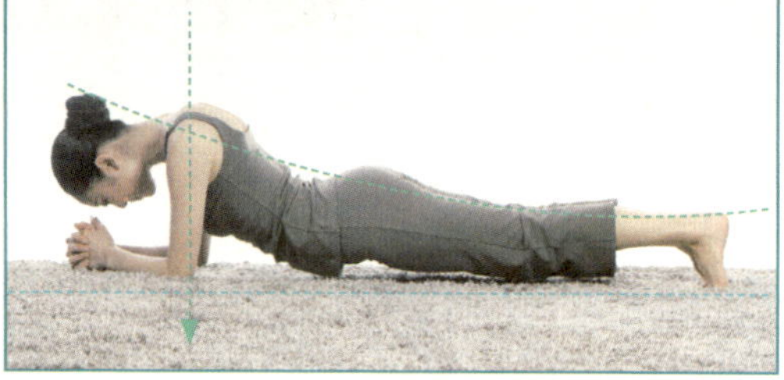

示范图解

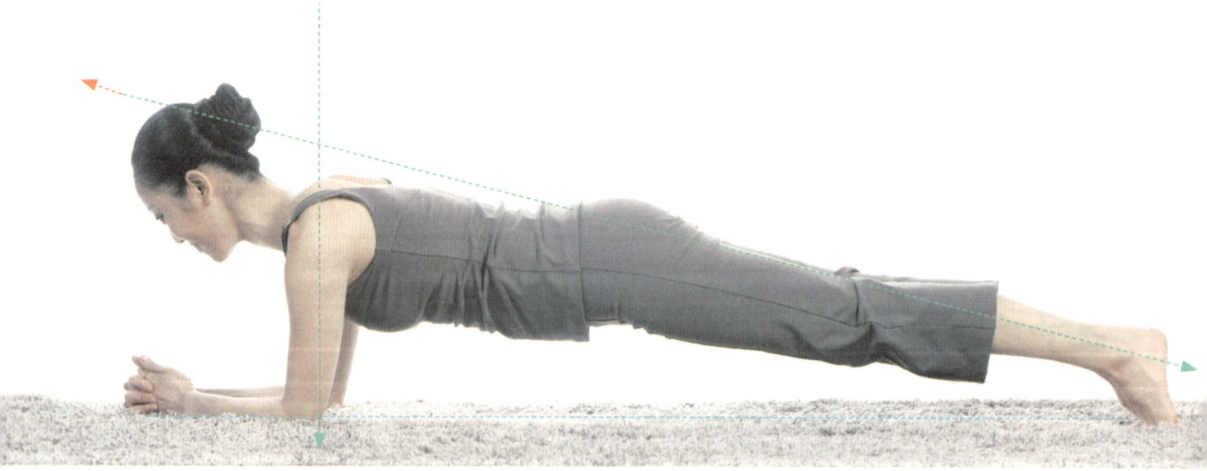

第七章 瘦大腿，修炼纤长玉腿

美腿式

动作图解

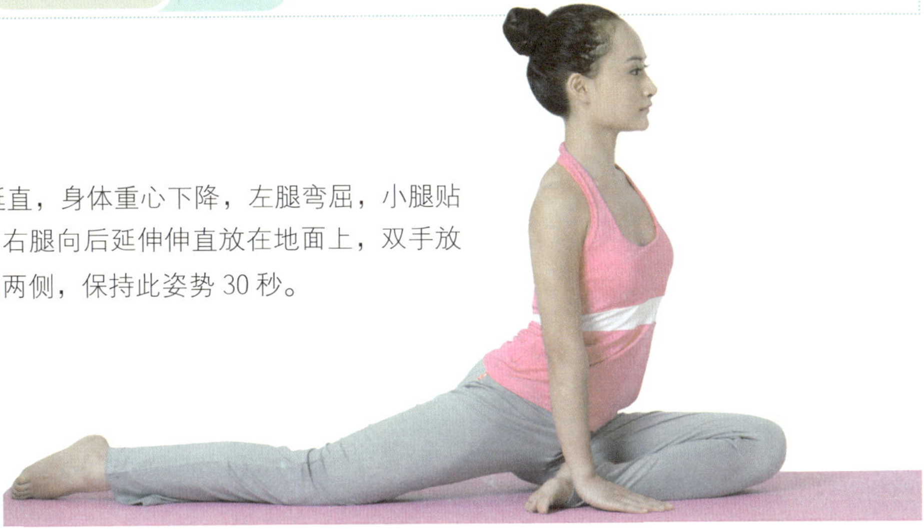

1 背部挺直，身体重心下降，左腿弯屈，小腿贴于地面，右腿向后延伸伸直放在地面上，双手放在身体的两侧，保持此姿势 30 秒。

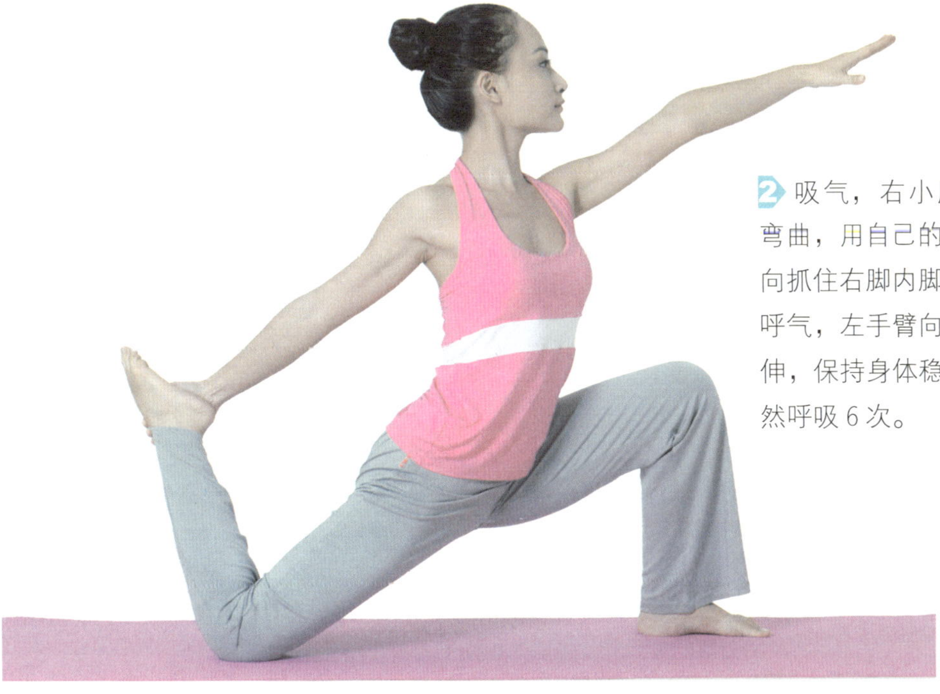

2 吸气，右小腿向上弯曲，用自己的右手反向抓住右脚内脚踝处，呼气，左手臂向前方延伸，保持身体稳定，自然呼吸 6 次。

难度降级： 刚开始做第二步时，可能会身体不稳，可用伸展的那只手扶住墙或椅子，稳住身体，当能够达到规定动作标准后，再逐渐离开支撑物。

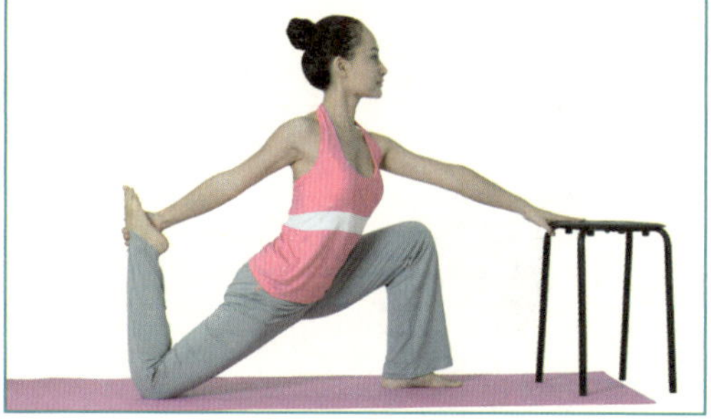

练习技巧

❶ 身体的伸展幅度一定要到位，否则可能身体就得不到完全的伸展；

❷ 做动作时，要注意身体协调性和控制力，身体不要乱晃、动作也不要太过僵化。

瘦身功效

美腿式是专门针对臀、腿等部位的一种练习，能够有效地拉伸腿部肌肉，使腿部更加紧实、有力，腿型也更细长优美。

3 手臂放松，让右小腿回落到地面上，重心向后移，左腿屈腿姿势不变，翻转左腿，整个左腿外侧贴于地面，膝盖向前，左脚跟靠近左臀部，右手握住左脚，右手置于身前的地面上，支撑身体。保持此姿势 20 秒。

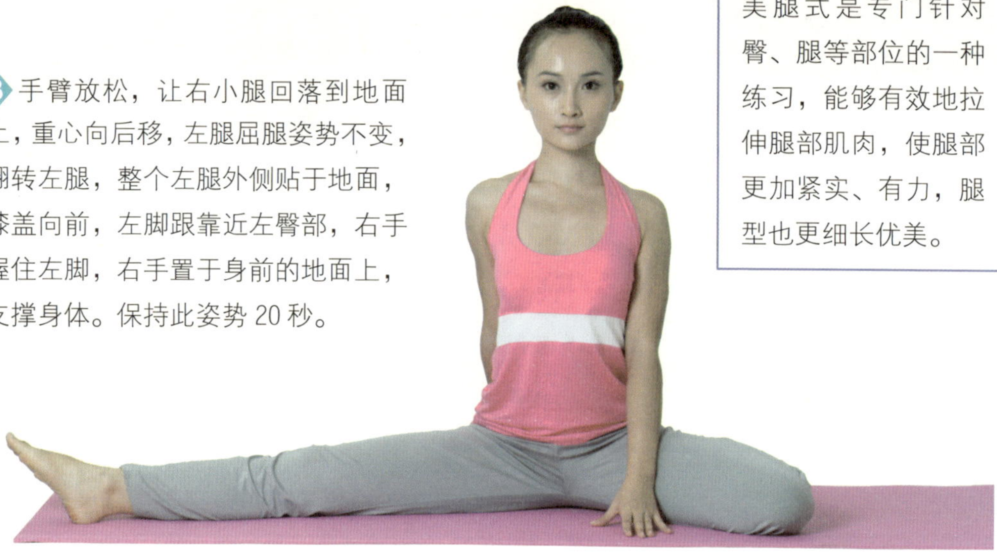

4 平坐，双腿向前伸直，身体前倾，呼气，用腹、胸、头依次向双腿靠拢，双手握住双脚脚底，保持自然呼吸。保持此姿势 20 秒。

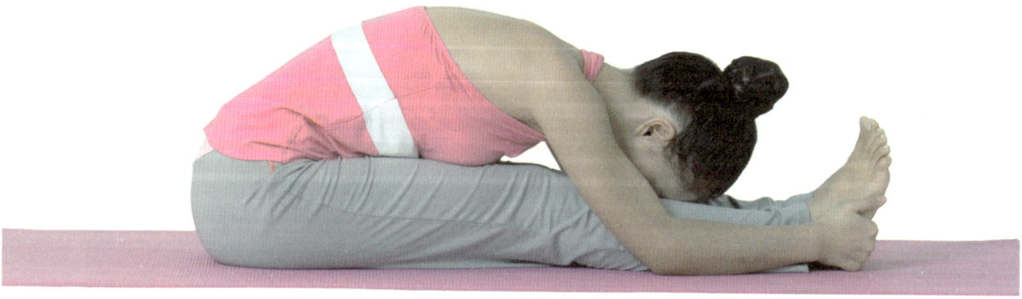

踩单车式

动作图解

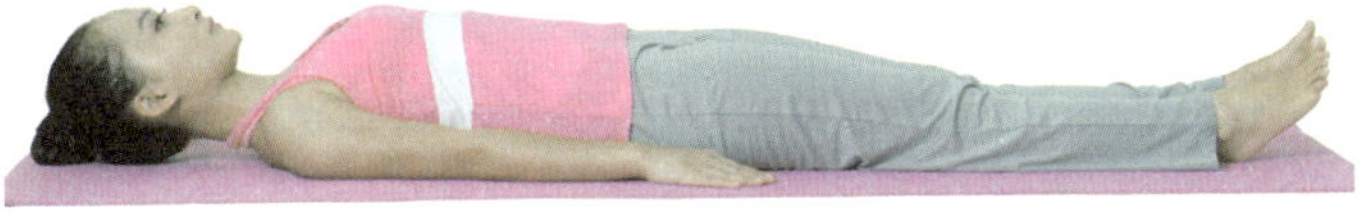

1 将身体仰卧在地面上，伸直双腿，双臂自然放于身体两侧，掌心向下，微闭目，调整呼吸，让呼吸变得均匀。

瘦身功效

踩单车式能够有效地燃烧大腿的脂肪，促进大腿部的血液流动，让腿部变得更加纤细和富有美感。

2 慢慢地将双腿抬离地面，与地面夹角在 60° 以上，上身放轻松。

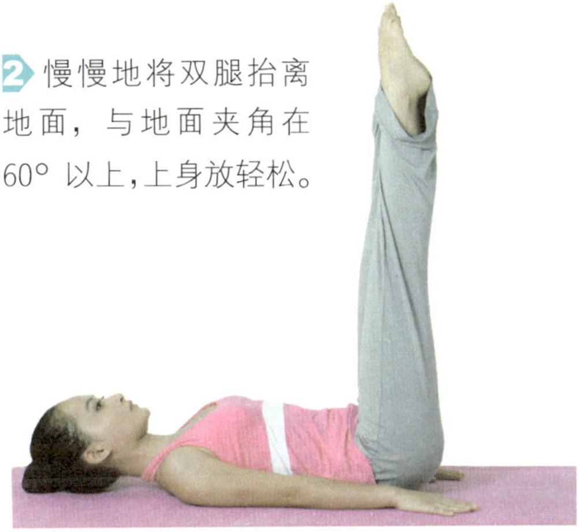

加大难度：经过一段时间的练习之后，当你能很轻松地完成以上动作时，就可以适当加大动作难度，可以尽量让腰部直立起来，并用双手扶住腰部，以保持身体的平衡；次数可以根据你身体的状况，由 12 次适当增加。

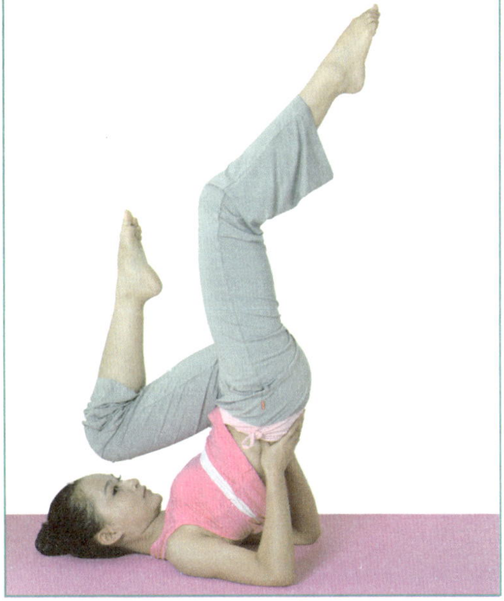

3 像骑自行车似的运动双腿，正反两个方向各做 12 次，始终保持顺畅呼吸。

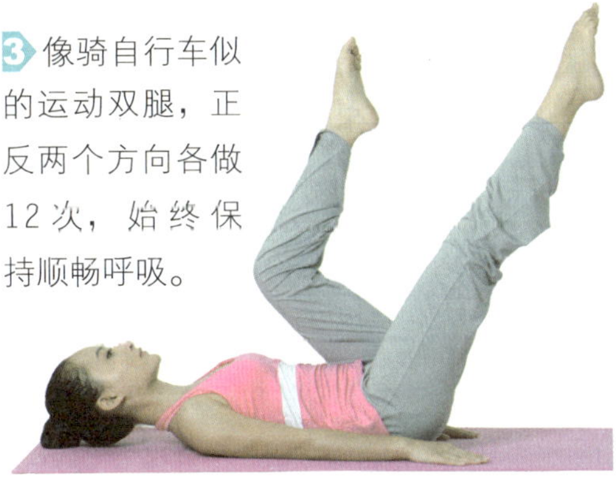

练习技巧

❶ 练习这个体位时，膝盖要有伸直的过程；❷ 长时间做这个动作，由于运动量大，呼吸容易急促，要注意动作配合均匀的呼吸来完成这个体位练习。

单腿天鹅平衡式

动作图解

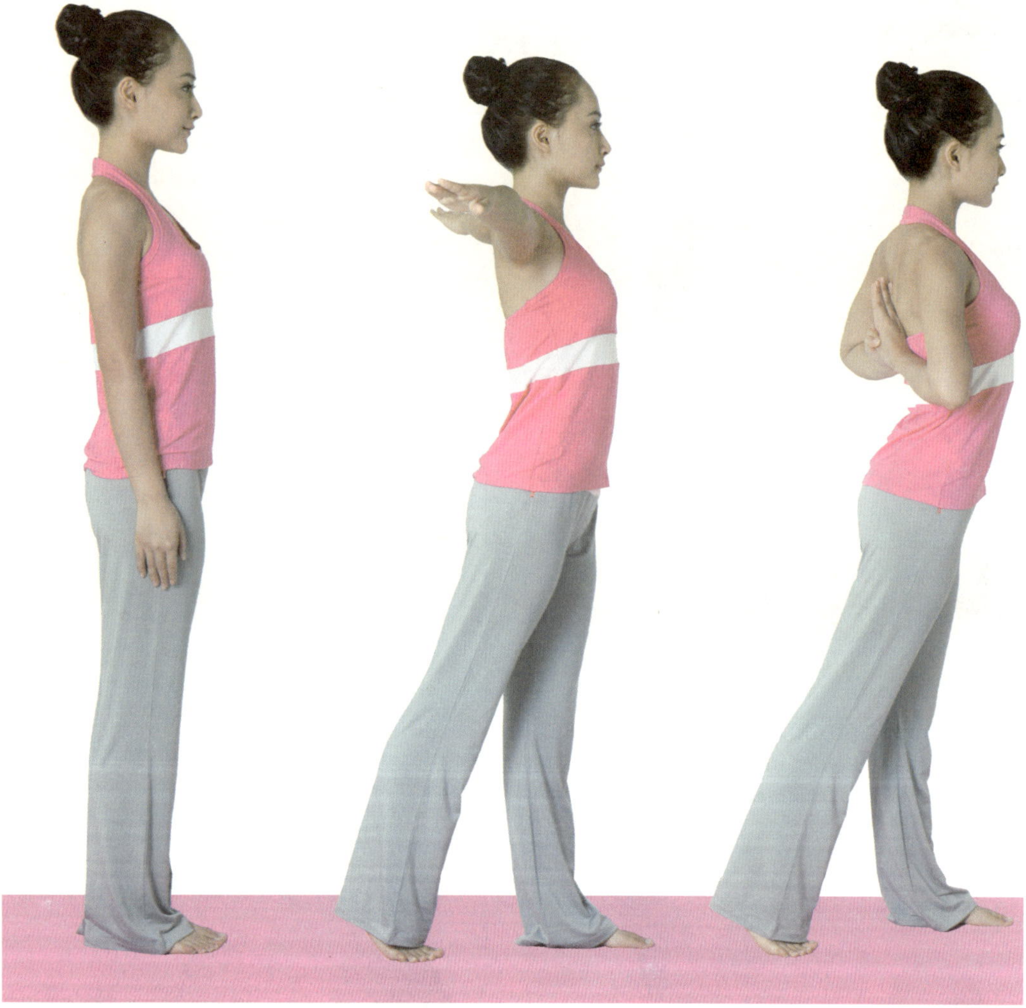

1 站直身体，双脚并拢，双手自然放在身体两侧，挺直腰背，眼睛平视前方，均匀呼吸。

2 吸气，左腿伸直不变。右腿向后迈一步，右脚脚尖点地，两臂两侧平举，与肩同高。

3 呼气，双臂绕至背后，弯曲双肘，双手在背后合十，腰背挺直。

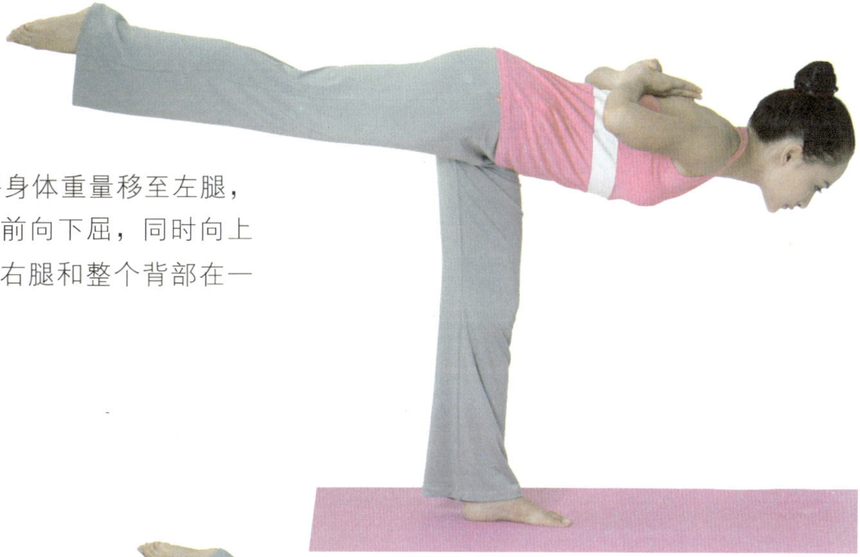

4 深呼吸，将身体重量移至左腿，上半身慢慢向前向下屈，同时向上抬高右腿，让右腿和整个背部在一条直线上。

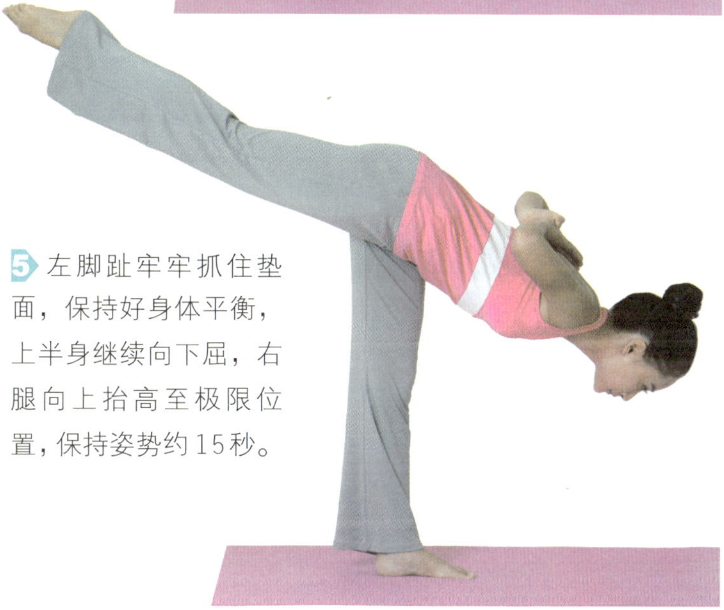

5 左脚趾牢牢抓住垫面，保持好身体平衡，上半身继续向下屈，右腿向上抬高至极限位置，保持姿势约15秒。

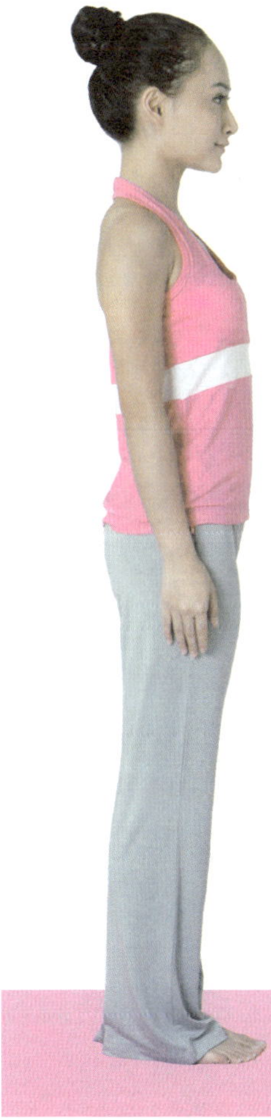

6 慢慢放下右腿，起始姿势，休息片刻后，换另一条腿重复动作。

难度降级： 初学者刚开始做时，可能做不到双手在背后合十的动作，可以在背后相握，也可以双手在身体两侧伸展，以维持身体平衡。

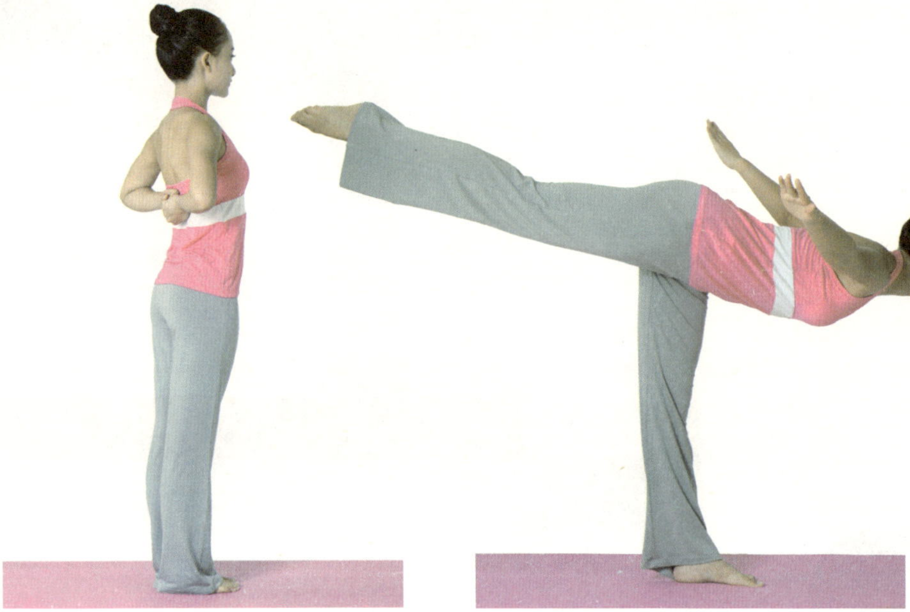

错误体式示例

膝盖弯曲，含胸。

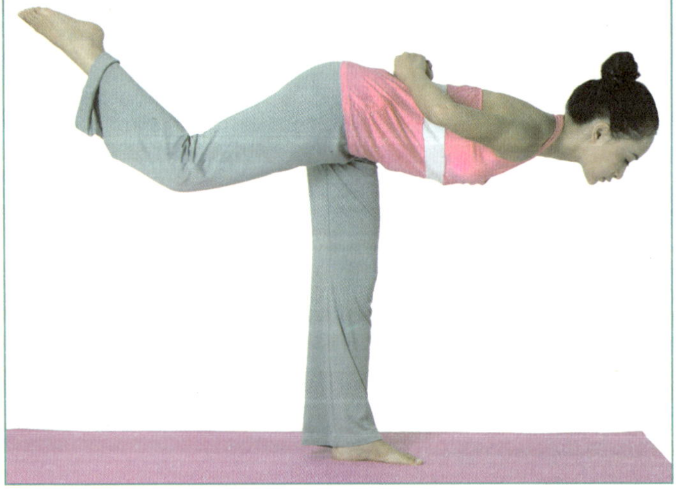

练习技巧

练习这个体位时，要保持膝部挺直。

瘦身功效

单腿天鹅平衡式能够有效地增加腿部肌肉力量，拉伸大腿、小腿，消除腿部脂肪，让腿形变得更加笔直纤细，还能大大提高身体平衡感。

战士一式

动作图解

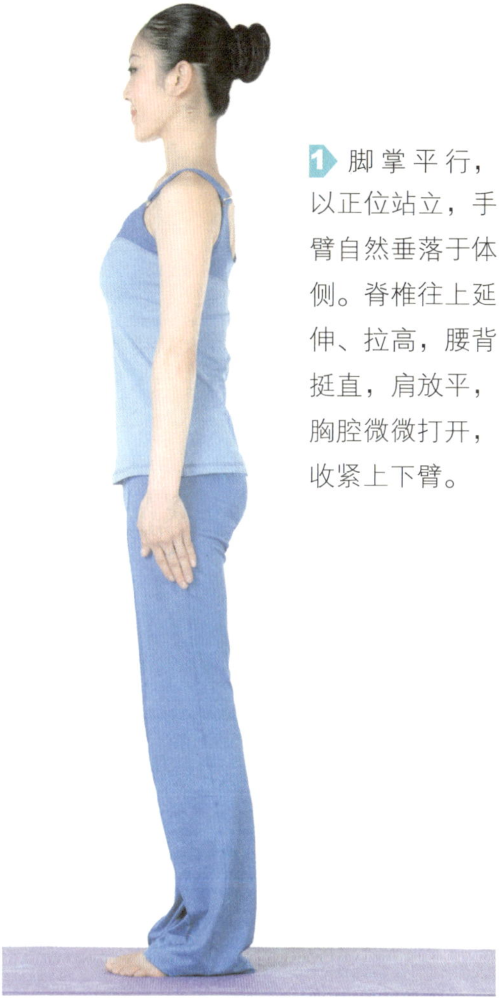

1 脚掌平行，以正位站立，手臂自然垂落于体侧。脊椎往上延伸、拉高，腰背挺直，肩放平，胸腔微微打开，收紧上下臂。

2 吸气，右脚向前迈出一大步，脚尖朝前，左脚跟稍向外旋转，稳定住身体。双手叉腰，脊柱向上伸直，自然呼吸，目视前方。

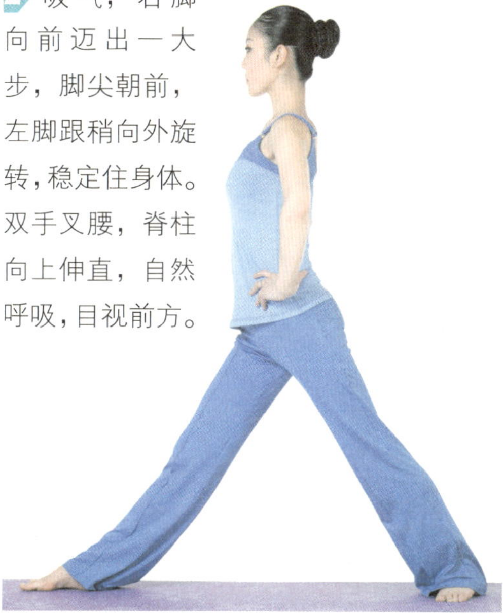

3 呼气，右腿膝盖弯曲成90°，左脚掌稳稳踩住地面，当右大腿与地面平行时，吸气，双臂向上伸直，十指打开。脊柱保持往天空方向延伸，尾骨向下内收，左腿往后方充分伸直。

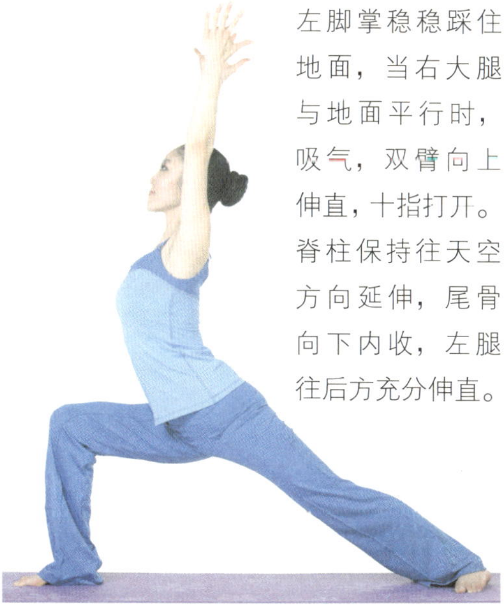

瘦身功效

增强足弓、脚腕、膝部和大腿的力量，增强身体肌肉的耐力，增强意志力；舒缓髋部和肩部，扩张胸腔；改善消化系统和循环系统的功能；缓解坐骨神经痛等症状。

练习技巧

此体式需要双腿有良好的耐力。练习时，腿部会有微微酸胀的感觉，双腿间的距离以前腿的大小腿成 90° 为最佳，调整好之后就不要过于频繁地移动双脚。手臂向上延伸时，带动身体往上，不要将身体重量过多地放在髋部和腿部；双肩打开，胸腔扩张，脊柱向上保持伸直。

示范图解

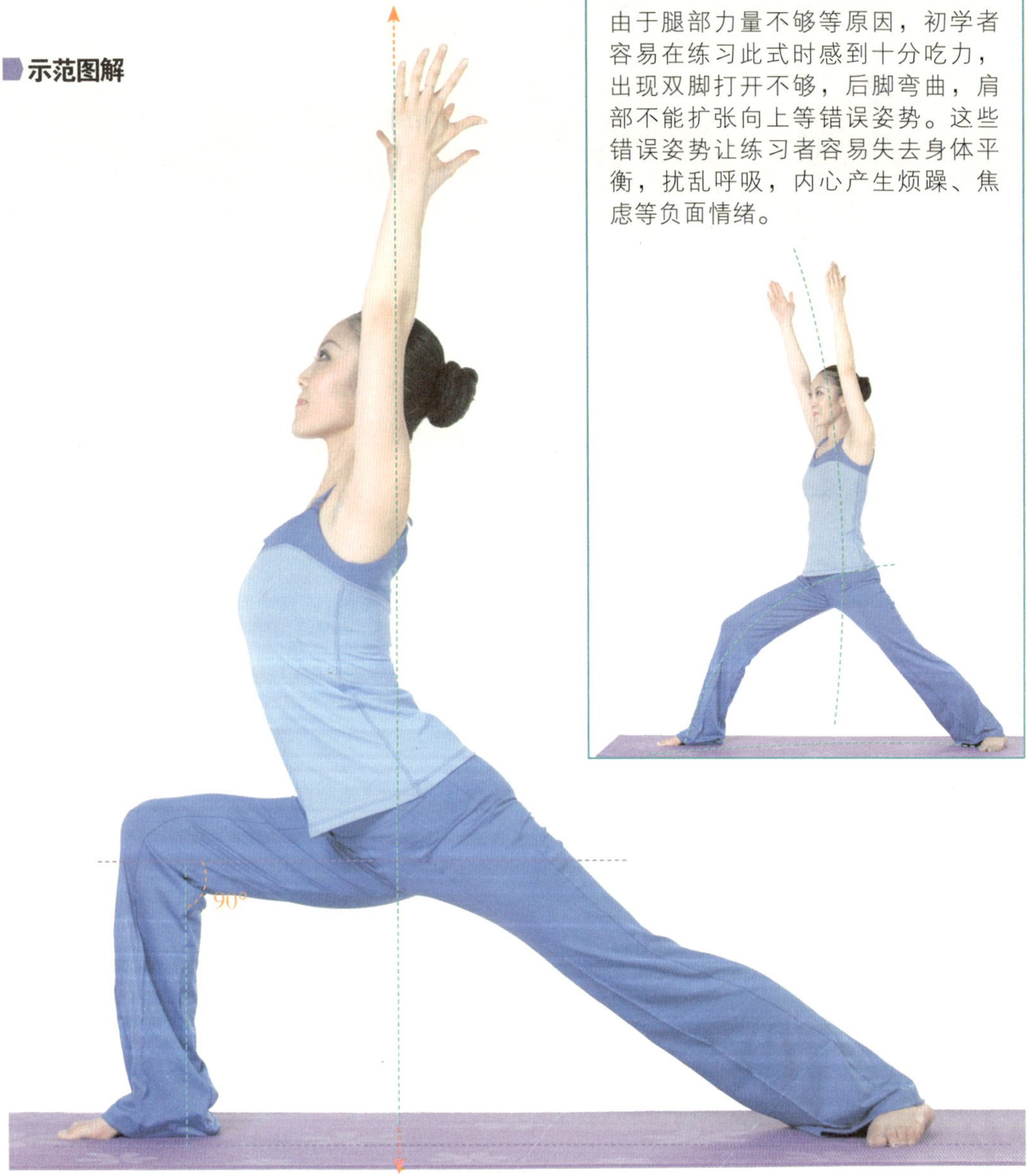

错误体式示例

由于腿部力量不够等原因，初学者容易在练习此式时感到十分吃力，出现双脚打开不够，后脚弯曲，肩部不能扩张向上等错误姿势。这些错误姿势让练习者容易失去身体平衡，扰乱呼吸，内心产生烦躁、焦虑等负面情绪。

战士二式

动作图解

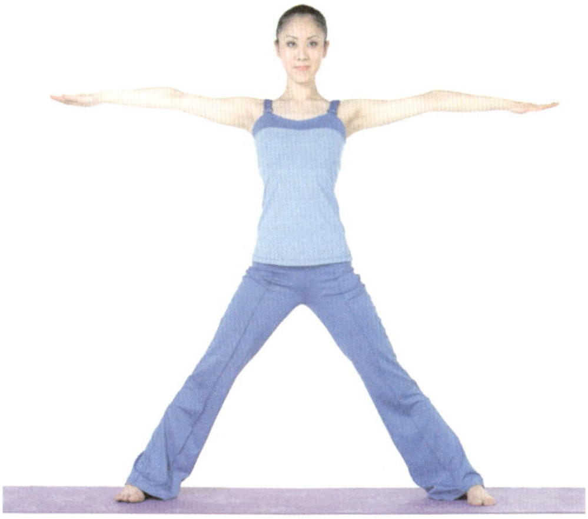

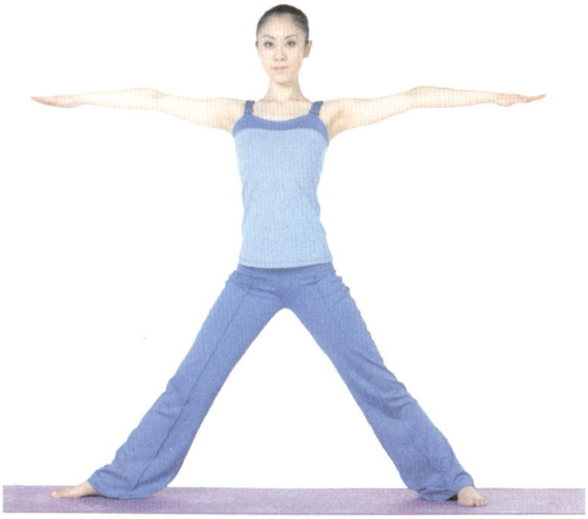

1 正立，双脚打开约两个肩宽，双臂在体侧平伸，向两侧延展，放平双肩，脊椎保持向上伸直，感觉自头顶有一股拉力，带动身体向上。

2 右脚跟往右转动 90°，左脚稍向内转，身体保持面向前方，不要左右转动。吸气，尾骨内收，帮助身体向上，保持平衡。

3 呼气，弯曲右膝，身体保持向上伸直，双臂继续保持在同一直线向两侧延伸。头部转向右侧，眼睛看向右手指尖的方向。

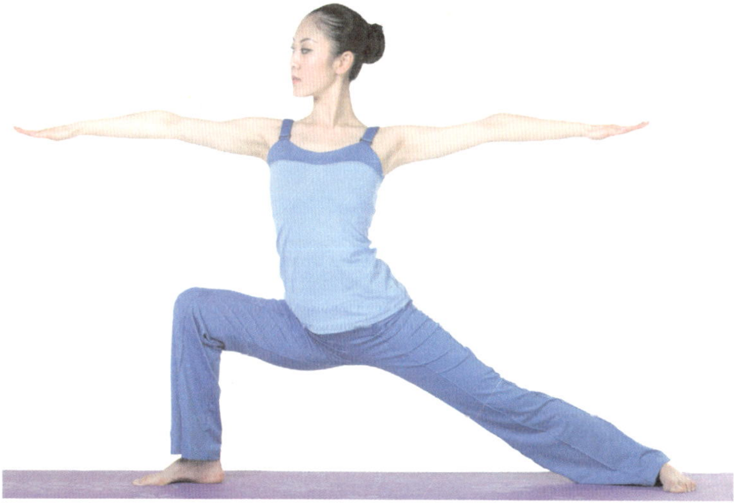

练习技巧

练习时，一定要保持身体各个部分的正位。双臂向两侧打开延伸，扩张胸腔和肩部，使双肩和手臂都保持在一个水平线上；双腿在弯曲前，充分伸直，向上收紧肌肉；上身躯干始终与地面垂直，不要弯曲，以免摔倒。

瘦身功效

战士二式对腿的作用很明显，它能够使腿部肌肉更加匀称、强健，同时可以缓解大腿和小腿的肌肉痉挛，增强腿部和背部肌肉弹性，同时加强腹部器官。

- 高血压患者和颈部有伤的练习者不应练习此式。

4 吸气，抬高右臂，身体在右臂的带动下往上延伸，左臂落在左腿上，保持5~8次呼吸的时间。吸气时收回身体，换边练习。

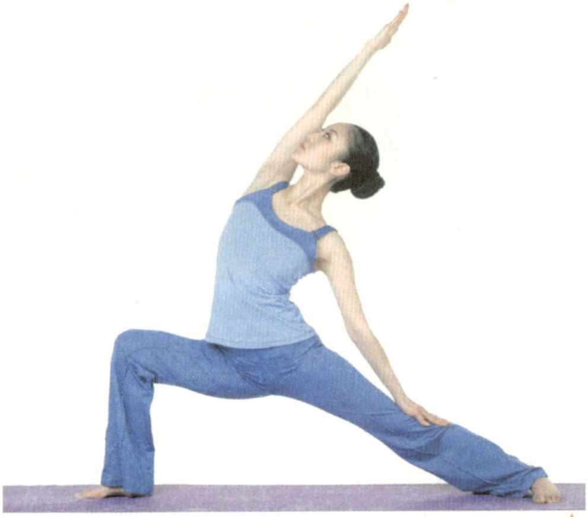

错误体式示例

图中的错误在于，双脚打开不够，手臂延伸不平直让身体也失去了正位。双脚打开不够，前脚内翻，后膝弯曲，让力量集中在大腿前侧的肌肉上，造成腿部的紧张，还有可能扭伤腿部和髋部关节。

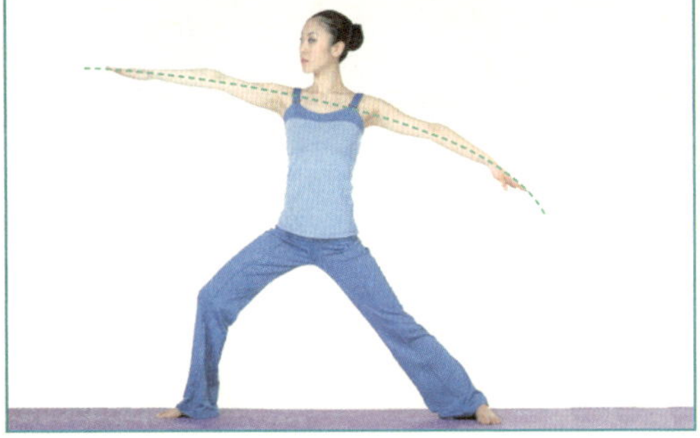

示范图解

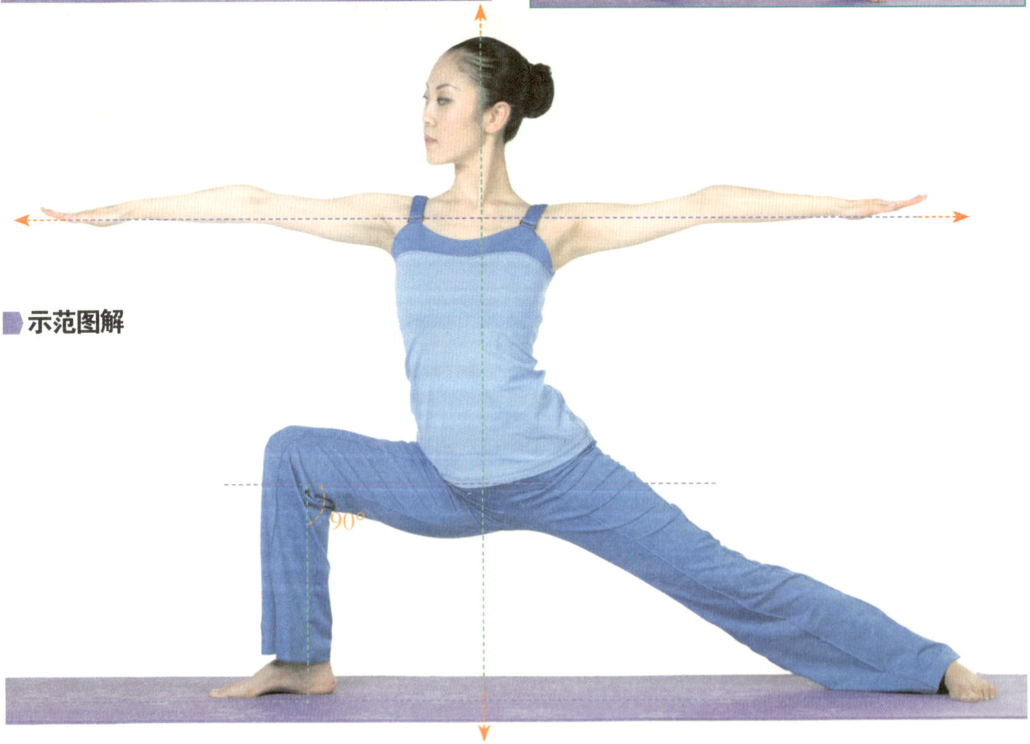

细腿变化式

动作图解

1 直腿坐，调整呼吸。吸气，上身后仰，双手肘撑地，保持上臂与地面垂直，腰部挺直，不要凸肚，吐气。

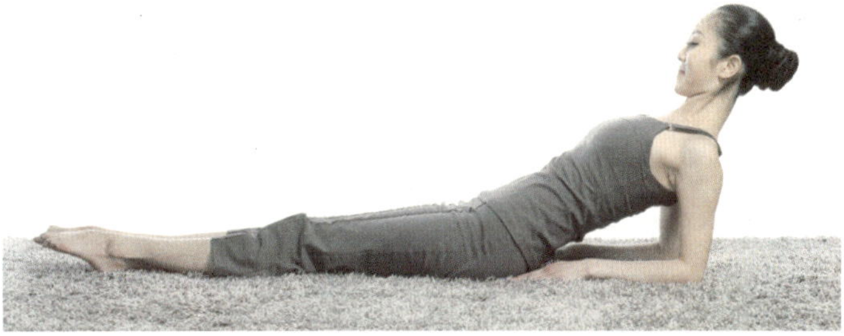

瘦身功效

此体式能修长腿部线条，燃烧腹部脂肪，去除腿部及腹部的赘肉，增强体力，增加腰腹和双腿的力量。

2 吸气，双脚高举，与身体保持90°，脚尖伸直，保持2~3次呼吸，准备下一个动作。

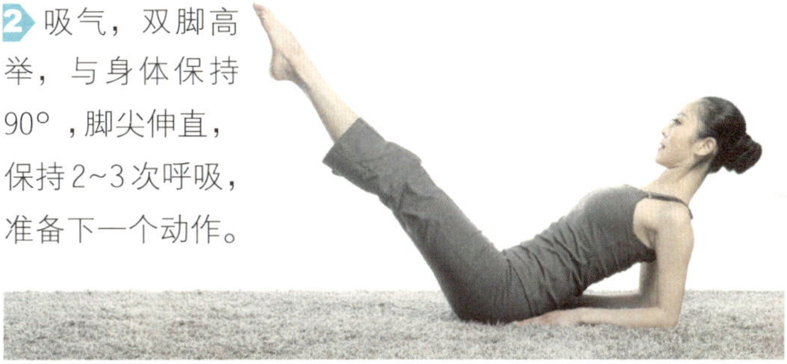

3 腿始终离地不要放下，双手撑起上身。右手前移带动上身缓慢左转，左手后移，保持身体平衡，上身与腿部之间的角度不变，此时双腿与地面的夹角约 45° 。

4 吸气，左脚慢慢向身体靠近，右手拿住左脚尖，深呼吸，右膝不断向后伸直。从侧面观察动作，腿、上身、手臂应处在同一平面。还原坐姿时，先双手辅助上身躺到地面，然后双腿并拢，一齐缓慢放下。调整呼吸后，换边练习。

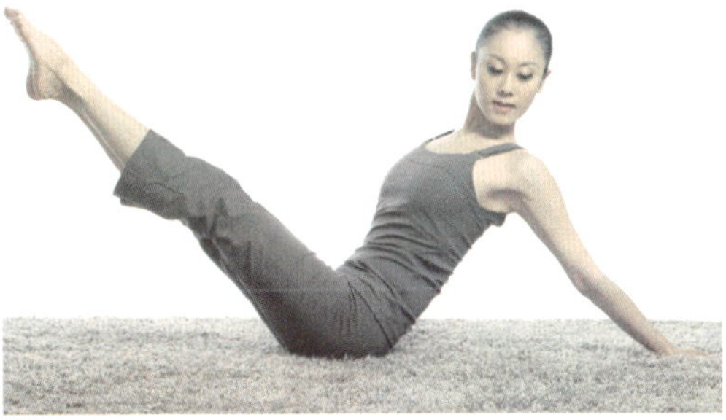

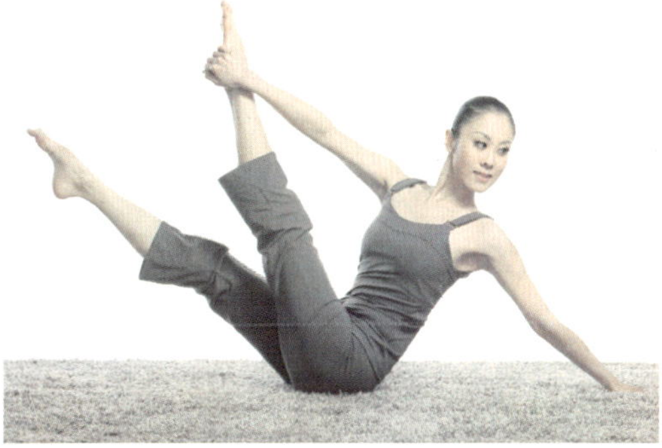

练习技巧

在细腿变化式的练习过程中，一定要注意呼吸的吐纳。上身与腿部保持 90°，腿部应尽量伸直，利用腹部的力量平衡身体，而不是将全身重量落在手肘处。要注意手臂和肩膀始终在同一条直线上。腹部有酸胀的感觉时，是腹部的脂肪在燃烧。如果练习时突然放下双腿，会对腹部和腿部造成伤害；若有不适，应先放倒上身后缓慢放下双腿。

✕错误体式示例

此体式对腹部、腿部的肌肉要求很高，初学者的右手不能抓到左脚时，容易弯曲膝盖，以减轻腹部的压力。同时，此体式中也有一定的扭转动作，脊柱弯曲会加重尾椎的重量，容易失去平衡，造成脊柱错位。

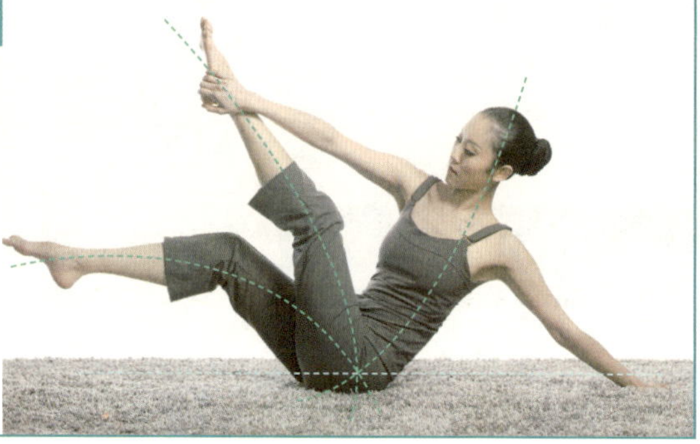

示范图解

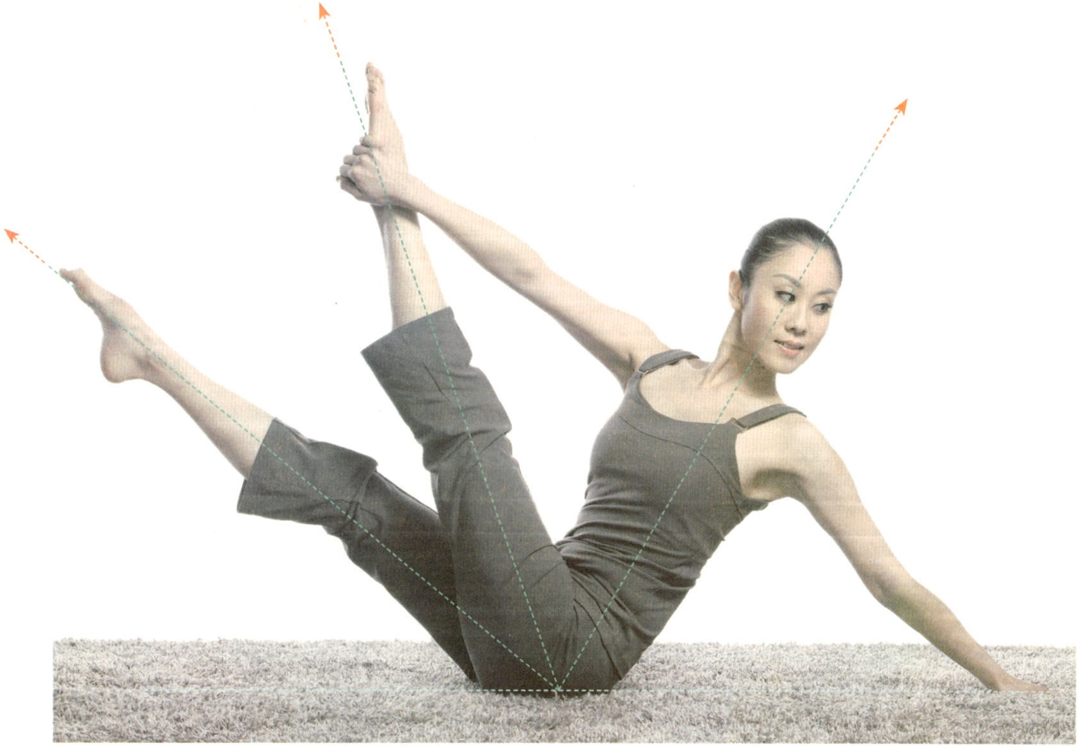

狗变式

动作图解

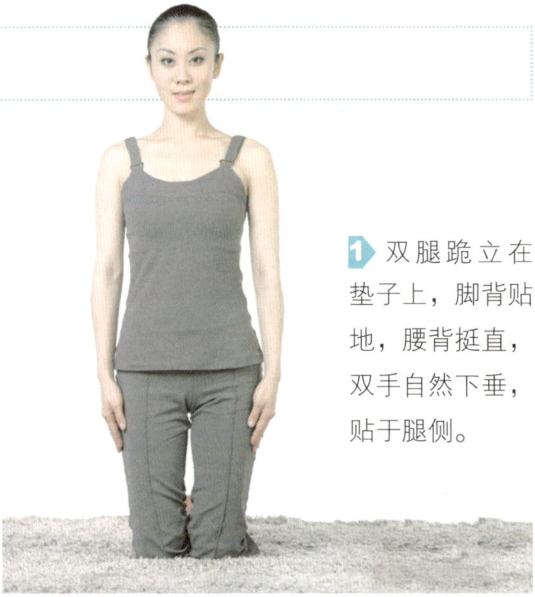

1 双腿跪立在垫子上，脚背贴地，腰背挺直，双手自然下垂，贴于腿侧。

瘦身功效

此动作中双腿向外伸展，锻炼到了臀部的两侧，使臀部的肌肉更加结实；拉伸了双腿内侧，有瘦大腿的功效。

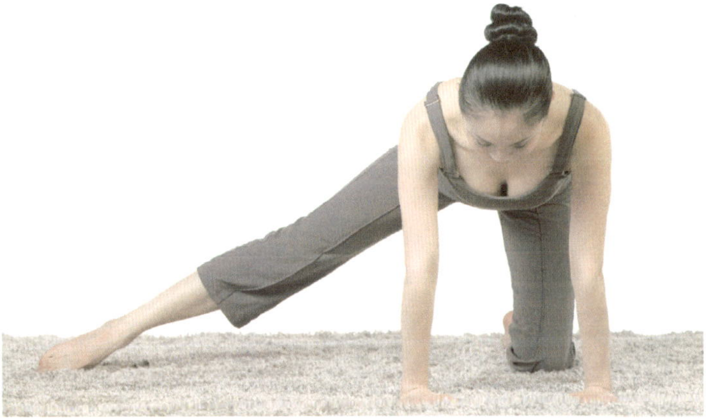

2 吸气，身体前俯，双手撑地与地面垂直，五指张开朝向前方；右腿打开伸直，向体侧伸展，脚尖与左腿膝盖连线及两臂连线平行。

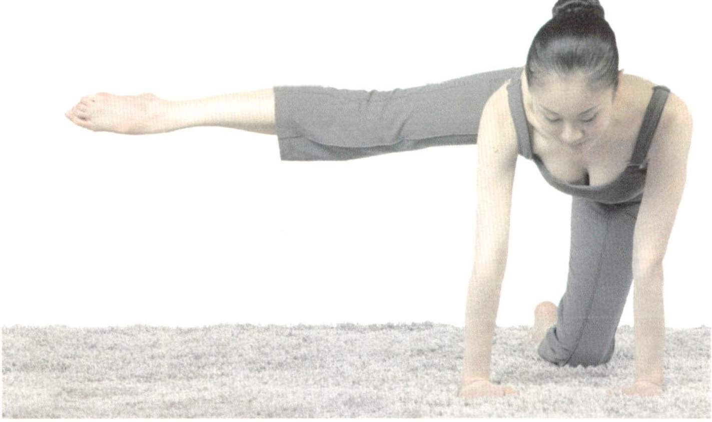

3 呼气，右腿抬起与地面平行，如小狗撒尿的姿势一般；注意腰背要保持平直，不要弯曲，保持姿势 2~3 次呼吸的时间。

4 吸气缓慢放下右腿，回到开始的姿势，调息片刻，再换左腿进行练习。

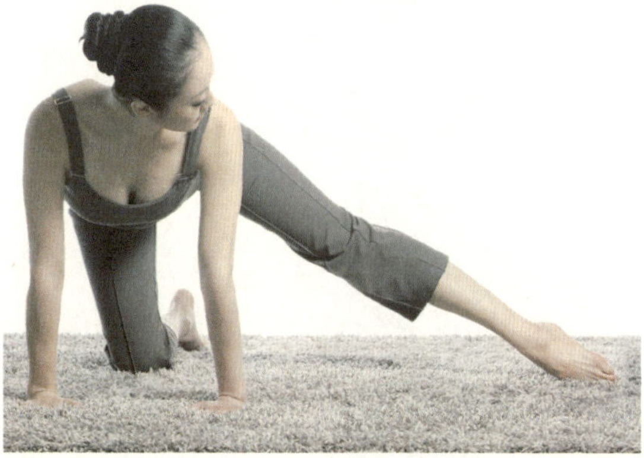

练习技巧

练习此式时，重点在于抬高的那条腿和身体各个部位的配合。在练习时，需要注意身体的正位，手臂伸直垂直于地面，髋部和腿部保持平衡，不要左右晃动，身体的重心平均落在手臂和落地的腿上。抬起的腿部向外侧延伸，保持同身体在同一平面上。

错误体式示例

图中的姿势已经偏离了正位，从前面看，身体已经弯曲，不在同一直线上。练习时，腿部容易向后延伸。正确的做法是向侧面抬起延伸，与身体保持平行。

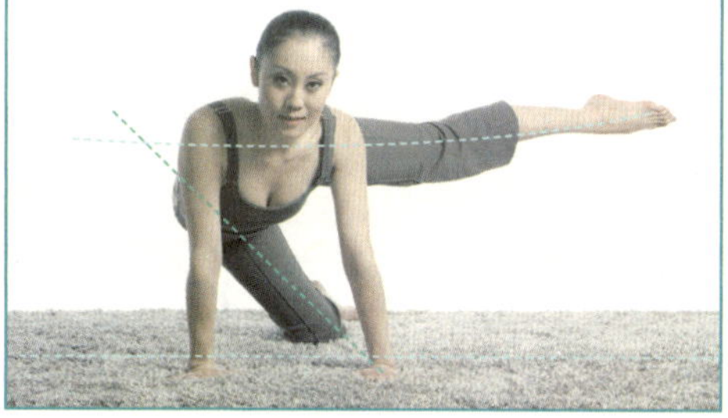

示范图解

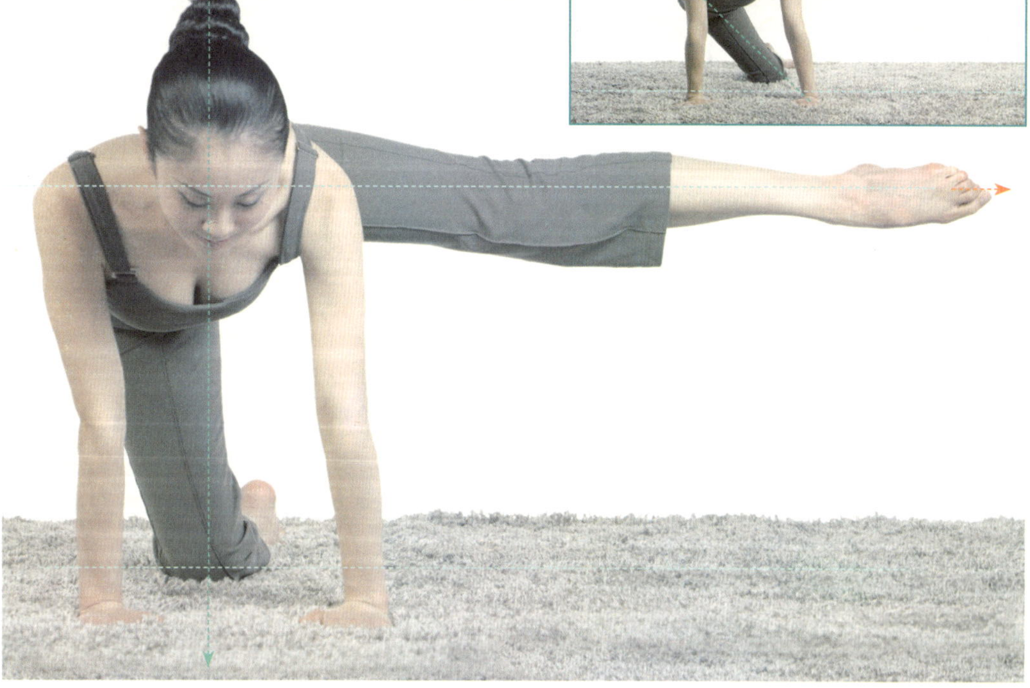

第八章 瘦小腿，击退萝卜腿

小腿拉长式

动作图解

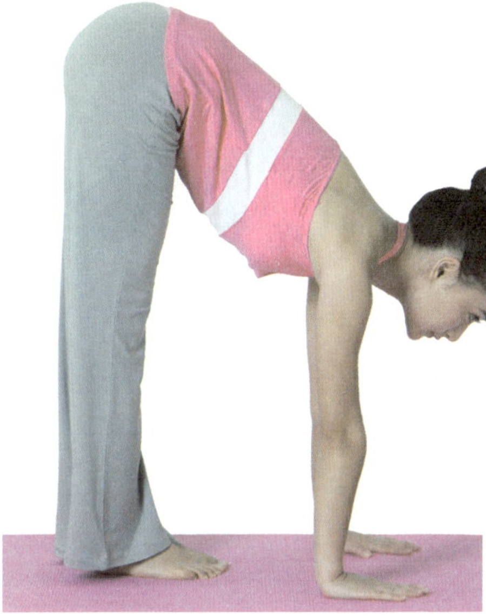

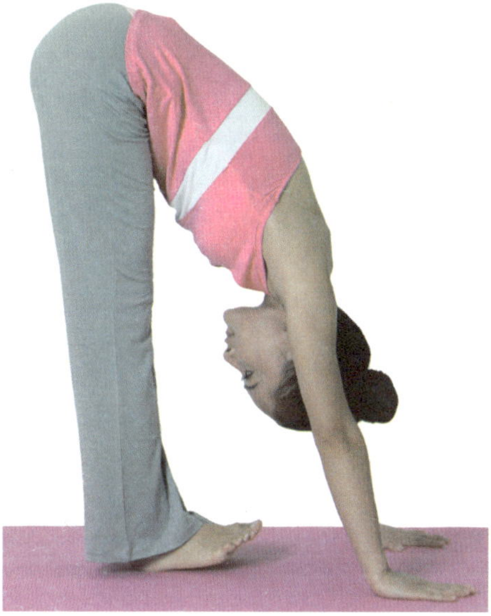

1 站立，双腿并拢，上体曲身向下压，让两手掌着地，并撑住地面，手臂与肩同宽，注意双腿一定要成直立的状态。

2 脚后跟慢慢落地，勾脚将脚尖抬起向上，双眼看脚尖，保持姿势 10 秒。

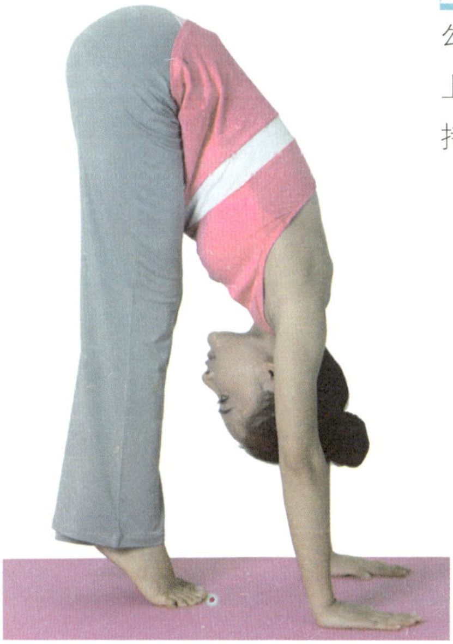

3 脚尖着地，脚跟向上抬起，眼睛看地面，保持姿势 10 秒。

练习技巧

练习这个体位时，当脚跟或脚尖向上抬起时，臀部尽量上顶，注意保持均匀呼吸。

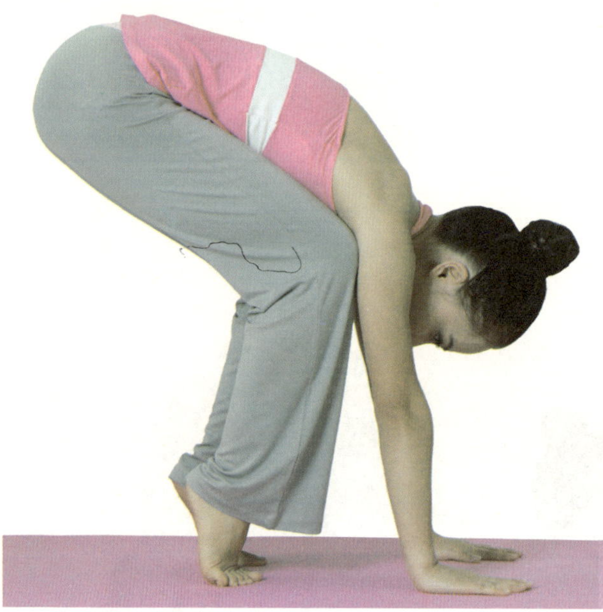

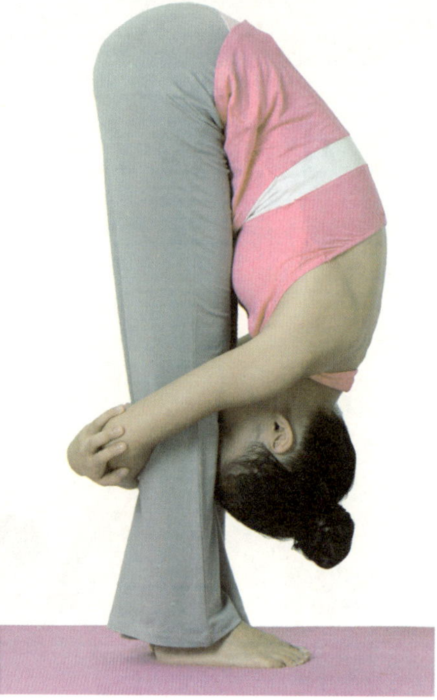

4 脚尖着地，脚后跟抬起，屈膝，尽量将双膝与胯部齐平，抬眼向前下方看。

5 脚掌慢慢回到地面，双臂回抱小腿后侧，额头贴住小腿；双腿并拢，双膝不要弯曲，吐气可减轻疼痛感。

错误体式示例

腿部绷得不直，双膝弯曲。

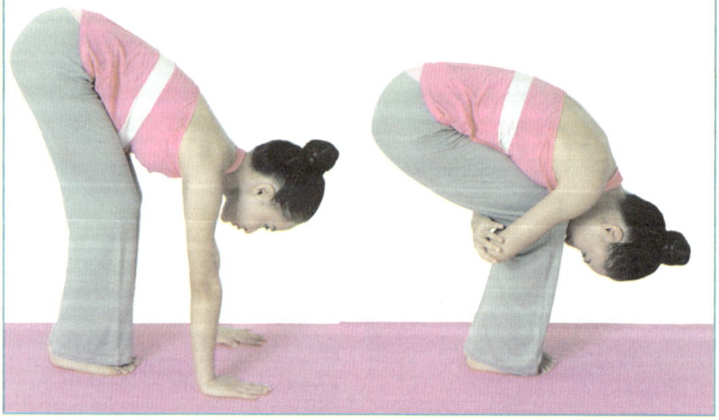

瘦身功效

小腿拉长式能够有效地燃烧小腿部的脂肪，拉伸腿部韧带，活动踝关节，让小腿显得更加匀称，帮助塑造纤纤细腿。

牵引腿肚式

动作图解

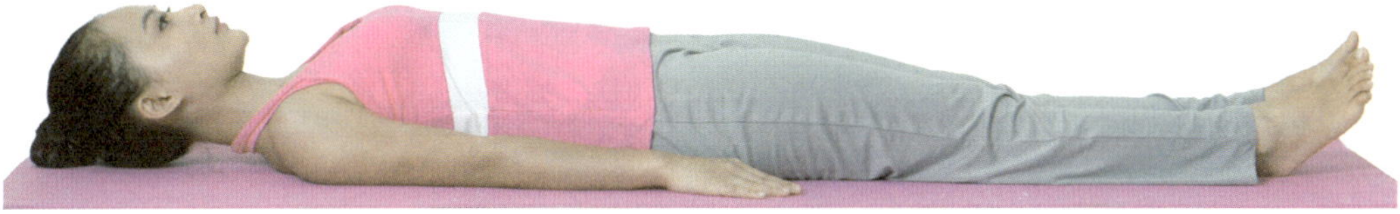

1 仰卧于地面上，双腿并拢伸直，双手放于身体两侧，掌心向下，微闭目。

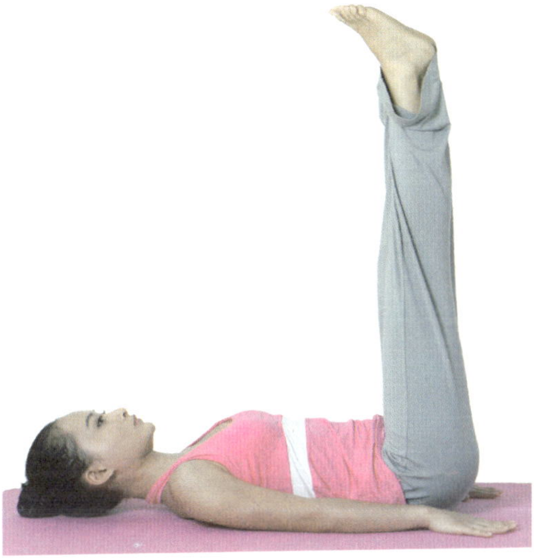

2 双脚向上抬起，双腿抬高，与地面垂直，双手置于身体两侧，上身放松。

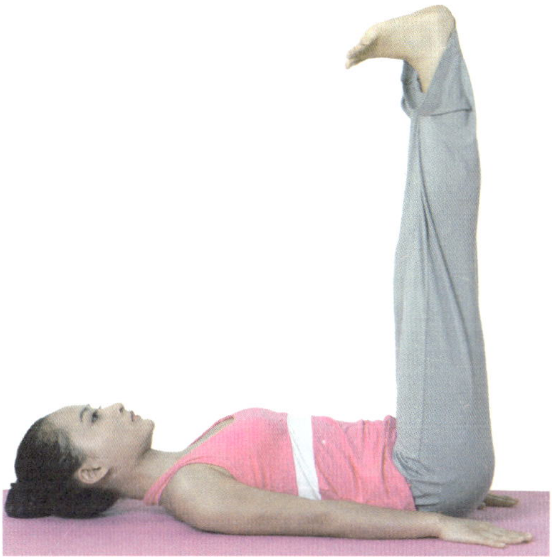

3 两脚回勾，感觉小腿肚的拉伸，此姿势保持20秒。

练习技巧

练习这个体位时，要尽量保持双腿的直立，背部紧贴地面，双手在两侧支撑，起到平衡身体的作用，呼吸放松，要轻松自然。

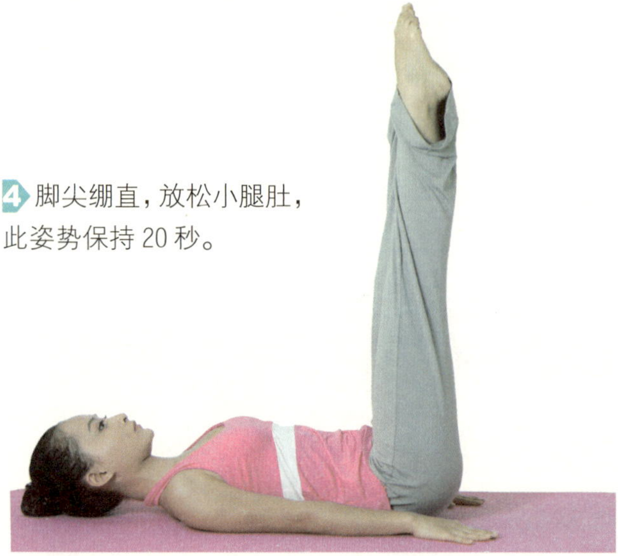

4 脚尖绷直，放松小腿肚，此姿势保持20秒。

瘦身功效

牵引腿肚式能够有效地上提小腿肚，燃烧小腿脂肪，也可以拉长小腿肚的线条，预防小腿肌肉外扩，还能消除大腿部位和腹部多余的脂肪。

5 勾、绷脚重复练习5~10次后，放下双腿，放松调息，整个练习过程保持自然的呼吸。

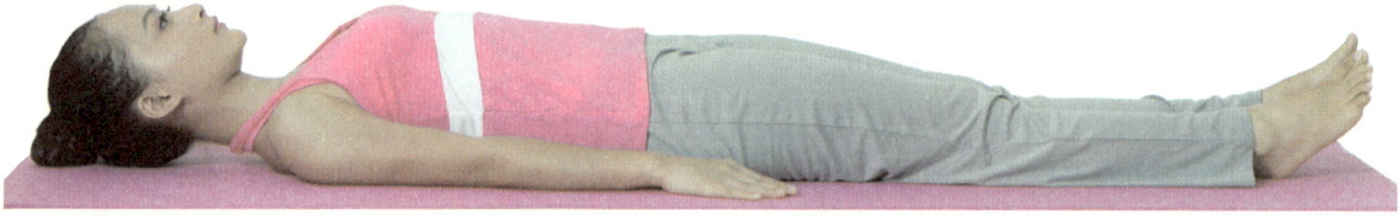

难度降级： 如果你是一个初学者，可能双腿在抬起的过程中并不拢，可以借助瑜伽带或绳子，在脚踝处进行捆绑；也可借助瑜伽带辅助腿部地抬起。

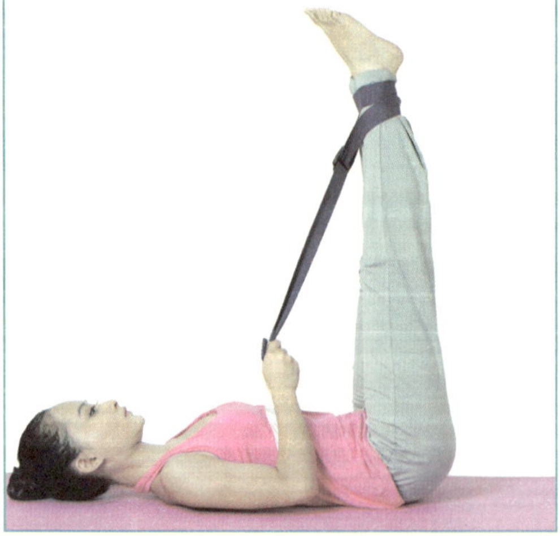

错误体式示例

练习这个体位时，容易腿部绷不直，腹部肌肉松懈。

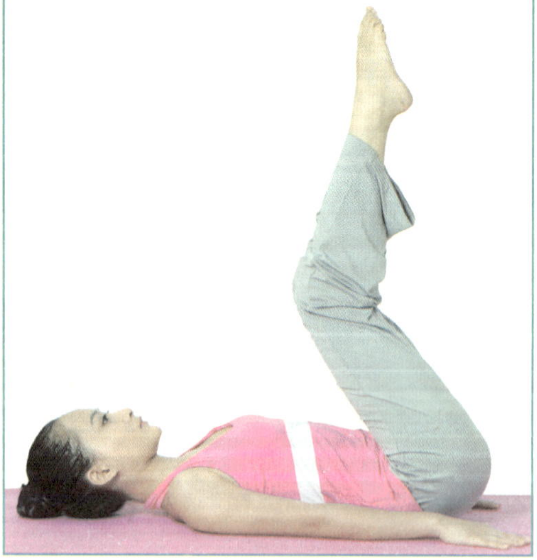

后抬腿式

动作图解

1 俯卧在地面上，双腿并拢伸直，下巴点地，双手和两小臂贴放在肩部两侧的垫面上，调整呼吸。

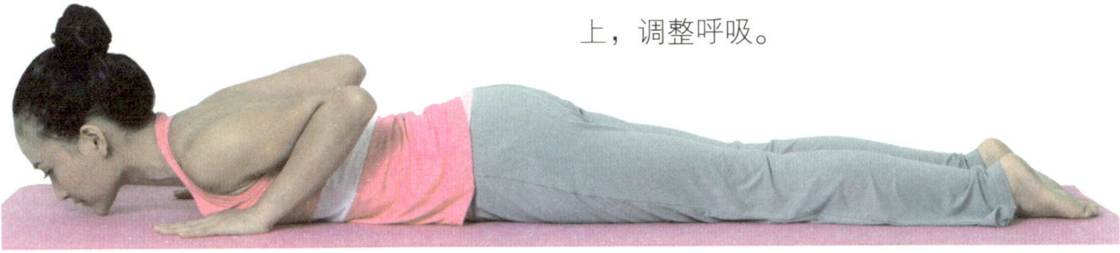

2 吸气，头部和肩部向上抬起，两小臂向前移动，让两手肘在头部正下方，同时向上抬高左腿，右脚尖绷直。

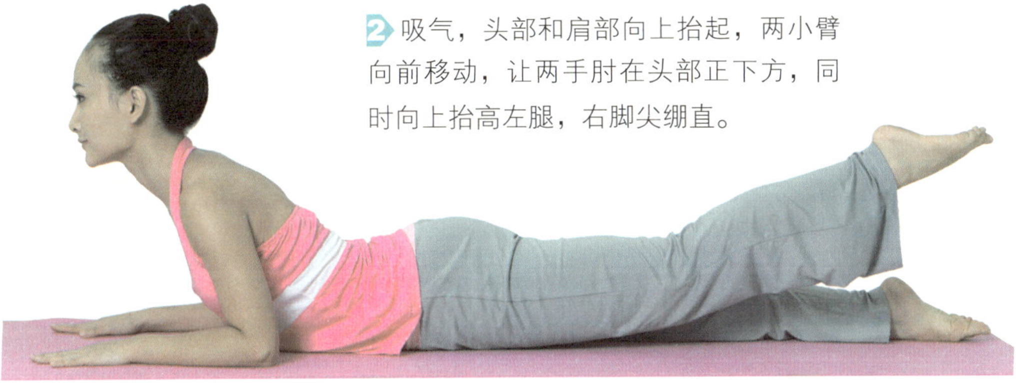

3 吸气，向上弯曲右膝，右脚脚掌抓住左膝盖，眼睛看向前方，保持姿势 20 秒。

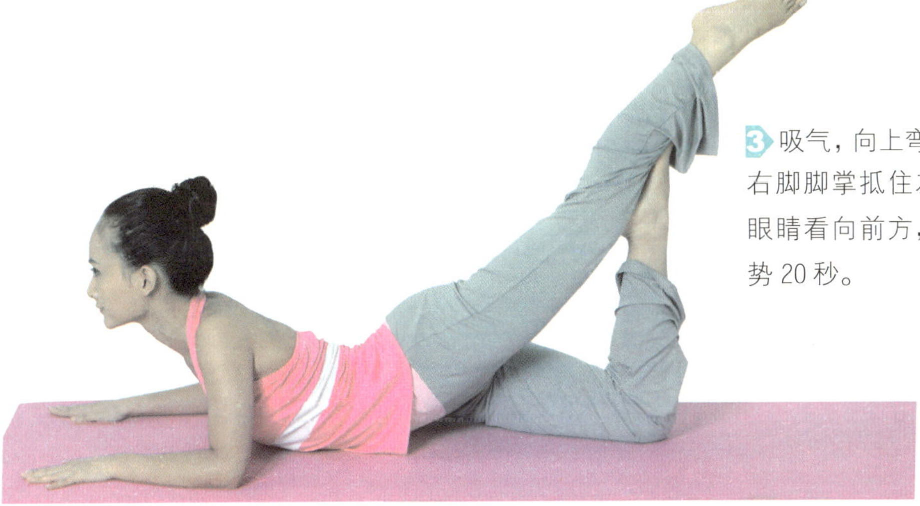

4 慢慢放下双腿，换另一边重复动作。然后身体呈仰卧姿势放松休息。

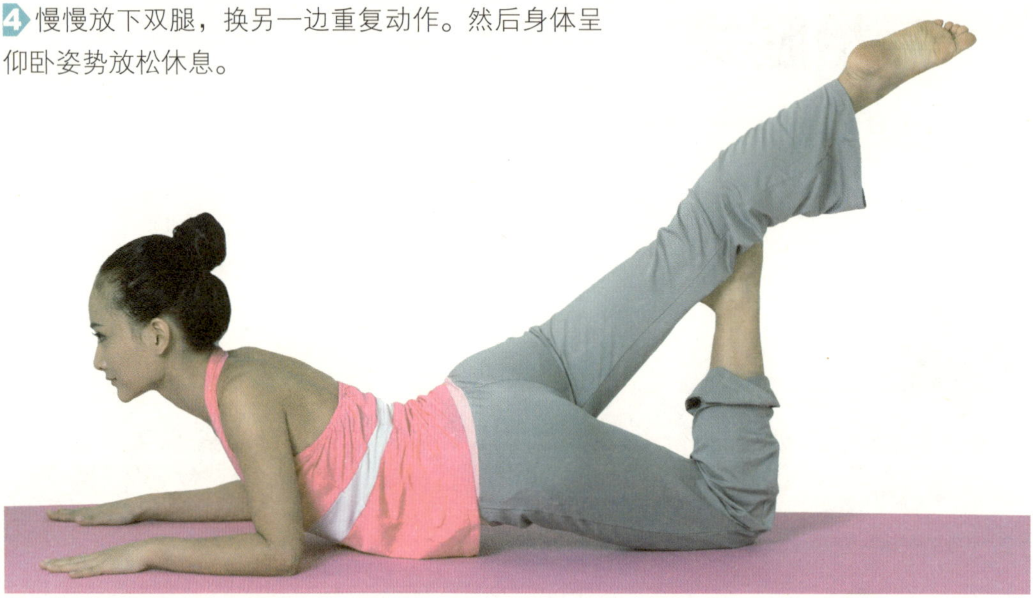

瘦身功效

后抬腿式能够有效地促进下半身血液循环，全面拉伸腿部线条，锻炼小腿后侧肌肉，使腿部更纤细。

练习技巧

注意腹部紧绷并平紧贴近地面，抬起的腿部保持挺直。

错误体式示例

容易不自觉地出现含胸低头、抬起的腿部弯曲等情况，这样会影响练习效果。

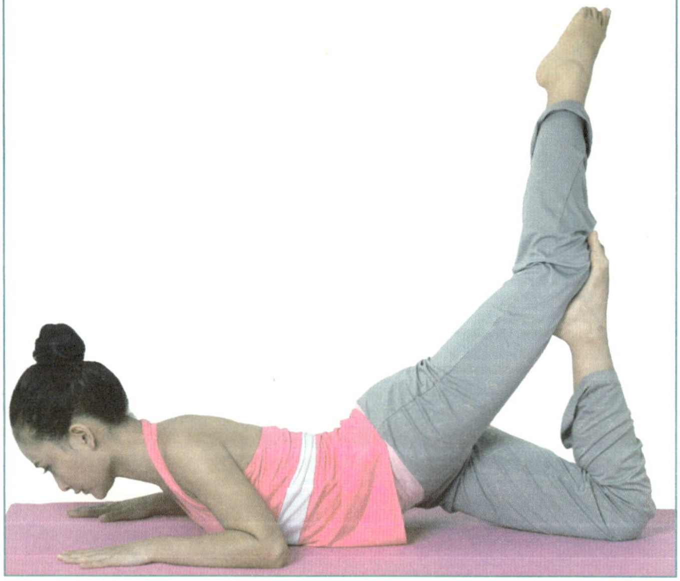

脚尖跪式

动作图解

1 跪坐在垫子上，腰腹部收紧上提。双膝与大腿保持并拢，将意念专注于腰椎，吸气。呼气，头顶的部位向上延伸。

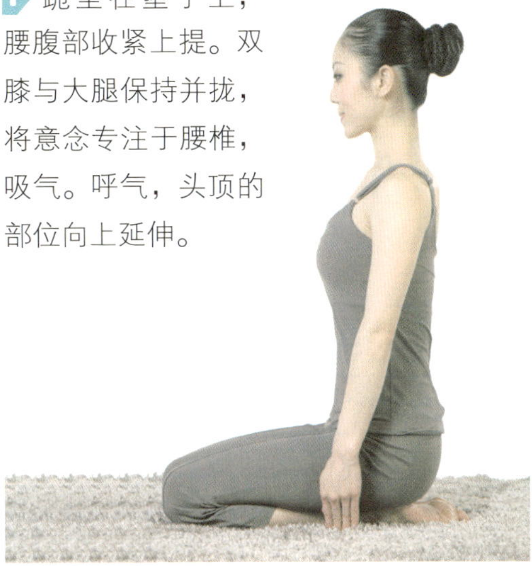

2 控制好身体，保持平衡，慢慢踮起脚尖。双手可以轻触地面，以保持身体平衡。

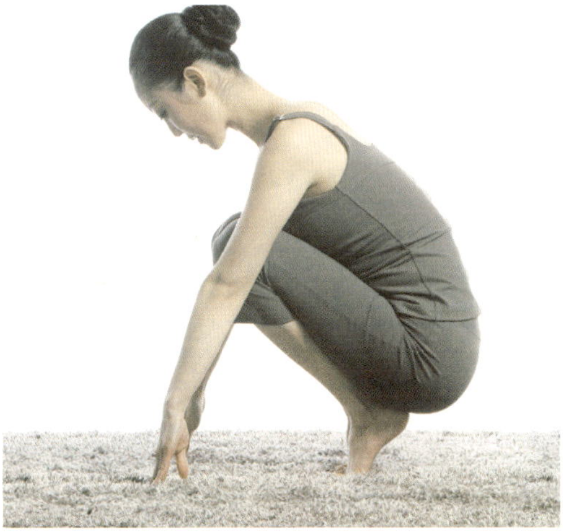

3 吸气，抬起手臂，向前方伸直，身体保持平衡，脚跟不要落下。

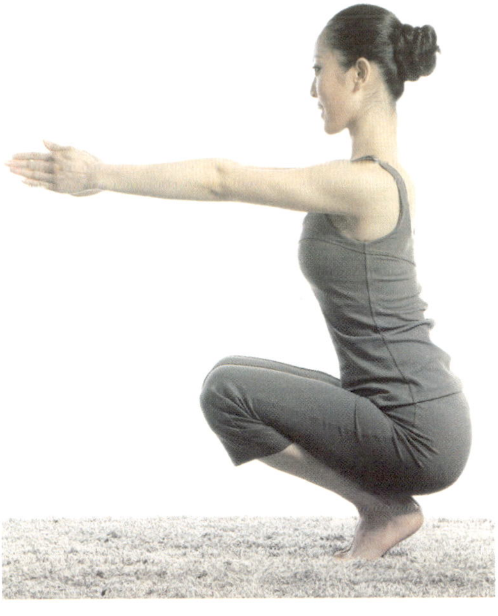

4 缓缓呼气，双手慢慢举起，掌心在胸前合十。保持 3~5 次呼吸的时间，在每次吸气时上提腰椎。

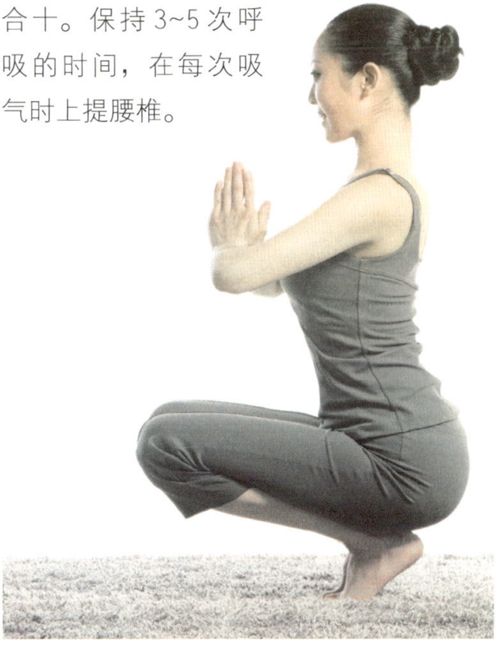

练习技巧

练习此体式时要格外小心，上身进行动作时，下半身一定要保持好平衡后再缓慢上抬，不可操之过急。尽量让腰背保持挺直，在感觉舒适的前提下保持住姿势，配合呼吸。练习熟练后，可试着将脚尖踮得更高，脊椎往上尽量延伸，这些都对身体的平衡力有着更高的要求。

✕错误体式示例

练习此式时，最容易出现腰腿力量不足而使脊椎前弯的状况。脊椎向前弯曲会给脚踝带来更大的压力，肩部得不到放松，同时还会让胸腔受到压迫，令练习者感觉头晕。

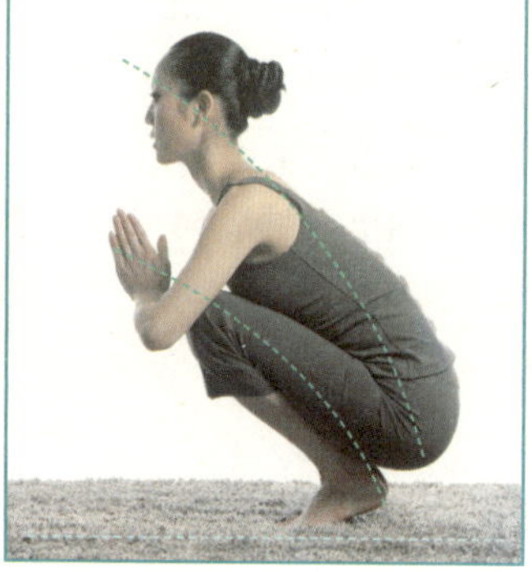

示范图解

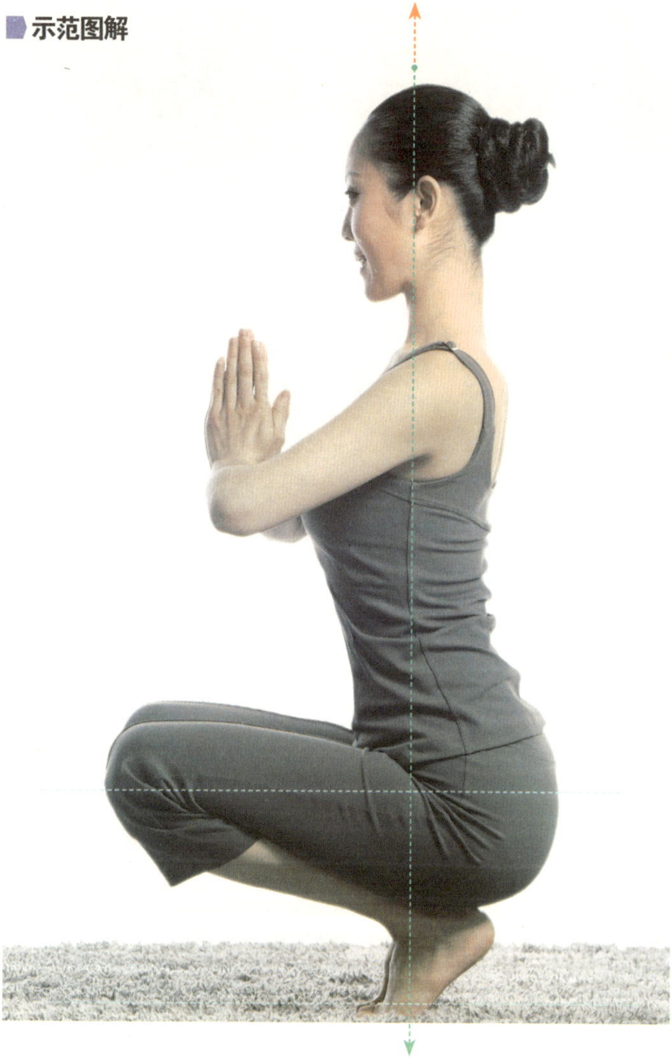

瘦身功效

此体式踮脚尖的动作能够强化脚踝和脚趾的力量，使脚踝圆润可爱，十指灵活修长；可促进腿部肌肉拉伸和锻炼，美化修饰小腿曲线，促进脊椎伸展，增强膝盖、脚踝、肘关节的韧性。

半脚尖式

动作图解

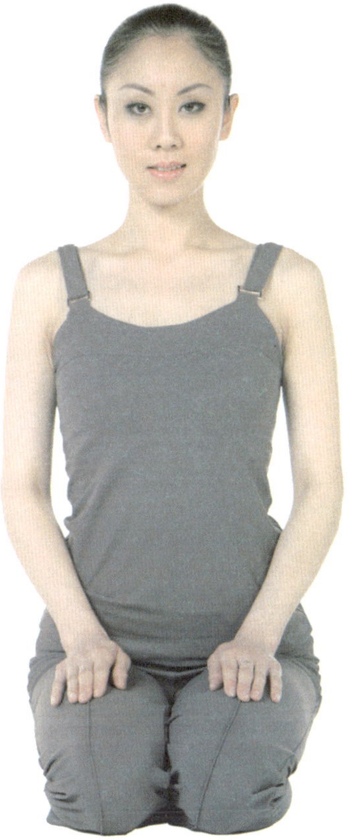

1 以简易坐的坐姿跪坐在垫子上，双脚大拇指叠放在一起，双手轻轻放在大腿上，肩部打开，微微下压，自然地呼吸。

2 呼气，身体前倾，双手帮助保持身体平衡，脚尖立起，保持脊柱伸直。

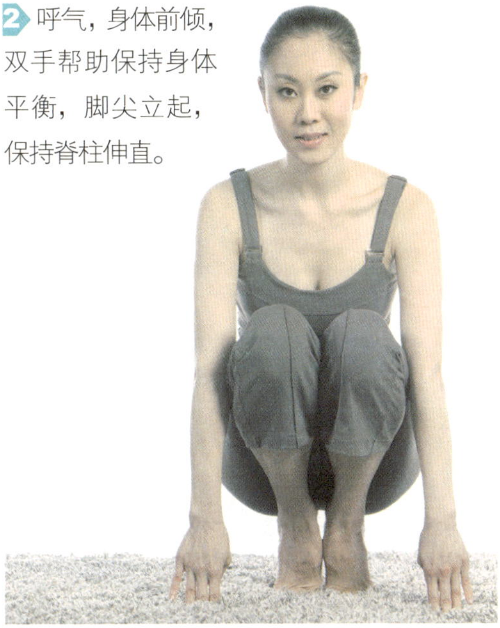

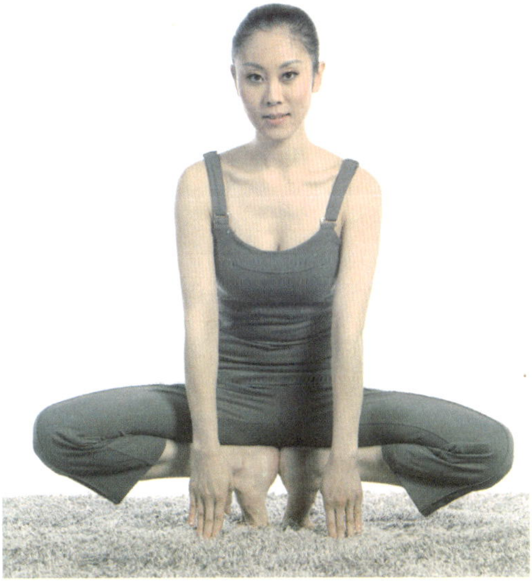

3 双脚脚后跟相对，脚尖抬起，双膝向两边尽量打开。吸气，身体立直，双手放在体前，控制好身体平衡。

瘦身功效

练习这个体式，不仅能修饰小腿曲线，刺激下半身血液循环，还可以预防腿肚抽筋，改善腿部肿胀，降低腿部静脉栓塞发生的概率；同时，还能锻炼脚尖和脚踝的柔韧性，提高身体的控制能力和平衡能力。

练习技巧

在练习时，一定要控制好身体的平衡，当身体能够不费力地保持平衡时，再进行每一步的动作。在双腿下蹲打开时，脚跟应相对而立，脚尖和脚跟受到较大压力时，尽量分开双膝，可以缓解脚尖和脚跟的压力；整个体式练习中，都应该保持脊柱向上延伸的状态，身体不要前倾。

错误体式示例

图中的错误姿势在于双膝没有用力打开，双脚脚跟无法相对，造成下半身不够稳定的状态，导致上半身脊柱无法伸直，容易使身体前倾，臀部后坐。

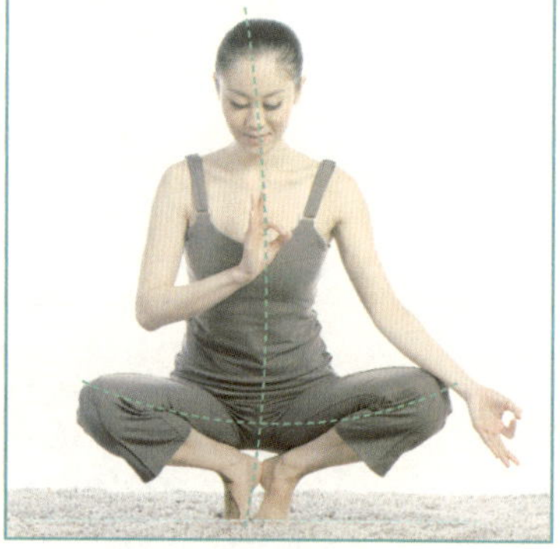

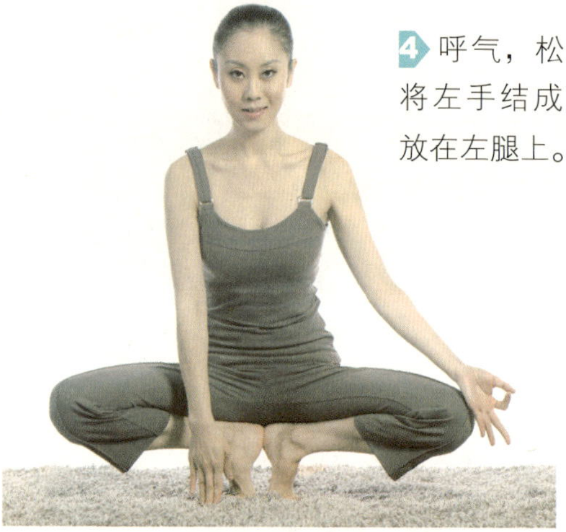

4 呼气，松开左手，将左手结成手印，轻放在左腿上。

5 再次吸气时，松开右手，结成手印，放在胸前，感受到腿部肌肉得到锻炼，脊柱向上延展，保持好身体的稳定，停留约3~5次呼吸的时间。

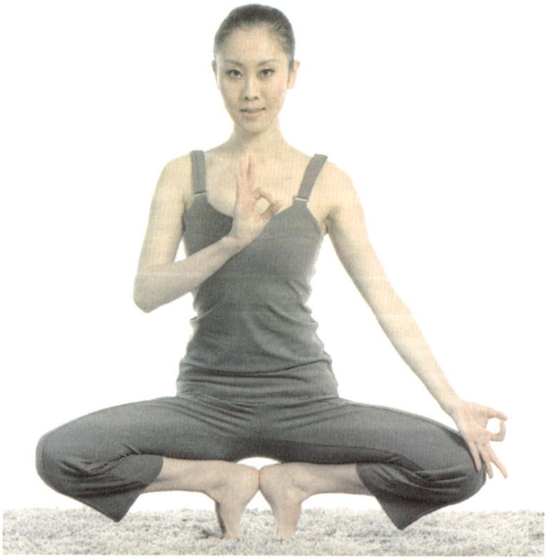

示范图解

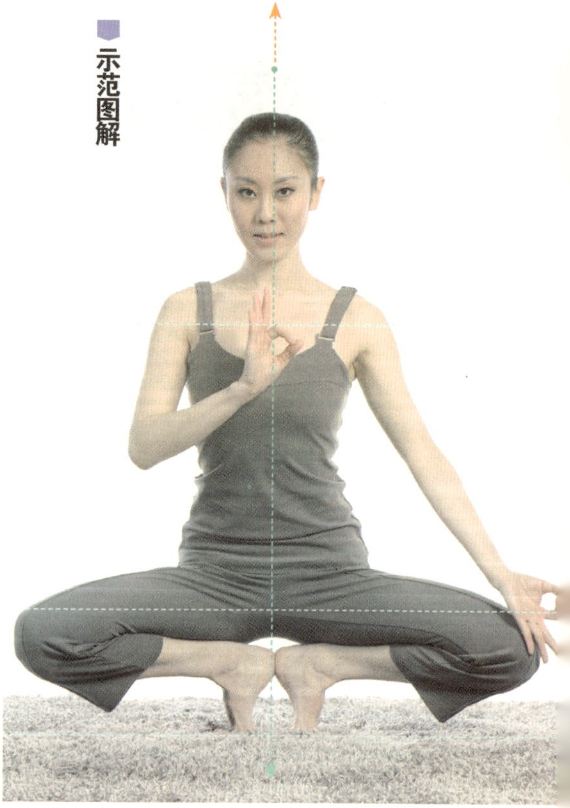

斜面式

动作图解

1 侧坐在垫子上，双腿并拢，指尖朝前；上半身微微往后倾斜，双手手掌移至臀部后方，指尖朝臀部方向。身体重心落在臀部，双腿保持贴地不要翘起。

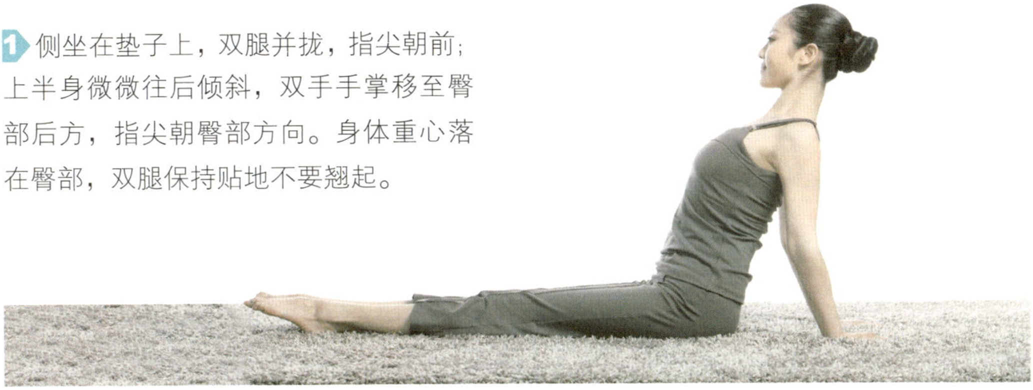

2 吸气，双手手掌用力撑地，臀部、背部往上提起，双手手臂与地板垂直，双脚并拢，脚板尽量贴在地板上，头部保持一定的紧张感，不要后仰下垂。保持呼吸，维持姿势 3~5 次呼吸的时间。

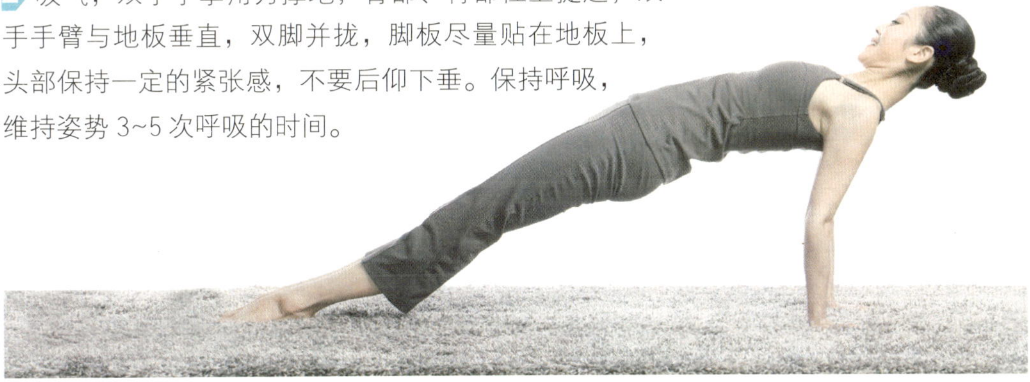

3 继续呼吸，吸气时收紧腹部、臀部及大腿肌肉，感觉身体自胸腰的中点有股向上提拉的力量，可帮助身体集中力量。颈部向后伸长，下巴上抬，拉伸前颈。

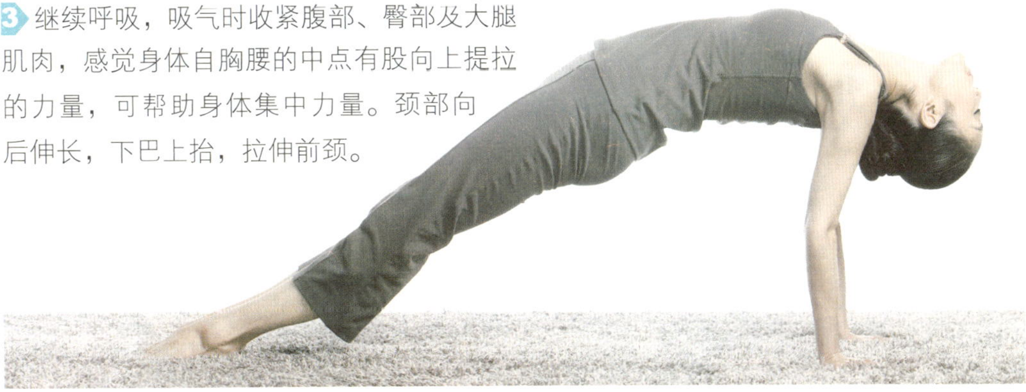

4 吐气，臀部坐回地面，背部慢慢放回地面，放平头部，自然呼吸。

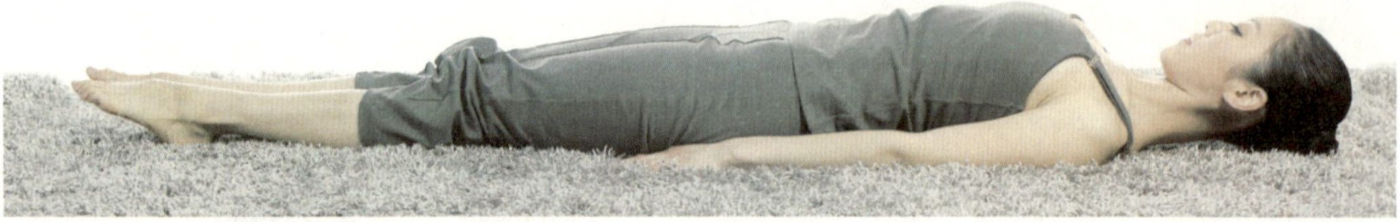

瘦身功效

练习此式可以有效伸展胸部，收紧背部、腿部肌肉，改善不良体态；收紧臀部，预防腿部肌肉松弛；强化呼吸系统，辅助治疗呼吸系统疾病；美化修饰腿部曲线，还可刺激肺、胃等器官和甲状腺等腺体，改善情绪，增加积极的身体能量。

练习技巧

此体式正确的姿势，从侧面看，是一个平直的斜面，腰肌和臀部控制能力比较好的练习者，可以让胸腰带动身体一起向上延伸；做此体式需要专心，臀部收紧，膝盖伸直。

患有低血压的练习者，练习这个体式时应小心，避免头部后仰过度造成晕眩。

错误体式示例

练习此式时，容易因方法不对或腰腹力量不够，使练习者无法抬起髋部和腰部。这样的错误姿势让上身的重量都落在了双手手掌上，容易引起肩部上耸、腹部肌肉过度紧张等问题，严重者甚至会出现肌肉痉挛。

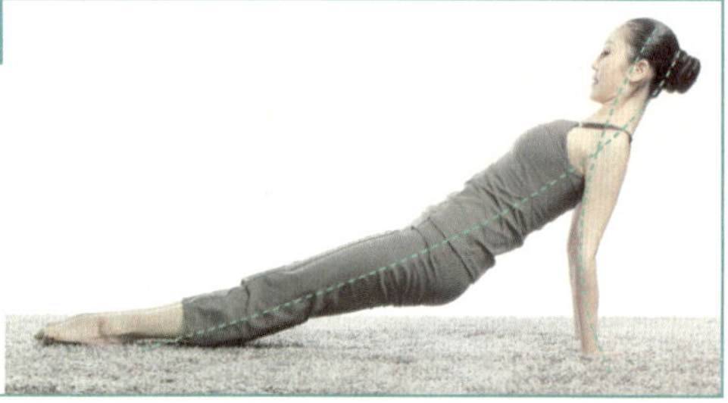

示范图解

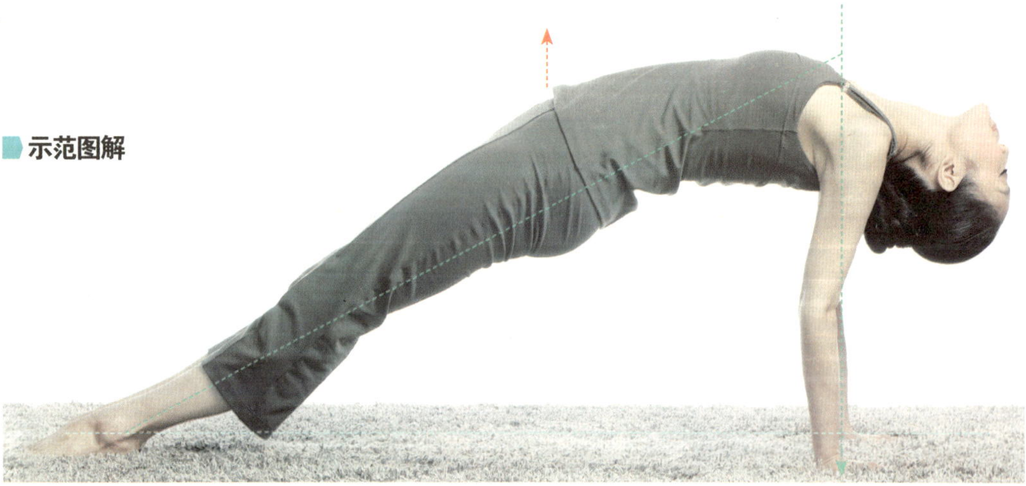

第九章 排毒净身，无毒一身轻

炮弹式

动作图解

1 仰卧在地面上，双腿伸直，两臂自然放在体侧，掌心向下。

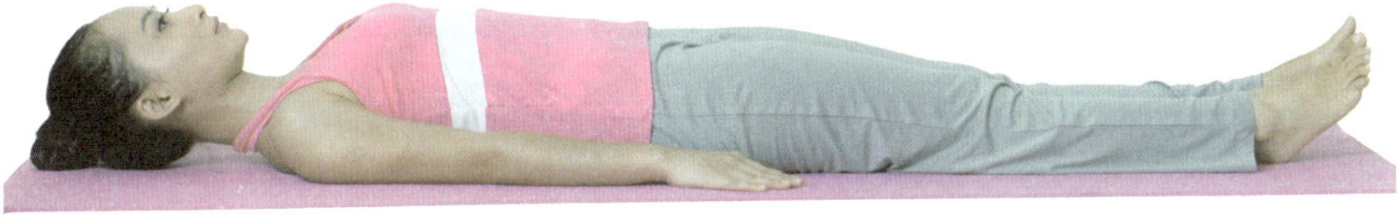

2 腰背向下压，吸气时抬起右膝。

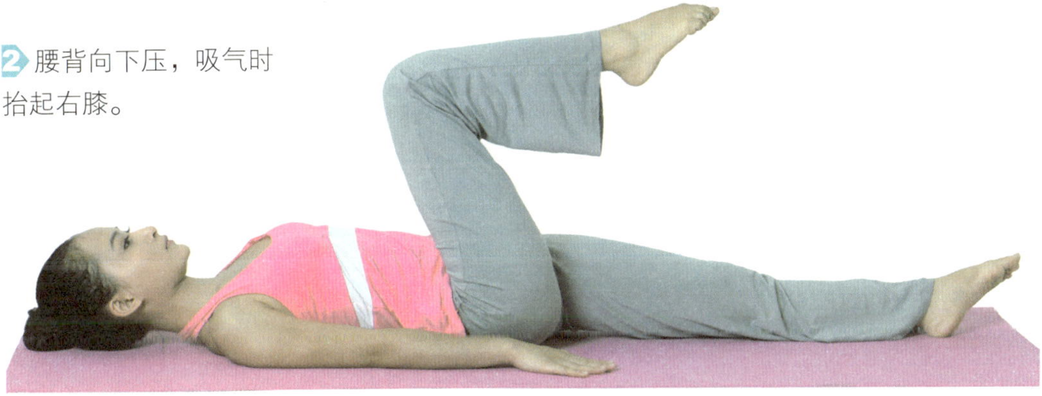

瘦身功效

炮弹式能够有效地排出体内废气，净化血液，消除便秘，美化肌肤；还能收缩腹部，是女性恢复身段线条的练习姿势。

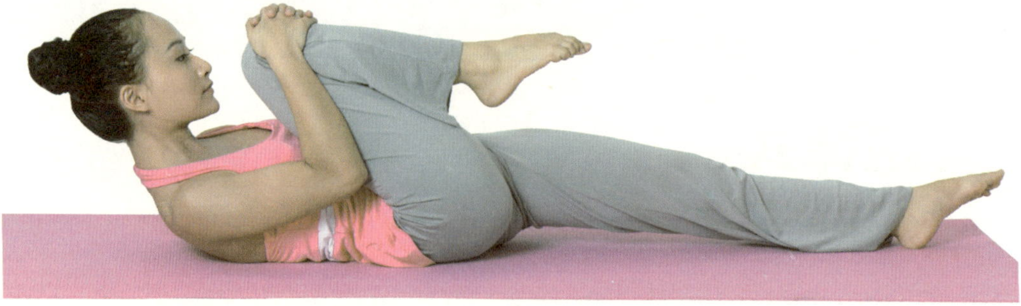

3 十指相交，抱住右膝，同时呼气，并轻轻地把右膝拉到胸前，尽可能做到头点右膝盖。

练习技巧

练习时要配合着呼吸，一呼一吸都要深、缓、均匀。

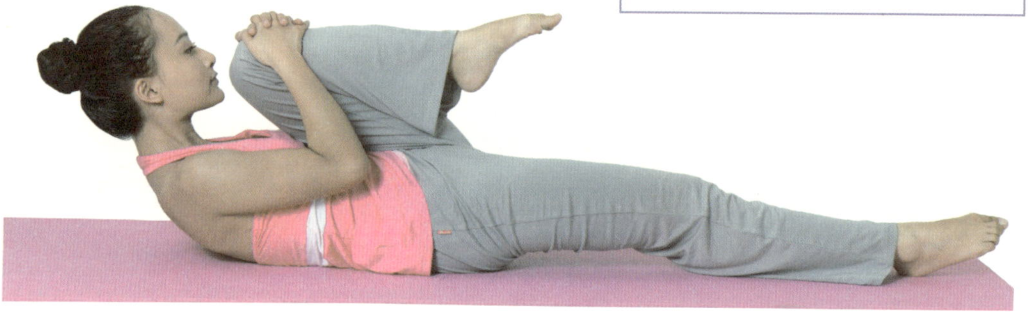

4 呼气时，腿和手臂慢慢地放回地上。换边做左腿。

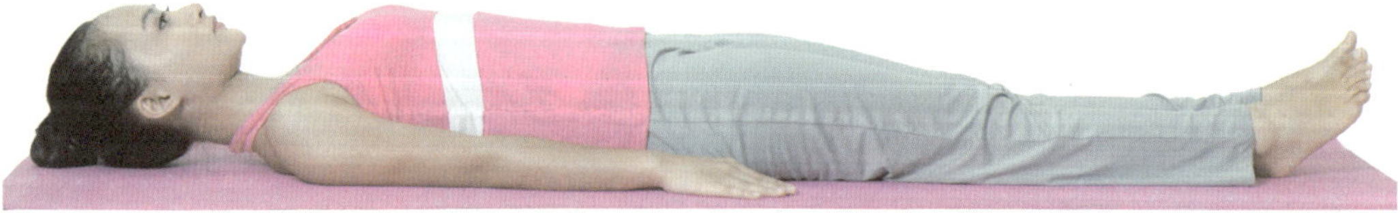

5 呼气时，腿和手臂慢慢地放回地上，平躺在地上，回到起始姿势。

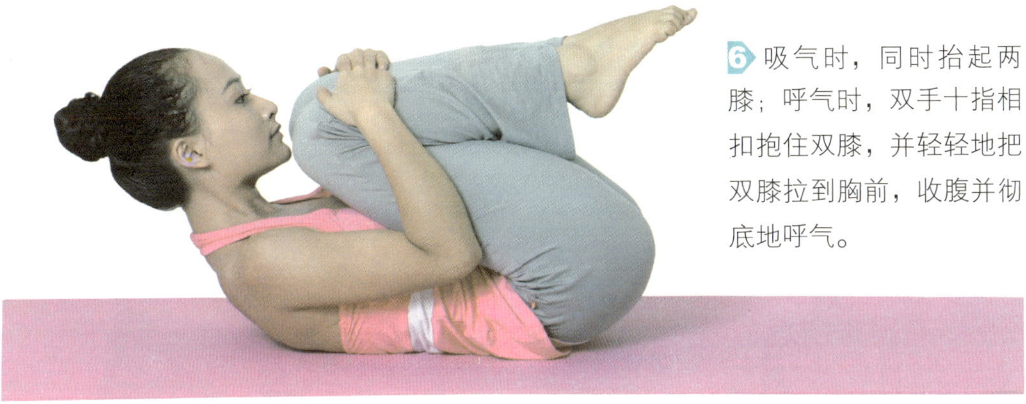

6 吸气时，同时抬起两膝；呼气时，双手十指相扣抱住双膝，并轻轻地把双膝拉到胸前，收腹并彻底地呼气。

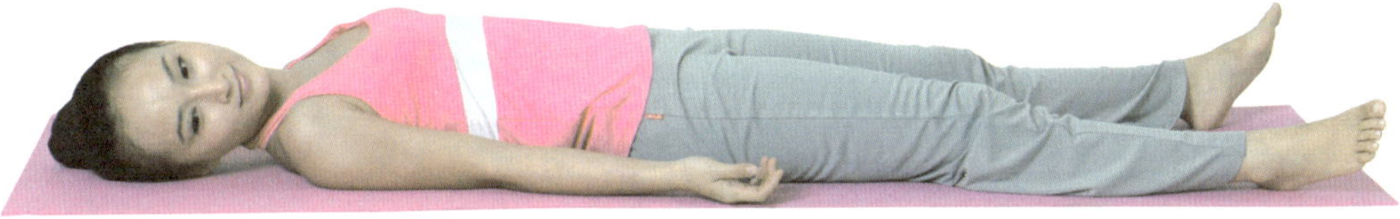

7 吸气时，伸直手臂，膝盖离开胸部，并保持片刻；呼气时，手臂和双脚回到地上，保持弯膝的姿势；两脚往前滑，顺势伸直双腿，放松休息一会儿。这是一个回合。做 2~5 个回合。

错误体式示例

练习第三、第四步时，与地面接触的那条腿可能会伸不直，从而会影响效果。

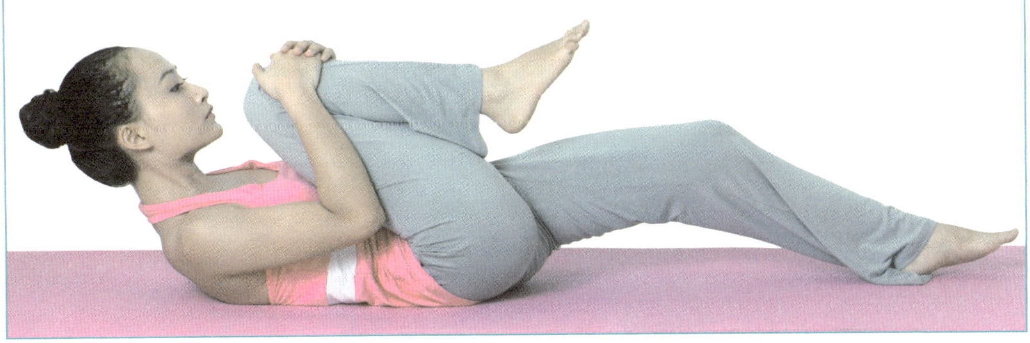

叭喇狗式

动作图解

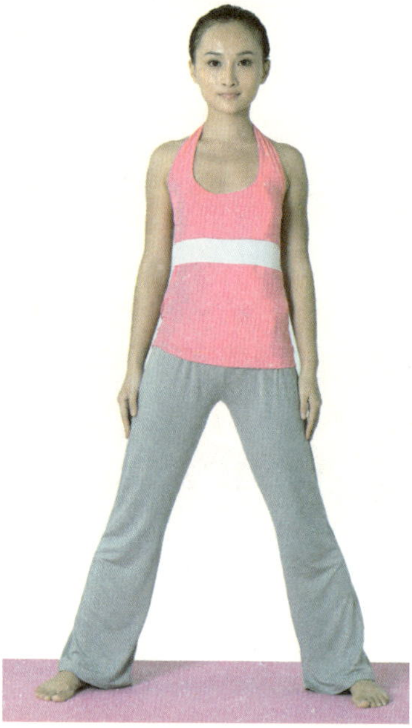

1 站立，双腿分开，约一个半肩宽的距离，双手自然放在身体两侧，眼睛平视前方，均匀呼吸。

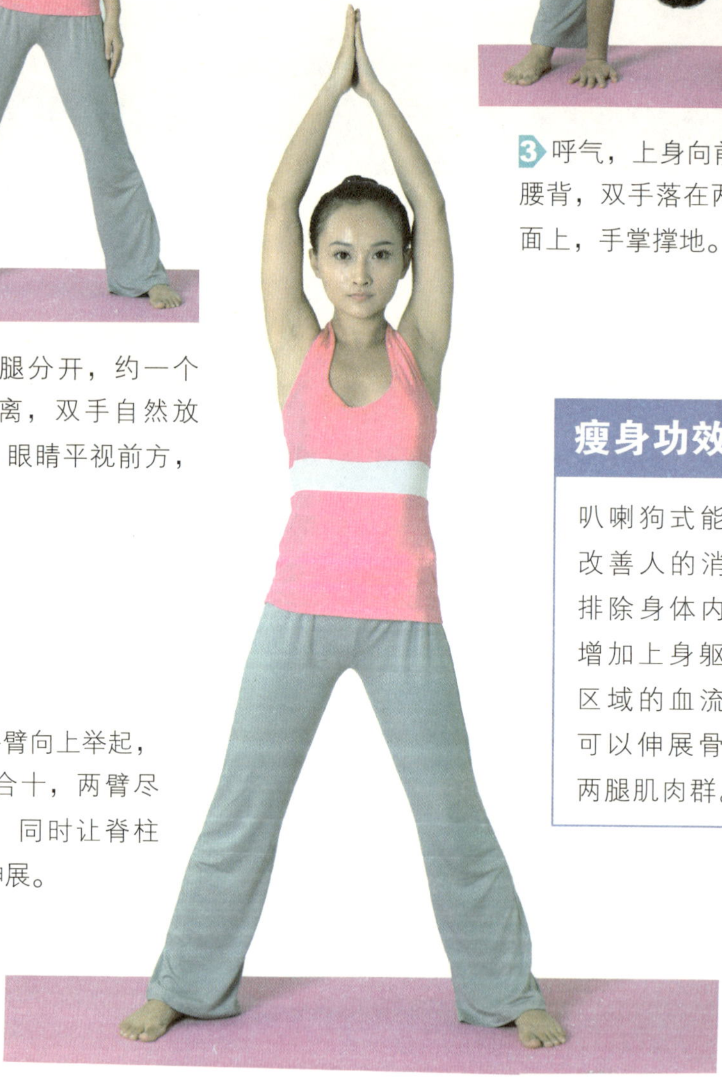

2 吸气，两手臂向上举起，双手在头顶合十，两臂尽量向上延伸，同时让脊柱也尽量向上伸展。

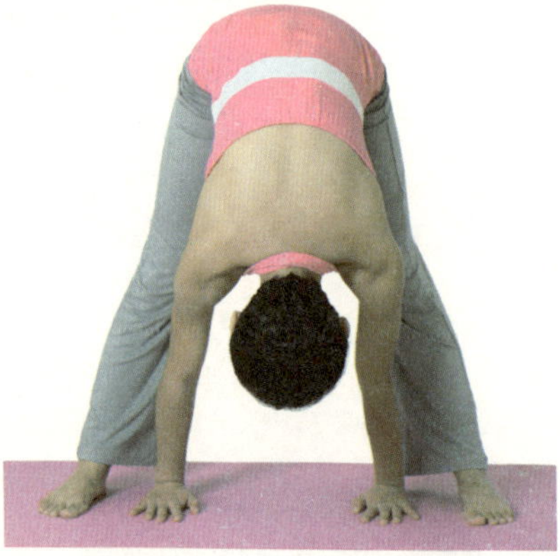

3 呼气，上身向前放落，挺直腰背，双手落在两脚之间的地面上，手掌撑地。

瘦身功效

叭喇狗式能够有效地改善人的消化功能，排除身体内的毒素，增加上身躯体和头部区域的血流供应，还可以伸展骨盆区域和两腿肌肉群。

4 双腿伸直保持不动，将身体重心放在两条腿上，慢慢抬起上半身，弯曲手肘，双手在背后合十，指尖指向头顶的方向。深呼吸，上半身再一次向下俯身折叠，抬起头部，眼睛注视前方的地面，保持姿势15秒。

练习技巧

在练习叭喇狗式体式的时候，要求腰、背部保持在同一平面内；头部、颈部不好的人，不要过度抬头；在练习过程中，无论是站立还是俯身折叠，都应保持上半身挺直，脊柱不要弯曲。

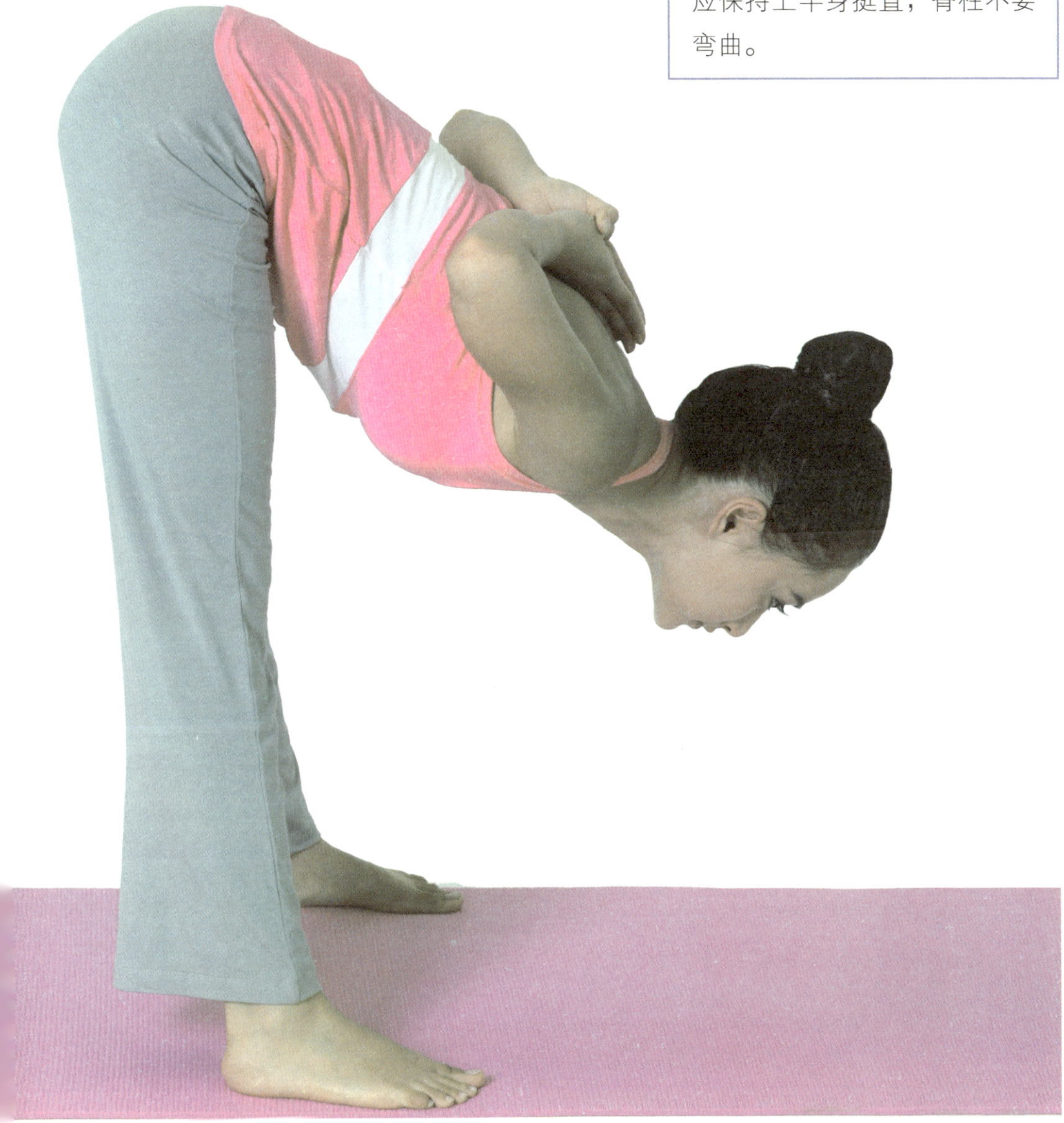

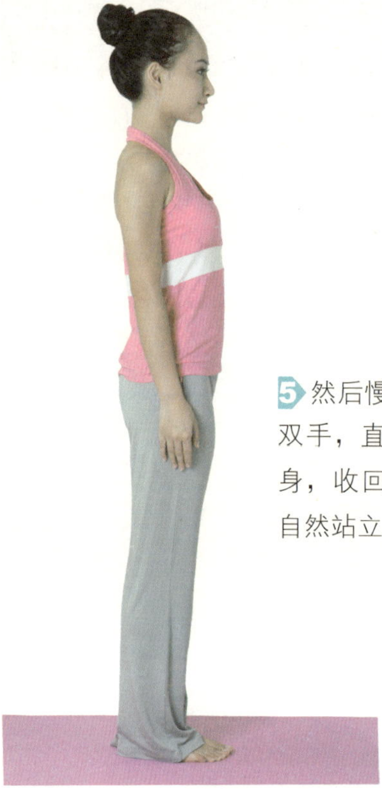

5 然后慢慢松开双手，直起上半身，收回双腿，自然站立。

错误体式示例

在做第三步时，容易腿部弯曲；腰背不在一个平面内。

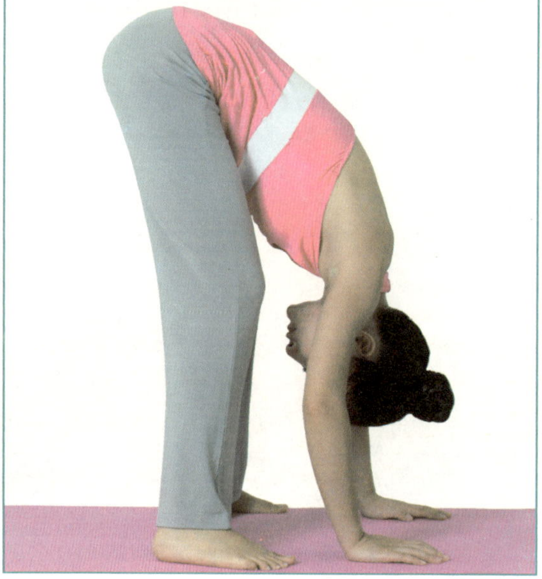

难度降级：（1）初练者在循序渐进，可适当降低动作的停留时间；（2）若双手难以在背后合十，可以改为容易一点儿的双手叉腰。

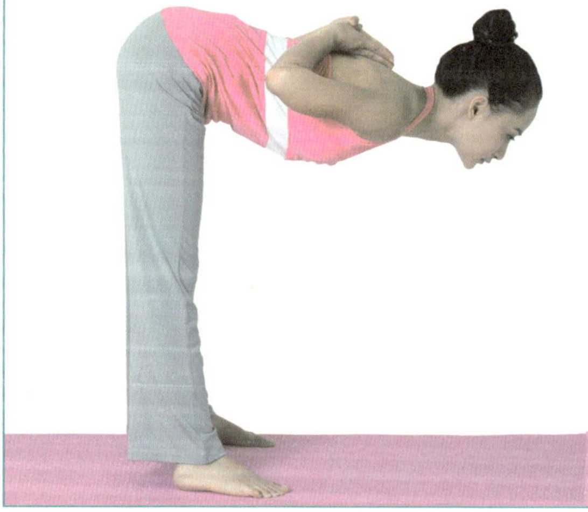

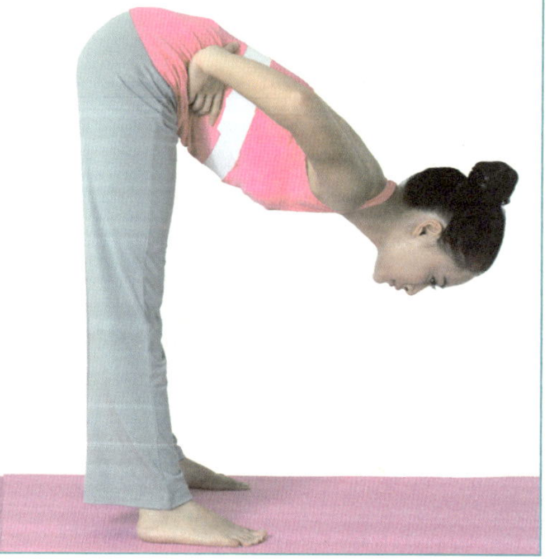

弓式

动作图解

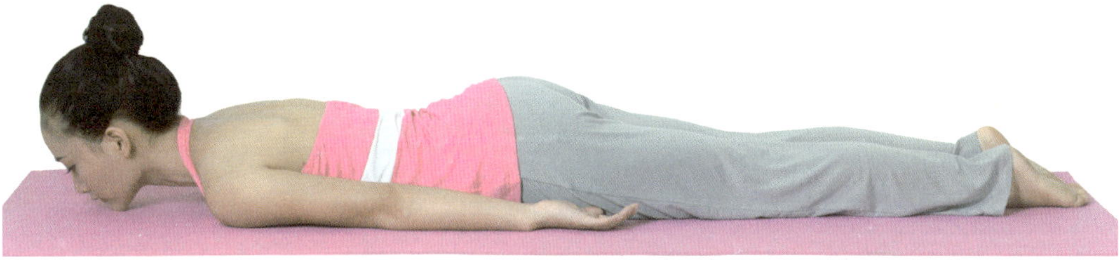

1 由俯卧姿势开始，身体俯卧在地面上，下巴接触地面，缓慢而深长地吸气，屏住呼吸。

2 屈起双膝，向上抬起小腿，双手向后握住双脚脚腕。

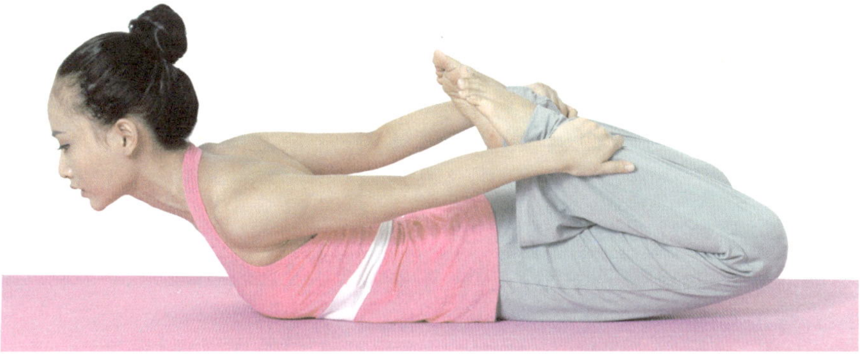

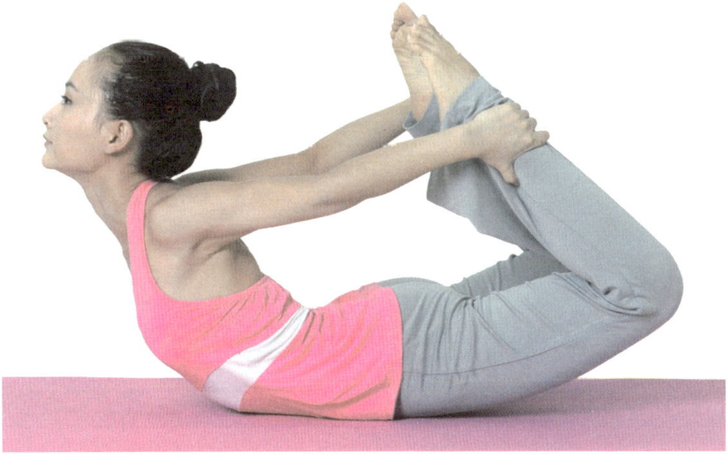

3 吸气结束时，将头部抬起并让颈部挺直。稍稍停留一下，双手开始向后拉动双腿，向后拉到力所能及的最大限度，使胸腹离开地面，注意动作要缓慢、柔和，膝盖可以分开，目视天空，屏住呼吸保持上述姿势 10 秒钟。

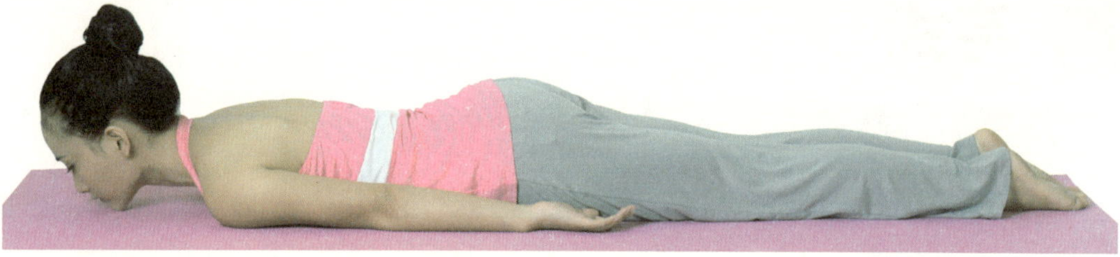

4 放开脚踝，使其慢慢地还原到地面，休息 10 秒钟再次重复一遍这个姿势。

练习技巧

❶ 尽量保持姿势的稳定性，配合好呼吸；❷ 做此动作时要循序渐进，不可生拉硬扯，以免身体受伤。

瘦身功效

弓式能够有效地刺激消化，排除体内的毒素，让身体变得更加轻盈；同时，还能紧缩大腿肌肉，美化臀部线条，预防臀部下垂，强化大腿力量，并消除背部赘肉。

错误体式示例

做这个动作容易过急，向后拉不到最大的限度。双腿和双臂向外撇是错误的。

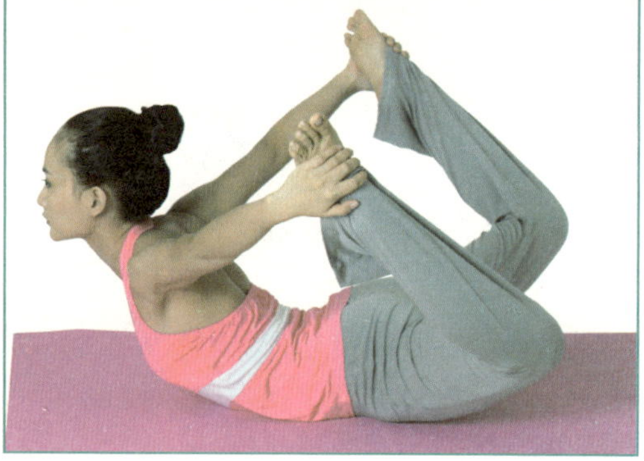

难度降级：初练者有些动作实在完不成，可以先只抓住一个脚踝进行练习，练习抓住单侧脚踝反弓式时，其呼吸、仰体、姿势停顿、复原等步骤，均与抓住两侧脚踝的做法相同。所不同的是，当一条腿弯曲向后牵拉时，另一条腿则应该贴着地面。

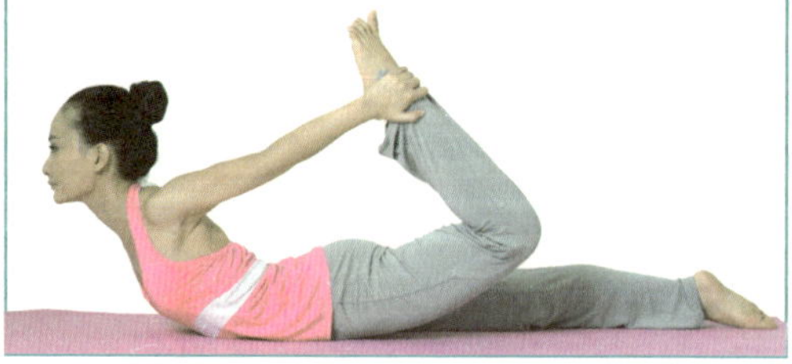

加大难度：如果可能的话，踝骨可以并拢。

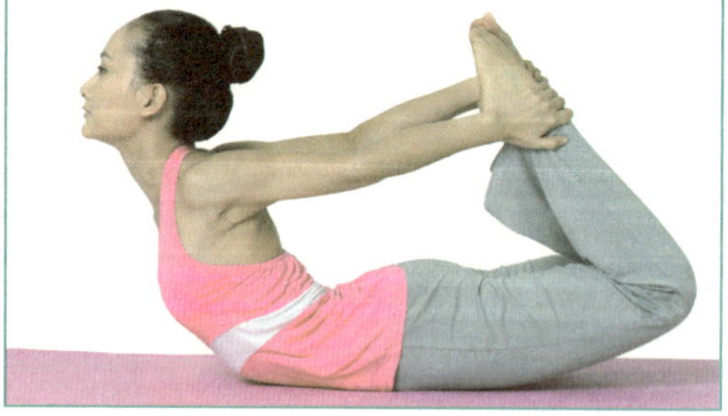

半英雄式全伸展式

动作图解

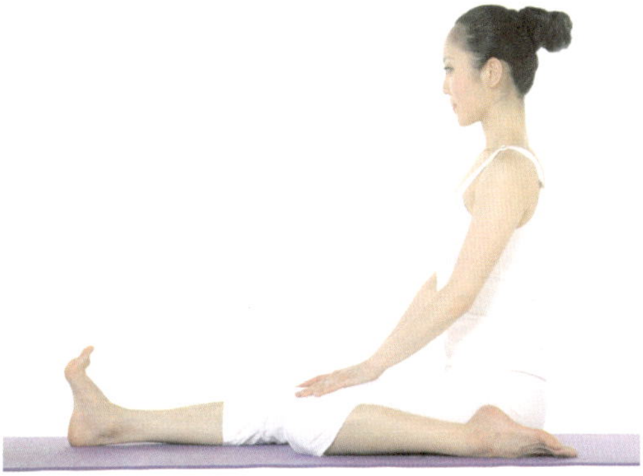

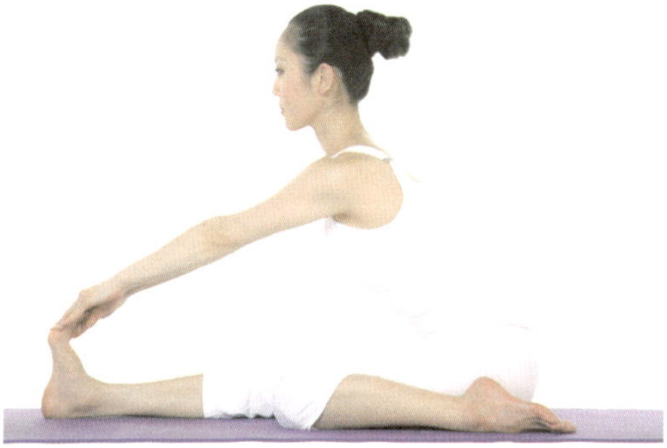

1 双腿并拢伸直端坐在垫子上，弯曲左腿，左小腿放在左大腿外侧。吸气，脊椎向上延伸，身体放松，颈椎、腰椎都保持在同一直线上。

2 呼气，上身前倾，双手去抓右脚脚趾，右脚绷起，右膝盖向下压不要弯曲。臀部不要抬离地面，腰背伸直。

3 继续呼气，脊柱一节一节地往下延伸，腹部、胸部、下巴依次分别贴近大腿、膝盖和小腿胫骨处。

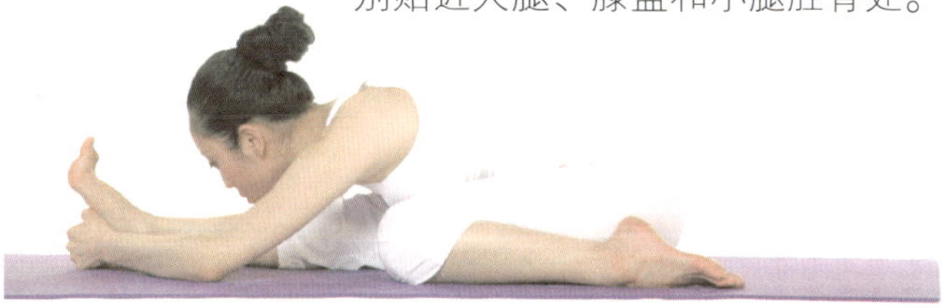

瘦身功效

半英雄式全伸展式对于放松骨盆后面的紧张肌肉有特别的功效。练习这个姿势也可以打开骶骨区，刺激脊椎神经和坐骨神经；加强背部肌肉的锻炼；加速身体的血液循环，清除体内垃圾。

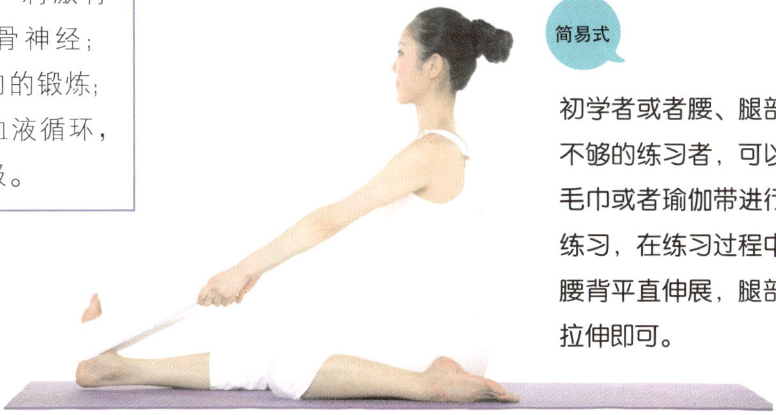

简易式

初学者或者腰、腿部韧性不够的练习者，可以使用毛巾或者瑜伽带进行辅助练习，在练习过程中保持腰背平直伸展，腿部绷直拉伸即可。

练习技巧

上身前倾时，打开胸部，伸长背部，感觉背部逐渐得到放松与伸长；髋关节向下打开，稳稳地贴在地面上，左臀和左髋关节下压稳定住下半身；伸直的腿膝盖窝尽量贴近地面，脚尖绷起，拉伸腿部后侧；弯曲的腿前侧有微微的拉伸感，贴近腹部时感受腹部的起伏和对腹腔器官的按摩刺激。

错误体式示例

练习这个体式时，容易出现因为腿部韧性不够而弯曲膝盖的情况。这种错误姿势不仅不能拉伸腿部后侧肌肉，还有可能拉伤腿部的韧带；背部的弯曲和双肩上耸，也会让肩颈肌肉变得紧张僵硬。

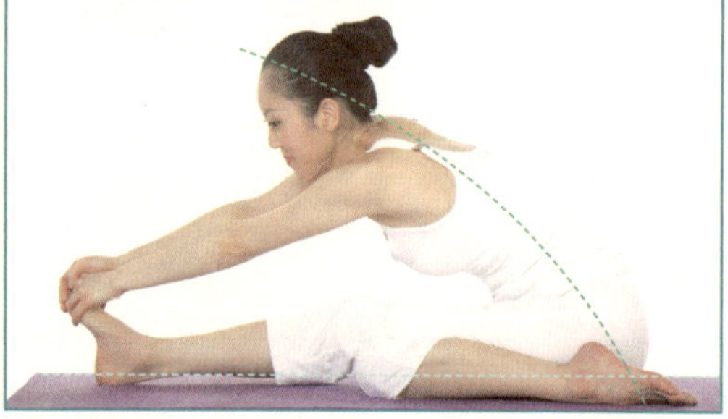

示范图解

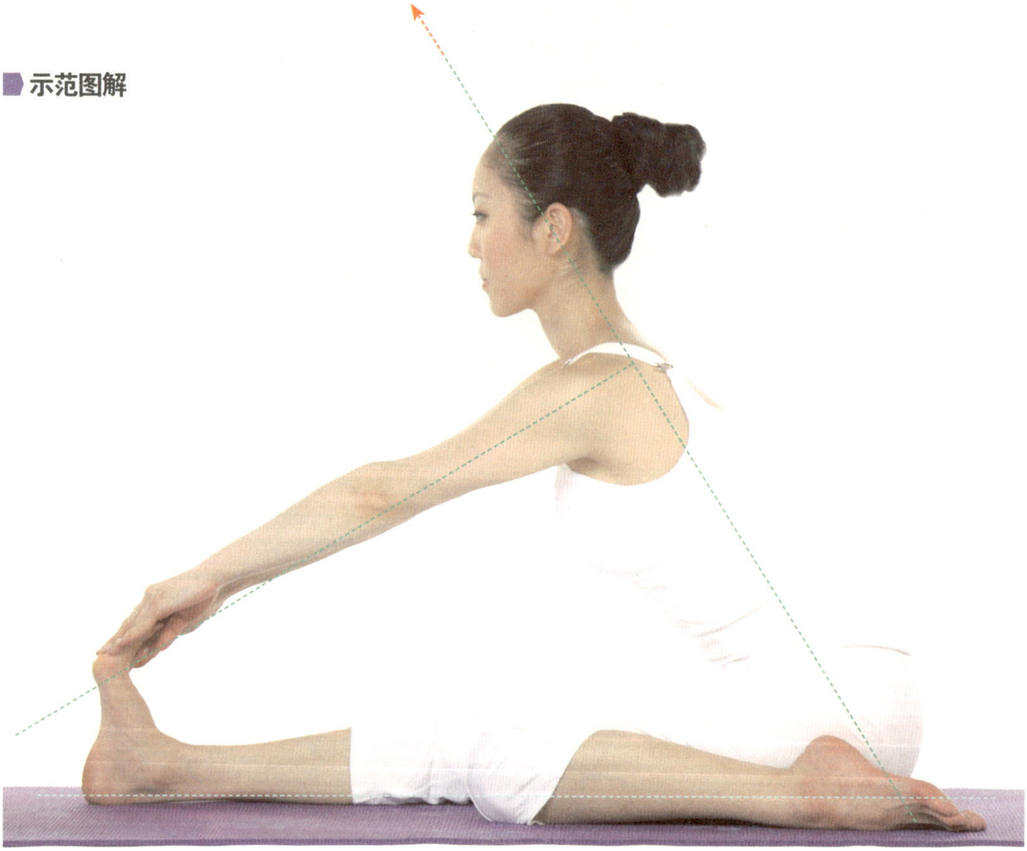

拱桥式

动作图解

1 仰卧，双手掌心朝下放于身体两侧，双腿弯曲收回，双腿分开与髋同宽，脚心贴地。由两脚连线的中点向上，耻骨、肚脐、两肩连线的中点、下巴、鼻头、眉心、头顶都在一条直线上。

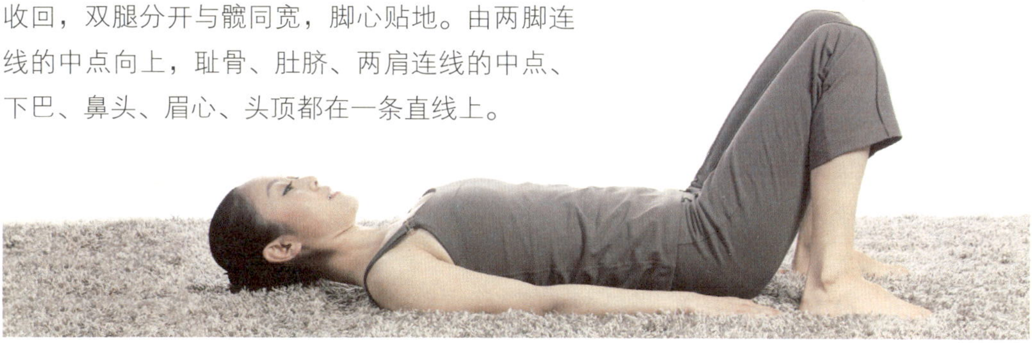

2 吸气，身体保持贴地不动，双手向后弯曲，掌心着地，置于两耳旁，感觉胸部和肩部扩张，腰部不要上抬。

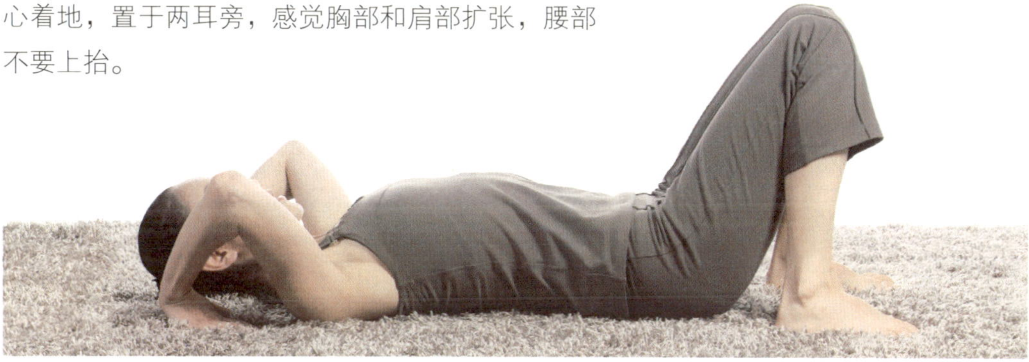

3 呼气，掌心、头顶和脚心撑起身体；臀部内收，双肘内收，将身体放平，保持在一个水平面上，不要前后左右移动，让身体能平稳呼吸。

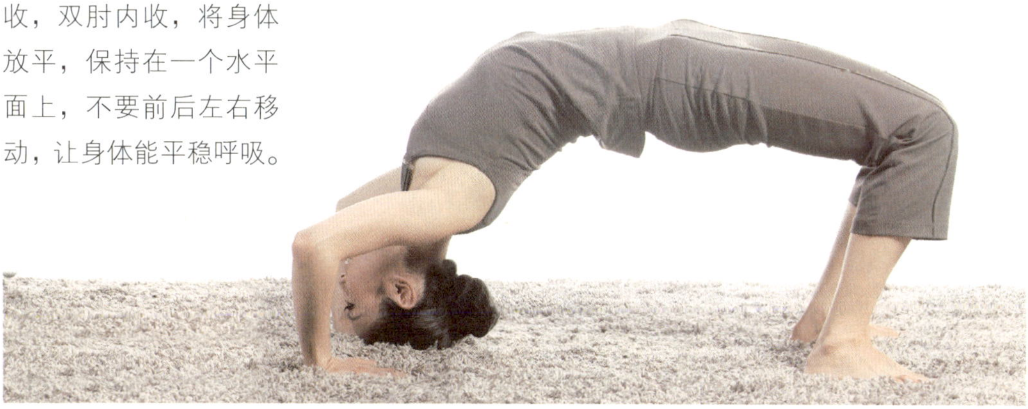

练习技巧

练习此式时，需要有良好的身体柔韧性，万不可勉强。腰、臀部上抬或者下落时，身体要保持平衡，不要左右晃动，以达到身体最大限度为宜；小腹收紧，腰部收紧，臀部垂直上抬，有助于减轻头部和肘部的压力；脚掌贴地，脚跟不要抬起；大腿抬高的同时膝盖尽力往后，不要朝前弯。需要注意的是，此为高阶瑜伽体式，初学者可从桥式开始练习。

瘦身功效

此体式能促进身体血液循环，滋养腺体，调整身体内分泌，避免身体肥胖，排除体内堆积的水分和毒素；向上提腰可收紧腰部、大腿和臀部肌肉，强化腰臀和腿部力量，美化身体线条。

4 吸气，手臂伸直，头部离地，撑起身体，眼睛看向手掌心连线的中间位置，保持5~8次呼吸的时间。收回时，身体慢慢下落，弯曲手肘撑地，缓慢还原头、颈部，上身落地后，伸直双腿，深呼吸放松身体。

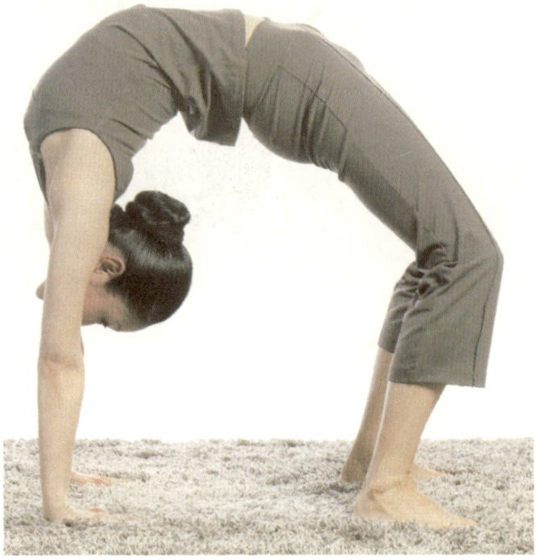

错误体式示例

图中的错误姿势极易引起颈椎和腰部的扭伤。在练习时，一定要保持手肘、脚跟、头顶与地面的正确接触，稳定好身体的平衡，才能在此基础上锻炼腰腹和四肢、头颈的力量。

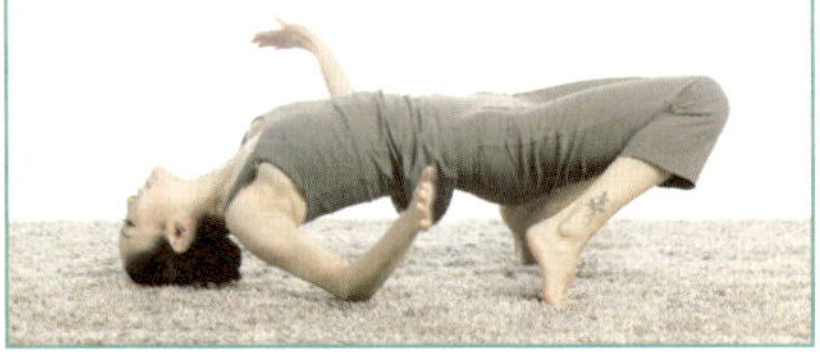

示范图解

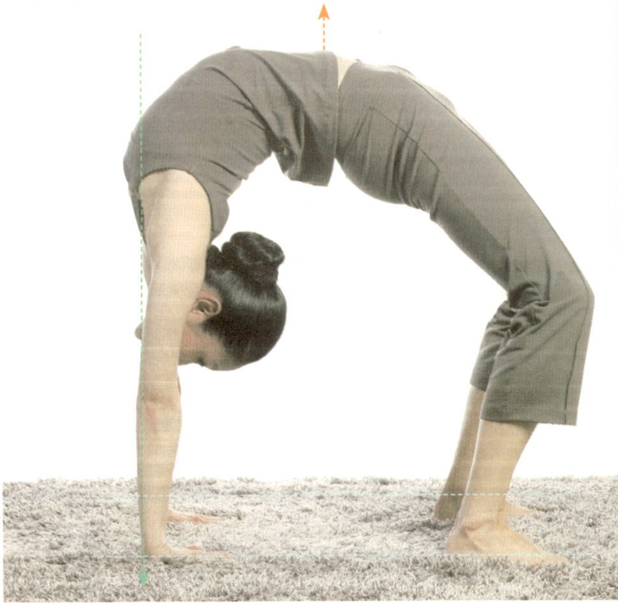

下篇

塑形篇：一招瑜伽，10分钟打造“S”形身材

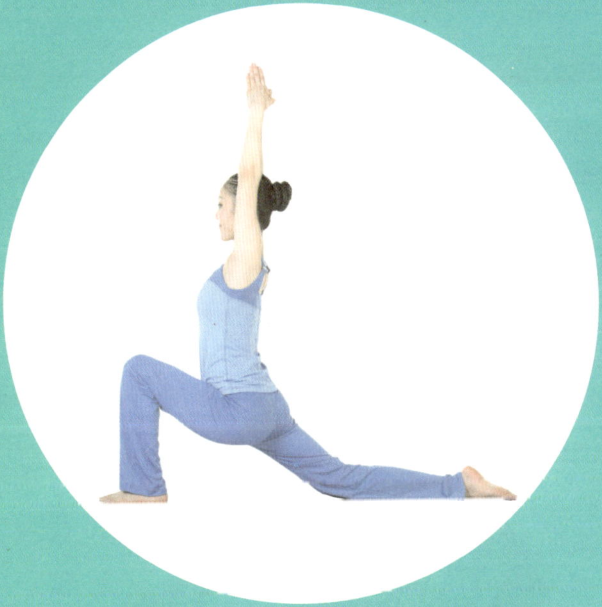

扭转莲花脊柱式

动作图解

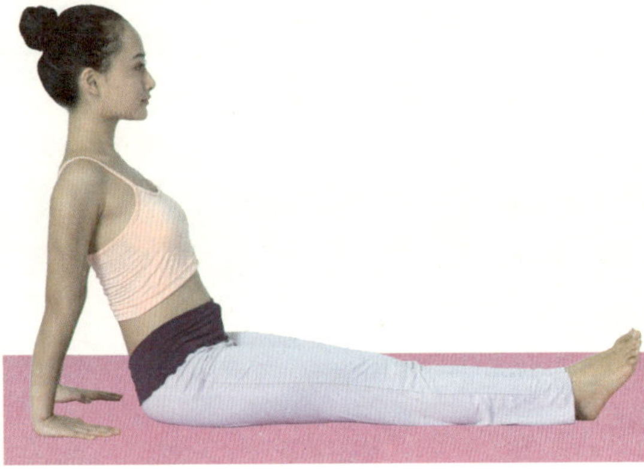

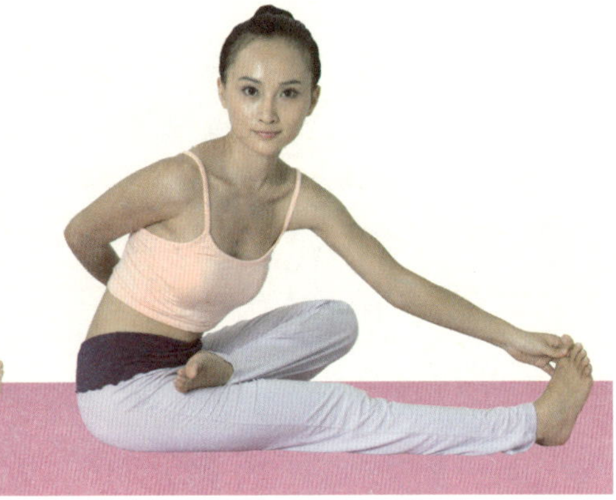

1 坐在地面上，上身直立，双腿向前伸直，双手放于身后，挺直腰背，目视前方。

2 曲左腿，将左脚放在右大腿根部，脚掌向上，呼气，左臂向前伸出，左手抓住右脚脚趾，将右臂收向背部，右手手背揽住腰的左侧。

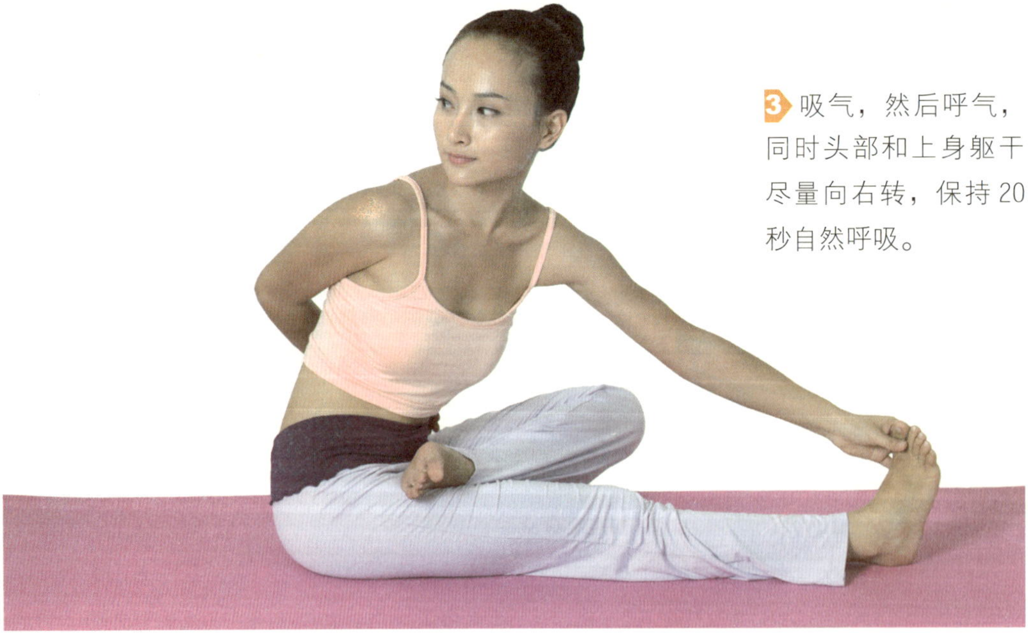

3 吸气，然后呼气，同时头部和上身躯干尽量向右转，保持20秒自然呼吸。

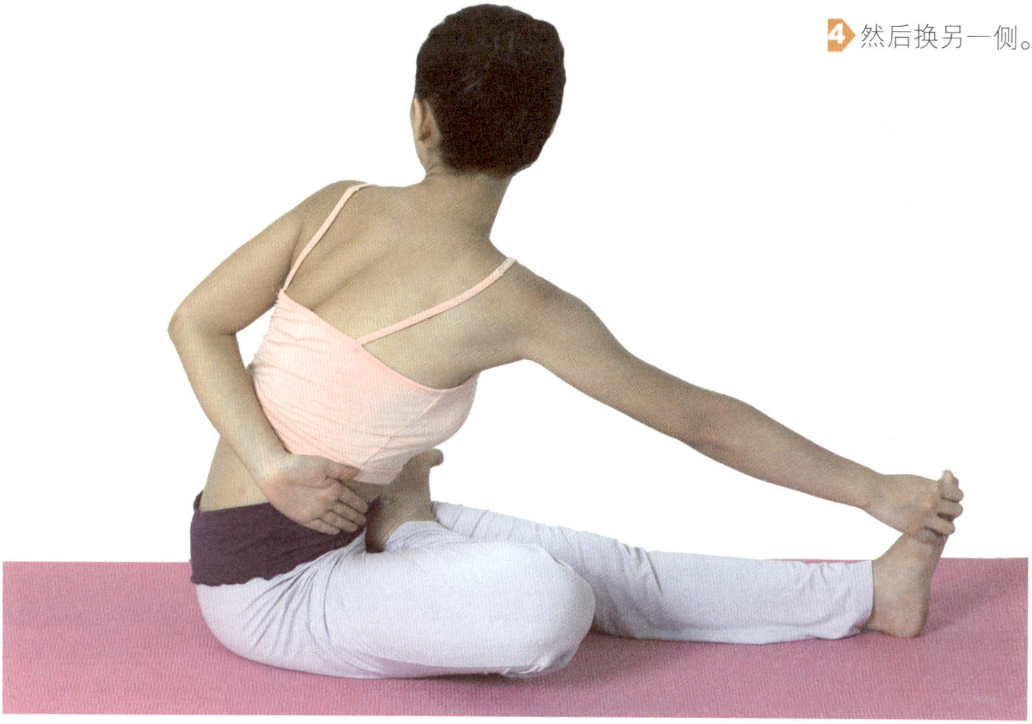

4 然后换另一侧。

错误体式示例

上身含胸塌腰。

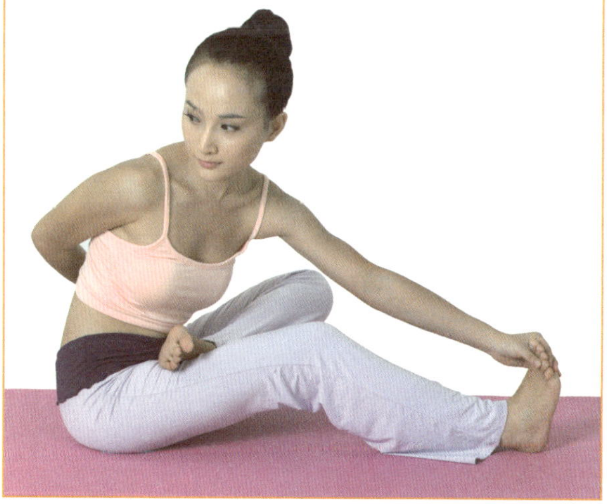

练习技巧

❶ 向前伸手臂时，要注意背部不要弯曲，尽可能保持挺直的状态；❷ 呼吸要与动作紧密配合；❸ 注意坐正身体，伸直的那条腿不要弯曲。

塑形功效

扭转莲花脊柱式能够有效地伸展和活化脊柱，矫正脊柱弯曲，放松肩关节，还能预防背痛。

猫伸展式

动作图解

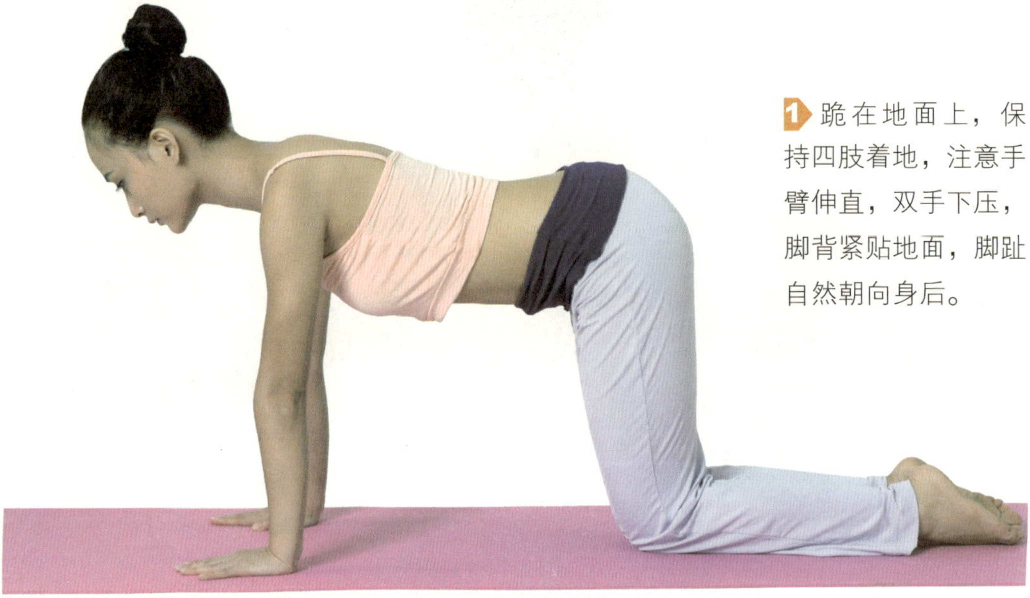

1 跪在地面上，保持四肢着地，注意手臂伸直，双手下压，脚背紧贴地面，脚趾自然朝向身后。

2 缓慢地吸气，脊柱轻缓向下部凹下，胸部和臀部尽力向上提，双手用力下压，保持手肘伸直，直视前方或稍往上看，保持5~10秒。

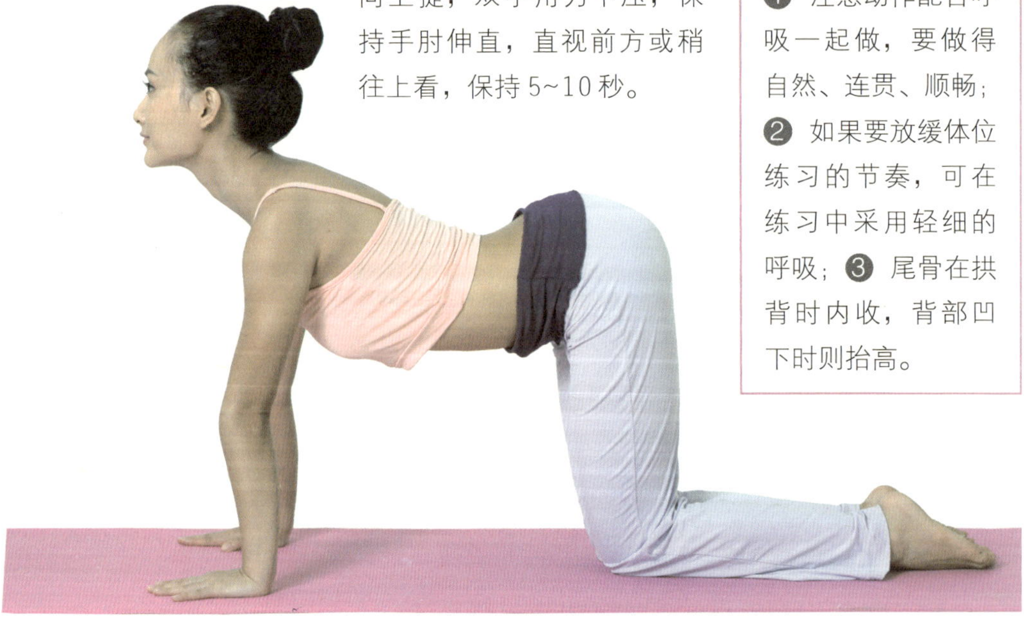

练习技巧

❶ 注意动作配合呼吸一起做，要做得自然、连贯、顺畅；❷ 如果要放缓体位练习的节奏，可在练习中采用轻细的呼吸；❸ 尾骨在拱背时内收，背部凹下时则抬高。

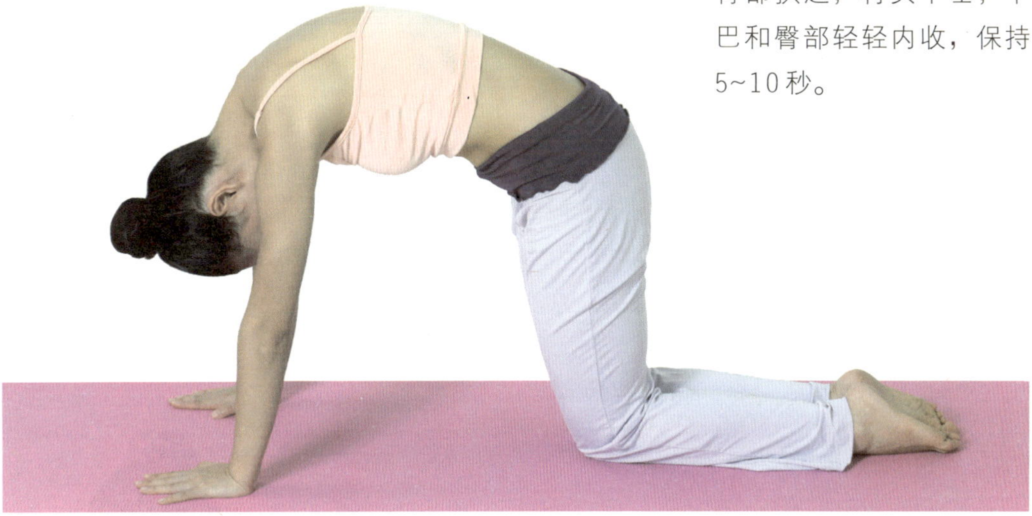

3 慢慢地呼气，将整个背部拱起，将头下垂，下巴和臀部轻轻内收，保持5~10秒。

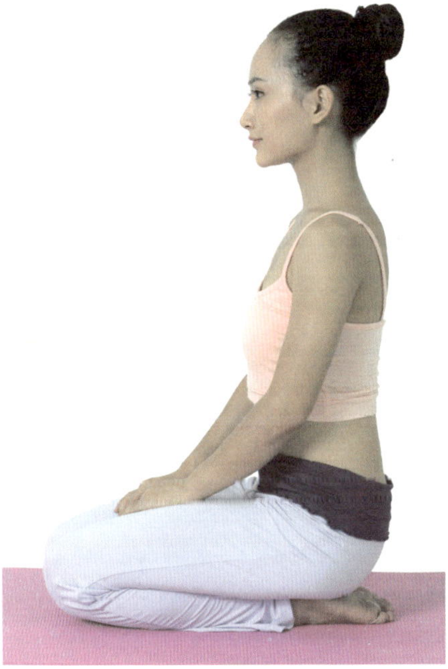

4 交替做背部一凹一拱的动作，保持平稳顺畅地呼吸。重复5~12次。然后两手逐步收回，坐到脚跟上，放松身体。

难度降级： 练习过程中，如果手腕感觉不适，可将毛巾卷起，掌根压在毛巾边缘，手指在地上，减小手腕的夹角。

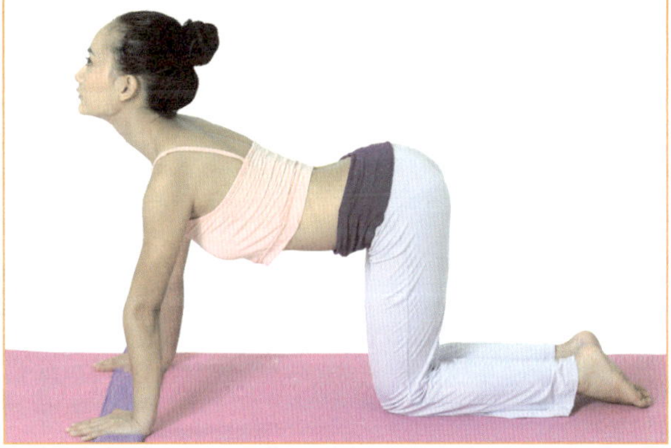

塑形功效

猫伸展式可以有效地增强脊柱的弹性和髋部的灵活性，让脊柱的功能得到改善，矫正脊柱弯曲；同时，还可以放松紧绷的肩颈部，伸展背部，美化颈肩线条，消除老虎背。

盘腿前弯式

动作图解

1 在尾椎下方垫一条毯子，双腿自然盘腿；双手自然放于膝盖上，手心向下，上身保持直立，目视前方。

2 呼气，将身体往前延展，用双手的肘部撑住地面，小臂与地面完全接触，手心向上，注意背部挺直，颈部与背部成一条直线。

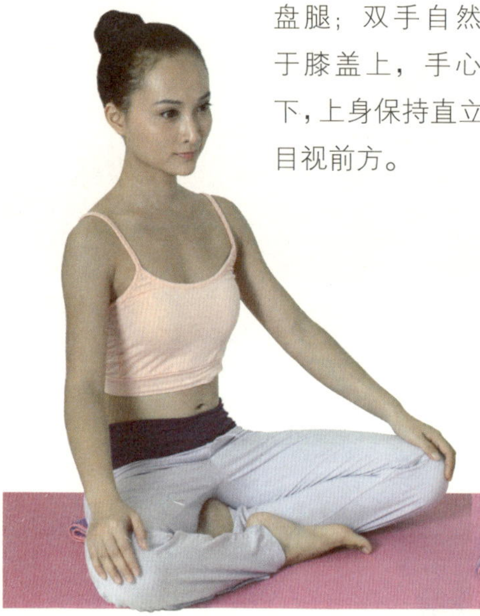

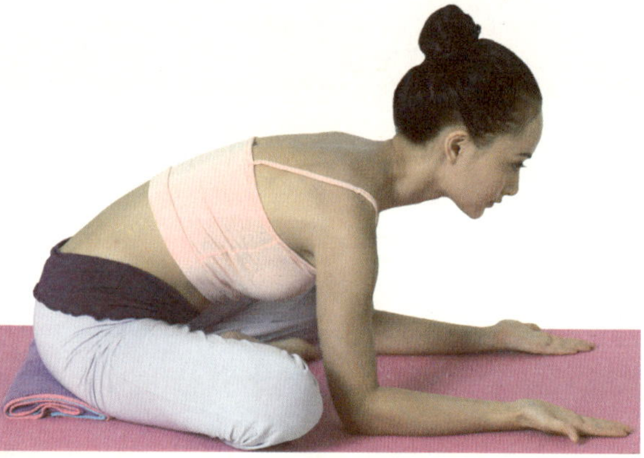

难度降级：如果不能完全俯下上身，可适当降低俯身幅度，也可以在手臂下垫上枕头等辅助物，降低身体下幅度，但伸直手臂时，要尽量前伸，以达到最佳习练效果。

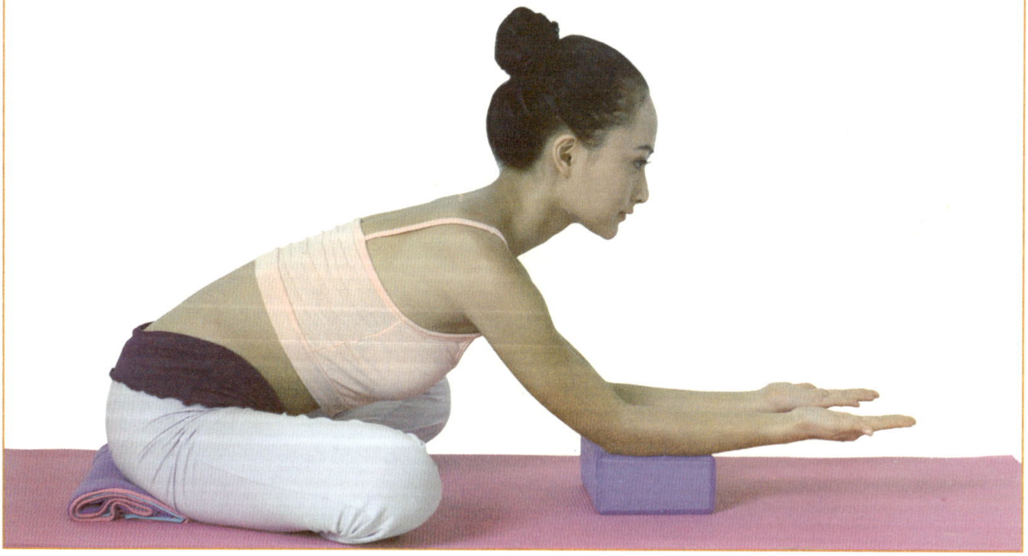

练习技巧

停留时要保证坐骨不要离开地面，并尽量往地板上下沉，背部注意挺直，并尽量往前延展，体会脊柱拉伸的感觉。

塑形功效

盘腿前弯式能够有效地延展和拉伸脊柱，改善脊柱的弯曲程度；并能美化梨状肌及大腿外侧肌肉的肌肉线条，减轻坐骨神经疼痛。

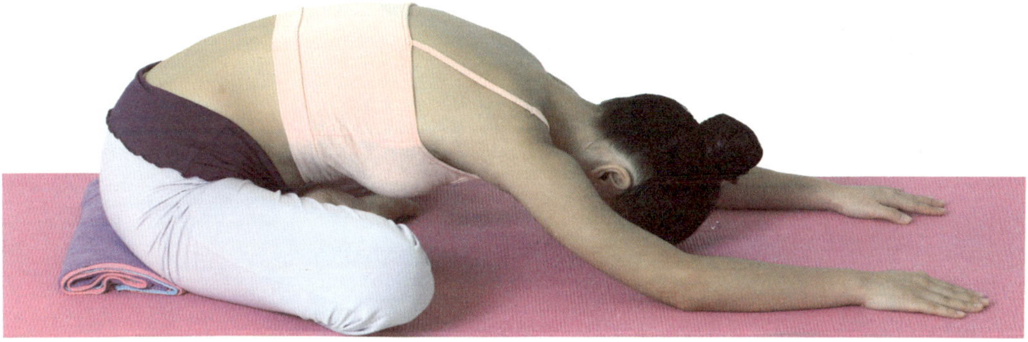

3 身体进一步往前延展，让额头轻触地面，翻转手心向下，小臂与地面完全接触，背部挺直，保持均匀呼吸，停留 1~2 分钟。

错误体式示例

做这个体位练习时，容易出现背部不能挺直、躬腰的现象，会影响练习的效果。

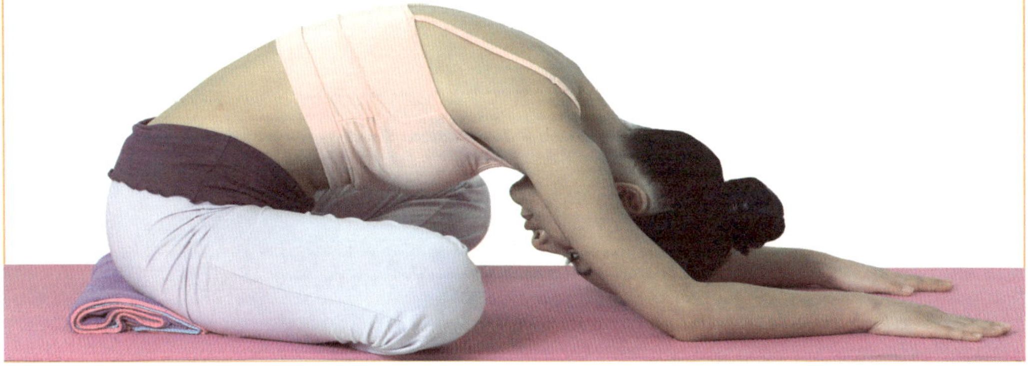

塌式

动作图解

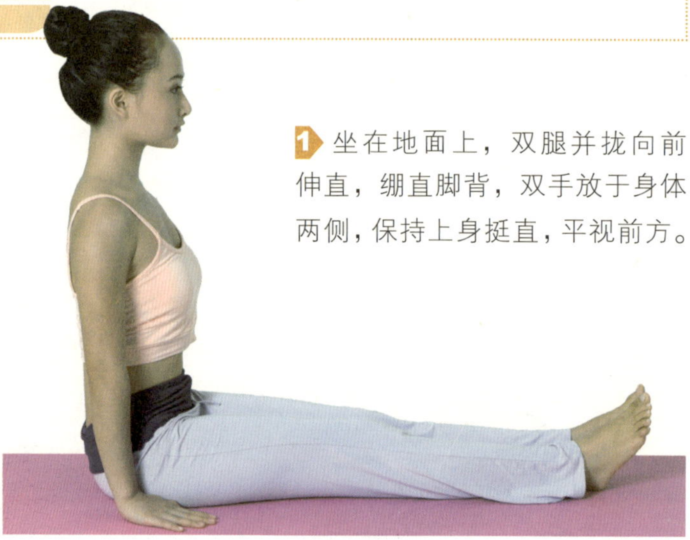

1 坐在地面上，双腿并拢向前伸直，绷直脚背，双手放于身体两侧，保持上身挺直，平视前方。

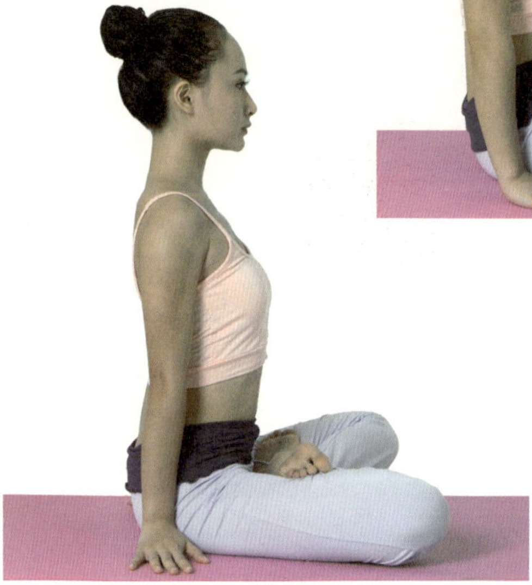

2 弯曲双膝，双腿盘成莲花坐姿的姿势，挺直腰背，目视前方，调匀呼吸。

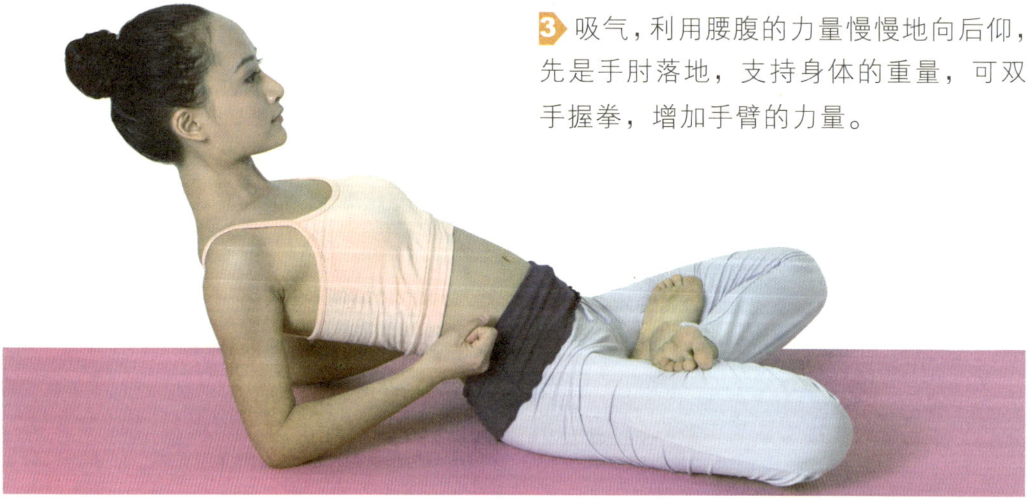

3 吸气，利用腰腹的力量慢慢地向后仰，先是手肘落地，支持身体的重量，可双手握拳，增加手臂的力量。

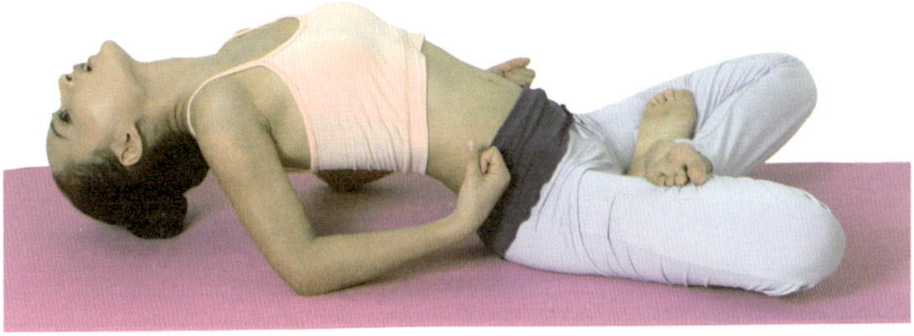

4 呼气，头部继续向后仰，直到头顶点地，将胸部和腰背部慢慢地向上抬起，让上半身呈拱形状态，保持 20 秒。

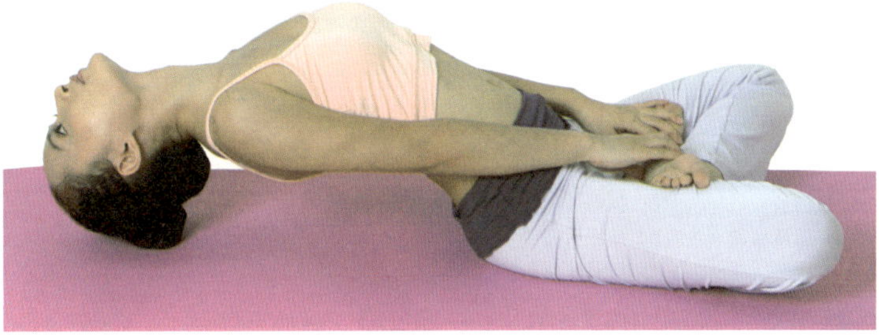

5 保持头部、腰背部、腿部的姿势不变，手肘离地，双手握住两脚尖，保持此姿势 20 秒。

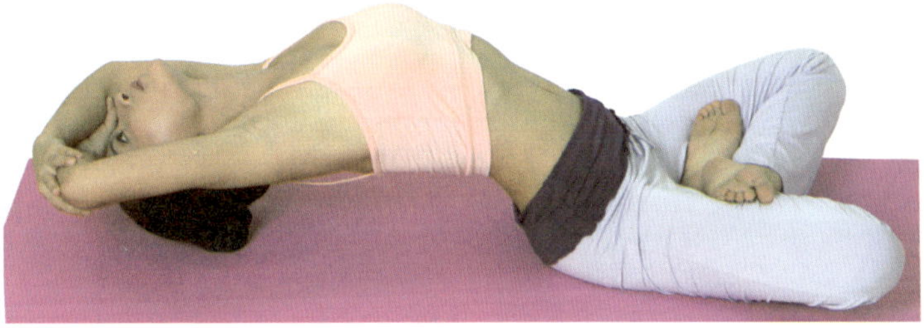

6 将两手臂移到头顶前方，互抱手肘，放在地面上，保持此姿势 20 秒。

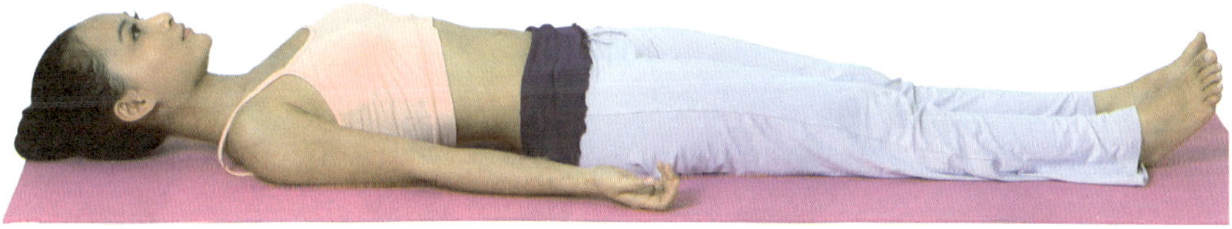

7 松开双手和双腿，仰卧在地面上，放松身体，休息一会儿。

练习小叮咛

❶ 身体后仰时，背部注意挺直，腰腹内收，体会脊柱拉伸的感觉；❷ 身体柔软度不好的练习者，要注意动作幅度，避免身体受到损伤。

塑形功效

塌式能够有效地延展和拉伸脊柱，改善脊柱的弯曲程度；最后的加强动作还能帮助有效地拉升腿部的韧带，强化膝关节的活动。

加强侧伸展式

动作图解

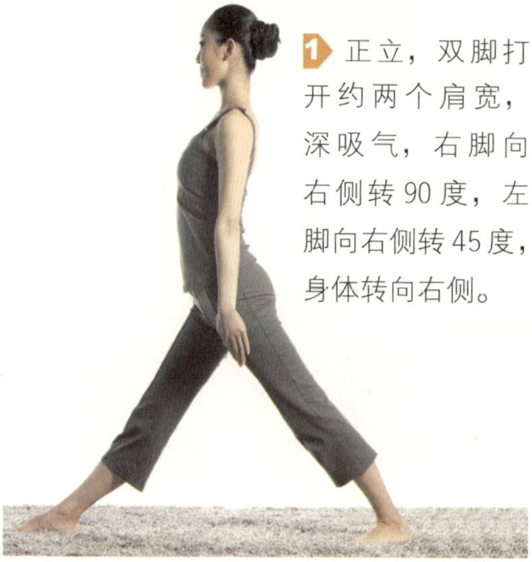

1 正立，双脚打开约两个肩宽，深吸气，右脚向右侧转 90 度，左脚向右侧转 45 度，身体转向右侧。

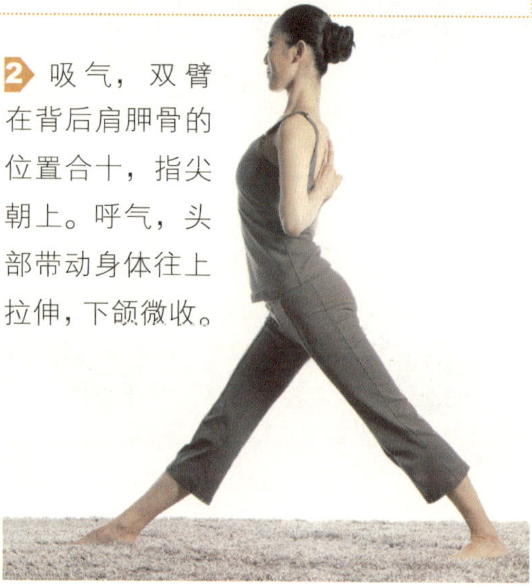

2 吸气，双臂在背后肩胛骨的位置合十，指尖朝上。呼气，头部带动身体往上拉伸，下颌微收。

3 吸气，抬头，颈椎向上伸展；身体微微后仰，感觉到背部脊椎向后向上受到提拉。

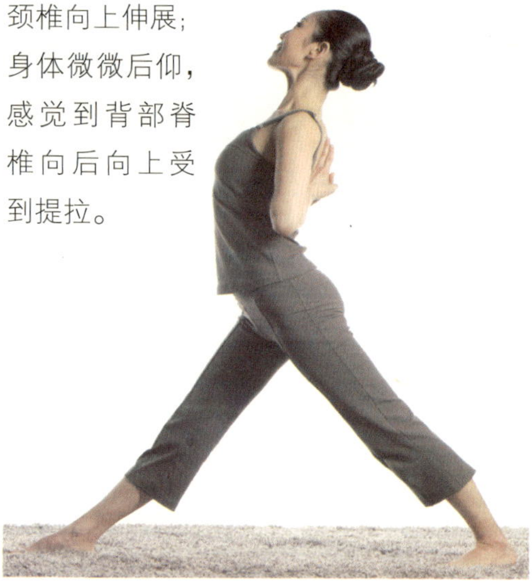

4 呼气，上身向前倾，胸部尽量贴着右大腿。下巴搁在小腿胫骨上，腹式呼吸，保持 3~5 次呼吸的时间。收回时，以头部的力量带动，缓慢抬起上身。调整呼吸后，换边练习。

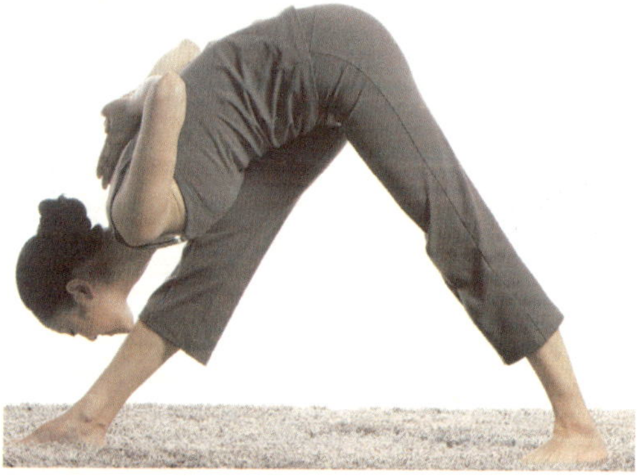

塑形功效

练习此体式，可以伸展脊柱，纠正弯曲的脊椎和各种不良体态；放松髋关节，促进骨盆区域的血液循环；拉伸侧腰，消除腰部堆积的赘肉；温和地刺激腹部，改善内脏器官功能。

练习技巧

练习此式时，双腿一定要伸直，不要弯曲，只有这样才能充分拉伸腿部；腰部也应在平直的状态下向前延伸，颈部、背部和腰部的脊椎处在一条直线上，脊椎神经才能得到正确滋养；下巴不能碰到小腿时，不必勉强，只要以正确的体位练习，感受到腰部和腿部的拉伸即可。

错误体式示例

练习此式时易犯因追求上身前倾的幅度而弯曲背部的错误。这种错误的体式致使练习者的脊椎没有得到伸展，胸部内收，造成呼吸方面的困难。

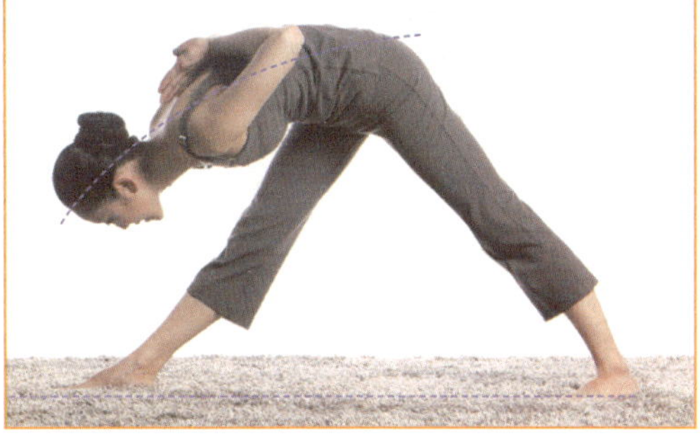

示范图解

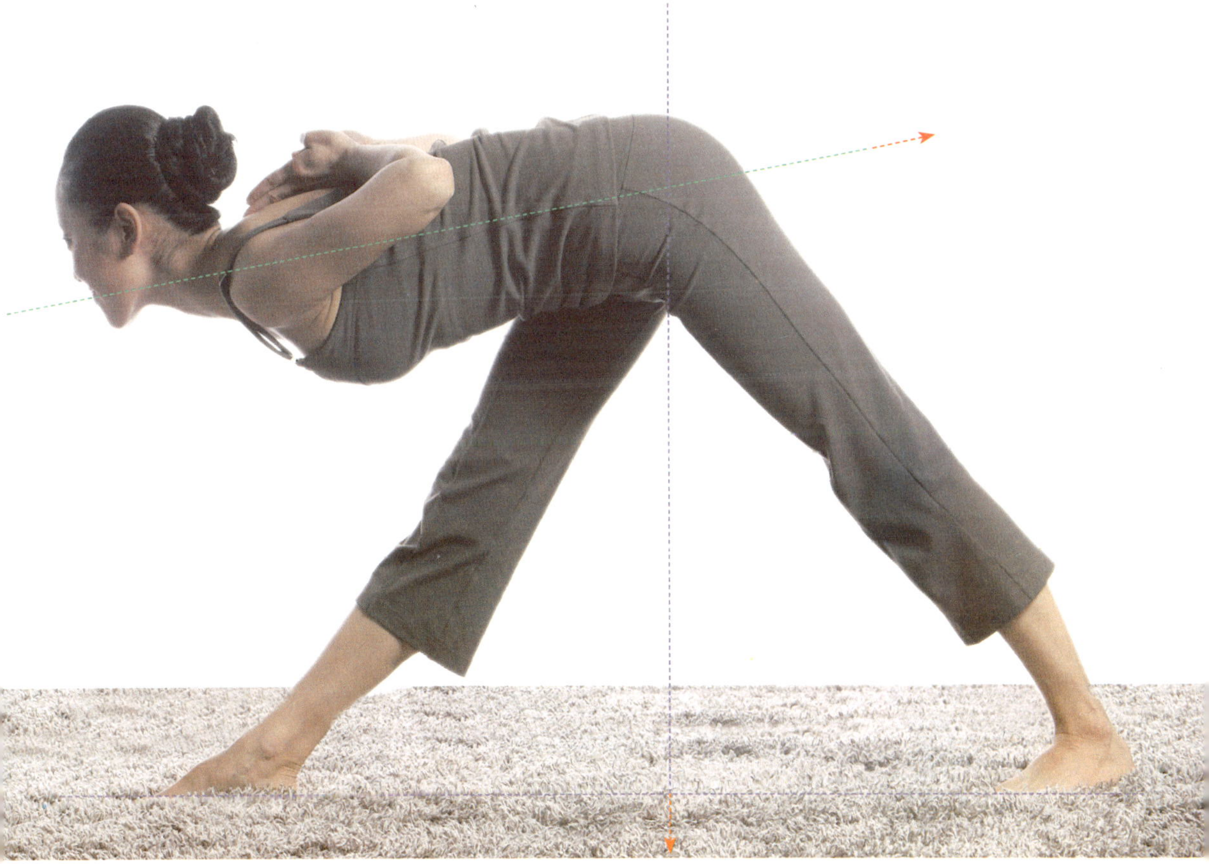

脊椎后弯式

动作图解

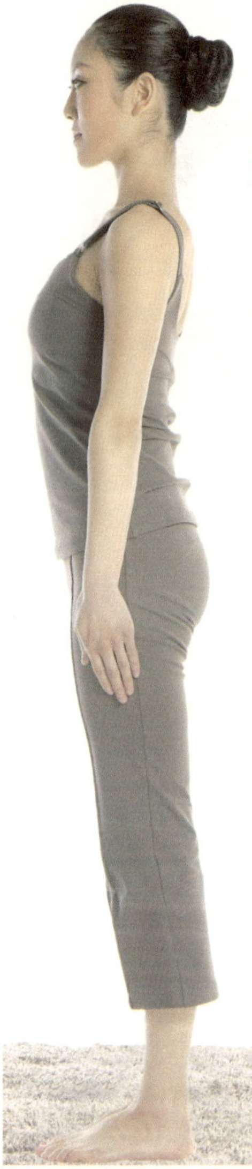

1 挺直腰背站立，双脚并拢伸直，双臂自然垂落，放在大腿外侧，肩膀放松，胸部朝前打开，注意腰部保持平直，不要翘臀凸肚。

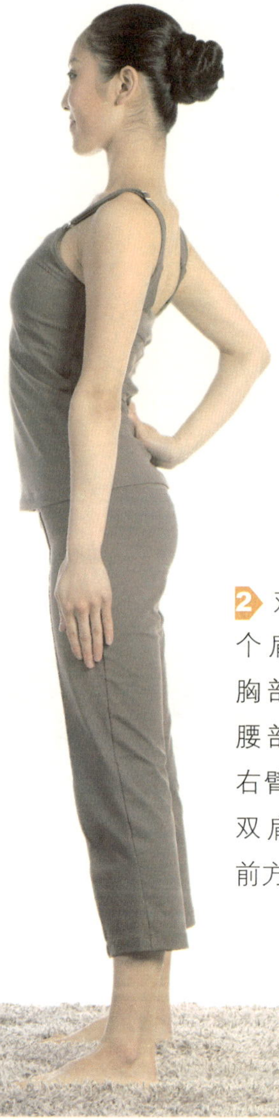

2 双脚分开约一个肩宽，吸气，胸部朝前挺直，腰部稍稍内陷，右臂扶住后背部，双肩打开，目视前方。

塑形功效

练习本体式，可以柔软脊椎，增强脊椎韧性，为身体注入积极能量；加速全身的血液循环，提高身体的灵活性；扩展双肩，矫正驼背、肩胛骨外翻等不良体态；拉伸颈部，提升优雅高贵的气质。

练习技巧

练习此式时，首先要保持身体的重心稳定，双脚稳稳地抓住地面。身体向后倾时，尾骨收紧，左右髋部保持平行；腰背向后弯，自然拉伸身体的前侧；肩膀放松不要耸起，肘部朝内收，胸部向上翻转，扩张胸部；头部摆正，颈部与背部保持在同一直线上，不要过于后倾。

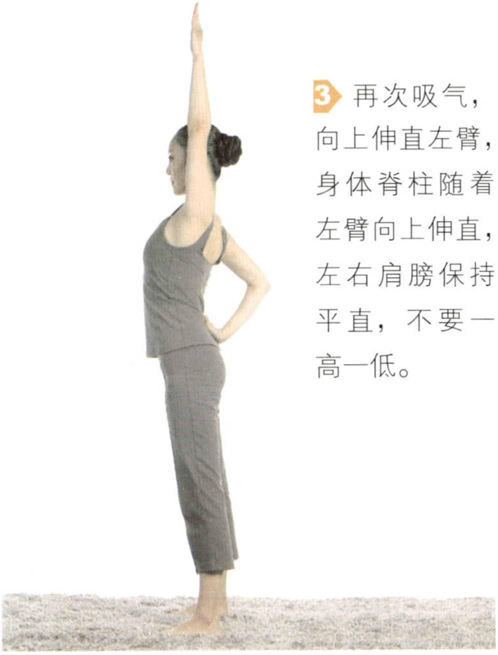

3 再次吸气，向上伸直左臂，身体脊柱随着左臂向上伸直，左右肩膀保持平直，不要一高一低。

错误体式示例

由于腰腹部力量不够，有时练习者会感到向后弯曲脊椎的动作十分困难，练习此体式时会产生左右肩、髋部不平衡的问题。同时，若不能完全伸展脊椎，会令练习者感到胸闷，头部血液循环不畅，头晕。

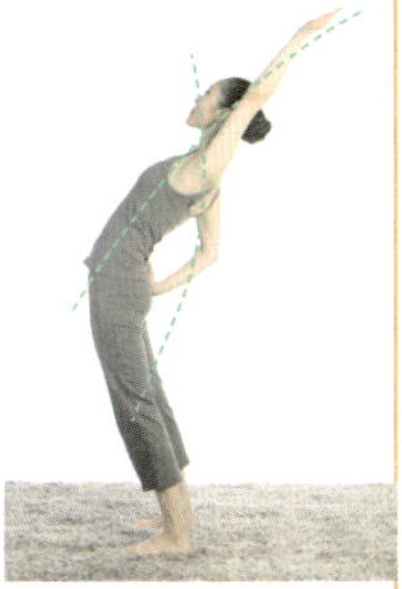

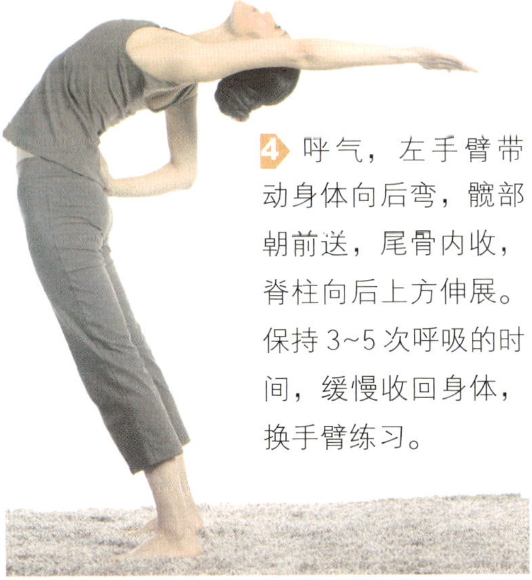

4 呼气，左手臂带动身体向后弯，髋部朝前送，尾骨内收，脊柱向后上方伸展。保持 3~5 次呼吸的时间，缓慢收回身体，换手臂练习。

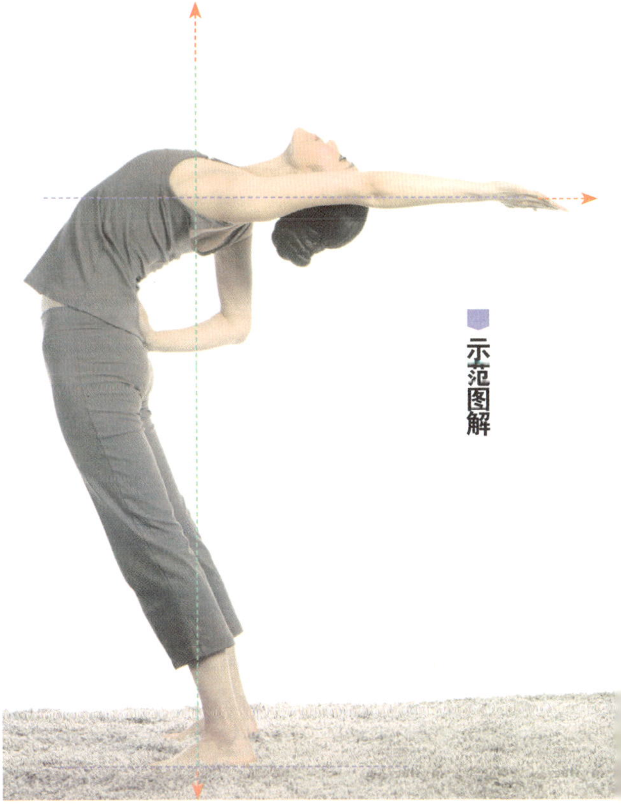

示范图解

新月式

动作图解

1 以站姿为起始姿势。吸气，左脚向前迈出一大步，左脚掌紧贴地面，左腿膝盖弯曲，不要超过左脚前侧。右脚伸直，脚尖点地，朝前推送髋部。上身弯曲向前，腹部紧贴左前腿，双手撑地。背部保持平直，向前延伸，呼气。

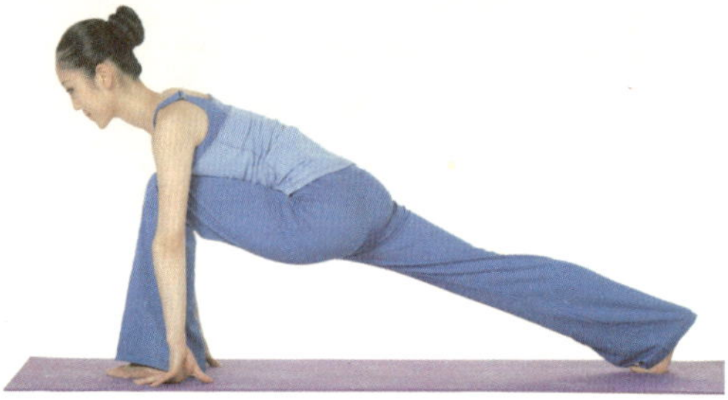

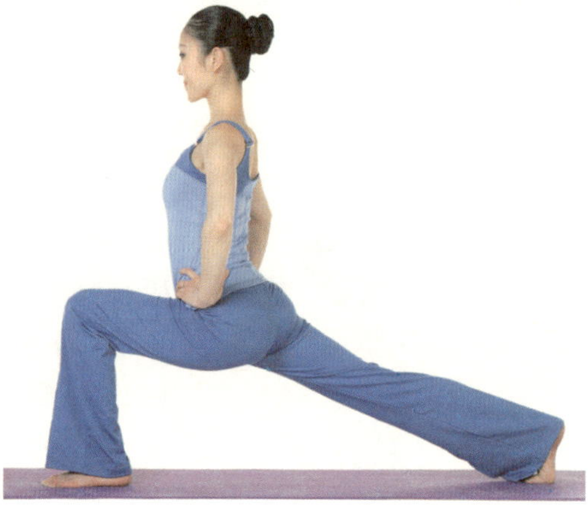

2 吸气，身体向上伸展，双手置于髋部。左脚紧压地面，右脚伸直往前靠，髋部摆正。保持 2~3 次呼吸的时间。

3 吸气，双臂上举过头顶，贴近双耳，扩张肩部和胸部，手臂伸直带动身体向上，继续延伸脊柱，稳固双脚，下沉小腹。右腿膝盖着地，扩展左右髋部。自然呼吸，眼睛看向前方，保持身体稳定。

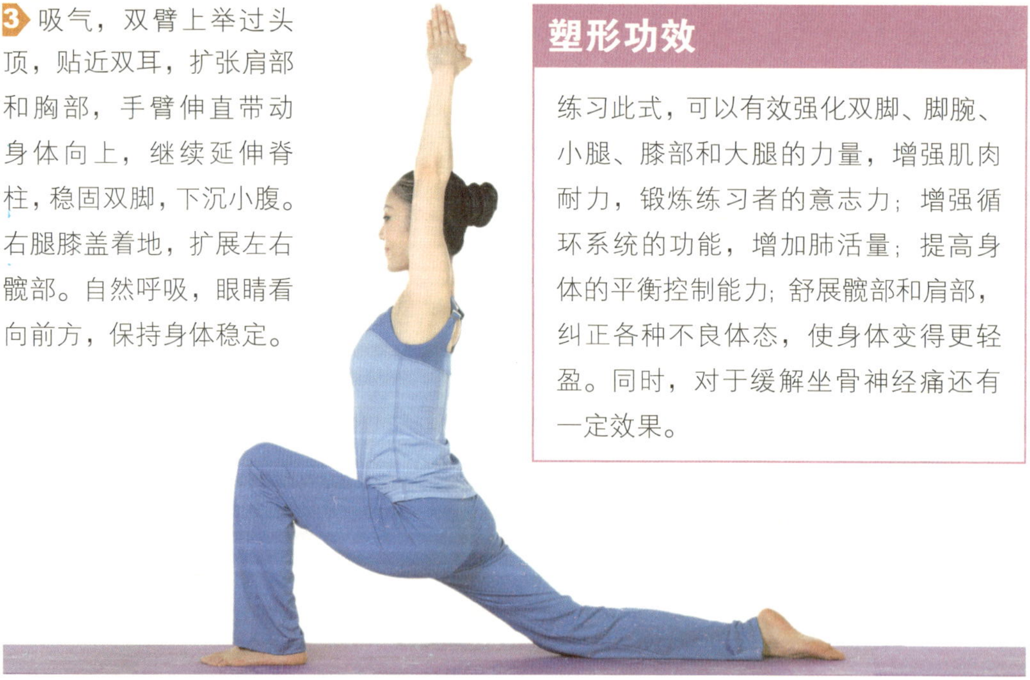

塑形功效

练习此式，可以有效强化双脚、脚腕、小腿、膝部和大腿的力量，增强肌肉耐力，锻炼练习者的意志力；增强循环系统的功能，增加肺活量；提高身体的平衡控制能力；舒展髋部和肩部，纠正各种不良体态，使身体变得更轻盈。同时，对于缓解坐骨神经痛还有一定效果。

练习技巧

练习此式时，一定要注意身体左右保持平衡。前脚掌紧紧地贴近地面往后推送髋部，后腿膝盖贴地，双腿配合保持髋部平稳，平衡身体。双臂上抬时，感觉有一股拉力带动手臂、肩部、脊柱往上方延伸；尾骨内收，帮助脊柱往上伸直；腹部内收，尽量使髋部左右平行。

4 继续吸气，双臂带动上身往后仰，髋部、腿部保持不动，体会脊椎后侧的挤压感。停留5~8次呼吸的时间，双手带动上身缓慢回复，调整呼吸后，换腿练习。

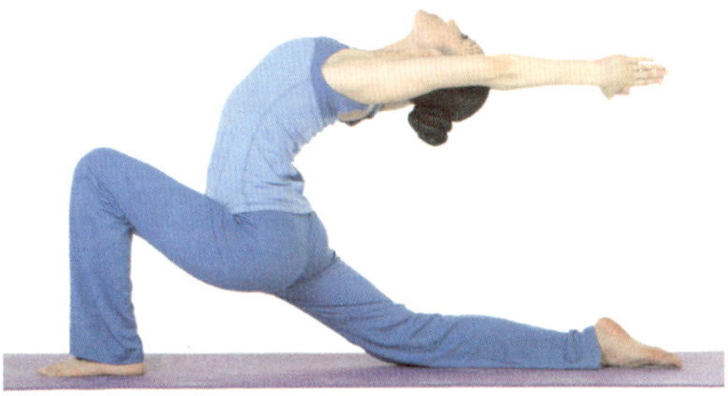

简易式 初学者或者腿部力量不够的练习者，后腿膝盖可不下沉着地，保持膝盖伸直即可，手臂十指交叉向后延展，拉长脊椎。

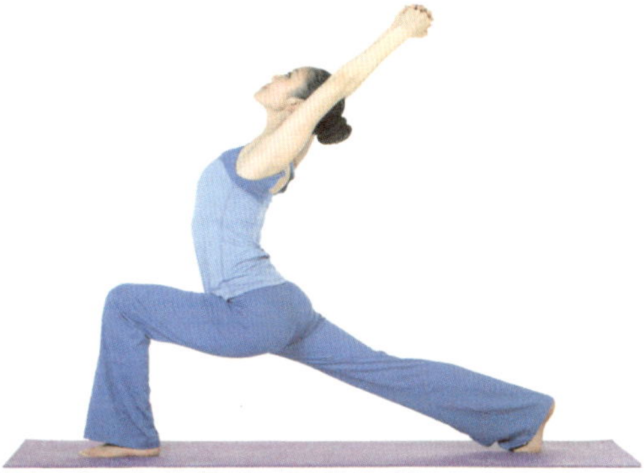

示范图解

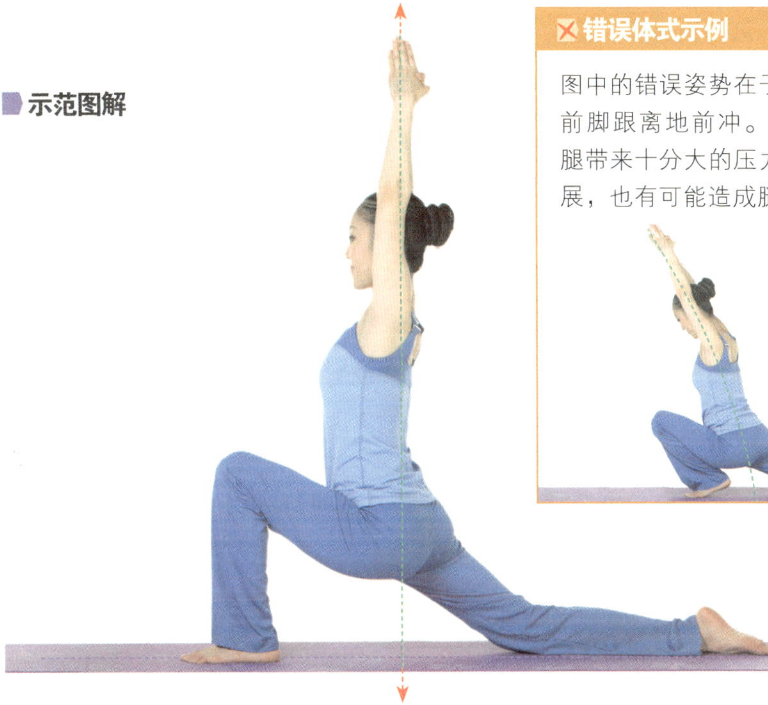

错误体式示例

图中的错误姿势在于前腿膝盖过于前伸，前脚跟离地前冲。这样给髋关节和前大腿带来十分大的压力，不利于身体向上伸展，也有可能造成腿部韧带的拉伤。

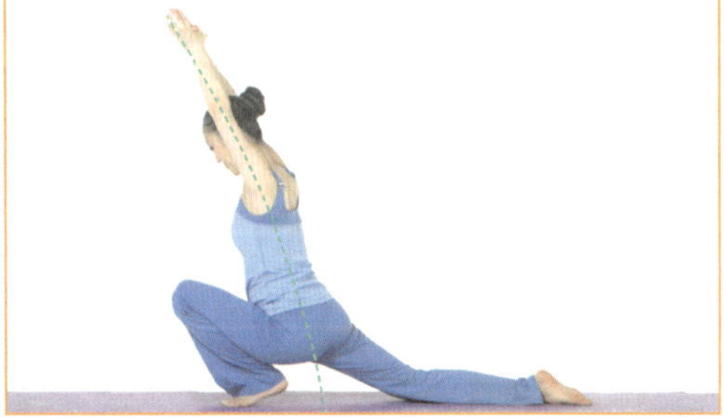

英雄转体式

动作图解

1 完成英雄式的坐姿，双手放在大腿上，脊椎向上充分伸展，臀部稳稳坐在双脚脚跟之间。

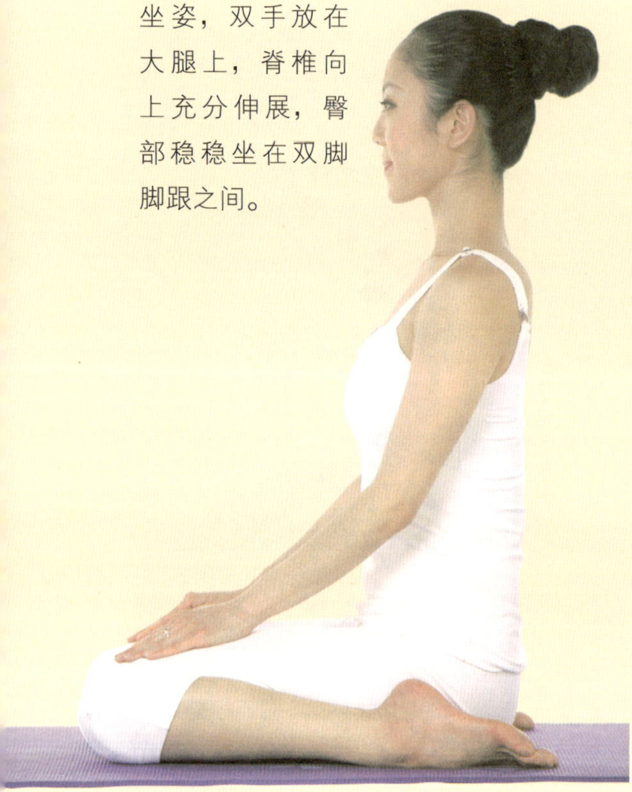

2 吸气，双臂在体侧平举，向两侧延伸。呼气，双臂带动身体左转，右手落在左膝上方，左手落于身后，颈部保持延伸，下颌微微内收。深长地呼吸。

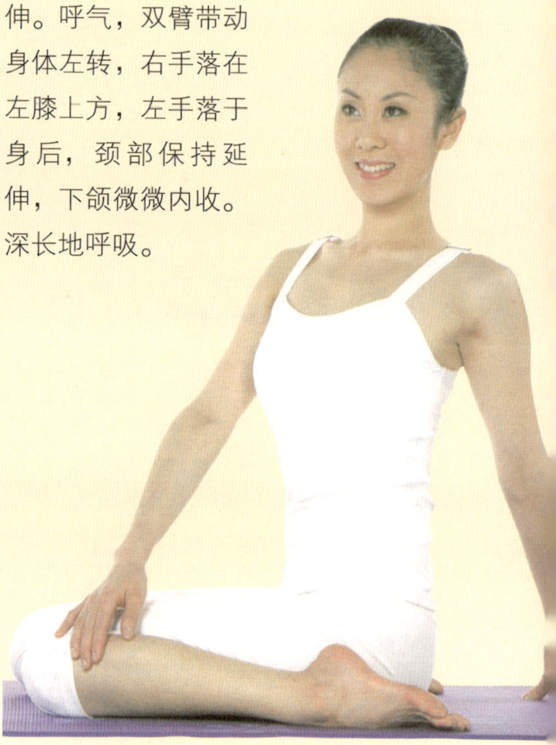

塑形功效

练习英雄转体式，可以温和地刺激脊椎，让轻微弯曲或者错位的脊柱还原到健康状态；侧腰的扭转可以消除侧腰的多余脂肪，纤细我们的腰肢；上身旋转时，双肩和手臂的打开，也有很好的矫正形体的作用。

练习技巧

身体旋转时，以尾椎为中心，脊柱始终保持与地面垂直，向上延伸脊柱；双肩要朝外打开，肩胛骨向内收紧，扩张胸部，左右肩保持在同一水平面上；头部向后转动时，不要过分扭动颈椎，下颌微微收紧，保持颈椎的正位；臀部始终保持不动，不要前后左右移动。

错误体式示例

练习此式时，容易在旋转身体的时候弯曲背部脊椎，肩部不在正位。在脊椎弯曲的状态下做身体的旋转，有可能扭伤脊椎；肩部上耸时，双肩无法打开，也给肩颈部位的灵活性带来负面的影响。

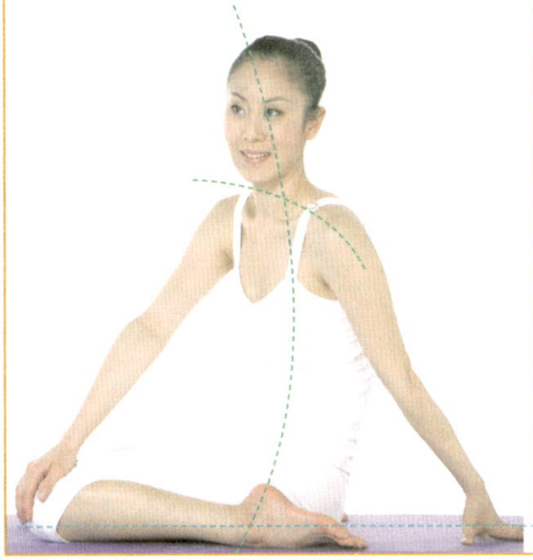

3 每一次吸气时，都将脊椎向上拉伸一点儿；每次呼气时，都将身体往左、往后转动，试着将左手绕过腰背，左手手背放在右侧腰处。眼睛看向右后方。保持 3~5 次呼吸的时间，慢慢还原身体，换边练习。

示范图解

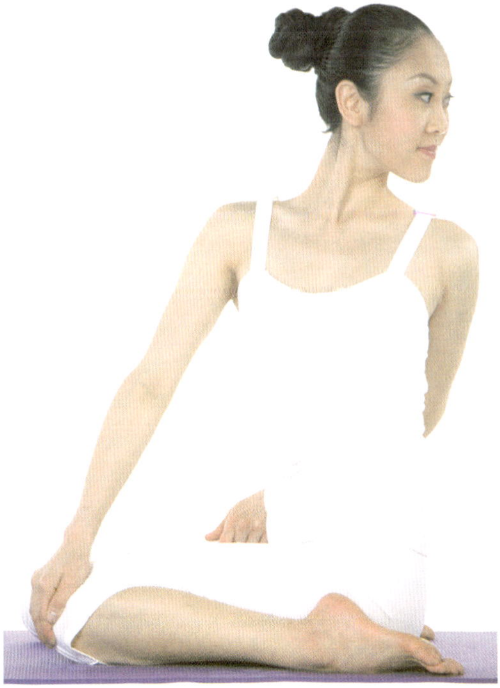

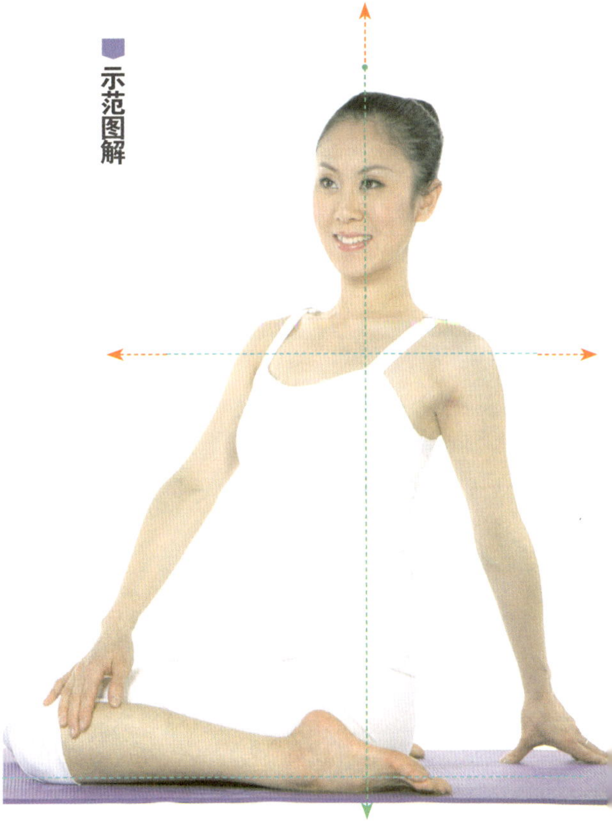

第二章 祛皱紧肤，收紧脸部线条

抚脸式

动作图解

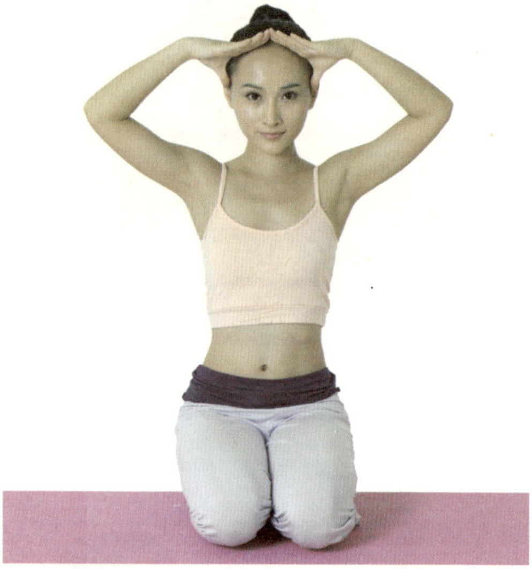

1 跪坐在地上，将双手虎口张开向上，在额头的发根处将发根向上提起，同时带动面部肌肉。

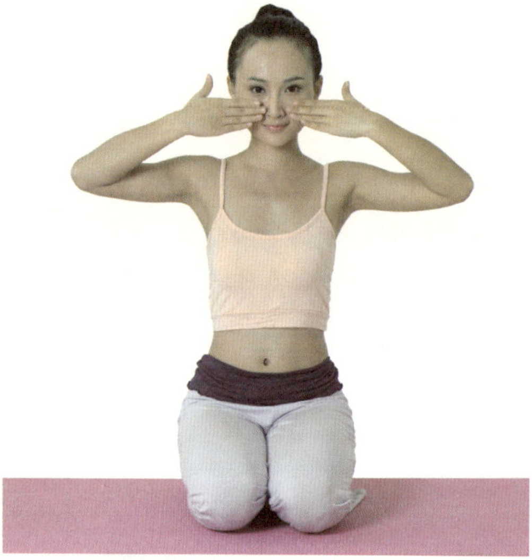

2 将双手五指并在一起，大拇指张开，食指、中指与无名指覆盖在鼻翼旁，将面部肌肉向外拉。

3 将双手五指并拢，放于颈部的内侧位置，将颈部的肌肉向上推。

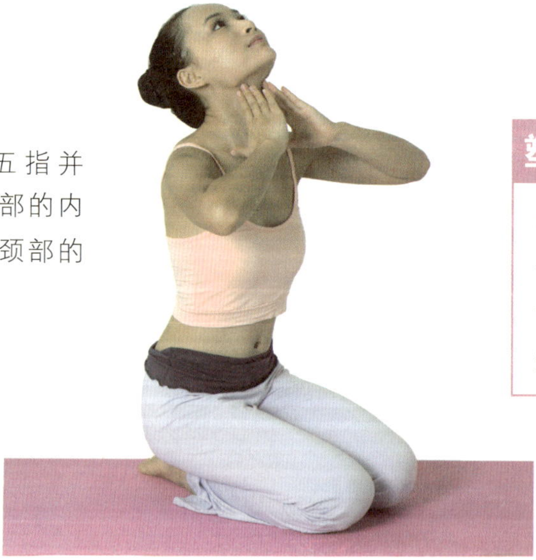

塑形功效

抚脸式能够轻松地抚平脸部的皱纹，紧致肌肤，并能燃烧脸部的脂肪，起到瘦脸的作用。

练习技巧

❶ 双手搓热，微烫的指肚按摩脸颊，能使效果加倍；❷ 让呼吸和动作连贯完美，尽量去体会手指与面部和颈部接触受热的感觉；❸ 每天要多重复做几次，特别是时间紧张不能做其他动作时，更要加做几次这个体位的动作练习。

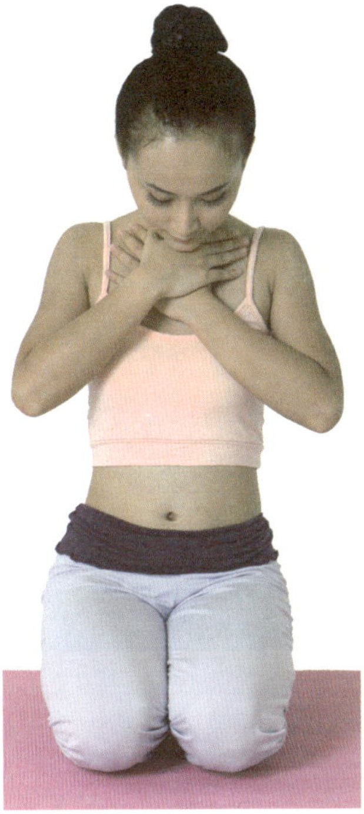

4 让双手五指并拢，虎口张开，交叉重叠，虎口轻微扣住颈部，下巴回收与手背紧贴，推拉面部肌肉。

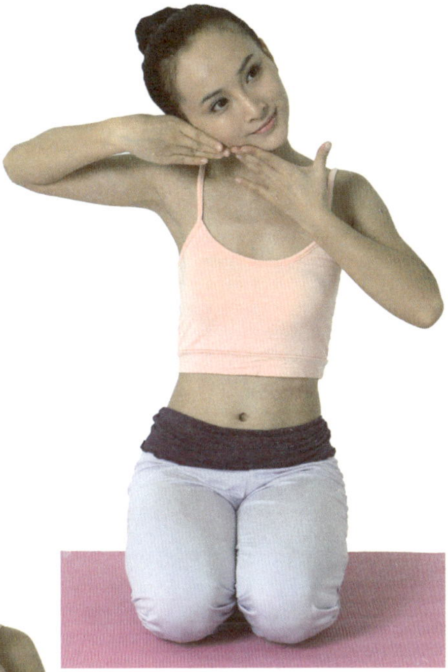

5 双手指尖对在一起，指肚扶住脸颊，推拉面部的肌肉。左右方向各做一次。

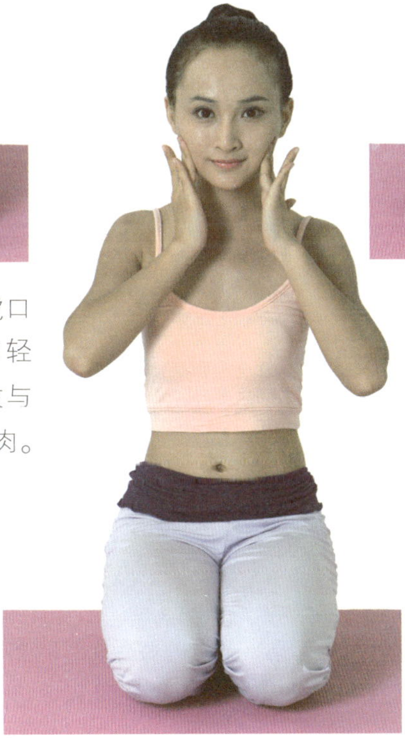

6 双手中指与无名指的指肚按住脸颊，在面部肌肉上顺时针打圈，再逆时针打圈。重复动作数次。

吉娃娃小狗脸式

动作图解

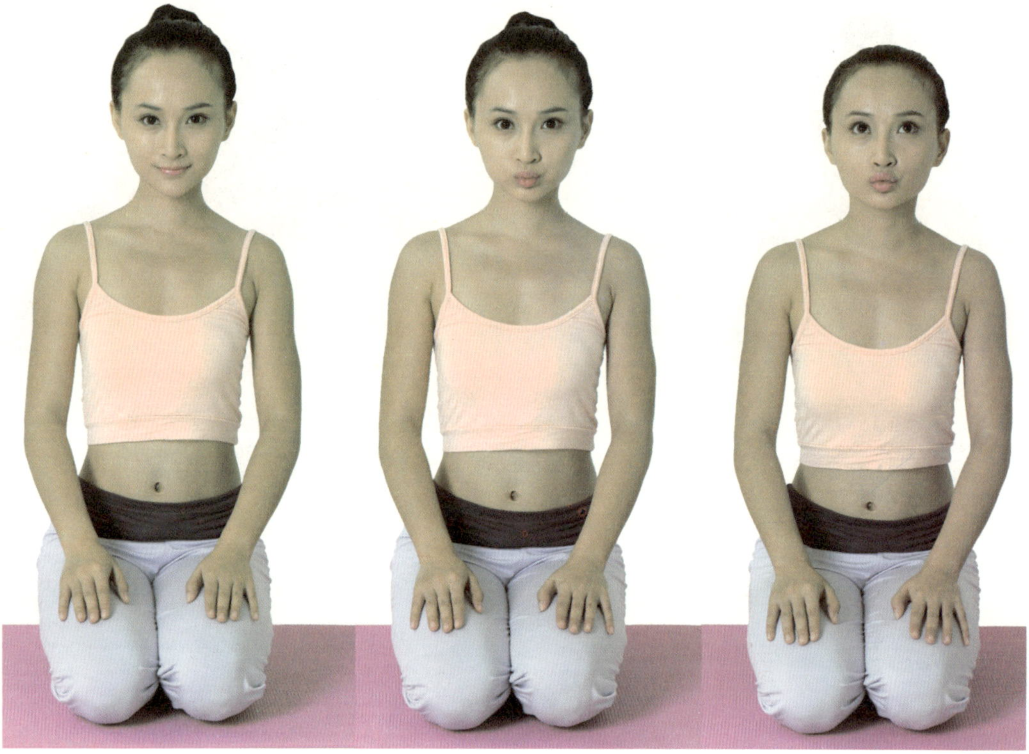

1 坐在椅子上或者跪坐在地面上，站着也行，目视前方，自然呼吸。

2 吸气，最大限度地噘起嘴巴，目视前方。

3 呼气，头保持不动，眼睛向上看向天花板，噘着的嘴巴随着眼睛向上移动。

塑形功效

吉娃娃小狗脸式是一组面部肌肉运动，可以刺激面部的各个肌肉群，燃烧面部脂肪，同时还能够有效地加快脸部血液循环，滋养和紧致面部肌肤，并帮助消除眼尾纹和唇纹。

练习技巧

❶ 初练者可以每天多重复做几次，效果会更好；❷ 在练习的过程中，要注意呼气、吸气的时机和节奏，不要屏住呼吸；❸ 不要随着眼睛和嘴巴移动头部，头颈始终保持挺直状态。

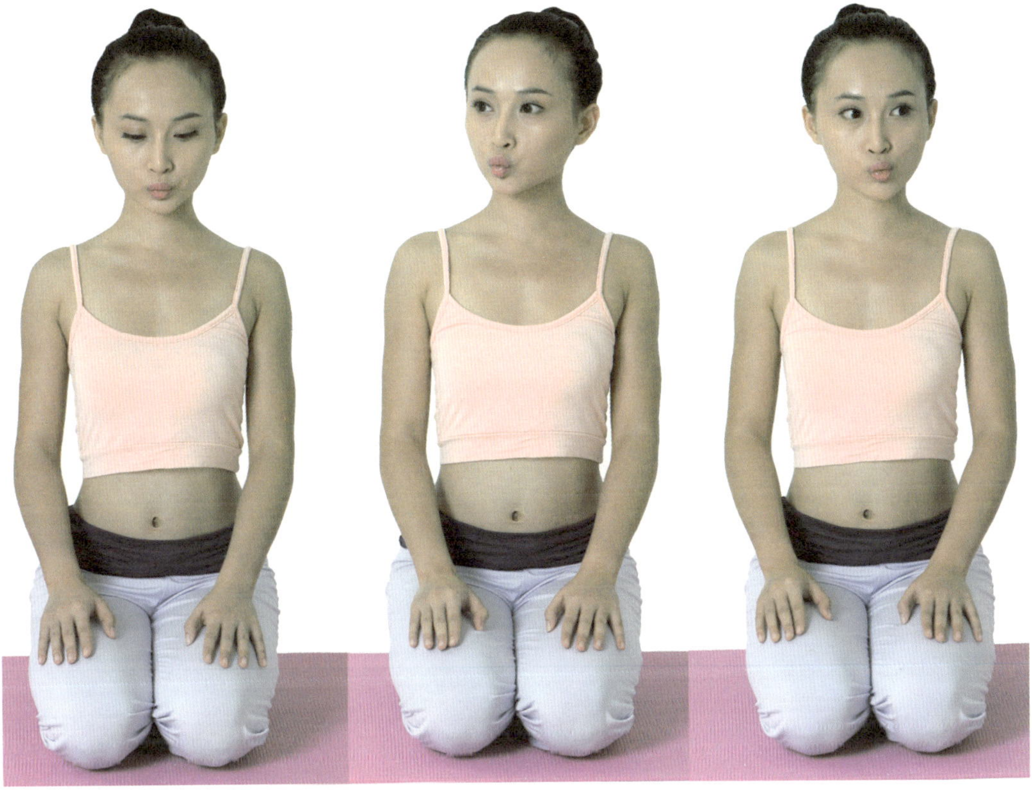

4 吸气，眼睛向下看向地板，噘着的嘴巴随着眼睛向下移动。

5 呼气，最大限度地噘起嘴巴，左右移动。

吐舌鼓嘴式

动作图解

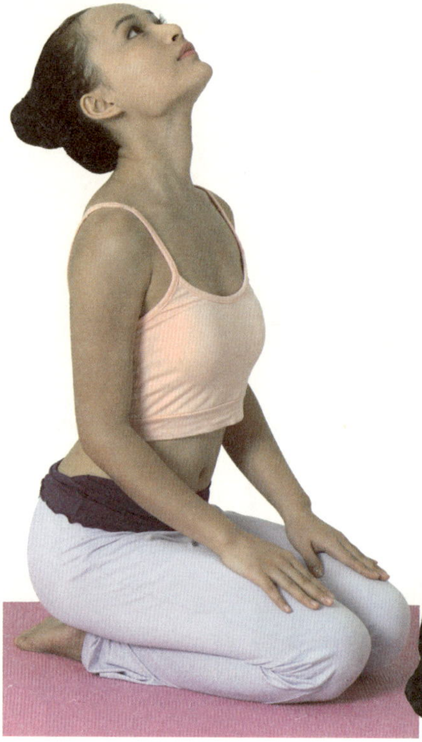

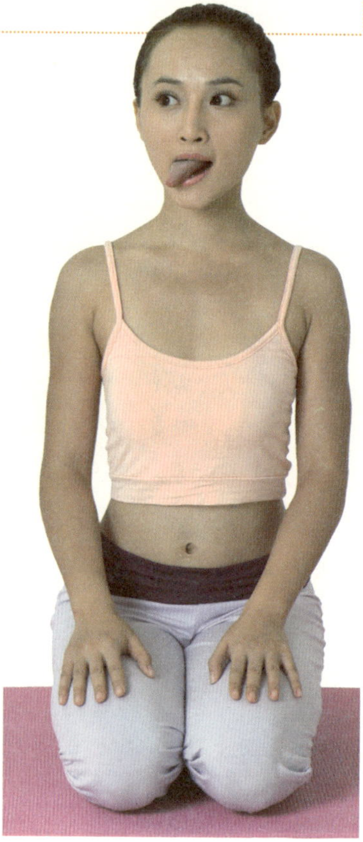

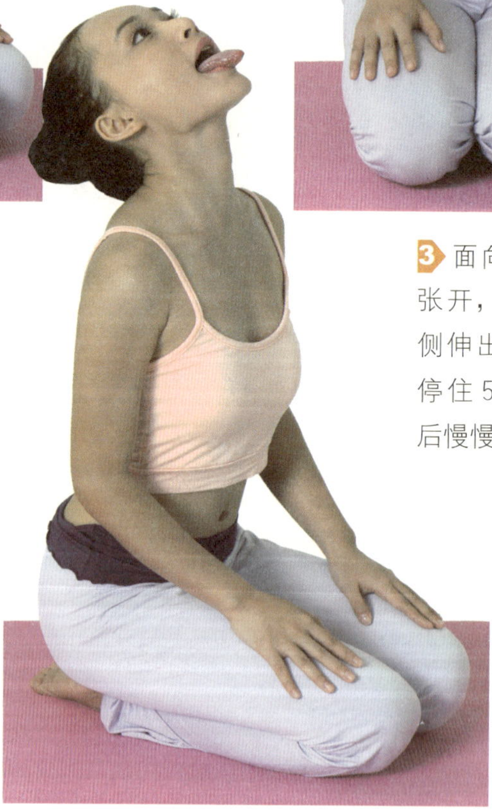

1 头部抬起向天花板舒展，眼睛看向天花板，肩膀下沉，让脖子向下放松。

2 张开嘴巴，将舌头伸出，舌尖朝上伸展至极限处停住 5 秒，然后慢慢地收回，这样重复三次。

3 面向前方，嘴巴张开，将舌头向右侧伸出至极限处，停住 5 秒以上，然后慢慢地回到原位。

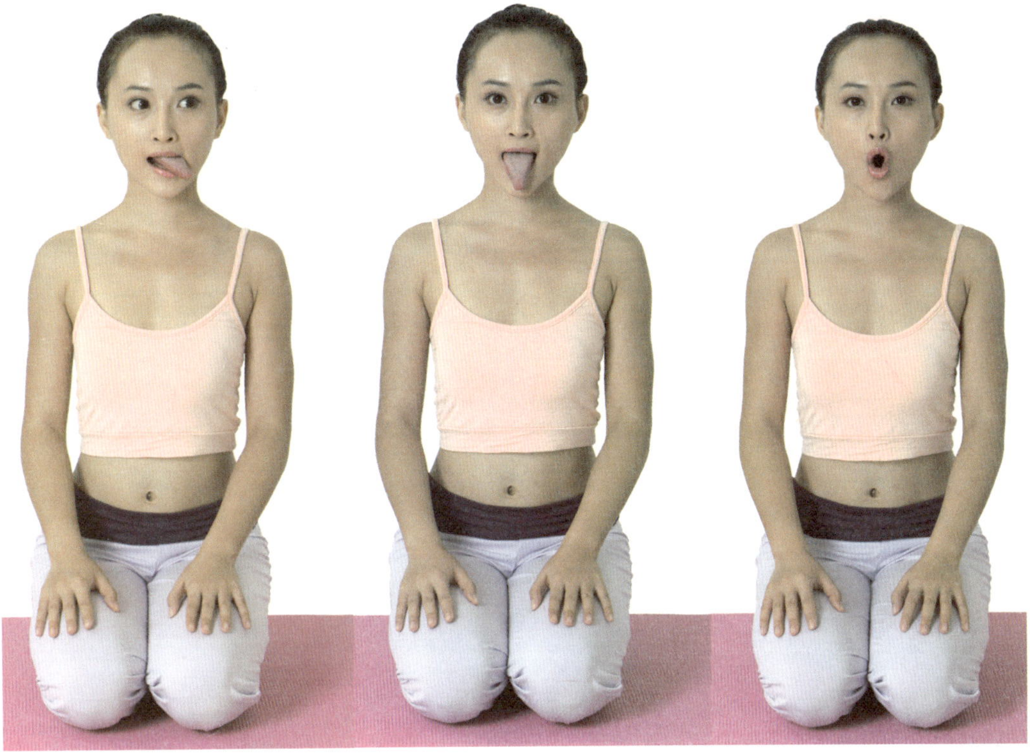

4 然后将舌尖向左伸展，在极限处停住 5 秒，再慢慢地收回口腔。左右各重复 3 次。

5 张开嘴巴，将舌头伸出，向下伸展至极限处停住 5 秒。然后收回舌头，闭起嘴巴。重复动作三次。

6 面向前方，下巴不要降低，嘴巴张开成“O”形，然后尽量将嘴巴成窄而垂直地张开。重复三次。

练习技巧

❶ 初练者可以每天多重复做几次，效果会更好；❷ 在练习的过程中，要注意呼气吸气的时机和节奏，不要屏住呼吸。

塑形功效

吐舌鼓嘴式通过眼睛、嘴巴、舌头的运动，牵动整个面部肌肉，能够加快脸部血液循环，有效地燃烧脸部脂肪，打造一张紧致小脸。

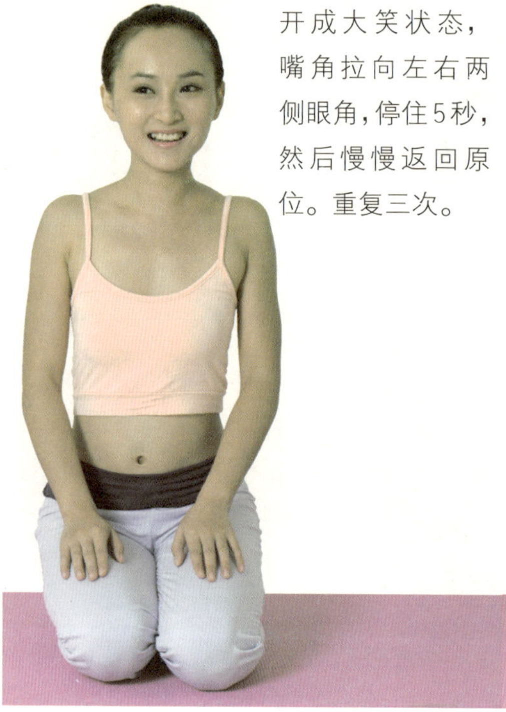

7 接着将嘴巴张开成大笑状态，嘴角拉向左右两侧眼角，停住5秒，然后慢慢返回原位。重复三次。

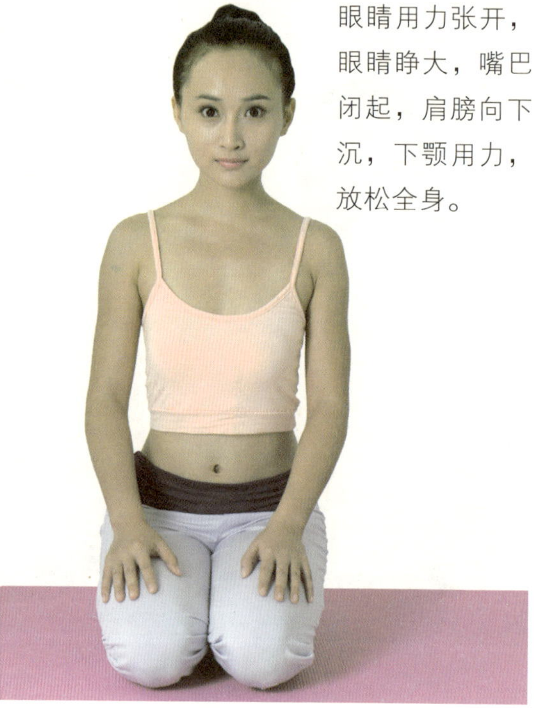

8 面向前方，眼睛用力张开，眼睛睁大，嘴巴闭起，肩膀向下沉，下颚用力，放松全身。

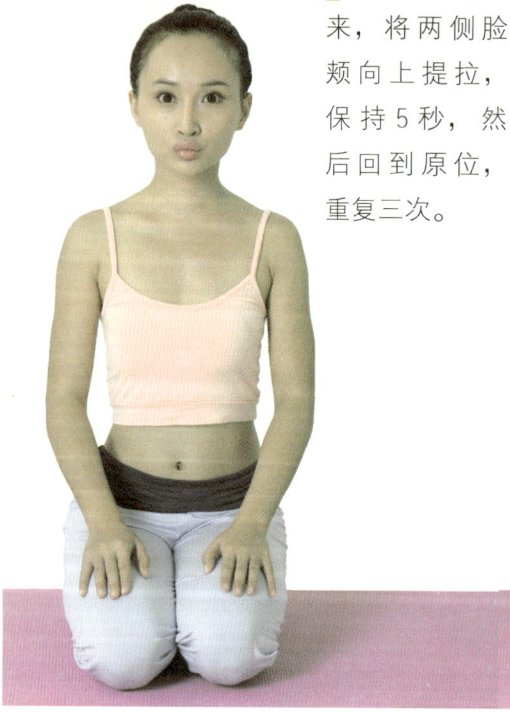

9 上唇卷曲起来，将两侧脸颊向上提拉，保持5秒，然后回到原位，重复三次。

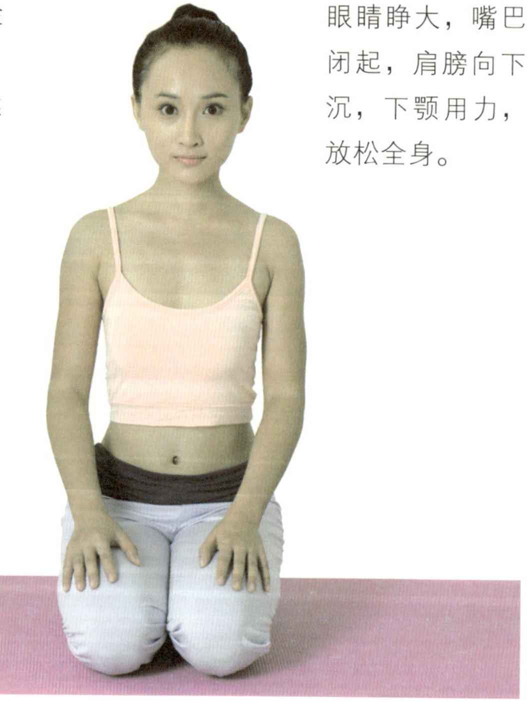

10 面向前方，眼睛睁大，嘴巴闭起，肩膀向下沉，下颚用力，放松全身。

鸵鸟式

动作图解

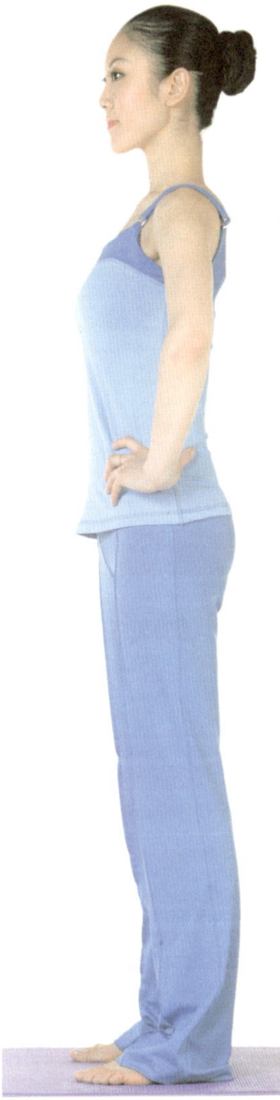

1 脚掌平行，以正位站立，双脚打开约一个肩宽。脊椎往上延伸、拉高，腰背挺直，肩放平，胸腔微微打开，手臂叉腰，手肘稍朝外打开，收紧上下臂。

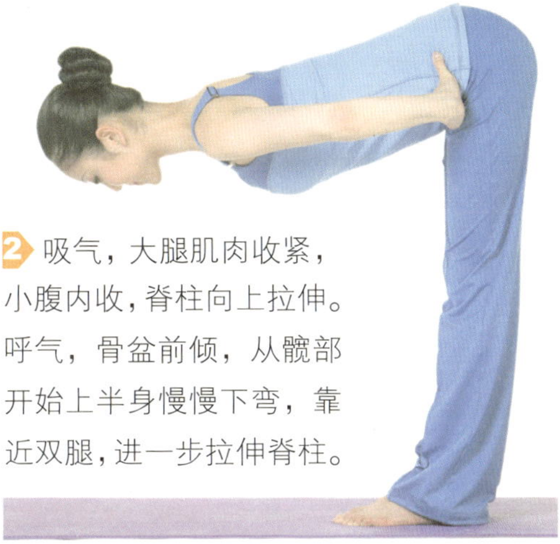

2 吸气，大腿肌肉收紧，小腹内收，脊柱向上拉伸。呼气，骨盆前倾，从髋部开始上半身慢慢下弯，靠近双腿，进一步拉伸脊柱。

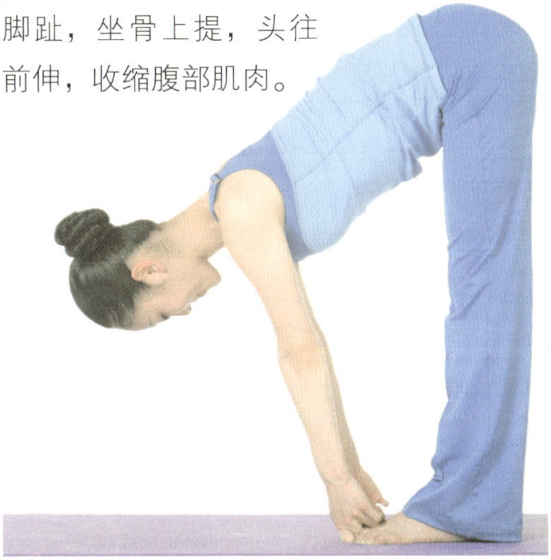

3 缓慢吸气，手握住大脚趾，坐骨上提，头往前伸，收缩腹部肌肉。

塑形功效

练习这个体式，可以有效修饰身体各个部分的线条。前倾的动作可以有效拉伸大腿后侧的肌肉；腹部贴近大腿，能有效按摩到腹腔内的各个器官，预防腹部器官下垂等问题；锻炼身体的控制能力和平衡能力，改善腰椎间盘突出症状；同时可以增强面部血液循环，改善面部细纹，润泽面部肌肤，重塑紧致脸型。

练习技巧

练习此式主要是要保持两个部位的平直，一个是腿部，另一个是腰背部。上身前倾时，伸直的腿部会感受到强烈的拉伸力，这个时候一定不能弯曲膝盖来减轻压力。只要腰背平直往前、往下延展，就可以起到良好的拉伸效果。等腿部的柔韧性变高后，可以在膝盖伸直的情况下，将臀部往前推送，以加强腿部和背部的拉伸。整个过程中，一定要保持身体的平衡，脚掌稳稳地踩在地面上，以免前倾过度引起身体受伤。

☒错误体式示例

腿部韧性不够的练习者，多会出现不自觉弯曲膝盖的错误；为了让双手抓到脚趾，也会使背部弯曲，头颈部和背部的脊椎不再平直。这样的错误会让练习者的腿部和背部得不到较好的拉伸，还容易造成腿部肌肉紧张、脊柱变形。

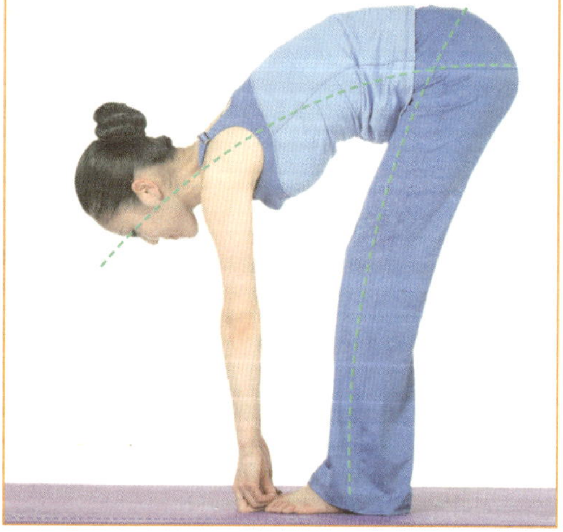

4 缓慢呼气，骨盆进一步拉伸，上半身深深下弯，头部下垂，腹部紧贴大腿，肘部弯曲往外突出，扩张胸部，使上半身与腿部尽量贴合。拉伸后颈部，缓慢进行 5 次喉呼吸，背部随重力自然往下。

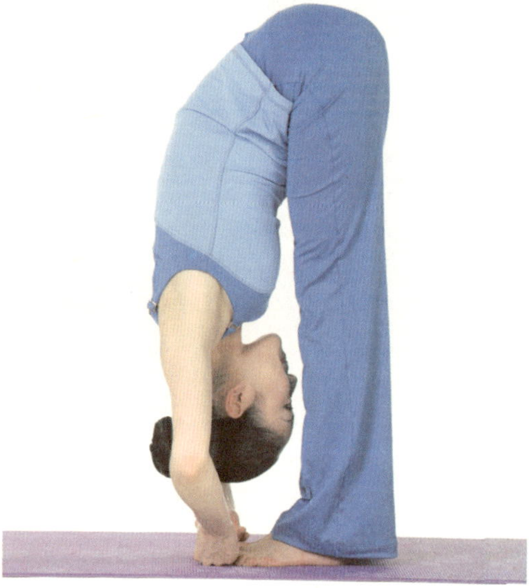

示范图解

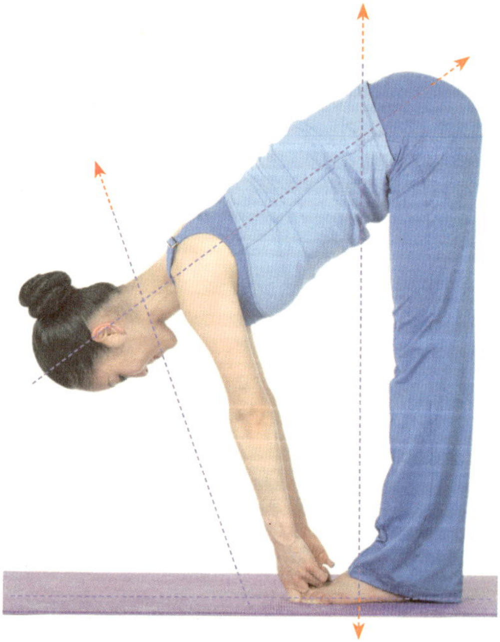

腿分开前俯式

动作图解

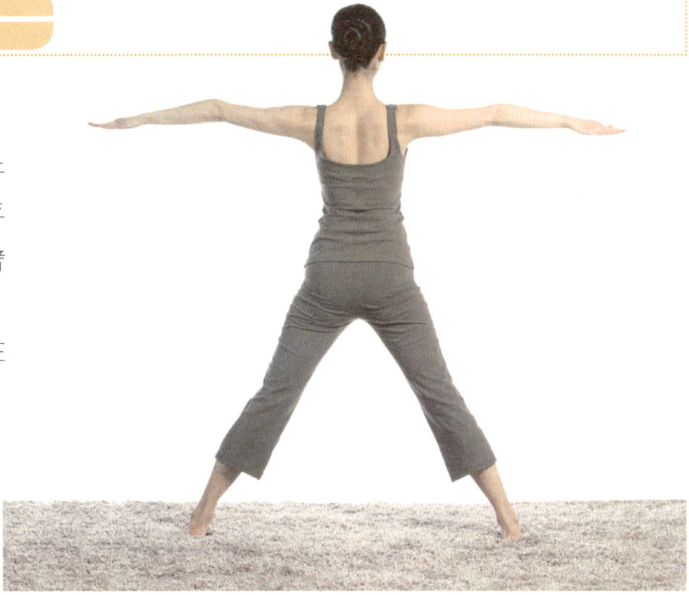

1 站立在垫子上，双腿分开约两倍肩宽，双臂在体侧平举，与肩膀平行，感觉手臂往两侧拉伸，肩部微微下沉，脊柱伸直，身体稳稳地站在地面上。

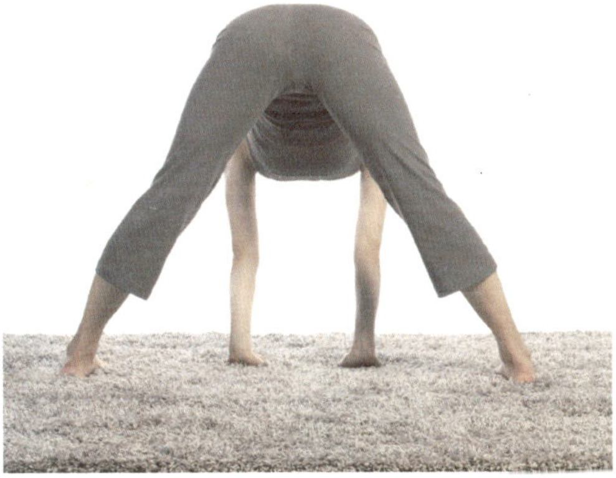

2 呼气，双臂移至身体前侧，平举双臂，掌心朝下，上身在手臂的带动下缓缓前倾，背部、臀部稍往后移，保持身体平衡，至手臂落在地面后保持姿势不变，身体的重量不要放在双手掌上。自然地呼吸，每次吸气时，都感觉脊柱在往头部方向延展，每次呼气时，身体有意识地让腹部贴近大腿一点儿。

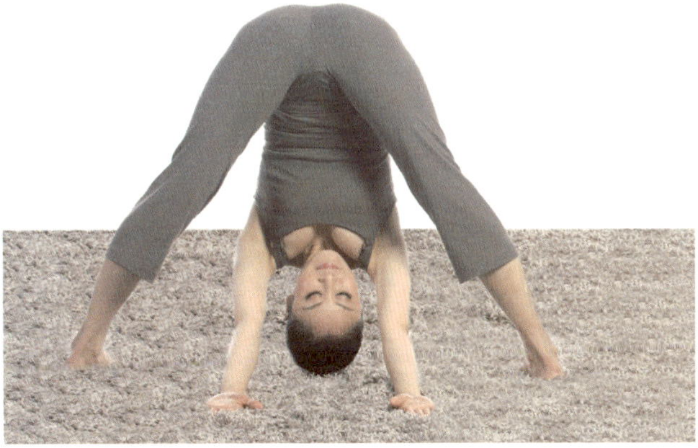

3 再次呼气时，身体继续下移，手臂翻转，手背落在垫子上，穿过两腿间的位置，头顶落在双脚脚跟连线的中点上。保持 5~8 次呼吸的时间，感受腿部后侧的拉伸和背部的不断延展。

练习技巧

手臂带动身体往前倾时，一定要注意保持腰背平伸，感觉腿部后侧韧带有拉伸的感觉；双腿膝盖不要前弯，脚掌稳稳地踩住地面，不要前后摇摆；双脚分开的距离可以在身体下倾前进行调整，不应过宽或过窄，以头顶轻轻触地为宜，不要将身体重量落在头顶；手臂向前伸直，不要支撑地面，承担身体的重量。

塑形功效

有效拉伸双腿后侧肌肉，修长腿部线条，匀称身体肌肉；灵活髋关节；给腹腔以滋养，预防腹腔内器官的下垂；舒展双肩和背部，放松手臂；加快面部、颈部的血液循环，美化、细致面部肌肤。

错误体式示例

图中的错误在于双腿弯曲，腿部没有得到应有的拉伸；头部缩起没有触地，也是因为腿部的支撑不够。这样的错误容易让身体朝前滚倒，发生危险。

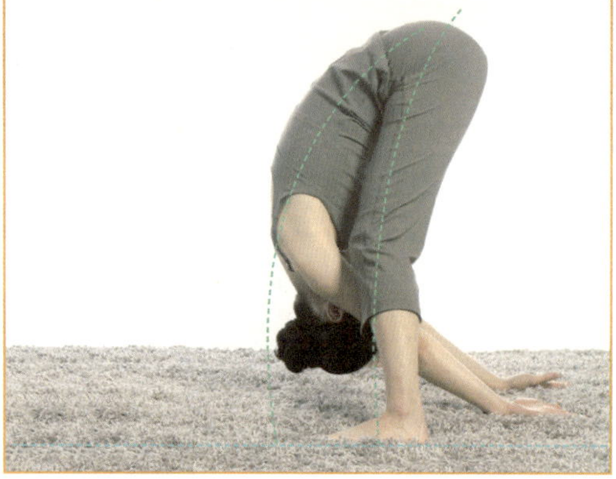

示范图解

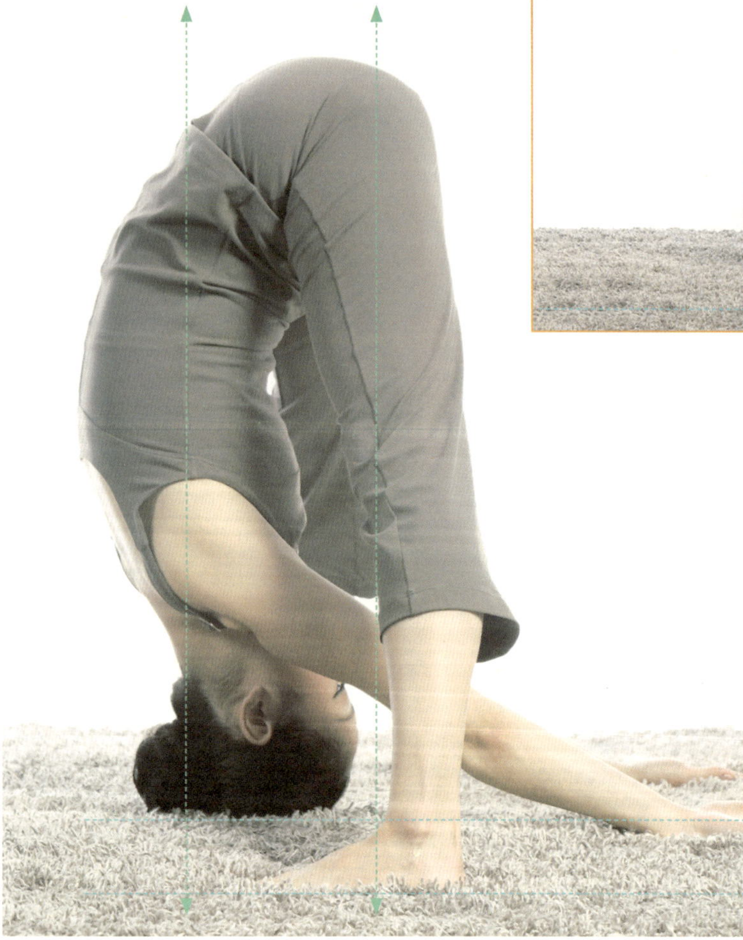

第三章 去双下巴、除颈纹，打造零龄天鹅颈

叩首式

动作图解

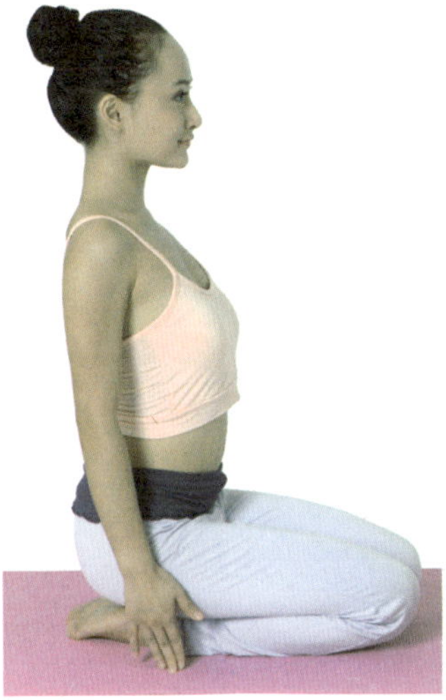

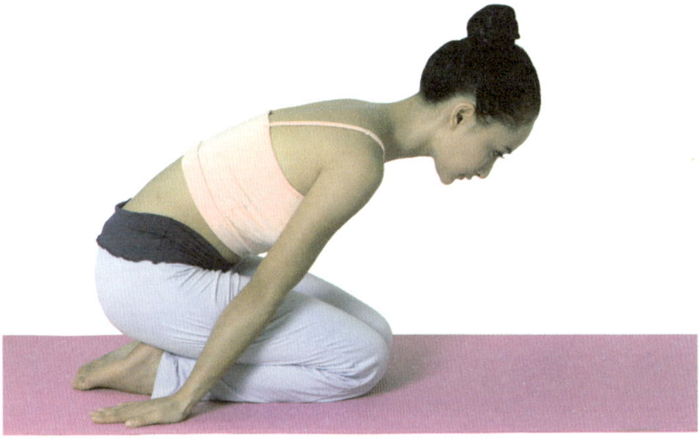

1 跪坐在脚跟上，脚趾向后，挺直脊背，双手放在体侧，掌心向内，平视前方。

2 身体前倾，掌心向下贴于地面上，指尖向后，置于双腿两侧，向后伸直手臂。

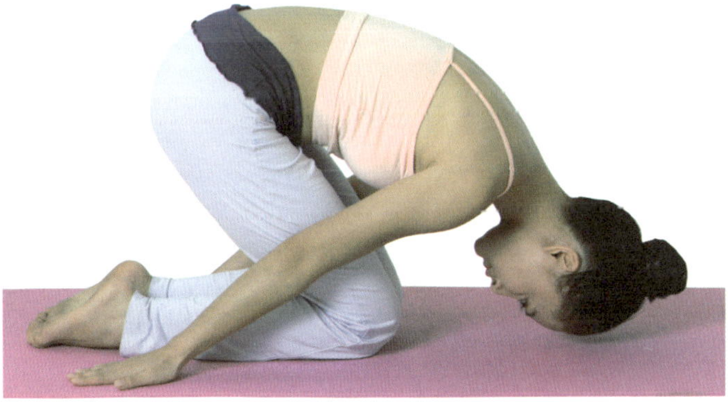

3 吸气时，脊柱向上伸展，保持脊柱的拉伸状态。呼气时，躯干慢慢从髋部往前弯，把腹部、肋骨的下段放在大腿上；前额触地，与膝盖相隔适当的距离。

塑形功效

叩首式能够有效地消除颈部的皱纹，并能消除背部紧张，伸展整个脊柱，让身心充满活力。

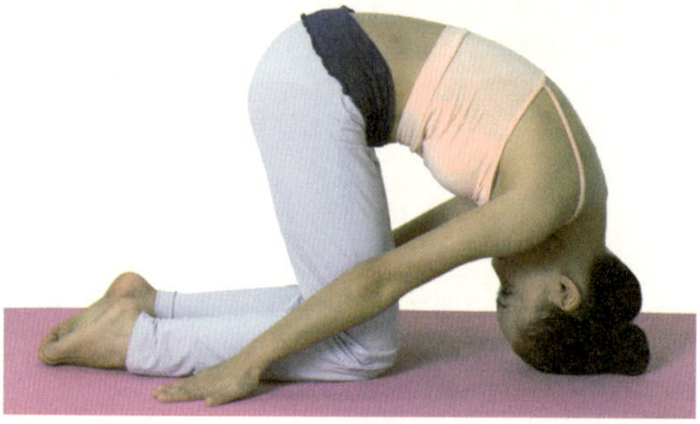

❹ 抬高臀部，让头顶着地，大腿与地面垂直；双手在小腿下面往前移或往后挪，直到可以伸直手臂。自然地呼吸，保持5~10秒。

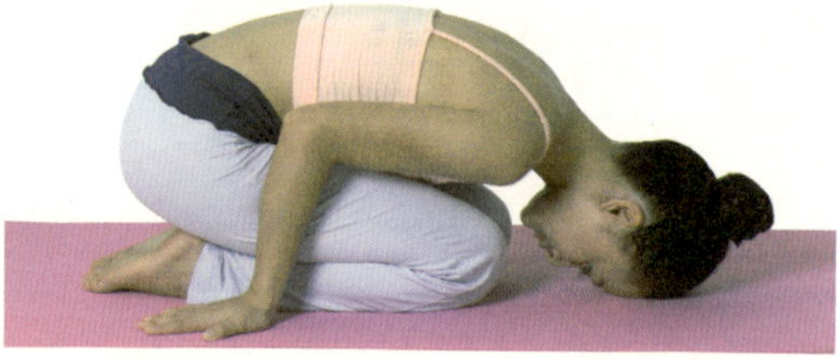

❺ 臀部慢慢地回到脚跟上，前额保持着地片刻，然后慢慢地抬起头部和躯干。短暂休息。重复做1~10次。

练习技巧

❶ 做动作时，上半身肌肉要尽量放松，借助地心引力下弯，不要勉强；❷ 患有高血压及眼压高的人，有颈部问题、眩晕、心脏或血液循环有问题的人，不适合练习此式；❸ 每天练习3~5次，完成时停留约5秒；❹ 上半身弯曲时的放松与下垂，是做好此式的关键；❺ 进入此式时，会有往前倾的感觉，握着脚跟和把头靠近膝盖，会比较保险些；❻ 从拱起的背部向上推送来伸展脊柱。

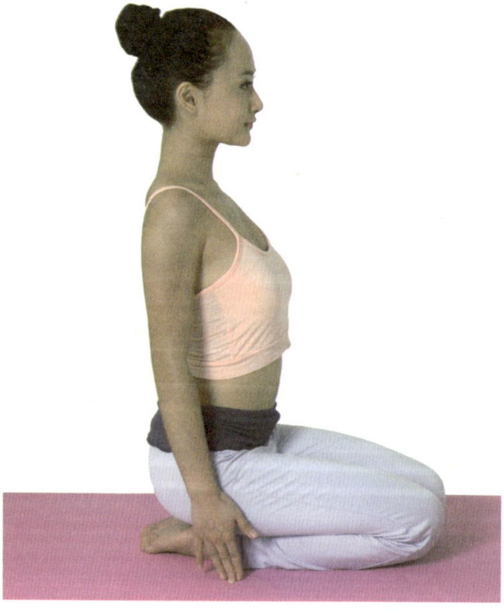

加大难度：能够轻松做到完成式，可以让膝盖和头部距离再缩小一些。

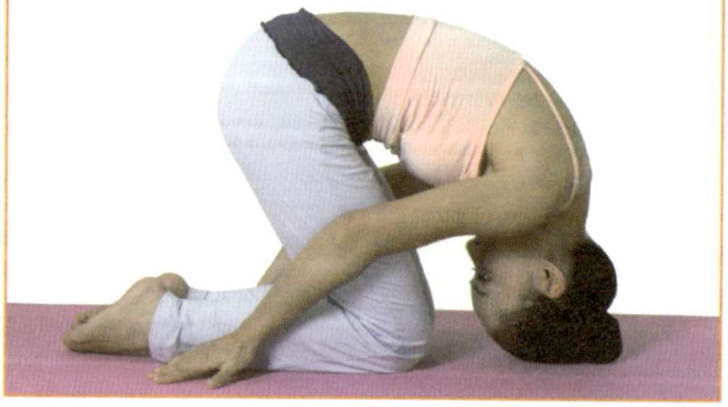

❻ 两手从小腿两侧收回来，根据自己的舒服姿势，随意垂放，然后舒服地坐着或仰卧，让循环恢复正常。

蜥蜴式

动作图解

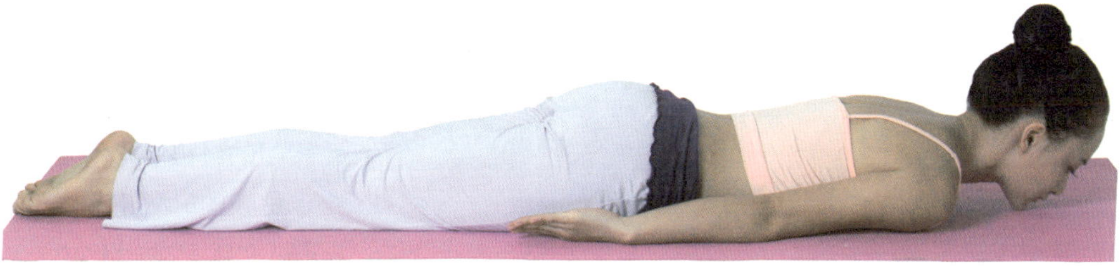

1 俯卧在瑜伽垫上，双腿并拢伸直，脚背贴地，双臂垂放于身体两侧，掌心向上，下巴点地，自然呼吸。

2 略抬起上身，双手抱臂，身体其他部位的姿势保持不变，目视眼前的地面。

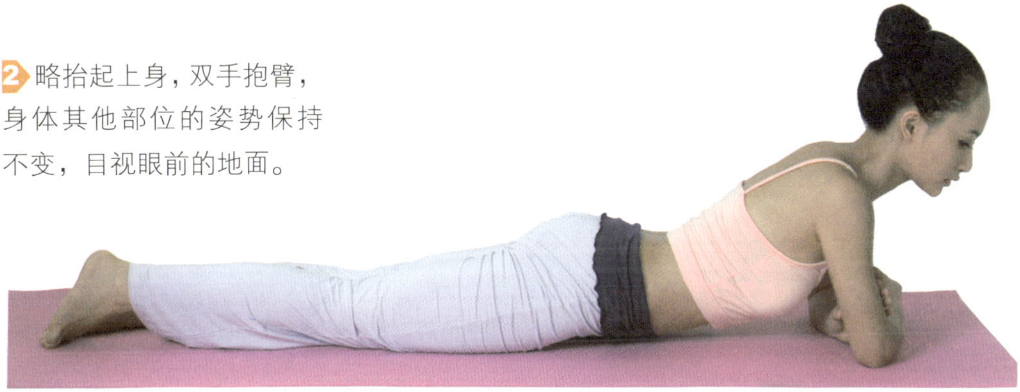

3 呼气，上抬臀部，双臂向腿部慢慢滑动，额头抵在手臂上，胸部向下压，腋窝尽量向下贴地面。呼吸平缓，保持 10~15 秒。

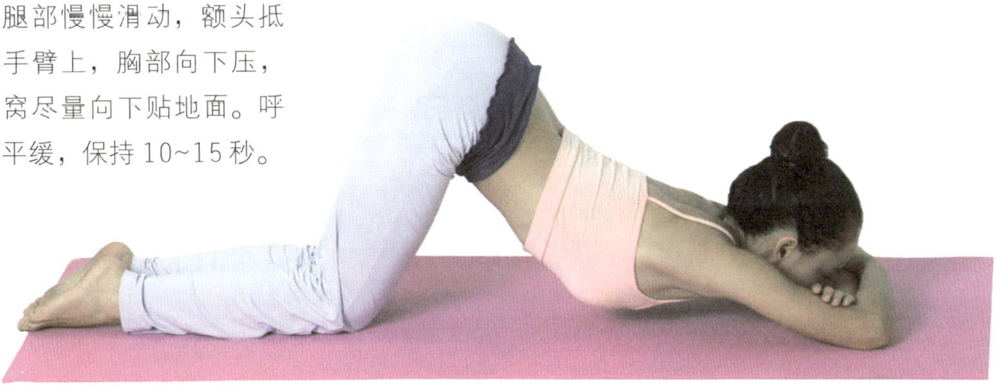

错误体式示例

做这个体位动作练习时，容易重心不稳，膝盖没有拢在一起。

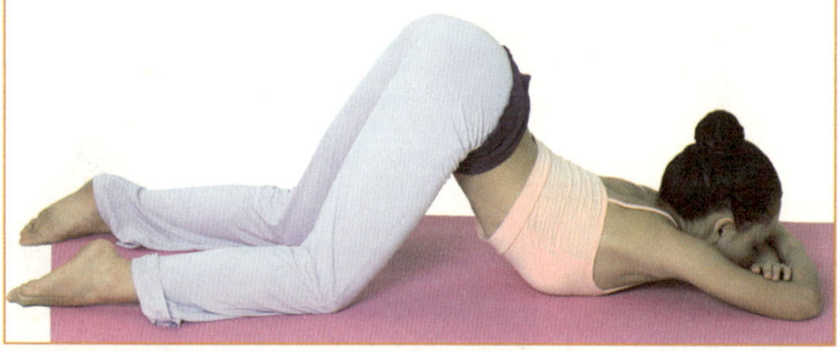

难度降级：（1）初练者可以在胸部下方垫上折叠在一起的毯子等辅助物；（2）做第三步练习时如果有难度，可以双手向前伸直手臂，降低练习的难度。

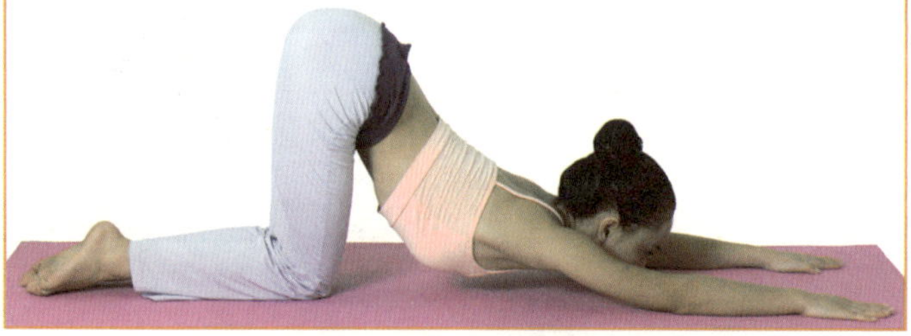

加大难度：将臀部尽可能的向上翘起，同时小腿上下抬起，用脚跟点触臀部。

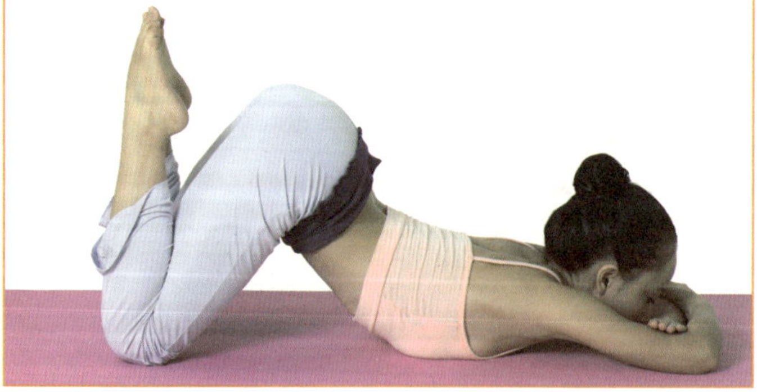

练习技巧

❶ 移动身体时，大臂肌肉始终保持收紧，重心移至胸部，肩膀放松，胸贴地面；让大腿始终与地面垂直；❷ 练习者不要急于求成，要循序渐进地练习；❸ 在练习的过程中，不要忘记呼吸的时机和节奏；❹ 在练习的过程中，不要勉强去做自己现在还达不到的动作，每次伸展到身体的最大限度即可；❺ 在做完成式时，容易出现重心不稳，膝盖并不拢，尽量避免此种情况的发生。

塑形功效

蜥蜴式对颈部有很好的伸展作用，可以有效地去除颈部的皱纹，同时还能帮助燃烧双下巴的脂肪，消除肉嘟嘟的双下巴。

颈部旋转活动

动作图解

塑形功效

颈部旋转活动能够有效地拉伸颈部，促进颈部血液流动，去除颈纹，让颈部更加迷人圆润，同时还能燃烧颈部多余的脂肪，消除双下巴。

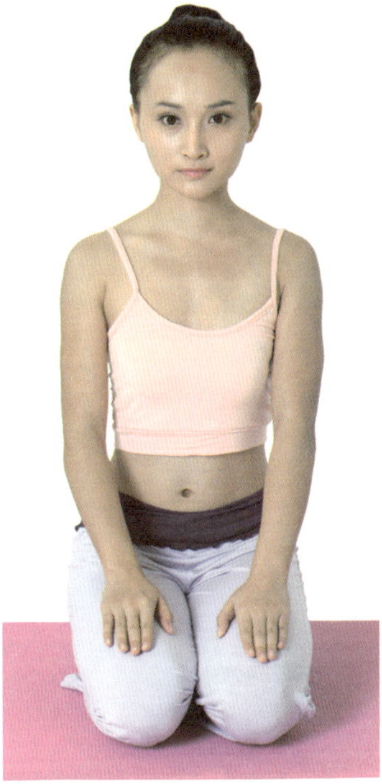

1 以一种稳定的姿势站立或坐直，肩膀放松且保持平直。

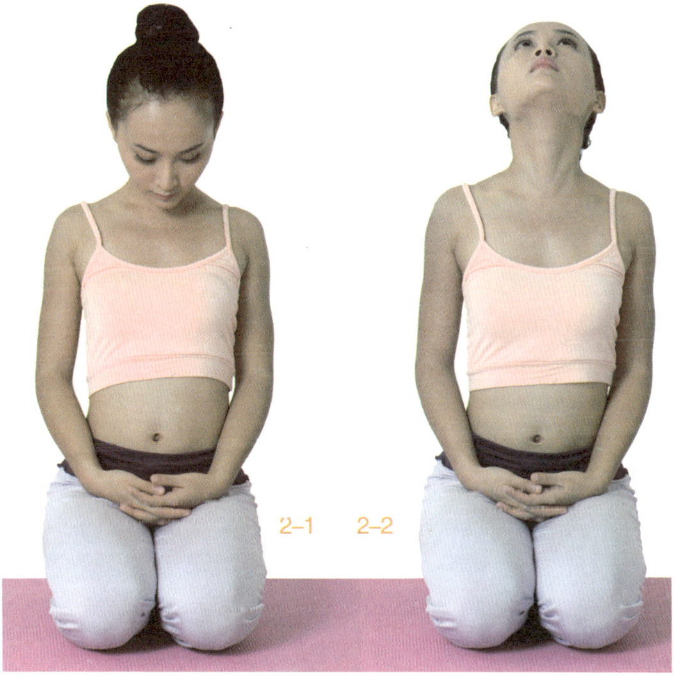

2 轻柔而缓慢地把头前低和后仰，重复 3~5 次。

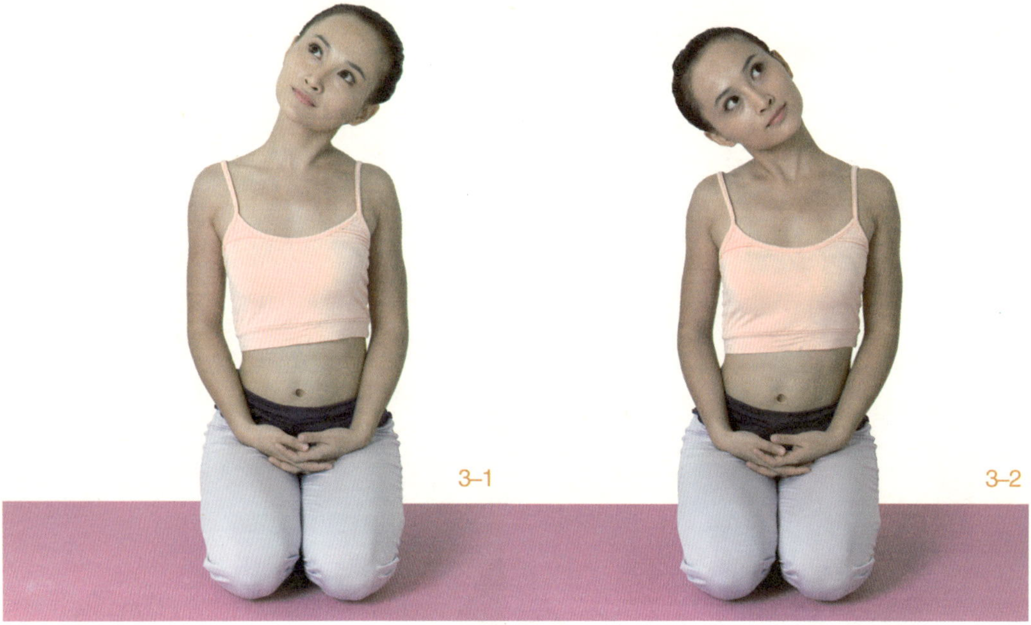

3-1 3-2

3 然后，依次向左、右歪头，重复 3~5 次。

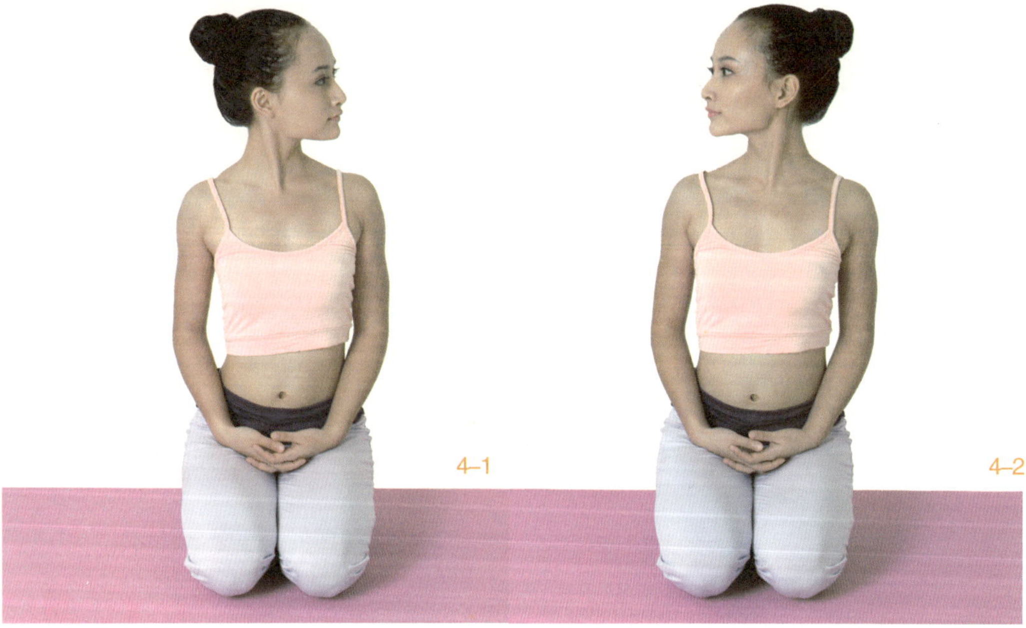

4-1 4-2

4 之后，将头部转向左侧，再转向右侧，重复 3~5 次。

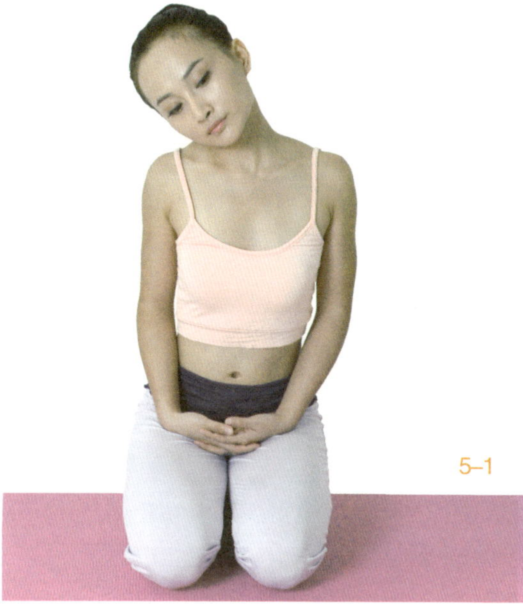

5–1

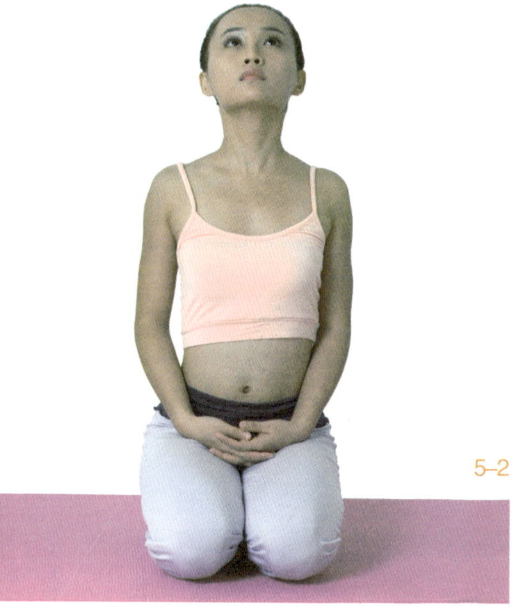

5–2

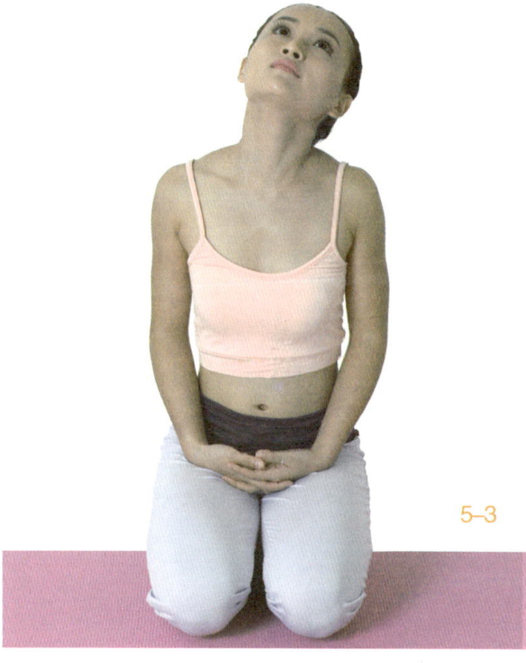

5–3

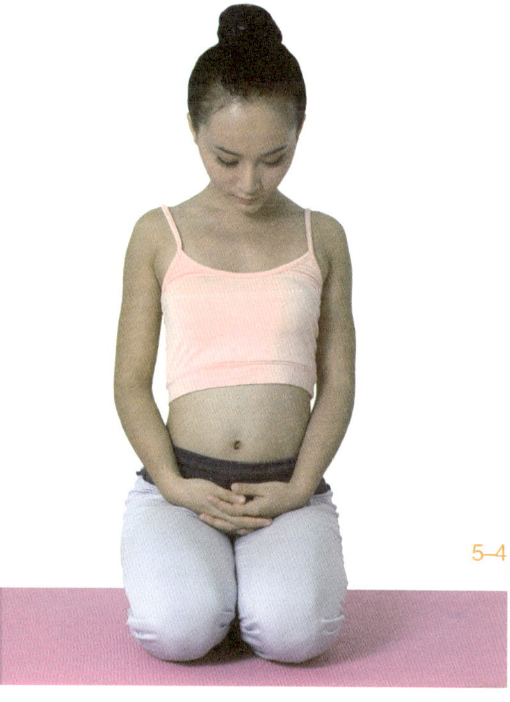

5–4

5 最后，将头部缓慢地做圆圈旋转运动，顺时针、逆时针各做 3~5 圈。

练习技巧

❶ 练习者要根据自己身体情况，一个动作一个动作练习；❷ 在时间充裕的情况下，每天要多重复做几次；❸ 患脊椎病者练习时要小心；❹ 练习过程中要注意保持肩部的直立。

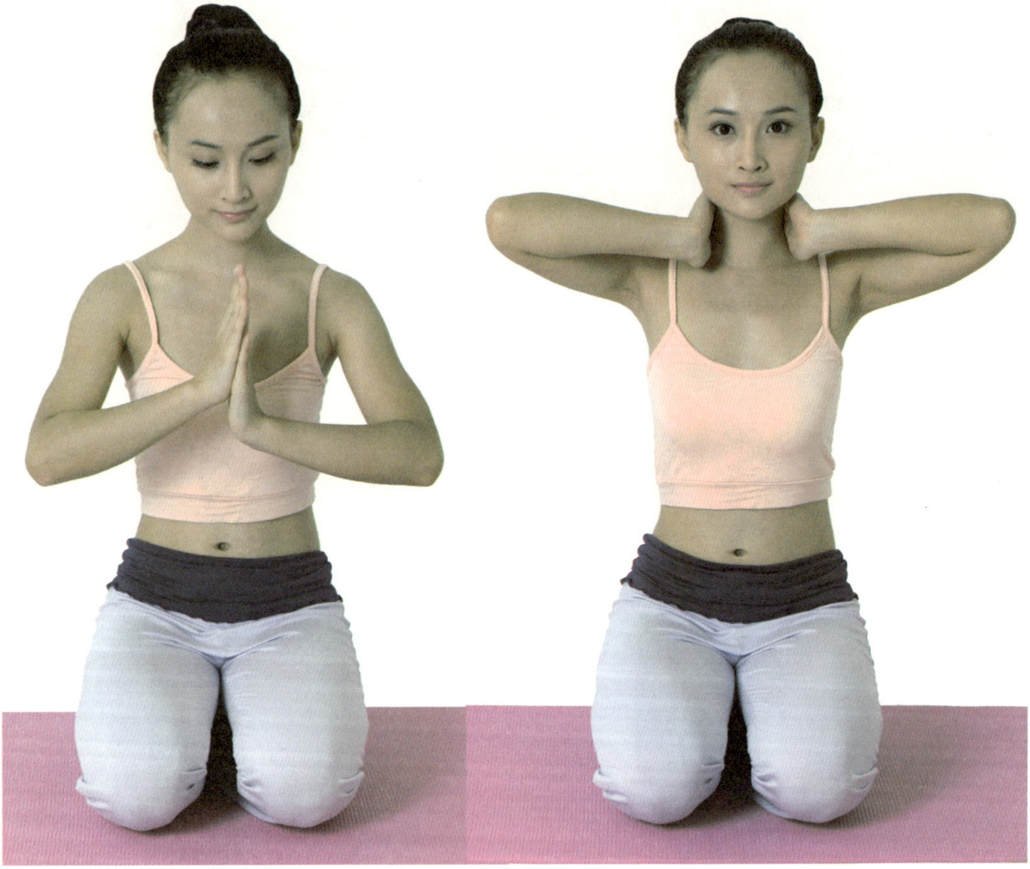

6 做完一组动作之后，搓热双手，按摩一下颈部，放松一会儿，再做一次练习。

莲花座前屈扭转式

动作图解

1 莲花坐姿准备，吸气，上身前倾，双手支撑地板，右臂穿过左臂下方，带动身体向左转，右耳贴地，呼气。注意双肩依然保持在一条直线上，背部不要拱起，尽力往前。注意臀部不要移动。

塑形功效

有利于腰部力量的增加，强健脊椎和肩关节；对内脏有压力和刺激，可以增强内脏功能；刺激身体和头面部的血液循环，振奋精神，细致面部肌肤，减少皱纹。

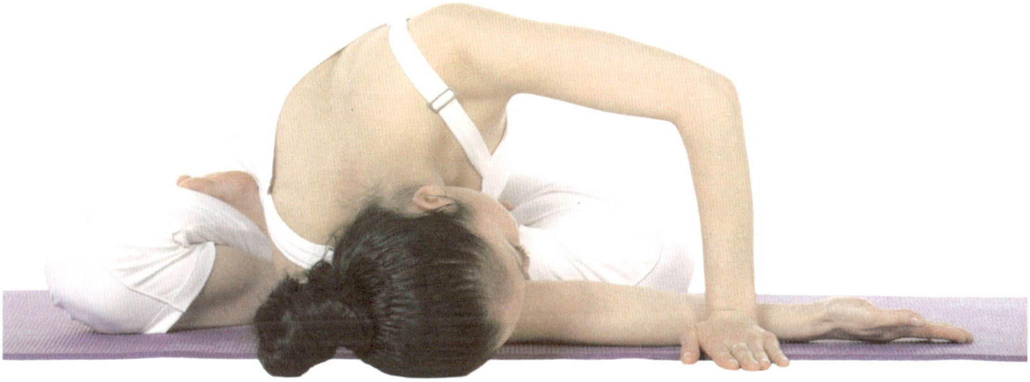

2 吸气，伸直左臂，向天空方向延伸，带动头部向左上方转动，右肩放在地板上，感受双臂朝两个方向延伸。

3 呼气，收回左臂，与右臂合十。双手肘连成的直线与地面保持垂直。眼睛看向斜上方，保持8~10次呼吸的时间。收回时，先用左臂支撑肩部，再缓慢收回身体。

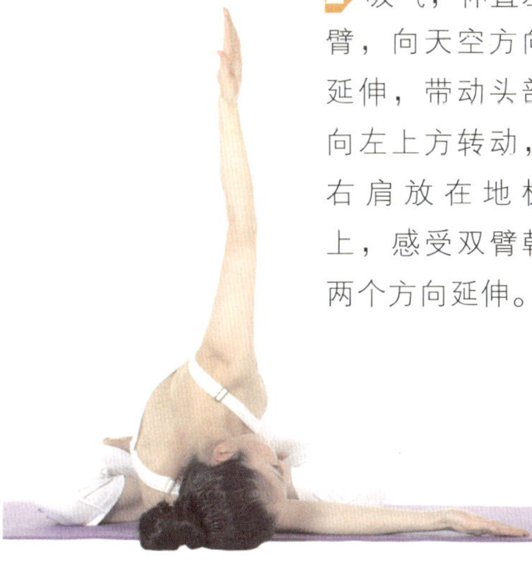

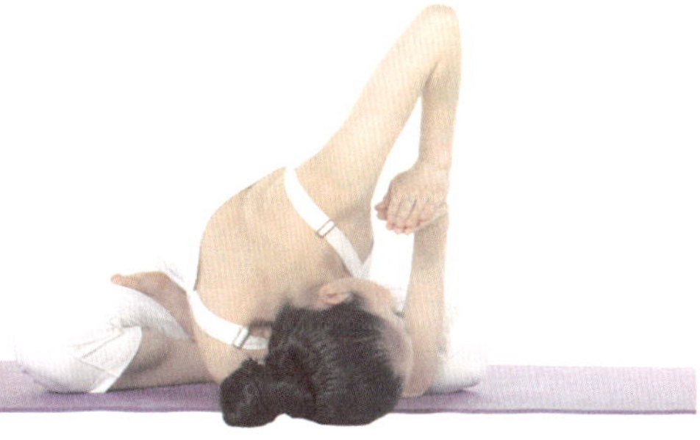

练习技巧

臀部不要向前抬起，稳稳地坐在地面上；肩膀往外张开放平，不要蜷缩起来；腹部尽量往地面和腿部贴近，感受腹部的器官得到按摩和刺激。初学者或腿脚僵硬者若感到腿部血液循环不畅，应采用简易坐或半莲花座坐姿，不可勉强自己。

错误体式示例

图中的错误在于手肘放松，造成肩膀歪斜没有伸平。这种姿势让颈椎处在歪斜的弯曲状态中，很容易引起颈椎方面的问题，造成扭伤和呼吸困难。

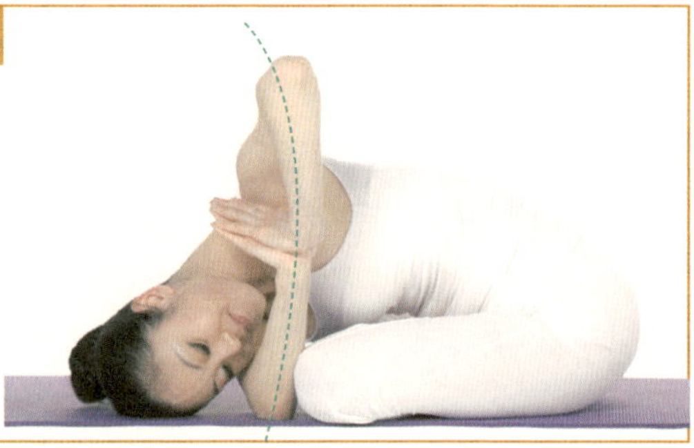

示范图解

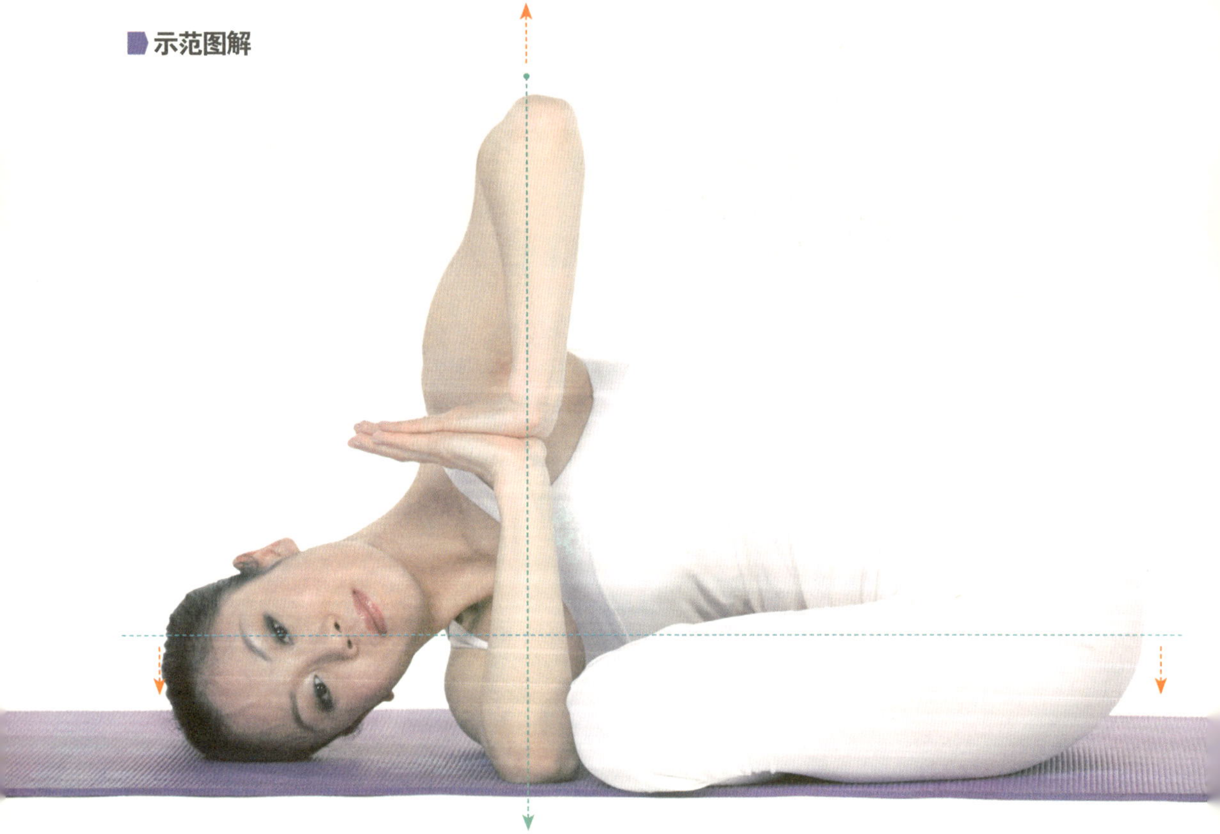

头部放松式

动作图解

1 正坐在垫子上，弯曲左膝，将左脚掌贴近右大腿，左脚跟贴近会阴处。右腿弯曲向后，右小腿靠近右大腿和臀部。

2 吸气，抬高双臂，双手交叉抱住后脑勺。眼睛看向腹部，感受身体向上挺拔延伸，保持手肘和手臂所成的直线与地面保持平行。

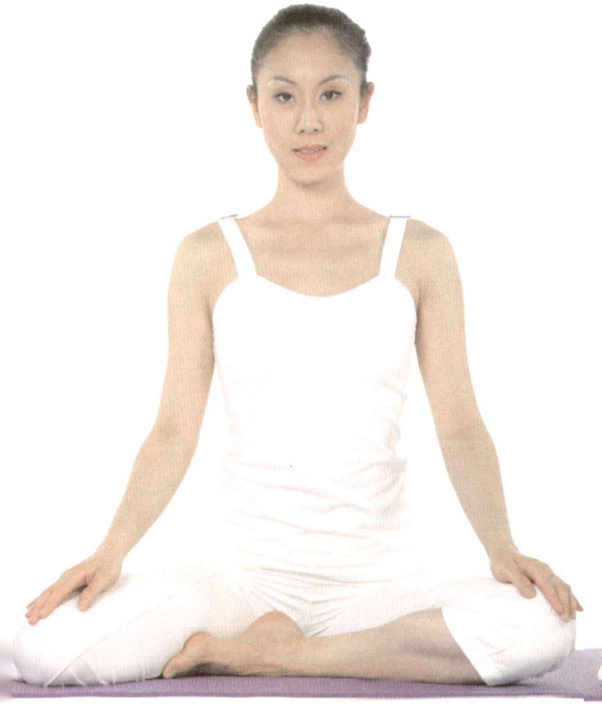

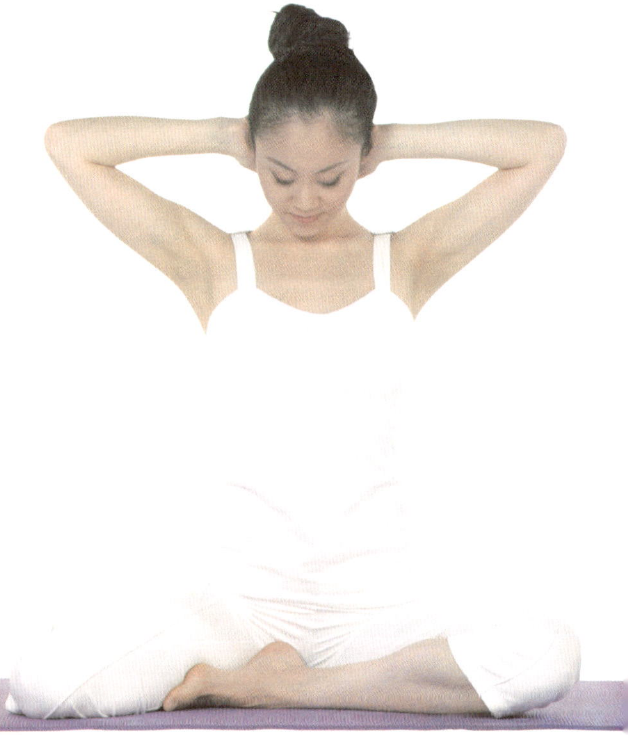

塑形功效

此体式能有效调节呼吸系统功能，振奋精神，给身体带来积极的正面能量；拉长颈部前侧肌肉，修饰颈部线条；拉长脊椎，保持背部向上延展；扩展双肩，矫正高低肩等不良体态；促进面部血液循环，细致面部、颈部肌肤，增强肩、颈部的灵活性。

练习技巧

双手抱头时，双肘尽量往外打开，手部不要对头部施加压力，下颌微收，不要放松后颈部；扩张胸腔，背部保持平直状态；双腿不要移动，稳稳地贴在地面，头部和下部往两个方向延展，拉长背部；头部上仰时，身体不要后仰，感觉颈部有微微的拉伸。

错误体式示例

练习此式最容易出现的错误是脊柱扭曲，肩部左右不平衡。这样的错误姿势使身体受力不平衡，不但不能有效放松头颈部的肌肉和关节，还有可能造成身体肌肉的错误拉伸，造成关节扭伤。

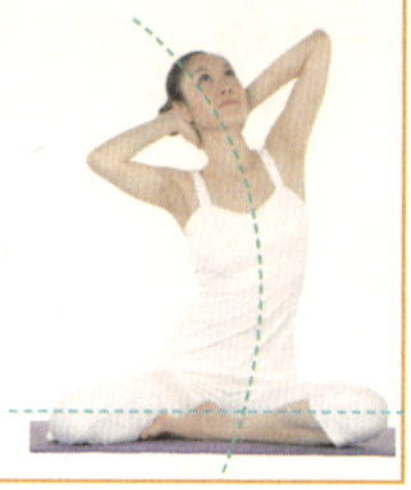

3 呼气，收回双臂，交叉抱于胸前，左手扶右肩，右手扶左肩。头部后仰，感受颈部前侧的拉伸和新鲜空气在胸腔内的流动。保持5~8次呼吸的时间后，缓慢收回头部，放下双臂，换腿练习。

示范图解

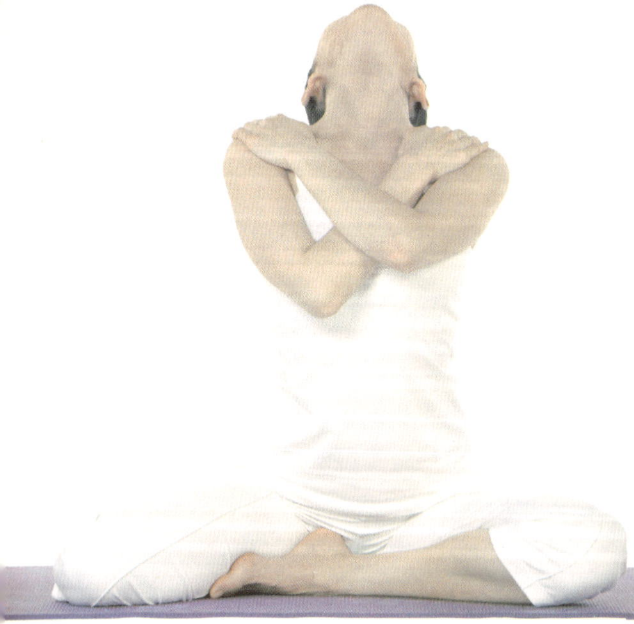

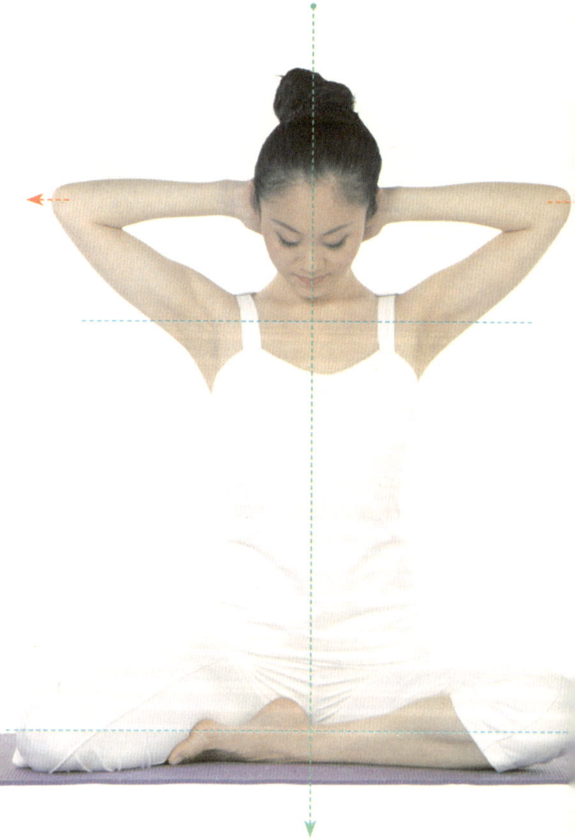

双腿头碰膝式

动作图解

1 坐姿，腰背挺直，目视前方；双腿并拢向前伸直，脚尖朝上；手臂伸展于体侧，指尖撑地。

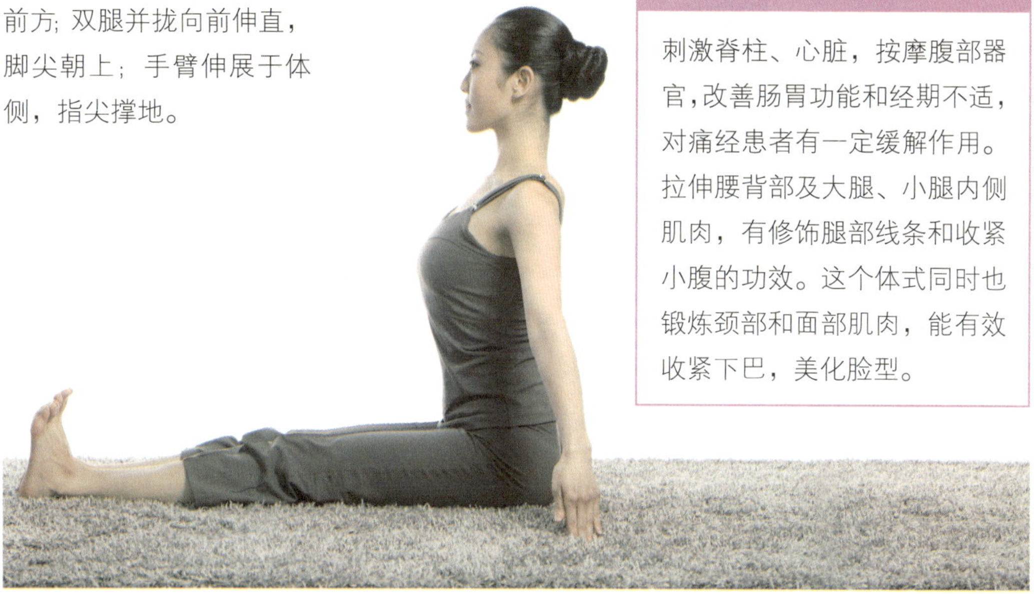

塑形功效

刺激脊柱、心脏，按摩腹部器官，改善肠胃功能和经期不适，对痛经患者有一定缓解作用。拉伸腰背部及大腿、小腿内侧肌肉，有修饰腿部线条和收紧小腹的功效。这个体式同时也锻炼颈部和面部肌肉，能有效收紧下巴，美化脸型。

2 手臂上举，掌心相对，拇指相扣；吸气，保持腰背挺直，尾骨收紧下压，指尖向上延伸，肩膀微微下沉，体会脊椎的伸展。

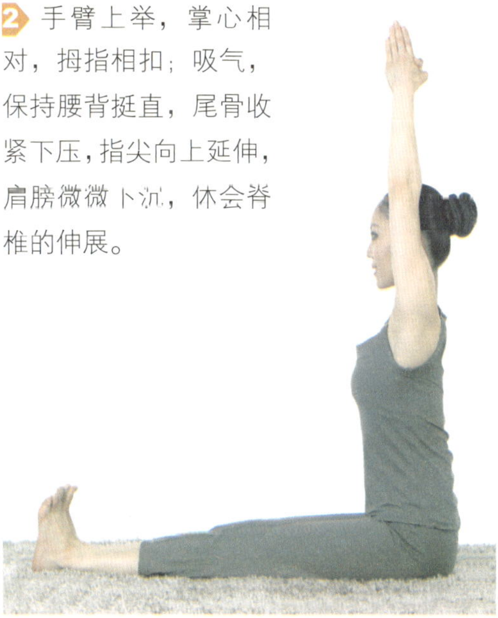

3 双手解开，手臂向下向前移动，与地面平行；呼气时手带动腰背向前倾，腹部收紧，保持腰背在一条直线上；双腿伸直，膝盖不要弯曲，眼睛注视正前方。保持姿势2次呼吸的时间。

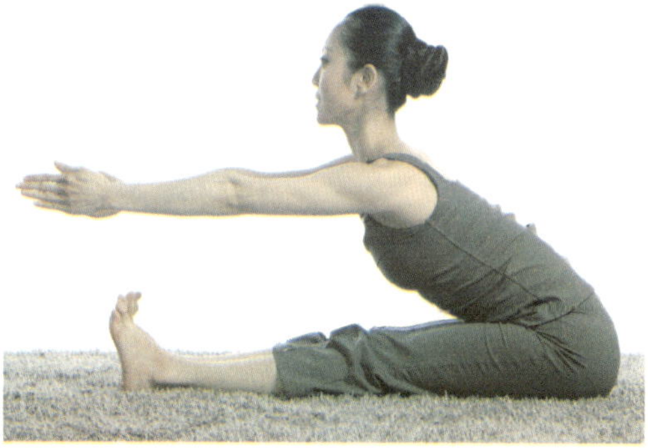

4 再次呼气时，身体继续向前倾，向双腿靠近；放松手臂，两手相握于脚前；收紧腹部，额头尽量往小腿靠。注意腰背部伸直，保持此姿势2次呼吸的时间。

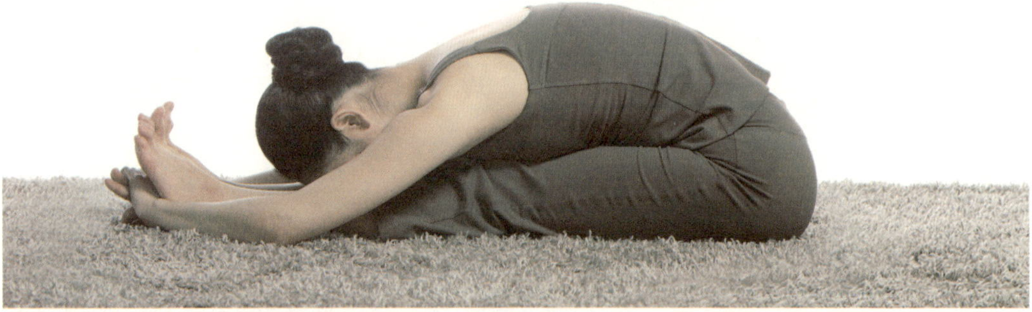

练习技巧

在弯腰向前倾时，要保持腰背部在同一直线上，腿部尽量伸直；骨盆贴地，保持坐姿正位。练习此体式时，以个人感觉到腿部的紧实感为度，不要刻意追求头接触膝盖的效果，否则可能会引起腿部肌肉的拉伤。当练习熟练后，腹部可以贴向大腿时，便能感受上半身与腿部的贴合与延伸。

错误体式示例

为了让头碰到膝盖，练习者可能会弓起背部或弯曲腿部，这都将失去拉伸的效果。练习时，可以将注意力放在感受腹式呼吸上，此体式是放松中的拉伸，不要憋气。

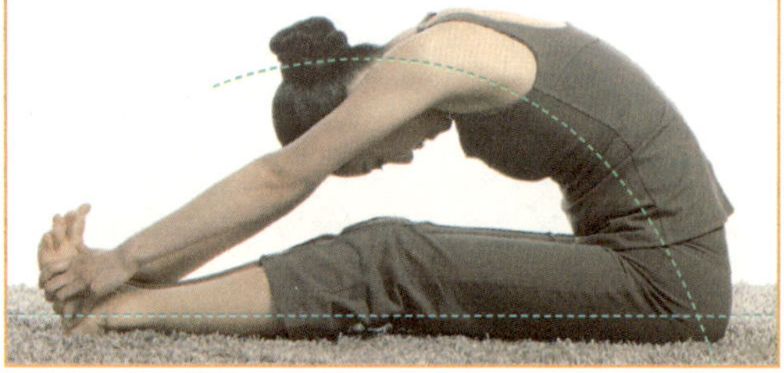

正位图解

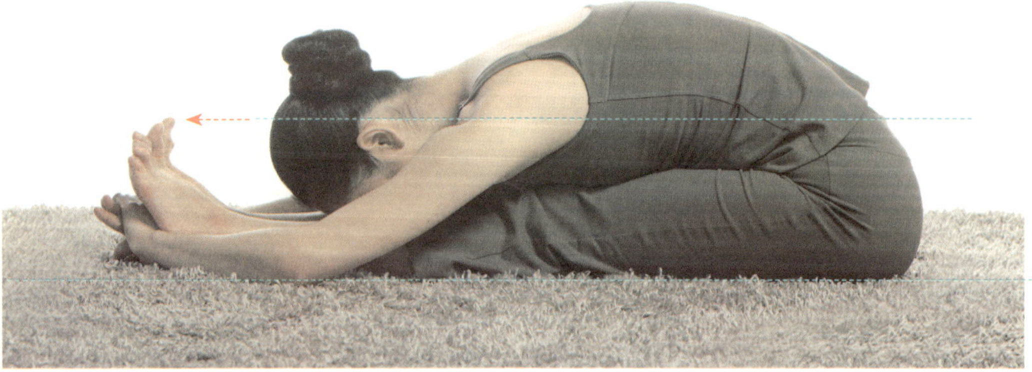

飞机扭转式

动作图解

1 俯卧在垫子上，掌心贴地放在身体两侧，双腿并拢伸直，脚背贴地。前额放在垫子上，放松身体，自然呼吸。吸气，头部带动肩膀、上身抬离地面；呼气。

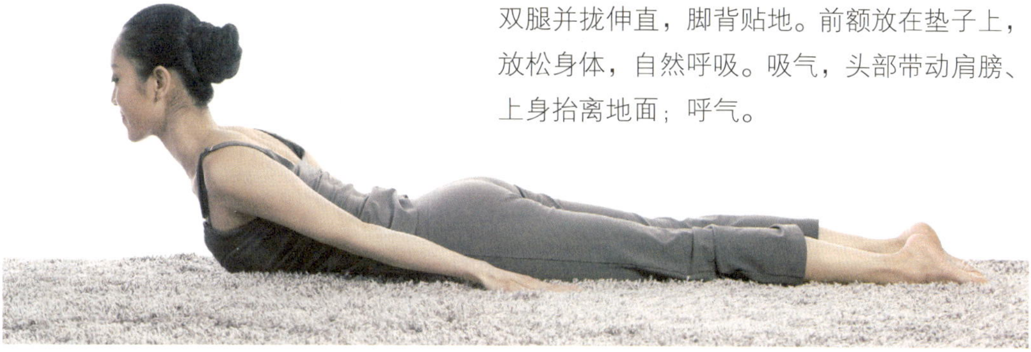

2 吸气，右臂向前伸直抬高，左臂保持不变，目光注视右手所指的方向。呼气，不要将气憋在胸部。

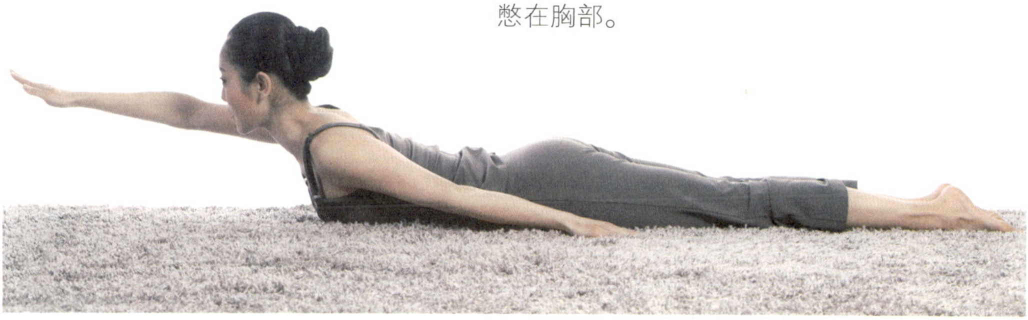

3 吸气，上身继续上抬，抬起左臂，平伸，双臂向各自所指的方向伸展。 头部抬高，看向右手所指方向。

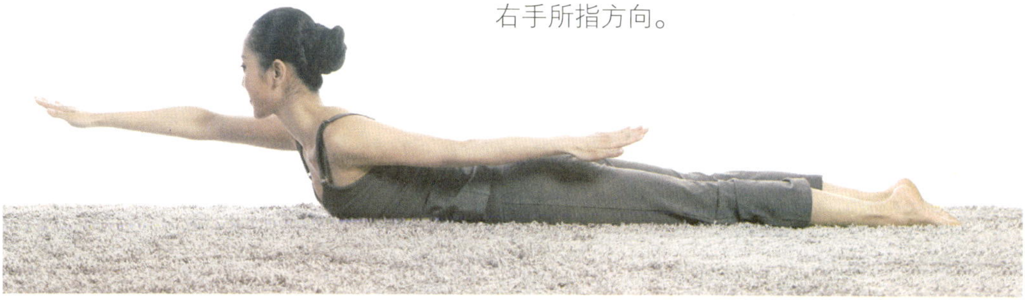

4 头部慢慢朝左后方转动，目光顺着手臂看向左手指尖，呼气，保持2~3次呼吸的时间。放回身体，调整呼吸，换边练习。

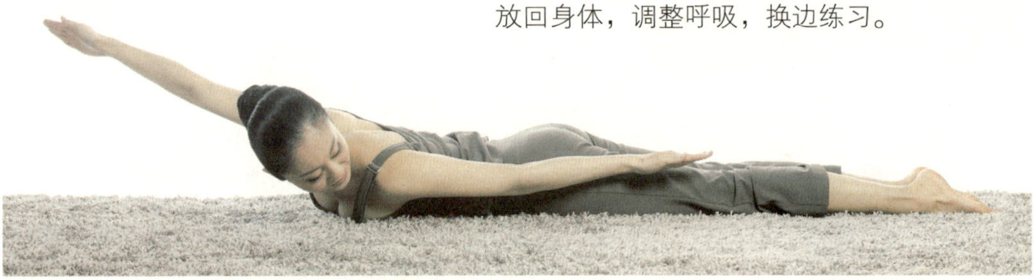

错误体式示例

练习时，髋部左右不平、手臂不在水平方向延伸，会让脊椎处于弯曲的状态，不但会使练习者练习时感觉呼吸不畅，还会给脊柱带来压力，造成脊柱的弯曲损伤，引发腰椎疾病。

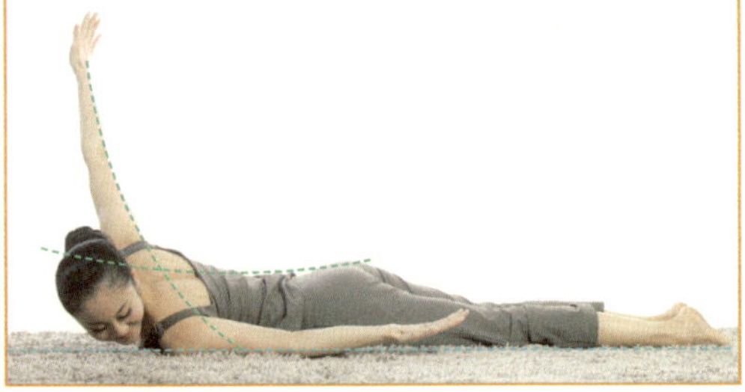

练习技巧

臀部不要向前或向后移动，利用腰背的力量，平稳地吸气、呼气，在吸与呼的过程中始终收缩腹部，感觉肋骨架像一架手风琴那样向两侧扩张和收缩，吸气时延伸手臂和脊椎，在呼气时去感觉脊柱和肩颈的放松。

塑形功效

腰部的扭转动作，可有效收紧、拉长身体侧面的肌群，快速减少腰部脂肪；身体的左右扭转动作配合头部的扭转，能使双肩对称，细致肩、颈肌肤；通过身体的伸展还可增加脊椎的弹性和灵活性，使之更加强壮。

正位图解

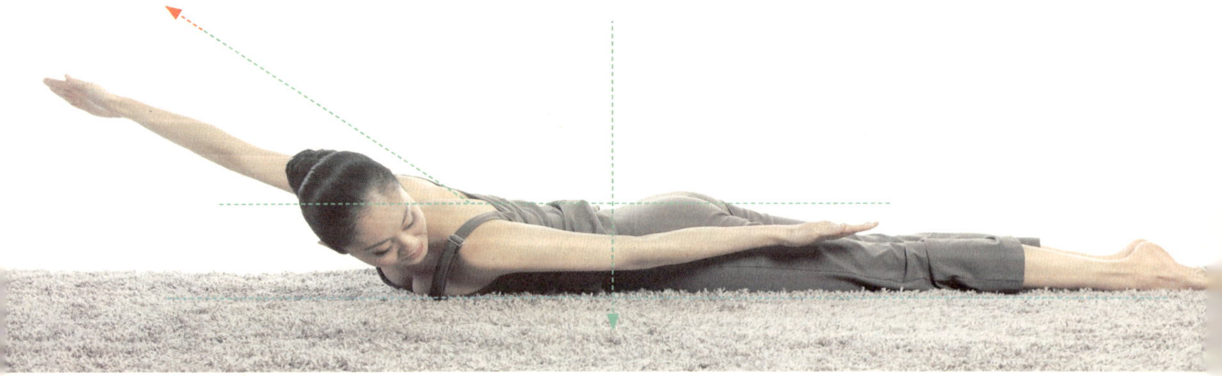

第四章 消除圆肩、高低肩，打造迷人美肩

展肩式

动作图解

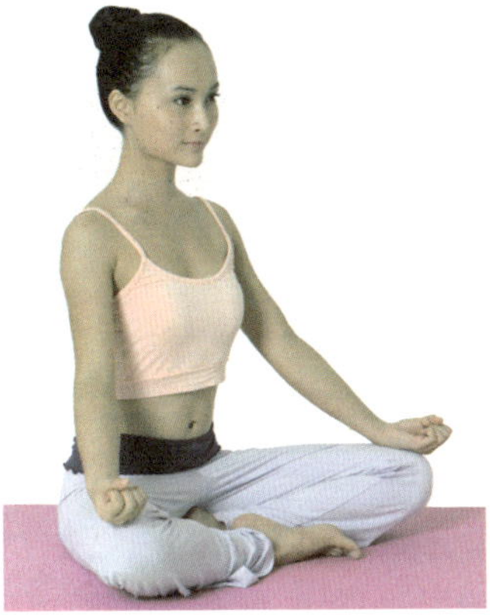

1 采取简易的坐姿，将双手微握拳，放于膝盖上，背部挺直，平视前方，保持均匀的呼吸。

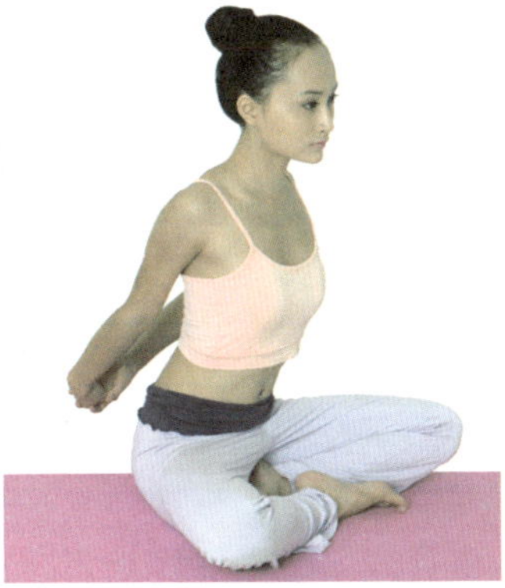

2 双手于背后进行十指交叉握拳，双肩夹紧，肘部伸直，胸部向前挺，平视前方。保持姿势 10 秒。

练习技巧

在开始锻炼的时候，一定要紧紧夹住双肩，胸部前挺，肩部后收，让肩部尽可能地得到舒展。

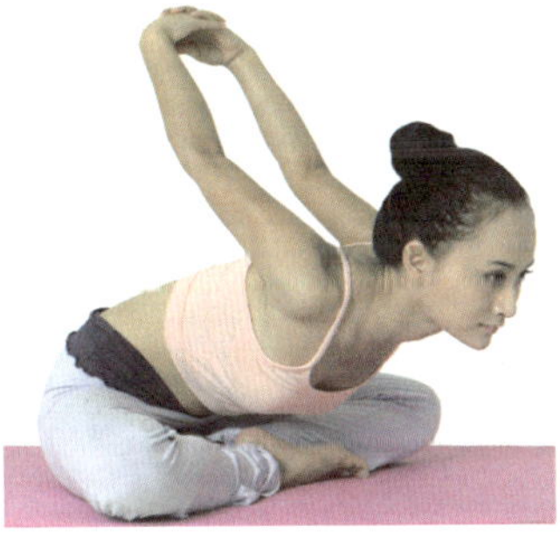

3 上身慢慢地向前下方下沉，到达最大的限度，手臂向上延伸，保持背部挺直，目视前方的地板。保持姿势 5~10 秒。

4 上身慢慢地向左侧下压，左肩贴住左膝，眼睛向右上方看；右胸向上翻转，右手臂向斜上方尽量延伸，左手置于背部，保持自然呼吸。反方向再做一次。

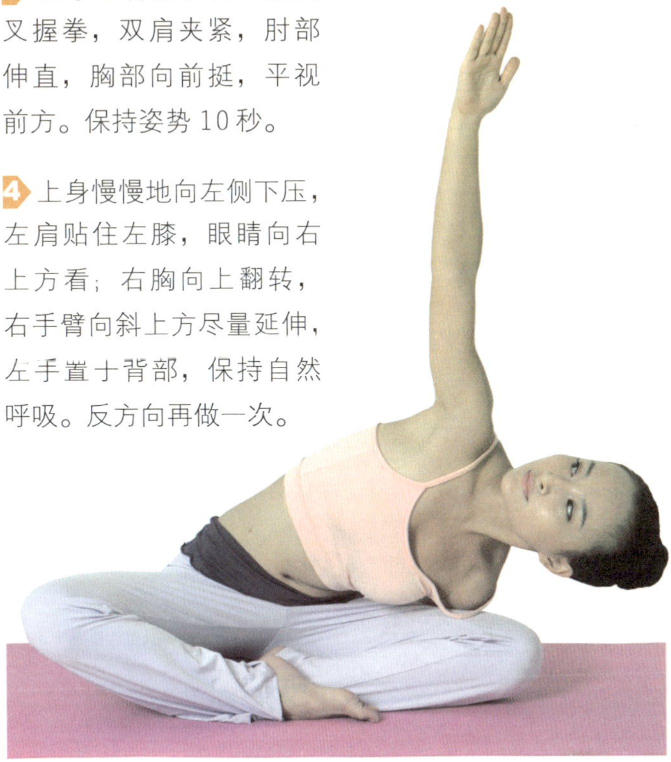

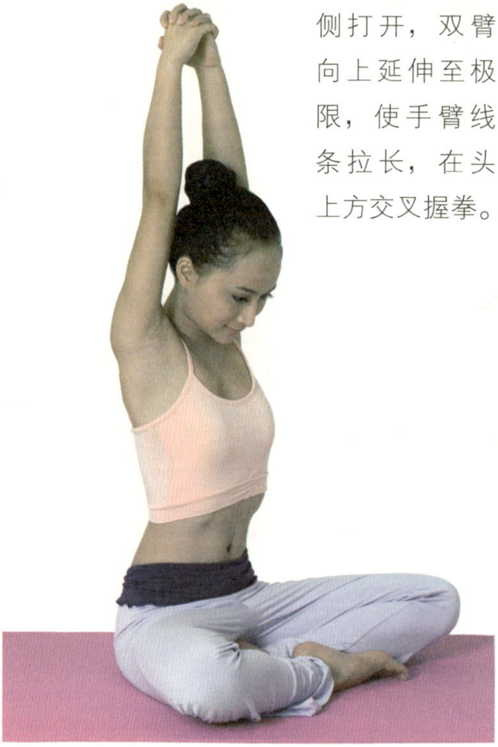

5 双手十指紧扣，双肩向两侧打开，双臂向上延伸至极限，使手臂线条拉长，在头上方交叉握拳。

加大难度： 在练习第三步时，上身可以慢慢地继续向下压，直至下巴点地，手臂指向天花板。

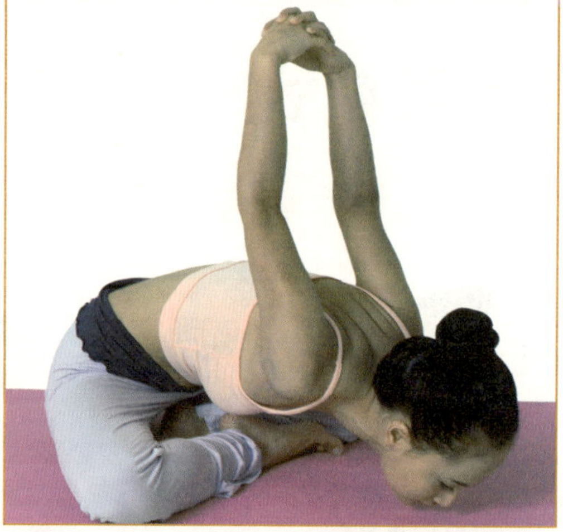

塑形功效

展肩式能够很好地美化肩颈肌肉，匀称颈肩线条，预防肩膀酸痛。

难度降级： 上身不能下压的初学者，在做第三步和第四步时，上身微微往前倾即可。或者做到第四步时，左手臂置于身侧的地面上，掌心向下，用前臂和手掌支撑上身即可。

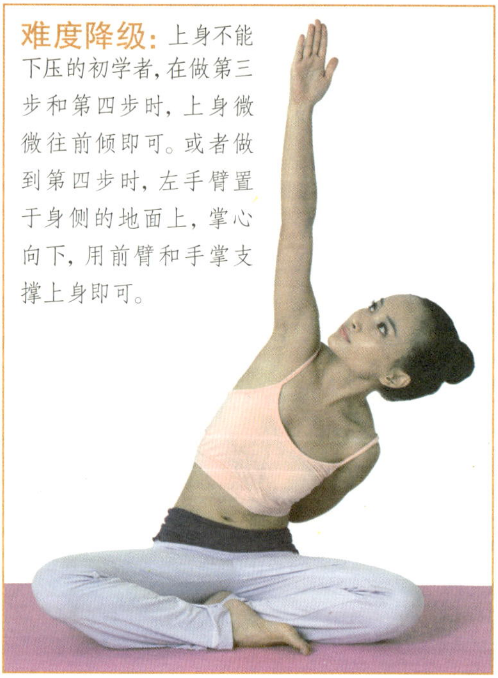

错误体式示例

初练者容易出现坐姿不端正、腰背部不能挺直、低头含胸、膝盖抬起等问题。

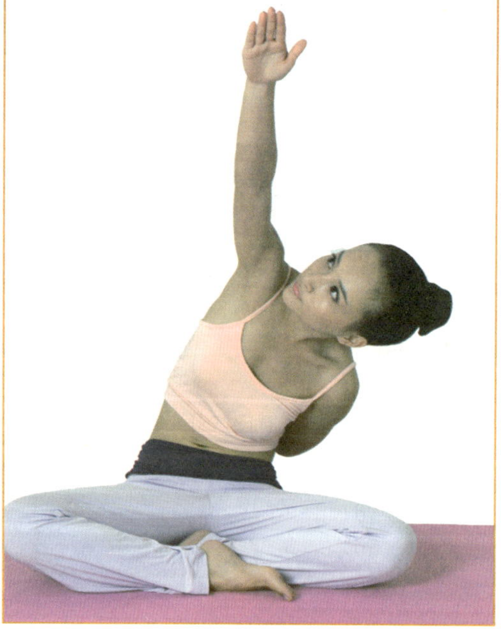

美肩式

动作图解

1 成跪立的姿势，让四肢着地，双膝、肘部贴于地面，大腿、上臂尽量与地面垂直。

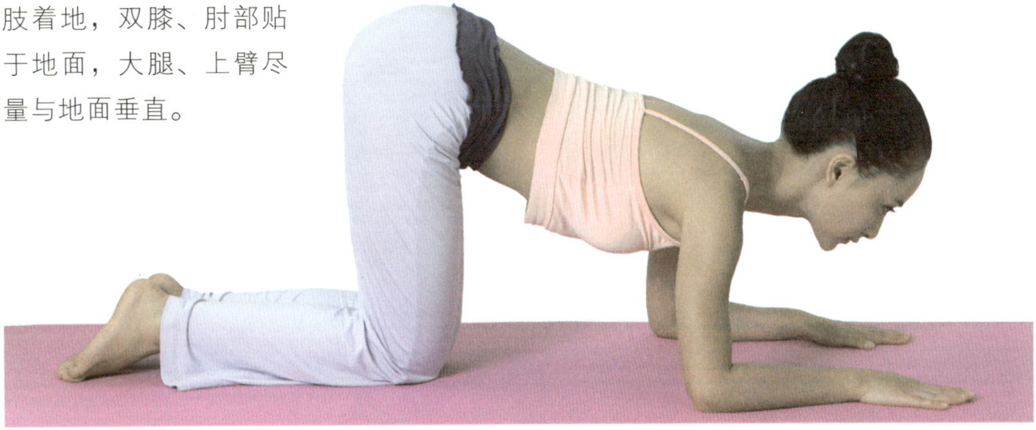

塑形功效

美肩式能够锻炼肩部肌肉，促进肩部血液循环，缓解肩部僵硬，美化肩部线条，消除圆肩，同时还能锻炼到肩部骨骼，纠正高低肩。

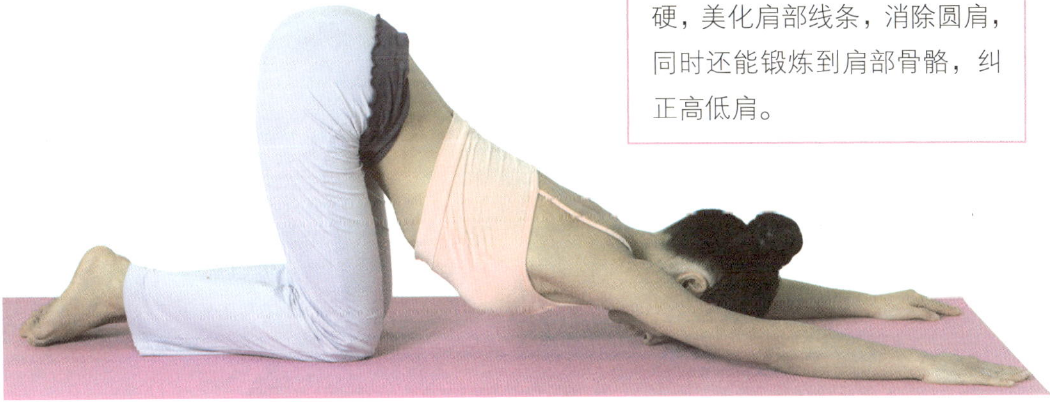

2 上身、肩部往下压，使额头点地，胸部尽量贴于地面，同时双手臂向前延伸贴于地面。保持姿势 5~10 秒。

3 手臂向身体两侧打开，与肩成一条直线，保持均匀自然的呼吸。

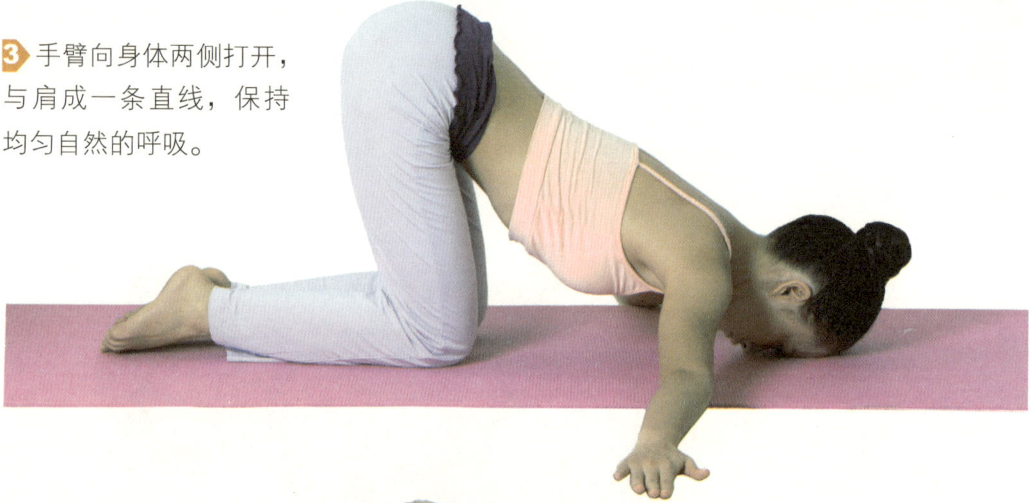

4 将双手放在臀部上面，吸气时手臂向上伸展，两肩向内侧收紧，保持姿势5~10秒。

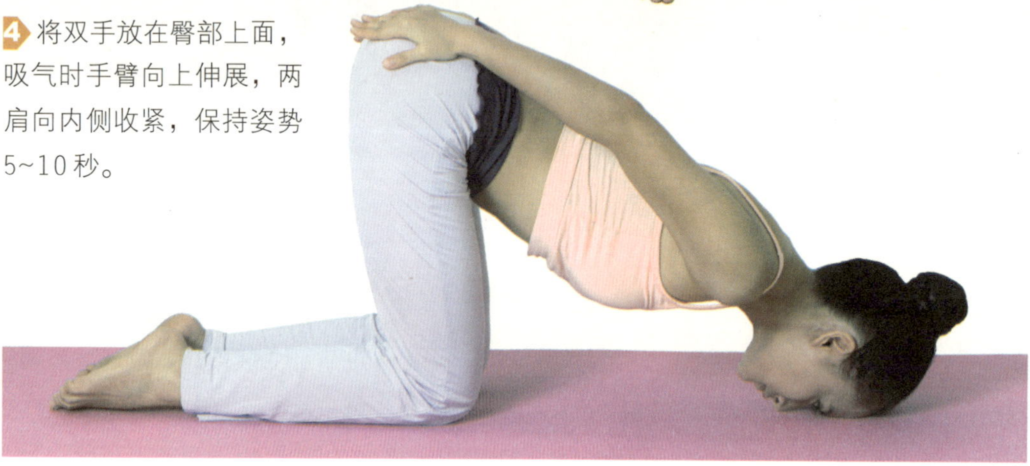

5 小腿离开地面并向上抬起，脚尖勾起。

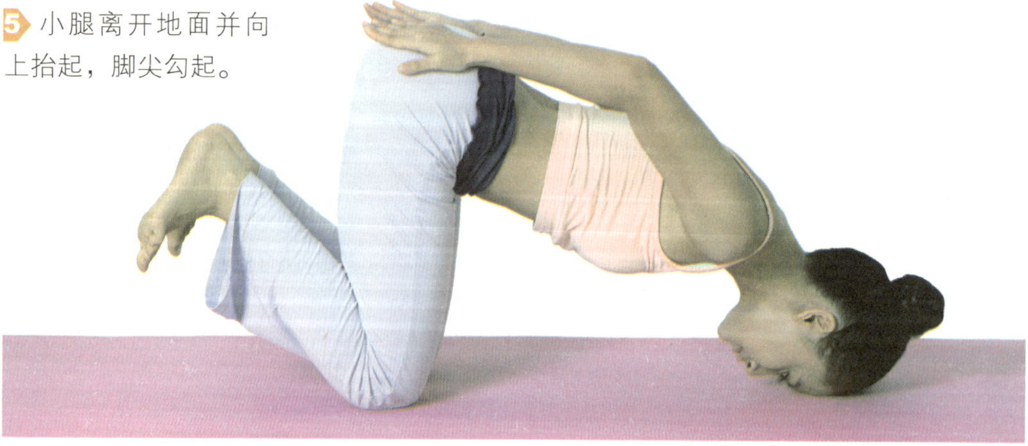

加大难度： 经过一段时间的练习之后，当你能很轻松地完成以上动作时，就可以适当加大动作难度，将双脚抬起，使小腿与地面垂直，并紧绷住脚面，能够加强练习的效果。

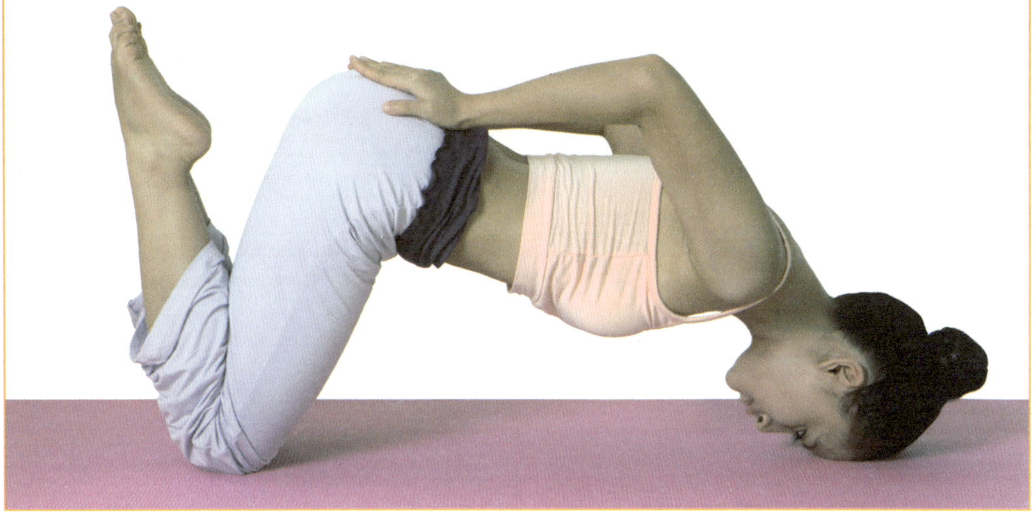

难度降级： 可以跪立，屈小臂放于地面，将胸部下沉贴于地面，下颚着地，保持自然呼吸。也可以在做最后的完成式时，双臂向前伸直，掌心向下，双臂贴于地面。

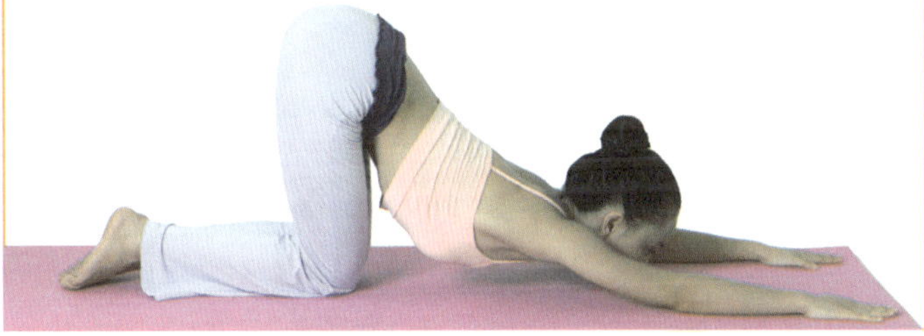

错误体式示例

初练者在练习这个动作时，容易肩部向后内收不够，也容易出现膝部靠拢不紧，或脚面绷得不直等问题，影响练习的效果。

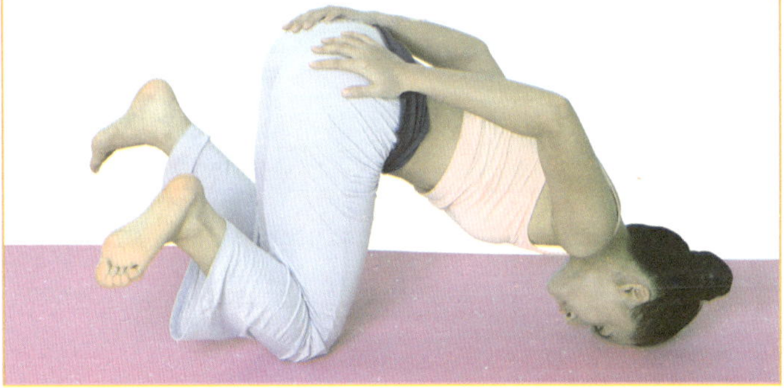

练习技巧

❶ 初练者做这个动作时，由于双手离开地面，身体容易失去平衡，致使跌倒受伤，所以在刚开始练习时，也可先将手置于身体两侧维持身体平衡，待练习一段时间后，再将双手置于臀部的上面；

❷ 初练者在练习这个动作时，容易肩部向后内收不够，也容易出现膝部靠拢不紧，或脚面绷得不直等问题，影响练习的效果，应注意避免这些情况的发生。

偶人式

动作图解

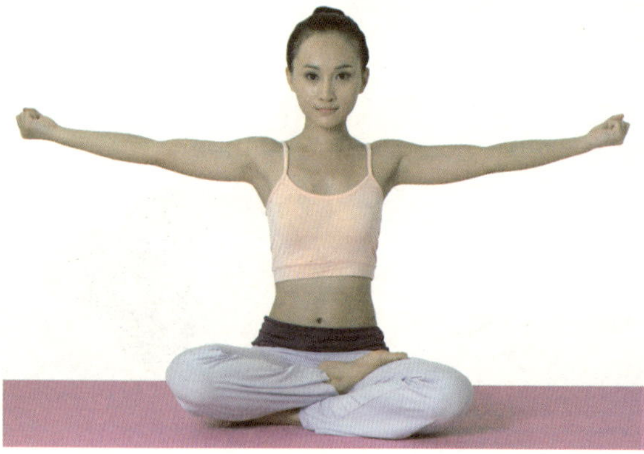

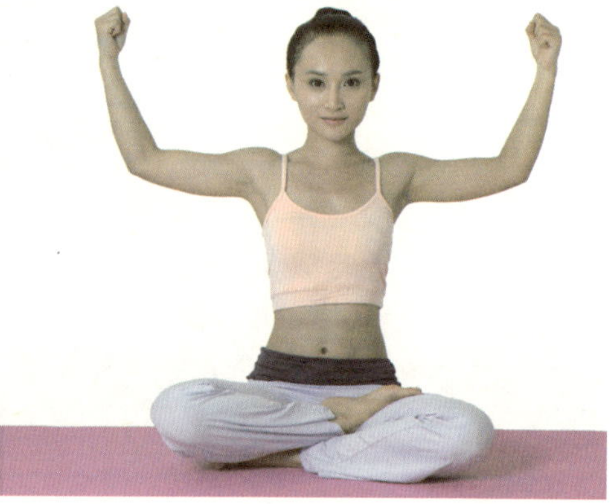

1 弯曲右膝，将右脚背放在左大腿根部之上，再弯曲左膝，将左脚背放在右大腿根部之上，双腿呈莲花坐姿坐好，双臂侧平举，掌心反转向上，双手握成拳状，平视前方。

2 双肘慢慢向上弯曲，上臂与地面平行，双肘角度呈 90°，保持背部挺直。

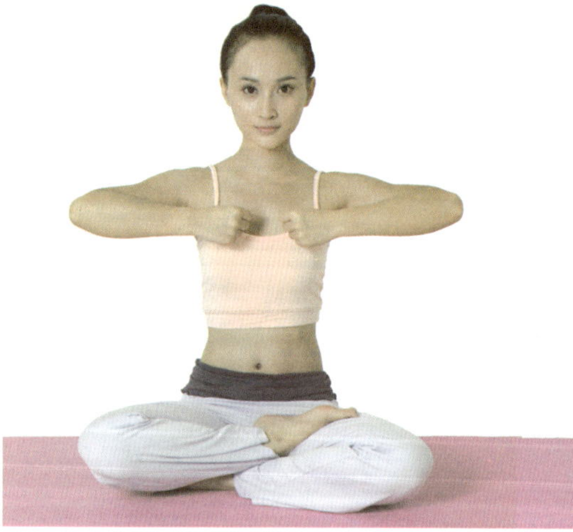

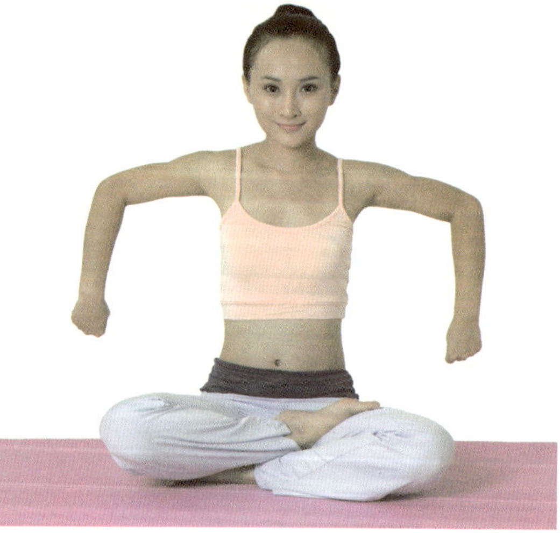

3 慢慢地向前旋转肘部，掌心对着肩膀，臀部不要离开地面。

4 继续向下旋转，掌心向后，上臂与地面平行，双肘角度呈 90°。

5 向身体两侧伸直手臂，拳心向下，两臂与地面平行。

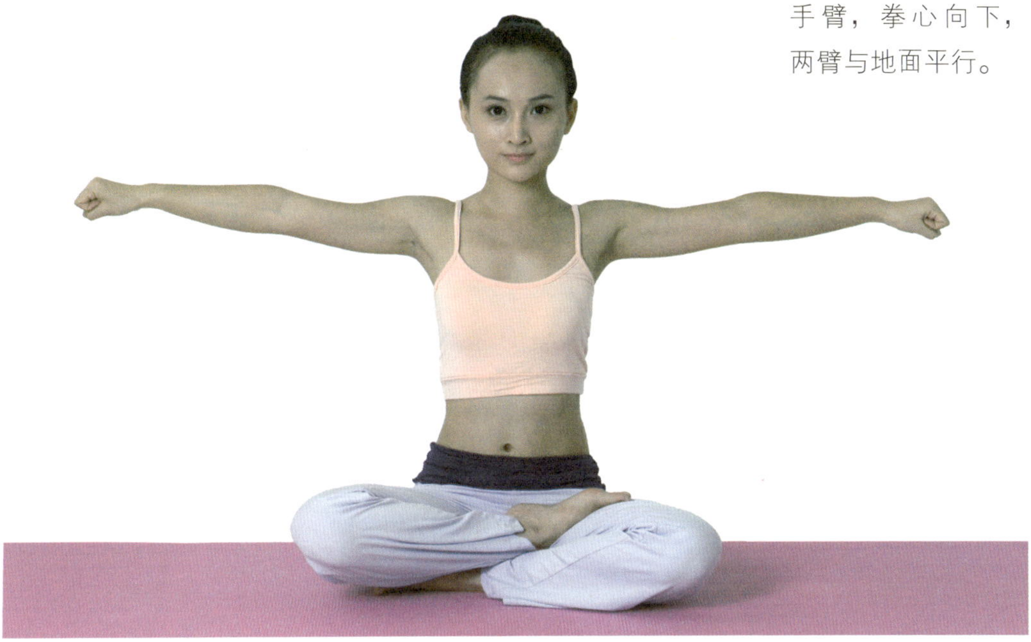

塑形功效

偶人式能够锻炼肩关节和肘关节，有效柔化肩关节，让肩部肌肉灵活、柔软、强韧，活化僵硬的肩部，同时还能很好地消除肩膀、手臂上的赘肉，美化肩部和手臂线条。

练习技巧

❶ 练习这个体位时，要保持身体姿势的端正，动作要轻盈缓慢；❷ 动作和呼吸保持协调自然，适当增加一些练习次数，可以使动作的效果倍增。

6 缓缓放下手臂，回到初始坐姿，双手放在膝上，深呼吸。

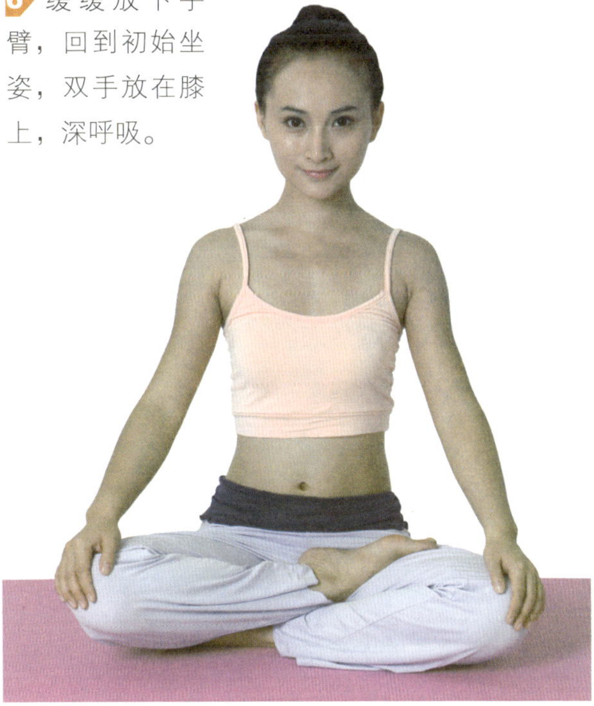

圣哲玛丽琪式

动作图解

塑形功效

在这个体式中，随着腿部和脚跟给腹部施加的压力，内部器官得到刺激、按摩和调整，能有效促进消化系统功能的改善，缓解盆腔压力，对痛经等妇科疾病有很好的缓解作用；上身的扭转有利于提高脊柱的灵活性；锻炼肩部肌肉，纤细双臂。

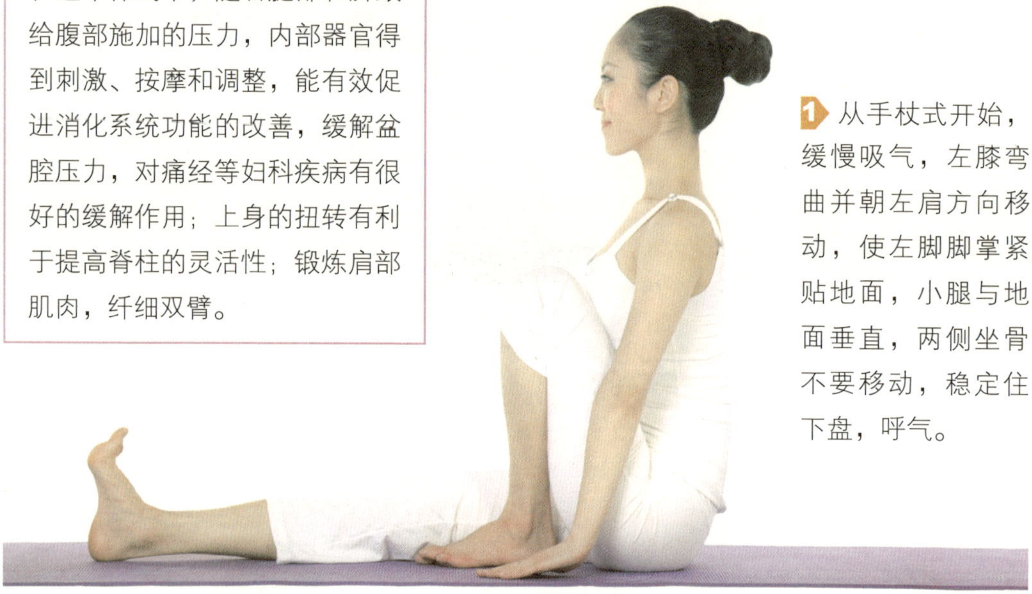

1 从手杖式开始，缓慢吸气，左膝弯曲并朝左肩方向移动，使左脚脚掌紧贴地面，小腿与地面垂直，两侧坐骨不要移动，稳定住下盘，呼气。

2 吸气，身体右转将左手和右手臂向外打开，左手绕过左腿膝盖，右手伸向背部，两手在身后相握。保持5~8次呼吸的时间后，换边重复练习。

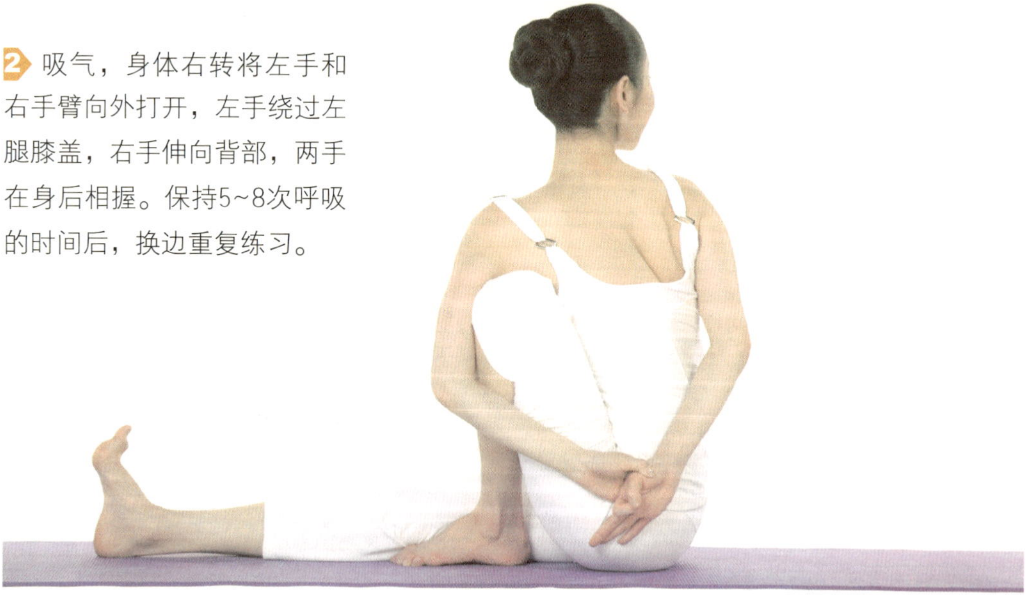

简易式 双手相握有困难时，可以借助瑜伽带或者毛巾帮助双手形成能量环，或者将手背在背部，感受脊椎的轻微扭转带来的刺激。始终要记得，保持脊柱向上延展，两肩放平扩张。

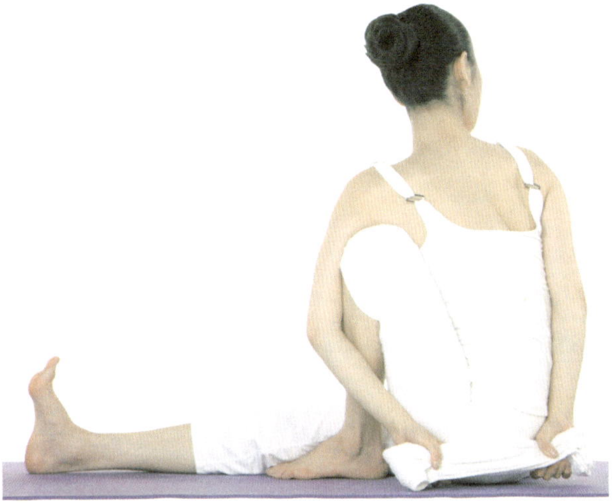

练习技巧

练习此式时，脊柱始终保持伸直，向上延伸。身体转动时，脊柱带动上半身向后旋转，不要低头含胸。双腿固定好位置后不要随意移动，伸直的腿的膝盖不要弯曲，让弯曲的大腿尽量贴近腹部，感受呼吸的起伏；肩膀打开，向外扩张胸部，帮助侧腰更好地扭转。

错误体式示例

有时为了追求双手相握的效果，会不自觉地弯曲脊柱，以减少侧腰的压力使双手相握。这样的错误姿势让双肩内收，扩张不了胸部还让颈椎感到疲劳；弯曲的腿部没有尽量贴近腹部，也影响了对腹部的按摩效果。

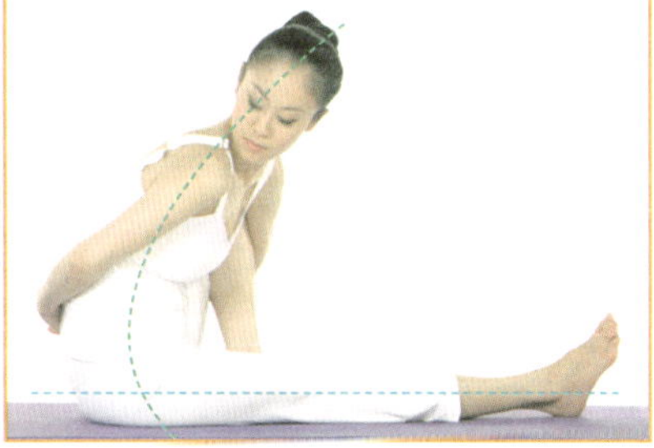

示范图解

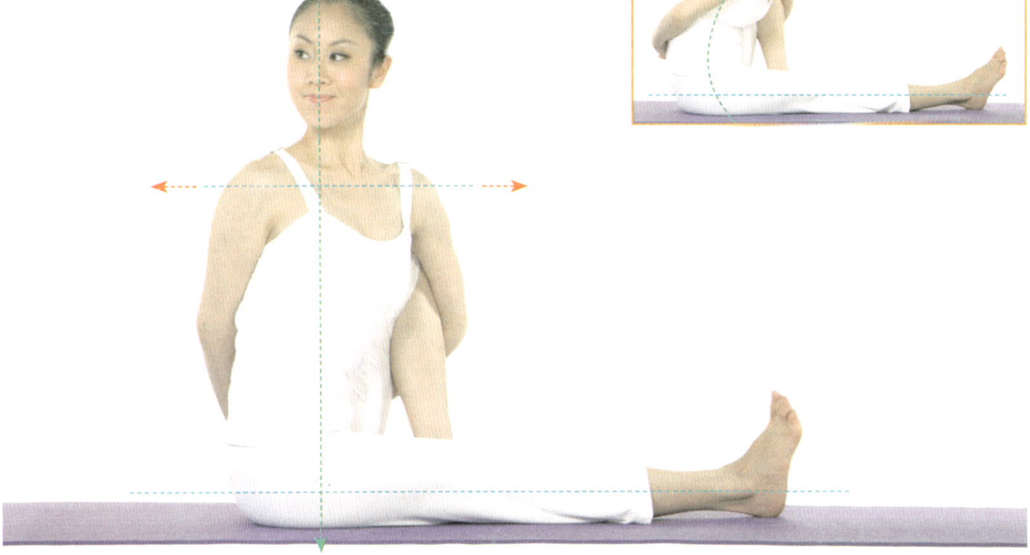

手臂旋转式

动作图解

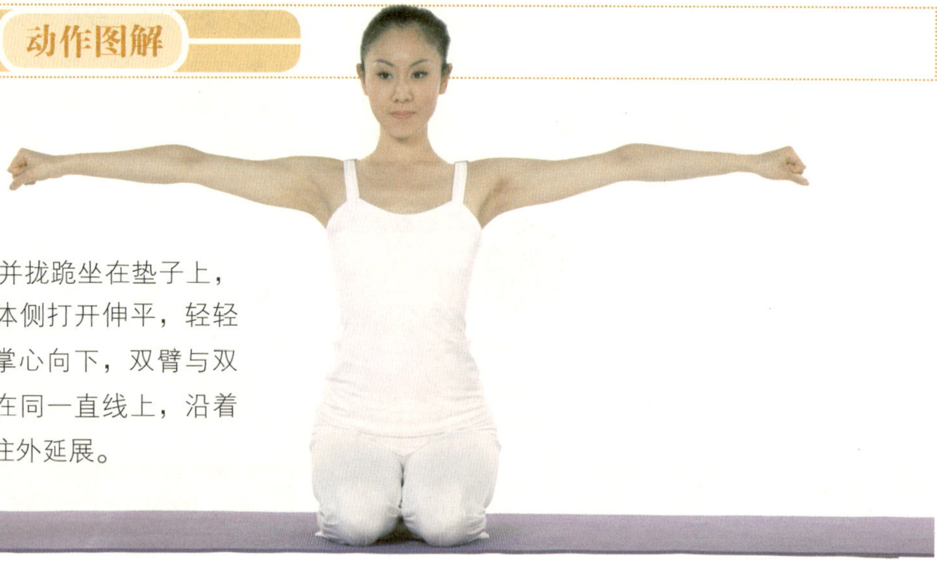

1 双腿并拢跪坐在垫子上，双臂自体侧打开伸平，轻轻握拳，掌心向下，双臂与双肩保持在同一直线上，沿着水平面往外延展。

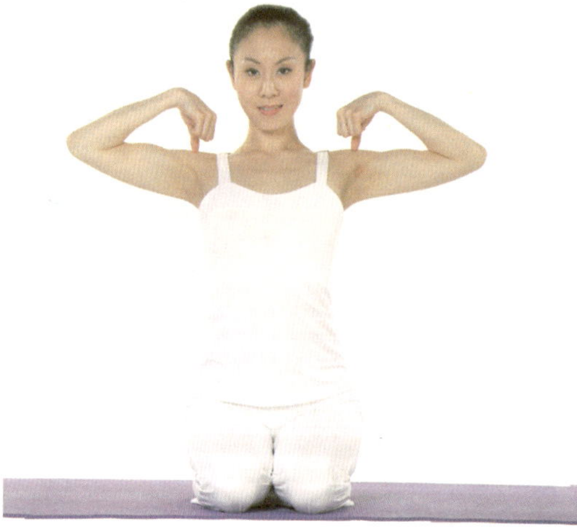

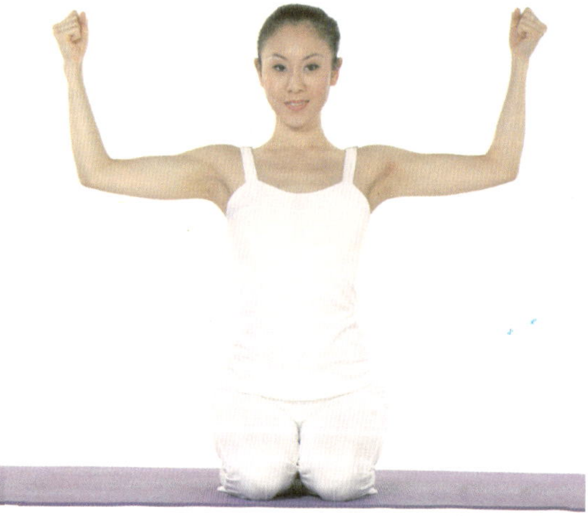

2 吸气，屈双肘，上臂保持与肩膀同高，大拇指落在肩部，双手肘尽量打开，扩张胸腔。

3 呼气，拳上举，小臂与上臂保持垂直。双肘继续向外扩张 ，感觉手臂和胸前的肌肉得到拉伸。

塑形功效

此式可以有效锻炼手臂的肌肉，纤细手臂；活动肩部和肘部各个关节，使上肢变得更加灵活；扩张双肩，挺起胸部，美化身体侧面的线条；放松身体，提高对身体的控制能力。

4 吸气，以手肘为中心，拳头带动上臂向下旋转，上臂与肩部保持在同一水平面，手肘不要下落。

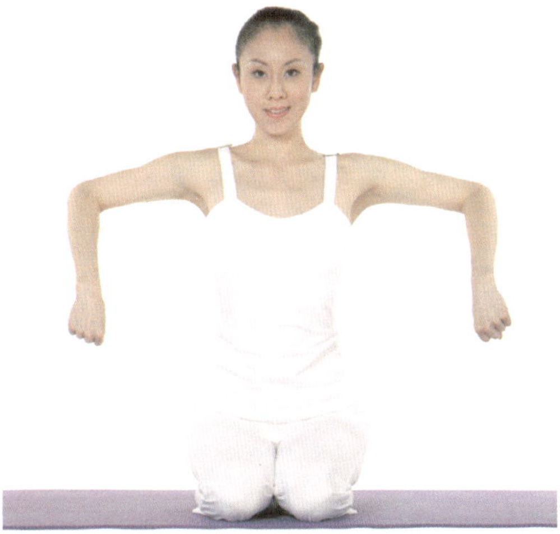

错误体式示例

肩膀和手臂比较僵硬的练习者，会不自觉地将手肘内收，这样手臂在旋转时，对肩部和臂部的锻炼效果不大。

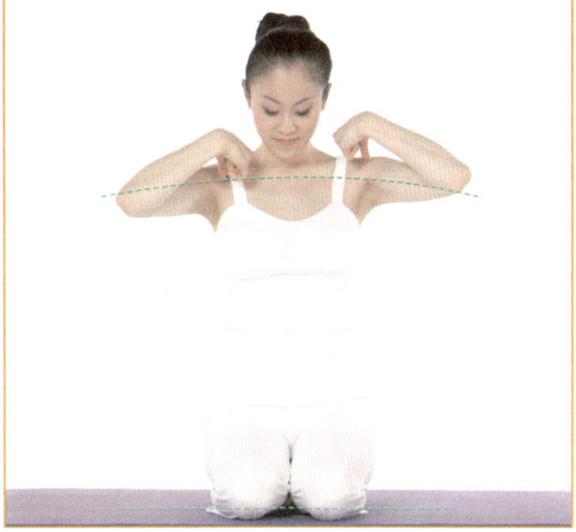

示范图解

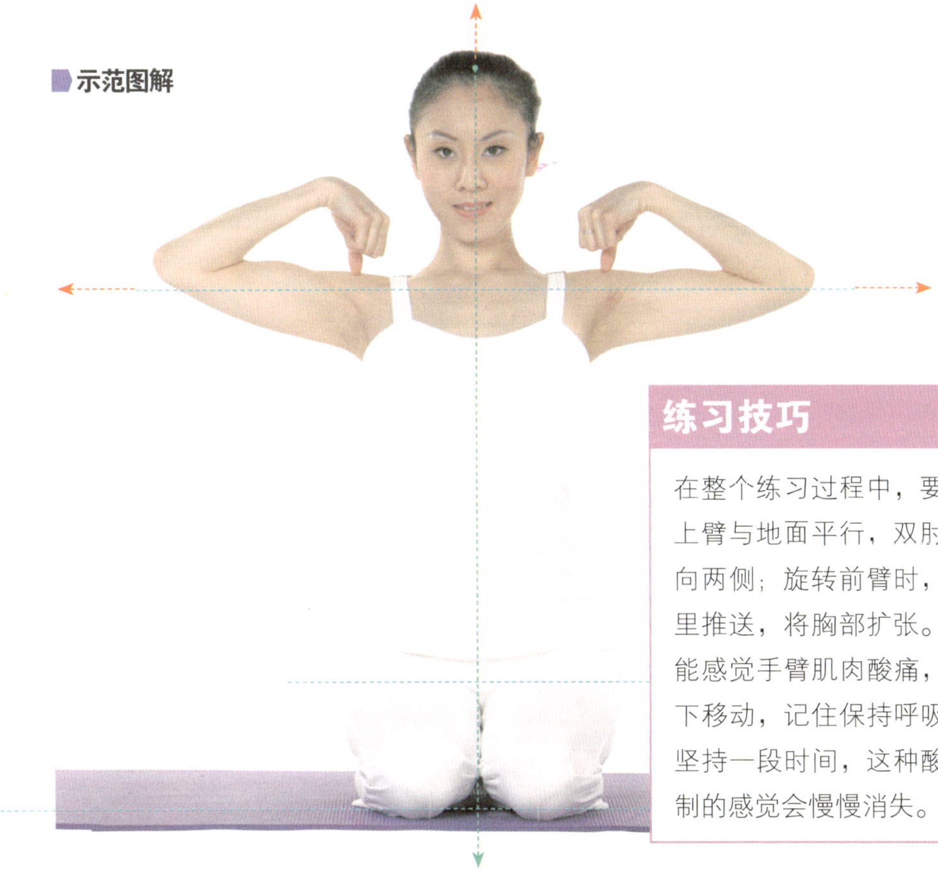

练习技巧

在整个练习过程中，要始终保持上臂与地面平行，双肘笔直地伸向两侧；旋转前臂时，尽可能向里推送，将胸部扩张。初练时可能感觉手臂肌肉酸痛，手臂会上下移动，记住保持呼吸的节奏，坚持一段时间，这种酸痛不受控制的感觉会慢慢消失。

俯卧飞机扣手式

动作图解

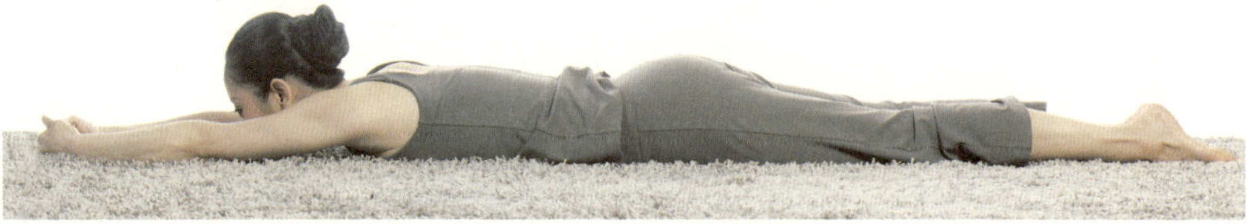

1 俯卧在垫子上，双手交叉握住向前伸直，双腿并拢伸直，脚背贴地。头轻轻抬起，下颌着地，眼睛看向手的方向。

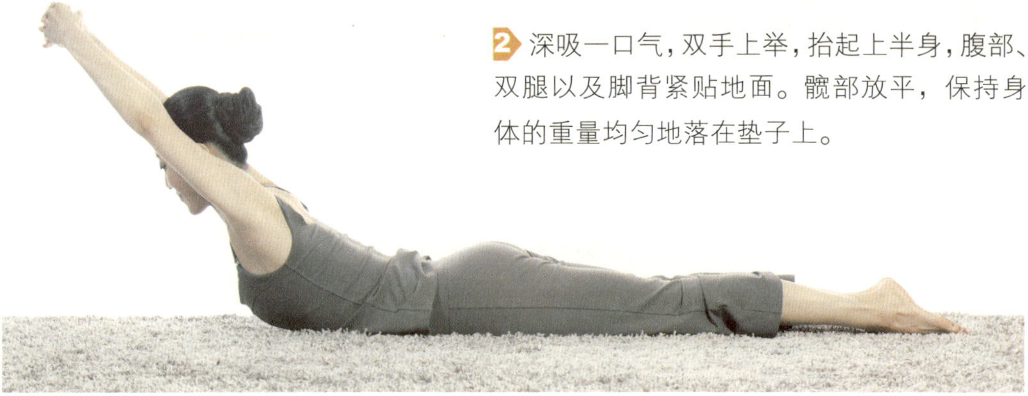

2 深吸一口气，双手上举，抬起上半身，腹部、双腿以及脚背紧贴地面。髋部放平，保持身体的重量均匀地落在垫子上。

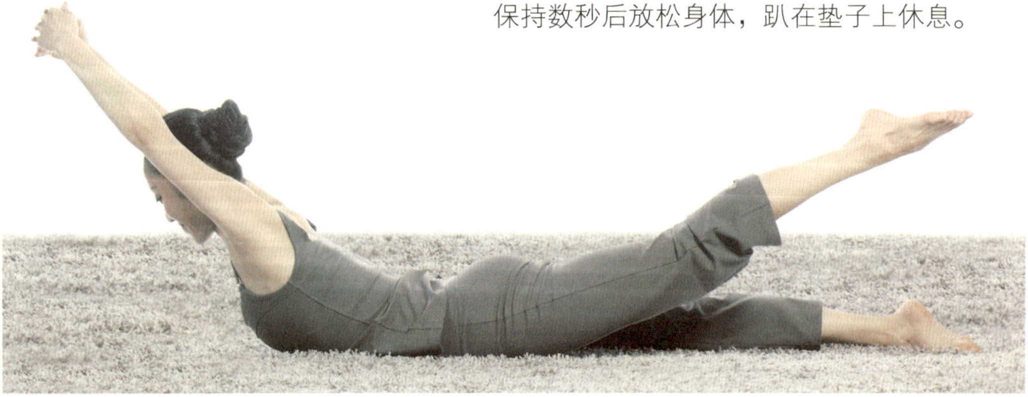

3 呼气，收缩腹部及下背部。臀部夹紧，双手及左腿抬起向外延伸，保持数秒。吸气换边，以同样的方式感觉腹部和下背部的收缩紧张，保持数秒后放松身体，趴在垫子上休息。

塑形功效

这种体式让背部肌群得到充分伸展，能有效促进肩背的脂肪燃烧，使肩背肌群更纤长有力，肩部平滑圆润，背部紧实具有曲线美；让全身得到伸展，塑造匀称、协调的完美体态。

练习技巧

抬起上身和腿部时，手脚尽量延伸，每个动作保持数秒。手脚不用抬得过高，离地感受到拉伸即可；同时一定要注意保持身体的稳定，不要晃动，髋部放平，和腹部一起支撑身体。意识集中在下背部，臀部夹紧，膝盖伸直，往正后方抬起，尽量不要弯曲或朝体侧打开。

错误体式示例

由于腰背力量不足，初学者或者腰椎有疾患的练习者无法抬起上身和腿部，为了追求姿势标准而错误地只抬高腿部，这样做会给脊椎和骨盆区域带来损害。

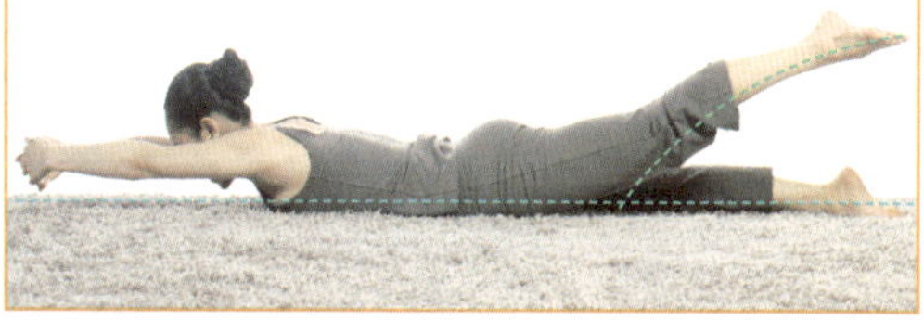

示范图解

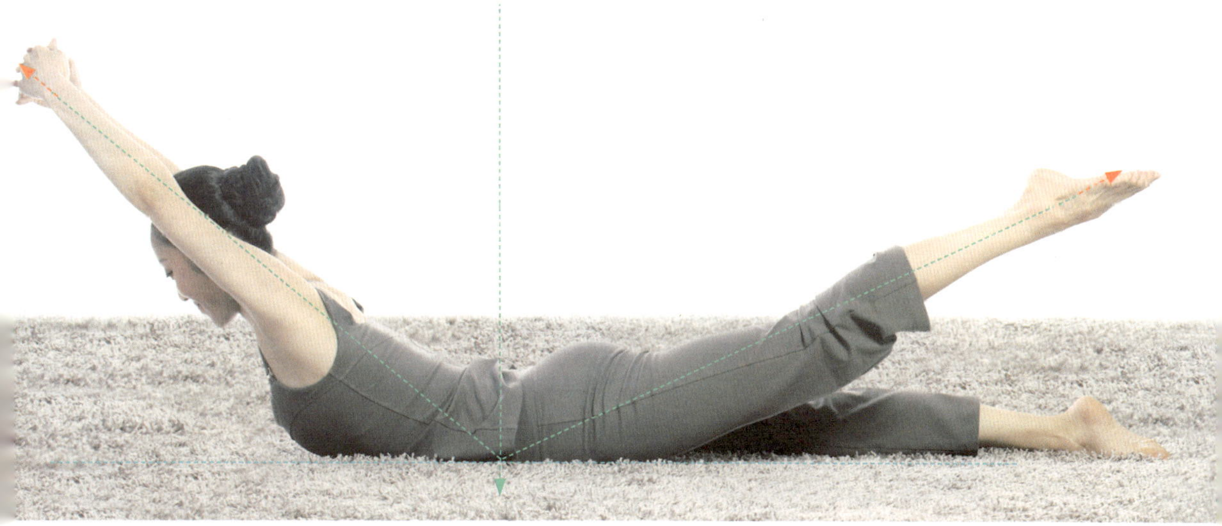

猫变形式

动作图解

1 俯卧，双臂前伸，掌心朝地，双腿并拢伸直，脚尖点地，下巴着地，自然呼吸。

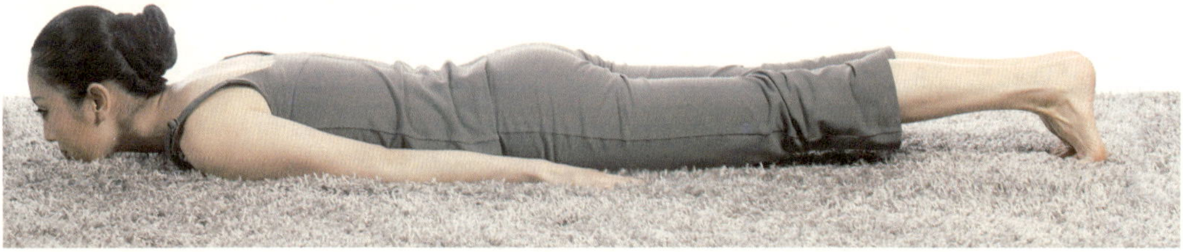

2 吸气，手臂收回身体两侧，臀部带动腰部上抬，胸部贴地，腿部伸直，脚尖撑地，往前挪一小步。

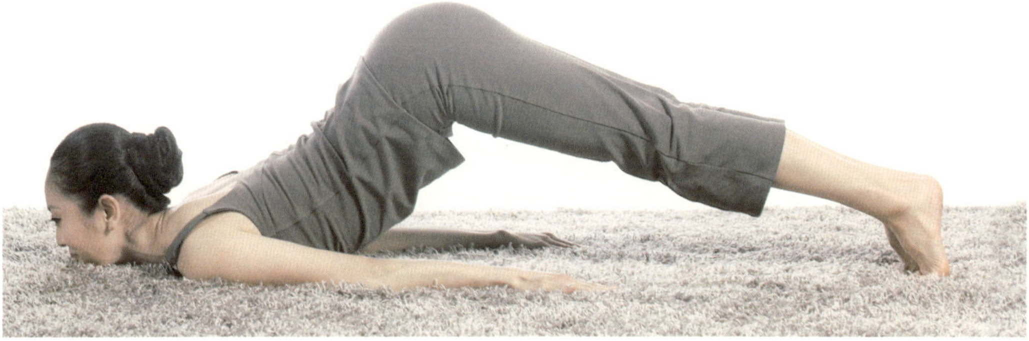

3 脚尖前移，再一次抬高臀部，感觉臀部有一股力量将身体往上拉，肩膀不要离地，腿部保持伸直。

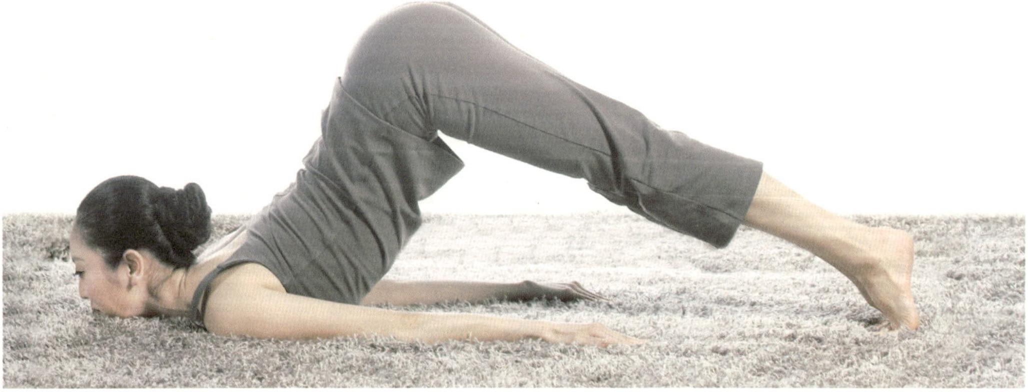

塑形功效

练习此式可以充分伸展背部、腿部和肩部，改善血液循环，消除肩膀酸痛和疲劳，女性的各种妇科疾病也能得到有效调理；还能够让脊椎得到适当的伸展，增加身体的灵活性。

练习技巧

练习此体式时，一定要注意保持好身体的平衡，以免扭伤腰椎和颈椎。臀部上抬时，髋部不要左右晃动，注意观察两肩是否平行呈一条直线，往外打开，切忌含胸缩肩；腿部要尽力伸直不要弯曲。练习这个体式时，一定要注意动作的轻柔与缓慢，并配合正确的呼吸。

错误体式示例

由于此式也会给腰部带来一定的压力，所以腰部不够灵活和腿部韧性不够的练习者可能会弯曲膝盖，肩膀前移。练习时若不能控制自己的身体，则有可能造成肩部和膝关节的损伤。

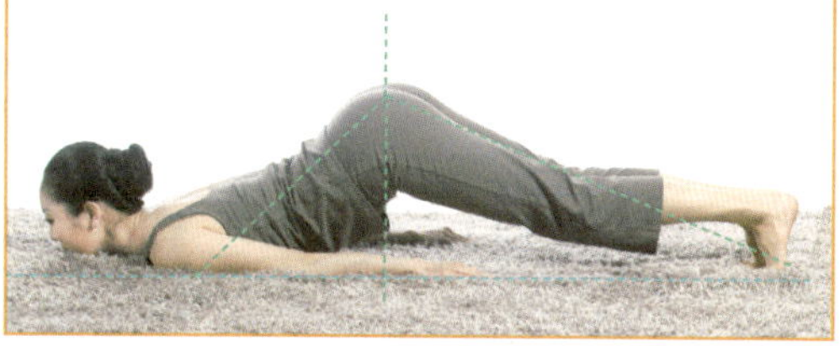

示范图解

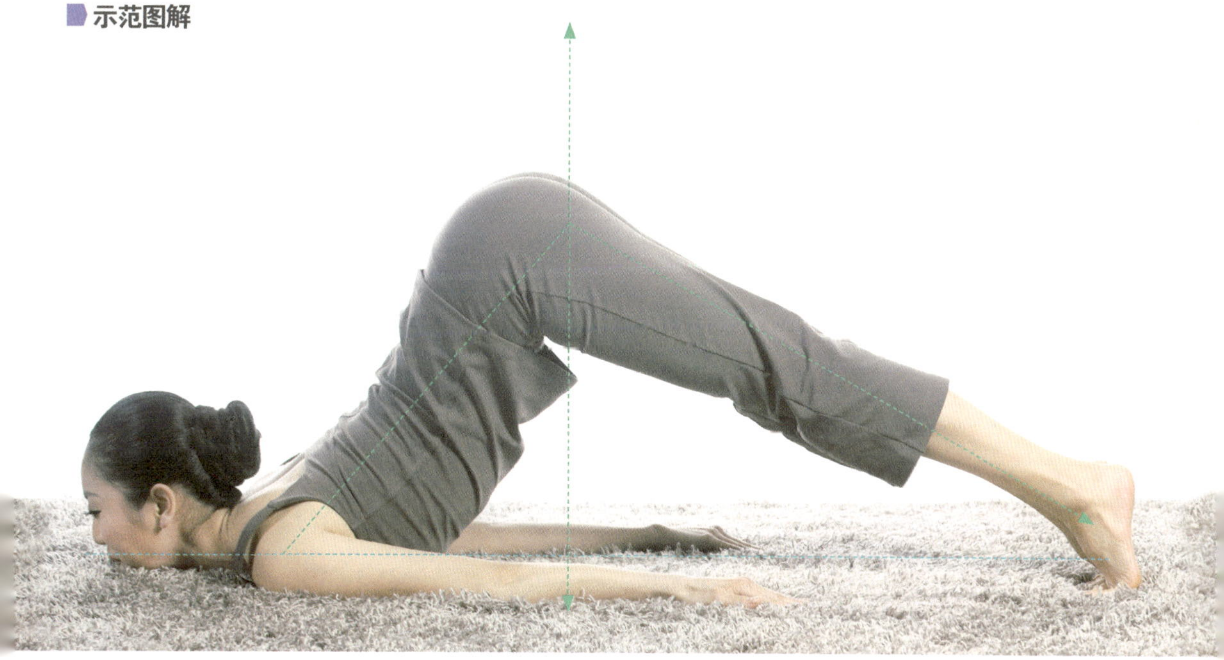

上犬式

动作图解

1 俯卧在垫子上，侧脸着地，双手臂放在体侧，掌心朝上，双腿并拢伸直，在垫子上放松，自然地呼吸。

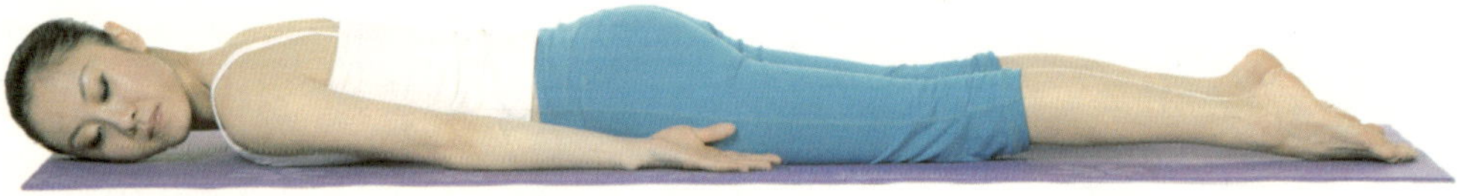

2 屈臂，手掌向前移，直到双肩弯曲打开；吸气，伸展体侧，肩部抬离地面，肩胛骨收拢。

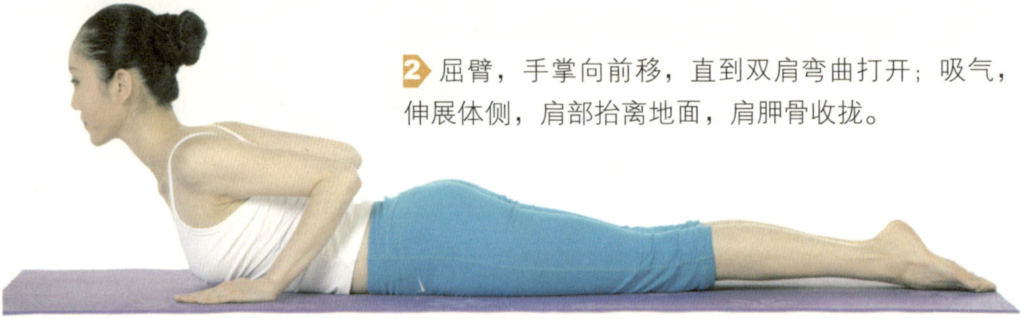

塑形功效

加强腿部、肩部、手部和腕部的力量；扩张胸部，增大肺活量；舒展肩部与背部；拉伸脊柱，打开腹腔；促进消化系统和淋巴系统的功能，改善体形，矫正驼背、高低肩等不良体态。

3 呼气，双手下压，伸展体侧，双臂夹紧身体，肩胛骨收拢，双臂伸直，上身抬离地面，绷紧大腿肌肉，将大腿微微抬起。

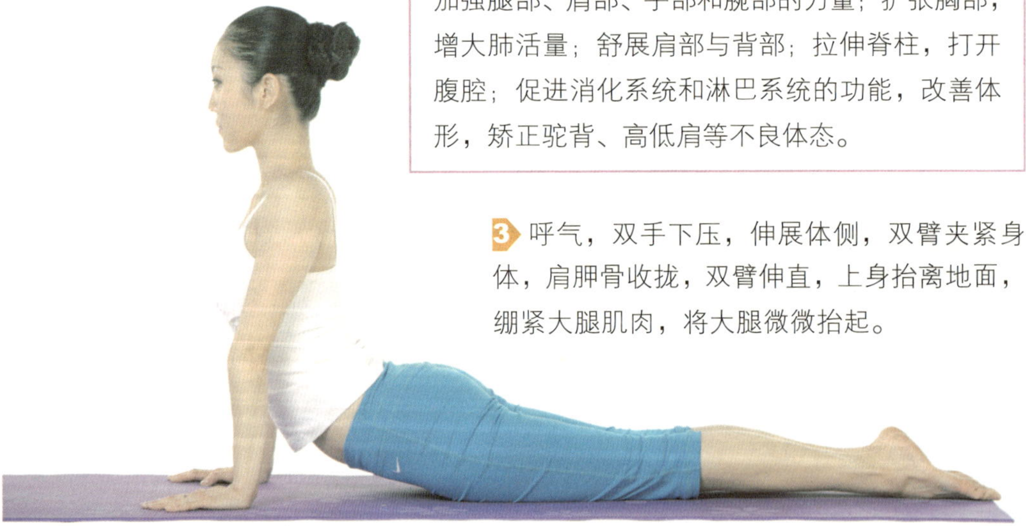

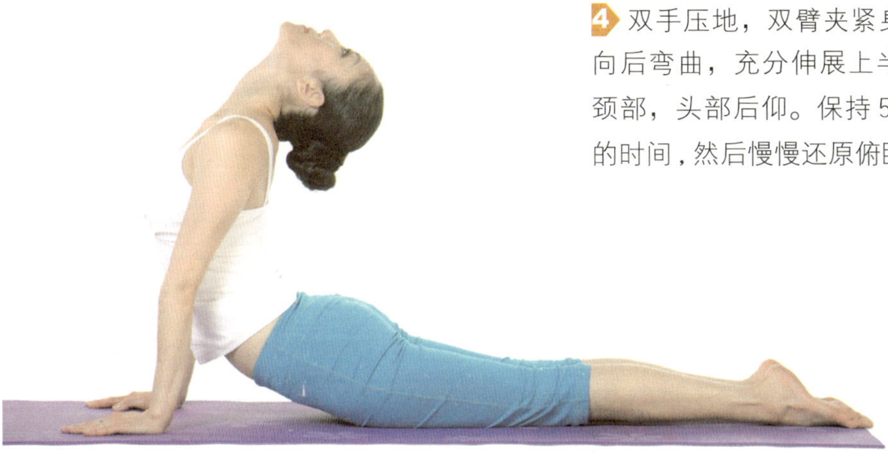

4 双手压地，双臂夹紧身体。身体向后弯曲，充分伸展上半身。伸长颈部，头部后仰。保持 5~8 次呼吸的时间，然后慢慢还原俯卧姿势。

练习技巧

双手压地抬起上身时，应将尾骨向脚部伸展，刺激髋部向地面靠拢；脚趾张开，十趾贴地，紧紧地将腿部放在地面，不要前后移动；双肩打开，肩胛骨收拢，胸部挺起，保持肩胛骨与颈部后侧平行；颈部伸长时，微微后仰，感受颈部前侧的拉伸和颈部后侧的挤压发热。

错误体式示例

练习这个体式时，容易出现的错误是没有正确弯曲脊椎、肩部上耸、双腿分开。这样的错误姿势让上半身的重量都落在了双手手掌上，腰部下塌，尾骨和大腿内侧都没有向内收起，容易引起肩部肌肉紧张。

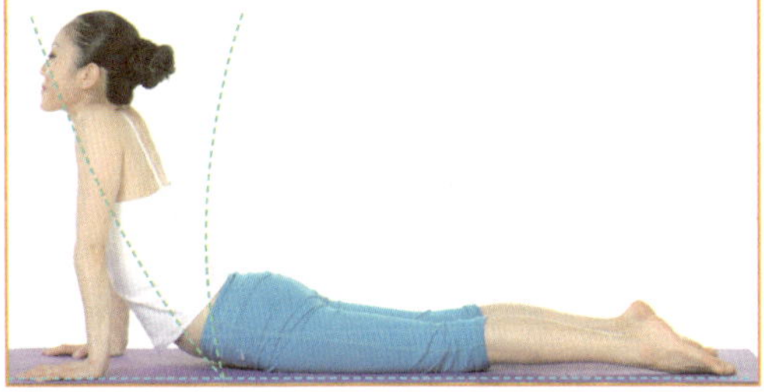

示范图解

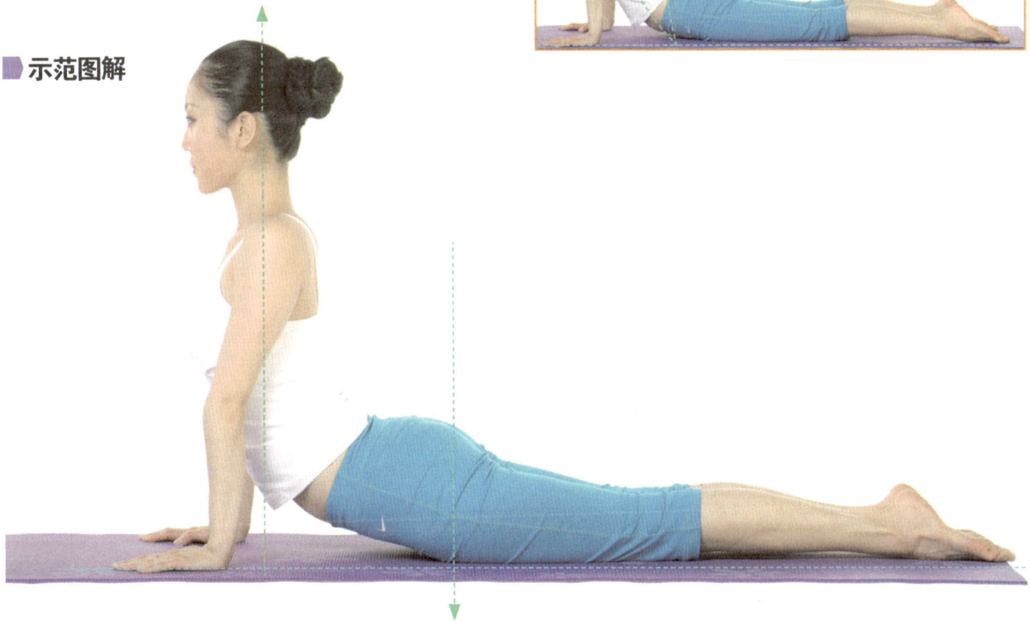

第五章 拯救扁平、下垂胸，塑造立体饱满的胸型

展胸式

动作图解

1 坐在地面上，双腿并拢伸直，双手虎口打开，双手放于身体后面，掌心向下撑地，指尖指向后方，眼睛平视前方，调整呼吸。

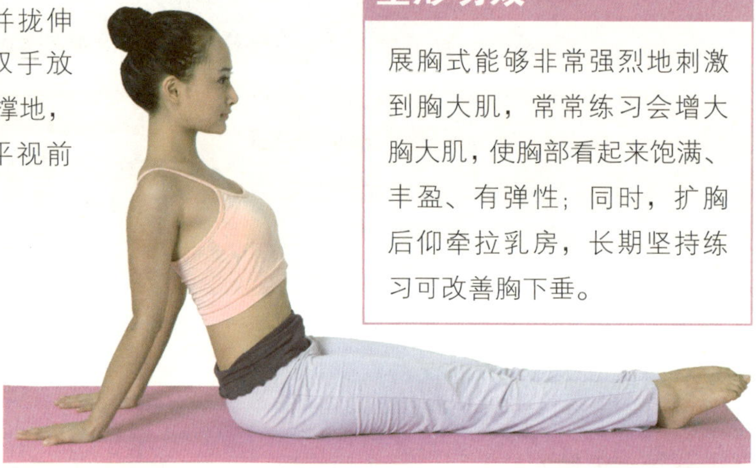

塑形功效

展胸式能够非常强烈地刺激到胸大肌，常常练习会增大胸大肌，使胸部看起来饱满、丰盈、有弹性；同时，扩胸后仰牵拉乳房，长期坚持练习可改善胸下垂。

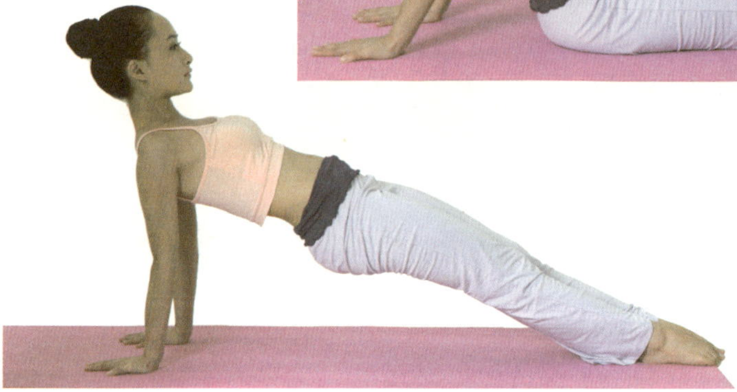

练习技巧

做这个动作时，身体向后仰时应该尽力把下巴往上拉高，要感觉到颈部紧实，同时尽力扩胸做深呼吸，维持5~10秒，每天做3~5次。

2 吸气，双腿弯曲，脚尖点地，胸部慢慢向上挺起，感觉气息进入胸大肌，下颚微收。

3 伸直双腿，将注意力放在下巴上，慢慢地向上抬起，感觉喉咙被完全打开，双肩尽量向后，两肩胛骨靠拢。

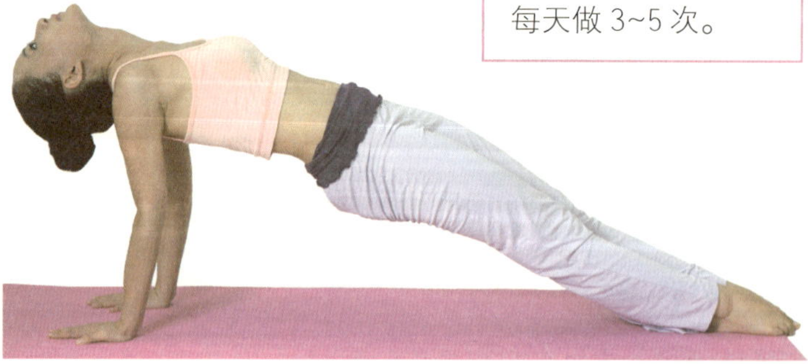

飞翔式

动作图解

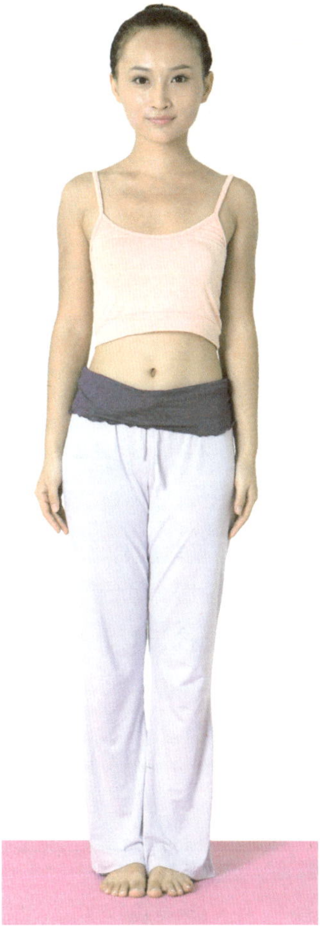

1 站立，双脚并拢，挺直腰身，双手自然放于身体两侧，眼睛平视前方，均匀呼吸。

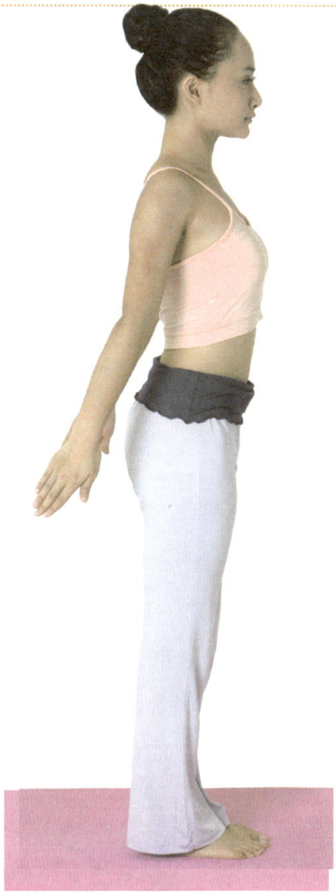

2 保持双腿不动，将双臂向后伸展，双肩尽量向后扩展开，胸部向前挺出，收紧腹部，眼睛看向上方，想象自己像鸟儿一样自在地飞翔，保持姿势 30 秒。

练习技巧

❶ 整个运动过程中保持均匀平稳的呼吸，要臆想自己像一只鸟儿一样在自由地展翅飞翔；

❷ 注意腿部不要弯曲，呼吸、冥想与动作要能融会贯通。

加大难度：头部尽力后仰，胸部前送，双肩后送，腿部保持直立，身体成反弓形，可以增加练习的效果。

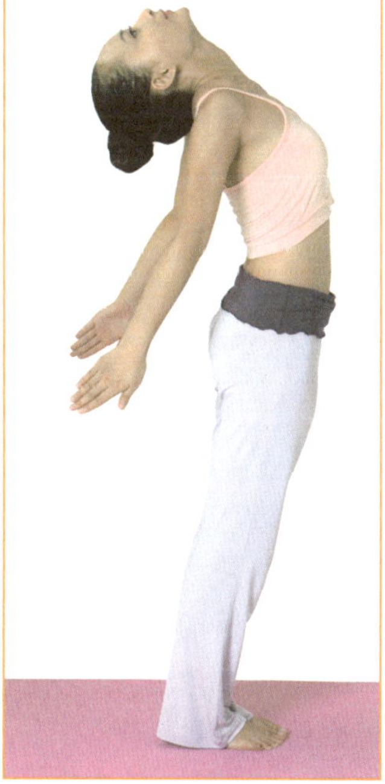

塑形功效

飞翔式能够有效地锻炼胸部的肌肉，使胸部更饱满丰盈，同时还能提升胸部线条，预防胸部下垂。

吉祥骆驼式

动作图解

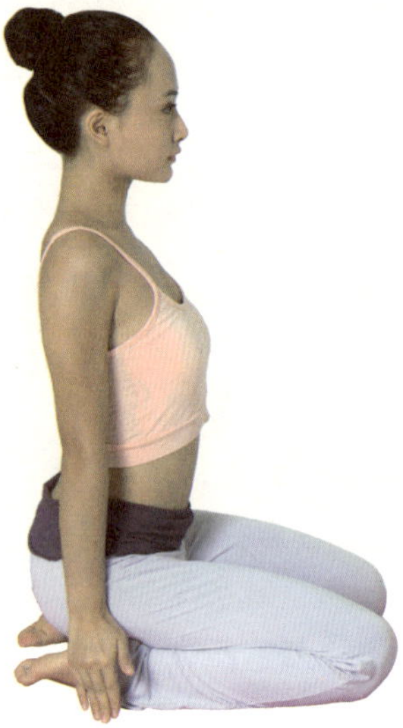

1 跪在地上，两大腿与双脚略分开，脚背贴于地面，脚趾指向后方，臀部坐于两脚跟之间的位置上，双手放于身体两侧，指尖触地，眼睛平视前方，调整呼吸。

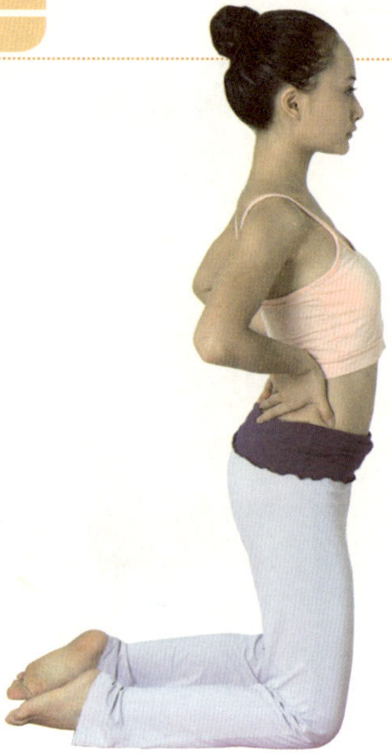

2 抬起臀部，直立起身体，大腿与小腿垂直，拇指向前，其余四指在后，双手扣住腰部，挺直腰背，深吸一口气。

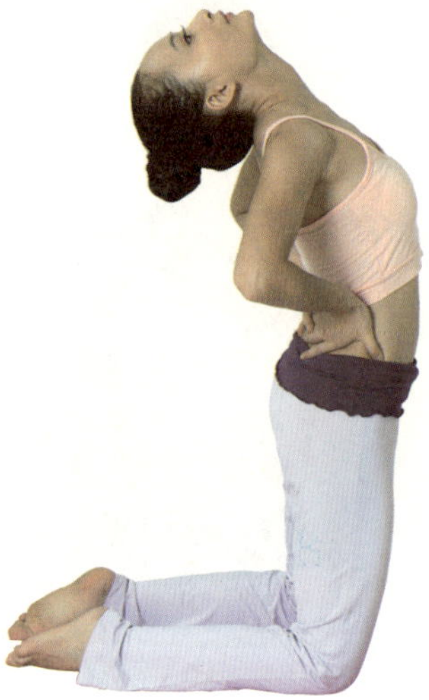

3 呼气，收紧腹部和臀部，上半身慢慢地向后弯曲，髋部向前推出，头部跟着上仰，眼睛看向天花板。

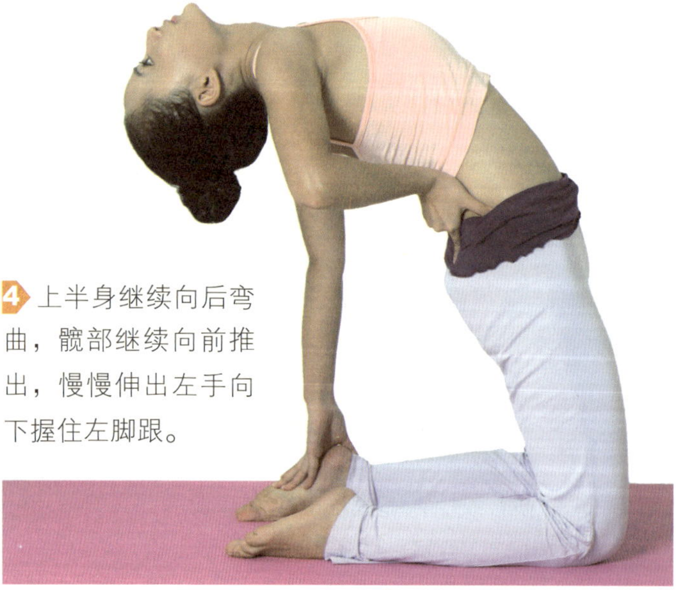

4 上半身继续向后弯曲，髋部继续向前推出，慢慢伸出左手向下握住左脚跟。

塑形功效

吉祥骆驼式能够很好地促进胸部的血液循环，让乳房更发达和丰满，还能够防止乳房下垂，改善乳腺增生和扁平胸。

练习技巧

❶ 练习中，可以将意识力集中在胸部，臆想自己的乳房已经丰满，乳腺增生的毛病已经没有了；❷ 当腰弯至最大限度时，会出现一种酸麻胀的感觉，不用担心，这是正常现象；❸ 呼气后倾时，腹部尽最大能力往里收缩。

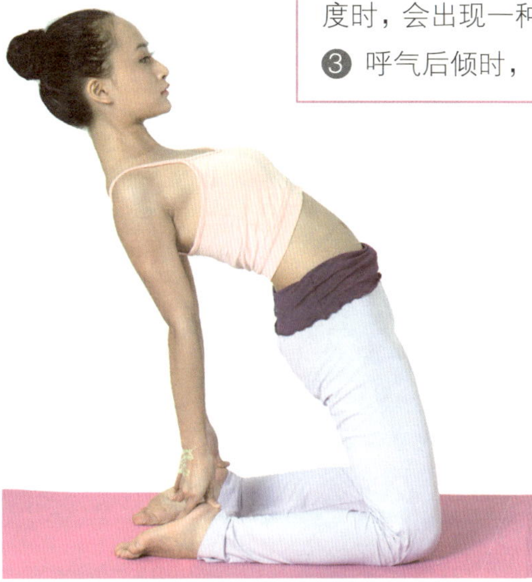

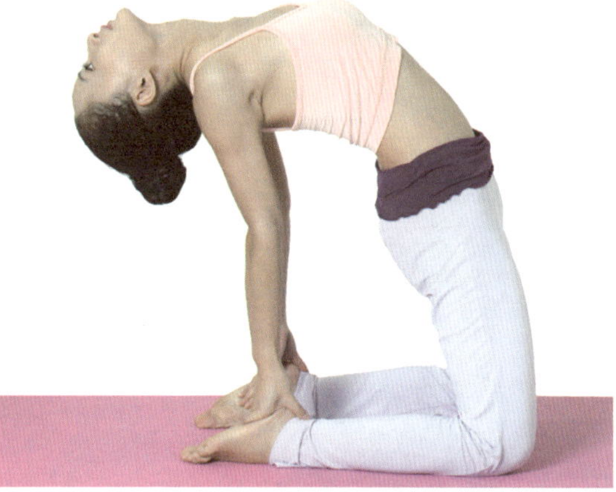

5 身体感觉稳定后，接着再慢慢伸出右手向下握住右脚跟，然后两手臂伸直，头向上抬起，眼睛平视前方。保持此姿势 10 秒。

6 将上半身的重心移至臀部，胸部高高挺起，尽可能呈拱形，头部尽量后弯，喉部伸长，眼仰视后方，要感受到颈部、胸部和腹部慢慢地在伸展，腰部和胸部最大限度地在后弯。保持此姿势 30 秒。

7 头还原，调息 5 秒钟左右，以上动作重复三次。

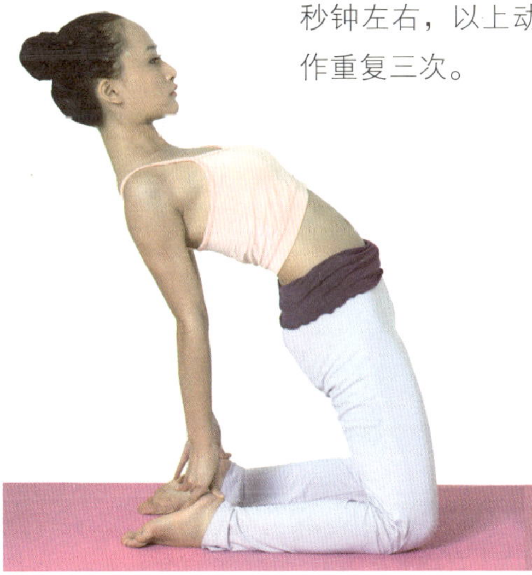

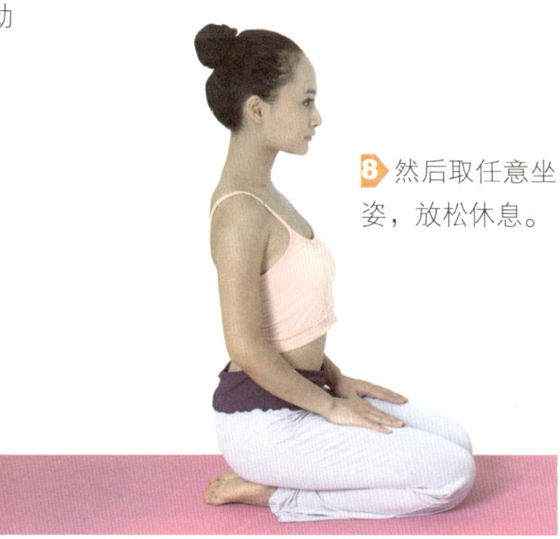

8 然后取任意坐姿，放松休息。

胸扩展式

动作图解

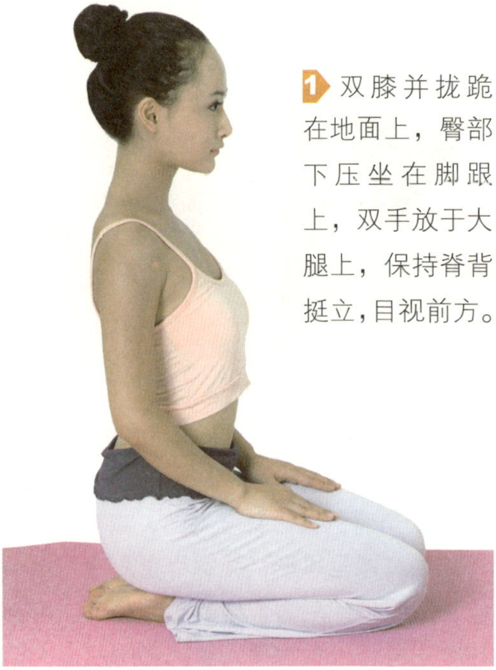

1 双膝并拢跪在地面上，臀部下压坐在脚跟上，双手放于大腿上，保持脊背挺立，目视前方。

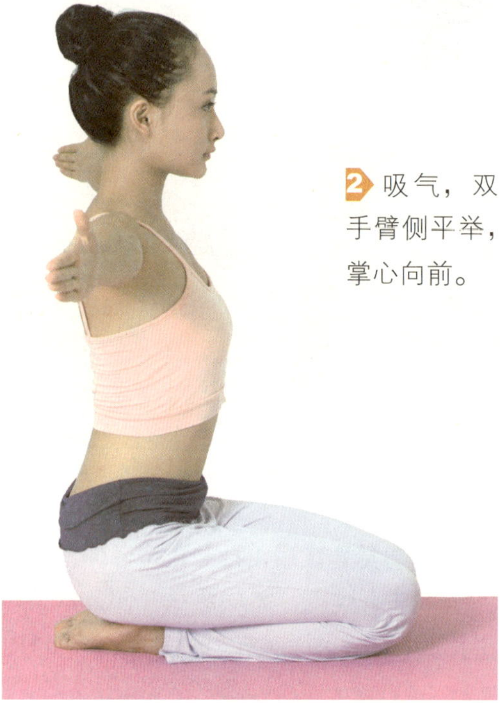

2 吸气，双手臂侧平举，掌心向前。

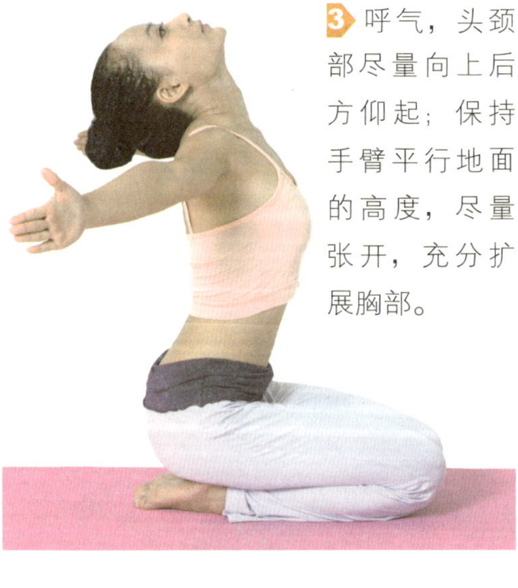

3 呼气，头颈部尽量向上后方仰起；保持手臂平行地面的高度，尽量张开，充分扩展胸部。

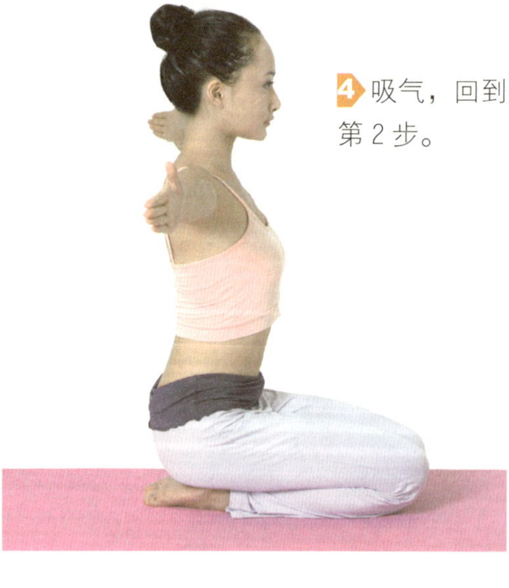

4 吸气，回到第2步。

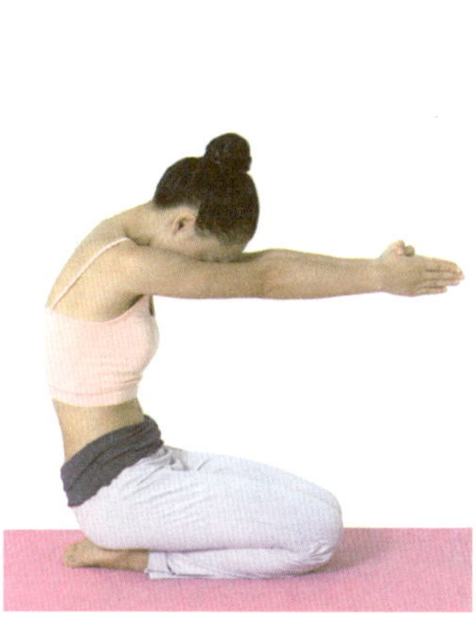

5 呼气，头颈部向前弯曲，胸腹部向后弓，目视肚脐的位置；双臂伸直收拢，合掌，双手拇指相扣，手臂依然平行地面，尽量向前伸直。

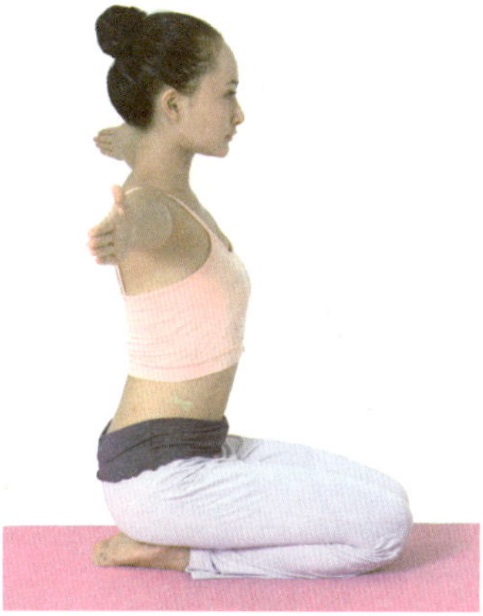

6 吸气，回到第 2 步。

塑形功效

胸扩展式能有效地促进胸部血液循环和淋巴循环的正常运行，使胸部的肌肉更加紧凑和富有弹性。同时，经常做此练习还能促进乳腺组织的发育，调解激素平衡，改善扁平胸。

练习技巧

❶ 初练者可以将动作分解练习，稍熟悉后也不要急于求成，每次练习一遍即可，等熟练后再进行连贯的动作练习；❷ 掌握熟练后，可适当增加练习的次数，会有更明显的效果。

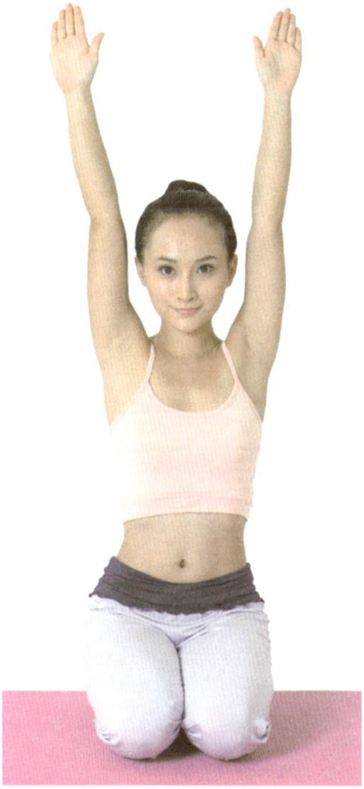

7 吸气，经体前向上伸举手臂，尽量向上，掌心向前。

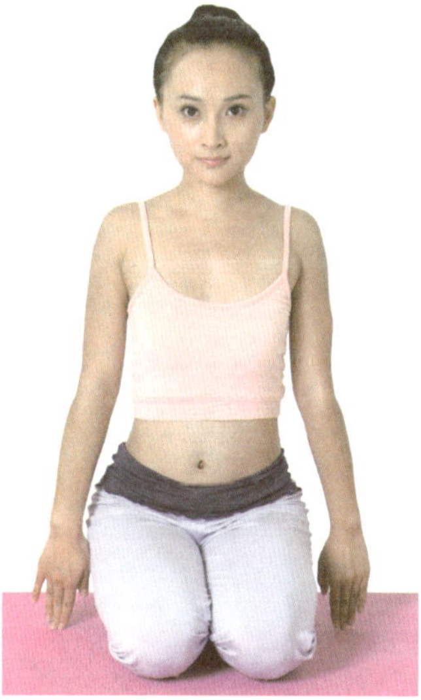

8 呼气，经体前向下滑落手臂，并向后方伸直，做到最大限度。

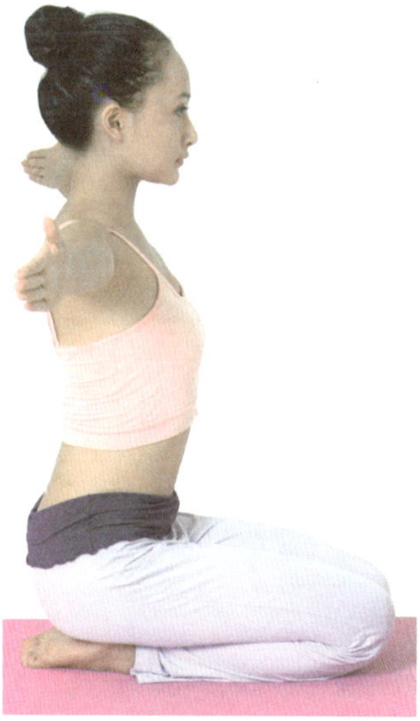

9 吸气，回到第 2 步。可再做一个循环。

单脚扭转式

动作图解

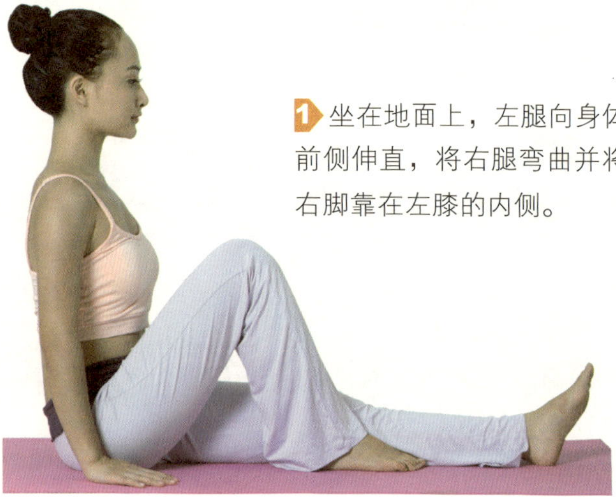

1 坐在地面上，左腿向身体前侧伸直，将右腿弯曲并将右脚靠在左膝的内侧。

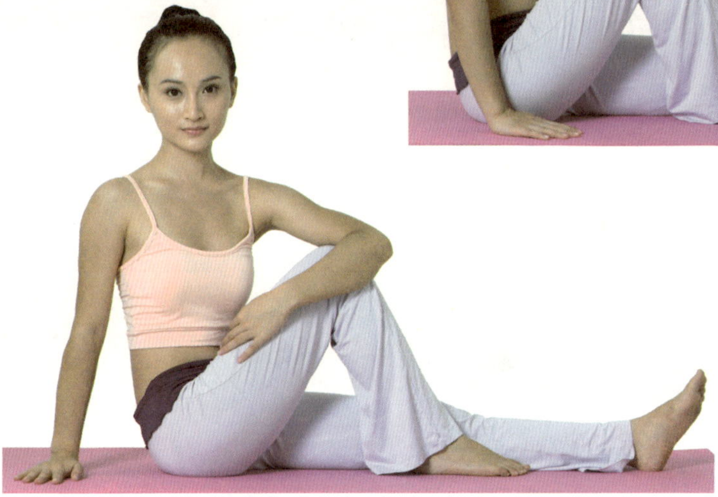

2 用自己的左手抱住右膝，将右手支撑在臀部的后方，视线向正前方看，注意要保持身体直立，不要驼背。

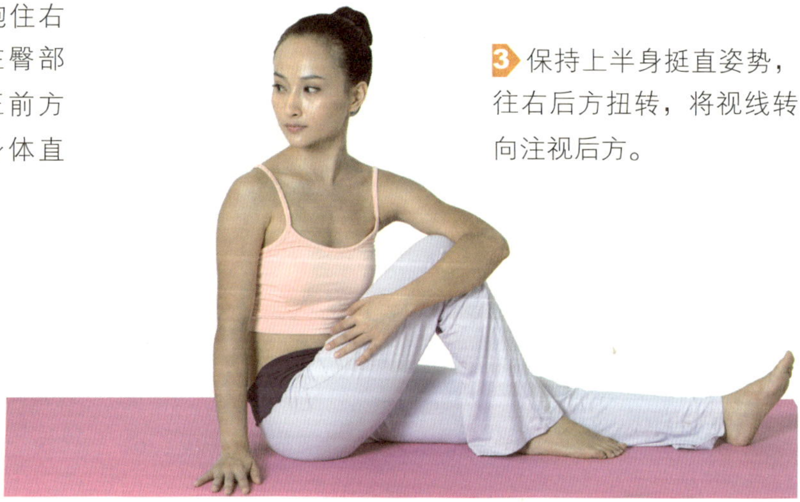

3 保持上半身挺直姿势，往右后方扭转，将视线转向注视后方。

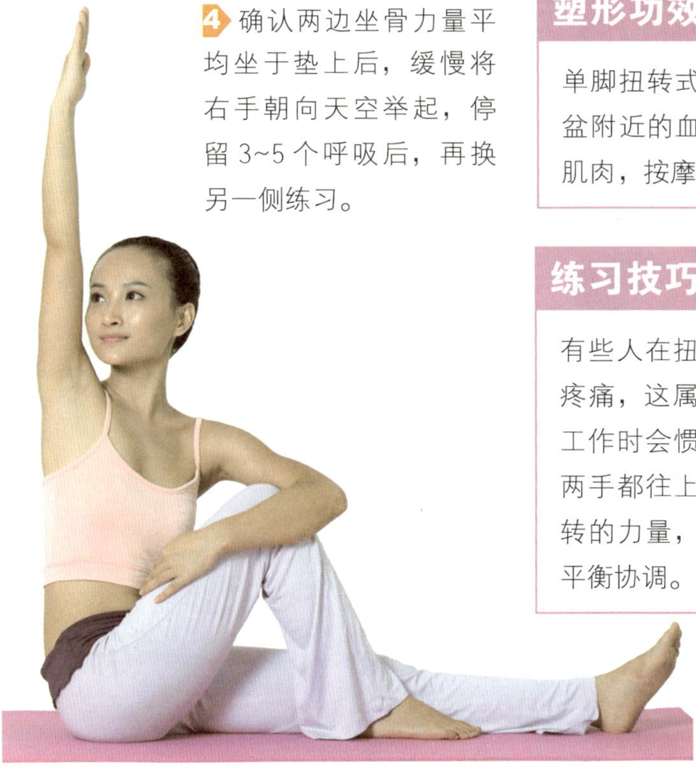

4 确认两边坐骨力量平均坐于垫上后，缓慢将右手朝向天空举起，停留 3~5 个呼吸后，再换另一侧练习。

塑形功效

单脚扭转式有助于打开髋部，促进骨盆附近的血液循环，软化腹部的内脏肌肉，按摩肠胃。

练习技巧

有些人在扭转时会感觉腰或者背特别疼痛，这属于正常现象，因为一般人工作时会惯用同一边肌肉，你可以将两手都往上方伸直延伸，加强腹部扭转的力量，让肌肉有不同方向活动、平衡协调。

加大难度： 将左脚弯曲并靠在右膝的外侧。

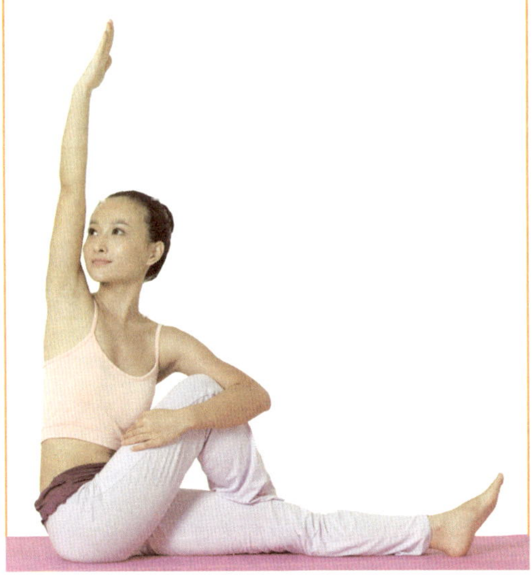

错误体式示例

伸直贴在地面的那条腿出现膝盖弯曲的情况；在做完成式时，仅用手虚扶膝盖，达不到练习效果。

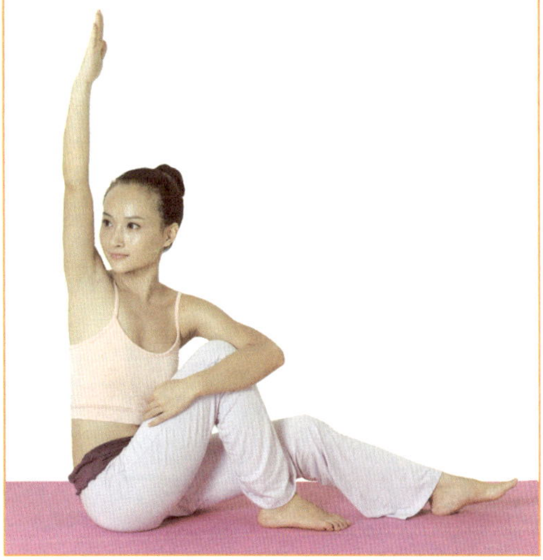

跪姿背部舒展式

动作图解

1 跪坐在垫子上，臀部放在两脚的脚跟上，脚背紧贴地面。双手在背后交叉握拳，眼睛直视前方，调整呼吸。

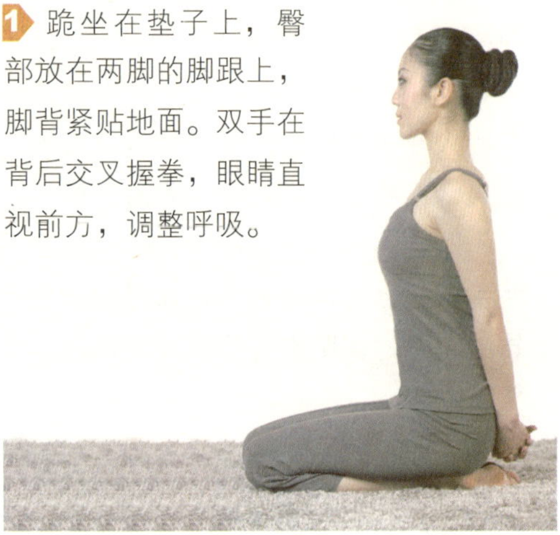

2 吸气时身体有控制地缓慢前倾，上半身平直地与大腿贴合，额头贴地，保持 1 次呼吸的时间。注意脊柱不要弯曲，臀部不要翘起，保持身体中线不要扭曲。

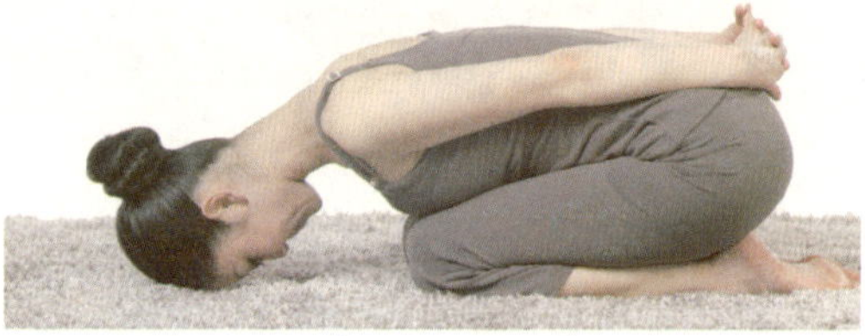

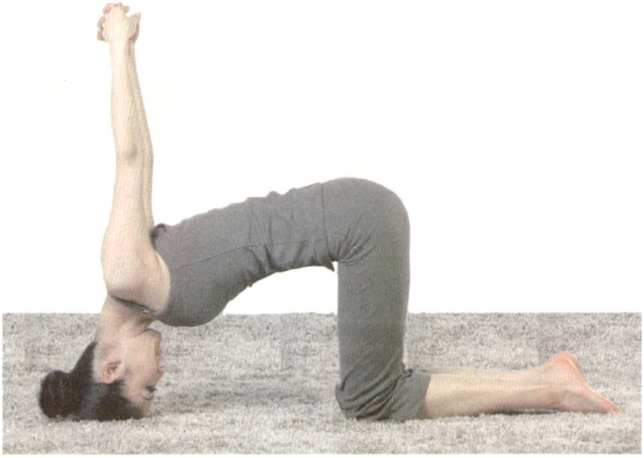

3 再次吸气时，头部顶地，将臀部抬起，手臂向上伸直；保持 2 次呼吸的时间，注意保持腰背的平直，大腿与地面垂直。颈部前屈有压力时，可在头部放一块瑜伽砖或枕头，帮助动作的完成。

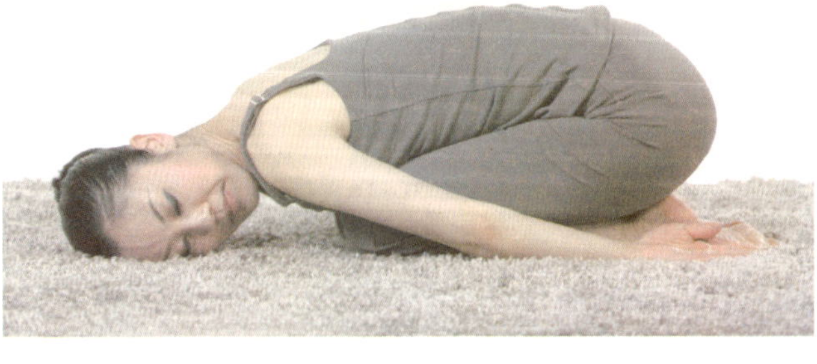

4 吸气时，慢慢放下手臂，手背贴地；再慢慢放下臀部，坐于脚跟上；脊椎一节一节放松，将重量放在大腿上；颈部慢慢放松，额头侧面贴地，深呼吸，以缓解颈部、背部压力。

练习技巧

练习此式时，要有良好的身体控制力，身体向前倾和手臂向天空伸直的时候，都要注意大腿与地面是垂直的；这个姿势在练习时一定要注意打开胸部，肩胛骨尽量靠近；手臂尽量向上拉伸，指向天空，不要放松，以免引起扭伤；头部一定要头顶着地，不要前后滚动，否则极易引起颈椎拉伤。

塑形功效

预防乳房下垂，有扩胸、丰胸的作用；消除肩背的酸胀感，矫正双肩不平、含胸等不良体态；加强面部血液的循环，细致面部肌肤。

错误体式示例

练习此式时，如果注意不到姿势的错误，臀部上抬不够，大腿无法与地面垂直，很容易前额着地，致使胸腔无法打开。这种姿势容易使人憋气，长时间进行错误姿势的练习容易让人感觉缺氧、疲劳、肩周及颈部肌肉紧张。

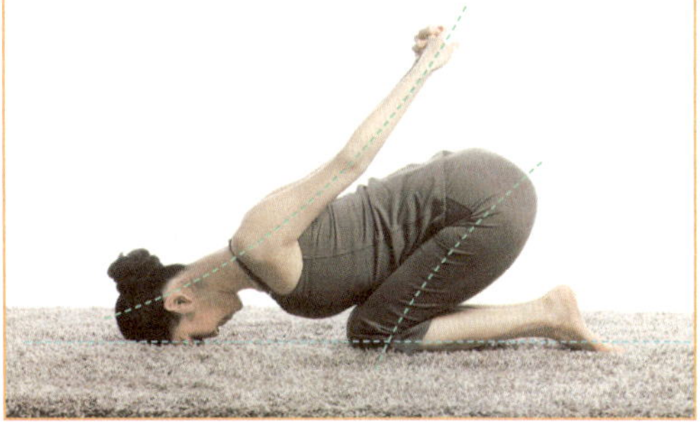

示范图解

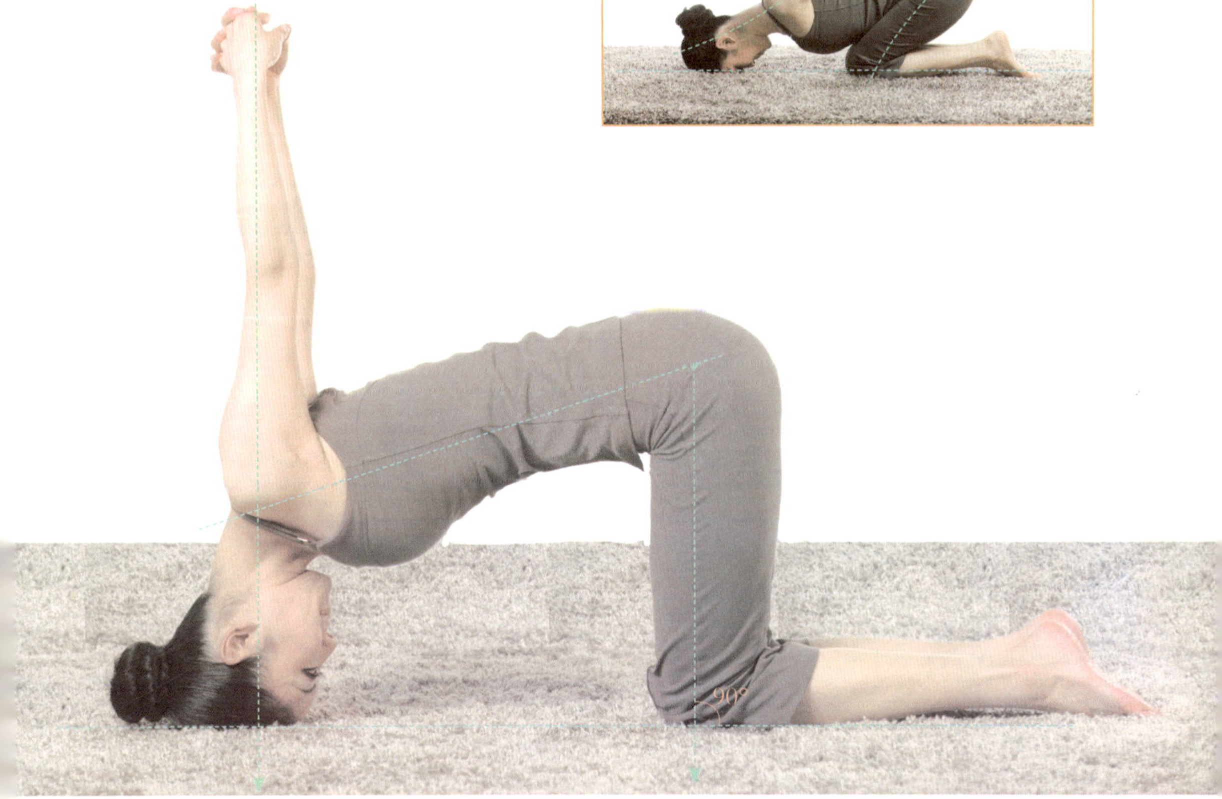

鹫鸟变形式

动作图解

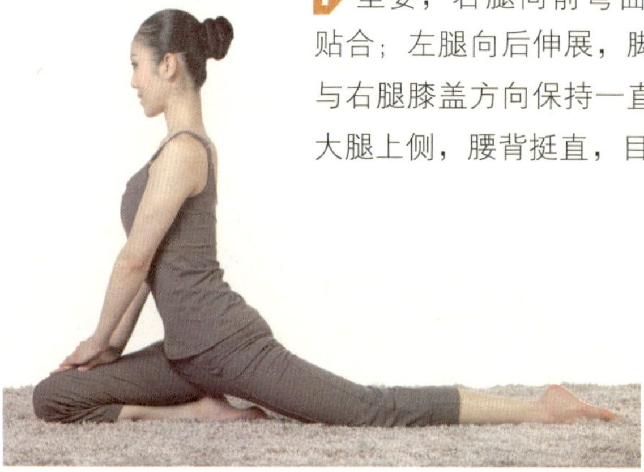

1 坐姿，右腿向前弯曲，大腿与小腿贴合；左腿向后伸展，脚背贴地；身体与右腿膝盖方向保持一直，双手扶住右大腿上侧，腰背挺直，目视前方。

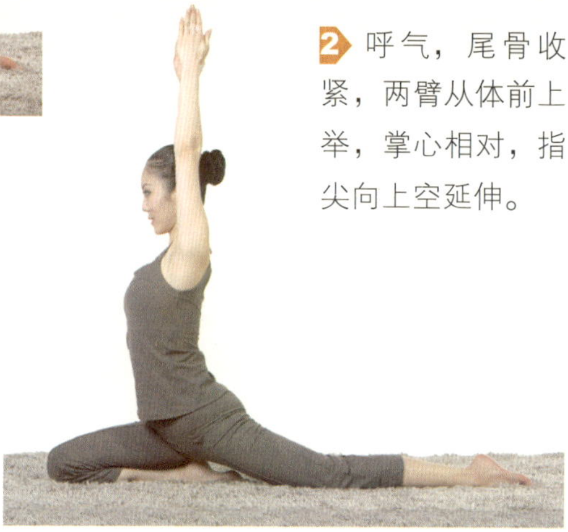

2 呼气，尾骨收紧，两臂从体前上举，掌心相对，指尖向上空延伸。

塑形功效

此体式能锻炼到平时很容易被忽视的手臂内侧，可以美化手臂和胸部线条，柔软手臂关节；纠正日常生活中的不良体态，塑造良好的气质；同时可以锻炼脊椎，培养集中注意力的能力。

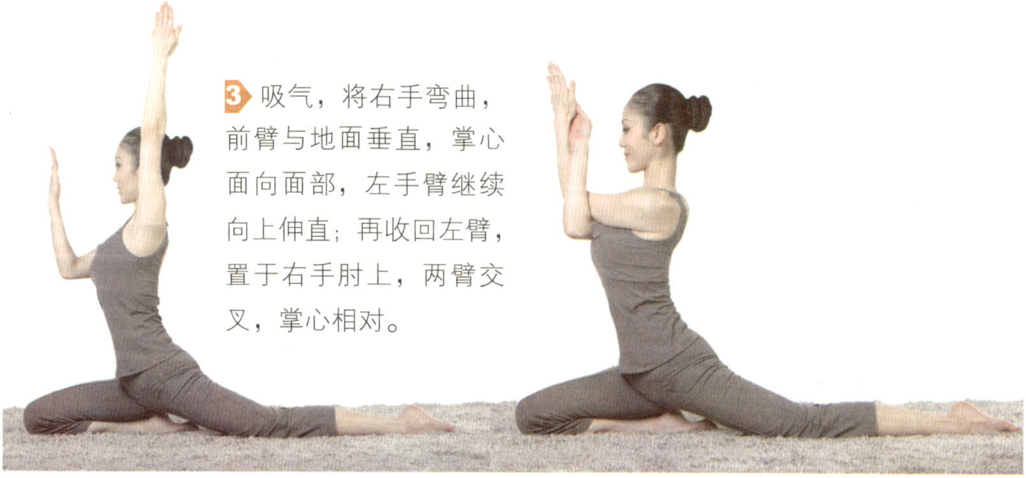

3 吸气，将右手弯曲，前臂与地面垂直，掌心面向面部，左手臂继续向上伸直；再收回左臂，置于右手肘上，两臂交叉，掌心相对。

练习技巧

练习此体式时，手臂要保持向上伸直，手肘相叠时前臂要与地面垂直。若双手无法合掌，可以放在一手的手腕处位置，手臂内侧有拉伸的感觉即可；手臂带动身体后仰时，骨盆与双肩要保持正位，不要翻转，还要注意呼吸的配合，不要憋气。

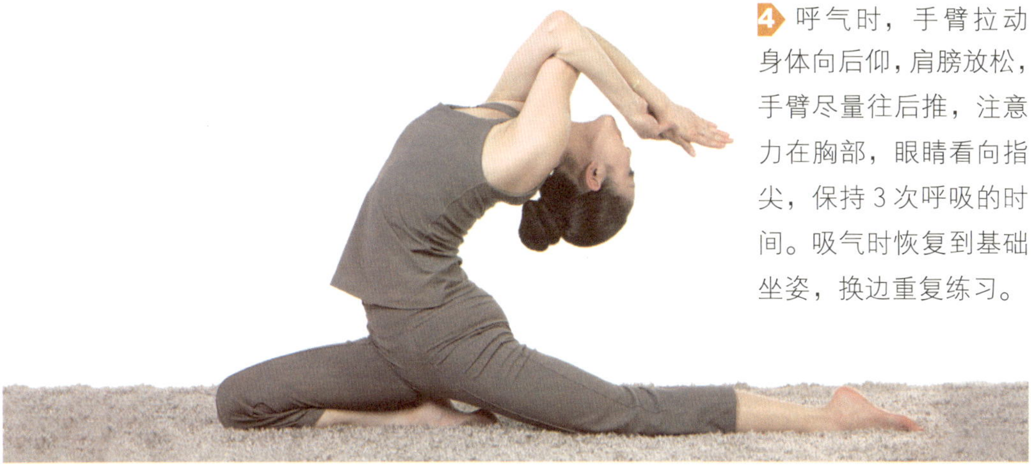

4 呼气时，手臂拉动身体向后仰，肩膀放松，手臂尽量往后推，注意力在胸部，眼睛看向指尖，保持 3 次呼吸的时间。吸气时恢复到基础坐姿，换边重复练习。

示范图解

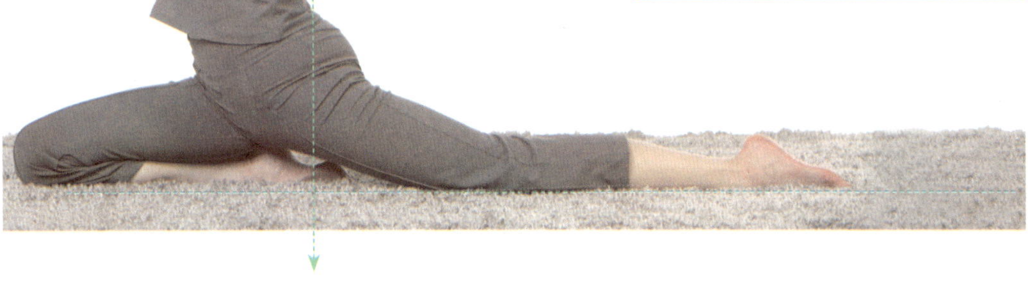

错误体式示例

图中错误之处在于，手臂没有交叠拉伸，这样便达不到锻炼手臂的效果。后仰时，则要保持身体中正，脊椎不要左右扭转弯曲，以免发生扭伤。

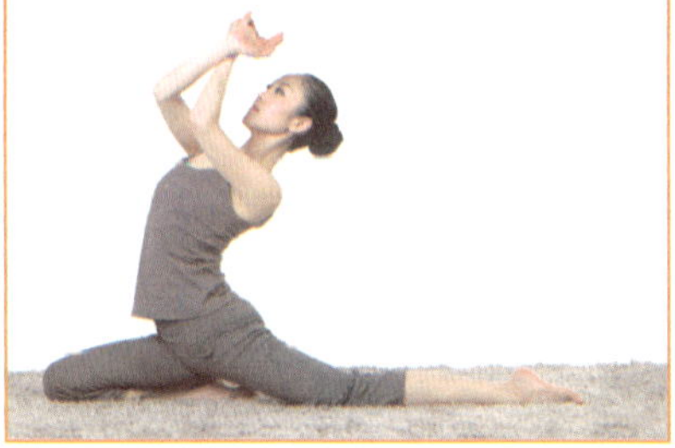

英雄伸臂式

动作图解

1 完成英雄式的坐姿，双手放在大腿上，脊椎向上充分伸展，臀部稳稳坐在双脚脚跟之间。

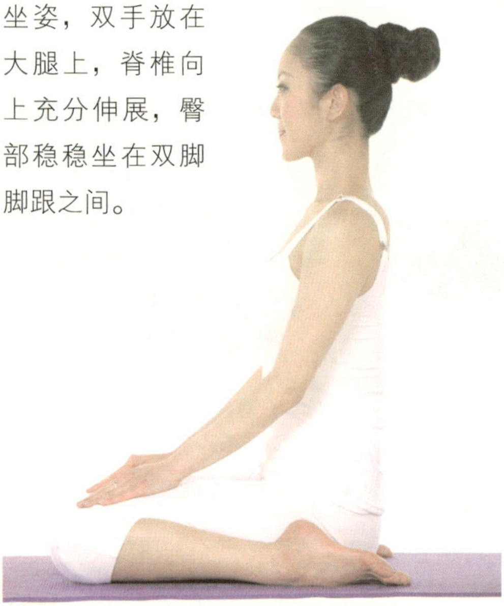

2 吸气，双手十指交叉相握，双臂伸直。翻转双手，手心朝外，脊柱挺直，保持 3 次呼吸的时间。

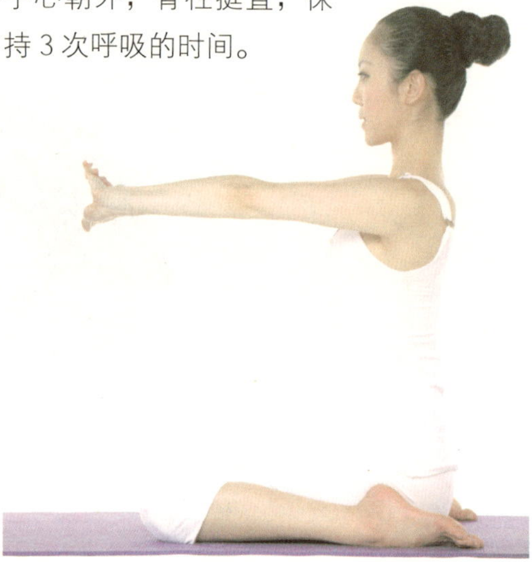

塑形功效

练习本体式，可以有效活动肩关节，增强肩颈部的灵活性，缓解久坐不动产生的肩颈不适；向上抬高手臂的动作有锻炼胸部肌肉的作用，使胸腔得到提升和扩张；腹部内脏器得到向上拉伸；促进全身的血液循环；修长双腿，增强腿部的血液循环，提高腿部的灵活性。

3 再次吸气，双臂上举，手臂向上伸直，保持 5 次呼吸的时间，呼气放松，还原身体。改变手指交叉方向，重复练习。

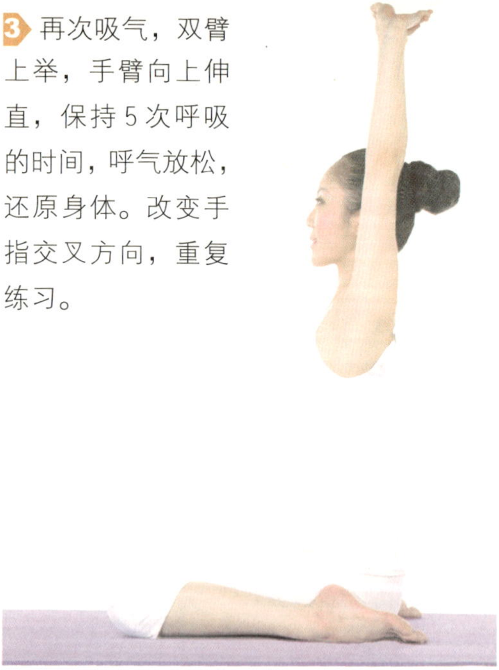

练习技巧

双手十指于指根处交叉相握，翻转时，手指不要滑脱，双手大拇指相对，形成手部的正位；双臂上举时，脊柱也跟着向上伸展，但注意不要伸展过度，以免造成身体和手臂伸展过度，背部变成拱形；臀部和腿部在整个体式中始终保持稳定不动，增强身体下半部的平衡控制力。如果肩部僵硬而无法交叉双手，可用双手抻拉一根带子辅助完成动作。

示范图解

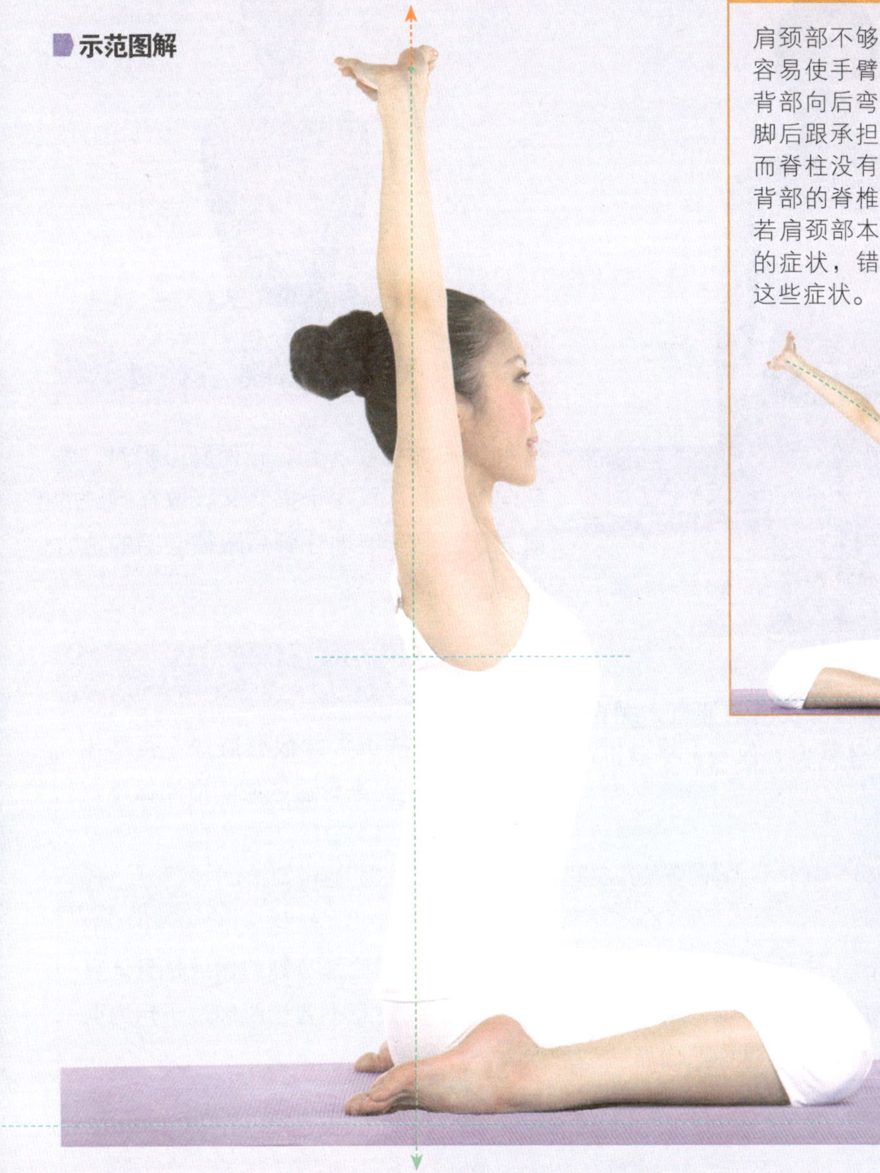

错误体式示例

肩颈部不够灵活的练习者，容易使手臂下塌无法上抬；背部向后弯曲时，让臀部和脚后跟承担了过多的压力；而脊柱没有向上伸展，会使背部的脊椎形成不良姿势，若肩颈部本身就有疲劳僵硬的症状，错误的姿势会加重这些症状。

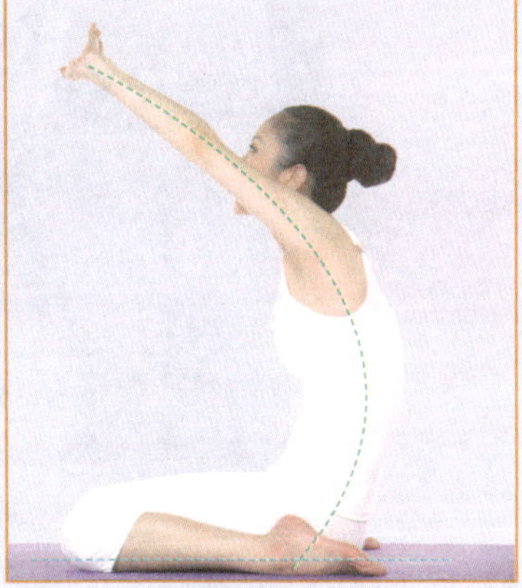

第六章 “扶正”骨盆，是身体塑形的基础

蝴蝶式

动作图解

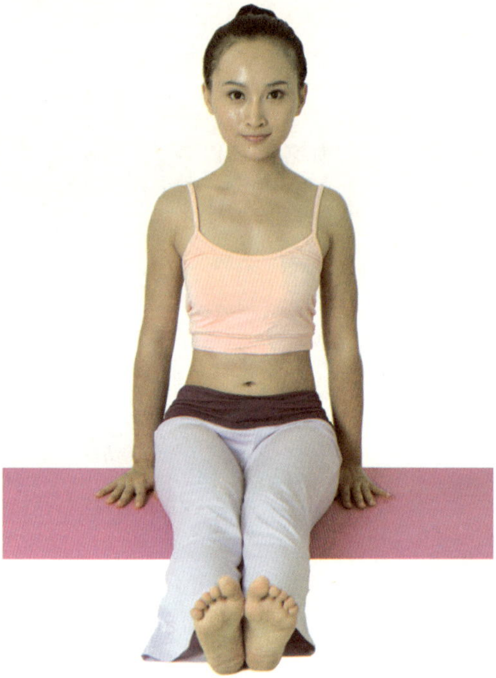

1 坐在地面上，双腿并拢向前伸直，绷直脚背，双手放于身体两侧，保持上身挺直，目视前方。

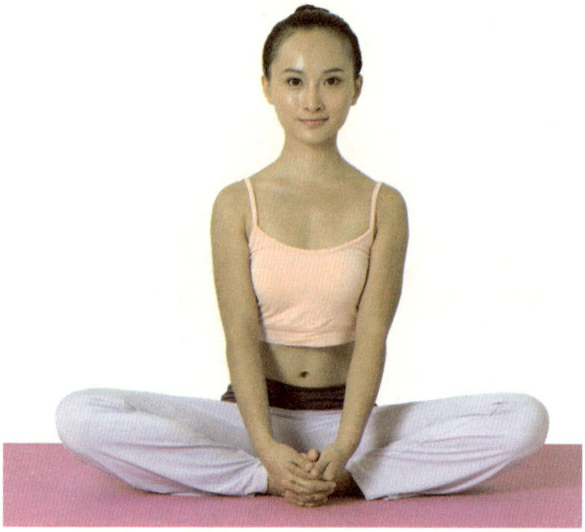

2 将两脚靠拢在一起，让两脚心相对，膝部向外伸展，双手十指交叉，放在脚趾的前方，并尽可能地让脚后跟往会阴的地方内收。

塑形功效

蝴蝶式对扶正骨盆很有益处，有助于打开髋部，促进骨盆区域的血液循环。

练习技巧

❶ 练习过程中，要注意控制动作的幅度与呼吸的节奏；无论是身体前俯还是身体直立，注意腰背部的挺直，不要出现躬腰搭背的现象；❷ 注意不要让肌肉过于用力而疲累，要循序渐进地伸展这些肌肉。

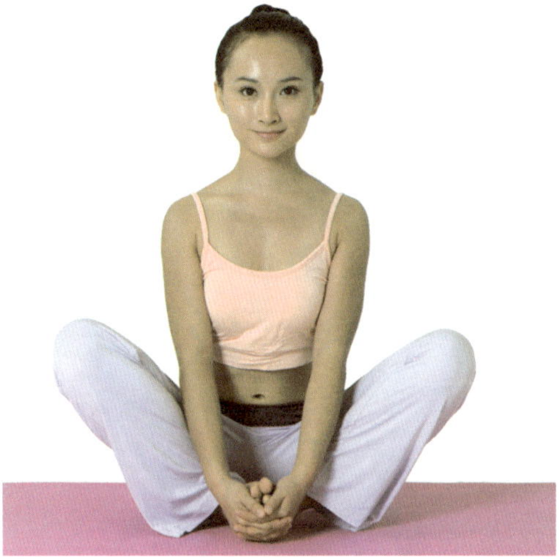

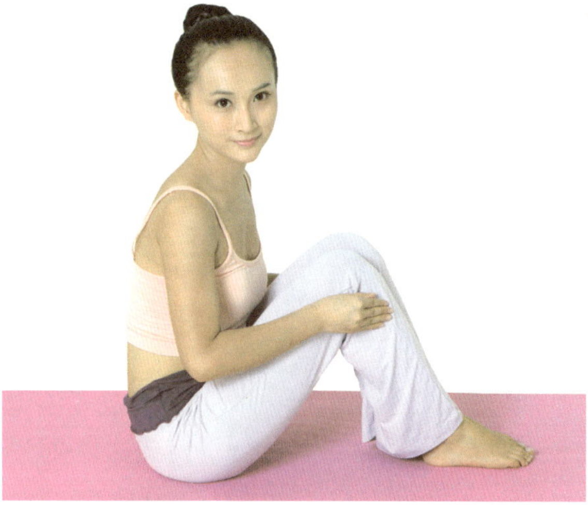

3 将身体尽可能地向上立起来，随着匀速呼吸双侧膝盖慢慢下压，再慢慢抬起，让双腿像蝴蝶的翅膀一样上下扇动，重复30~60 次。

4 取任意舒适的坐姿，双手拍打腿部，放松全身。

加大难度： 可以让双侧手臂向上举，十指交叉，同时振动腿部来完成这个练习。

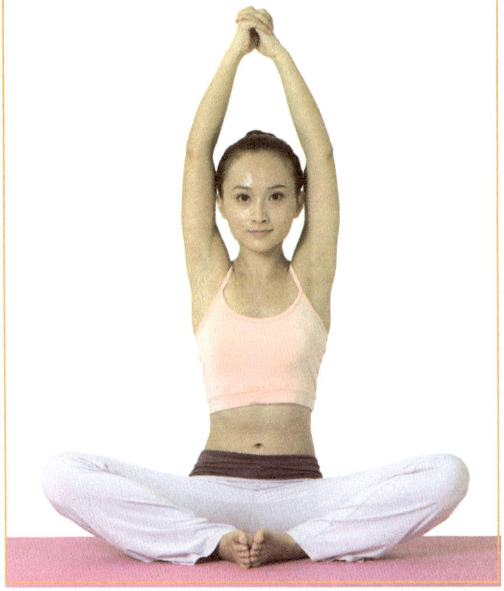

难度降级： 如果双侧髋部打不开的话，可以在臀部下方垫入一个厚一点儿的垫子或者一块瑜伽砖，这样会感觉容易一些。也可以双手扶住膝盖，搬动膝盖做上下移动。

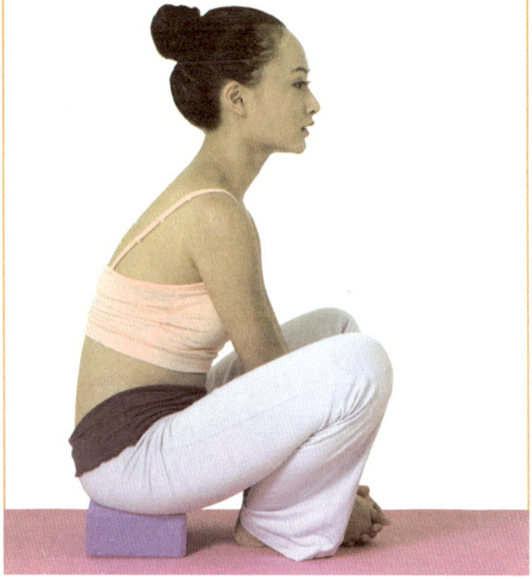

牛面式

动作图解

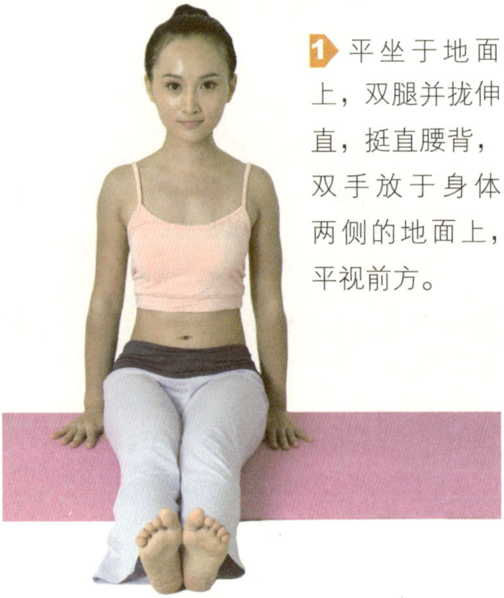

1 平坐于地面上，双腿并拢伸直，挺直腰背，双手放于身体两侧的地面上，平视前方。

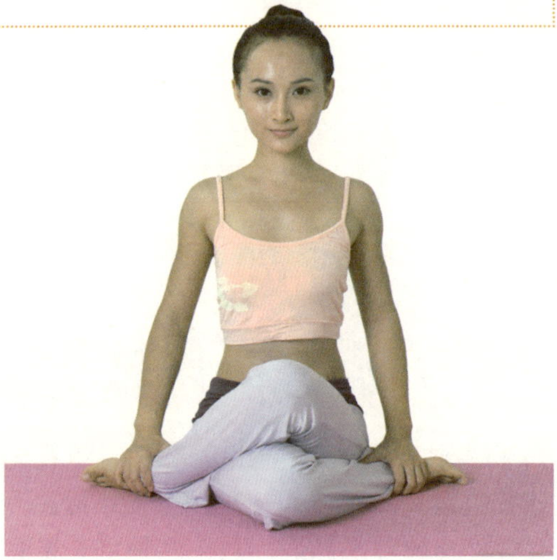

2 弯曲左腿，将左腿跨过右腿，右小腿置于左大腿下方，左脚脚背贴地，左手拉左小腿使其向后弯曲，右脚跟置于左腿下，右脚背贴地，两膝盖上下交叠在一起，双手按于脚底，挺直腰背，收腹调息。

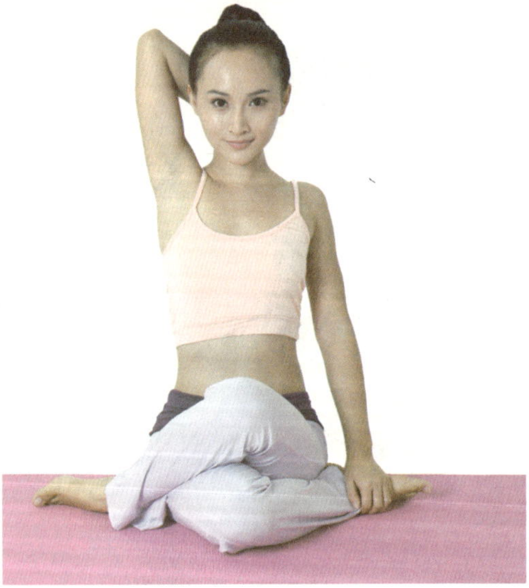

3 抬起右手臂，弯曲肘部，把右手由上向下放在背后颈部以下两肩之间的位置。

练习技巧

❶ 患有严重的颈部或者肩膀疾病者，避免做此练习，以免损伤身体，让病痛加剧；❷ 注意腰部要直立，否则容易扭曲身体，影响练习效果。

塑形功效

牛面式有助于打开髋部，扶正骨盆；同时也可使脚踝、臀部和大腿得到伸展，肩膀腋窝和三头肌以及胸部也得到了锻炼。

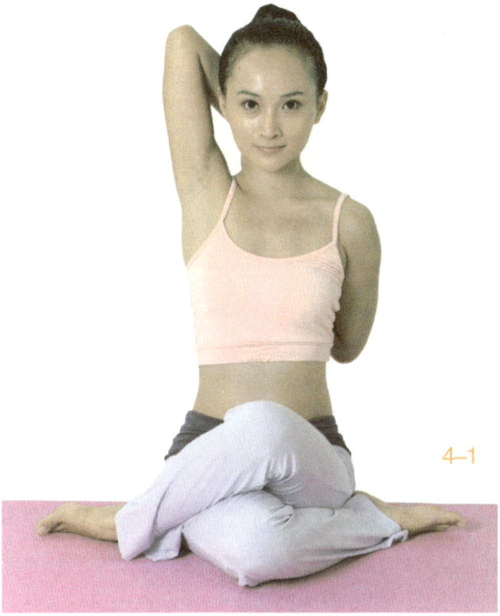
4-1

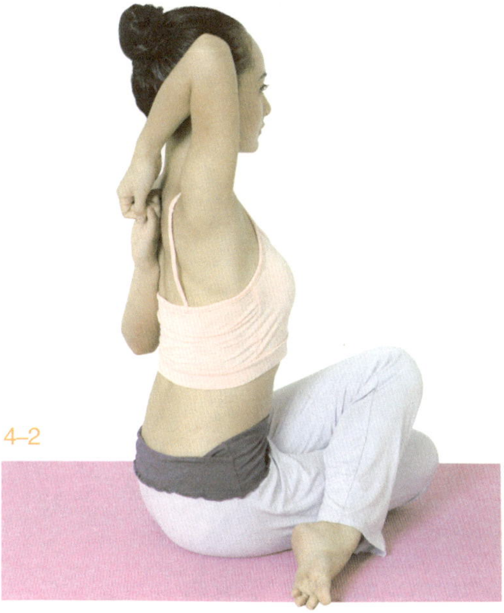
4-2

4 向后曲左肘，左手置于背后由下向上抬起，直至两手于背后紧扣，注意保持颈部和头部的挺直，眼睛注视前方，停留数秒，深呼吸。

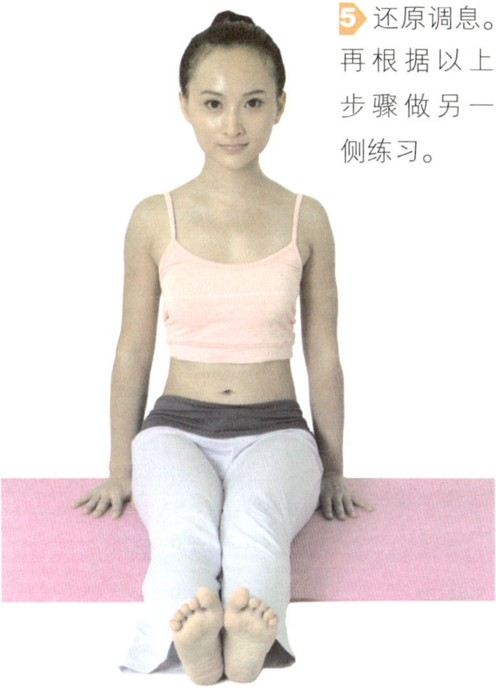

5 还原调息。再根据以上步骤做另一侧练习。

难度降级： 刚开始练习时，可能你的双手在背后紧扣不住，两手尽量向一起靠拢即可，也可用毛巾替代，时间长了，就会有所改善。

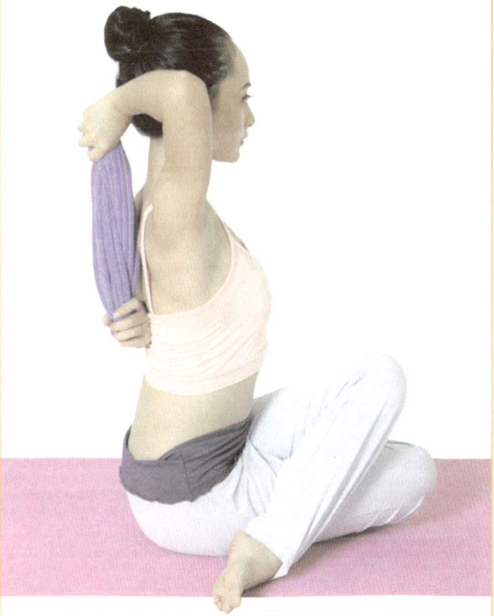

前蹲式

动作图解

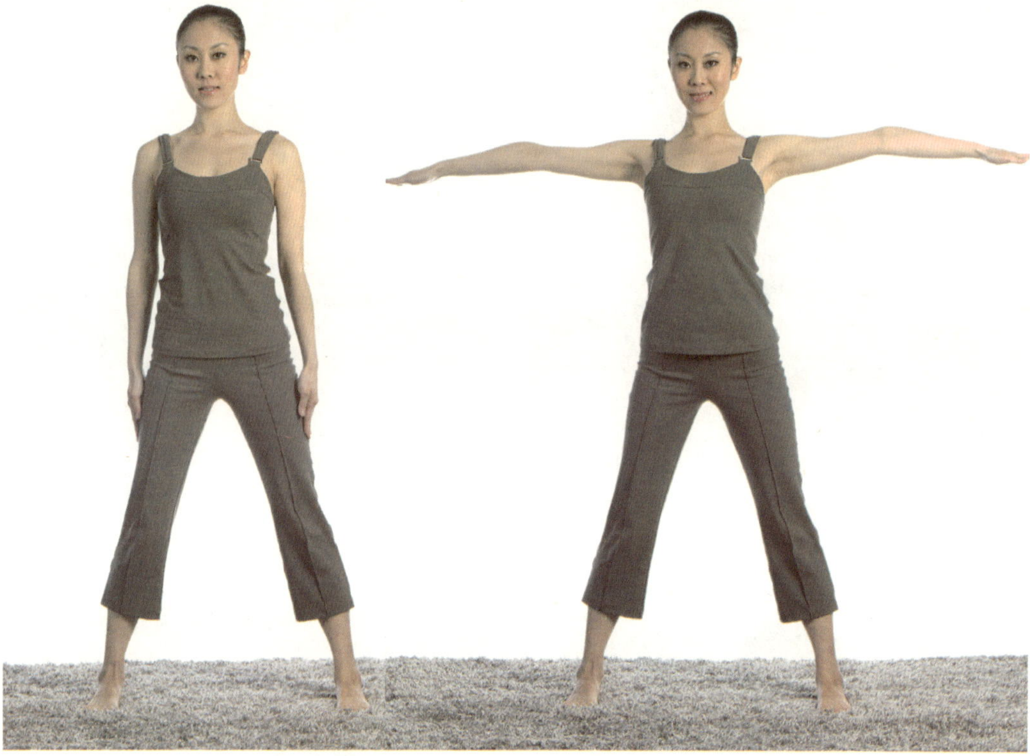

1 站姿，双脚分开约一个半肩宽，重心均匀分布在双脚上，双手自然垂落在体侧，抬头挺胸，小腹内收，肩膀放松。

2 吸气，双手侧平举，放平双肩，手臂朝手指尖方向延伸。

塑形功效

练习本体式，可以有效锻炼腿部后侧和前侧的肌肉；灵活髋关节、膝关节和腕关节；朝前伸展脊椎，拉伸背部，改善腰椎间盘突出等症状；为骨盆区域注入能量，对生殖、消化系统的疾病都有一定的辅助治疗作用。

练习技巧

练习此式时，双腿要保持平稳，髋部也相应地保持左右平行；双膝向里靠拢，收紧腿部肌肉，臀部不要放松；臀部往后帮助维持身体平衡的同时，还能有效地修饰臀形；脊柱始终保持向前延伸，不要塌腰或者驼背；腹部收紧，保持身体朝前朝上延伸；手臂在体前放松合十，肩部也随之放松。

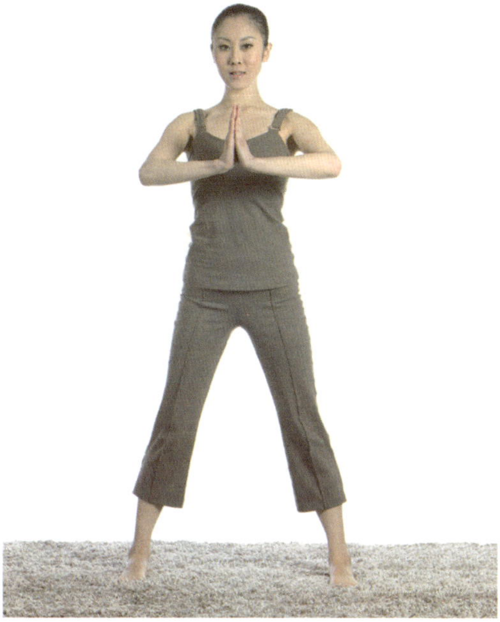

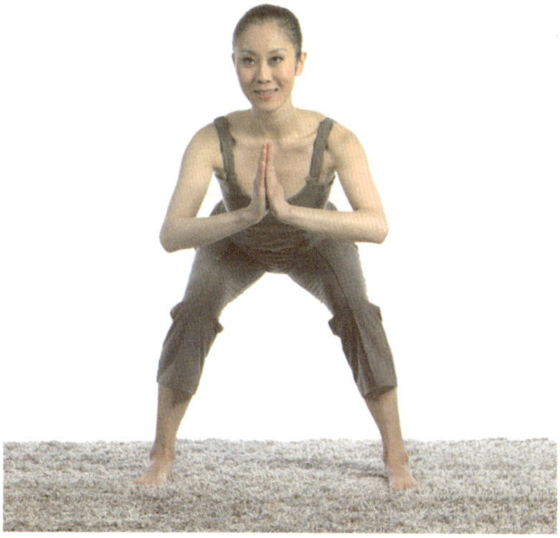

3 呼气，双手在体前合十，双手小臂保持在同一直线上，双肩放平不要上耸，胸部微微朝前打开，腰背继续保持平直，尾骨向内收。

4 吸气，臀部朝后送。弯屈膝盖，脊椎自尾骨一节节向前延展，感觉臀部稳稳地蹲坐在后面，脚跟不要离地。

示范图解

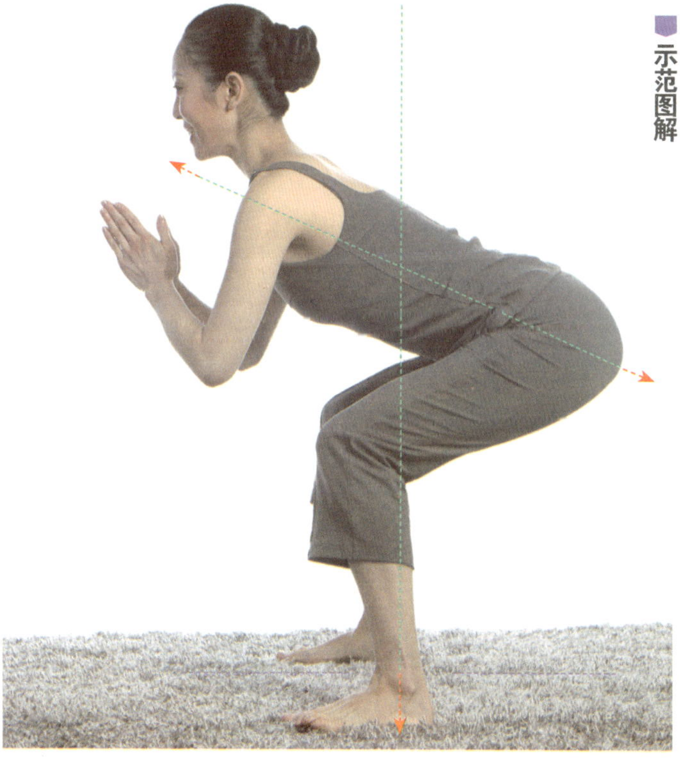

错误体式示例

练习时，要保持腿部前侧有一定的紧张感，否则可能让臀部过于向后坐；让脊柱向前伸直时，双膝往外打开，也会让腹部放松；手臂和手肘过于打开，会造成肩部上耸，令肩颈变得疲劳。

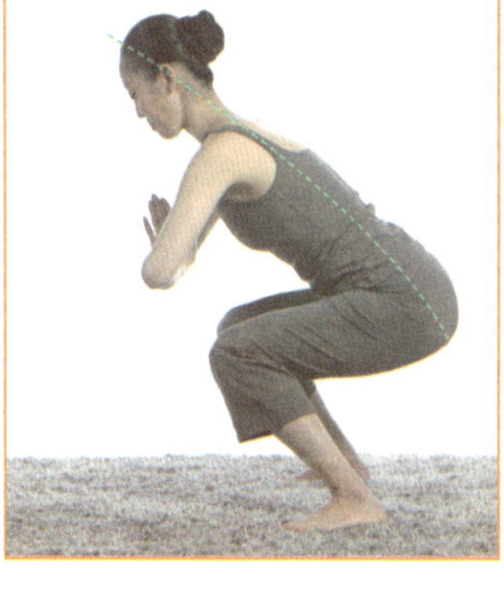

花环式

动作图解

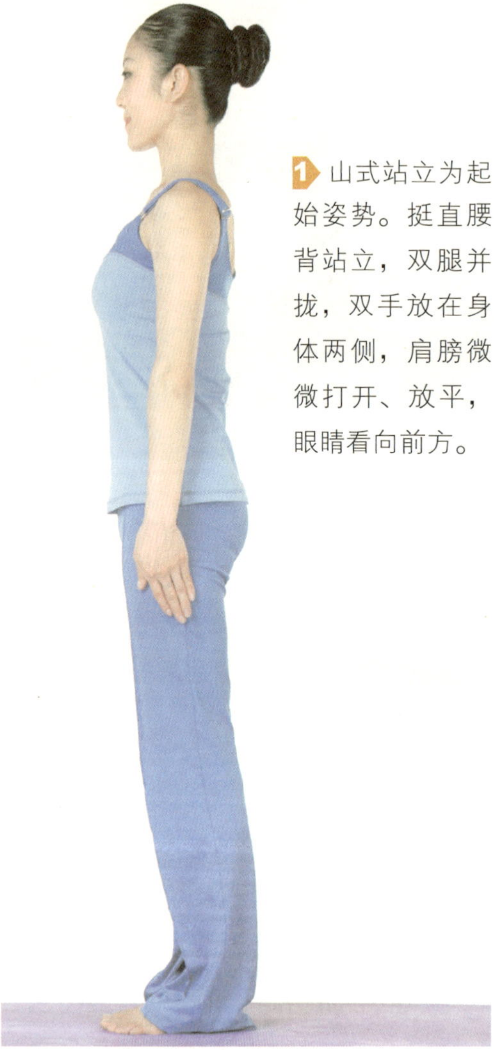

1 山式站立为起始姿势。挺直腰背站立，双腿并拢，双手放在身体两侧，肩膀微微打开、放平，眼睛看向前方。

2 双臂前平举，与地面平行，双脚并拢，呼气，身体下蹲，臀部不要触地。

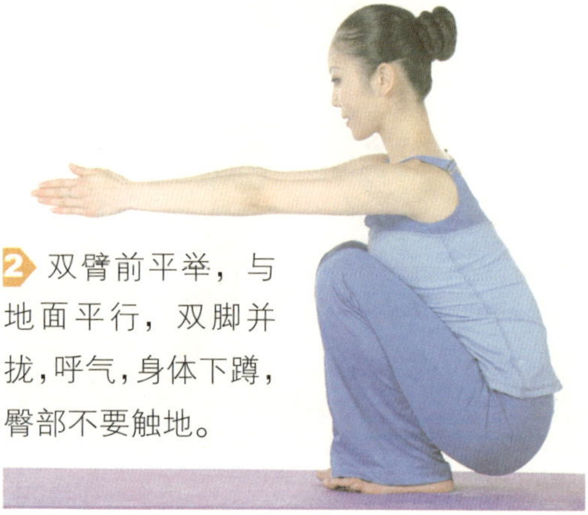

3 双膝打开，尾骨下收，伸展上半身。呼气，身体前倾，手臂向后弯曲，环抱住膝盖。吸气，脚趾打开，脚跟尽量下压，控制好身体的平衡。

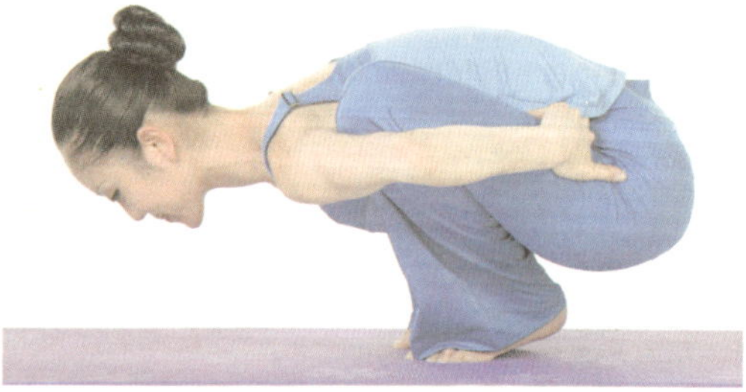

塑形功效

促进消化系统内的血液循环；舒展髋部，伸展足弓和脚腕，增强关节的灵活性，使小腿后面、背部、脖子的肌肉都得到很好的拉伸和放松；缓解下背部的疼痛；按摩腹腔器官；能缓解痛经等症状，对各种妇科疾病有辅助疗效，对消化类疾病也有不错的辅助疗效。

4 呼气时身体继续下弯。呼气，头触地，保持 3~5 次呼吸的时间，放松身体，还原动作。

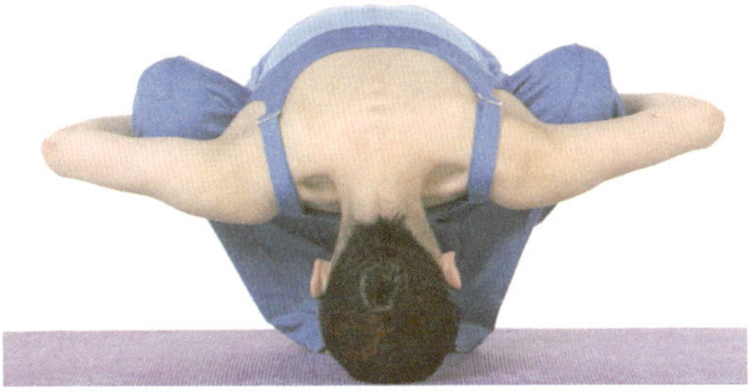

简易式 在做花环式的时候，很多人由于身体柔软和韧性不够，感到无法平衡身体。这时，可以在臀部后面垫上瑜伽砖，双手在体前合十，帮助扩张肩部、胸部，拉伸背部。

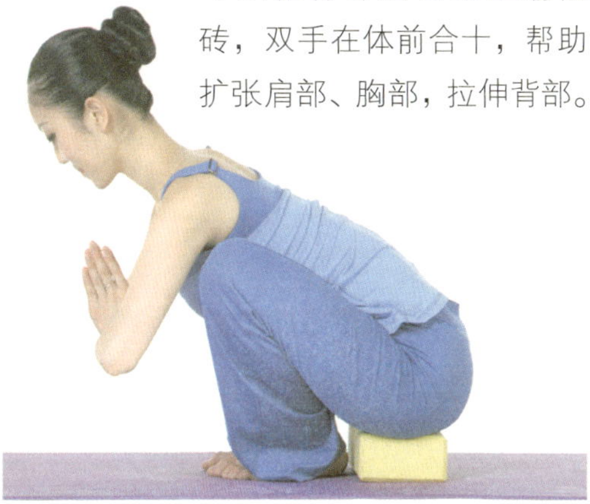

错误体式示例

图中的错误在于，身体的重量没有均衡地分布在双脚上，双脚也没有并拢，稳住身体；上身不能正确下弯，双肩打开不平，容易造成双肩受力不均，产生高低肩等问题。

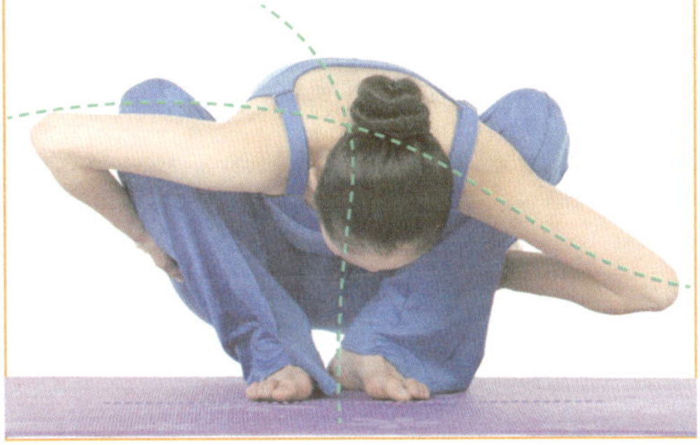

练习技巧

伸长的身体集中在身体的上半部，不要放松背下部的力量支撑，当背上部和胸部下沉时，颈部、头部和身体其他部分便无法放松。练习时身体不稳是由于重心没有下沉。要将脚趾踩稳地面，集中注意力，平稳呼吸，感受背部和腿部的拉伸。脚跟尽量踩住地面，充分拉伸腿部、背部；双肩打开，拉长颈部，不要耸肩缩背。

示范图解

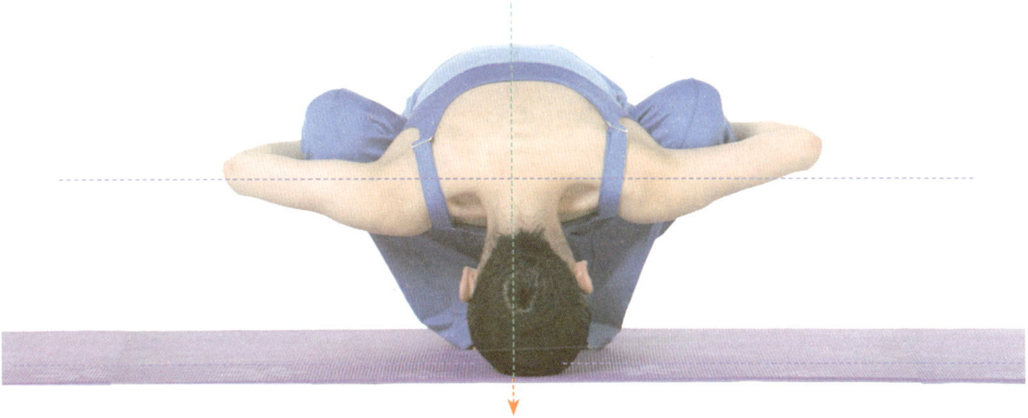

莲花式

动作图解

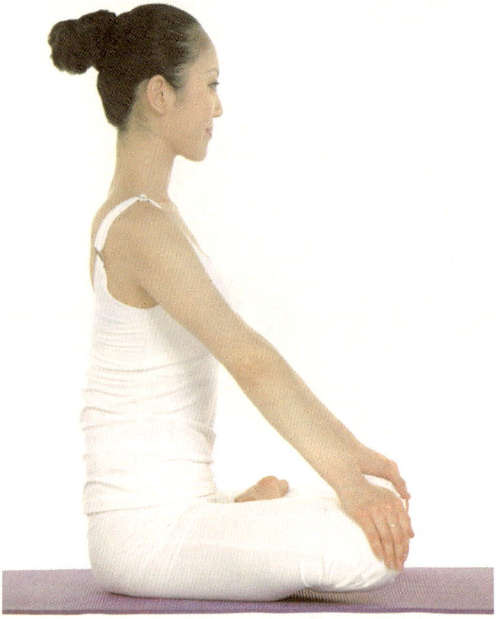

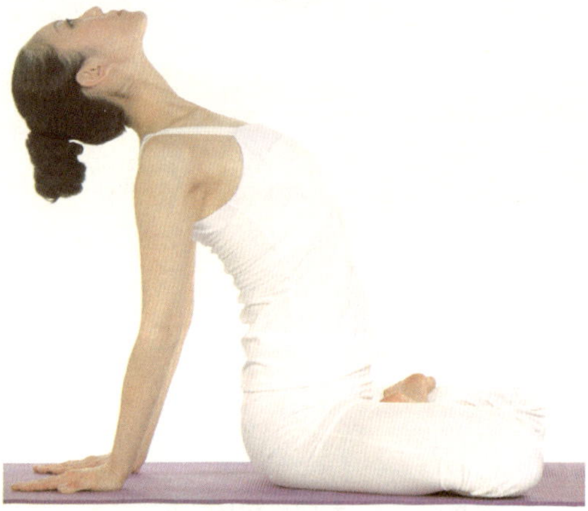

1 以莲花座的姿势盘腿坐好，保持骨盆底的宽度，尾骨向下，臀部肌肉挤向背部。吸气，向上伸展脊柱，肩部向后打开，肩胛骨内收，放松呼吸。

2 呼气，双手撑于体后，脊柱向后向上伸直。进一步打开双肩，上身微微后仰，感觉新鲜的血液在体内流转。

塑形功效

练习此式，能有效促进身体的血液循环，增强机体活力；加强髋部和骨盆区域的灵活性；锻炼腹部肌肉，矫正驼背等不良体态；帮助集中注意力，还能通过呼吸为身体清除体内垃圾。莲花式体式随时随地都可以进行，可以有效减轻焦虑和压力等负面情绪。

练习技巧

如果感觉双腿盘坐有难度，可采取半莲花座的体式，只将一条腿搁置在另一条大腿上方。练习时，应有意识地挺直背部，感觉脊椎向上挺拔伸直，肩膀放松放平，手掌不要完全承受上半身的重量；膝盖下压，头部上扬，拉伸前颈的肌肉，帮助胸部挺起。

错误体式示例

错误的姿势不能正确地伸展身体的各个部分。膝盖上抬，造成臀部后坐，可能会给尾椎带来伤害；头部下垂、背部脊椎向前弯曲都让脊柱不能向上延拉伸长；肩部上耸，形成驼背含胸的不良体态。

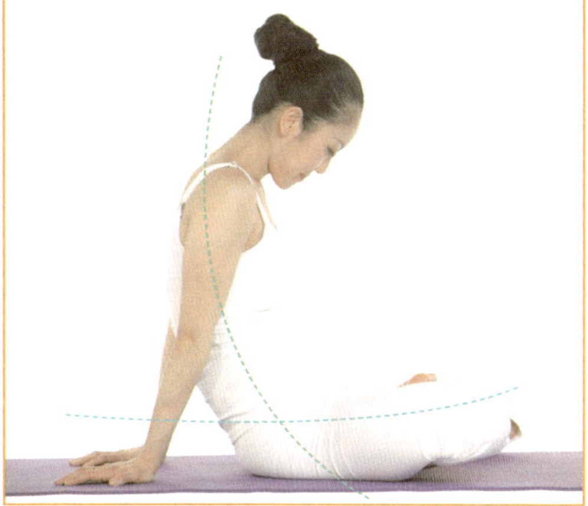

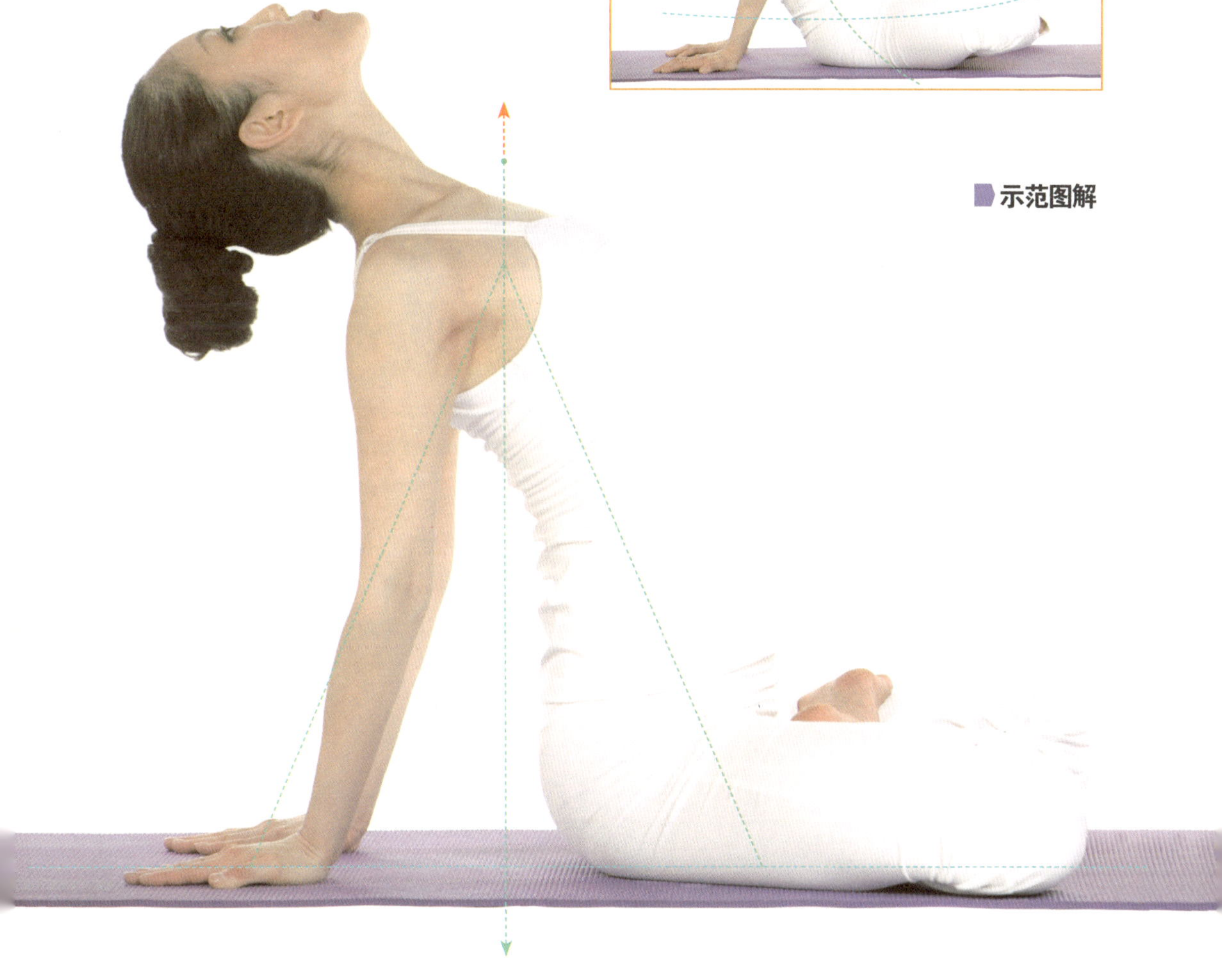

示范图解

蝙蝠式

动作图解

塑形功效

此式可使卵巢旺盛，增强精力，舒缓生理期不适，改善性冷淡。腿部肌肉的拉伸能矫正骨盆异常，消除坐骨神经痛，收紧大腿肌肉，保持关节的柔韧与灵活性，预防下半身肥胖。

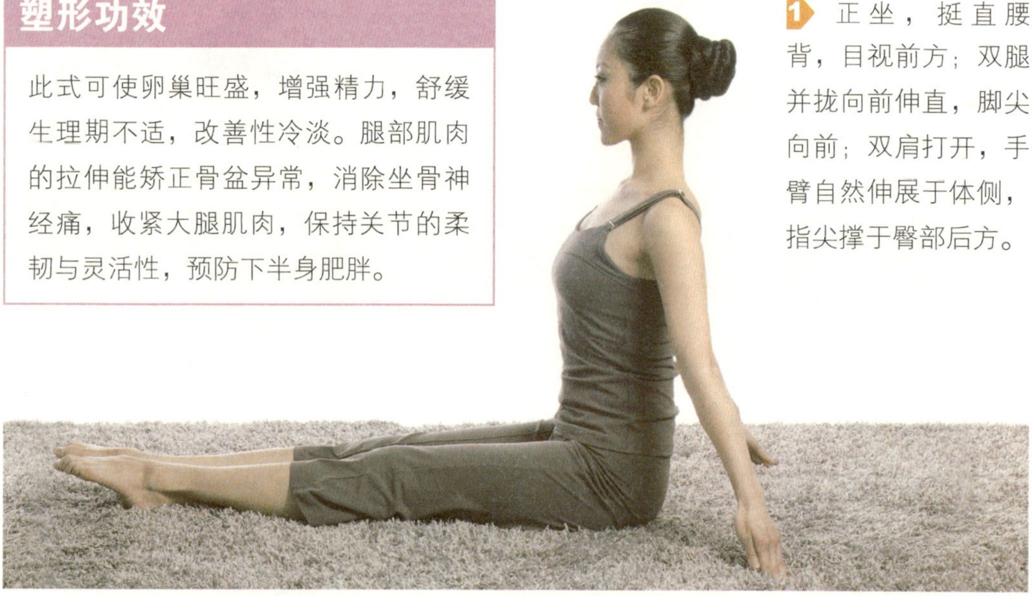

1 正坐，挺直腰背，目视前方；双腿并拢向前伸直，脚尖向前；双肩打开，手臂自然伸展于体侧，指尖撑于臀部后方。

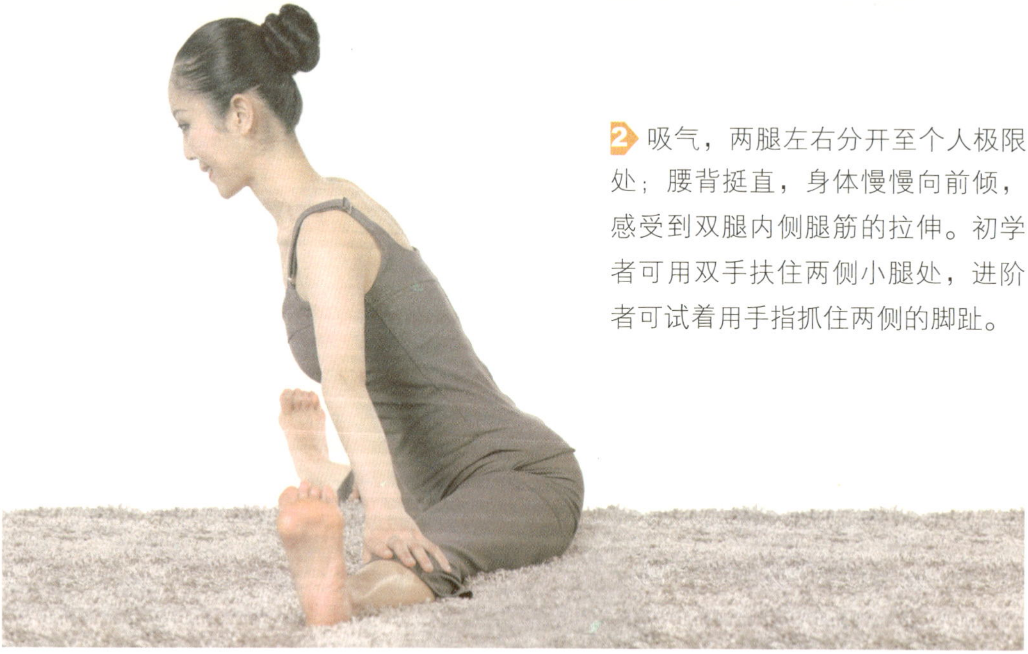

2 吸气，两腿左右分开至个人极限处；腰背挺直，身体慢慢向前倾，感受到双腿内侧腿筋的拉伸。初学者可用双手扶住两侧小腿处，进阶者可试着用手指抓住两侧的脚趾。

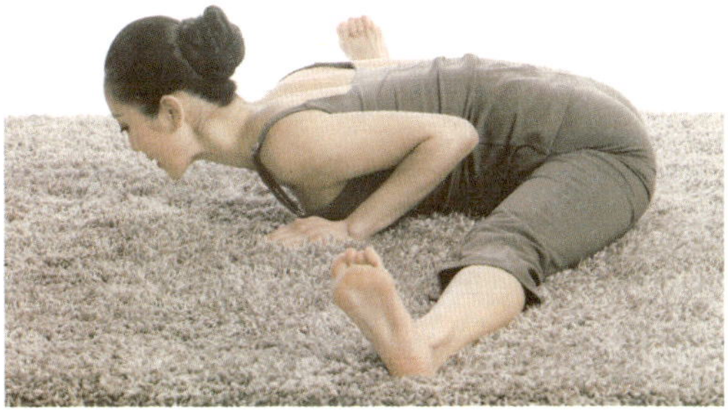

3 呼气，将手掌移至身体前侧，慢慢将上身向前方地面趴下，直至双腿内侧腿筋有紧实感即可，腰背挺直，保持姿势2~3次呼吸的时间。

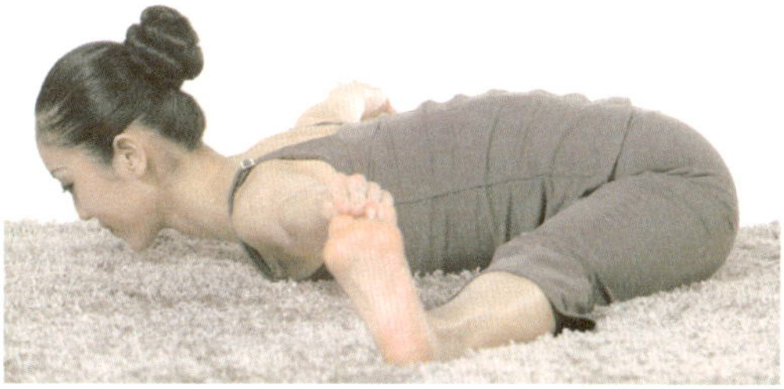

4 再次呼气时，双手向左右打开，手指抓住指尖，下颌贴地，让身体进一步贴近地面，保持姿势1次呼吸的时间。

练习技巧

当做蝙蝠式准备动作时，就需要注意着地的尾骨需端正地坐稳，保持髋部平稳，才能让脊椎如梁柱般往上挺直。动作进行时，要水平及垂直地平衡往前施力，不要让身体因往前而失去正位。

错误体式示例

只为做到前倾抓到脚趾的动作，容易让腰部弯曲，起不到拉伸背部和腿内侧肌的效果。

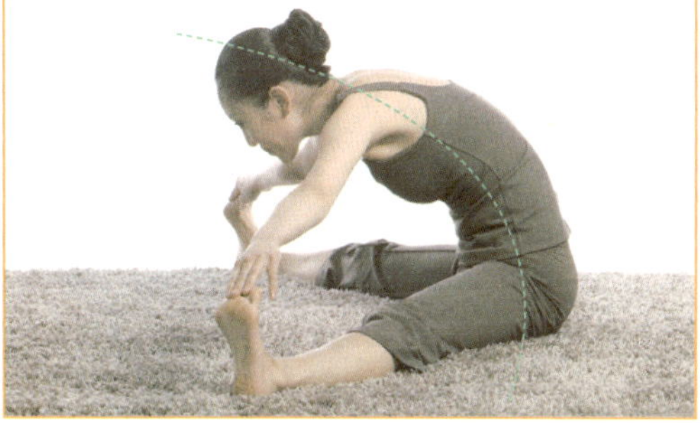

示范图解

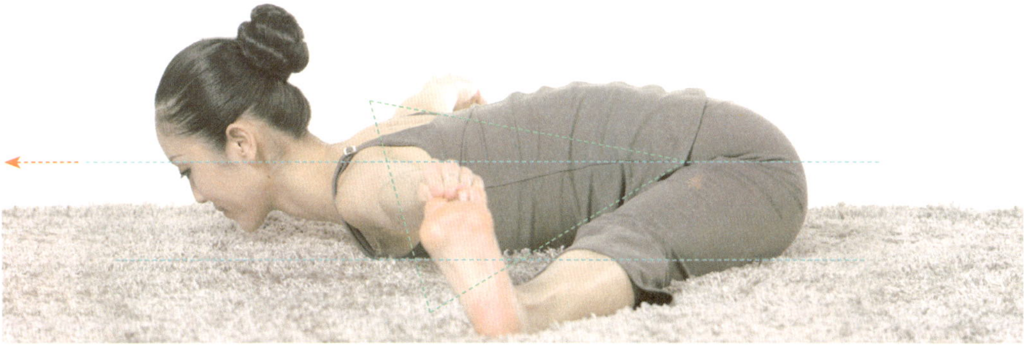

仰卧抱膝式

动作图解

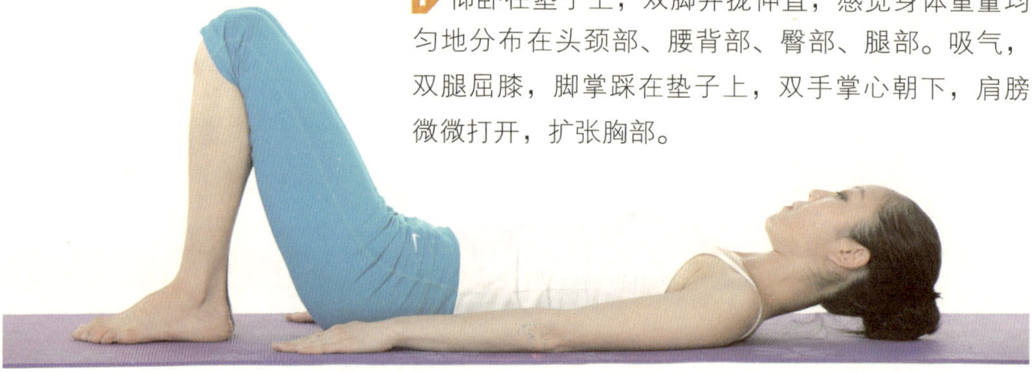

1 仰卧在垫子上，双脚并拢伸直，感觉身体重量均匀地分布在头颈部、腰背部、臀部、腿部。吸气，双腿屈膝，脚掌踩在垫子上，双手掌心朝下，肩膀微微打开，扩张胸部。

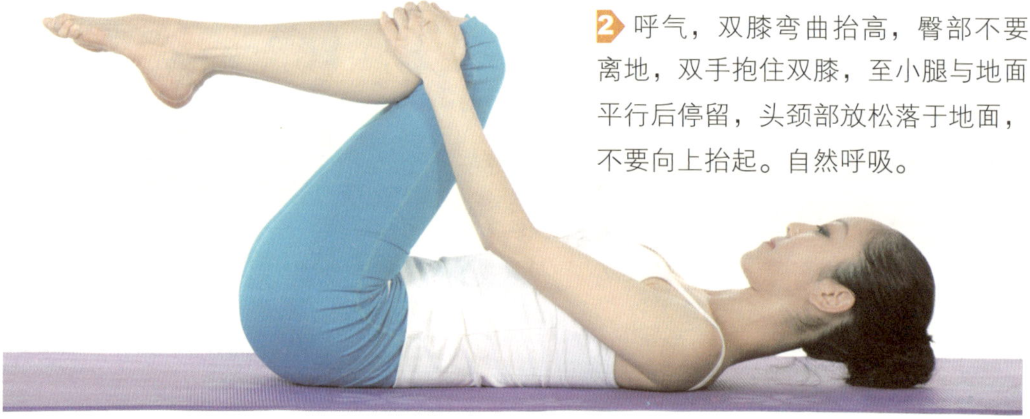

2 呼气，双膝弯曲抬高，臀部不要离地，双手抱住双膝，至小腿与地面平行后停留，头颈部放松落于地面，不要向上抬起。自然呼吸。

练习技巧

此体式较为简单，适合绝大多数的练习者练习。在练习时需要注意的是，背部脊椎始终停留在垫子上，不要向上翘起臀部或者头部；双手抱膝时，膝盖尽力压向胸部，小腿与地面平行，不要失去腿部的正位；双肩打开，两侧肩膀下压，扩张胸部。

塑形功效

拉伸腿部前侧的肌肉，修饰腿部线条，使双腿更加匀称；活动髋关节，使骨盆区域的血液循环加快，滋养盆腔；按摩腹部，促进消化系统功能的改善，消除腹内胀气；灵活双肩，放松肩颈，改善和矫正各种不良体态。

3 呼吸时，双手帮助膝盖贴近前胸，大腿紧贴腹部。保持深长均匀的呼吸，每一次呼气时，放松脊椎，感觉后背部逐渐平坦延伸，每一次吸气时，都将双膝往胸前压进一点儿。保持 8~10 次呼吸的时间，还原身体，平躺在垫子上休息。

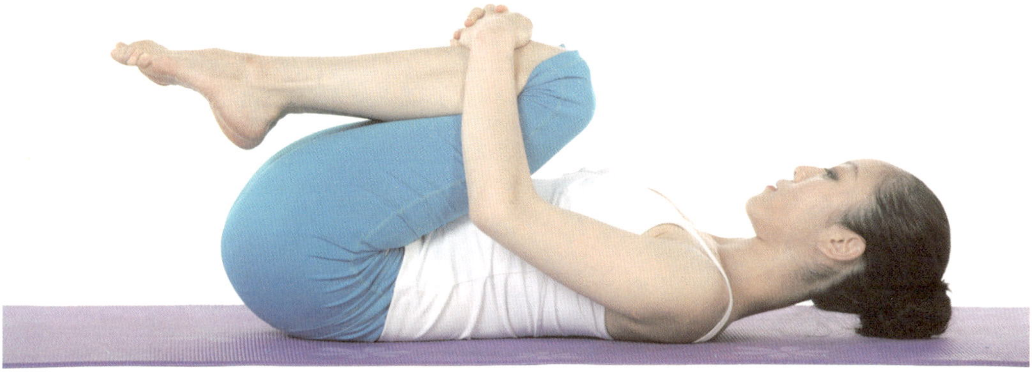

错误体式示例

图中的错误是练习此式时较为常见的错误，双腿没有并拢，也没有保持在同一水平面上，拉伸的力不均衡；头颈部用力抬高，给颈椎带来一定压力，使脊椎没有得到有效拉伸。

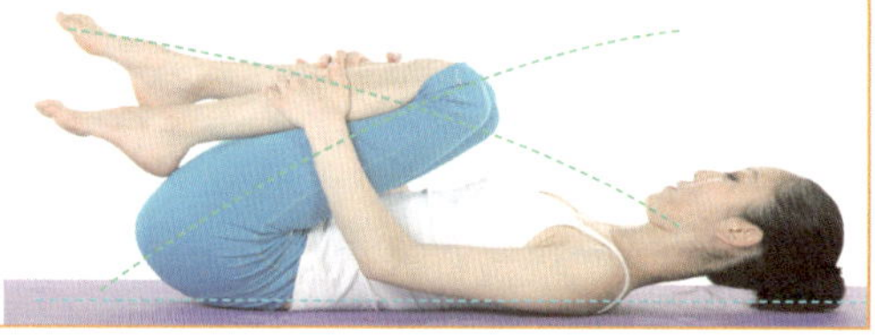

示范图解

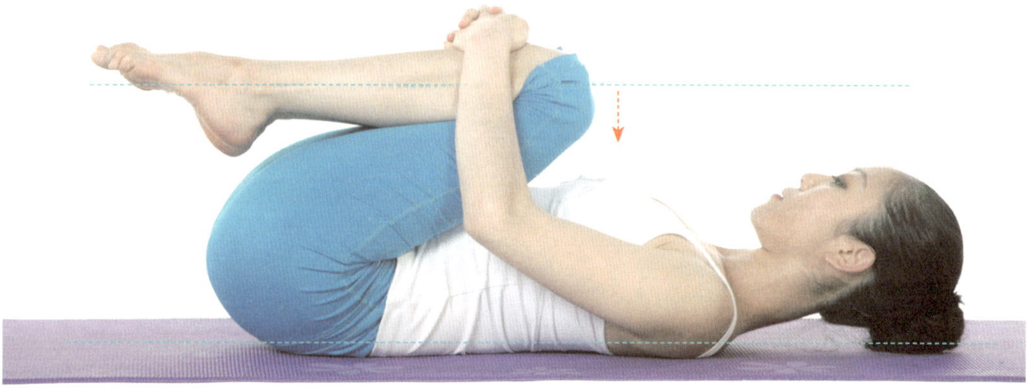

第七章 提塑肥大下垂臀，打造性感小翘臀

虎式

动作图解

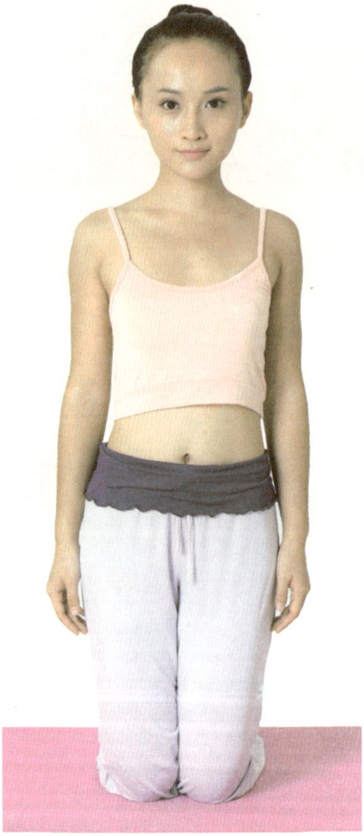

1 双膝微张与肩同宽，跪于地面上，小腿和脚背尽量贴于地面上，大腿与小腿成90°，双臂自然垂放于身体两侧，挺直腰身，眼睛平视前方。

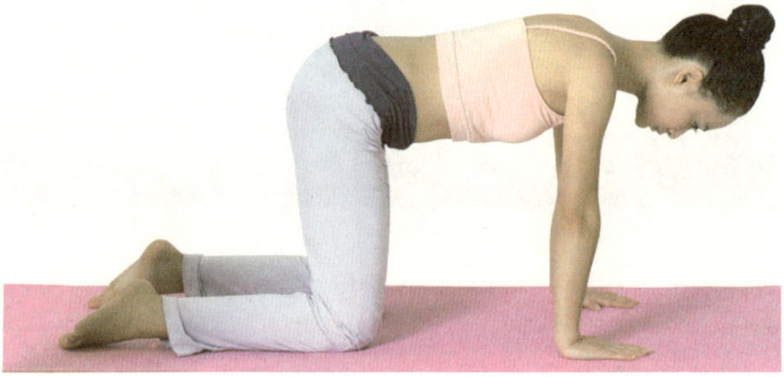

2 俯身向前，双手手掌触地，指尖向前，手臂垂直于地面，同时使脊椎与地面平行，调整呼吸。

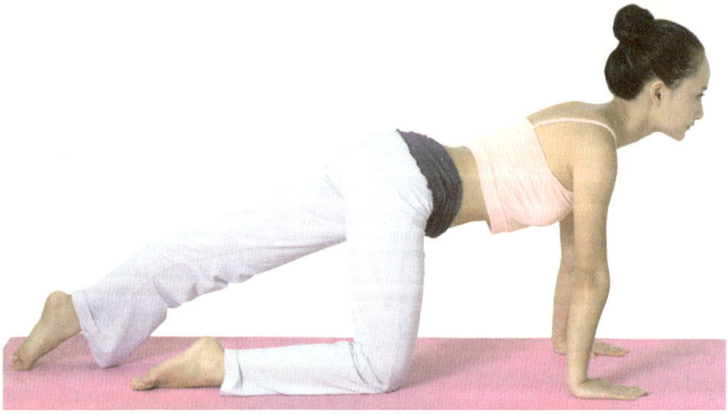

3 右腿跪姿不变，抬起左腿，并让它在身体后侧笔直伸展，左脚尖点地，目视双手前面的地面。

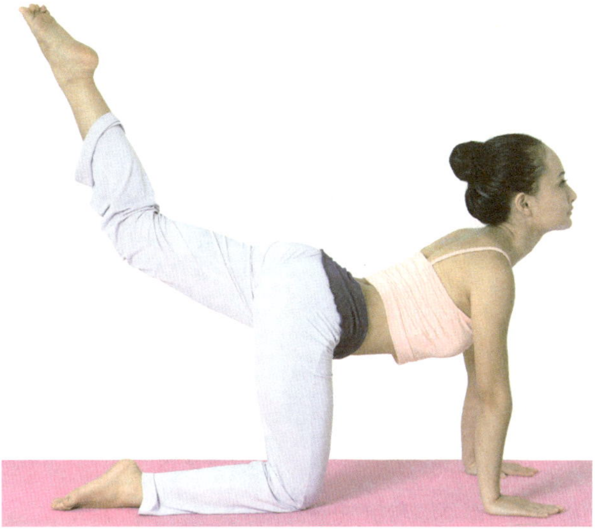

4 吸气，脊椎下沉，形成一条向下的弧线，同时抬头，视线向斜上方，抬高下巴，伸展颈部，左腿尽最大可能地向后上方抬高，注意膝盖和左脚尖绷直，保持此姿势 20 秒。

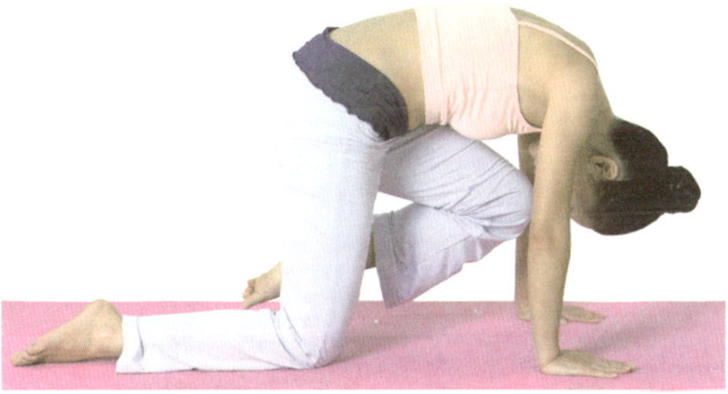

5 呼气，把左腿慢慢收回，抬起脊椎，使成拱形；同时低头，收回下颌，左膝盖尽量靠近下颌，保持此姿势 20 秒。

6 换一条腿做上述动作。配合呼吸，完成动作 5~10 次。完成后，采取随意坐姿，调整休息。

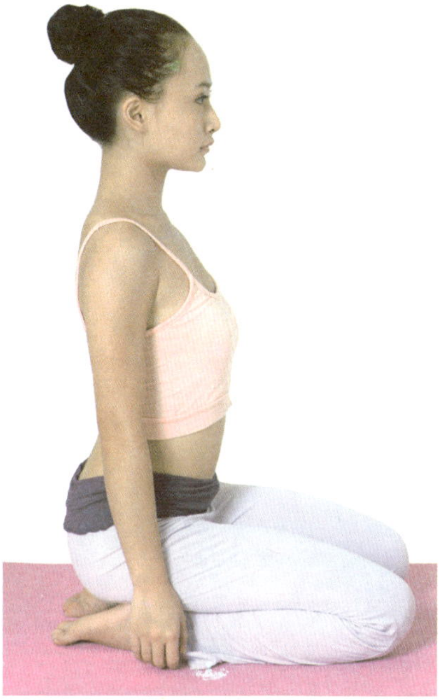

塑形功效

虎式能够有效地锻炼臀部肌肉，燃烧臀部多余的脂肪，使臀部的肌肉更加紧凑和富有弹性，提升臀线。

练习技巧

❶ 动作不易太快，吸气时，伸直的腿部切勿在身体后摆动；❷ 做动作的中途不可换气，如果练习者气息不足，可根据呼吸频率加快动作速度；❸ 患严重腰部、背部疾病者慎做该动作。

下蹲式

动作图解

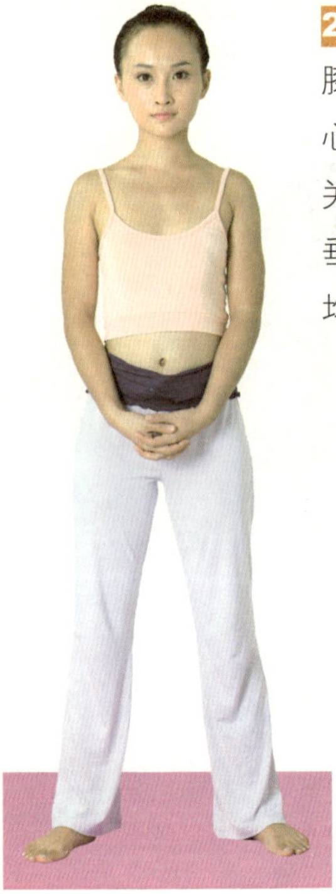

1 身体直立，双腿、双脚打开比肩部略宽，双手交叉，手臂下垂。

2 双脚向两侧外撇，呼气，屈双膝慢慢下蹲，同时移动身体的重心向后，至大腿与地面平行，膝关节不要超过脚趾，小腿与地面垂直，上身尽量保持直立停留，均匀呼吸。

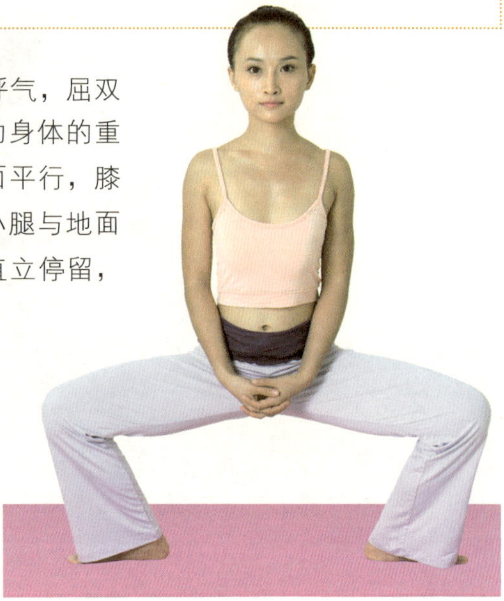

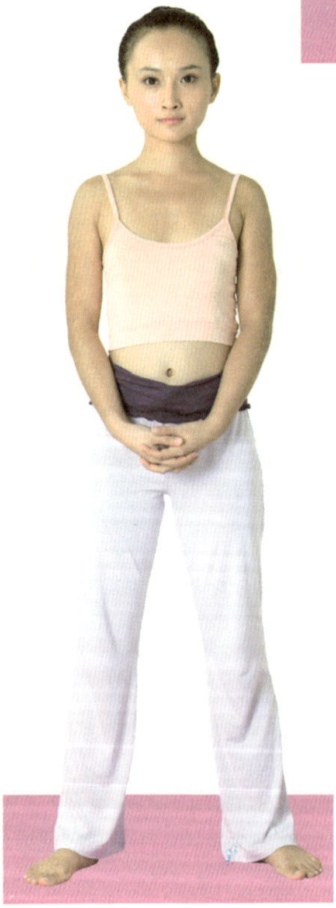

3 吸气，起身恢复直立，慢慢放松双肩。

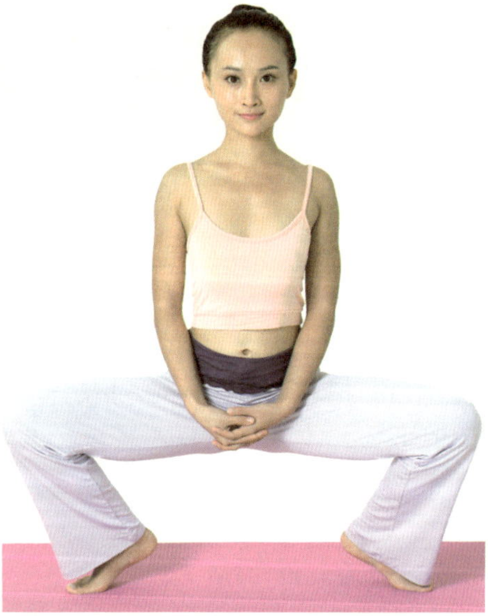

4 呼气，屈膝下蹲，同时抬起脚跟，尽可能只用前脚掌着地，至大腿、臀部与地面平行，上身保持直立停留，均匀呼吸。

塑形功效

下蹲式通过松紧有节奏的练习，让臀部的肌肉得到有效的伸展和收缩，可塑形臀部肌肉，燃烧臀部脂肪，使臀部更加紧实上翘。

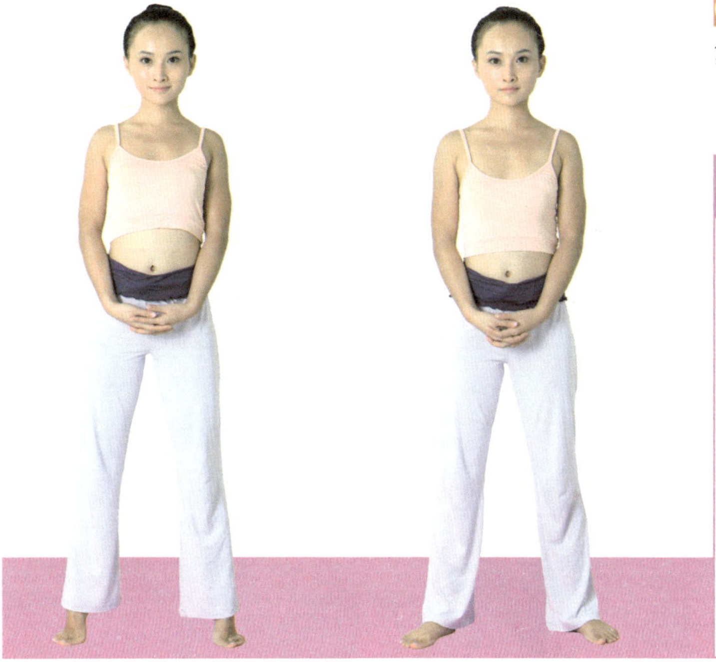

5 吸气，起身，脚跟随之继续立起，前脚掌着地。

6 呼气，落回双脚跟，恢复直立，调整呼吸。

练习技巧

❶ 在练习的过程中，一定要控制好重心，保持身体的平稳；❷ 初练者可以将双腿宽度打开得稍大些，动作练习会更简单和容易一些；❸ 可以重复几次，并注意控制好呼吸的节奏与动作的衔接。

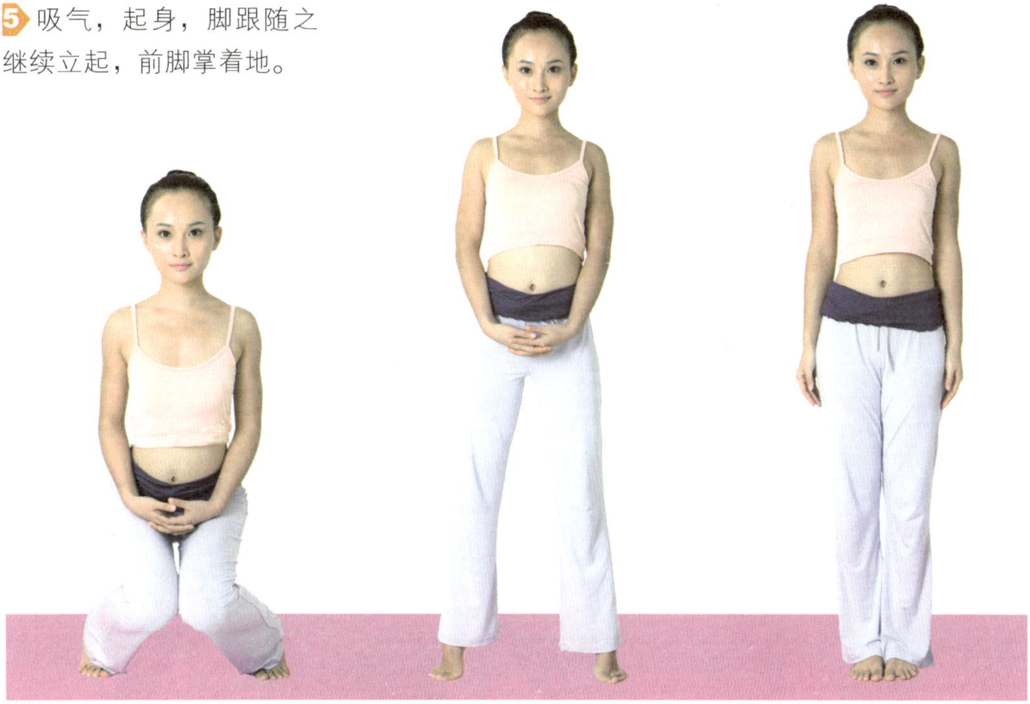

7 呼气，屈膝下蹲的同时，将双膝关节向内并拢在一起，至大腿、臀部与地面平行。

8 吸气，起身，脚跟随之继续立起。

9 呼气，落回脚跟，恢复直立，放落双臂，放松四肢。

跪姿舞蹈式

动作图解

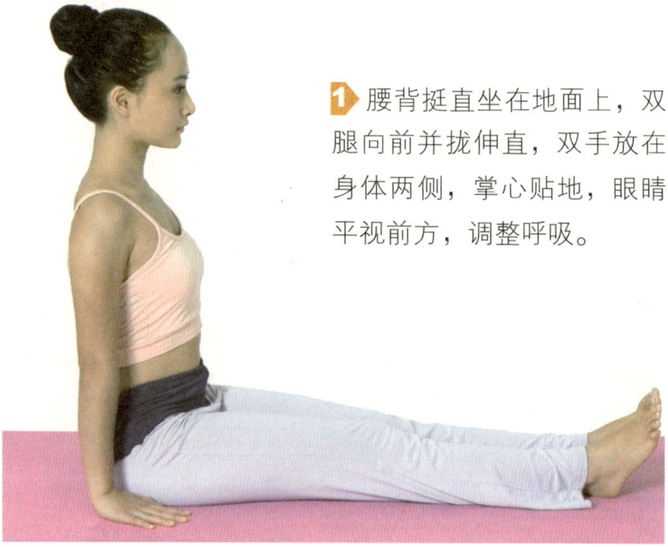

1 腰背挺直坐在地面上，双腿向前并拢伸直，双手放在身体两侧，掌心贴地，眼睛平视前方，调整呼吸。

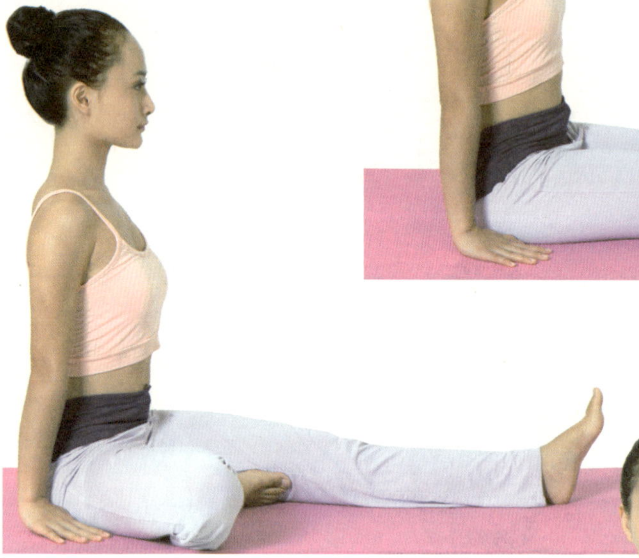

2 左腿伸直不变，弯曲右膝，右脚跟抵住会阴处。

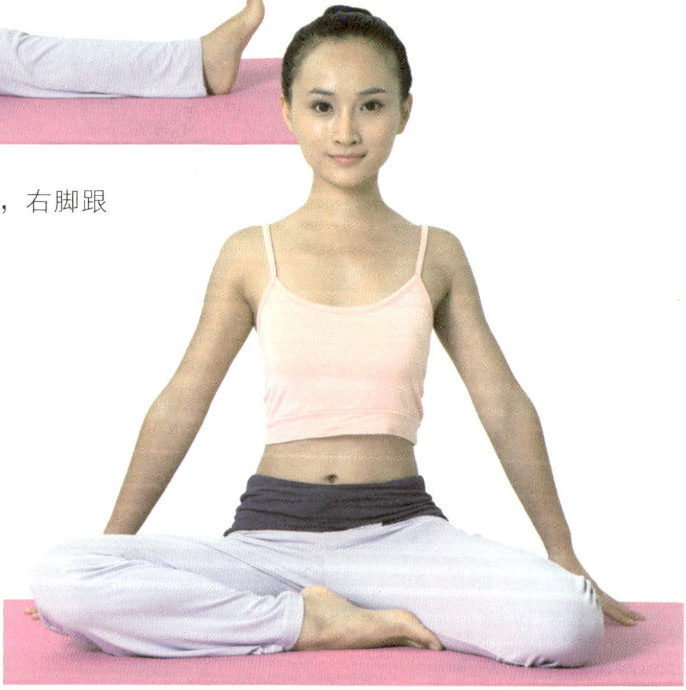

3 呼气，左腿向后弯曲，左脚跟尽量靠近臀部，双手撑住臀部后方的地面。

塑形功效

跪姿舞蹈式通过松紧有节奏的练习，锻炼大腿肌肉群，收紧臀部、削减大腿和臀部赘肉，美化臀形。

练习技巧

❶ 在练习的过程中，身体后弯时，手臂、侧腰和胸部尽量拉伸到最大程度；❷ 初练者容易重心不稳，要注意控制好重心；❸ 初练者可以将双膝宽度打开得稍大些，动作练习会更简单和容易一些；❹ 可以重复多做几次，并注意控制好呼吸的节奏与动作的衔接。

4 深呼吸，身体慢慢向后仰，右手掌向下置于右膝侧面的地面上，右臂用力，慢慢将臀部抬离地面，左臂向头顶上方伸展，眼睛看向左手指尖的方向，保持姿势 20 秒。

5 臀部慢慢落回垫面，恢复初始姿势，休息片刻后，换另一侧重复动作。

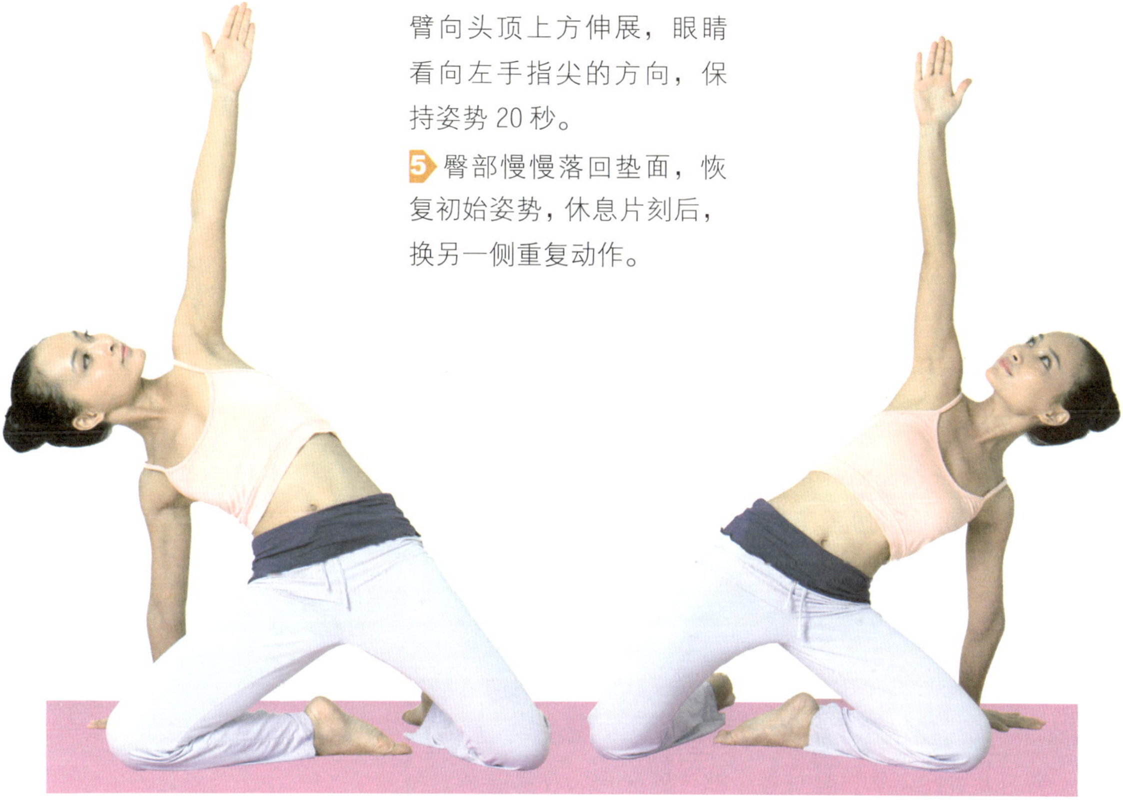

合掌立脚式

动作图解

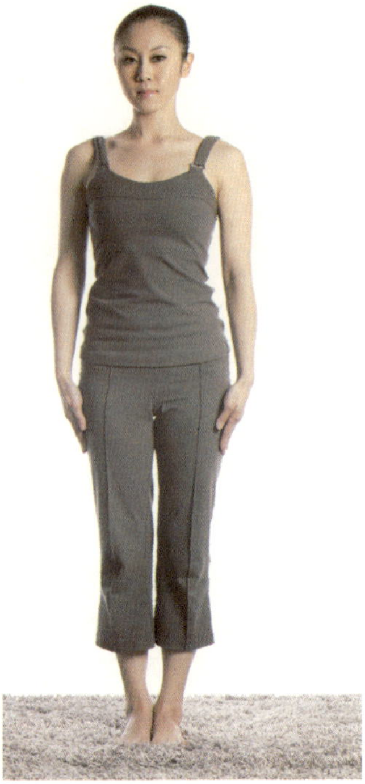

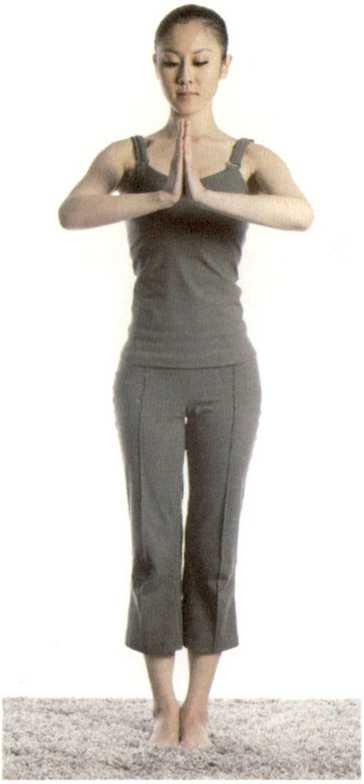

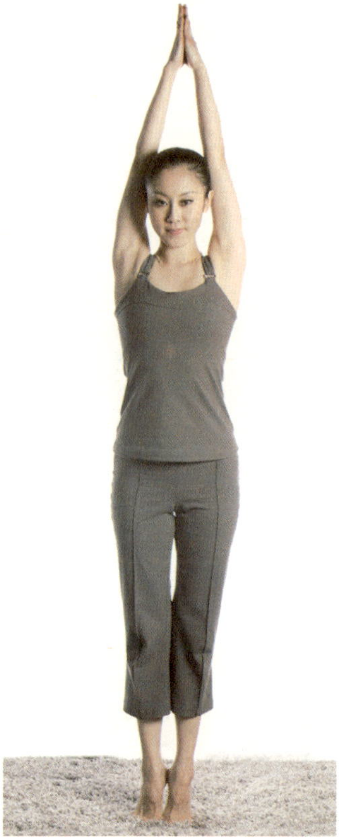

1 站姿，重心均匀分布在双脚上，双手自然垂落在体侧，抬头挺胸，小腹内收，肩膀放松。

2 吸气，双手在体前合十，肘部抬高，眼睛看向指尖，肩膀放平。呼气，感受身体的放松。

3 吸气，双臂上举过头顶。呼气时，指尖向上延伸，尾椎骨收紧，完全地伸展脊柱。收紧下颌，深呼吸。呼气，将脚跟踮起，脊椎保持挺直。吸气时，手臂向头顶心的方向延伸。

练习技巧

练习此式时，需要全身各个部分的配合。收紧肚子，可以减轻膝盖的压力；手臂和脊椎向上延伸，感受到腰部和脊椎的拉伸，同样也会让身体感觉轻盈；练习熟练后，可以尝试着把脚尖再踮高一些，让身体得到完全的向上伸展。

简易式 初学者无法很好地保持身体的平衡时，可以先从简易式开始练习。保持手臂在体前合十，脚尖尽量上挺，感觉从脚下往头顶方向有一个垂直的力提拉身体和脊椎，收紧尾椎、小腹。能保持较长时间的平衡后，再练习将手臂举过头顶的体式。

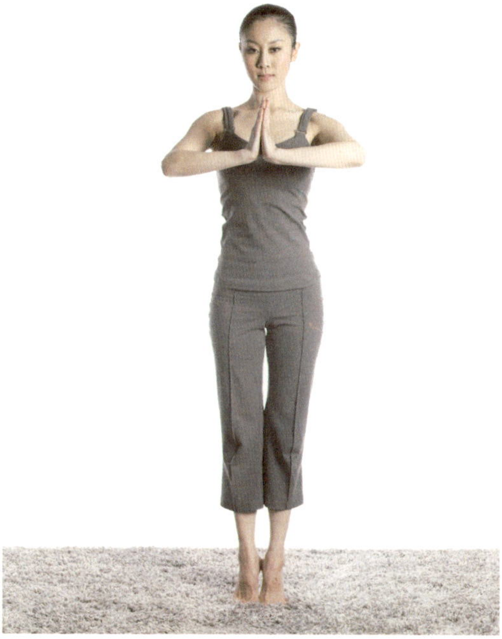

☒ 错误体式示例

身体向上延展才能缓解膝盖和脚部的压力，错误的姿势让脊椎不能得到很好的向上拉伸，会让头和腰背向前或者向后倾斜；双脚分开让身体的重量不能很好地分布，让练习者失去平衡。

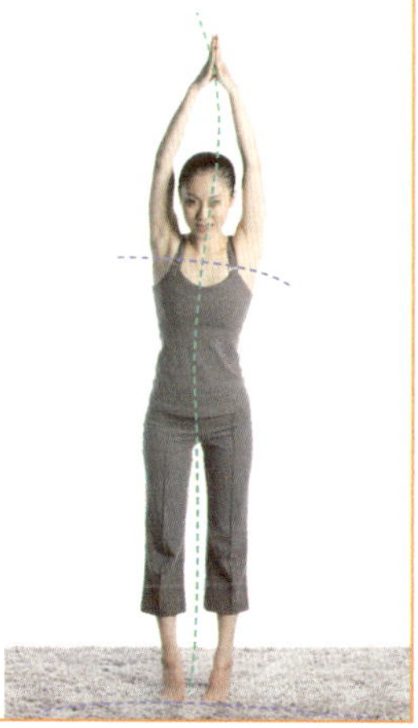

塑形功效

双手上举的动作，能充分运动手臂肱三头肌，增强手臂肌力，美化手臂线条；手臂的向上延伸，还能带动腰部两侧肌肉的拉伸，纤细腰身；垫脚动作能拉伸腿部前侧肌肉，收紧腿部后侧肌肉和臀部肌肉，塑造挺翘的臀部曲线。这个体式还能锻炼脚部、腿部和脚部关节肌肉，使关节更灵活，肌肉耐力更强。

示范图解

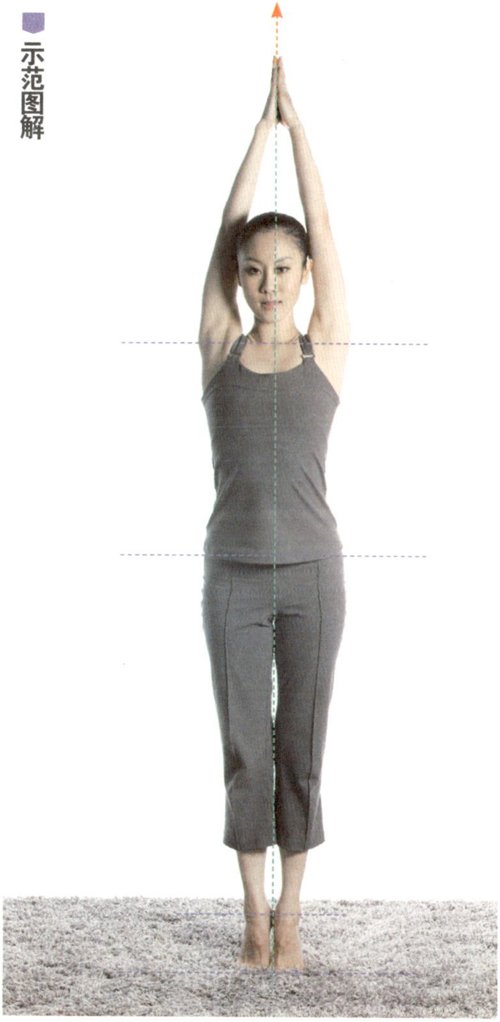

站姿炮弹式

动作图解

1 挺直腰背，侧立在垫子上，目视前方。双肩微微朝外打开，手臂自然垂落于体侧，脚掌稳稳站立，紧贴地面。

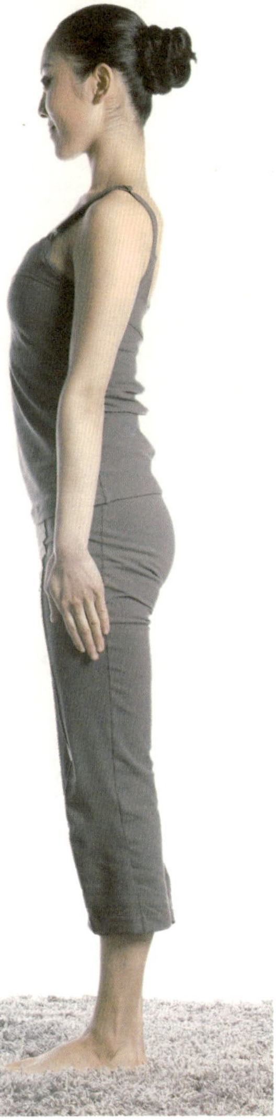

2 将重心慢慢转移到右腿上，吸气，左膝抬起，手指交叉抱膝，脚尖绷直向下，腰背伸直，右脚掌稳稳站立在垫子上。

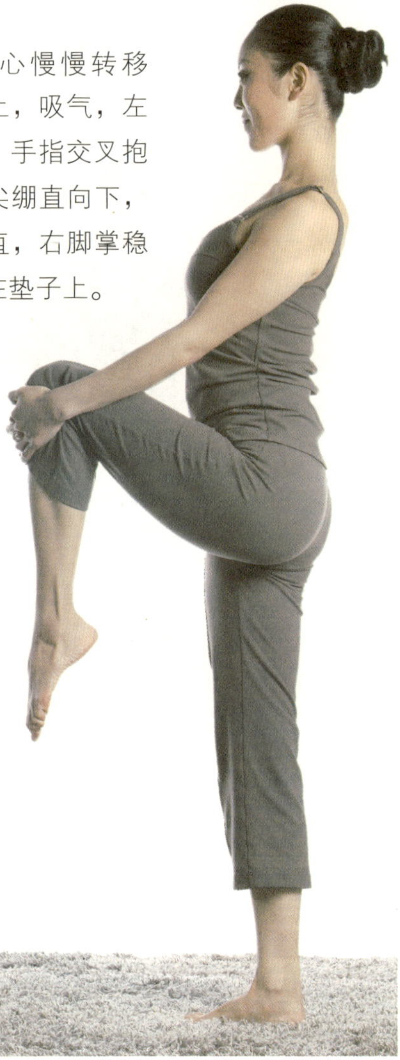

练习技巧

练习此式时，保持身体平衡的关键在于身体脊椎的向上伸延，支撑身体那条腿的脚掌脚趾张开，稳稳地抓住地面；双肩可以微微打开，放平肩部，收紧手肘；将抬起的腿收拢到胸前时，腰背不要弯曲，头也要保持挺直，看向远处，感受大腿对腹部的轻轻按摩刺激。

塑形功效

增强手臂的力量和弹性，收紧臀部肌肉，美化身体线条；打开肩部，有保持良好体态的效果；拉长颈部线条，促进身体的协调性；促进臂部、颈部、臀部的血液循环，美容美体。

3 吐气，大腿往胸前靠，腹部收紧。继续吐气，坚持到极限，慢慢吸气，放下腿。放松深呼吸，相反方向重复此动作。

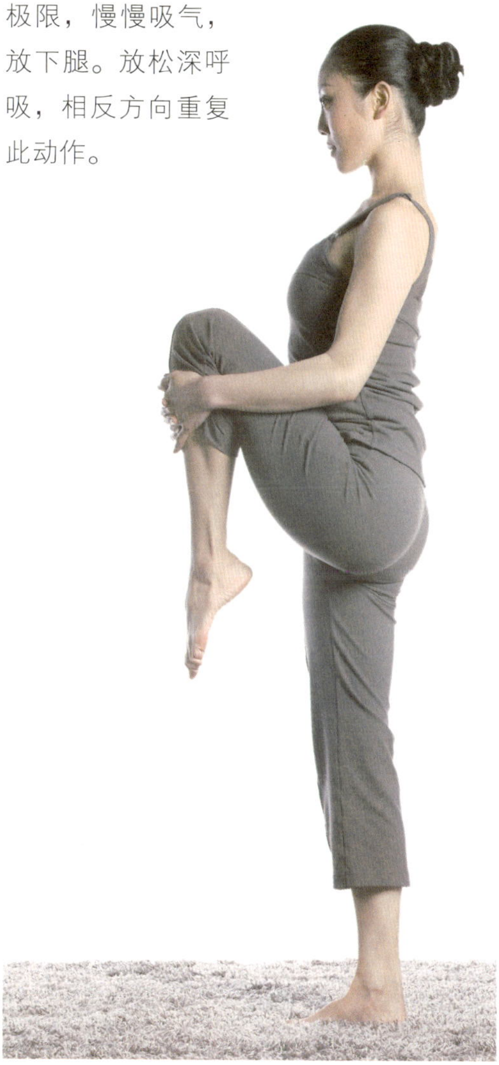

错误体式示例

因为尽力抬高腿部，容易出现的错误是，上身后仰，将膝盖上拉。同时髋部也向前推，腿部无法靠近腹部，大腿的肌肉得不到收紧；腰、背、颈都弯曲，不再在一条直线上，容易形成耸肩、驼背等不良体态。

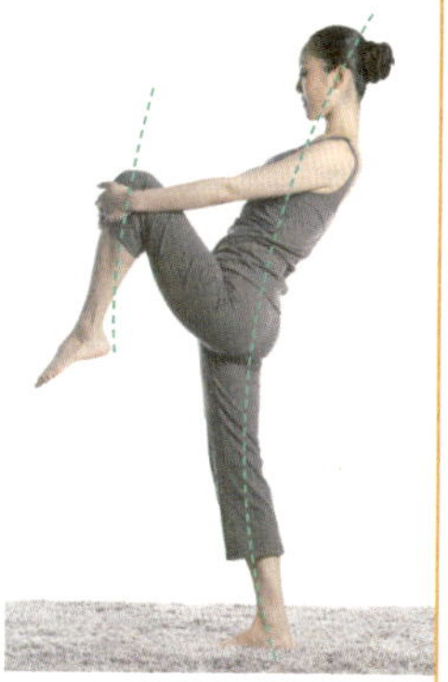

示范图解

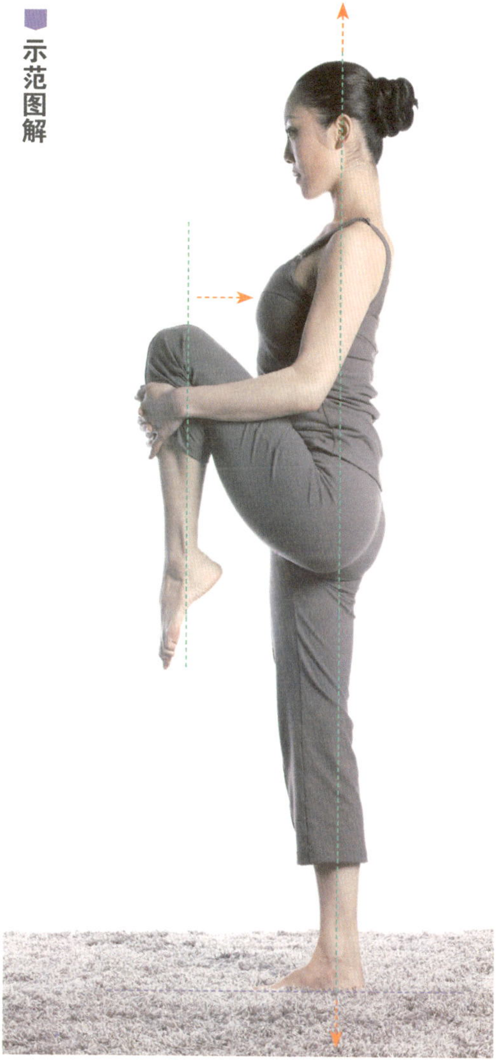

壮美式

动作图解

1 身体右转 90 度，挺直腰背，目视前方。双肩微微朝外打开，手臂放于体侧，耳朵、肩膀、髋部和脚踝都处在同一垂直于地面的垂直线上，脚掌稳稳站立，紧贴地面。

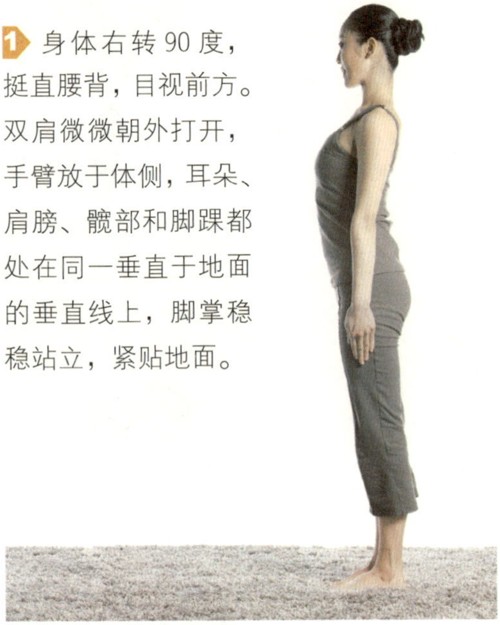

2 左手握左脚，右手自体前抬高伸直，拇指与食指合拢，其余三指伸直。眼睛看止前方，上身微微向前倾，正常呼吸，身体保持平衡。

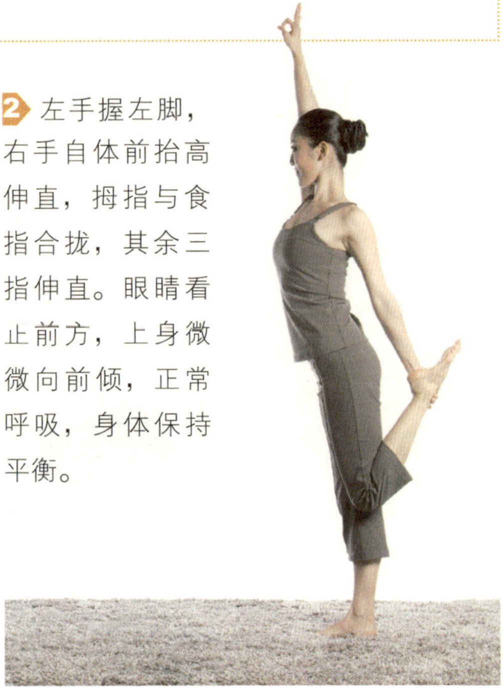

3 吸气，右手向前伸直，身体向上向前伸展，左腿向后向上抬高，左手臂抓紧脚掌，保持好身体的平衡。

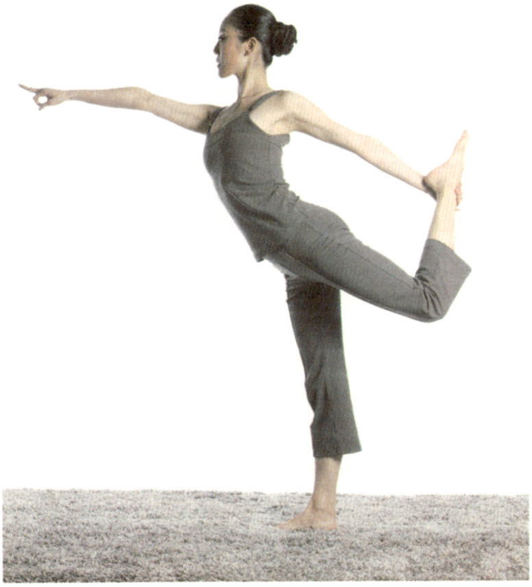

4 集中意识，吐气，左腿尽量往后上方提高，收紧臀部，注意力在腰肌、大腿上，保持 3 次呼吸的时间。吐气时，放松后腰背部位，还原，左右腿交换再做一次动作。

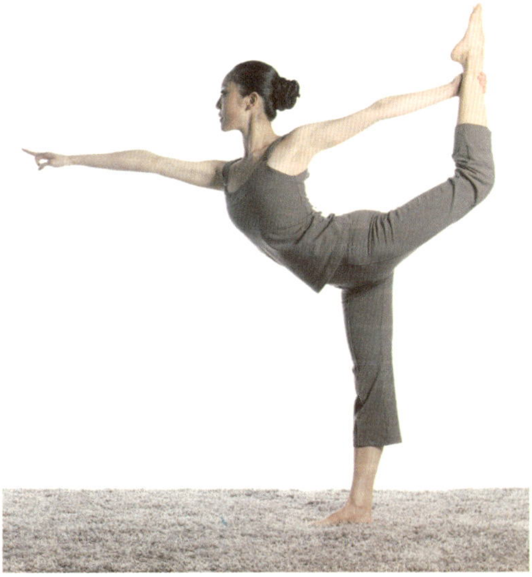

练习技巧

在瑜伽的体式中，这是一个经典体式，需要身体有良好的平衡能力和支撑力量。练习时，站立的那条腿稳稳贴住地面，手臂要把大腿从后侧尽量向上提，往身体方向拉伸，不要偏离；肩膀放松，上半身不要向前弯。当动作熟练以后，眼睛看向上面的手指尖，让腿部尽量往身体靠拢，腰背部和腿部在侧面形成美丽的“U”字形。

错误体式示例

抬脚时应视自己身体状况量力而行。图中的错误在于后腰、大腿后侧并没有在同一条直线上，所以也无法使身体的各个部位向上正确延展，导致肩膀、髋部、腿部等身体各个部位不在正位上，这样容易失去身体平衡，拉伤腿部。

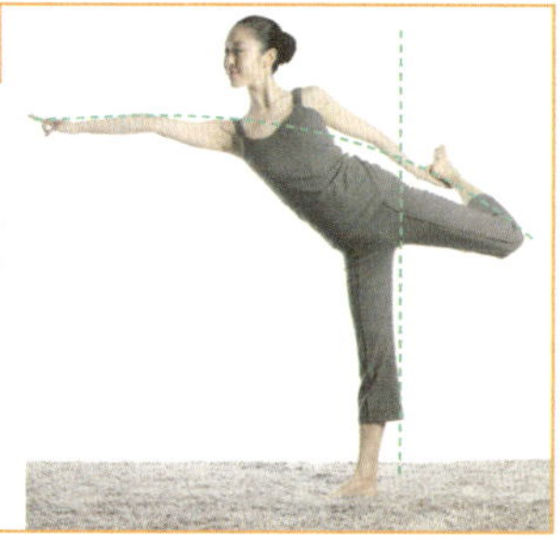

示范图解

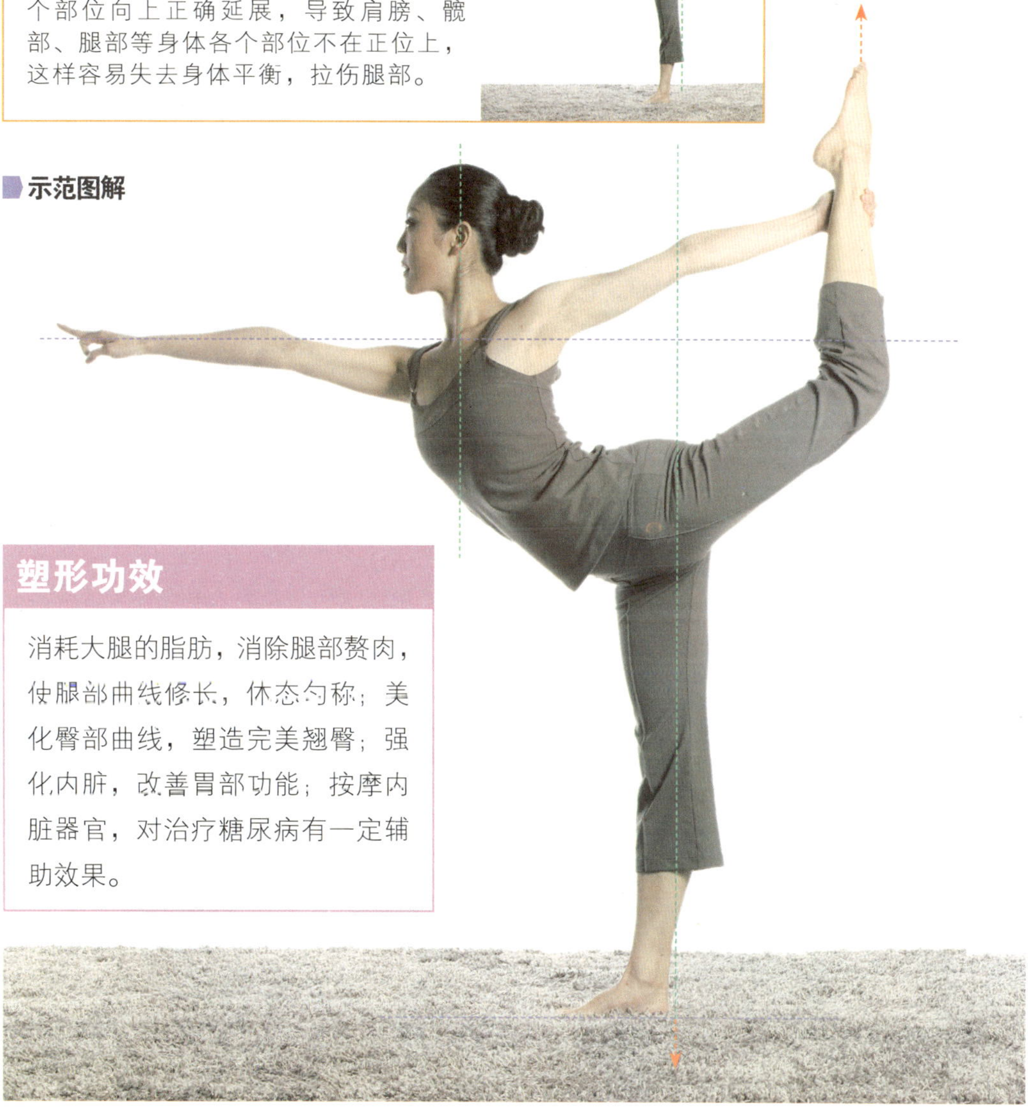

塑形功效

消耗大腿的脂肪，消除腿部赘肉，使腿部曲线修长，体态匀称；美化臀部曲线，塑造完美翘臀；强化内脏，改善胃部功能；按摩内脏器官，对治疗糖尿病有一定辅助效果。

鸽子式

动作图解

塑形功效

打开胸腔，温和按摩内脏器官，增加肺活量，提高呼吸系统的功能，增加血液中氧气的供给；强化训练手臂后侧、大腿前侧和臀部肌肉，有效塑造身体“死角”部位的美丽线条。

1 坐姿，左膝弯曲，左脚跟靠近会阴处，脚背贴地；右腿打开向外伸直，小腿向后；双手自然放松于体侧。

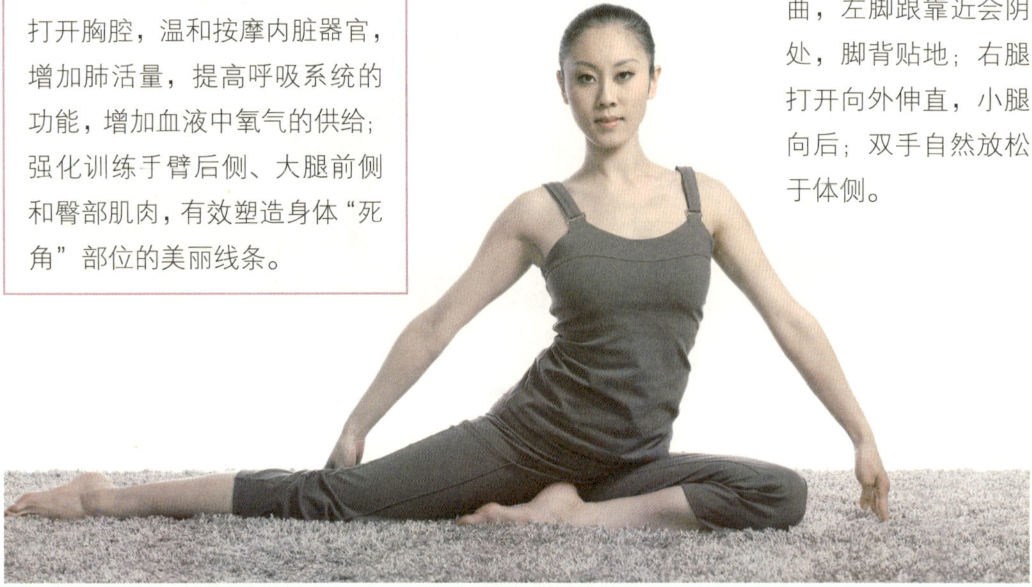

2 吸气，将右脚尖放在右肘弯，左手上抬与右手相扣，两肩放平；吐气，保持身体平稳，重心向下压，眼睛注视右脚尖。

3 吸气，双手抬起相扣于头后，头部转向左上方，胸腔向外打开；臀部收紧下压，保持姿势 3 次呼吸的时间。呼气时放下右脚，恢复到开始的姿势，左右腿交换练习。

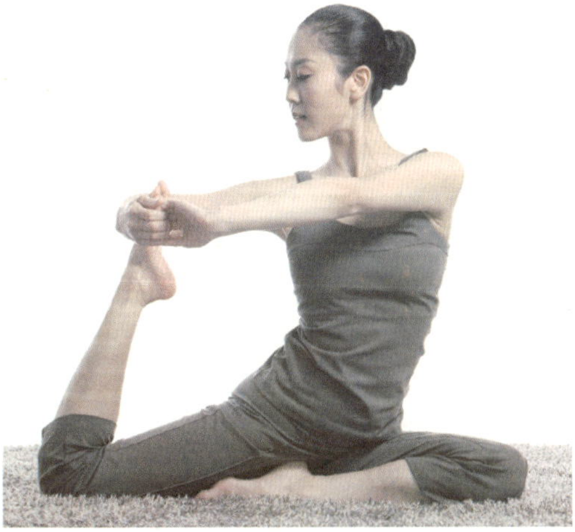

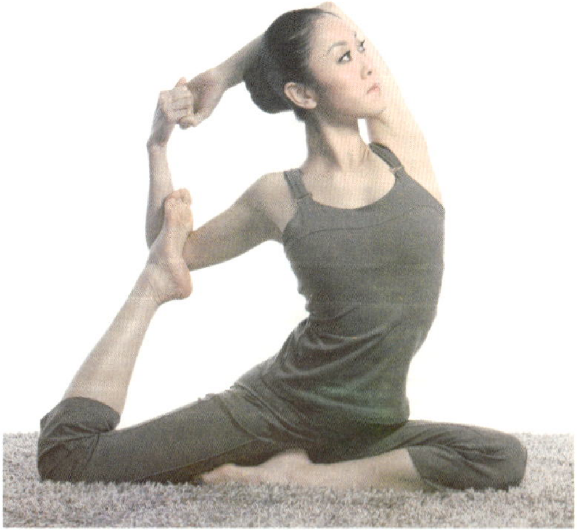

练习技巧

臀部收紧下压，保持身体重心平稳；手肘尽量向外打开，帮助胸腔向外扩张；头部抬起，打开咽喉，方便新鲜空气的吸入；尾骨向下延伸，颈椎向上延伸，拉伸整个脊椎。

错误体式示例

练习此式时最忌缩胸驼背，阻碍呼吸的顺畅进行，引起胸闷、腰酸等不适；身体蜷曲缩起，不保持向外打开的姿势，不仅达不到力量的训练效果，还极易引起手臂、双腿以及腰背肌肉疲劳。

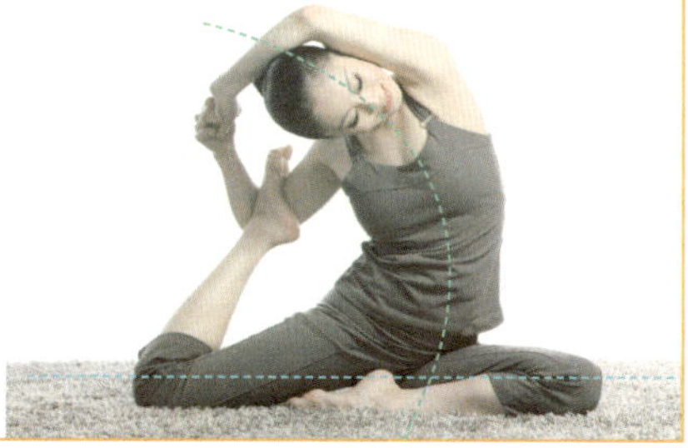

示范图解

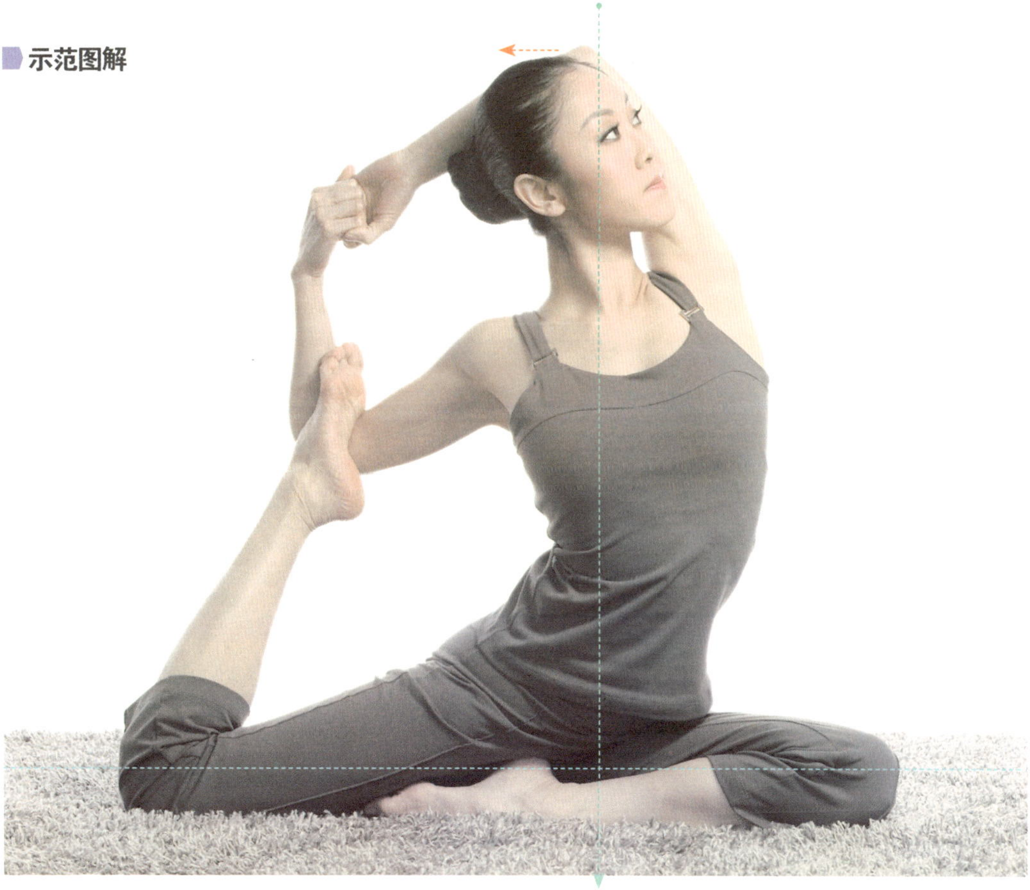

摇篮式

动作图解

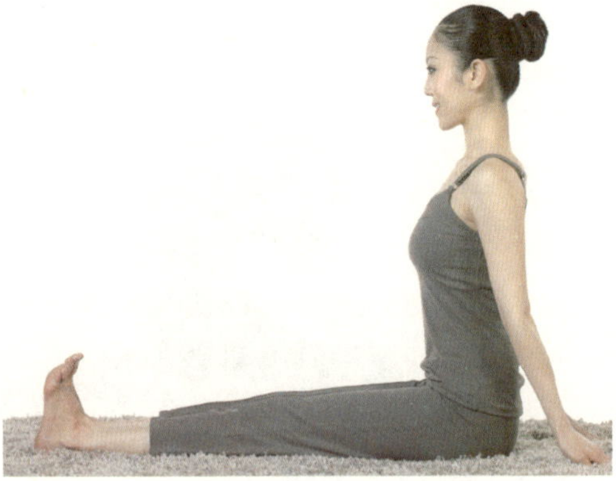

1 坐姿，腰背挺直，头部摆正，目视前方；双腿并拢向前伸直，脚尖朝上；双手自然下垂，指尖撑于臀部后侧。

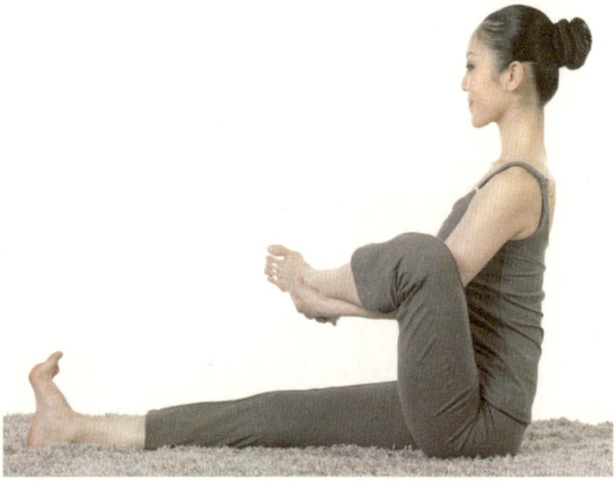

2 吸气时，屈左腿，膝盖外转，双手抱住左脚和左小腿；右腿伸直并微微内收，使其得到充分的伸展。

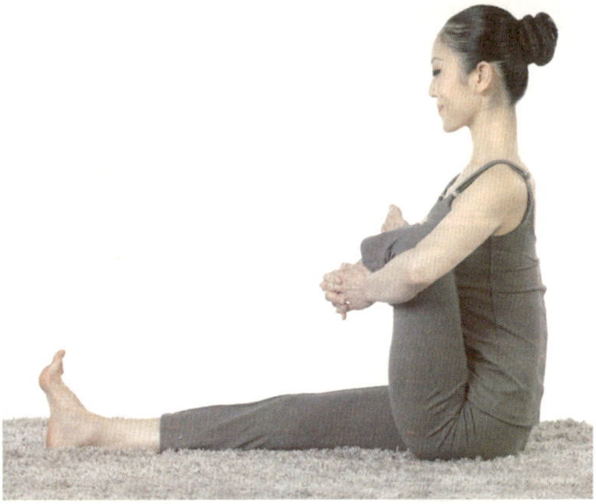

3 呼气时，将左腿上抬，尽量让左小腿平行地面，将左脚板放右肘肘窝里，左膝盖放在左肘肘窝内。吸气，脊椎向上伸展，将左腿推离胸部。

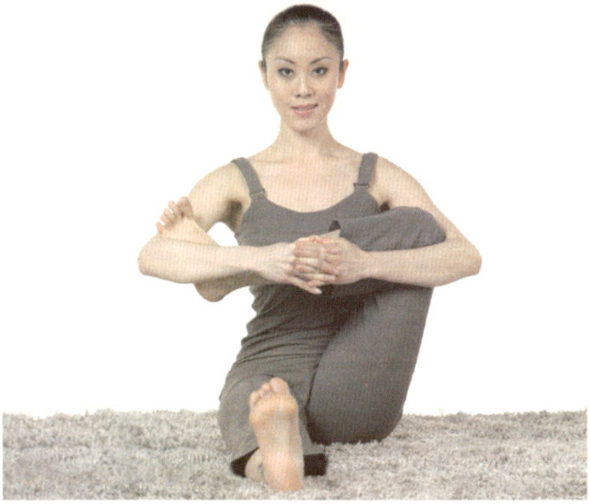

4 呼气，放松肩膀，将左腿压向胸前；前后推动左腿时，重心放在大腿根部和尾椎处，右腿不要移动，脊柱不要弯曲。再次吸气时回到开始的姿势，换边操作。

练习技巧

此体式难度不高，肩膀放松、放平，脊柱一定要保持伸直，不要弯曲。但若要大腿贴近胸部，对于韧性不够的初学者可能有一定困难，初学者可将原本伸直的腿弯曲，脚跟靠近臀部。

错误体式示例

腿靠近胸部时，练习者常常会弯曲脊背以达到贴近的效果，这样反而达不到伸展筋骨、按摩腹部的作用。在后面体式练习中，有可能因身体没有活动开而拉伤肌肉。

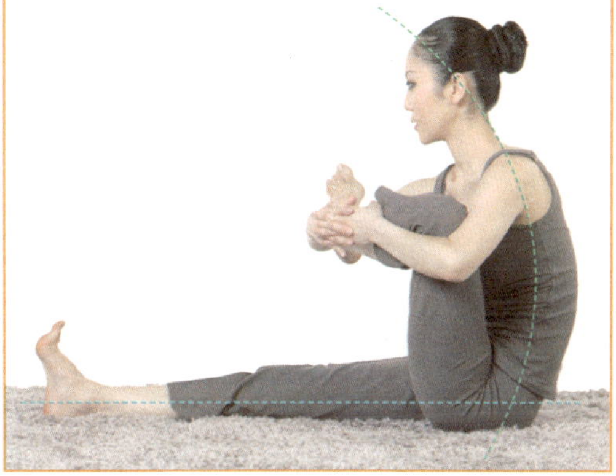

塑形功效

本体式可以作为莲花座体式的辅助练习动作，也是练习其他体式前很好的热身运动，可以打开髋关节、膝关节，打开盆腔。同时，本体式可以强健脊椎，强健大腿后侧肌肉和韧带；使臀部重心上移，减少臀部多余脂肪，防止臀部下垂；减少小腿后侧多余脂肪，使腿部结实有力；扩张胸部，减少腹壁脂肪，能按摩腹部内脏器官，加强腹肌力量。

示范图解

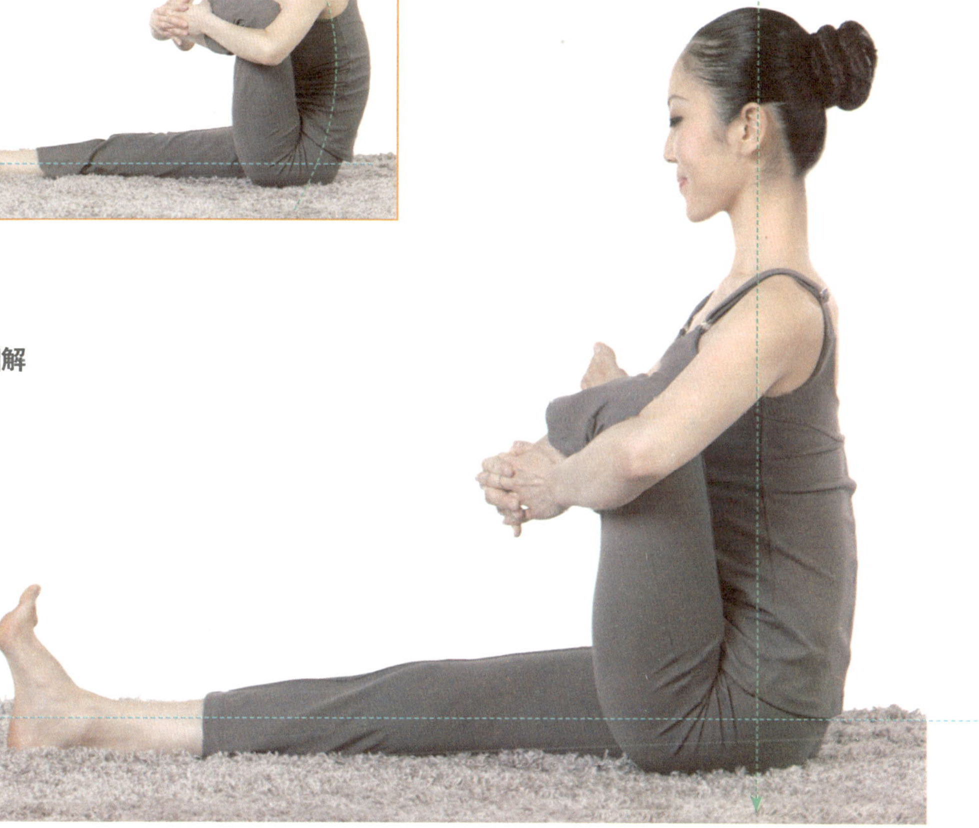

美臀式

动作图解

1 仰卧，双手掌心朝下放于身体两侧，脚尖向前伸直。感觉脚跟、小腿、大腿、臀部、背部、头部的重量均匀地放在垫子上，放松身体，呼吸。

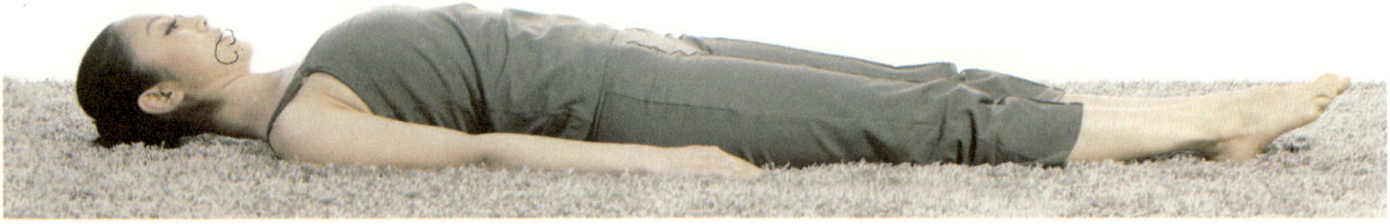

2 弯曲双膝，双脚分开约一肩宽，脚跟紧贴大腿根部，右手抓住右脚踝，左手抓左脚踝，上身保持平躺不动，肩部放平，背部、腰部贴地。

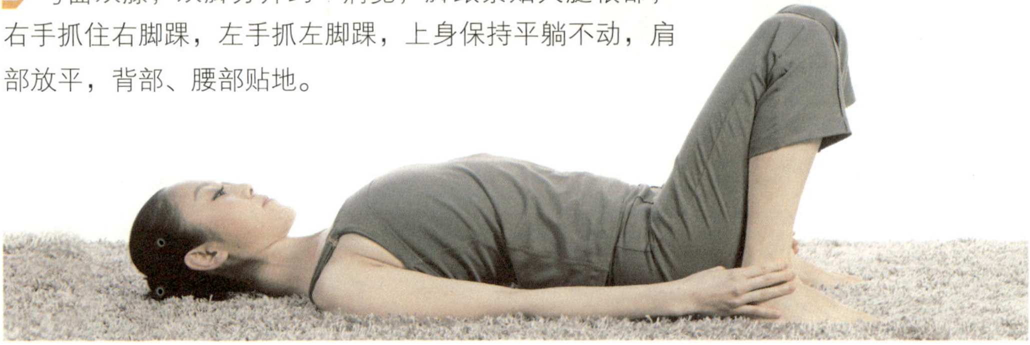

3 吸气，臀部、大腿收紧，腰腹向上抬，双手抓住双脚脚踝，肩胛骨向后夹紧，眼睛看腹部，脚跟抬起，保持此姿势 3~5 次呼吸的时间。收回时，吐气，缓慢放下腰背。

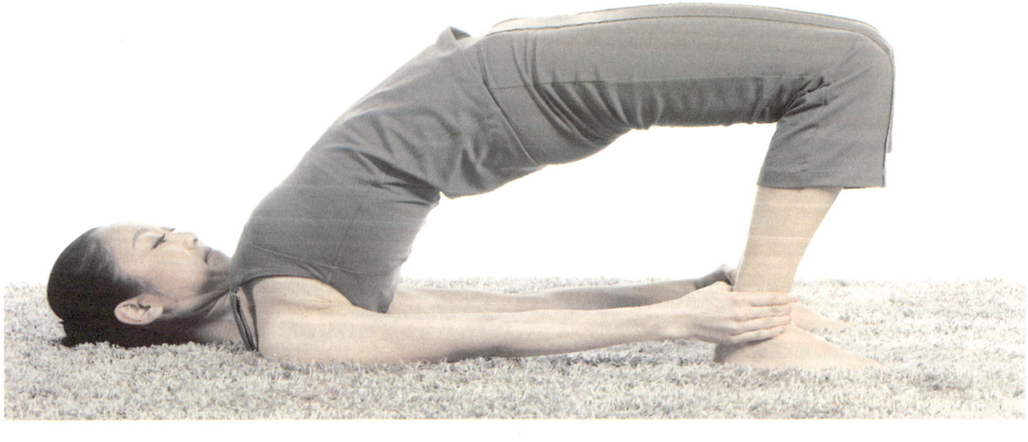

练习技巧

练习此式，身体要有良好的平衡能力，腰背也需要有很好的柔韧性。臀部上顶，完成动作时，一定要感到臀部夹紧，臀肌感觉有轻微酸痛才有效果；肩部打开，胸腔向外扩张，胸部和腰部尽力上抬。练习得比较熟练后，可用手撑住腰背，双腿向前伸直，给臀部带来更大的伸拉，有效锻炼腰背部的肌肉。

错误体式示例

练习此式，容易出现的错误是腰背不能向上拱起抬高，这是由于腰背力量不够，身体用力的点没有在腰部和髋部。练习错误的姿势，会给胸部、肩部和颈部带来很大的压力，使练习者感觉憋气、胸闷。

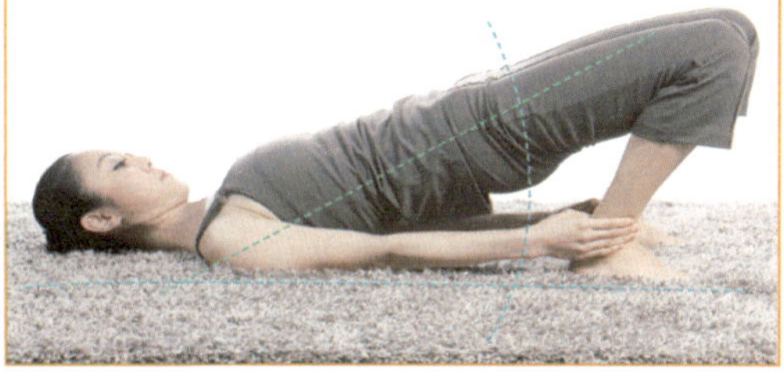

塑形功效

强化大腿和臀部肌肉，美化臀部线条；刺激膝关节，预防关节老化和小腿抽筋；挤压颈部，强化甲状腺与扁桃腺功能。

示范图解

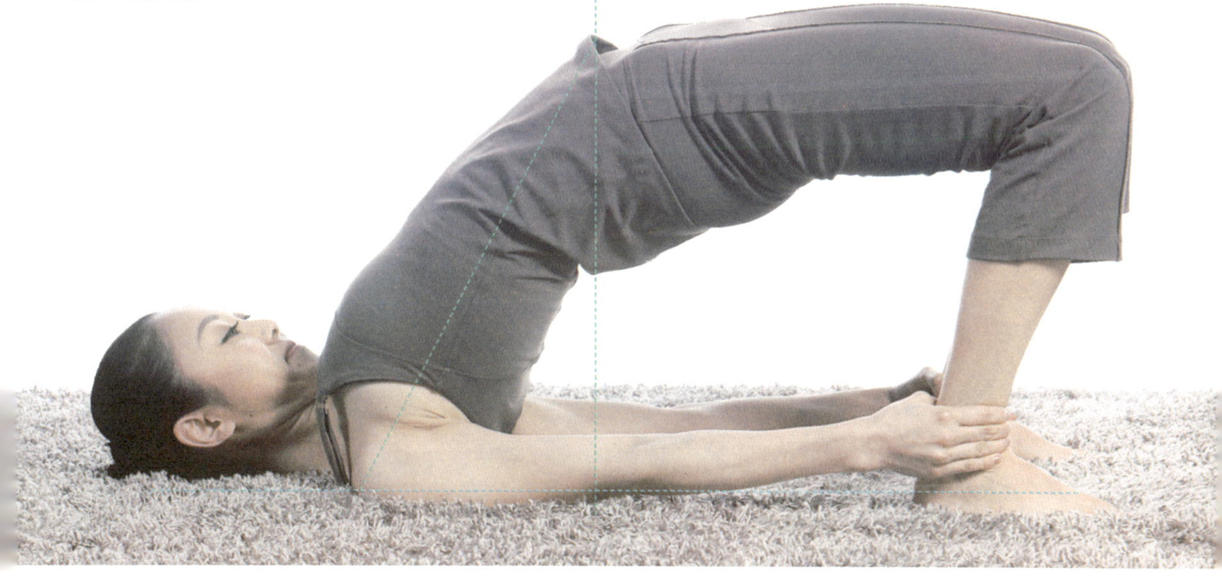

第八章 矫正问题腿型，打造笔直玉腿

毗湿奴式

动作图解

1 仰卧在地面上，呼气，伸展右臂过头，手臂贴在地面上，掌心向下，并与身体成一条直线。

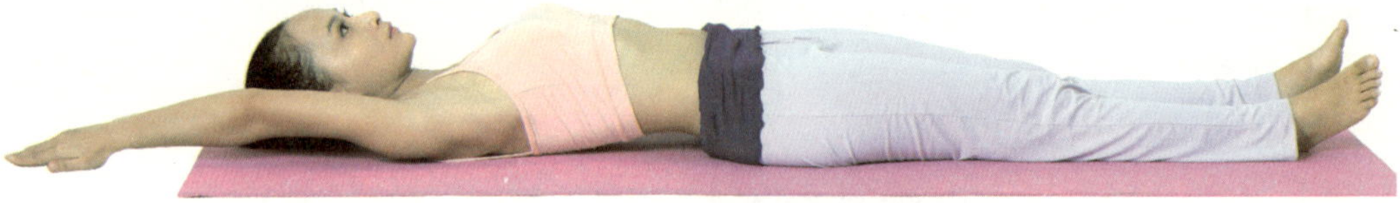

2 身体转向一侧，抬起头，弯曲右肘，抬右前臂，用右手掌撑着头，右掌应该在右耳之上。保持这个体式 5~10 秒，配合正常或深长的呼吸。

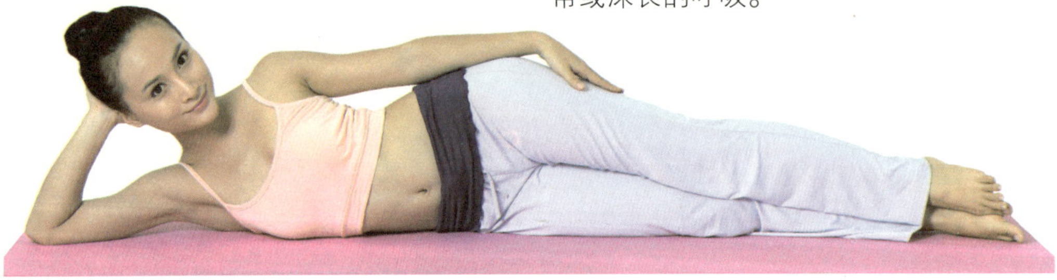

3 屈左膝，用左手大拇指、食指和中指勾住左脚大脚趾。

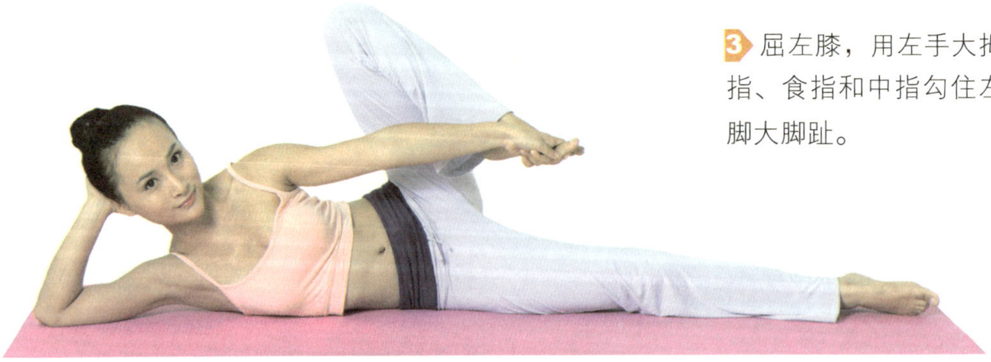

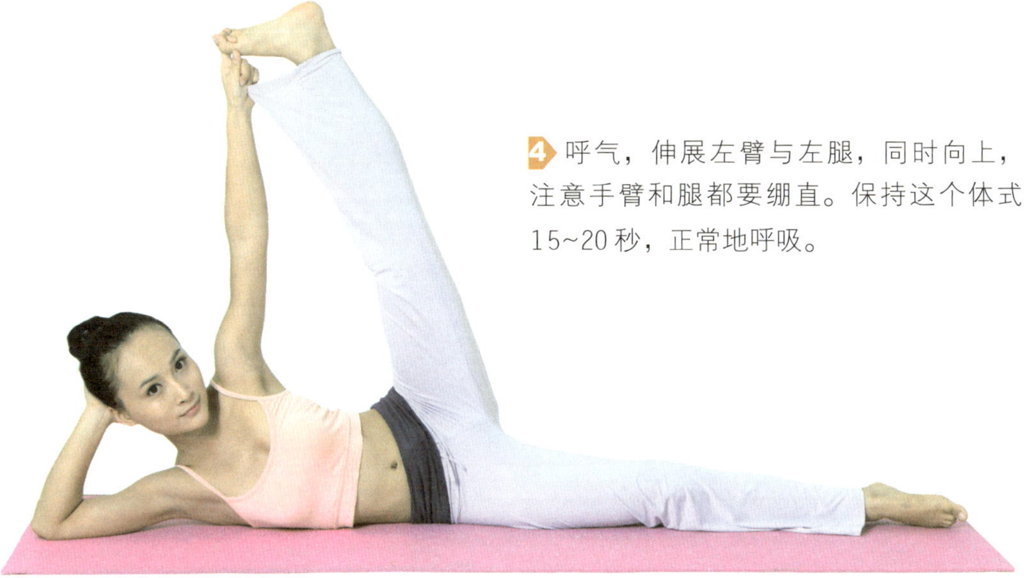

4 呼气，伸展左臂与左腿，同时向上，注意手臂和腿都要绷直。保持这个体式15~20 秒，正常地呼吸。

5 呼气，弯曲左膝，左手放开左脚大脚趾，回到第 2 步体式。

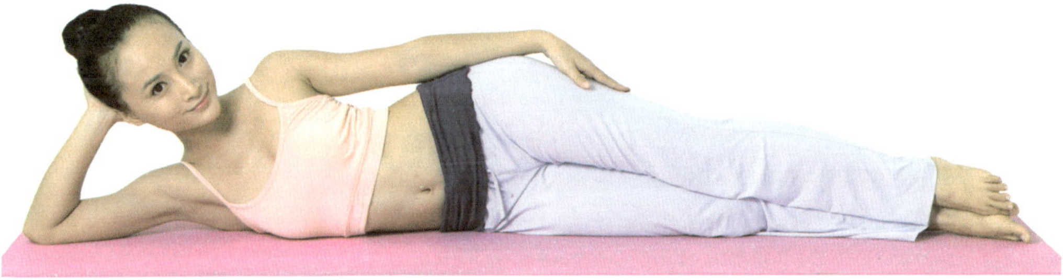

6 放下头部，翻转身体回到地面平躺。换另一侧重复这个体式，保持体式的时间相同。最后放松身体。

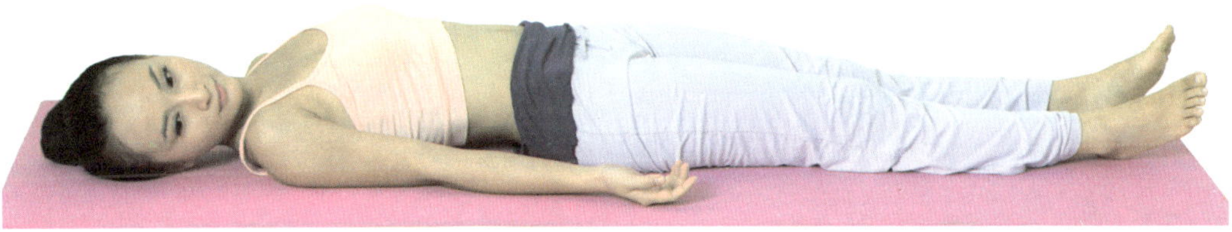

难度降级： 身体较僵硬的练习者可以把手抓到腿后侧的任意位置，慢慢去练习，不要着急，不要烦躁。

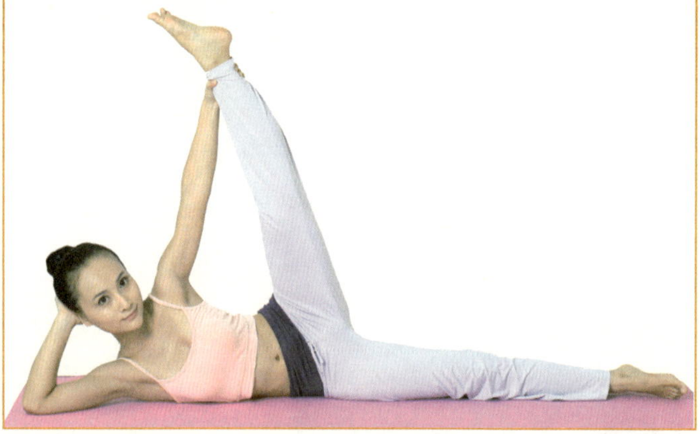

加大难度： 伸向天空的那条腿尽量向头部方向靠。

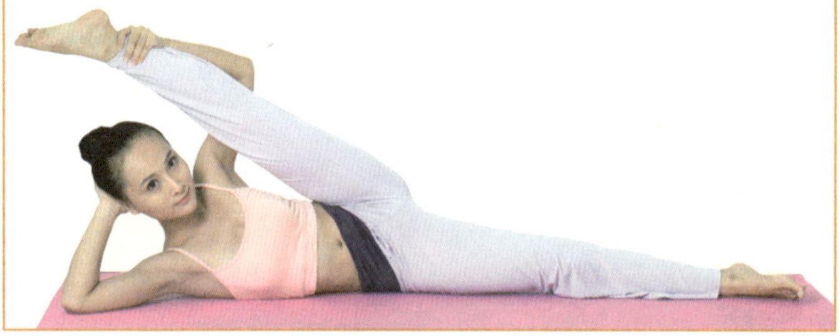

☒错误体式示例

双腿弯曲，这会使全身各个部位都失去正确的姿势，是像下压的大腿变成前拉姿势，侧腰得不到锻炼。

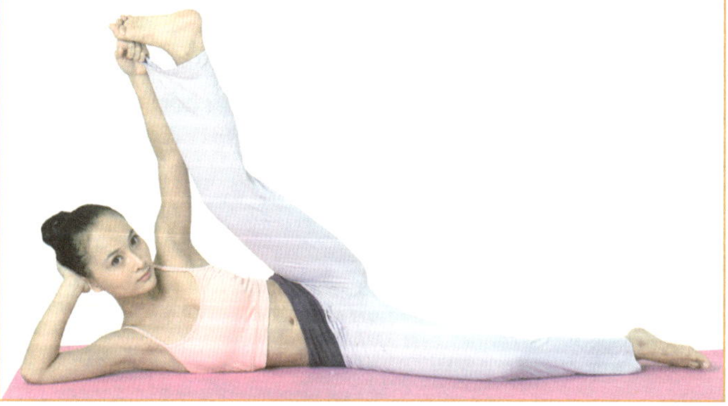

练习技巧

❶ 注意两腿要挺直，韧带要有拉伸的感觉；

❷ 保持的过程当中，可能身体会不稳定向后倒，所以自己要有意识地控制整个髋关节垂直地面，把臀肌收紧，向天空蹬直的那条腿要向后靠，想象你的后面有面墙，你要把身体后侧都贴到这面墙上。

塑形功效

毗湿奴式有助于拉伸腿部的韧带，矫正弯曲的腿骨，让双腿变得更加笔直纤细。同时，这个姿势还能平衡自律神经；充分伸展背部、髋部肌肉及双腿后部肌肉群，有助于消除腰腹部脂肪；亦能促进消化吸收，保持轻盈体态。

坐角式

动作图解

1 坐于地面上，双腿向前伸直，双脚并拢，双手放于身体两侧，手指向前撑于地面。

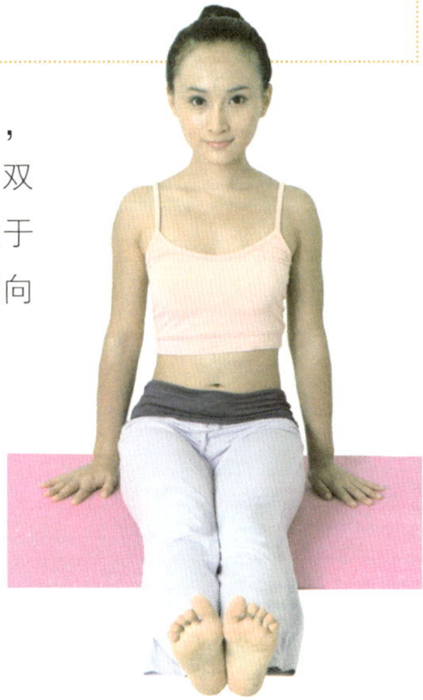

2 双腿依次尽可能地向两边打开，注意自始至终都要保持双腿伸直，双腿的后部紧贴地面，双手扶住两腿保持平衡，保持此姿势30秒。

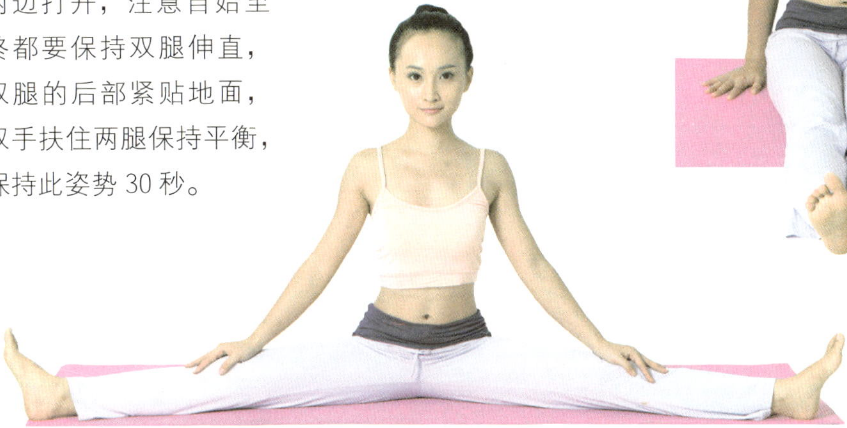

练习技巧

❶ 将上身躯体尽量贴近地面，不要拱背；❷ 配合呼吸，练习效果会更好。

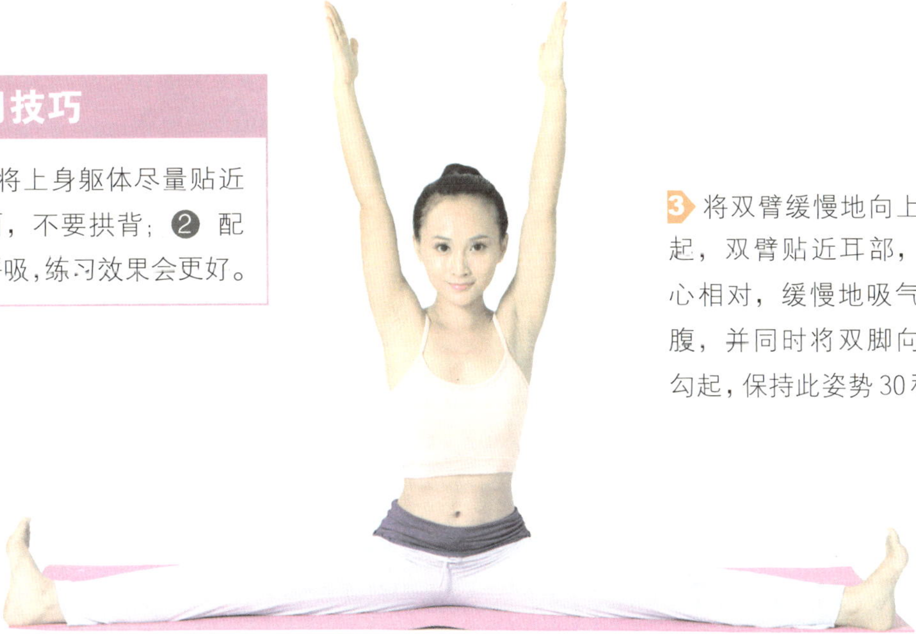

3 将双臂缓慢地向上举起，双臂贴近耳部，掌心相对，缓慢地吸气收腹，并同时将双脚向上勾起，保持此姿势30秒。

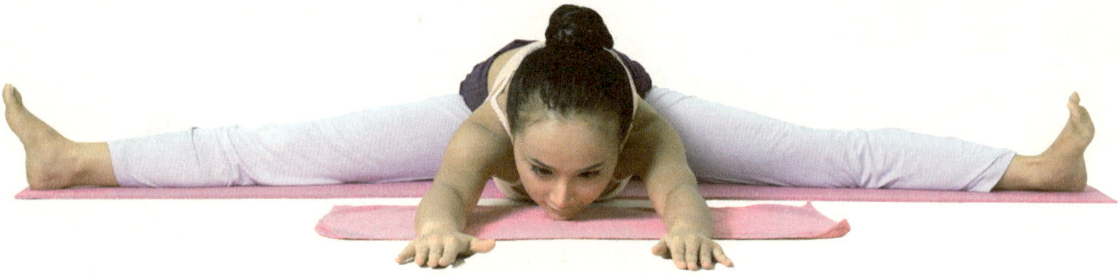

4 掌心翻转向前，上半身前倾，两臂随上半身下落并向前延伸，将上身躯体尽量贴近地面，手臂贴地并最大限度地向前伸展，保持此姿势 30 秒。

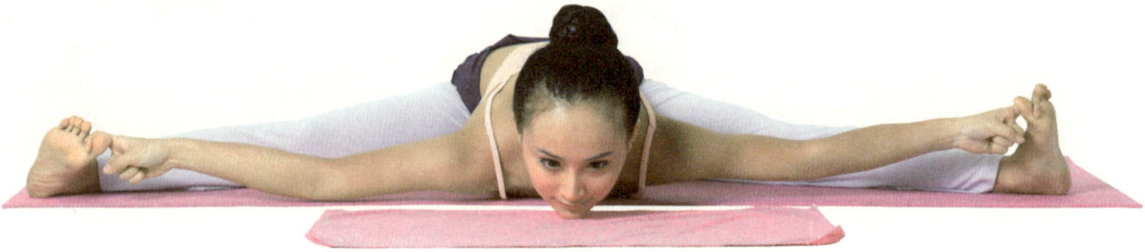

5 用拇指、食指和中指分别抓住两脚的大脚趾，保持脊柱挺直，扩展肋骨，横膈膜向上拉伸，试着把胸部贴在地面，然后伸展颈部，把下巴放在地面上。保持此姿势 30~60 秒，正常呼吸。

6 吸气，躯干从地面抬起，松开双手，双脚并拢，放松，回到起始位置。

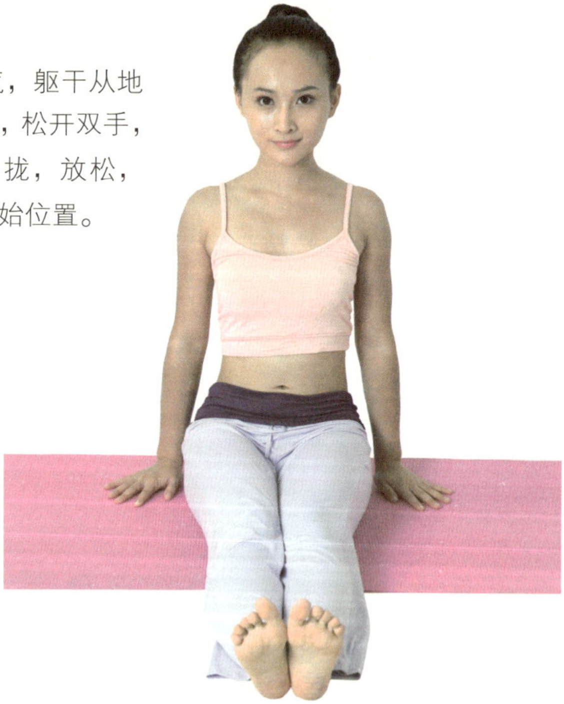

塑形功效

坐角式能够很好地伸展腿部筋腱，促进血液循环，同时还能矫正腿骨弯曲、长短不一等问题，帮你远离“问题腿”的困扰。

难度降级：（1）初学者可适当减小两腿之间的距离，贴不到地面也没有关系；（2）在做第五步时，如果抓不到脚趾，抓住脚腕即可；（3）也可以身体稍向前倾，双肘着地，双手支在脸颊处，感觉身体有伸拉的感觉就好。

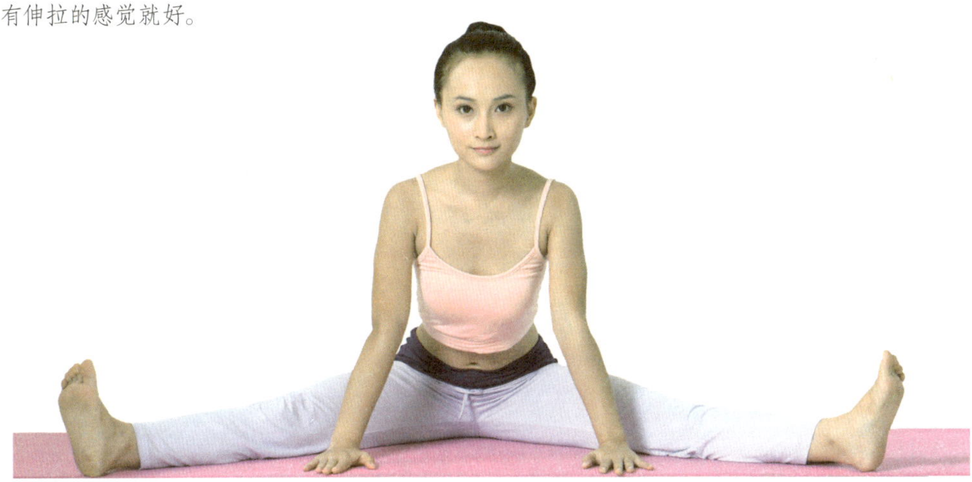

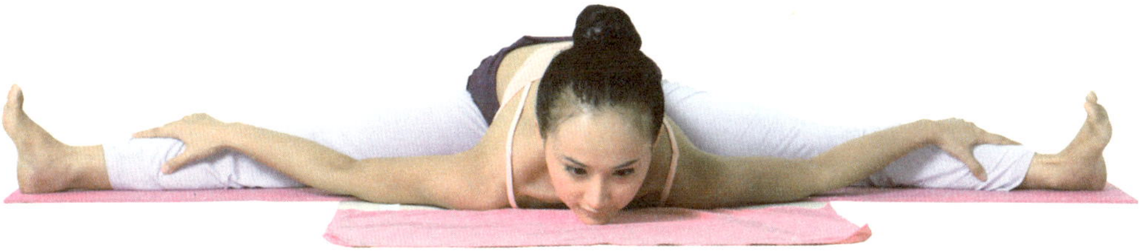

错误体式示例

容易不自觉地出现膝盖弯曲、腿挺不直的情况，影响练习的效果。

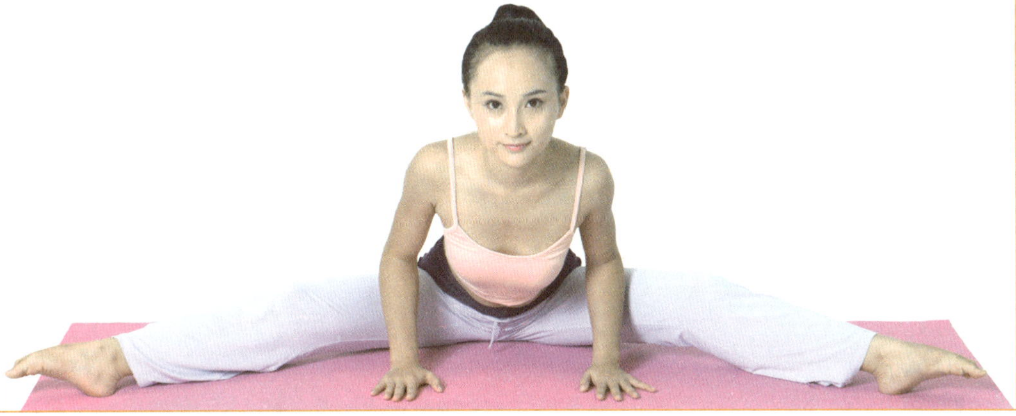

鹫式

动作图解

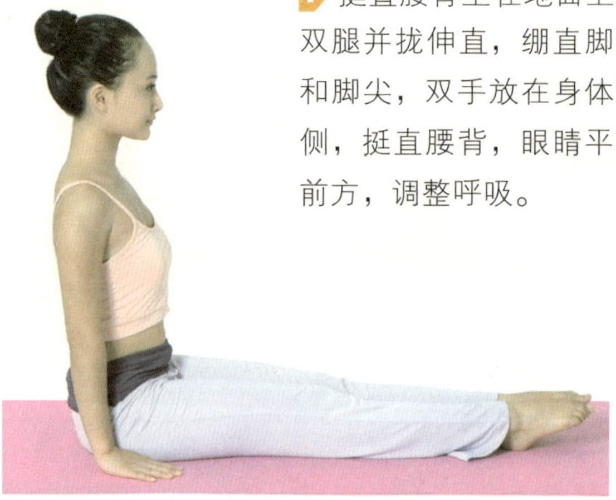

1 挺直腰背坐在地面上，双腿并拢伸直，绷直脚背和脚尖，双手放在身体两侧，挺直腰背，眼睛平视前方，调整呼吸。

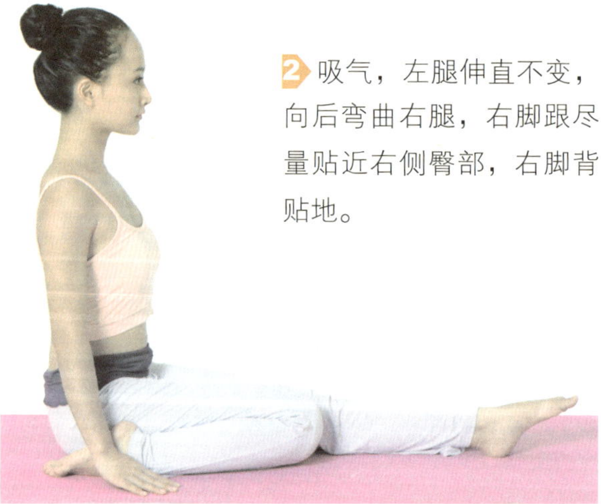

2 吸气，左腿伸直不变，向后弯曲右腿，右脚跟尽量贴近右侧臀部，右脚背贴地。

练习技巧

❶ 这个动作对腰部柔韧性有一定要求，腰部有过严重损伤的人最好不要练习；❷ 初练者可以适当降低上脚抬起的高度，这样动作做起来会更简单一些。

塑形功效

鹫式可以拉伸大腿和小腿肌肉群，消除萝卜腿和水肿现象，加速体内静脉血液循环，增加身体柔韧度，同时还能纠正腿骨变形，比如"X"形腿或"O"形腿。

错误体式示例

初练者在单腿向上移动时，抬起的那条腿容易出现弯曲伸不直的情况，影响练习的效果。

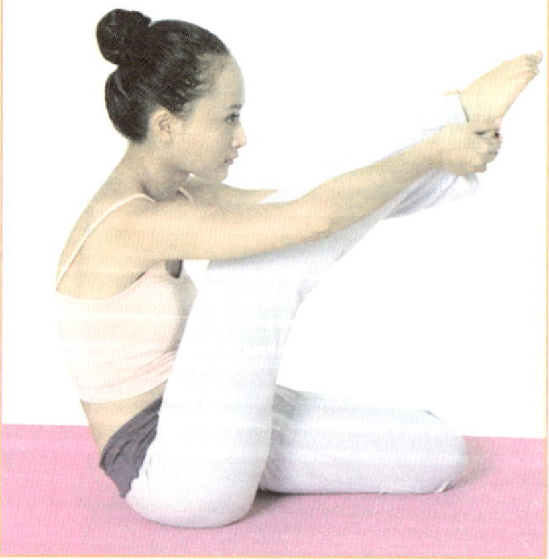

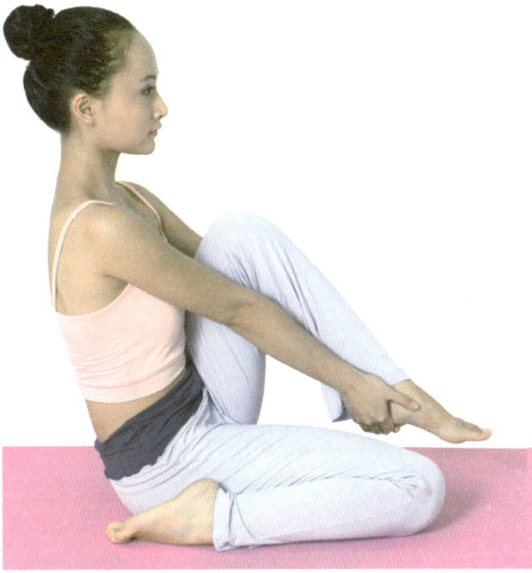

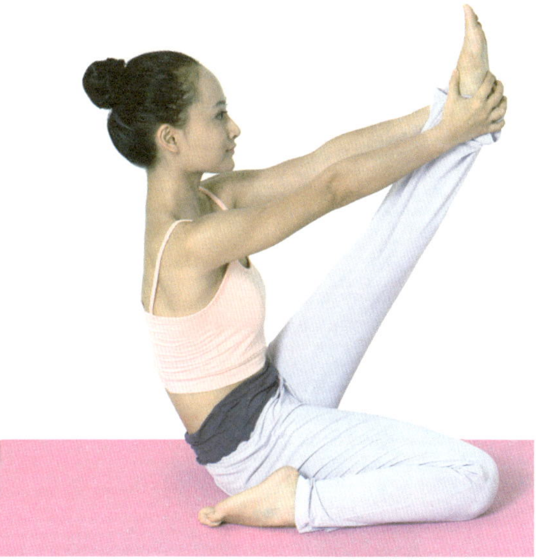

3 呼气，向上弯曲左腿，双手托住左脚后跟，胸部和腹部贴紧左大腿。

4 深呼吸，双臂用力，慢慢抬起左小腿，直到左腿完全伸直，绷直脚背，目视脚尖，保持姿势 20 秒。

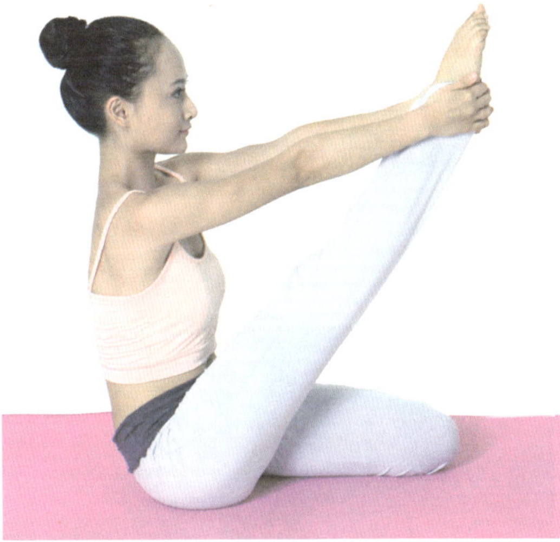

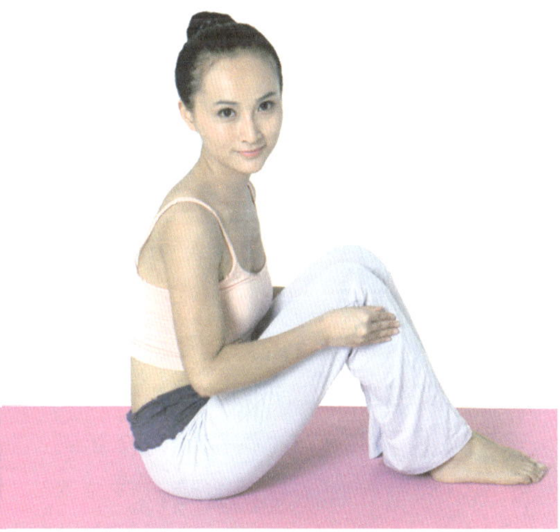

5 慢慢放下左腿，伸直右腿，恢复初始姿势，休息片刻后，换另一侧重复。

6 取任意舒适的坐姿，双手拍打腿部，放松全身。

脊椎扭转式

动作图解

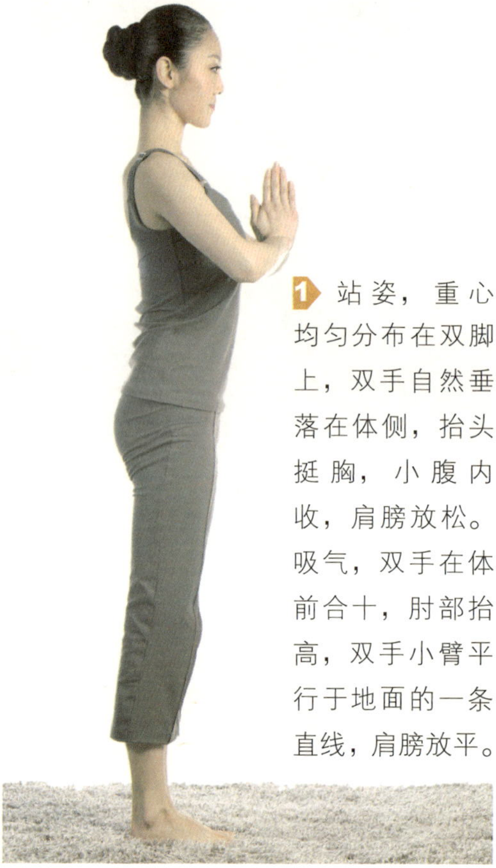

1 站姿，重心均匀分布在双脚上，双手自然垂落在体侧，抬头挺胸，小腹内收，肩膀放松。吸气，双手在体前合十，肘部抬高，双手小臂平行于地面的一条直线，肩膀放平。

2 呼气，双手合十不动，弯曲双腿膝盖，臀部向后坐，背部伸直朝前倾，至腹部贴近大腿后，保持呼吸。

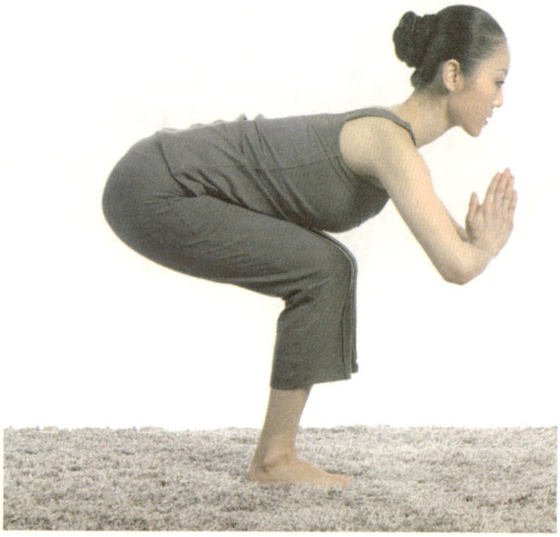

3 保持身体的平衡，身体右转，左手肘抵住右腿膝盖，目视地面，呼吸时，用大腿去感觉腹部的起伏。

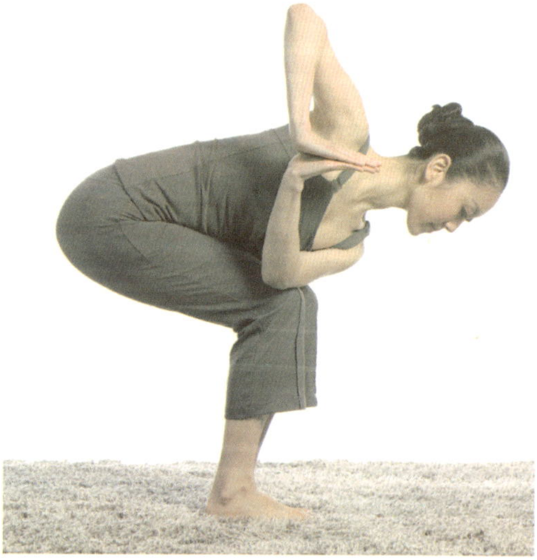

塑形功效

练习此式可以有效锻炼腿部肌肉的力量，收紧腿部后侧多余的赘肉，修饰腿部线条；使腿部、臀部的各个关节灵活；向前拉伸背部的脊椎，可刺激腹腔内的器官；打开双肩，使肘部和肩部灵活，减轻肩颈疼痛和腰背酸痛；还能加快面部血液循环，细致、美化面部肌肤。

练习技巧

练习此式时，双腿要保持平稳，髋部也相应地保持左右平行；臀部往后，保持上半身与地面大致平行的状态。上半身朝一边扭转时，注意上半身的重量不要全部落在左手手肘上；脊柱在平直的状态下微微扭转，做深长的呼吸，呼吸时放松背部，吸气时再将身体往上转动一些；眼睛看向双手指尖，颈椎朝前伸直，帮助保持脊柱的伸直状态。

4 再次吸气，身体向右上方转动，双肩保持平行，尽量与地面垂直。停留约 2~3 次呼吸的时间，将身体还原至正前方，向左边转动身体，给脊椎以反方向的扭转。

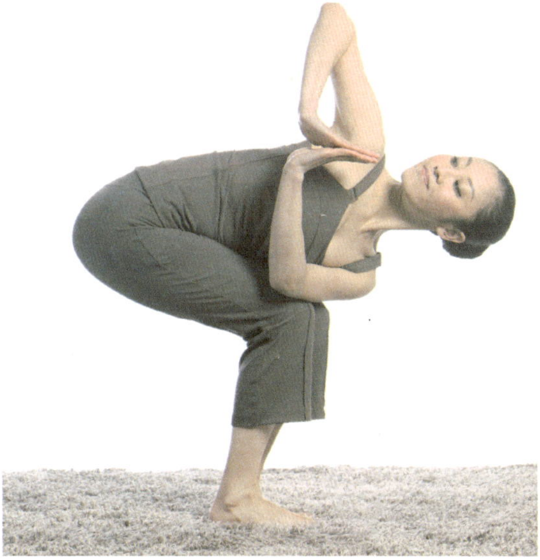

错误体式示例

上身朝前朝下倾时，会减少腰背及臀部的拉伸，让腿部、臀部、脊椎得不到应有的锻炼，还让上半身往前倾，可能使身体失去平衡；同时，图中左右腿和髋部明显不在同一水平线上，这样会导致脊椎和侧腰在不正确的位置扭转，有可能造成身体受伤。

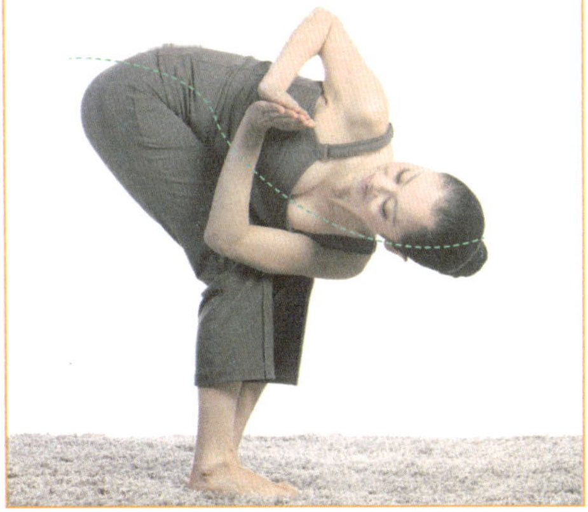

示范图解

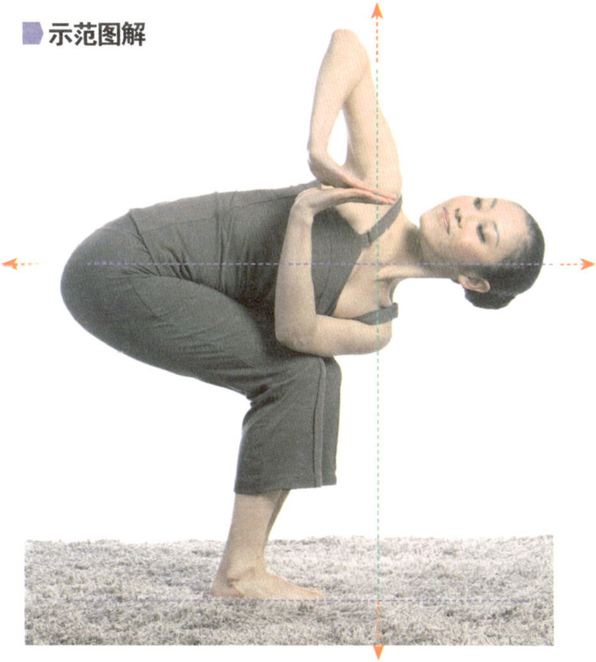

坐广角A式

动作图解

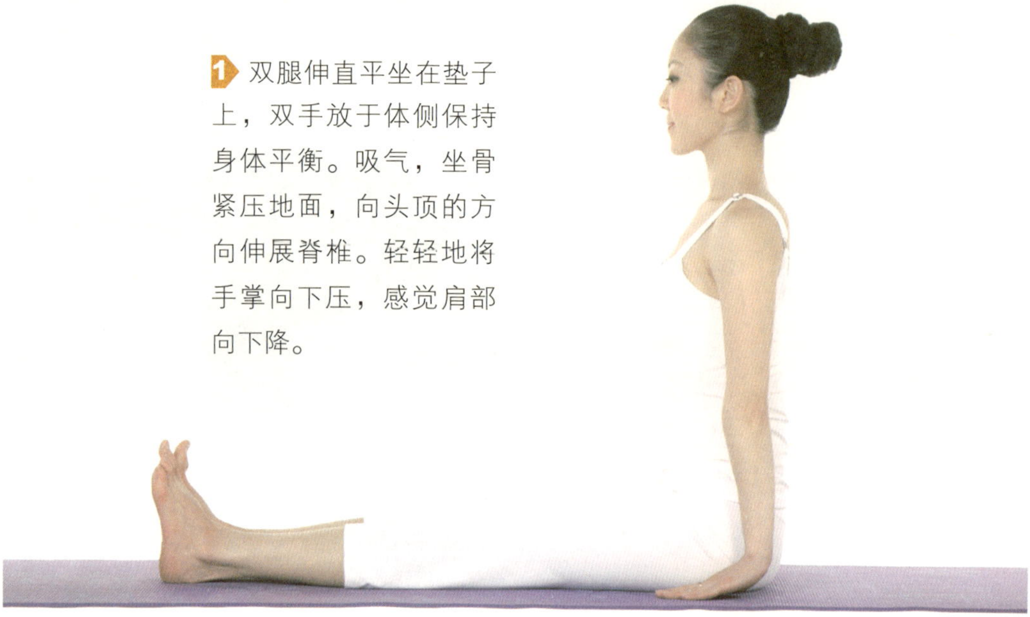

1 双腿伸直平坐在垫子上，双手放于体侧保持身体平衡。吸气，坐骨紧压地面，向头顶的方向伸展脊椎。轻轻地将手掌向下压，感觉肩部向下降。

塑形功效

这个体式可以拉伸腘绳肌，拉长腿部线条；促进骨盆区的血液循环，还能锻炼支撑膀胱和子宫的肌肉；缓解髋部的僵硬姿态，缓解坐骨神经痛症状。

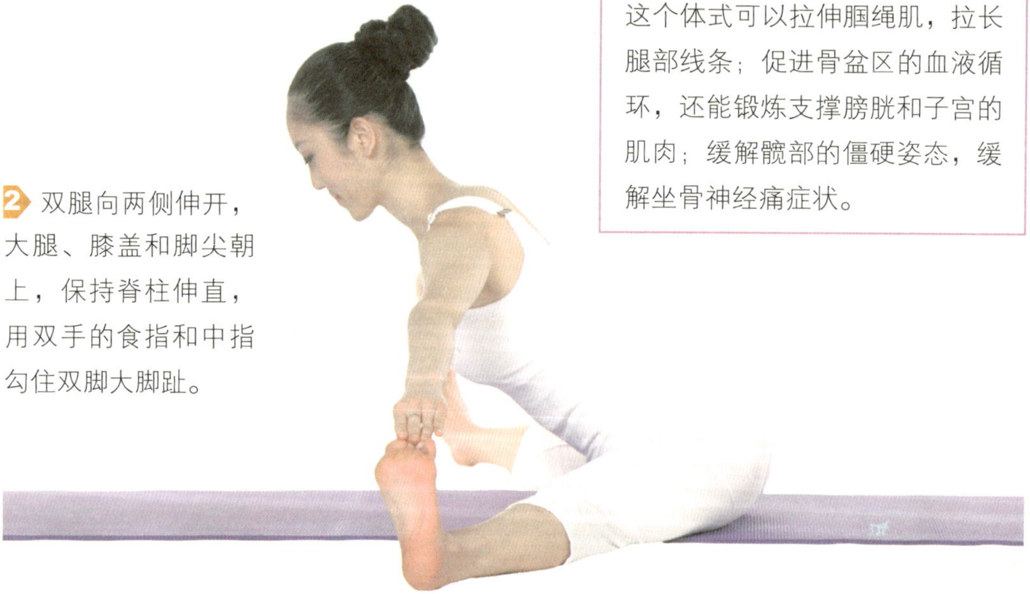

2 双腿向两侧伸开，大腿、膝盖和脚尖朝上，保持脊柱伸直，用双手的食指和中指勾住双脚大脚趾。

练习技巧

身体前倾下弯时，双脚不要外转，保持脚趾朝上；双脚脚跟尽量向外拉伸，双腿伸直按压地面，膝盖朝上。初学者可以靠墙练习，以支撑背部。坐在靠墙放置的瑜伽砖上也能获得进一步的支撑。如果手指勾不到脚趾，可以将带子绕在脚上，再用手抓住带子。

3 呼气，身体向前弯曲，脊柱保持舒展，脊背不要弯曲，沿着地面伸展身体，胸部、腹部尽量贴近地面。保持5~8次呼吸的时间。

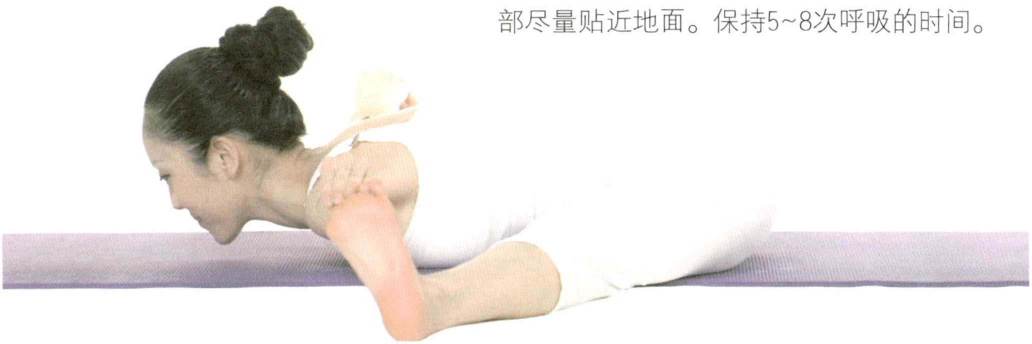

示范图解

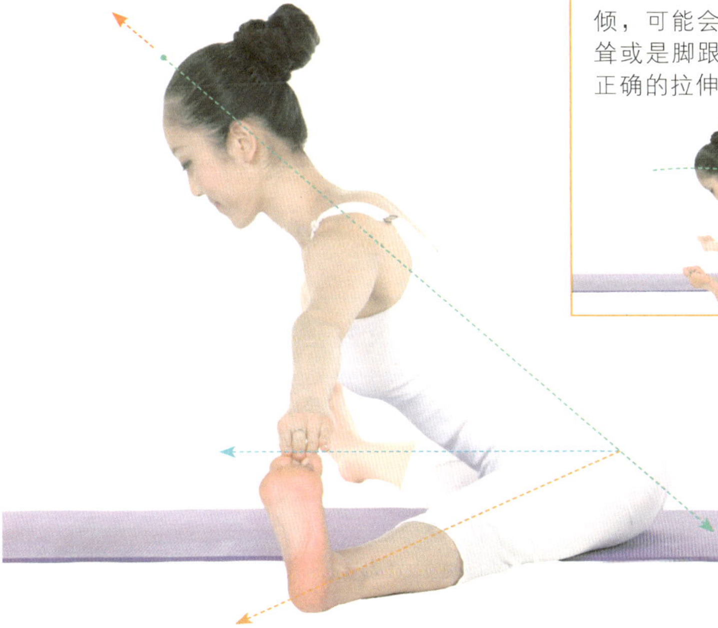

错误体式示例

练习时，若感觉不能承受腿部后侧和背部的拉伸力，可以依据自身的条件来设定锻炼强度。若过分追求身体前倾，可能会使背部脊椎弯曲、肩部上耸或是脚跟翻转，反而使身体得不到正确的拉伸与放松。

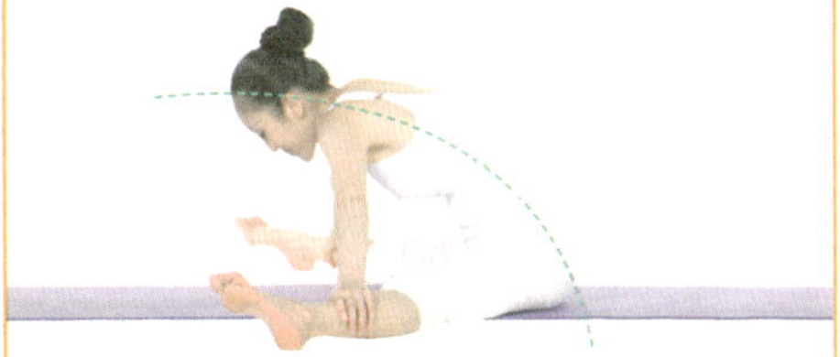

坐广角B式

动作图解

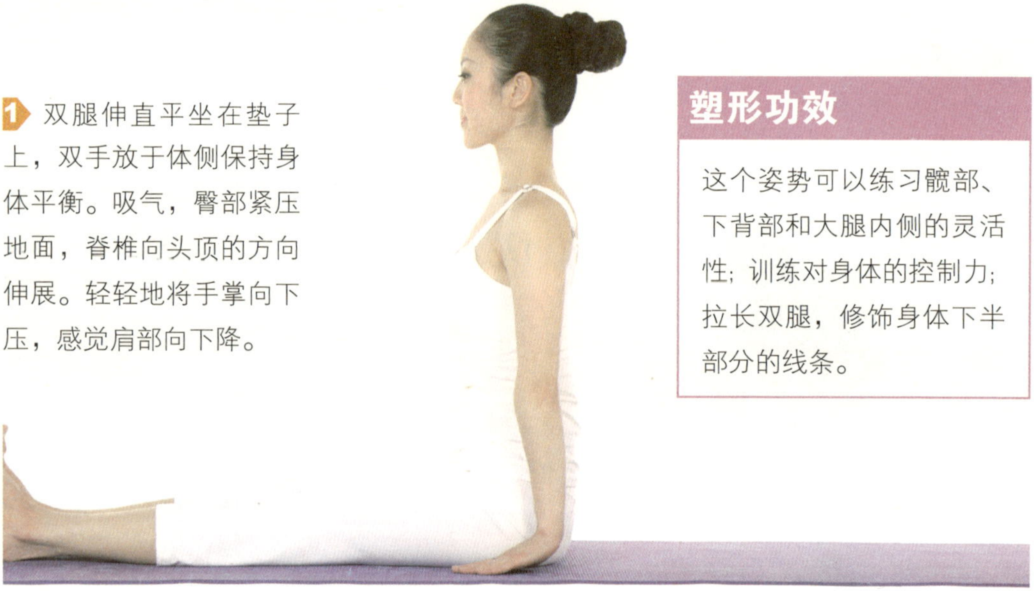

1 双腿伸直平坐在垫子上，双手放于体侧保持身体平衡。吸气，臀部紧压地面，脊椎向头顶的方向伸展。轻轻地将手掌向下压，感觉肩部向下降。

塑形功效

这个姿势可以练习髋部、下背部和大腿内侧的灵活性；训练对身体的控制力；拉长双腿，修饰身体下半部分的线条。

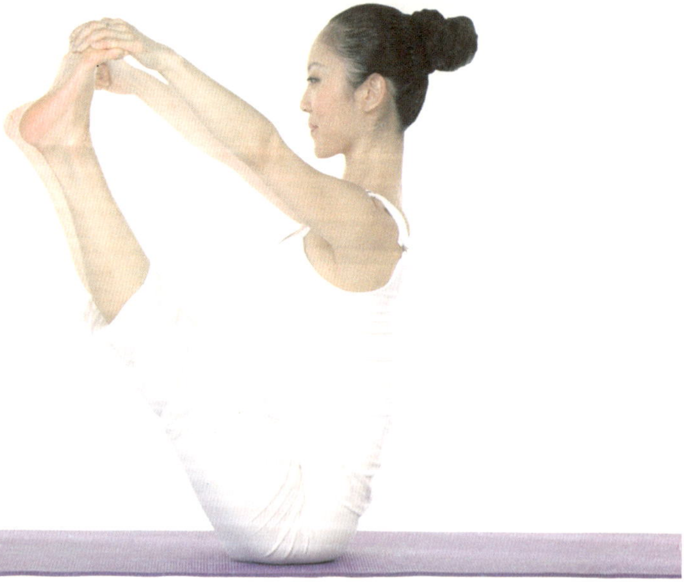

2 吸气，身体前倾抓住双脚脚趾，弯曲双腿，以坐骨为基础向后倾斜，带动腿部离地。向上伸展背部下侧，大腿贴近腹部，尽量保持小腿与地面平行。平衡好身体后，呼气，感受腹部得到腿部的按摩。

练习技巧

保持坐骨上方的平衡是安全地完成一个打开姿势的关键。将背部的下侧向上提起，同时有力地提起胸部，这有助于把重心转移到臀部，而不是下降至尾骨。这是一个很好的平衡点，掌握好这个平衡点，可以通过打开双肩和像弓一样伸展双腿来进一步提起胸部。

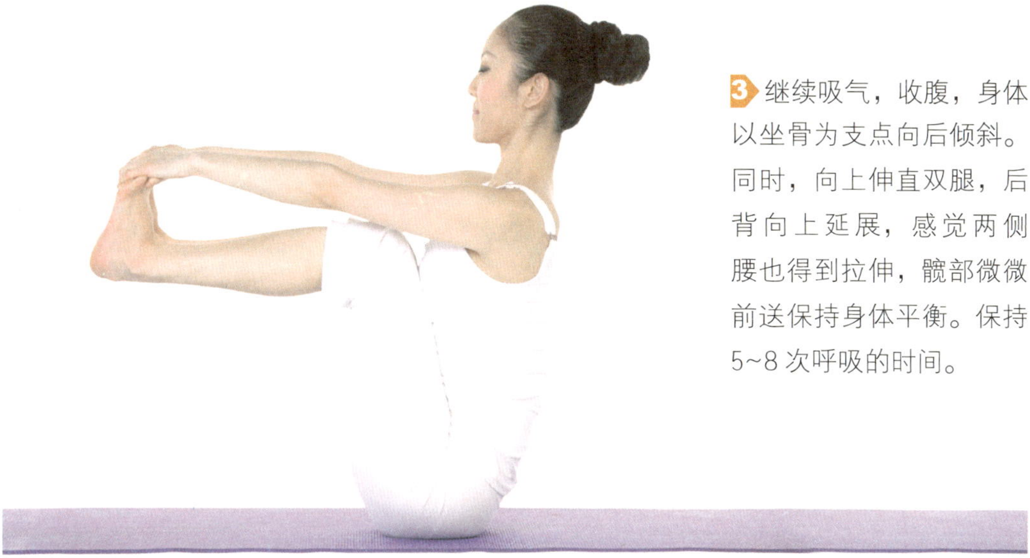

3 继续吸气，收腹，身体以坐骨为支点向后倾斜。同时，向上伸直双腿，后背向上延展，感觉两侧腰也得到拉伸，髋部微微前送保持身体平衡。保持5~8 次呼吸的时间。

示范图解

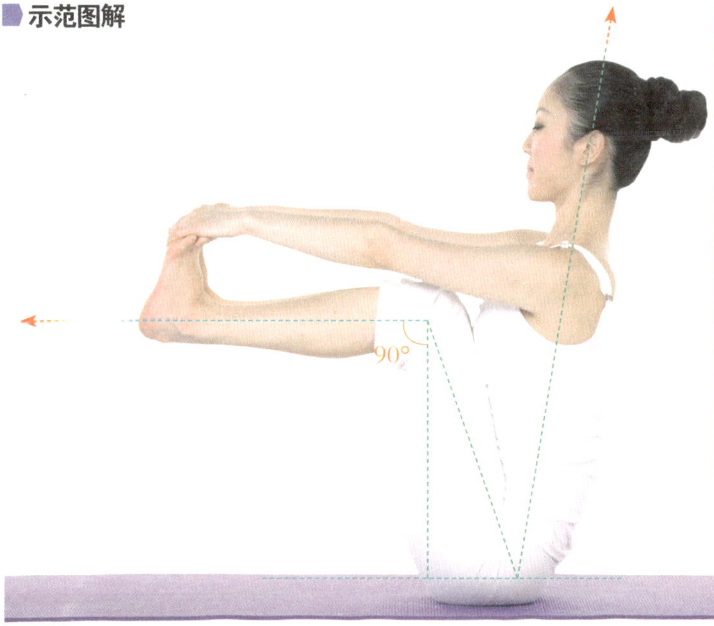

错误体式示例

在练习时，腹部不能与大腿完全贴合也没有关系，但一定要记得背部保持向上伸展。若背部拱起，很容易造成脊椎的拉伤。

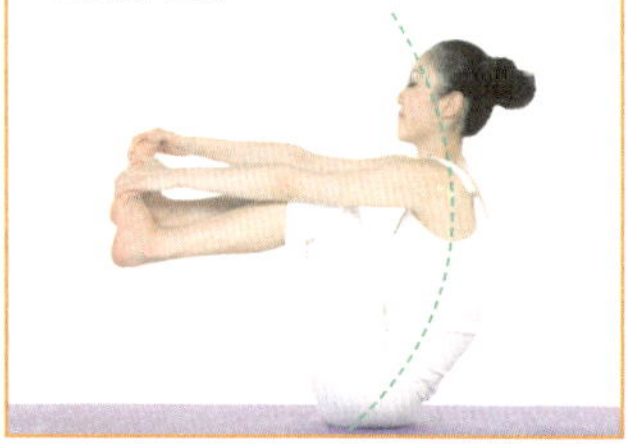

身印式

动作图解

1 坐姿，腰背挺直，双腿并拢向前伸直；手臂伸直，指尖放在膝盖上，眼睛注视着指尖的方向，做深呼吸。

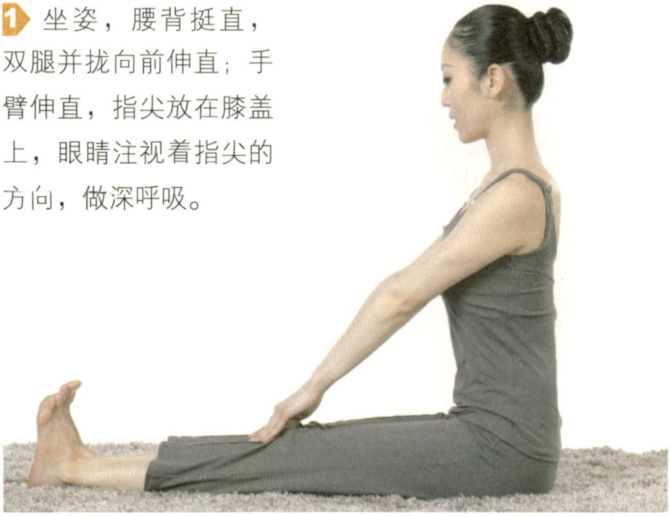

2 吸气，右膝弯曲，将右脚背放置于左大腿根部，脚心向上；保持腰背挺直，左右骨盆水平贴地，目视前方。

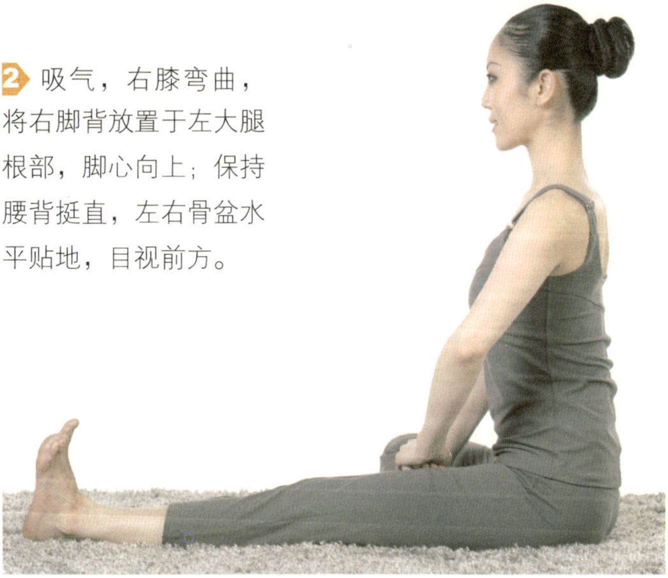

练习技巧

在练习身印式做准备动作时，需要注意坐姿的四平八稳，才能保持身体平衡。上身下压时，要保持脊柱伸直，手臂放松，不能为了抓到脚心而弯曲脊背或者膝盖。练习熟练后，可试着将手肘放置于地面，腹部贴大腿，胸部贴近膝盖。初学者柔韧性不够高，可以将手放在小腿胫骨处或膝盖处，保持脊柱伸直，上身有向前向上的牵引力即可，臀部要贴住地面不动。

塑形功效

这个体式可以有效按摩腹部，促进血液循环，改善下半身寒冷症，消除肠气，防便秘。腿部的拉伸可纤细大腿，美化腿形，预防坐骨神经痛，预防腿部抽筋，使长期站立的人腿部得到很好的放松。

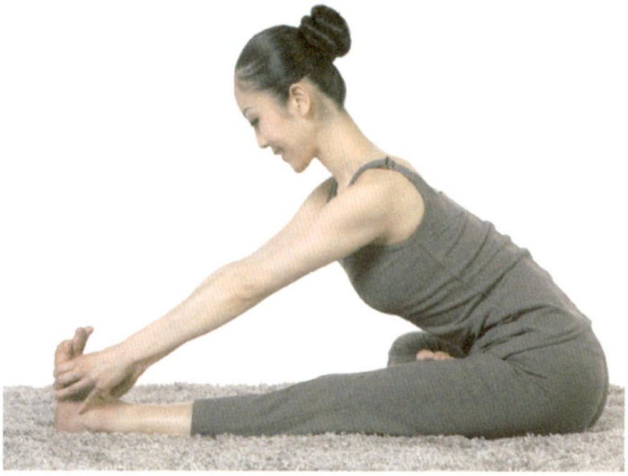

3 呼气，身体缓慢向前倾，试着用双手抓左脚板；腹部收紧，尾骨下压，保持腰背挺直，眼睛注视左脚脚尖的方向，保持姿势 3~5 次呼吸的时间。

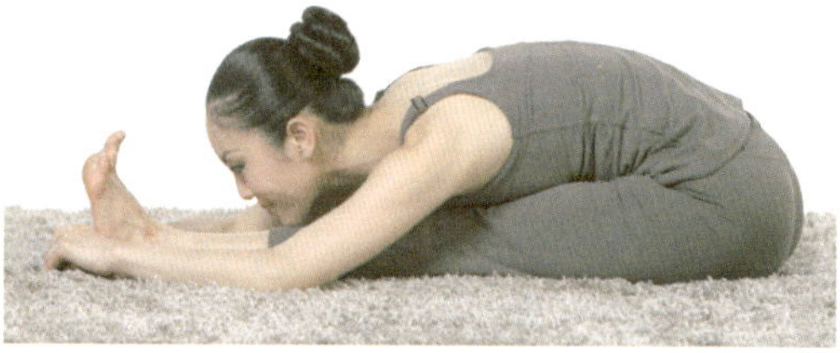

4 再次呼气时，身体继续向前弯曲，让身体尽量贴近左腿，下颌贴于左腿上；双手顺着地面向前滑动，在左脚前相握；腰背挺直，保持姿势两次呼吸的时间。吸气时慢慢收回身体，恢复到开始的姿势，换腿练习。

错误体式示例

因为追求大的伸展幅度，而弯曲脊柱，是练习此式时最容易出现的错误。这样的练习不仅起不到拉伸的效果，也易使练习者体会不到腹式呼吸的好处，产生憋气，感觉胸闷、头晕。

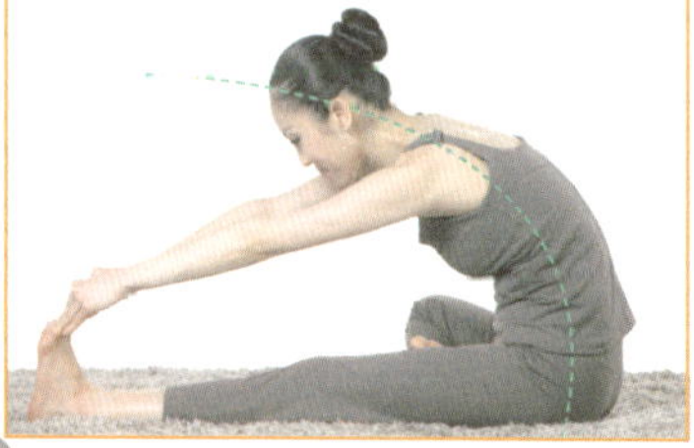

示范图解

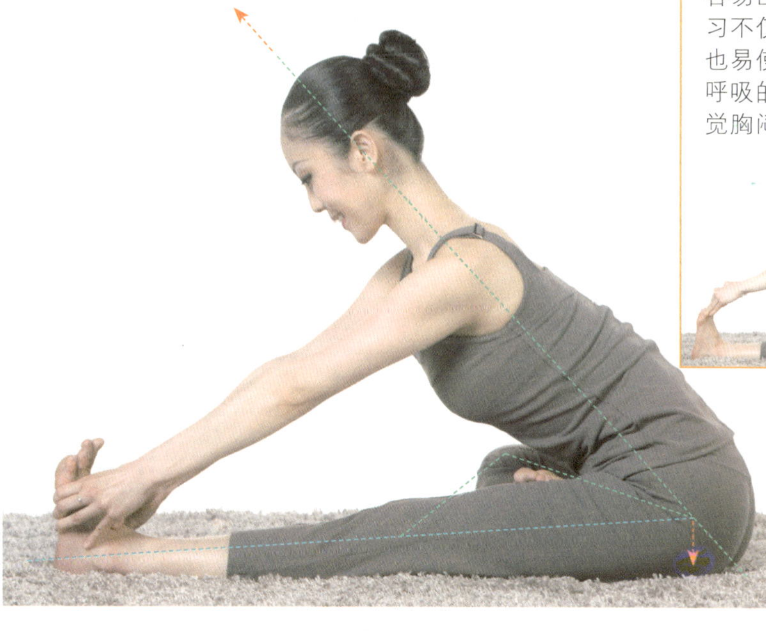

第九章 塑造优雅姿态，提升女人魅力

树式

动作图解

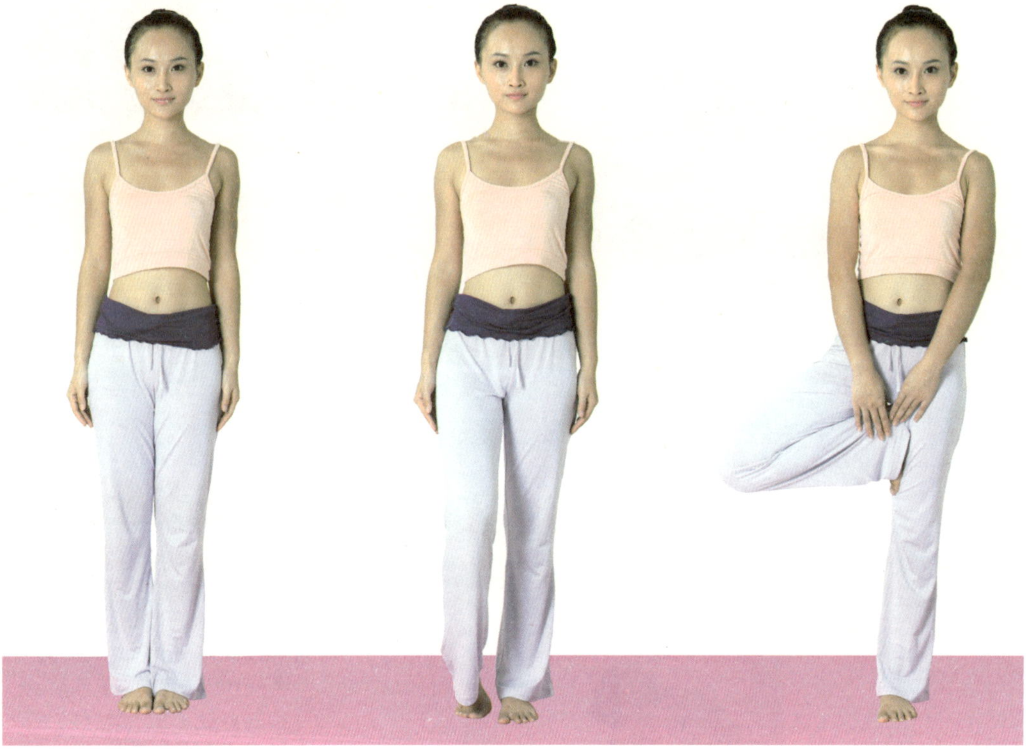

1 挺直站立，双脚并拢在一起或稍稍分开一点儿距离，双手自然垂放于身体两侧，眼睛平视前方。

2 将右脚跟提起，脚趾点地，人体重心都放在左脚上。

3 吸气，弯曲膝盖，抬起右脚，将右脚脚跟向上移至靠近会阴处，脚掌贴着左大腿内侧，脚趾朝下。保持髋部朝向正前方，右膝朝着右外侧。

塑形功效

树式使人姿态优雅、挺拔，能培养人良好的体态和气质，同时它还能很好地提高身体的平衡能力，促进心态的平和。

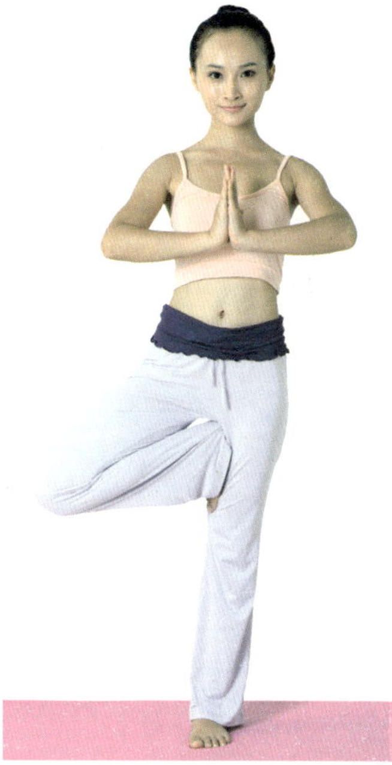

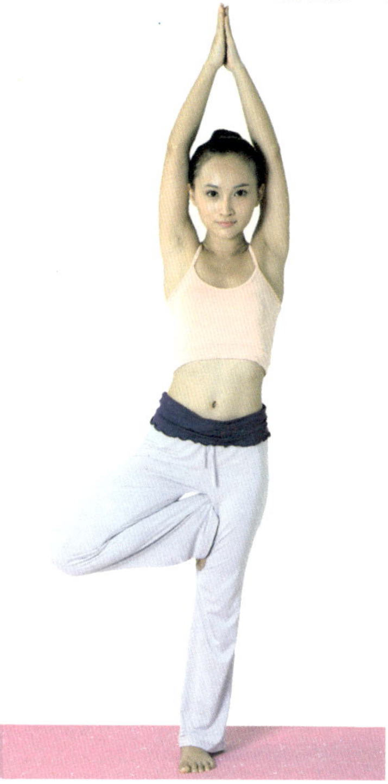

4 呼气，屈肘，双手于胸前合十，指尖向上，两小臂端平。

5 站稳以后，进行一次深呼吸，双臂慢慢向上高举过头，保持肩膀下沉，手肘可以根据自己的情况伸直或弯曲。躯干从腰往上延伸，轻轻收腹。平稳均匀地呼吸，保持 10~60 秒钟。

难度降级： 如果感觉将脚跟放到会阴的位置有困难，可将脚心放到另一条腿的膝盖内侧上方或小腿内侧，这样做起来会相对容易一些。

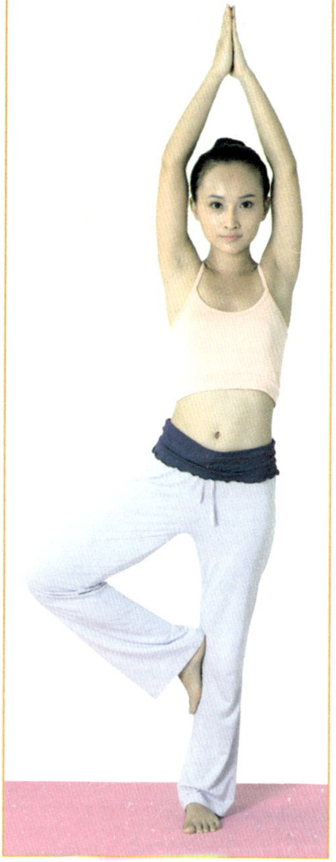

练习技巧

❶ 有高血压等心脏和血液循环问题的练习者，用双手在胸前合掌代替举臂；❷ 眼睛注视前方固定的一点，有助于稳定姿势；❸ 初练者可以背部靠墙站立，有助于保持平衡。

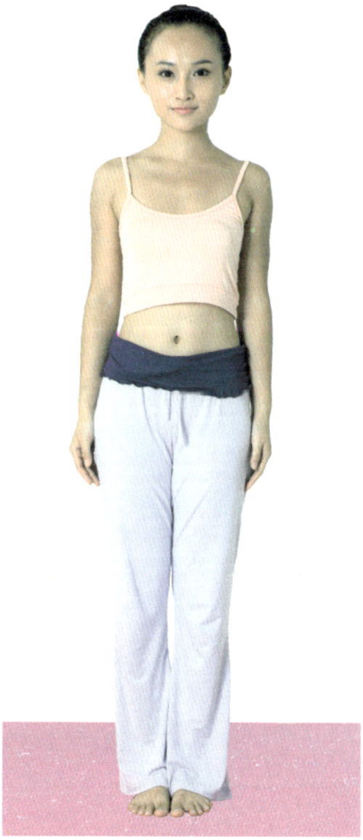

6 合掌回到胸前，右脚放回地上，两臂放到体侧。换另一边重复。

云雀式

动作图解

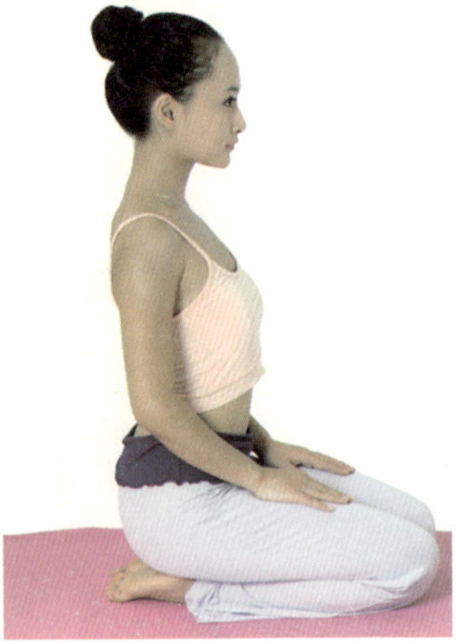

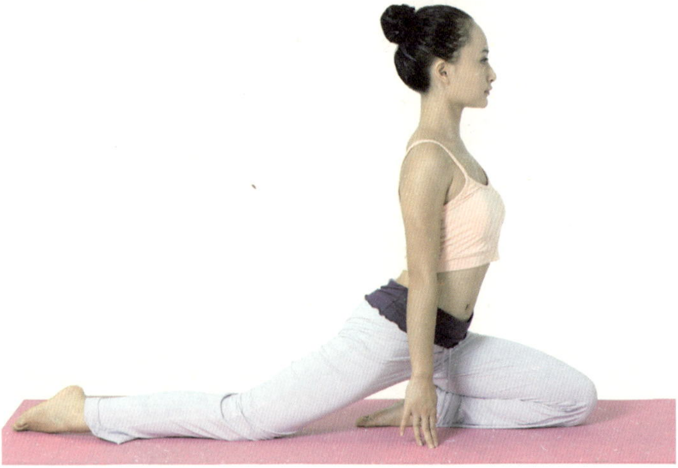

1 采取金刚坐式的姿势，眼睛平视前方，调整好呼吸，让身体身然放松。

2 两手向前扶住地面，保持屈左腿，脚面着地，左脚回收，脚跟贴于会阴下，右脚向后直伸出去，脚背贴地，腰背立直，双手放于身体两侧。

塑形功效

云雀式能够很好地促进全身的血液循环，柔软僵硬的颈部，增强平衡感，让女人的身体姿态更加轻盈平稳，更富有女人魅力；同时还能够调节自律神经，提高心智与自信心。

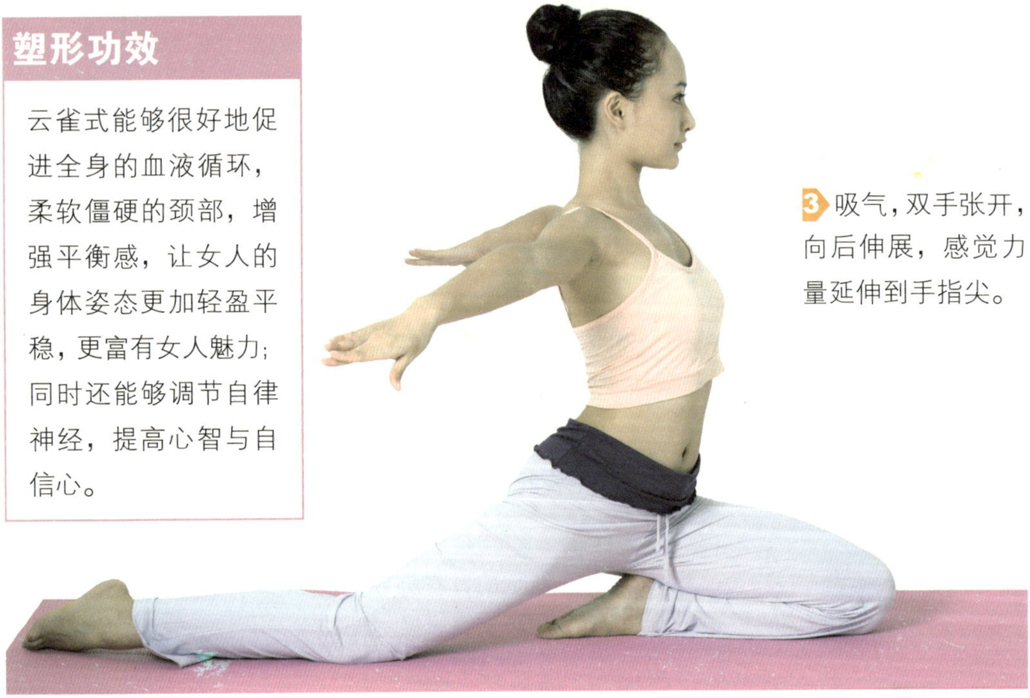

3 吸气，双手张开，向后伸展，感觉力量延伸到手指尖。

4 呼气，挺起胸部，上半身慢慢向后弯，头部后仰，颈部尽量拉长，尽量让双臂保持与肩相同的高度，定位停留 10 秒钟，深呼吸。

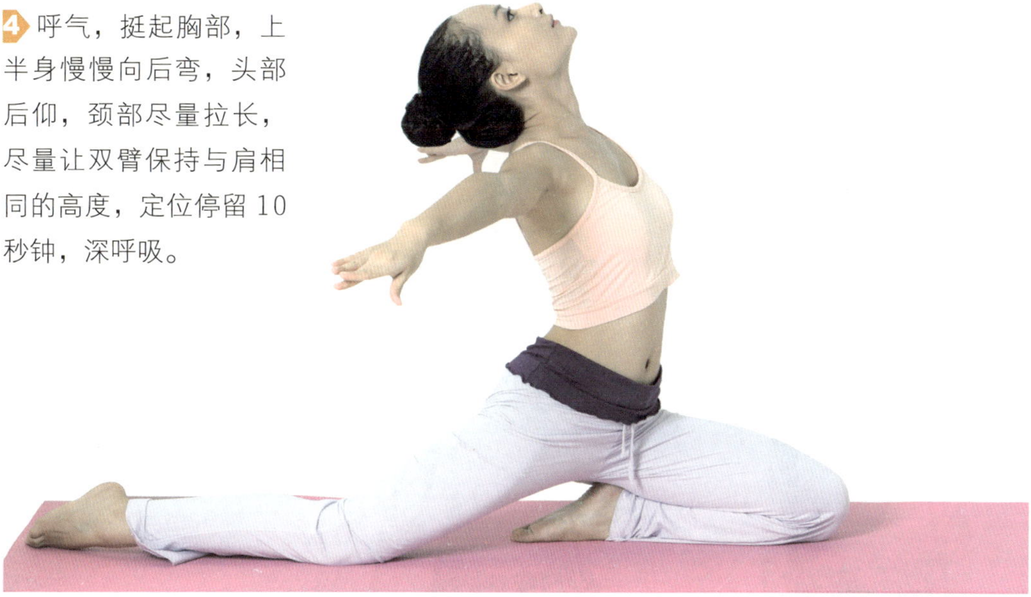

练习技巧

❶ 在保持腰部直立的状态下，增大身体后仰幅度，颈部与地面平行，会增加练习的效果；❷ 初练者前方腿的脚跟可能不能直接收到会阴处，达到最大回收限度即可；❸ 意念集中在后腰背，一边做一边想象自己化身一只美丽的云雀，在蓝天展翅飞翔，心情自由而快乐，体态轻盈而美丽！

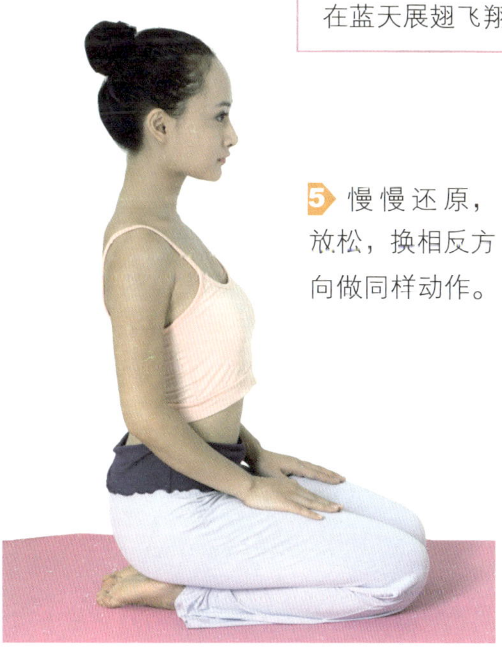

5 慢慢还原，放松，换相反方向做同样动作。

错误体式示例

初练者上身容易倾斜，不能保持身体的平衡；伸直贴地面的那条腿容易出现屈膝的情况。

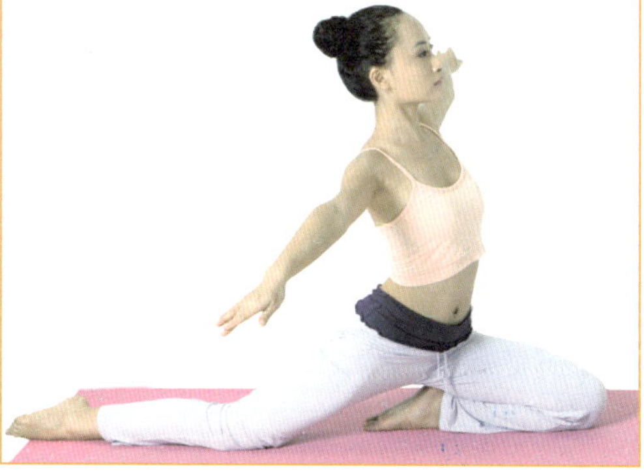

门闩式

动作图解

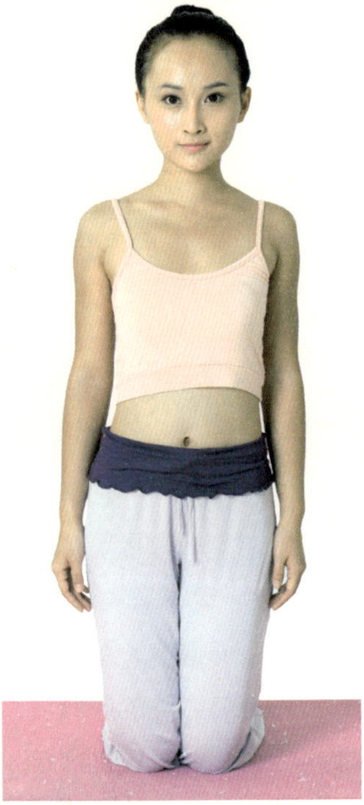

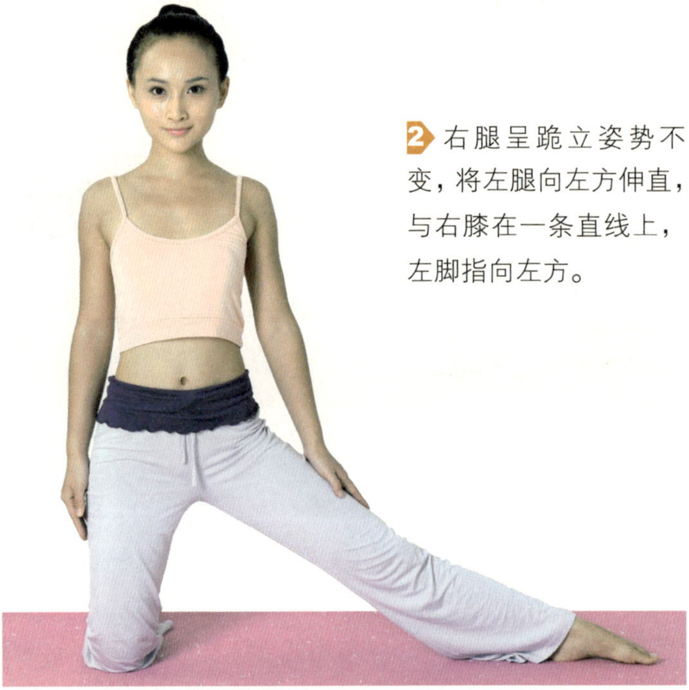

2 右腿呈跪立姿势不变，将左腿向左方伸直，与右膝在一条直线上，左脚指向左方。

1 两膝并拢，跪在地面上，大腿与小腿垂直，腰背挺直，双手垂放于身体两侧，眼睛平视前方，调整呼吸。

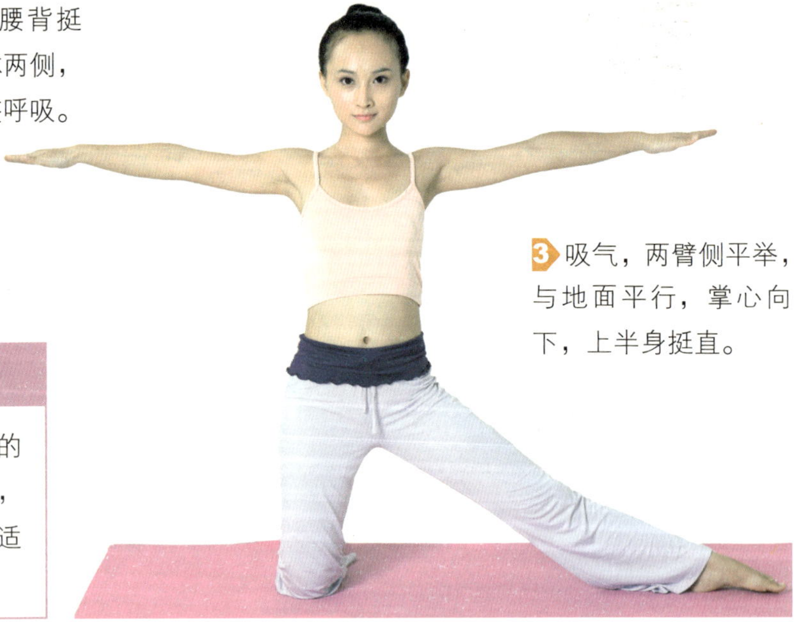

3 吸气，两臂侧平举，与地面平行，掌心向下，上半身挺直。

练习技巧

要注意控制身体的平衡，腹部收紧，同时要保持身体适度的紧张感。

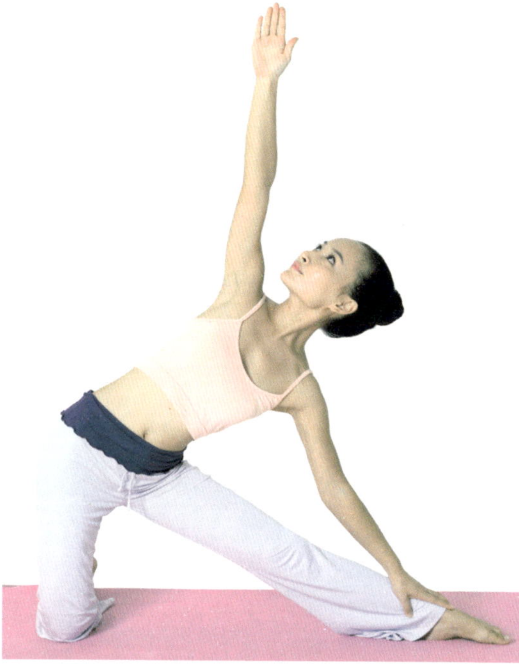

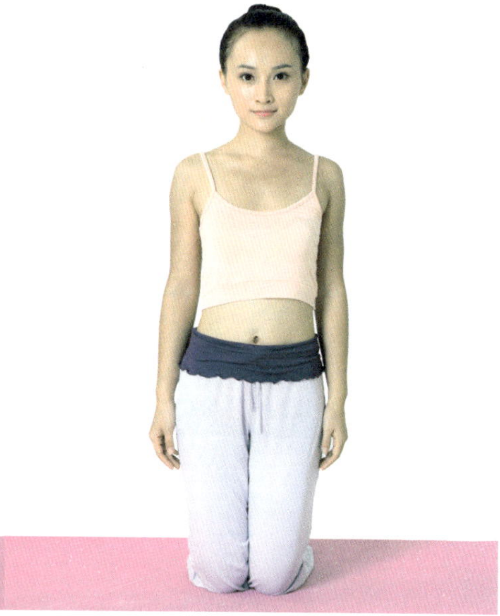

4 呼气，上半身向左弯曲，左手掌从左大腿由上向下滑落至左脚踝上，伸直右臂向上伸展，与地面垂直，头部转向右侧，眼睛看向右手指尖的方向，保持 30~45 秒。

5 吸气，直起上半身，两臂还原体侧，左腿收回。再按照以上步骤做另一侧练习。

加大难度： 左手掌心向上，放在左脚踝上，左耳贴左臂，伸直右臂向左移，使两手掌合十，保持 30~45 秒。

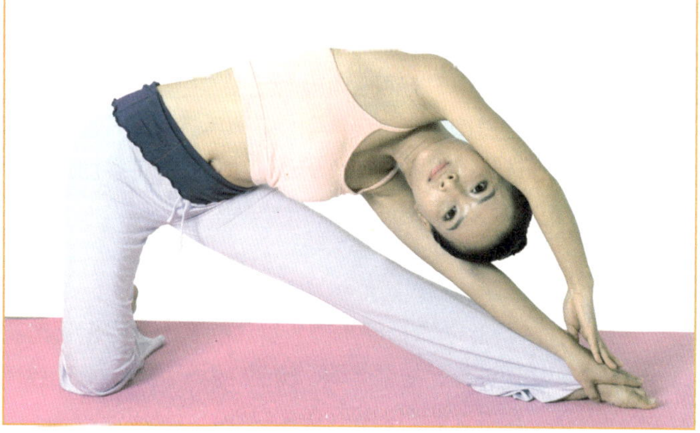

塑形功效

门闩式能够有效地促进全身的血液循环，减少腰围线上多余的脂肪，强壮腹部器官，灵活脊柱神经，消除背部僵硬感，使身体逐渐变得柔软、协调与舒展，不正确的姿态也得到纠正，变得端庄优雅。

下狗支撑式

动作图解

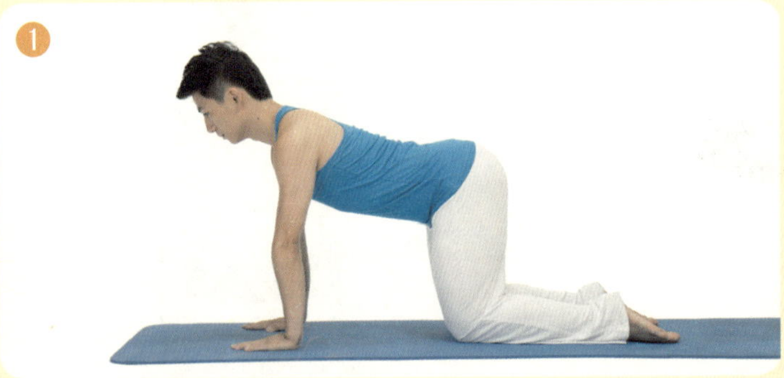

1 呈跪姿，和猫式的初始姿势一样，上臂支撑地面，手掌触地，大腿与地面垂直。

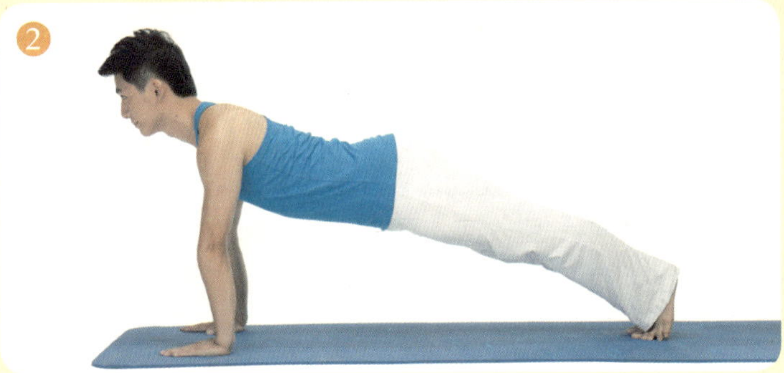

2 吸气，双腿向后伸直，并拢，双脚尖触地，整个身体成一条斜线，双臂保持伸直。

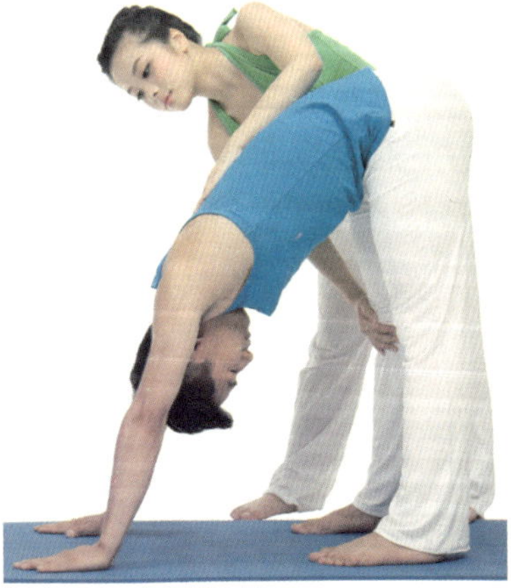

练习技巧

○ 第五步，臀部和髋部后移，双腿伸直与地面垂直。

○ 做此动作注意呼吸和动作的节奏感，动作不能快而要慢慢进行，保持身体绷直。双手臂向前伸直，手掌紧压住地面，不要前后移动，也不要弯曲手肘；腿部伸直，脚后跟尽量踩地。

塑形功效

○ 练习此动作有助于调节身体的肌肉，强化腰背部和腿部训练，增强手臂、腿部、躯干的力量增加身体的平衡性，调节神经，美化身形。

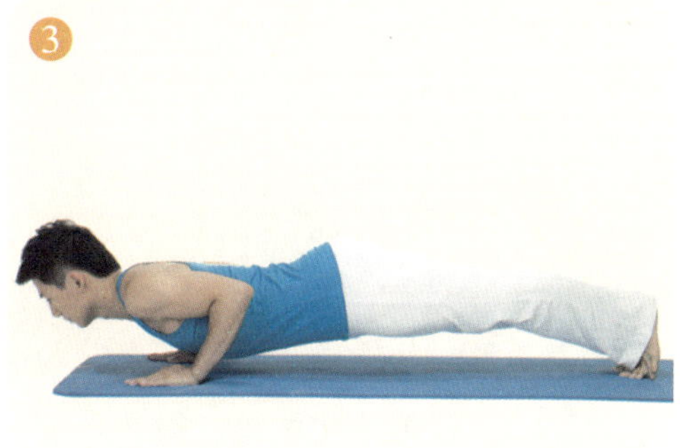

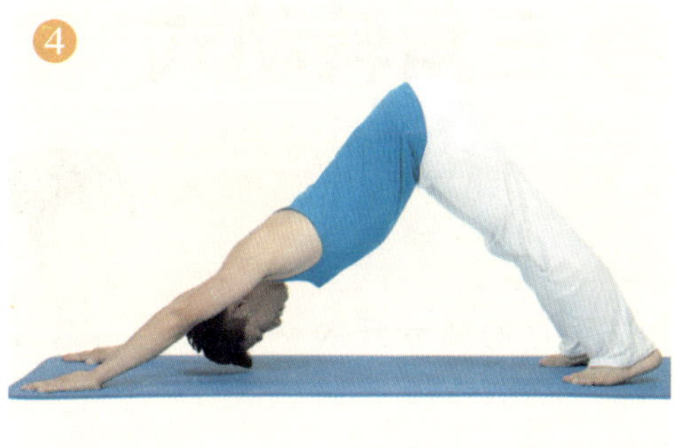

3 呼气，弯曲上臂，做俯卧撑的动作，前臂紧贴身体两侧，与地面平行，身体尽量下压，身体保持绷直。调整呼吸，保持此动作数秒钟。

4 呼气，双臂向前，身体、腰部和髋部用力向上提，双腿向上抬起，整个身体呈倒V字形，此动作被称为下狗式，保持此动作数秒钟。

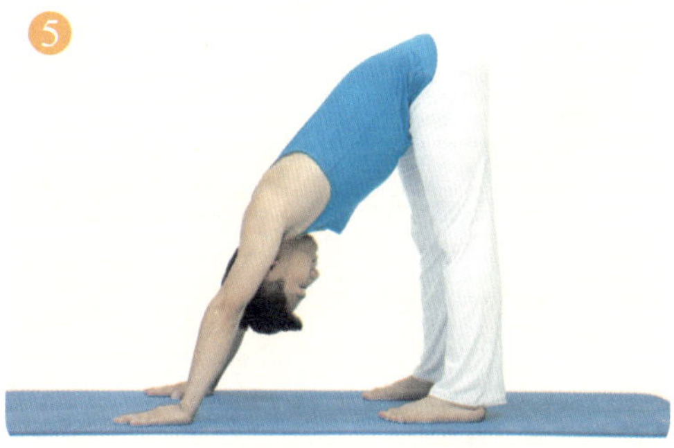

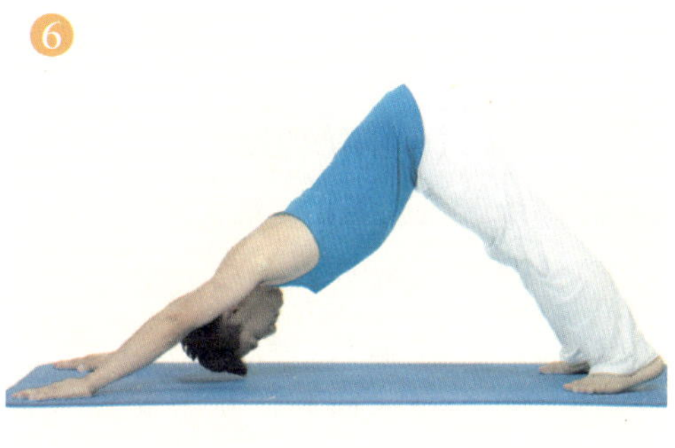

5 吸气，腰腹部用力，收腹，臀部向后移动，直到双腿与地面垂直，双脚着地，双臂随着身体向后也向后移送，双腿和双臂保持伸直，背部挺直。调整呼吸保持此动作数秒钟。

6 调整呼吸，稍事休息后，再次重复上述第五步动作。

7 屈肘，回到第三步动作，调整呼吸，呈躺卧姿势休息。

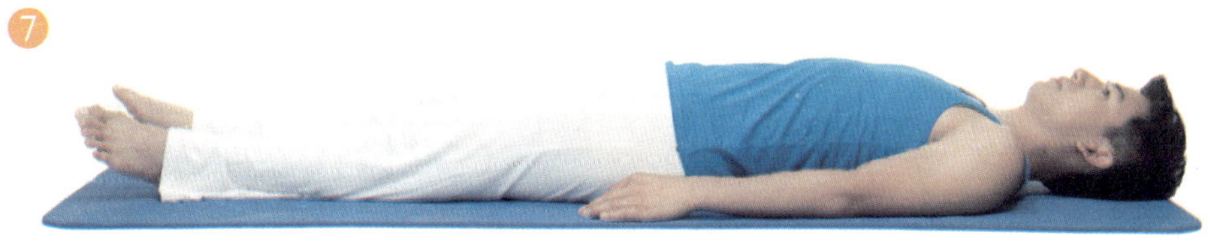

三角转动式

动作图解

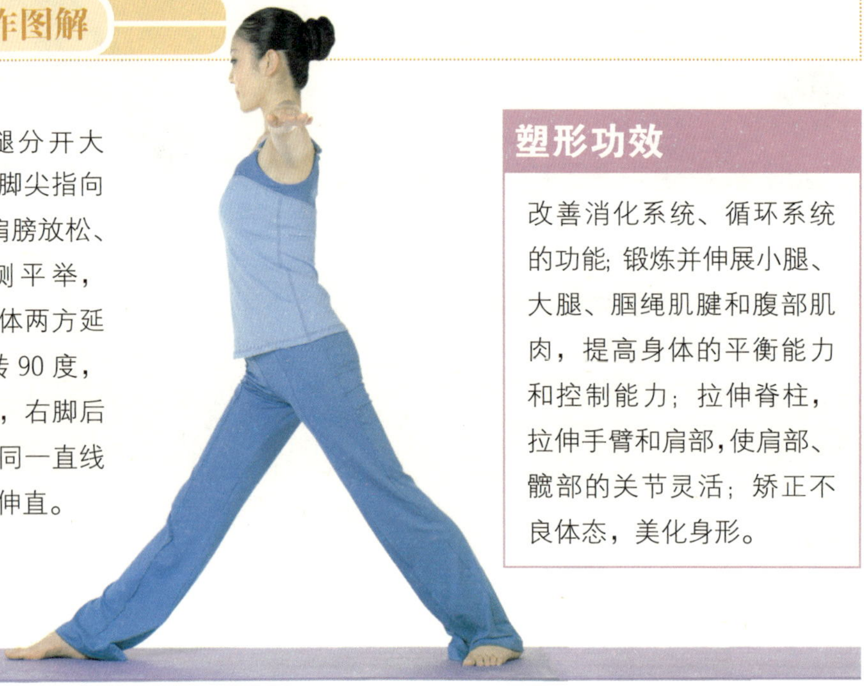

1 站姿，两腿分开大约两个肩宽，脚尖指向前方。吸气，肩膀放松、放平，手臂侧平举，感觉手臂向身体两方延伸。右脚外转90度，左脚微微内转，右脚后跟与左脚弓在同一直线上，双腿充分伸直。

塑形功效

改善消化系统、循环系统的功能；锻炼并伸展小腿、大腿、腘绳肌腱和腹部肌肉，提高身体的平衡能力和控制能力；拉伸脊柱，拉伸手臂和肩部，使肩部、髋部的关节灵活；矫正不良体态，美化身形。

2 吸气，伸展上半身。呼气，身体前屈，从小腹处向左扭转身体，然后依次扭转胸部、肩部、头部，左手撑地，右臂上举。停留保持5~8次呼吸的时间后，还原身体，换边重复练习。

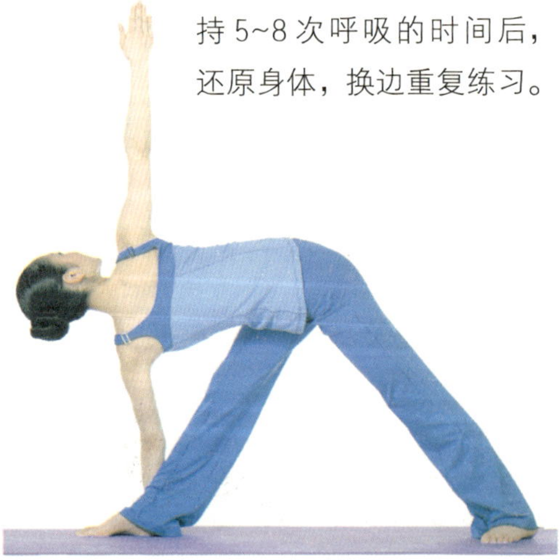

简易式

身体向后侧扭转时，在手下放置一块瑜伽砖，可以减轻腰部的压力，但脊柱一定不要放松，由伸直的手臂带动身体往上延伸。

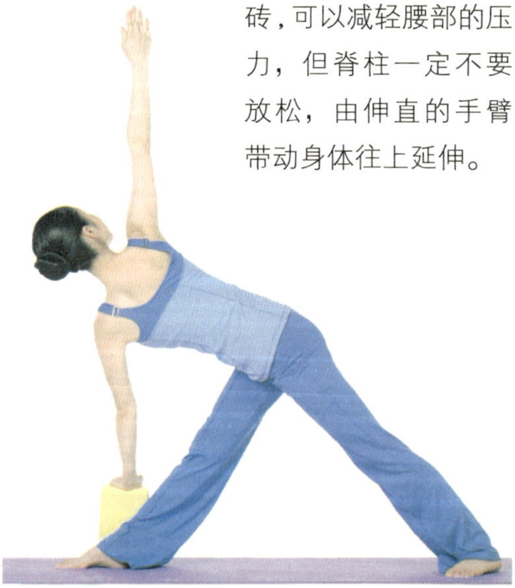

练习技巧

这个体式是对三角伸展式的反式拉伸，能让练习者掌握身体转动的技巧。要实现身体从脊椎到头部的有效扭转，需要以双腿和髋部的稳定为基础。练习时，要注意左右髋部处在同一水平面；翻转身体时，肩部、胸部朝上打开，扩张胸腔，完全地扭转上半身；上抬的手臂带动上半身往上延展，注意力集中在侧腰处，不要把身体的重量都放在落地的手臂上。

示范图解

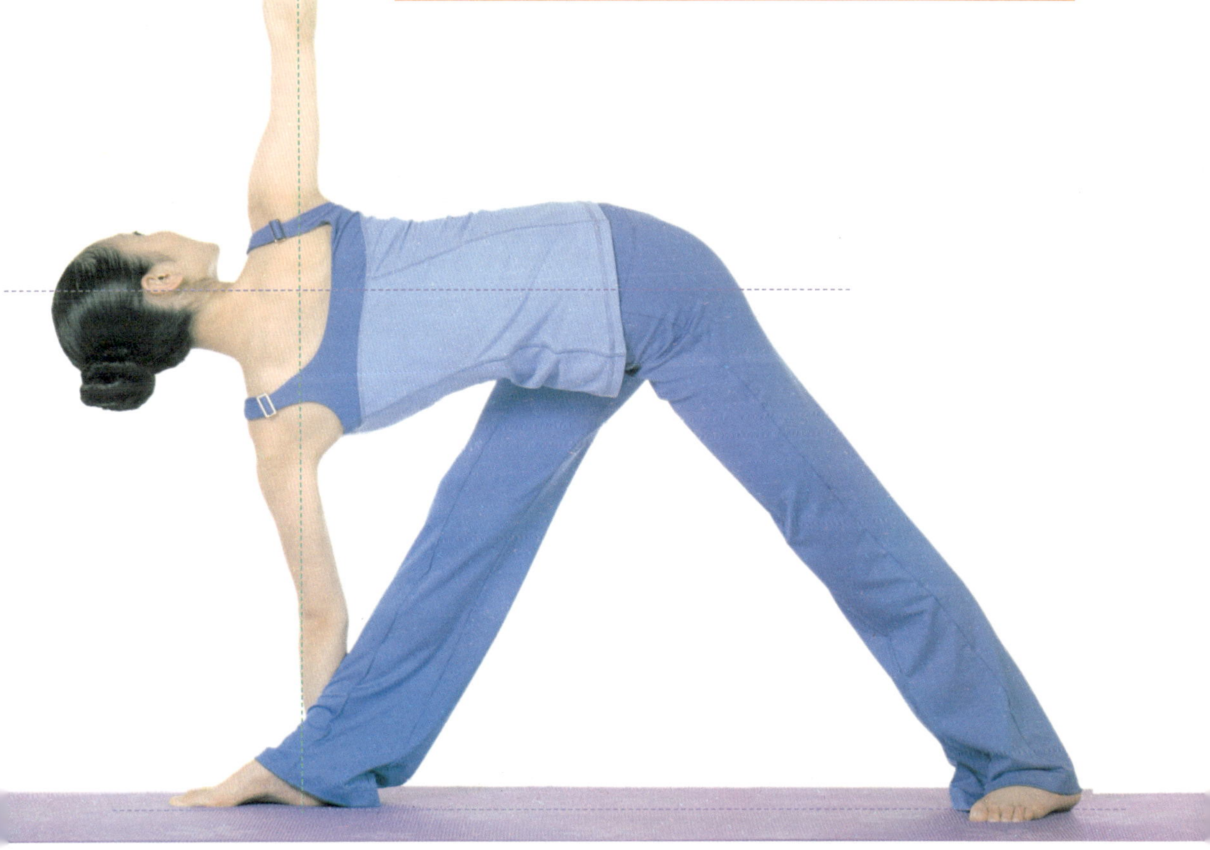

错误体式示例

初学者由于腰腹力量不够，会在扭转上身时，不能很好地控制身体，让上身过于下垂，重心不稳，双肩无法在同一水平面上延展。这样的错误姿势容易让身体侧腰受伤，还容易造成肩颈部肌肉紧张，血液循环不畅。

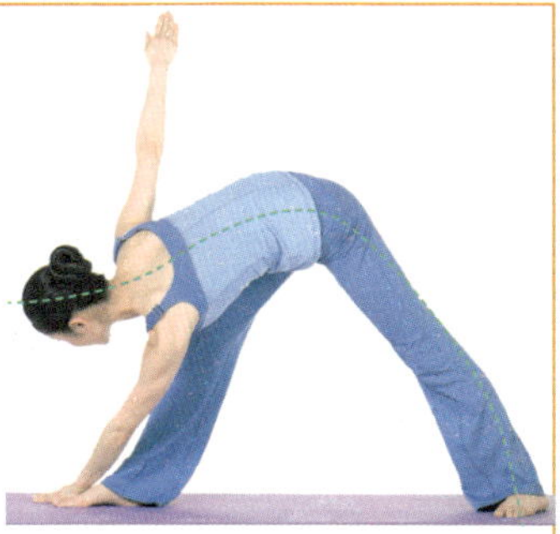

侧躯单腿伸展式

动作图解

1 从侧卧姿势开始，自然呼吸。吸气，左手弯曲撑地，手掌托住头部，撑在左耳处；右手放在右大腿上，从侧面看，身体在一条直线上。

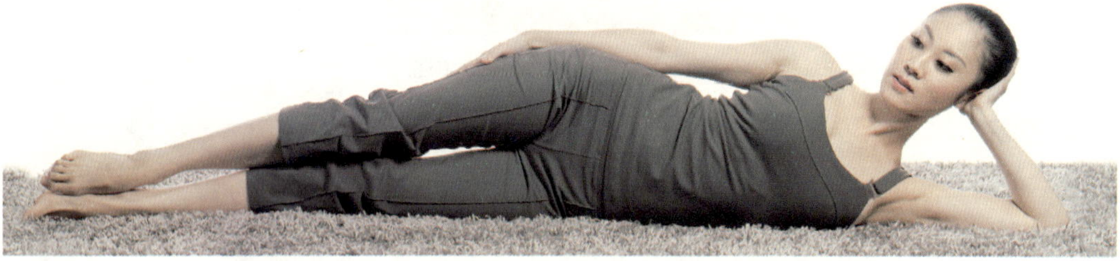

2 呼气，右腿弯曲，右手去抓右脚脚跟，身体保持平衡，不要前后摇晃。

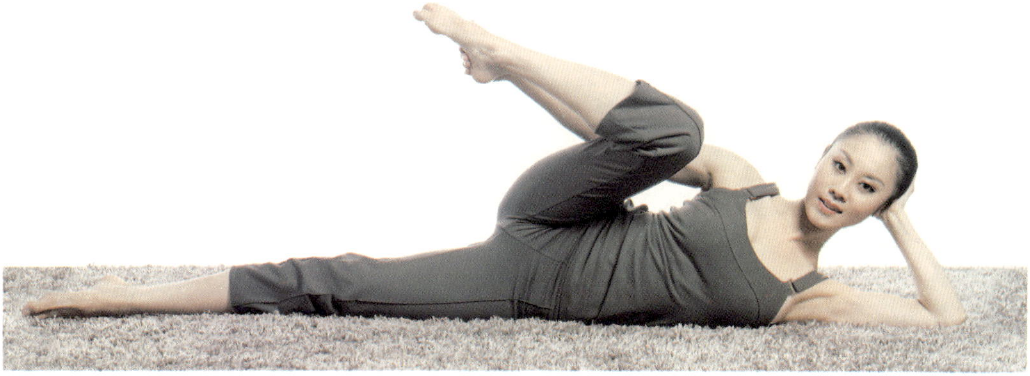

3 吸气，向上拉近右腿，使右腿尽力贴近体侧，双肩打开，腰背伸直，保持 5~8 次呼吸的时间，感受右腿斜侧的拉伸。

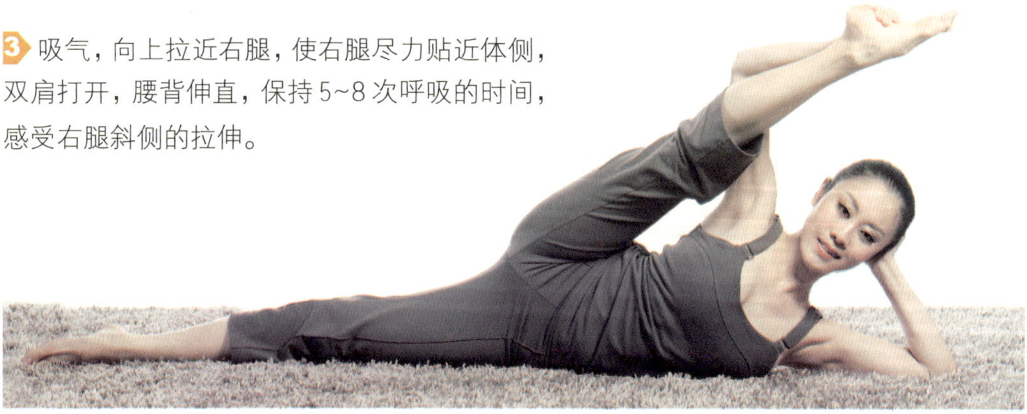

练习技巧

练习此式时，要始终保持膝盖伸直。抬起侧拉的腿尽力从侧腰处拉伸，接近耳朵，感受侧腰的挤压；放在地下的腿除了控制好身体的平衡外，也需要伸直延展，感受髋部的打开，放平贴地的侧腰；肩部打开，但注意腹部不要前突，腰背依旧在同一平面上。

错误体式示例

练习此式最常见的错误是落于地面的腿膝盖弯曲，这会让全身的各个部位都失去正位，向身体下压的大腿变成前拉的姿势，使侧腰的肌肉得不到锻炼，脊椎也容易弯曲变形。

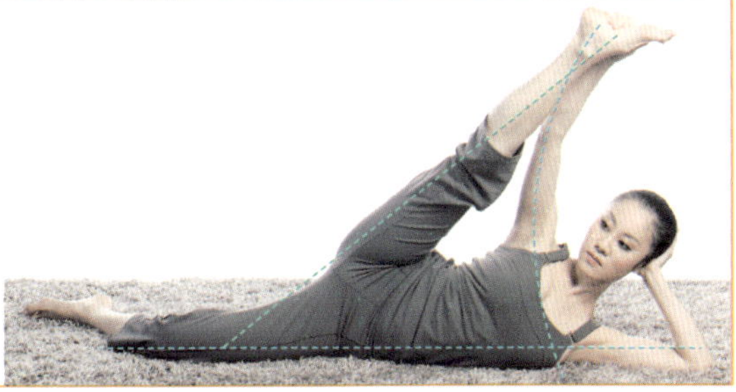

塑形功效

这个体式可以伸展腿部的韧带和肌肉，美化腿部线条；同时还能平衡自律神经；充分伸展背部、髋部肌肉以及双腿后部肌肉群，有助于消除腰腹部脂肪；亦能促进消化吸收，保持轻盈体态。

示范图解

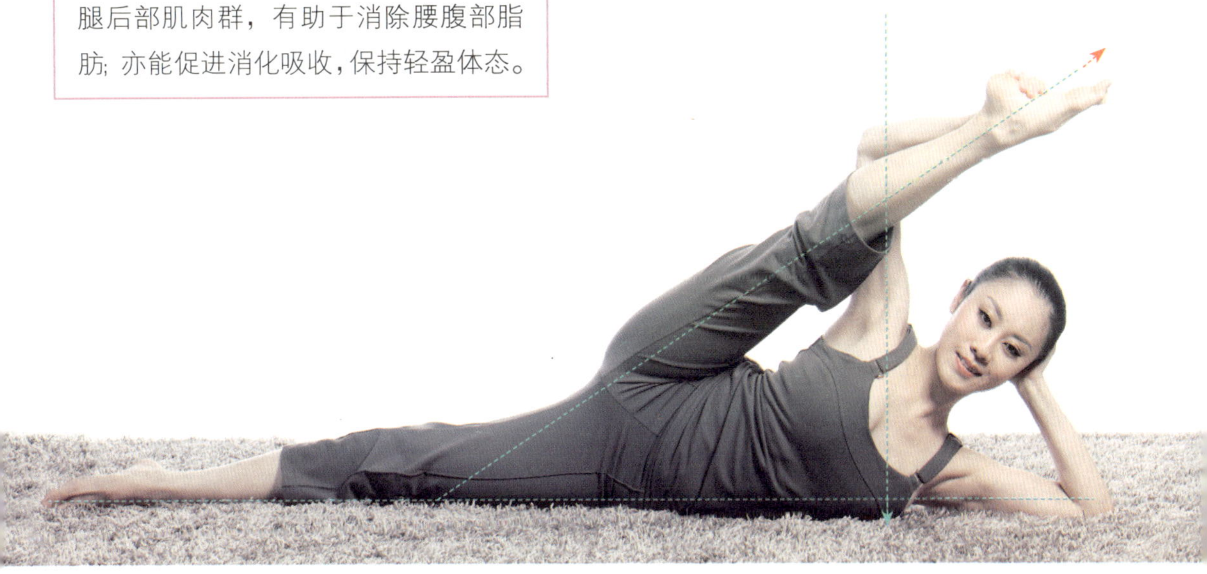

伏莲式

动作图解

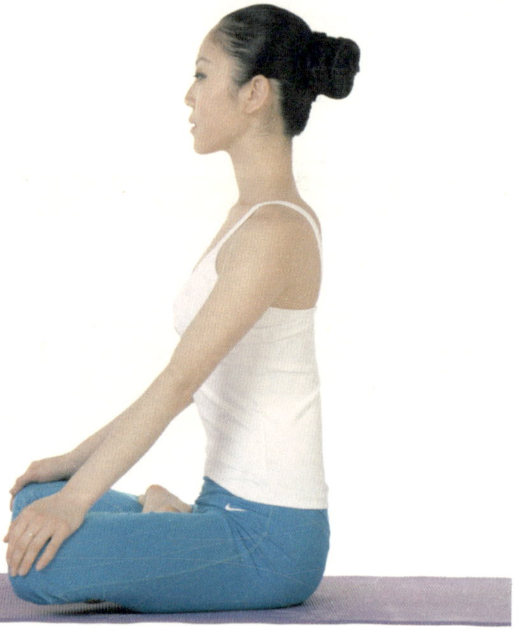

1 以莲花座的姿势双腿盘坐在垫子上，尾骨触地，向上延展脊柱，收缩腹部，肩膀放松放平，手掌轻轻放在双膝上，帮助双膝向地面下压。

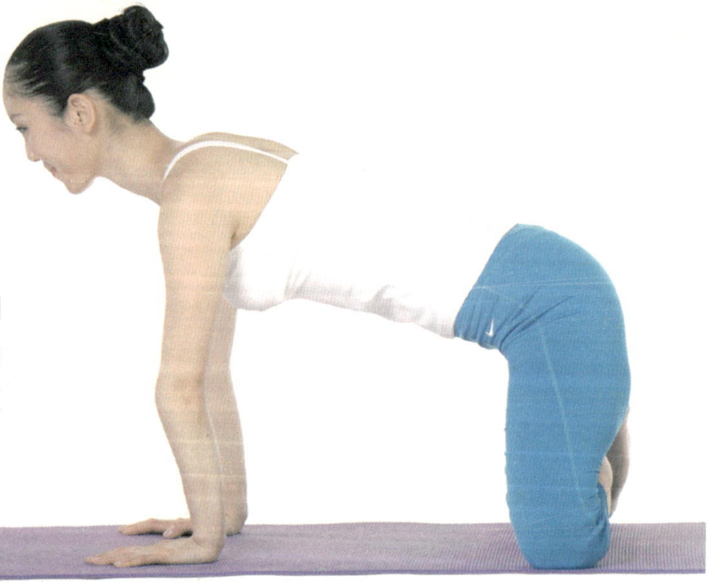

2 双臂由身体前送出去，打开手臂，落在身体前侧的位置。呼气，上身带动身体向前，双臂和双膝支撑住身体，背部保持平直。

3 吸气，弯曲双肘，将大腿、腹部、胸部和下巴依次放到垫子上，将手臂放置在背部，双手翻转合十在肩胛骨处，指尖朝上。呼气，感觉髋部进一步打开，大腿和腹部贴向地面。保持 5 次呼吸左右的时间，每次吸气时，都感觉肩部向外扩张一些，肩胛骨收拢，指尖尽力向头顶方向延伸；每次呼气时，放松身体，双腿进一步朝两侧打开，大腿根部和腹部贴近地面。

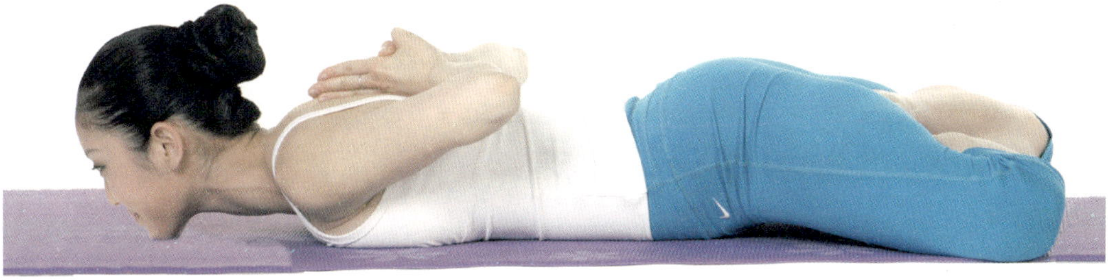

练习技巧

练习此式时，要在每个步骤都充分伸展的基础上，再进行下一个动作。双腿的莲花座一定要盘稳，双膝尽量打开，髋部下压让腹部去贴地面；双手在背后合十，尽力打开肩部，扩张胸部，感觉后背收紧，手臂肌肉在紧张中得到锻炼。

示范图解

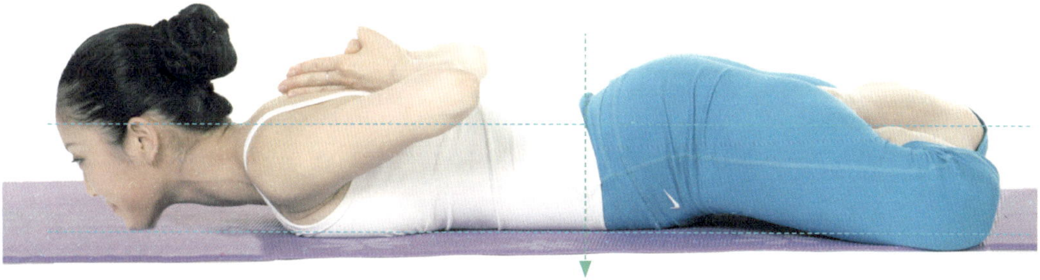

简易式

初学者和身体韧性不够的练习者可以尝试降低动作的难度，将双腿换成半莲花或是简易坐的姿势，手臂若不能在肩胛骨中间合十，可以背在腰背处，打开肩部即可。

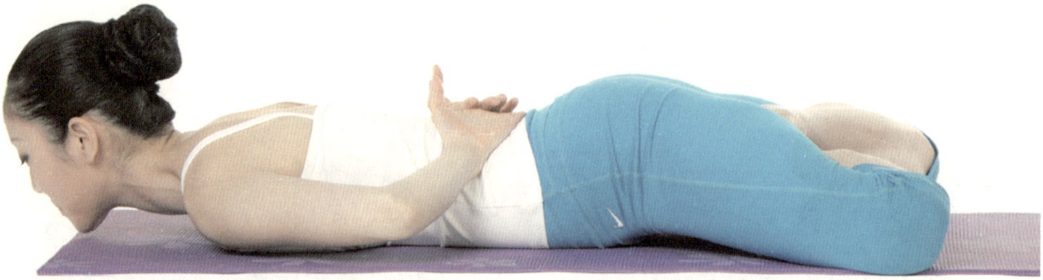

塑形功效

此式能有效按摩脊柱和背部肌肉，配合深呼吸，吸入大量新鲜氧气，促进体内脂肪燃烧。经常练习可美化背部曲线，矫正不良姿势；修饰大腿和臀部线条，灵活髋部关节，改善妇科疾病；长期练习这个体式，还能净化心灵，培养温婉怡人的女性气质。

错误体式示例

图中的错误在于双腿没有正确地盘成莲花座的姿势，双脚朝天上翘起，双膝没有得到正确的打开和伸展；手臂没有在身体后侧打开，肩部得不到应有的扩张，容易造成头颈部僵硬、疲劳。

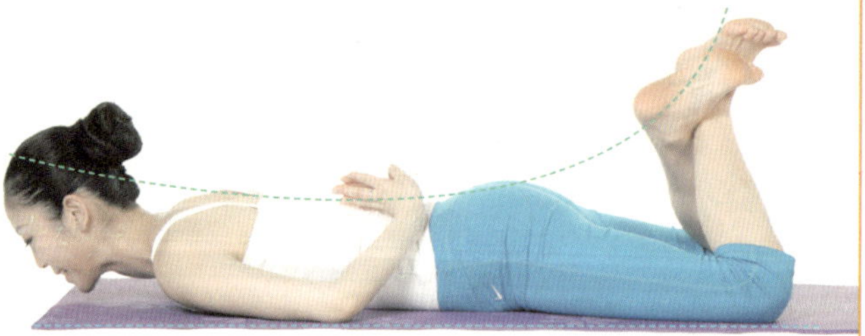

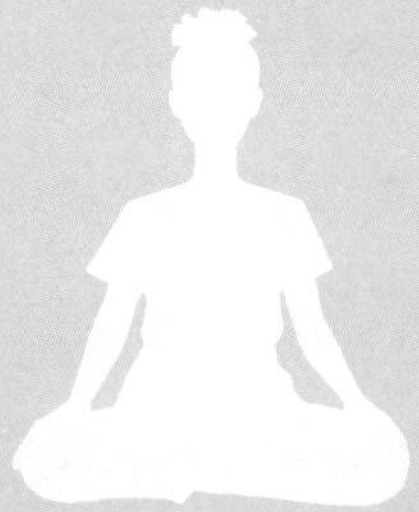